List Osswald (Hrsg.) **Komplikationen in der Anästhesie**

Springer

*Berlin
Heidelberg
New York
Barcelona
Budapest
Hongkong
London
Mailand
Paris
Santa Clara
Singapur
Tokio*

W. F. List   P. M. Osswald   (Hrsg.)

Komplikationen in der Anästhesie

3., vollständig überarbeitete und erweiterte Auflage

Unter Mitarbeit von I. Hornke

Mit 61 Abbildungen in 102 Einzeldarstellungen, 125 Übersichten und 77 Tabellen

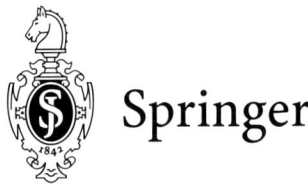

Univ.-Prof. Dr. med. W. F. List
Universität Graz
Klinik für Anästhesiologie und Intensivmedizin
Landeskrankenhaus Graz
Auenbruggerplatz 29, A-8036 Graz

Prof. Dr. med. P. M. Osswald
Institut für Anästhesiologie und operative Intensivmedizin
Stadtkrankenhaus Hanau
Akademisches Lehrkrankenhaus der
Johann-Wolfgang-Goethe-Universität
Leimenstraße 20, D-63450 Hanau

Dr. med. I. Hornke
Klinik für Anästhesiologie und Intensivmedizin
Dr. Horst-Schmidt-Kliniken
Klinikum der Landeshauptstadt Wiesbaden
Ludwig-Erhard-Straße 100, D-65199 Wiesbaden

ISBN 3-540-60478-2 Springer-Verlag Berlin Heidelberg New York
ISBN 3-540-51749-9 2. Auflage Springer-Verlag Berlin Heidelberg New York

Die Deutsche Bibliothek – CIP-Einheitsaufnahme
Komplikationen in der Anästhesie / W. F. List ; P. M. Osswald (Hrsg.). – 3., vollst. überarb. und erw. Aufl. – Berlin; Heidelberg; New York; Barcelona; Budapest; Hongkong; London; Mailand; Paris; Santa Clara; Singapur; Tokio: Springer, 1997
  ISBN 3-540-60478-2
NE: List, Werner F. [Hrsg.]

Dieses Werk ist urheberrechtlich geschützt. Die dadurch begründeten Rechte, insbesondere die der Übersetzung, des Nachdrucks, des Vortrags, der Entnahme von Abbildungen und Tabellen, der Funksendung, der Mikroverfilmung oder der Vervielfältigung auf anderen Wegen und der Speicherung in Datenverarbeitungsanlagen, bleiben, auch bei nur auszugsweiser Verwertung, vorbehalten. Eine Vervielfältigung dieses Werkes oder von Teilen dieses Werkes ist auch im Einzelfall nur in den Grenzen der gesetzlichen Bestimmungen des Urheberrechtsgesetzes der Bundesrepublik Deutschland vom 9. September 1965 in der jeweils geltenden Fassung zulässig. Sie ist grundsätzlich vergütungspflichtig. Zuwiderhandlungen unterliegen den Strafbestimmungen des Urheberrechtsgesetzes.

© Springer-Verlag Berlin Heidelberg 1987, 1990, 1997
Printed in Germany

Die Wiedergabe von Gebrauchsnamen, Handelsnamen, Warenbezeichnungen usw. in diesem Werk berechtigt auch ohne besondere Kennzeichnung nicht zu der Annahme, daß solche Namen im Sinne der Warenzeichen- und Markenschutz-Gesetzgebung als frei zu betrachten wären und daher von jedermann benutzt werden dürften.

Produkthaftung: Für Angaben über Dosierungsanweisungen und Applikationsformen kann vom Verlag keine Gewähr übernommen werden. Derartige Angaben müssen vom jeweiligen Anwender im Einzelfall anhand anderer Literaturstellen auf ihre Richtigkeit überprüft werden.

Herstellung: PRO EDIT GmbH, 69126 Heidelberg
Satz: Zechnersche Buchdruckerei, 67330 Speyer
SPIN 10127820   19/3133 - 5 4 3 2 1 0 - Gedruckt auf säurefreiem Papier

Vorwort zur 3. Auflage

Das vorliegende Buch hat sich seit seinem Erscheinen 1987 großer Beliebtheit erfreut, so daß eine 2. Auflage schon nach 1 $^1/_2$ Jahren notwendig wurde. Darin wurden im beschränkten Umfang Ergänzungen und Aktualisierungen vorgenommen.

Nunmehr wird eine 3. Auflage präsentiert, die die Herausgeber einer grundlegenden Revision unterzogen haben. Für die Bearbeitung waren zahlreiche Zuschriften seitens der Leserschaft hilfreich und wurden gern berücksichtigt. Allen Lesern, die uns geschrieben haben, sei an dieser Stelle Dank gesagt.

Neben einer Reihe von Kapiteln, die völlig neu überarbeitet und aus didaktischen Gründen umgestellt wurden – es sind dies die Beiträge über den „Volumenersatz mit kolloidalen Plasmaersatzmitteln" (C 14), die „perioperativen Blutsparmethoden" (C 16), die „Schwangerschaft und Geburtshilfe" (D 27), den „alten Patienten" (D 29), die „lagerungsbedingten Komplikationen" (E 25), die „postoperative Übelkeit und Erbrechen" (F 43) –, neben diesen Beiträgen also ist dem Kapitel „Maligne Hyperthermie" (E 39) ein Anhang mit wertvollen Adressen und Telefonnummern der entsprechenden Zentren beigefügt worden, an die der Anästhesist sich im Falle eines solchen Krankheitsbildes wenden kann. Neu verfaßt und unter neuer Autorenschaft konnten folgende Beiträge in das vorliegende Buch eingefügt werden: „Akute Myokardischämie, akuter Myokardinfarkt" (A 1.6), „Intraoperative Awareness und Recall" (A 3.4), „Methoxyfluran und Enfluran" (A 5.5) sowie „Sevofluran und Desfluran" (A 5.6). Schließlich haben wir der Vollständigkeit und dem Bedürfnis nach Aktualität wegen die Kapitel über die „Monitoringstandards" (C 18) und die „Larynxmaske" (C 22) in das Buch aufgenommen. Hinzugekommen und an den Schluß des Buches gestellt ist der wichtige Beitrag über „Risiken für den Anästhesisten" (G 45). Es versteht sich von selbst, daß die im Anhang aufgelisteten Medikamente im deutschsprachigen Raum einer sorgfältigen Aktualisierung unterzogen wurden.

Die Rahmenbedingungen, die uns Ärzten bei der Ausübung unserer Tätigkeit vorgegeben sind, unterliegen in zunehmendem Maße Zwängen und Reglementierungen. In einer Zeit, in der die Ressourcen immer knapper werden, bekommt die Prävention einen ständig steigenden Stellenwert. Zu einer effektiven Vermeidung von Komplikationen sind aber genaue Kenntnisse darüber von elementarer Bedeutung. In diesem Sinne soll die Neuauflage des Buches verstanden werden: sowohl als begleitendes Nachschlagewerk als auch als Beitrag zur Vertiefung des Wissens, um im Vorfeld der anästhesiologischen Betreuung Komplikationen vermeiden zu können. Die Herausgeber würden sich freuen, wenn das verbesserte Werk wiederum die breite Resonanz der vergangenen Auflagen fände und damit auch ein Beitrag zur Qualitätssicherung im Sinne der Prävention geleistet werden könnte.

Graz/Hanau, im September 1996 *W. F. List / P. M. Osswald*

Vorwort zur 1. Auflage

Komplikationen in der Anästhesie sind Zwischenfälle, die während und nach der Anästhesie auftreten können und zu einer Gefährdung des Patienten führen. Komplikationen können aufgrund von anatomischen und physiologischen Besonderheiten wie z. B. in der Schwangerschaft oder bei extrem jungen bzw. alten Patienten auftreten; selten sind einzelne Organsysteme allein betroffen, meist ist der ganze Patient gefährdet. Komplikationen können durch spezielle in der Anästhesie angewandte Techniken verursacht werden oder als Folge von spezifischen Medikamenten wie Inhalationsanästhetika oder Muskelrelaxanzien auftreten. Komplikationen können auch erblich bedingt sein und erst während der Anästhesie auftreten, wie z. B. die maligne Hyperthermie (eine anästhesiespezifische Komplikation). Spezielle Krankheitszustände wie z. B. Polytraumen führen in verschiedenen Stadien der Erkrankung bei der notwendig werdenden Schmerzausschaltung zu verschiedenen Komplikationen.

Die Herausgeber haben sich für die vorliegende Konzeption entschieden, weil es im deutschsprachigen Raum an einem Buch zum Thema „Komplikationen in der Anästhesie" mangelt, mit dem der Bedarf für die in Ausbildung stehenden Ärzte sowie Anästhesieschwestern und -pfleger abgedeckt wird. Diese Publikation ist primär nicht als Nachschlagewerk gedacht, sondern als einfach zu lesendes Buch, das die in der täglichen Praxis erforderlichen Kenntnisse zur Prävention von Zwischenfällen systematisch anbietet; insofern ist es in der Ausbildung hilfreich. Sicherlich wird der Anfänger in der Anästhesie mit mehr Komplikationen konfrontiert sein als der Fortgeschrittene, ein Faktum, das sich aus der größeren Erfahrung des Fortgeschrittenen, dem höheren Wissen und dem daraus resultierenden frühzeitigen Gegensteuern, eben der Prävention von Komplikationen, erklärt. Das ist auch der Grund, warum eine möglichst einfache, aber umfassende Übersicht über möglichst alle in der Anästhesie vorkommenden Komplikationen und deren Prävention in einer frühen Phase der Ausbildung behandelt werden sollen.

Einige bedrohliche Komplikationen können unvorhergesehen durch Allergie oder beim Zusammentreffen vorher nicht erkennbarer Krankheitszustände auftreten und einer sofortigen Therapie bedürfen.

Der Leser findet dann in den entsprechenden Kapiteln eine Übersicht über einfache Therapiemaßnahmen, wenn diese sich in der Praxis bewährt haben und wenn sie sich nicht ohnehin aus der allgemeinen Therapie in Notsituationen ableiten lassen.

In diesem Buch werden zuerst die Systeme des Körpers wie Herz-Kreislauf-System, Atmung, ZNS, Niere u. a. mit deren Komplikationen in der Anästhesie behandelt. Danach werden physiologische Besonderheiten des Körpers (Altersextreme, Schwangerschaft) sowie in der Anästhesie angewandte spezifische Medikamente und Techniken wie Beatmung, Hypotension, Hämodilution, um nur einige zu nennen, mit ihren Gefahren besprochen. Schließlich werden noch die postoperative Phase mit Nachwirkungen der Anästhesie, aber auch nichtanästhesiebedingte Komplikationen, die aufgrund von epidemiologischen Untersuchungen festgestellt wurden, wie z. B. Niereninsuffizienz oder Thromboembolien, diskutiert. Die postoperative Phase sollte auch über den Operationstag hinaus noch vom Anästhesisten mitgestaltet werden und durch aus Erfahrungen gewonnene Therapievorschläge bereichert werden. Selbstverständlich muß der Patient mit gravierenden intraoperativen Komplikationen auf der Intensiv- oder Aufwachstation vom Anästhesisten betreut und weiterbehandelt werden.

In den einzelnen Kapiteln mit den verschiedenen Komplikationen wird zuerst, falls notwendig, eine Definition gegeben, ab wann eine Komplikation als solche zu bezeichnen ist, dann werden ihre Häufigkeit aufgrund von neueren Statistiken, die Ursachen und v. a. auch die entsprechenden Zusammenhänge mit nichtanästhesiebedingten Faktoren dargestellt. Das Vorkommen der Komplikation, ob intra- oder postoperativ oder beides, die spezifische Therapie einer bereits eingetretenen Komplikation und deren Begründung (soweit sie von der allgemeinen Therapie abweicht) sowie die Prävention, die uns in jedem Fall von größter Bedeutung zu sein schien, vervollständigen das Kapitel.

Das Team der Autoren stammt aus den Universitätskliniken Graz (Österreich) und Mannheim (Bundesrepublik Deutschland), zwei Anästhesieinstitutionen, die sich seit Jahren mit der Epidemiologie von Komplikationen aufgrund von präoperativen Befunden, aber auch mit einem großen, statistisch gut aufgearbeiteten Material aus eigenen jahrzehntelangen Erfahrungen befassen.

Es ist der Wunsch der Herausgeber, der Autoren und des Verlages, daß das „Komplikationenbuch", aber auch die dahinterstehende Konzeption, die institutionellen und eigenen Erfahrungen und wissenschaftlichen Arbeiten, die den Autoren als Basis dienten, vom Leser akzeptiert werden und daß dieses Buch seinen Platz in der Ausbildung und Weiterbildung des Arztes für Anästhesiologie bzw. auch der Anästhesieschwester, respektive des Anästhesiepflegers findet.

Graz/Mannheim, im August 1987 *W. F. List/P. M. Osswald*

Inhaltsverzeichnis

Problembeschreibung – Definition *(W. Weissauer)* 1

Teil A: Organsysteme

1 Herz-Kreislauf-System 13
  1.1 Arrhythmien *(Jutta Berger)* 13
  1.2 Schrittmacherpatienten *(H. Gombotz)* 40
  1.3 Intraoperativer Herz-Kreislauf-Stillstand
      (A. Baumgartner) 60
  1.4 Hypotension *(H. Gombotz)* 66
  1.5 Hypertension *(H. Gombotz)* 73
  1.6 Akute Myokardischämie, akuter Myokardinfarkt
      (E. Mahla) 79

2 Respirationstrakt *(G. Trittenwein und F. Kaltenböck)* 91
  2.1 Respiratorische Insuffizienz 91
  2.2 Veränderungen der respiratorischen Funktion
      unter der Anästhesie 95
  2.3 Luftwegsobstruktionen 101
  2.4 Hypoventilation durch Atemdepression 107
  2.5 Hypoxie und/oder Hyperkapnie durch akut auftretende
      pulmonale Funktionseinschränkungen 109
  2.6 Hypoxie und/oder Hyperkapnie durch fehlerhaftes
      oder fehlerhaft verwendetes Anästhesiegerät 113
  Literatur 117

3 Zentralnervensystem
  3.1 Erhöhter intrakranieller Druck *(H. V. Schalk und G. Fuchs)* 119
  3.2 Nichterwachen nach Anästhesie *(H. V. Schalk und G. Fuchs)* 128
  3.3 Emotionelle Störungen nach Anästhesie *(H. V. Schalk)* . . 137
  3.4 Intraoperative Awareness und Recall *(W. Kröll)* 141
  Literatur 146

4 Renales System *(G. Trittenwein und F. Kaltenböck)* 150
  4.1 Beurteilung der Nierenfunktion 150
  4.2 Veränderungen der Nierenfunktion unter der Anästhesie 151

- 4.3 Oligurie 153
- 4.4 Polyurie 158
- 4.5 Anästhesie bei Patienten mit eingeschränkter oder fehlender Nierenfunktion 161
- Literatur 166

5 Lebertoxizität und volatile Anästhetika *(W. F. List)* 168
- 5.1 Störungen der Leberfunktion 168
- 5.2 Anästhesieprobleme bei Leberfunktionsstörungen 168
- 5.3 Halothanbedingte Hepatitis 169
- 5.4 Immunologie und Hepatitis 170
- 5.5 Methoxyfluran und Enfluran 171
- 5.6 Sevofluran und Desfluran 171
- 5.7 Therapie der toxischen Leberschäden 173
- Literatur 174

6 Regurgitation und Aspiration *(W. F. List)* 175
- 6.1 Aspirationstherapie 176
- 6.2 Prophylaxe bei Elektiveingriffen 176
- 6.3 Prophylaxe bei Akuteingriffen 176
- 6.4 Lagerung 177
- 6.5 Medikamentöse Narkoseeinleitung (sog. Crush- oder Sturzeinleitung) 179
- 6.6 Orale Antazida 179
- Literatur 180

7 Hämatologisches und hämostasiologisches System
- 7.1 Störungen der Synthese oder der Funktion des Hämoglobins *(G. Trittenwein und F. Kaltenböck)* ... 181
- Literatur 189
- 7.2 Störungen der Gerinnung *(W. Toller)* 190
- Literatur 205

8 Endokrines System *(G. Trittenwein)* 207
- 8.1 Hypophysenfunktion 207
- 8.2 Funktionsstörungen der Nebenniere 209
- 8.3 Funktionsstörungen der Schilddrüse 212
- 8.4 Hyperkalzämie, Hypokalzämie 214
- 8.5 Störungen der Blutzuckerregulation 216
- 8.6 Störungen von seiten des Ernährungszustands 218
- Literatur 220

Teil B: Regionale Verfahren

9 Unmittelbare Reaktionen auf Lokalanästhetika *(H. Ponhold)* 225
- 9.1 Systemische Reaktionen 225
- 9.2 Methämoglobinämie 232

9.3 Allergie 232
9.4 Lokale Intoxikation des Gewebes 233
9.5 Systemische Reaktionen auf Vasokonstriktoren 233
9.6 Wertung 234
Literatur 235

10 Rückenmarknahe Leitungsanästhesien *(H. Ponhold)* ... 236
10.1 Kardiovaskuläre Veränderungen 236
10.2 Plötzlicher Herzstillstand 241
10.3 Ateminsuffizienz 241
10.4 Übelkeit und Erbrechen 242
10.5 Blasen- und Darmstörungen 243
10.6 Postspinaler Kopfschmerz 243
10.7 Rückenschmerzen 247
10.8 Akzidentelle intravasale Injektion 247
10.9 Massive Epiduralanästhesie 248
10.10 Totale Spinalanästhesie 248
10.11 Katheterkomplikationen 249
10.12 Bronchospasmus 250
10.13 Neurologische Komplikationen 251
10.14 Aseptische Meningitis 258
10.15 Pneumozephalus 259
10.16 Präexistente Erkrankungen des Zentralnervensystems 259
10.17 Diabetes und periphere Neuropathie 260
10.18 Wertung 260
Literatur 261

11 Brachiale Plexusblockade *(H. Ponhold)* 264
11.1 Pneumothorax 264
11.2 Neurologische Komplikationen 265
11.3 Blockade des N. phrenicus 266
11.4 Horner-Syndrom, Blockade des N. laryngeus recurrens 267
11.5 Schwindel 267
11.6 Intravasale Injektion 267
11.7 Epidural- und Subarachnoidalblockade 267
11.8 Versager 267
11.9 Wertung 268
Literatur 268

12 Intravenöse Regionalanästhesie *(H. Ponhold)* 269
12.1 Systemische Reaktionen 269
12.2 Falsche Lösungen 271
12.3 Kompartmentsyndrom 271
12.4 Versager 271
Literatur 271

13 Epidurale Opiate *(H. Ponhold)* 272
   13.1 Atemdepression 272
   13.2 Harnverhalten 275
   13.3 Übelkeit und Erbrechen 276
   13.4 Juckreiz 276
   13.5 Andere Nebenwirkungen 276
   13.6 Wertung 277
   Literatur 277

Teil C: Spezielle Techniken

14 Volumenersatz mit kolloidalen Plasmaersatzmitteln
(A. Lorentz) 281
   14.1 Gerinnungsstörungen 281
   14.2 Nierenfunktion 283
   14.3 Anaphylaktoide/anaphylaktische Reaktionen 284
   14.4 Hemmung der Proteinsynthese 285
   14.5 Speicherung im retikuloendothelialen System 285
   14.6 Beeinflussung von Laboruntersuchungen 286
   14.7 Pruritus nach Gabe von Hydroxyäthylstärke 286
   Literatur 286

15 Transfusion von Blut und Blutderivaten *(A. Lorentz)* ... 290
   15.1 Febrile Reaktion 290
   15.2 Allergisch-anaphylaktische Reaktion 291
   15.3 Hämolytische Transfusionsreaktion 291
   15.4 Posttransfusionspurpura 294
   15.5 Leukozytenbedingte Komplikationen 295
   15.6 Lungeninfiltrate 296
   15.7 Verlustkoagulopathie 296
   15.8 Biochemisch-metabolische Risiken, Hypothermie ... 298
   15.9 Mikroaggregate 301
   15.10 Infektiöse Komplikationen 301
   Literatur 303

16 Perioperative Blutsparmethoden
(H. Gombotz und A. Lorentz) 306
   16.1 Akute normovolämische Hämodilution 306
   16.2 Präoperative Eigenblutspende und Plasmapherese ... 313
   16.3 Intra- und postoperative Autotransfusion 315
   16.4 Rekombinantes humanes Erythropoietin 320
   Literatur 321

17 Monitoringmethoden *(H.-J. Hartung)* 324
17.1 Nichtinvasive Blutdruckmessung 324
17.2 Elektrokardiogramm 324
17.3 Pulsoxymetrie 325
17.4 Invasive Blutdruckmessung 326
17.5 Zentralvenöser Katheter 328
17.6 Pulmonaliseinschwemmkatheter 334
Literatur 336

18 Monitoringstandards *(I. Hornke und W. F. List)* 338
Literatur 343

19 Kontrollierte Hypotension *(H.-J. Hartung)* 345
19.1 Vorkommen 345
19.2 Therapie 348
19.3 Prävention 348
Literatur 349

20 Intubation *(H.-J. Hartung)* 350
20.1 Erschwerte bzw. unmögliche Intubation 350
20.2 Aspiration 352
20.3 Reflexgeschehen 352
20.4 Traumatische Komplikationen 354
20.5 Mechanisch-technische Komplikationen 354
Literatur 357

21 Perioperative dentale Komplikationen *(W. Kröll)* 359
21.1 Einleitung 359
21.2 Anatomie des Zahnes 360
21.3 Zahnentwicklung 360
21.4 Komplikationen im Kindesalter 360
21.5 Die bleibenden Zähne – Probleme beim Erwachsenen . 361
21.6 Prädisponierende Faktoren 362
21.7 Mögliche perioperativ induzierte Verletzungsmuster
der Zähne 363
21.8 Prothetische Zahnersätze 364
21.9 Künstliches Gebiß 365
21.10 Kosmetische Restaurationen 365
21.11 Zahnregulierungen 365
21.12 Dislokation der Mandibula 365
21.13 Gesichtsschädelverletzungen 366
21.14 Prävention perioperativer dentaler Schäden 366
Literatur 368

22 Larynxmaske *(H.-J. Hartung)* 370
Literatur 371

23 Ventilation während der Anästhesie *(L. Weller)* 372
- 23.1 Hypoxien 372
- 23.2 Hypoventilation bei Spontanatmung 374
- 23.3 Hyperventilation 375
- 23.4 Tracheobronchiale Schleimhautläsionen mit Schädigung der Zilienaktivität 376
- 23.5 Bronchopulmonale Infektionen nach Narkosebeatmung 377
- 23.6 Pneumothorax, Pneumomediastinum, subkutanes Emphysem 378
- 23.7 High-frequency-jet-Ventilation (HFJV) 379
- Literatur 380

24 Schmerztherapie *(W. Siegmund und P. M. Osswald)* 382
- 24.1 Physiologische und pathophysiologische Vorüberlegungen 382
- 24.2 Konventionelle systemische Schmerztherapie 386
- 24.3 Lokal- und Regionalanästhesie 394
- 24.4 PCA (patientenkontrollierte Analgesie) 401
- 24.5 Transdermale Applikation von Analgetika 403
- 24.6 Zusammenfassung 404
- Literatur 404

25 Lagerungsbedingte Komplikationen *(H.-J. Hartung)* ... 407
- Literatur 410

26 Tourniquet *(H.-J. Hartung)* 411
- 26.1 Lokale Komplikationen 411
- 26.2 Systemische Komplikationen 412
- Literatur 413

Teil D: Physiologische Besonderheiten

27 Schwangerschaft und Geburtshilfe *(Ulrike Muth)* 417
- 27.1 Physiologische Veränderungen des kardiozirkulatorischen Systems 417
- 27.2 Kompressionssyndrom von V. cava inferior und Aorta abdominalis 421
- 27.3 Präeklampsie, Eklampsie, HELLP-Syndrom 423
- 27.4 Anästhesierelevante Nebenwirkungen von schwangerschaftsspezifischen Medikamenten ... 427
- 27.5 Physiologische Veränderungen des respiratorischen Systems 428
- 27.6 Hypoxie, Hyperkapnie, Hypokapnie 430
- 27.7 Anästhesiebedingte mütterliche Mortalität 431

27.8 Intubation 432
27.9 Gastrointestinale Veränderungen – Aspiration 433
27.10 Komplikationen in der Anästhesie bei Eingriffen
      in der Frühschwangerschaft 435
27.11 Uterine Atonie 436
27.12 Regionalanästhesieverfahren in der Schwangerschaft . 437
27.13 Fetus 447
27.14 Medikamentenapplikation in der Schwangerschaft . . 456
Literatur 460

28 Neugeborenes und Kleinkind
(J. S. Kontokollias und P. M. Osswald) 465
28.1 Allgemeine Vorbemerkungen 465
28.2 Anatomische oder physiologische Besonderheiten
     einzelner Organsysteme 468
28.3 Spezielle Techniken 493
28.4 Genetisch determinierte Veränderungen beim Kind . . 505
28.5 Überdosierung von Lokalanästhetika 506
28.6 Anästhesie des schwerkranken Neugeborenen
     und spezifischer operativer Eingriff 507
28.7 Neugeborenes und Kleinkind im Aufwachraum 515
28.8 Versehentliche intraarterielle Injektion bei Kindern . . 517
Literatur 518

29 Alte Patienten *(A. Angrés und P. M. Osswald)* 521
29.1 Allgemeine Risikofaktoren 521
29.2 Pharmakokinetische Veränderungen 522
29.3 Besonderheiten einzelner Organsysteme 523
29.4 Präoperative Begleiterkrankungen 527
29.5 Durchführung der Anästhesie 529
Literatur 534

30 Traumatisierte Patienten *(I. Hornke und P. M. Osswald)* . . 536
30.1 Pathophysiologische Grundzüge
     des Schockgeschehens 537
30.2 Schwerverletzte Patienten 543
30.3 Grundregeln zur Primärversorgung
     von Traumapatienten 544
30.4 Sofortdiagnostik 547
30.5 Lebensrettende Sofortoperationen 548
30.6 Stabilisierungsphase mit Erstdiagnostik 549
30.7 Spezielle Aspekte der Polytraumaversorgung 554
30.8 Synopsis der Einzelverletzungen 557
30.9 Verbrennungskrankheit 566
Literatur 568

31 Intensivtherapiepflichtige Patienten im OP
(I. Hornke und P. M. Osswald) 573
Literatur 575

32 Thrombose *(A. Lorentz)* 576
32.1 Pathogenese 576
32.2 Prädisponierende Faktoren für venöse Thrombosen . . 576
32.3 Diagnose der tiefen Beinvenenthrombose 582
32.4 Therapie 582
32.5 Prophylaxe der tiefen Venenthrombose 585
Literatur 588

33 Lungenembolie *(A. Lorentz)* 593
33.1 Diagnose 593
33.2 Therapie 601
Literatur 604

34 Luftembolie *(H. V. Schalk und G. Fuchs)* 606
34.1 Pathophysiologie 606
34.2 Diagnose 608
34.3 Prophylaxe und Therapie 610
Literatur 613

Teil E: Medikamenteninteraktionen

35 Interaktionen und unerwünschte Nebenwirkungen
(G. Prause) 617
35.1 Psychopharmaka mit antidepressiver Wirkung 617
35.2 Neuroleptika 622
35.3 Tranquilizer und Hypnotika 626
35.4 Antiparkinsonmittel 630
35.5 Opioide 633
35.6 Kalziumantagonisten 639
35.7 β-Blocker 641
35.8 ACE-Hemmer 643
35.9 Digitalis 643
35.10 Antihypertensiva 645
35.11 Inhalationsanästhetika 645
35.12 Intravenöse Anästhetika 650
35.13 Diverse Medikamente 655
Literatur 658

36 Muskelrelaxanzien *(W. F. List)* 662
36.1 Depolarisierende Muskelrelaxanzien 662
36.2 Nichtdepolarisierende Muskelrelaxanzien 663
36.3 Anticholinergika 667
Literatur 668

37 Intraoperative Unverträglichkeitsreaktionen *(W. Kröll)* . 669
37.1 Inzidenz und Definitionen 669
37.2 Risikofaktoren 671
37.3 Auslösende Substanzen 672
37.4 Perioperativ verwendete Substanzen 675
37.5 Klinische Symptomatik 676
37.6 Diagnose 677
37.7 Therapie 678
37.8 Prophylaktische Maßnahmen 678
37.9 Prognose 679
Literatur 679

38 Perioperativ relevante Störungen des Flüssigkeits- und Elektrolythaushalts *(G. Trittenwein und W. Kröll)* . . . 680
38.1 Störungen des Flüssigkeitshaushalts 681
38.2 Störungen der Osmolarität
(der Natriumkonzentration) 684
38.3 Störungen des Kaliumhaushalts 688
Literatur 689

39 Maligne Hyperthermie *(E. Stubenvoll)* 690
39.1 Statistik 690
39.2 Pathogenese 691
39.3 Klinik der malignen Hyperthermie 692
39.4 Vollbild einer malignen Hyperthermie 694
39.5 Therapie 695
39.6 Diagnose 697
39.7 Prävention 697
39.8 Anästhesie bei Prädisposition
oder Verdacht auf maligne Hyperthermie 698
Literatur 700

40 Lachgasanwendung *(W. F. List)* 702
Literatur 703

41 Kohlenmonoxid und Inhalationsanästhetika *(W. F. List)* . 704
Literatur 704

Teil F: Postoperative Periode

42 Früh- oder Aufwachphase *(W. F. List)* 707
    42.1 Allgemeinmaßnahmen 708
    42.2 i.v.-Anästhetikaüberhang 708
    42.3 Inhalationsanästhetikaüberhang 709
    42.4 Muskelrelaxanzienüberhang 709
    42.5 Allgemeintherapie bei verzögertem Erwachen
          nach Narkose 710
    Literatur 710

43 Postoperative Übelkeit und Erbrechen (PONV) *(W. Kröll)* 711
    43.1 Einleitung 711
    43.2 Subjektives Wohlbefinden des Patienten 711
    43.3 Medizinische Risiken 712
    43.4 Ökonomische Nachteile 712
    43.5 Physiologie von Übelkeit und Erbrechen 712
    43.6 Risikofaktoren 713
    43.7 Therapeutisches Management 716
    Literatur 719

44 Späte postoperative Phase *(W. F. List)* 720
    44.1 Thromboembolien 721
    44.2 Gewichtung postoperativer Komplikationen 722
    Literatur 723

Teil G: Berufsrisiko in der Anästhesie

45 Risiken für den Anästhesisten *(W. F. List)* 727
    45.1 Anästhetika und psychomotorische Tests 728
    45.2 Grenzwertfestlegungen 728
    45.3 Methoden der Luftverbesserung im OP 729
    45.4 Röntgenstrahlen 729
    45.5 Infektionsrisiko im OP 730
    45.6 Immunologische Störungen 731
    45.7 Streß 731
    45.8 Müdigkeit 732
    45.9 Psychische und physische Abhängigkeit (Sucht) 732
    45.10 Tod und Selbstmord 732
    Literatur 733

**Arzneistoffe und Präparatebezeichnungen
in Österreich, in der Schweiz und
in der Bundesrepublik Deutschland** 735

Sachverzeichnis 753

Autorenverzeichnis

ANGRÉS, A., Dr. med.
Institut für Anaesthesiologie und operative Intensivmedizin, Stadtkrankenhaus Hanau (Akademisches Lehrkrankenhaus der Johann-Wolfgang-Goethe-Universität Frankfurt am Main),
Leimenstraße 20, D-43450 Hanau

BAUMGARTNER, A., Dr. med.
Universitätsklinik für Anästhesiologie und Intensivmedizin, LKH Graz, Auenbruggerplatz 29, A-8036 Graz

BERGER, Jutta, Dr. med.
Universitätsklinik für Anästhesiologie und Intensivmedizin, LKH Graz, Auenbruggerplatz 29, A-8036 Graz

FUCHS, G., Dr. med.
Universitätsklinik für Anästhesiologie und Intensivmedizin, LKH Graz, Auenbruggerplatz 29, A-8036 Graz

GOMBOTZ, H., tit. ao. Prof. Dr. med.
Universitätsklinik für Anästhesiologie und Intensivmedizin, LKH Graz, Auenbruggerplatz 29, A-8036 Graz

HARTUNG, H.-J., Prof. Dr. med.
Abteilung für Anästhesie und operative Intensivmedizin, Krankenhaus am Urban (Akademisches Lehrkrankenhaus der FU Berlin),
Dieffenbachstraße 1, D-10967 Berlin

HORNKE, I., Dr. med.
Klinik für Anästhesie und Intensivmedizin, Dr. Horst-Schmidt-Kliniken – Klinikum der Landeshauptstadt Wiesbaden (Akademisches Lehrkrankenhaus der Johannes-Gutenberg-Universität Mainz),
Ludwig-Erhard-Straße 100, D-65199 Wiesbaden

KONTOKOLLIAS, J. S., Prof. Dr. med.
Zentrale Anästhesieabteilung des Landkreises Uelzen, Kreiskrankenhaus Uelzen (Akademisches Lehrkrankenhaus der Medizinischen Hochschule Hannover), Waldstraße 2, D-29525 Uelzen

KRÖLL, W., tit. ao. Univ.-Prof. Dr. med.
Universitätsklinik für Anästhesiologie und Intensivmedizin, LKH Graz, Auenbruggerplatz 29, A-8036 Graz

LIST, W. F., o. Univ.-Prof. Dr. med.
Universität Graz, Klinik für Anästhesiologie und Intensivmedizin, LKH Graz, Auenbruggerplatz 29, A-8036 Graz

LORENTZ, A., Dr. med.
Institut für Anästhesiologie und operative Intensivmedizin, Klinikum der Stadt Mannheim, Fakultät für klinische Medizin der Ruprecht-Karls-Universität Heidelberg, Theodor-Kutzer-Ufer 1, D-68167 Mannheim

MAHLA, E., Dr. med.
Universitätsklinik für Anästhesiologie und Intensivmedizin, LKH Graz, Auenbruggerplatz 29, A-8036 Graz

MUTH, Ulrike, Dr. med.
Rehabilitationsklinik Neckargemünd,
Im Spitzerfeld, D-69151 Neckargemünd

OSSWALD, P. M., Prof. Dr. med.
Institut für Anaesthesiologie und operative Intensivmedizin, Stadtkrankenhaus Hanau (Akademisches Lehrkrankenhaus der Johann-Wolfgang-Goethe-Universität Frankfurt am Main),
Leimenstraße 20, D-63450 Hanau

PONHOLD, H., Univ.-Doz. Dr. med.
Universitätsklinik für Anästhesiologie und Intensivmedizin, LKH Graz, Auenbruggerplatz 29, A-8036 Graz

PRAUSE, G., Dr. med.
Universitätsklinik für Anästhesiologie und Intensivmedizin, LKH Graz, Auenbruggerplatz 29, A-8036 Graz

SCHALK, H. V., Dr. med.
Abteilung für Anästhesiologie und allgemeine Intensivmedizin, Landeskrankenhaus, St. Veiter Straße 48, A-9026 Klagenfurt

SIEGMUND, W., Dr. med.
Institut für Anaesthesiologie und operative Intensivmedizin, Stadtkrankenhaus Hanau (Akademisches Lehrkrankenhaus der Johann-Wolfgang-Goethe-Universität Frankfurt am Main),
Leimenstraße 20, D-63450 Hanau

STUBENVOLL, E., Dr. med.
Universitätsklinik für Anästhesiologie und Intensivmedizin, LKH Graz, Auenbruggerplatz 29, A-8036 Graz

TOLLER, W., Dr. med.
Universitätsklinik für Anästhesiologie und Intensivmedizin, LKH Graz, Auenbruggerplatz 29, A-8036 Graz

TRITTENWEIN, G., Dr. med.
Universitätsklinik für Kinderheilkunde, Allgemeines Krankenhaus, Währinger Gürtel 18–20, A-1090 Wien

WEISSAUER, W., Prof. Dr. med. h.c., Ministerialdirigent a.D.,
Berufsverband Deutscher Anästhesisten, Justitiar,
Roritzerstraße 27, D-90419 Nürnberg

WELLER, L., Dr. med.
Abteilung für Anästhesie, Carl von Hess-Krankenhaus Hammelburg, Ofenthaler Weg 20, D-97762 Hammelburg

Problembeschreibung – Definition

W. Weissauer

Die Komplikation aus medizinischer Sicht

Zu unterscheiden ist zwischen dem medizinischen Risiko, der Komplikation und den Folgen der Komplikation.

Das medizinische Risiko

Die Mcdizin ist eine Erfahrungswissenschaft, keine exakte Naturwissenschaft. Es gibt keine zwei absolut gleiche Patienten mit denselben Krankheiten. Auch die bei einer Vielzahl von Patienten erfolgreiche Routinebehandlung kann wegen der Unwägbarkeiten biologischen Geschehens trotz Wahrung jeder erdenklichen Sorgfalt im Einzelfall mißlingen.

Das medizinische Risiko läßt sich definieren als Gefahr des Mißerfolgs medizinischer Maßnahmen. Ein absoluter oder relativer Mißerfolg ist gegeben, wenn das Behandlungsziel nicht oder nicht voll erreicht wird oder wenn darüber hinaus die Behandlung zu Schäden an Leib oder Leben führt, also dem Patienten schadet, statt zu nützen. Von diesen Schäden strikt zu unterscheiden sind die notwendigen nachteiligen Folgen, die mit der Behandlung verbunden sind, wie z. B. der Verlust von Organen oder die Beeinträchtigung von Organfunktionen bei bestimmten Operationen.

Die Unwägbarkeiten physiologischen Geschehens und die daraus resultierende Unmöglichkeit, die Reaktionen des Organismus auf eine medizinische Maßnahme exakt vorherzuberechnen, erfassen freilich nur einen der Unsicherheitsfaktoren, aus denen sich die Gefahr der Behandlungsmißerfolgs ergibt. Nach ihrer Genese lassen sich unterscheiden

- die den einzelnen diagnostischen und therapeutischen Verfahren immanenten, durch ärztliche Sorgfalt nicht beherrschbaren Gefahren (methodenspezifische Risiken),
- die individuellen, auf vorgegebenen physiologischen Besonderheiten und anatomischen Anomalien, auf Vorbelastungen und Funktionseinschränkungen oder etwa einem extremen Lebensalter des Patienten beruhenden risikoerhöhenden Umstände (patientenspezifische Risiken),
- Qualifikations- und Sorgfaltsmängel des behandelnden Arztes und seiner Mitarbeiter (arztspezifische Risiken),

– Organisations- und Ausstattungsmängel (krankenhaus-/praxisspezifische Risiken).

Der wissenschaftliche Fortschritt bei der Erkennung und Beherrschung der methoden- und patientenspezifischen Risiken, Maßnahmen zur Verbesserung des Leistungsstandards und zur Qualitätssicherung sowie die Methoden zur Verbesserung der generellen und individuellen Risikoprognose engen Zahl und Schwere der Behandlungsmißerfolge ein. Sie können freilich das medizinische Risiko nur reduzieren, nicht eliminieren. Es gibt keine Medizin ohne Risiko, und es wird sie nicht geben.

Der Arzt hat das im konkreten Fall nach dem jeweiligen Stand der Medizin trotz Wahrung der ärztlichen Sorgfalt verbleibende Restrisiko bei der Entscheidung über die Eingriffsindikation in Rechnung zu stellen und den Patienten darüber aufzuklären. Der Patient hat zu entscheiden, ob er in Kenntnis des Risikos (u. a. kontraindizierender Faktoren) in den Eingriff einwilligt und es damit als schicksalshaft in Kauf nimmt. Durch seinen „informed consent" macht er die eingriffsimmanenten, durch ärztliche Sorgfalt nicht beherrschbaren Eingriffsgefahren zum erlaubten Risiko.

Komplikationen

Komplikationen sind nach dem allgemeinen Sprachgebrauch Schwierigkeiten, Erschwerungen, Verwicklungen, die sich der Bewältigung einer Situation oder der Durchführung eines Vorhabens entgegenstellen. Bezogen auf die Medizin sind Komplikationen Schwierigkeiten und Erschwerungen, die sich im Verlauf einer Krankheit oder bei der Durchführung einer ärztlichen Behandlung gegenüber dem regulären (idealtypischen) Ablauf ergeben.

Ursachen der Komplikationen sind bei ärztlichen Maßnahmen

– vorgegebene, ex ante erkennbare oder nicht erkennbare, die Behandlung erschwerende und/oder ihre Risiken erhöhende Umstände sowie
– während der Behandlung eintretende, mit der gebotenen Sorgfalt vorhersehbare und vermeidbare oder nicht vermeidbare Ereignisse.

Eine präzise Unterscheidung zwischen komplizierenden „Umständen" und interkurrenten „Ereignissen" ist im Rahmen dieser Begriffsbestimmung weder möglich noch nötig; die Grenzen sind fließend. Die erstere Ursache hat ihren Schwerpunkt bei den individuellen, patientenspezifischen Vorbelastungen, die sich schon beim Beginn, aber auch erst bei der Durchführung der ärztlichen Maßnahme als erschwerende und/oder risikoerhöhende Faktoren auswirken können. Die letztere Ursache hat ihren Schwerpunkt bei den methodenspezifischen und arztspezifischen Risiken.

Methodenspezifisch ist beispielsweise auch die Komplikation, die sich aus einem auf Entwicklungs- oder Fertigungsfehlern beruhenden Versagen eines medizinisch-technischen Geräts ergibt. „Arztspezifisch" sind die auf Qualifikations- oder Sorgfaltsmängeln beruhenden diagnostischen und therapeutischen Irrtümer sowie technische Fehler bei der Durchführung der Methode.

Als „Zwischenfälle" werden Komplikationen bezeichnet, die plötzlich oder überraschend auftreten und wegen ihrer möglichen oder sicheren schwerwiegenden Folgen eine rasche Reaktion der behandelnden und u. U. auch der mitbehandelnden Ärzte erfordern.

Komplikationen und Risiko

Das medizinische Risiko

Das medizinische Risiko ist die abstrakte, ex ante vorgegebene Gefahr des Behandlungsmißerfolgs. Die Komplikation ist die im individuellen Behandlungsfall auftretende Schwierigkeit oder Erschwerung, in der sich das Risiko konkretisiert und, soweit es nicht beherrschbar ist, auch bereits realisiert.

Die beiden Begriffe berühren sich: Abstrakte, risikoerhöhende Umstände sind zugleich komplizierende, die ärztliche Maßnahme erschwerende Faktoren.

Komplikationen und Komplikationsfolgen

Die Komplikation bedeutet zunächst nicht mehr als eine Erschwerung der Behandlung. Gelingt es, die Komplikation (rechtzeitig) zu beherrschen, so führt sie nicht zum Behandlungsmißerfolg und — jedenfalls im Regelfall — nicht zu dauerhaften Schäden. Gelingt es nicht, die Komplikation zu beherrschen, sei es infolge eines Qualifikationsmangels der dafür verantwortlichen Ärzte oder weil sie ihrer Natur nach beim gegenwärtigen Stand der Medizin nicht beherrschbar ist, so führt sie zum absoluten oder relativen Behandlungsmißerfolg und oft darüber hinaus zu Schädigungen des Patienten.

Die iatrogene Schädigung des Patienten und insbesondere sein Tod sind keine Komplikationen der Behandlung, sondern Folgen der während der Behandlung aufgetretenen, vermeidbaren oder nicht vermeidbaren Komplikationen.

Medizinischer Sprachgebrauch

Der medizinische Sprachgebrauch verfährt — in Übereinstimmung mit den praktischen Bedürfnissen — bei der Verwendung des Begriffs der Komplikation extensiv. Er bezeichnet als Komplikationen neben den Erschwerungen und Schwierigkeiten, die sich aus vorgegebenen Umständen und/oder aus Ereignissen für die Behandlung ergeben (Komplikationen im engeren Sinne), auch die Umstände und Ereignisse, die zu Komplikationen führen (Ursachen der Komplikationen) und darüber hinaus oft auch ihre Folgen (auf der Komplikation beruhende Körperschäden und den Tod des Patienten).

Abgrenzung der anästhesiologischen Komplikationen

Unter „Anästhesie" soll im folgenden nicht die Fachgebietsbezeichnung verstanden werden, die auch die Intensiv- und Notfallmedizin sowie die Schmerztherapie umfaßt, sondern die medizinische Methode, also das Betäubungsverfahren zur

Schmerzausschaltung und/oder Ruhigstellung bei medizinischen Eingriffen (Untersuchungen und Operationen). Zum Betäubungsverfahren sollen auch alle vorbereitenden und begleitenden Maßnahmen gerechnet werden, für die nach dem gegenwärtigen Stand der Aufgabenteilung zwischen operativen Fächern und Anästhesie der für das Betäubungsverfahren verantwortliche Arzt zuständig ist.

Komplikationen in der Anästhesie sind danach Erschwerungen und Schwierigkeiten, die sich prä-, intra- und postoperativ im Bereich des Betäubungsverfahrens, der vorbereitenden und begleitenden Maßnahmen sowie bei der Überwachung, Aufrechterhaltung und Wiederherstellung der Vitalfunktionen gegenüber dem idealtypischen Verlauf ergeben.

Rechtliche Einordnung

Wer eine medizinische Methode anwendet, trägt dafür die ärztliche und rechtliche Verantwortung. Der Arzt muß die mit der Methode verbundenen Komplikationsmöglichkeiten kennen und alles tun, um Komplikationen zu vermeiden und eingetretene Komplikationen zu beherrschen. Die ärztliche Qualifikation für eine diagnostische oder therapeutische Methode umfaßt auch die akute Zwischenfallstherapie.

Aufgabenteilung und Kooperation

Der Fortschritt der Medizin beruht zum guten Teil auf der Arbeitsteilung und Spezialisierung. Dieser Entwicklung verdanken wir die Erweiterung der Behandlungsmöglichkeiten, insbesondere aber auch die Reduzierung der Behandlungskomplikationen und der mit ihnen verbundenen Schäden. Andererseits hat diese Entwicklung aber auch ihren Preis: Jede Aufgabenteilung trägt die Gefahr der Koordinationsmängel und der Verständigungsfehler in sich.

Die Arbeitsteilung zwischen Anästhesist und Operateur unterscheidet sich von allen bisher in der Medizin bekannten Formen der Zusammenarbeit zwischen Spezialisten dadurch, daß die Leistungen nicht nacheinander, sondern intraoperativ — also im wichtigsten Abschnitt der Kooperation — gleichzeitig nebeneinander erbracht werden. Das Betäubungsverfahren und der spezielle Eingriff belasten die Vitalfunktionen gleichzeitig, und Komplikationen im Aufgabenbereich des Partners erfordern oft rasche Reaktionen im eigenen Arbeitsbereich. Die operative Komplikation (z. B. hoher Blutverlust) wird zur anästhesiologischen Komplikation im Bereich der Vitalfunktionen, und umgekehrt kann eine anästhesiologische Komplikation (z. B. im Bereich der Vitalfunktionen) den Operateur zur raschen Beendigung des Eingriffs zwingen.

Angesichts der hohen Komplikationsgefahren, die sich aus Mängeln in der Arbeitsteilung ergeben, erfordert die Zusammenarbeit zwischen Anästhesist und Operateur eine strikte Aufgabenteilung, die jedem der beiden Partner fest abgegrenzte Verantwortungsbereiche zuweist und dafür sorgt, daß keine Randzonen bleiben, in denen sich keiner der beiden Partner zuständig sieht (unerkannte negative Kompetenzkonflikte, so z. B. bei der postoperativen Überwachung).

Vertrauensgrundsatz

Eine strikte Arbeitsteilung setzt weiter voraus, daß zwischen den Partnern der Vertrauensgrundsatz gilt. Anästhesist und Operateur müssen sich wechselseitig darauf verlassen dürfen, daß ihr Partner die Aufgaben in seinem Verantwortungsbereich lege artis erfüllt. Dieses Vertrauen muß jedenfalls so lange gelten, wie nicht Qualifikationsmängel oder Behandlungsfehler offen erkennbar werden. Die Pflicht zur wechselseitigen Überprüfung scheitert zum einen an der Spezialisierung, zum andern würde sie aber beide Partner daran hindern, sich voll auf ihren Aufgabenbereich zu konzentrieren.

Wird nach den Grundsätzen der strikten Aufgabenteilung und nach dem Vertrauensgrundsatz verfahren, so läßt sich bei folgenschweren Zwischenfällen in aller Regel eindeutig feststellen, ob für die Vorsorge gegen die Komplikation und für die Zwischenfallstherapie der Operateur oder der Anästhesist zuständig war. Es hat sich als zweckmäßig erwiesen, die Kooperationsgrundsätze und die Aufgabenverteilung an den Schnittstellen durch Vereinbarungen zwischen den Fachgebieten zu regeln. Solche neuralgischen Punkte betreffen z. B. die Kompetenz zur Entscheidung über die Operationsindikation, wenn der Anästhesist Bedenken hinsichtlich der Anästhesiefähigkeit anzumelden hat, die Lagerung des Patienten auf dem Operationstisch und die zeitliche Abgrenzung der Verantwortung für die postoperative Überwachung des Patienten. Zu den rechtlichen Grundlagen der Arbeitsteilung vgl. W. Weissauer 1962, Arbeitsteilung und Abgrenzung der Verantwortung zwischen Anästhesist und Operateur, Der Anästhesist, S. 239–271.

Rechtliche Verantwortung

Die Haftung auf Schadensersatz und die strafrechtliche Verurteilung wegen Körperverletzung oder fahrlässiger Tötung setzen entweder einen schuldhaften Behandlungsfehler und dessen Ursächlichkeit für Schäden an Leib und Leben voraus oder schuldhafte ärztliche Eigenmacht, d.h. die Durchführung des Eingriffs, obwohl für den Arzt mit der erforderlichen Sorgfalt erkennbar war, daß keine wirksame Einwilligung des Patienten vorlag.

> Der iatrogene Schaden reicht für sich allein zur Haftung nicht aus. Es gilt der Grundsatz: Der indizierte und lege artis ausgeführte Heileingriff, in den der Patient wirksam eingewilligt hat, bleibt auch dann rechtmäßig, wenn er mißlingt und den Patienten schwer schädigt.

Der schuldhafte Behandlungsfehler

Beim schuldhaften Behandlungsfehler geht es um die beherrschbaren Risiken und um den Vorwurf, der Arzt habe durch Sorgfaltsmängel bei der Indikationsstellung und Durchführung des Eingriffs das Risiko über das schicksalshafte, unvermeidliche Maß hinaus erhöht. Fahrlässig und damit schuldhaft handelt der Arzt, der die in der konkreten Situation erforderliche berufsspezifische Sorgfalt nicht wahrt. Maßstab ist die „Facharztqualität". Sie wird durch die allgemein oder weit überwiegend anerkannten Regeln sowie die in Empfehlungen und Richtlinien des Fachgebietes festgelegten fachspezifischen Standards konkretisiert.

Die zivilrechtliche Haftung stellt auf diese objektivierten Sorgfaltsanforderungen ab. Die Gerichte prüfen, wie sich ein gewissenhafter Durchschnittsfacharzt des gleichen Gebietes in der konkreten Situation verhalten hätte. Die Rechtsprechung geht davon aus, daß jeder, der sich zu einer Leistung erbietet, für seine Leistungsfähigkeit einzustehen hat. Sie läßt aber Ausnahmen für Berufsanfänger und Ärzte in Weiterbildung zu, soweit diese trotz kritischer Prüfung nicht erkennen konnten, daß sie der ihnen übertragenen Aufgabe noch nicht gewachsen sind.

> Der strafrechtliche Vorwurf setzt darüber hinaus voraus, daß der Arzt die Fehlleistung nach seinen persönlichen Kenntnissen und Fähigkeiten hätte vermeiden können. Der Schuldvorwurf kann aber auch darin bestehen, daß der Arzt eine Leistung übernommen hat, der er offenbar nicht gewachsen war (Übernahmeverschulden).

Es erscheint auf den ersten Blick paradox, daß die Fortschritte in der Anästhesiologie in den letzten Jahrzehnten, insbesondere seit der Übernahme des Betäubungsverfahrens durch Fachanästhesisten, das anästhesiologische und darüber hinaus auch das operative Gesamtrisiko drastisch reduzierten, daß aber die Schadensersatzprozesse und die Strafverfahren wegen Anästhesiezwischenfällen nahezu ebenso drastisch zugenommen haben. Diese Entwicklung ist gleichwohl folgerichtig, da der Arzt forensisch an den immer strengeren Sorgfaltsanforderungen der Medizin und seines eigenen Fachgebietes gemessen wird.

Ärztliche Eigenmacht

Heileingriffe, auch vital indizierte und dringende, bedürfen zum Schutz der Körperintegrität und des Selbstbestimmungsrechts des Patienten seiner Einwilligung oder im Falle seiner Willensunfähigkeit der Einwilligung seines gesetzlichen Vertreters. Dies sind bei minderjährigen Kindern, soweit sie noch nicht selbst einwilligungsfähig sind, beide Eltern, wobei jedoch ein Elternteil den anderen ermächtigen kann, ihn bei seiner Entscheidung über die Einwilligung zu vertreten; die Einwilligungsfähigkeit bei Minderjährigen beginnt mit 14 Jahren und bestimmt sich in ihrer Reichweite nach der individuellen psychosozialen Reife. In allen Zweifelsfällen empfiehlt es sich, die Einwilligung der Eltern einzuholen. Für nicht willensfähige Volljährige entscheidet der vom Vormundschaftsgericht bestellte Betreuer über die Einwilligung; bei schwerwiegenden Eingriffen bedarf seine Einwilligung der Genehmigung des Vormundschaftsgerichtes. Dieses kann in Eilfällen auch selbst über die Einwilligung entscheiden. Ist ein Eingriff so dringend, daß eine Entscheidung der Sorgeberechtigten oder des Vormundschaftsgerichtes nicht mehr eingeholt werden kann, so entscheidet der Arzt nach dem mutmaßlichen Willen des nicht entscheidungsfähigen Patienten.

Die Einwilligung kann schriftlich oder mündlich, aber auch durch schlüssiges Handeln erteilt werden. Jenseits der Bagatellgrenze empfiehlt sich zu Beweiszwecken die schriftliche Einwilligung des Patienten.

Eingriffe gegen den erklärten oder erkennbaren Willen des Patienten verletzen sein in den Art. 1 und 2 des Grundgesetzes geschütztes Selbstbestimmungsrecht und sein Recht auf Körperintegrität. Verweigert der willensfähige Patient seine Einwilligung, so ist dies vom Arzt selbst bei vital indizierten und dringenden Eingriffen zu respektieren, etwa, wenn die Entscheidung des Patienten auf Glaubensgeboten seiner Religion beruht, wie die Verweigerung der Bluttransfusion durch die Zeugen Jehovas. Hier können sich schwerwiegende Konfliktsituationen ergeben, wenn intraoperativ nur noch eine Bluttransfusion den Patienten retten kann und der Arzt in die Kollision zwischen Achtung der Glaubensüberzeugung des Zeugen Jehovas und seiner eigenen ethischen Verpflichtung gerät, das Leben seines Patienten zu retten [vgl. Weißauer W (1991) Aktuelle rechtliche Fragen in der Transfusionsmedizin. Anästh Intensivmed, S. 320)].

Eingriffsaufklärung

Wirksam ist die Einwilligung nur, wenn der Patient weiß, um was es bei dem Eingriff geht. Dieses Wissen muß der Arzt ihm in der Eingriffsaufklärung vermitteln. Die Eingriffseinwilligung dient dem Schutz des Selbstbestimmungsrechtes des Patienten (Selbstbestimmungsaufklärung). Sie soll es ihm ermöglichen, sich in Kenntnis der für ihn wesentlichen Umstände für oder gegen den Eingriff zu entscheiden.

Im Gegensatz dazu soll die therapeutische Aufklärung (oder auch Sicherheitsaufklärung) den Patienten befähigen, durch sein eigenes Verhalten an der Erzielung des Heilerfolgs mitzuwirken, sich andeutende Komplikationen rechtzeitig zu erkennen und Gefahren zu vermeiden, z. B. durch die Aufklärung über die Einschränkung seiner Straßenverkehrsfähigkeit nach ambulanten Eingriffen. Fehler des Arztes bei der therapeutischen oder Sicherungsaufklärung gehören zum Bereich des schuldhaften Behandlungsfehlers.

> Führt der Arzt einen Eingriff ohne ausreichende Aufklärung des Patienten durch und hätte dieser bei ordnungsgemäßer Aufklärung seine Einwilligung verweigert, so ist der Eingriff rechtswidrig und der Arzt haftet auch für die schicksalshaften, mit der erforderlichen ärztlichen Sorgfalt nicht beherrschbaren Risiken.

Nach der Rechtsprechung in Deutschland ist der Patient über die Art und Bedeutung des Eingriffs, seine notwendigen oder möglichen nachteiligen Folgen, seine schicksalshaften Risiken und die ernsthaft in Betracht kommenden Behandlungsalternativen aufzuklären. Dies muß in laienverständlicher Sprache und unter Anpassung an das individuelle Auffassungsvermögen des Patienten geschehen. Eine Aufklärung in großen Zügen läßt die Rechtsprechung genügen; Vermittlung technischer Details ist nicht erforderlich, ja sogar kontraproduktiv, weil sie den Patienten verwirrt. Wegen der Grenzen des Auffassungsvermögens muß der Arzt seine Aufklärung auf die für den Patienten wesentlichen Umstände konzentrieren; er bewegt sich bei der Selektion des Aufklärungsinhaltes auf dem schmalen Grat zwischen der Überforderung des Patienten und einem rechtlichen „zu wenig". Ziel einer gut geführten Aufklärung muß es sein, den Patienten zu befähigen, die Indikationsentscheidung des Arztes mit ihren indizierenden und kontraindizierenden Elementen aus der Sicht des medizinischen Laien nachzuvollziehen.

Die Anforderungen an Umfang und Intensität der Aufklärung sind nicht bei jedem Eingriff und in jeder Situation gleich. Sie werden um so geringer, je notwendiger und dringender der Eingriff ist; bei lebensnotwendigen Eingriffen, die sofort durchgeführt werden müssen, können sie sich auf nahezu Null reduzieren, weil der Patient, der gerettet werden will, hier keine echte Wahl hat. Andererseits werden die Anforderungen um so strenger, je weniger notwendig und dringend ein Eingriff ist, je unsicherer Diagnose und Eingriffsprognose sind, je häufiger die einzelnen Risiken auftreten und je schwerer sie im Falle ihrer Realisierung wiegen.

Anders als die Schmerztherapie ist das Betäubungsverfahren bei Operationen akzessorischer Natur. Es setzt voraus, daß der Patient sich für die Operation entschieden hat. Seine Einwilligung in die Operation impliziert im Regelfall auch die Einwilligung in ein Betäubungsverfahren. Der Aufklärung bedarf aber, welches Betäubungsverfahren der Anästhesist wählt, mit welchen Risiken es verbunden ist und welche ernsthaft in Betracht kommenden Alternativen es für die Wahl des Betäubungsverfahrens gibt.

Keiner Aufklärung bedürfen Risiken, die der Patient kennt. Die deutsche Rechtsprechung geht davon aus, daß dies für die allgemeinen Risiken zutrifft, die mit allen oder einer Vielzahl von Eingriffen verbunden sind (z. B. Infektionen, Thrombosen, Embolien). Vorsicht ist allerdings geboten, falls diese Risiken bei einzelnen Eingriffen einen besonderen Stellenwert haben, wie z. B. die Infektion bei Eingriffen und Einspritzungen in große Gelenke.

Zunehmend strenger wurden dagegen die Anforderungen der Rechtsprechung an die Aufklärung über die eingriffsspezifischen Risiken, die zwar selten, aber für den Eingriff typisch sind und im Falle ihrer Verwirklichung die weitere Lebensführung des Patienten schwer belasten. Mit Urteil vom 17. 12. 1991 hat der Bundesgerichtshof die Aufklärung des Patienten über das Risiko der HIV- und Hepatitisinfektion bei intra- und postoperativen Bluttransfusionen gefordert, wenn eine Bluttransfusion ernsthaft in Betracht kommt. Der Arzt muß den Patienten dann auch über die Eigenblutspende aufklären, wenn diese im konkreten Fall möglich ist. Geht man davon aus, daß eine Bluttransfusion bei einer Wahrscheinlichkeit von 5 % nach der Hausstatistik ernsthaft in Betracht kommt, so liegt bei einem Risiko der HIV-Übertragung von 1 : 1 Mio. je Blutkonserve die Komplikationsdichte bei 1 : 20 Mio. und, falls 3 Blutkonserven benötigt werden, immer noch bei rd. 1 : 7 Mio. Dies bedeutet: Für die Aufklärungspflicht spielt die Komplikationsdichte bei sehr schwerwiegenden Risiken nach der Rechtsprechung der deutschen Gerichte keine Rolle mehr. Aufzuklären ist auch über die Neben- und Folgeeingriffe, die ernsthaft in Betracht kommen, und über ihre Risiken.

Damit wird das Auffassungsvermögen des Patienten bei weitem überfordert. Die „Überaufklärung" hat keine Legitimation im Selbstbestimmungsrecht des Patienten; sie verwirrt ihn, statt ihn zu einer selbstbestimmten Entscheidung zu befähigen.

Wegen der notwendigen Einschränkung der Aufklärungspflicht vgl. Weißauer W, Opderbecke HW (1992) Die präoperative Patientenaufklärung über Transfusionsrisiken — Medikolegale Überlegungen zu einer BGH-Entscheidung. MedR, S. 307.

Bei alledem ist zu bedenken: Der Arzt hat die Führungsrolle bei der Wahl des Verfahrens und bei der Aufklärung. Herr des Aufklärungsgeschehens aber ist der Patient; er kann die „Totalaufklärung" fordern, aber ebenso den Aufklärungsinhalt auf die Umstände reduzieren, die ihn interessieren oder auf eine Aufklärung verzichten. Auf dieser Ausgangssituation beruht das vom Autor entwickelte System einer Stufenaufklärung, das eine schriftliche Standardaufklärung mit der individuellen Information des Patienten im Aufklärungsgespräch verbindet und den Patienten aufgrund der schriftlichen Basisinformation befähigt, weiterführende Fragen zu stellen oder bewußt darauf zu verzichten.

Beweislast

Im Strafverfahren setzt die Verurteilung des Arztes voraus, daß ihm eine schuldhafte Fehlleistung und deren Ursächlichkeit für den Körperschaden oder den Tod des Patienten zur vollen Überzeugung des Gerichts nachgewiesen wird. Bleibt ein Rest an Zweifel, so ist er nach dem Grundsatz „in dubio pro reo" freizusprechen. Es gibt keine Beweislast des Angeklagten.

Im Schadensersatzprozeß ist dagegen die Verteilung der Darlegungs- und Beweislast zwischen dem geschädigten Patienten als Kläger und dem Arzt (bzw. dem Krankenhausträger) von essentieller Bedeutung. Nach allgemeinen Beweislastregeln hat der Kläger im Schadensersatzprozeß den schuldhaften Behandlungsfehler und dessen Ursächlichkeit für den Schaden darzulegen und zu beweisen. Dabei räumt ihm die Rechtsprechung mit dem Beweis des ersten Anscheins und der Umkehr der Beweislast, z. B. bei groben Behandlungsfehlern oder Lücken der ärztlichen Dokumentation in beweiserheblichen Punkten, weitgehende Beweiserleichterungen ein. Kann der Patient gleichwohl die ihm obliegenden Beweise nicht führen, verliert er den Prozeß.

Andererseits hat der Arzt aber bei iatrogenen Schäden gegen den Vorwurf des Behandlungsfehlers nur die Verteidigung, Ursache sei nicht ein mit der erforderlichen Sorgfalt beherrschbares, sondern ein schicksalshaftes Risiko. Damit fordert er die Entgegnung des Patienten heraus, über schicksalshafte Risiken hätte er aufgeklärt werden müssen. Dagegen hat der Arzt nur die Verteidigung, das Risiko sei nicht aufklärungsbedürftig gewesen oder er habe darüber aufgeklärt. Erstere Verteidigung ist angesichts der strengen Anforderungen der Rechtsprechung bei eingriffsspezifischen, typischen Risiken meist von vornherein aussichtslos. Mit der zweiten Verteidigung gerät nun der Arzt selbst in Beweisnot, weil er die Wirksamkeit der Einwilligung und damit auch die ordnungsgemäße Aufklärung beweisen muß. Damit kommt nun der Arzt in eine ähnliche Beweisnot, wie der Patient beim Beweis des schuldhaften Behandlungsfehlers und seiner Ursächlichkeit für den Schaden.

Der Arzt benötigt zur Beweisführung eine Dokumentation der Inhalte des Aufklärungsgesprächs. Dazu genügen Aufzeichnungen, auch handschriftliche Notizen, die der Arzt zu den Krankenakten nimmt. Diese Notizen müssen aber die wesentlichen Aufklärungsinhalte wiedergeben.

Das bereits erwähnte Aufklärungssystem enthält neben dem Informationsteil und den Fragen zur Anamnese auch einen Dokumentationsteil, der auf den Inhalt der schriftlichen Basisaufklärung Bezug nimmt und durch einen Vermerk über den Inhalt der mündlichen Aufklärung vom Arzt ergänzt wird. Aufklärungsbögen für die verschiedenen anästhesiologischen Methoden erscheinen im DIO-med-Verlag und werden vom Berufsverband Deutscher Anästhesisten im Einvernehmen mit der Deutschen Gesellschaft für Anästhesiologie und Intensivmedizin empfohlen. Zu ihrem Konzept vgl. Weißauer W (1994) Anästh Intensivmed, S. 253.

Mit der Stufenaufklärung ist es gelungen, das Haftungsrisiko für Aufklärungsfehler drastisch zu reduzieren.

# Teil A: Organsysteme

1 Herz-Kreislauf-System

1.1 Arrhythmien

JUTTA BERGER

Unter kardialen Arrhythmien versteht man plötzlich auftretende Rhythmusänderungen, als Ausdruck einer Erregungsinstabilität des Herzens. Die *Häufgkeit* intraoperativ auftretender kardialer Rhythmusstörungen wird mit einer Inzidenz von 13% bis 84% angegeben [18], wenn man alle Formen elektrokardiographischer Abnormalitäten inkludiert, wobei ventrikuläre Rhythmusstörungen in einem Prozentsatz zwischen 3% und 60% auftreten [4, 18, 25]. Bertrand et al. fand eine höhere Inzidenz von ventrikulären Rhythmusstörungen bei Patienten mit kardialer Vorerkrankung (60%) gegenüber Patienten ohne kardiale Vorerkrankung (37%) [4]. Die Inzidenz schwerwiegender Rhythmusstörungen wie z.B. andauernde multiple VES, Kammertachykardie, Kammerflimmern wird nur mit einem geringen Prozentsatz zwischen 0,9% [25] und 6,0% [18] angegeben. Die statistischen Unterschiede in den verschiedenen Untersuchungen ergeben sich u.a. aus der unterschiedlichen Häufigkeit der Vorerkrankungen und der verschiedenen Arten der Registrierung. Besonders häufig werden eher harmlose Rhythmusstörungen in der Ein- und Ausleitungsphase der Anästhesie, während des In- und Extubationsvorganges selbst (72%) [4] und durch die u.a. 2malige Gabe von Succinylcholinchlorid (80%) fast regelmäßig, gesehen.

Kuner et al. [18] fanden eine höhere Inzidenz von Rhythmusstörungen bei Allgemein- gegenüber Regionalanästhesie, bei thorakalen und neurochirurgischen Operationen und bei intubierten gegenüber nichtintubierten Patienten.

> Die Inzidenz kardialer Arrhythmien in der Narkose wird insgesamt mit 13–84%, die der schwerwiegenden ventrikulären Rhythmusstörungen mit 0,9–6% angegeben.

Erfassung

Die Registrierung des Herzrhythmus soll mittels Bildschirm-EKG, mit eventueller automatischer Papierschreibung bei Auftreten von Arrhythmien, erfolgen. Gewöhnlich steht für die perioperative elektrokardiographische Überwachung keine komplette 12-Kanal-EKG-Registrierung, sondern ein Dreielektrodensystem zur Verfügung, wobei v. a. die Ableitung II bevorzugt wird. Durch eine weitere modifizierte bipolare Ableitung CM 5 (RA-Elektrode über dem Manubrium sterni, LA-Elektrode in Position V_5 und F-Elektrode am linken Bein plaziert, Ableitungswahlschalter in Stellung 1), kann auch ein linkspräkordiales „poor man's V_5" EKG vorwiegend zur Ischämiediagnostik abgeleitet werden.

Erwiesen ist, daß bei Sichtüberwachung des EKG nur etwa die Hälfte der tatsächlich auftretenden Arrhythmien entdeckt wird, wobei z. B. die Ablenkung des Anästhesisten durch andere Probleme eine der Ursachen für eine nicht vollständige Registrierung kardialer Arrhythmien ist. Eine exakte Arrhythmiediagnostik ist bei Sichtüberwachung einer Ableitung am Bildschirm nicht immer möglich. Die Holter-EKG-Überwachung, allerdings mit späterer Auswertung, garantiert eine vollständige Erfassung aller Arrhythmien während der Narkose. Weiter wäre eine genaue Differenzierung komplexer intraoperativ auftretender Herzrhythmusstörungen durch eine bipolare transösophageale EKG-Ableitung möglich.

> Exakte Rhythmusdiagnostik durch EKG-Bildschirmüberwachung und evtl. Ausschrieb ist Voraussetzung für eine adäquate Therapie.

Arrhythmiediagnostik

Eine Rhythmusdiagnostik ist die Voraussetzung für adäquate therapeutische Maßnahmen und Therapieerfolg. Für die perioperative Diagnostik kardialer Rhythmusstörungen ist die Beachtung von 4 Hauptmerkmalen sowie die Möglichkeit eines EKG-Ausschriebes zur genaueren Dokumentation zielführend:

- Frequenz, Regelmäßigkeit, Form der P-Wellen,
- Frequenz, Regelmäßigkeit, Form der QRS-Komplexe,
- Beziehung der P-Wellen zu den QRS-Komplexen,
- Ursache evtl. schenkelblockartiger Deformierung der QRS-Komplexe.

Arrhythmieklassifizierung

Klassifizierung der Arrhythmien nach ihren Entstehungsmechanismen

Definitionsgemäß handelt es sich bei kardialen Arrhythmien um Störungen der Erregungsbildung und/oder der Erregungsleitung.

Störungen der Erregungsbildung

Normale Automatizität

Durch veränderte Erregungsbildung im physiologischen Erregungsbildungsgewebe, wie im Sinus-, AV-Knoten und His-Purkinje-System, kann es zu einer gesteigerten oder verlangsamten Automatie kommen, wie z. B. im Rahmen eines Sick-Sinus-Syndroms.

Gestörte Automatizität

Es kommt zu einer abnormen Erregungsbildung in einem Gewebe, das physiologischerweise keine Erregung bildet: „ektope Erregungsbildung".

Getriggerte Aktivität (Abb. 1.1)

Die getriggerte Aktivität ist eine gestörte Impulsaussendung. Sie unterscheidet sich von der Automatizität (gestört/nicht gestört) durch 2 Punkte:

1) Ohne vorausgegangenem Impuls tritt keine elektrische Aktivität auf;
2) die getriggerte Aktivität ist das Ergebnis einer Nachdepolarisation, die die Schwelle für eine verzögerte rhythmische Aktivität erreicht, wobei die Nachdepolarisation früh (vor der vollen Repolarisation) oder spät (nach der vollen Repolarisation) auftreten kann.

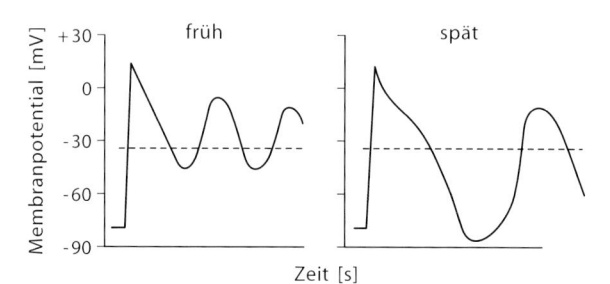

Abb. 1.1. Getriggerte Aktivität

Störungen der Erregungsleitung

Reentry-Mechanismus (Abb. 1.2)

Ein Wiedereintritt der Erregungsfortleitung tritt dann auf, wenn der fortgeleitete Impuls nach einer Exzitation nicht aufhört, sondern nichtrefraktäre Gewebsareale erregt. Durch den Reentry-Mechanismus können supraventrikuläre und ventrikuläre Tachykardien, Vorhofflattern, Vorhofflimmern, ventrikuläre Extrasystolen und Kammerflimmern ausgelöst werden. Bedingungen für den Reentry-Mechanismus finden sich z. B. im ischämischen oder infarzierten Herzmuskel.

Erregungsleitungsverzögerung oder Blockierung.

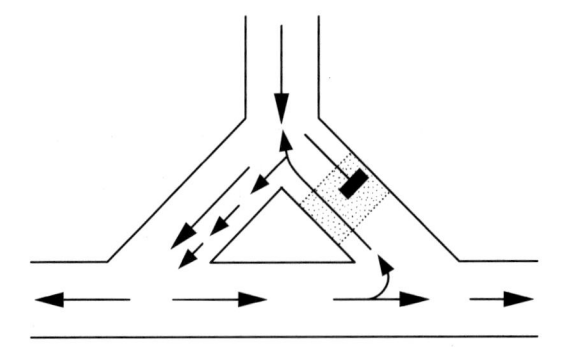

Abb. 1.2. Reentry-Mechanismus

> Arrhythmien können hinsichtlich ihres Entstehungsmechanismus Störungen der Erregungsbildung oder der Erregungsleitung sein.

Klassifizierung der Arrhythmien nach ihrer Bedeutung

Intraoperative Rhythmusstörungen lassen sich nach ihrer Bedeutung in 3 Kategorien einteilen:
1) *Benigne Rhythmusstörungen:* z. B. wandernder Schrittmacher, AV-Dissoziation, Knotenrhythmus und vereinzelte ventrikuläre Extrasystolen.
   Sie sind meist Ausdruck autonomer Imbalancen oder oberflächlicher Narkose. Narkosevertiefung, Unterbrechung chirurgischer Stimuli, evtl. Atropingabe machen eine spezielle antiarrhythmische Therapie meist überflüssig.
2) *Schwere Rhythmusstörungen ohne kardiale Begleiterkrankung:* z. B. hochgradige Sinustachykardie und -bradykardie, Lown-III- und -IV-Arrhythmien.
   Sie sind zumeist Ausdruck einer akut aufgetretenen kardiorespiratorischen Störung (z. B. schwere Hypotension, Hypokapnie, Hypovolämie) oder Wiederholung eines präoperativ bestehenden Arrhythmiemusters **ohne** faßbare Ursache. Therapie ist die unverzügliche Behebung der auslösenden Ursache.
3) *Schwere Rhythmusstörungen bei bestehender kardialer Erkrankung:* Sie sind meist Ausdruck der Rekapitulation des präoperativen Arrhythmieprofils. Die primäre Therapie orientiert sich an der Grundkrankheit.

Klassifizierung der Arrhythmien nach ihrer kardialen und nichtkardialen Genese

Herzrhythmusstörungen können
– *primär kardialer Genese* als Manifestation eines kardialen Grundleidens oder
– *nichtkardialer Genese* sein (Tabelle 1.1).

Mit Einführung der Langzeitelektrokardiographie konnten bei 20–30 % der Patienten ventrikuläre Arrhythmien ohne faßbare Ursache gefunden werden. Perioperative Arrhythmien können somit als Wiederholung eines präexistenten Musters mit und ohne faßbare Ursache auftreten, oder aber bei Neuauftreten ein Warnsignal myokardialer Dysfunktion bei kardialer Grundkrankheit, ausgelöst durch Triggerfaktoren, darstellen. Präoperative ventrikuläre Arrhythmien sind ein dominanter Prädiktor für das Auftreten von intra- und postoperativen Arrhythmien, wobei die Inzidenz intraoperativer Rhythmusstörungen durch die Streßabschirmung moderner Anästhesietechnik sinkt [21].

Aus einer jüngst zurückliegenden Multicenterstudie geht hervor, daß ein wesentlicher prädisponierender Faktor für intraoperative schwere ventrikuläre Rhythmusstörungen in der kardialen Grunderkrankung, einschließlich myokardialer Ischämie, präoperativen ventrikulären Arrhythmien und Myokardinfarkt mit einer Dauer von > 1 Jahr, zu suchen ist [7].

> Arrhythmien können als Wiederholung eines präexistenten Musters mit und ohne faßbare Ursache und bei Neuerscheinung als ein Warnsignal myokardialer Dysfunktion auftreten.

Tabelle 1.1. Ursachen perioperativer Arrhythmien

Nichtkardiogen	Kardiogen
Hypoxie	Koronare Herzkrankheit
Hyperkapnie	Kardiomyopathie
Störungen im Säure-Basen-Haushalt	Kardiale Dekompensation
Störungen im Elektrolythaushalt	Hypertonikerherz
Unzureichende Narkosetiefe	Klappenfehler
Zu tiefe Narkose	Altersherz
Manipulation am Tubus	
Arzneimittelintoxikation	
Störungen im vegetativen Nervensystem	
Interaktion zwischen Anästhetika und Antiarrhythmika	
Zentralvenöser Zugang	
Chirurgische Stimuli	
Digitalisintoxikation	
Rhythmusstörungen sui generis	

> Wesentlichster prädisponierender Faktor für das gehäufte Auftreten von Arrhythmien sind präexistente Herzerkrankungen.

Klassifizierung der Arrhythmien entsprechend klinisch-therapeutischen Richtlinien

Entsprechend **klinisch-therapeutischen Richtlinien** kann man Arrhythmien in 7 Gruppen unterteilen:

Erregungsbildungsstörungen
1. Vom Sinusknoten ausgehende Rhythmusstörungen.
2. Vorhofarrhythmie.
3. Supraventrikuläre Reentrytachykardien.
4. Vorhofflattern, Vorhofflimmern.
5. Knotenarrhythmie.
6. Ventrikuläre Arrhythmien.

Erregungsleitungsstörungen
7. Blockbilder.

Im folgenden Kapitel wurde darauf verzichtet, alle EKG-Veränderungen anzuführen. Es wurden nur die Veränderungen mit ihren Erkennungskriterien ausgewählt, die für den Anästhesisten von Bedeutung sind.

1. Vom Sinusknoten ausgehende Rhythmusstörungen

Sinustachykardie

Frequenzen über 130/min; jeder eindeutig indentifizierbaren P-Welle folgt ein QRS-Komplex, kurzer Abstand zwischen den Aktionen.

Sinusbradykardie

Frequenzen unter 50/min; jeder P-Welle folgt ein QRS-Komlpex.

Sinusarrhythmien (Abb. 1.3a)

Reguläre P-Wellen mit nachfolgenden QRS-Komplexen; sie sind ebenfalls regulär in der Zeit, Konfiguration und Voltage. Die PP-Intervalle sind jedoch in ihrem Abstand variabel (z. B. respiratorische Sinusarrhythmie).

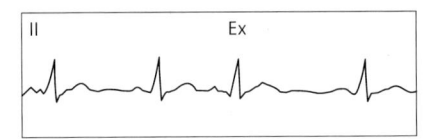

Abb. 1.3a

Abb. 1.3a–x. EKG-Veränderungen bei kardialen Arrhythmien
a Sinusarrhythmie, **b** Sick-sinus-Syndrom, **c** Vorhofextrasystole, **d** Vorhoftachykardie (mit 2 : 1-Überleitung), **e** paroxysmale supraventrikuläre Tachykardie, **f** WPW-Syndrom, **g** Vorhofflattern, **h** Vorhofflimmern, **i** AV-Arrhythmien (*a* Sinusrhythmus, *b* oberer AV-Rhythmus, *c* mittlerer AV-Rhythmus, *d* unterer AV-Rhythmus), **j** wandernder Schrittmacher, **k** AV-Dissoziation, **l** ventrikuläre Extrasystole, **m** R-auf-T-Phänomen, **n** ventrikuläre Tachykardie, **o** Kammerflattern, **p** Kammerflimmern, **q** Torsades de pointes, **r–v** AV-Block Grad I–III, **w** Linksschenkelblock, **x** Rechtsschenkelblock. Erklärungen s. Text

Sinusknotenerkrankung („Sick-Sinus-Syndrom") (Abb. 1.3b)

Das Sick-Sinus-Syndrom ist ein Überbegriff für verschiedene Herzrhythmusstörungen, deren Ursache eine gestörte Sinusknotenfunktion ist. Dabei können gleichzeitig bradykarde und tachykarde Rhythmusstörungen, supraventrikuläre Tachykardie, extreme Sinusbradykardie, sinusatrialer Block, Sinusknotenverlangsamung und Übernahme der Schrittmacherfunktion durch supraventrikuläre/AV-Ersatzrhythmen, Vorhofflimmern und Vorhofflattern auftreten. Anamnestisch liegen gelegentlich Adams-Stokes-Anfälle bei Sinusknotenstillstand und fehlendem Ersatzrhythmus vor. Als mögliche Ursachen kommen ischämische Herzerkrankungen, Myokardinfarkt, Digitalis, β-Blocker und Kalziumantagonisten in Frage. Eine medikamentöse Therapie ist wegen der Bradykardie-Tachykardie-Phasen oft schwierig. Bei Nichtansprechen des Sinusknotens auf therapeutische Maßnahmen muß perioperativ zumindestens ein temporärer Schrittmacher eingesetzt werden.

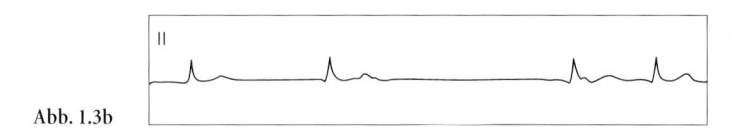

Abb. 1.3b

2. Vorhofarrhythmien

Vorhofarrhythmien manifestieren sich am häufigsten als *Vorhofextrasystolen* oder *Vorhoftachykardie* und treten spontan oder getriggert auf.

Vorhofextrasystolen (Abb. 1.3c)

Vorzeitig einfallende, leicht deformierte P-Wellen mit normaler Überleitung oder fehlender Überleitung aufgrund des sich noch in der absoluten Refraktärphase befindlichen AV-Knotens, sog. „blockierte Vorhofextrasystole",
oder aberrierender ventrikulärer Überleitung (leicht deformierte QRS-Komplexe).
 Vorhofextrasystolen sind nicht bedrohlich, können aber eine schnelle Ventrikelfrequenz nach Vorhofflattern, Vorhofflimmern oder paroxysmaler supraventrikulärer Tachykardie auslösen.

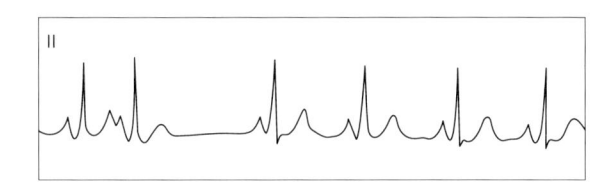

Abb. 1.3c

Vorhoftachykardie (Abb. 1.3d)

P-Wellen haben ein multiformes Aussehen, entspringen nicht aus dem Sinusknoten, die Frequenz liegt niedriger als beim Vorhofflattern (140–250/min), das PR-Intervall ist nicht verwertbar. Die QRS-Komplexe sind normal in Zeit, Konfiguration und Voltage, die Herzfrequenz hängt vom Überleitungsverhältnis (2:1-, 3:1-, 4:1-Überleitung) ab. Vorhoftachykardien mit 1:1-Überleitung sind schwer von einer Sinustachykardie, oft nur aus dem Verlauf oder durch ein Ösophagus-EKG zu unterscheiden. Vorhoftachykardien treten im Gegensatz zu Reentryarrhythmien spontan oder getriggert auf. Ursachen können chronische Lungenstauung, Digitalisintoxikation oder Vorhofdilatation sein.

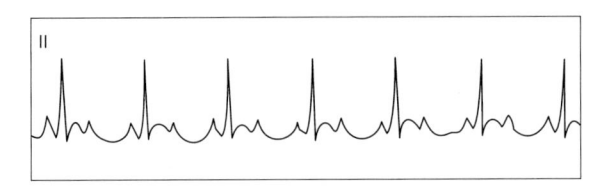

Abb. 1.3d

3. Supraventrikuläre Reentrytachykardie

Paroxysmale supraventrikuläre Tachykardie (Abb. 1.3e)

Ein Reentrymechanismus ist die häufigste Ursache einer plötzlichen (paroxysmalen) supraventrikulären Tachykardie. Sie wird meistens durch eine Extrasystole mit Ursprung im Vorhof, AV-Knoten oder Ventrikel ausgelöst und endet plötzlich.

In den meisten Fällen lassen sich kreisende Erregungen im Bereich des AV-Knotens mit oder ohne Vorliegen von akzessorischen Leitungsbahnen nachweisen. Der Rhythmus ist regelmäßig, die QRS-Komplexe sind schlank und unauffällig wie beim Sinusrhythmus und die Frequenz liegt zwischen 150 und 200/min. Eine genaue Abgrenzung der P-Welle ist oft schwierig. Ist die P-Welle leicht deformiert und vor dem QRS-Komplex gelegen, handelt es sich um ein intraatriales Reentry. Eine im QRS-Komplex verborgene P-Welle ist am häufigsten durch ein AV-Knotenreentry, eine dem QRS-Komplex folgende negative P-Welle durch ein AV-Reentry mit akzessorischem Bündel bedingt.

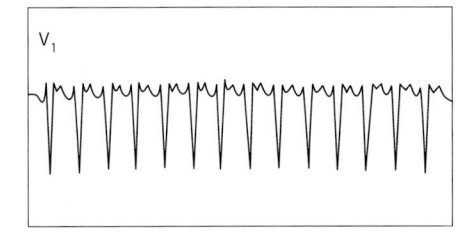

Abb. 1.3e

Wolff-Parkinson-White-Syndrom (WPW-Syndrom; Abb. 1.3f)

Beim WPW-Syndrom erfolgt eine vorzeitige Erregung eines Teiles der Ventrikel über das sog. Kent-Bündel. Reguläre P-Wellen in Zeit, Konfiguration und Voltage, ein deutlich verkürztes PR-Intervall und Verbreiterung des QRS-Komplexes durch eine sogenannte „Deltawelle" sowie normale PT-Intervalle kennzeichnen das EKG. Von Bedeutung für das perioperative Vorgehen ist die Tatsache, daß im Rahmen des WPW-Syndroms supraventrikuläre Tachykardieepisoden auftreten können, die in 80–85 % der Fälle durch kreisende Erregung im Bereich von AV-Knoten und akzessorischen Leitungsbahnen zustandekommen. Das EKG und die Therapie entsprechen dem der paroxysmalen supraventrikulären Tachykardie.

Kommt es im Rahmen eines WPW-Syndroms zu Vorhofflimmern oder seltener zu Vorhofflattern, läuft die Erregung im Reentry-Kreis anterograd über das Kent-Bündel und retrograd über den AV-Knoten. Es besteht die Gefahr einer schnellen Überleitung der Vorhoferregung über das Kent-Bündel mit hoher Ventrikelfrequenz, wobei es im Extremfall zu Kammerflimmern kommen kann.

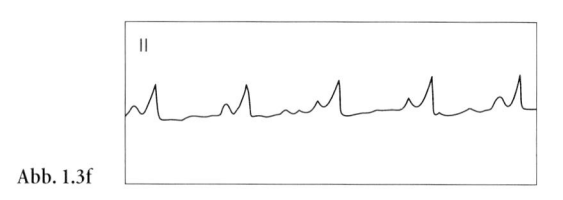

Abb. 1.3f

4. Vorhofflattern und Vorhofflimmern (Abb. 1.3g, h)

Beim *Vorhofflattern* finden sich sägezahnartig verformte P-Wellen, die als Flatterwellen bezeichnet werden, ohne erkennbares isoelektrisches Intervall und eine stark erhöhte Frequenz (200–350/min). Eine konstante 2:1-AV-Überleitung mit der halben ventrikulären Frequenz ist beim unbehandelten Patienten häufig und kann mit einer Sinustachykardie verwechselt werden. Die QRS-Komplexe können normal oder etwas verbreitert sein.

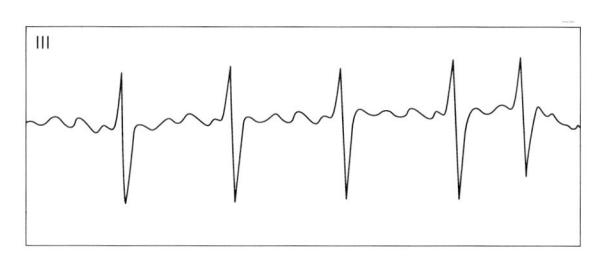

Abb. 1.3g

Beim *Vorhofflimmern* sind die P-Wellen nicht mehr erkennbar. Die QRS-Komplexe können irregulär in der Zeit, Konfiguration und in der Voltage sein. Durch multiple, intraatriale Mikroreentrykreise kommt es zu einer ungeordneten Vorhofaktivität mit einer mittleren Frequenz von 350–600/min. Impulse über 160–180/min werden gewöhnlich nicht mehr an den Ventrikel weitergeleitet. Häufigste Ursachen sind organische Herzerkrankungen, Mitralklappenerkrankungen und Thyreotoxikose. Seltener wird ein Vorhofflimmern gelegentlich auch bei Herzgesunden registriert. Die Therapie ergibt sich aus der zugrundeliegenden Erkrankung. Für die perioperative Therapie ist, wenn möglich, eine präoperative Digitalisierung und Frequenzeinstellung mit Verapamil dringend angezeigt.

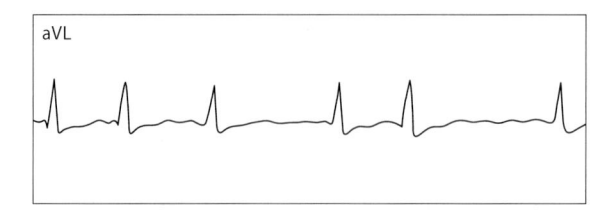

Abb. 1.3h

5. Knotenarrhythmien

AV-Arrhythmien (Abb. 1.3i)

- *Oberer AV-Rhythmus (b):* die P-Welle ist negativ und geht dem unveränderten QRS-Komplex voraus;
- *mittlerer AV-Rhythmus (c):* die P-Welle ist im QRS-Komplex verborgen;
- *unterer AV-Rhythmus (d):* die P-Welle ist negativ und folgt dem QRS-Komplex.

Die QRS-Komplexe sind regulär in Zeit, Konfiguration und Voltage, die Frequenz liegt unter 70/min, bei einer Knotentachykardie selten über 120/min. Der Knotenrhythmus tritt häufig bei jungen, gesunden, mit potenten Inhalationsanästhetika narkotisierten Patienten im Rahmen myokardialer Ischämien und nach kardiopulmonalem Bypass auf.

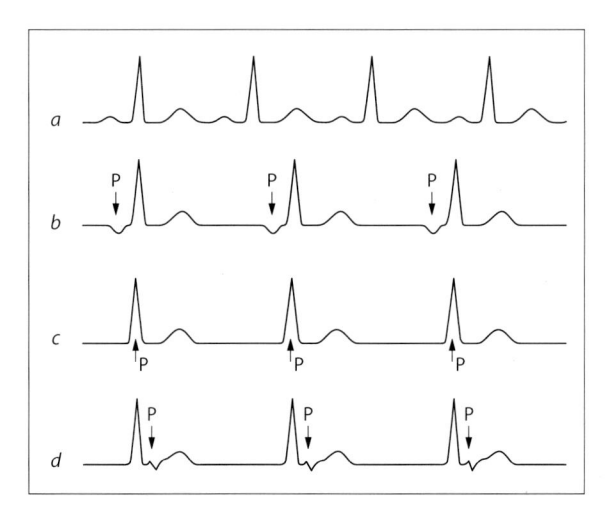

Abb. 1.3i

Wandernder Schrittmacher (Abb. 1.3j)

Das Schrittmacherzentrum wandert je nach Vagusreizung vom Sinusknoten zum AV-Knoten.

P-Wellen sind vorhanden, variieren jedoch in der Konfiguration sowie in den PR-Abständen.

Eine positive P-Welle wird bei starkem Vagusreiz negativ. Jede P-Welle wird von einem QRS-Komplex gefolgt, der regulär in der Zeit, Konfiguration und Voltage ist (z. B. nach Digitalis, Succinylcholinchlorid).

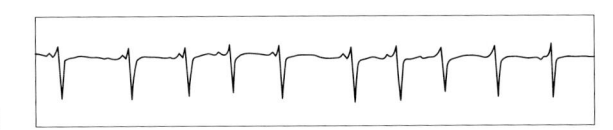

Abb. 1.3j

AV-Dissoziation (Abb. 1.3k)

Einfache AV-Dissoziation: Sinkt die Frequenz des Sinusrhythmus unter die Frequenz der AV-Region, übernimmt diese die Schrittmacherfunktion. Während die Ventrikel im Takt der AV-Region arbeiten, schlagen die Vorhöfe nach dem etwas langsameren Sinusrhythmus. Eine retrograde Erregung der Vorhöfe ist aufgrund ihrer Refraktärphase gegenüber der AV-Region meist nicht möglich. Folglich sind die P-Wellen positiv, haben keine konstante Beziehung zum QRS-Komplex und wandern durch den QRS-Komplex hindurch.

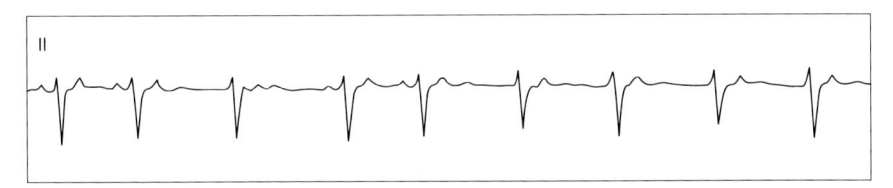

Abb. 1.3k

> Wandernder Schrittmacher und Knotenrhythmus sind die häufigsten Rhythmusstörungen während der Narkose, sie bedürfen praktisch nie einer Therapie.

6. Ventrikuläre Arrhythmien

Ventrikuläre Extrasystolen (Abb. 1.3l)

Ventrikuläre Extrasystolen sind auch bei adäquater Narkoseführung häufig. Sie treten während der Ein-und Ausleitung oder in Phasen oberflächlicher Narkose auf. Im EKG sind die P-Wellen regulär in Zeit, Konfiguration und Voltage, wobei nicht jedem QRS-Komplex eine P-Welle vorausgeht. Der vorzeitige Extraschlag ist irregulär in Konfiguration oder Voltage mit fixer Kopplung zur vorangehenden Aktivierung der gleichen Kammer (DD: Parasystole, ein Extraschlag mit variablem Kopplungsintervall). Ventrikuläre Extrasystolen (VES) können von einem Zentrum (unifokal) oder mehreren Zentren (multifokal) ausgehen. Sie können vereinzelt in regelmäßigen Abständen (z. B. Bigemie: ein Normalschlag, eine VES), in Salven oder in Form einer ventrikulären Tachykardie, auftreten.

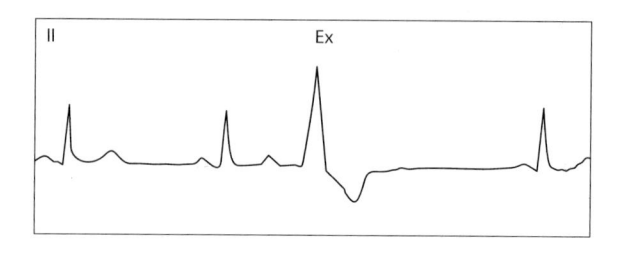

Abb. 1.3l

R-auf-T-Phänomen (Abb. 1.3m)

Tritt die VES so frühzeitig auf, daß ihr Kammerkomplex in die Erregungsrückbildungswelle (T-Welle) der vorangegangenen Aktion fällt, so spricht man von einem R-auf-T-Phänomen. Die größte klinische Bedeutung besteht in der Gefahr der Induktion von schweren Rhythmusstörungen wie Kammertachykardie, Kammerflattern und Kammerflimmern.

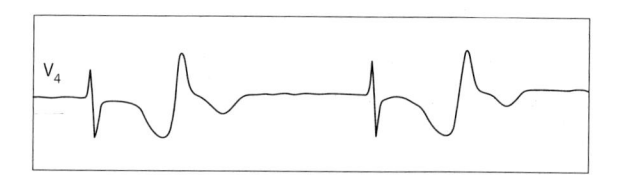

Abb. 1.3m

Ventrikuläre Tachykardie (VT; Abb. 1.3n)

Intraoperativ tritt eine VT meist anfallsweise, mit charakteristischen breiten, uniformen QRS-Komplexen auf. Besteht eine rechtsventrikuläre Tachykardie, zeigt das EKG ein linksschenkelblockähnliches Bild und umgekehrt. Ein PR-Intervall ist nicht erkennbar, die Frequenz ist meist regelmäßig und liegt zwischen 100 und 220/min. Durch hämodynamische Beeinträchtigung und Gefahr eines Kammerflimmerns ist eine sofortige Intervention angezeigt. Insgesamt tritt eine VT, abgesehen von Operationen am offenen Herzen, nur selten auf. Eine perioperativ auftretende VT ist meist Ausdruck einer Ischämie, eines Myokardinfarktes oder einer Arzneimittelinteraktion.

Abb. 1.3n

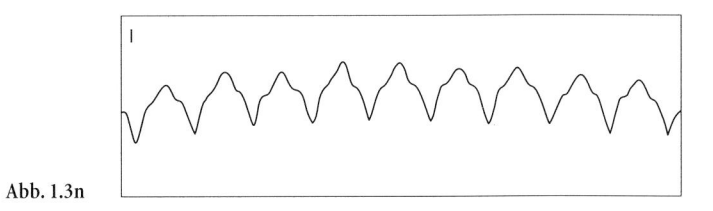

Kammerflattern und Kammerflimmern (Abb. 1.3o, p)

Kammerflattern manifestiert sich in breiten ventrikulären Komplexen mit einer Frequenz von mehr als 250/min, die bald in Kammerflimmern mit gänzlich unregelmäßigen Muskelkontraktionen übergehen können.

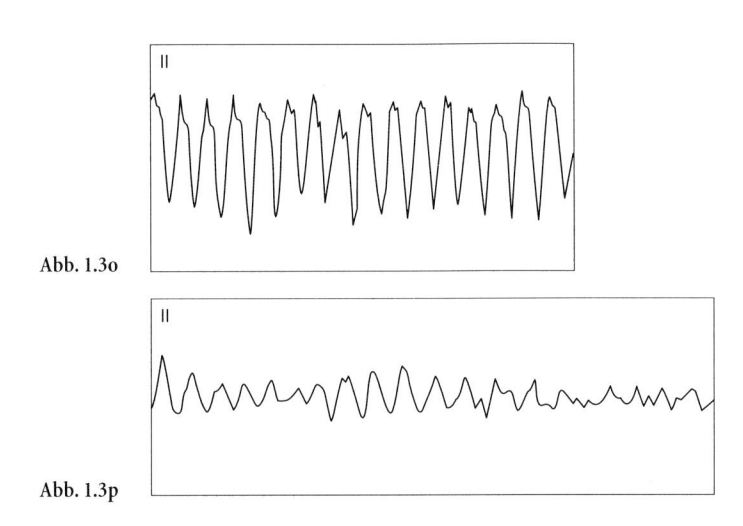

Abb. 1.3o

Abb. 1.3p

Torsade de pointes (Abb. 1.3q)

Sie stellen eine Sonderform der ventrikulären Tachykardie dar. Der ausschlaggebende Entstehungsmechanismus für die Torsaden sind verzögerte Repolarisation, repräsentiert durch ein verlängertes QT-Intervall und eine frühe Nachdepolarisation. Daneben können späte Nachdepolarisationen, wie sie in Purkinje-Fasern bei Digitalisintoxikation oder Magnesiummangel, oder Myokardinfarkt auftreten, ebenso zu Torsaden führen. Da die Verlängerung des QT-Intervalls frequenzabhängig ist, ist eine Einteilung in Torsaden mit QT-Zeitverlängerung und in solche ohne QT-Zeitverlängerung nicht mehr sinnvoll. Man hat den Begriff der „frequenzkorrigierten QT-Dauer (Qtc)" eingeführt, wobei ein Wert > 0,45 s als pathologisch gilt, sofern nicht ein Schenkelblock vorliegt.

Im EKG sieht man QRS-Komplexe, mit wechselnder Polarität und periodisch zu- und abnehmender Amplitude, auch als „Spindeltachykardie" bezeichnet. Die Frequenz liegt bei 150–300/min. Man unterscheidet die *symptomatischen Formen*, de-

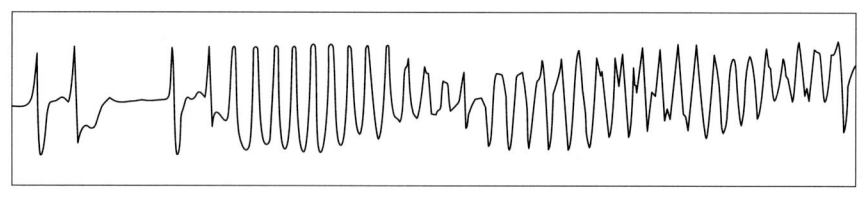

Abb. 1.3q

ren auslösende Ursachen z. B. Elektrolytstörungen, erhöhter Katecholaminspiegel, zahlreiche Medikamente, besonders repolarisationsverzögernde Antiarrhythmika (der Klasse I-A, und III) und Antidepressiva, durchblutungsfördernde Medikamente einschließlich vieler Kalziumantagonisten, zentralnervöse Störungen, Alkoholentzugsdelir, organische Herzerkrankungen (koronare Herzkrankheit) sind, die *idiopathischen Formen* und das *idiopathische lange QT-Syndrom*.

Torsaden terminieren sich entweder rasch von selbst oder führen bei prolongiertem Verlauf zu hämodynamischer Beeinträchtigung und stellen ein Übergangsstadium zum Kammerflimmern da, weshalb sie rasch einer therapeutischen Intervention bedürfen.

Klassifizierung ventrikulärer Arrhythmien nach Lown

Die von Lown und Wolff, anhand von Holter-EKG-Registrierung erstellte Graduierung ventrikulärer Arrhythmien bei Infarktpatienten wird trotz vieler Nachteile auch heute noch zur Klassifizierung ventrikulärer Arrhythmien herangezogen [19].

Lown-Klassifizierung

Grad 0:   keine VES,
Grad I: monotope VES (< 30/h),
Grad II: monotope VES (> 30/h),
Grad IIIa: polytope VES,
Grad IIIb: Bigeminus,
Grad IVa: Couplets,
Grad IVb: VT (> 3 konsekutive VES),
Grad V: R-auf-T-Phänomen.

7. Blockbilder (Abb. 1.3r–v)

An jeder Stelle des Reizleitungssystems kann eine Blockade entstehen. Unter einem AV-Block versteht man eine Verzögerung oder das Fehlen einer Impulsüberleitung von den Vorhöfen auf die Ventrikel. Der AV-Block wird in 3 Grade eingeteilt:

Grad I (Abb. 1.3r): Beim Überleiten sämtlicher Impulse und konstanter Verlängerung des PR-Intervalls spricht man von einem *AV-Block I Grades*. Die physiologischen Grenzwerte der Überleitungszeit sind von der Herzfrequenz abhängig. Je schneller das Herz schlägt, desto kürzer ist das PR-Intervall. Für eine Herzfrequenz bis 60/min gilt ein Grenzwert von 0,20 s.

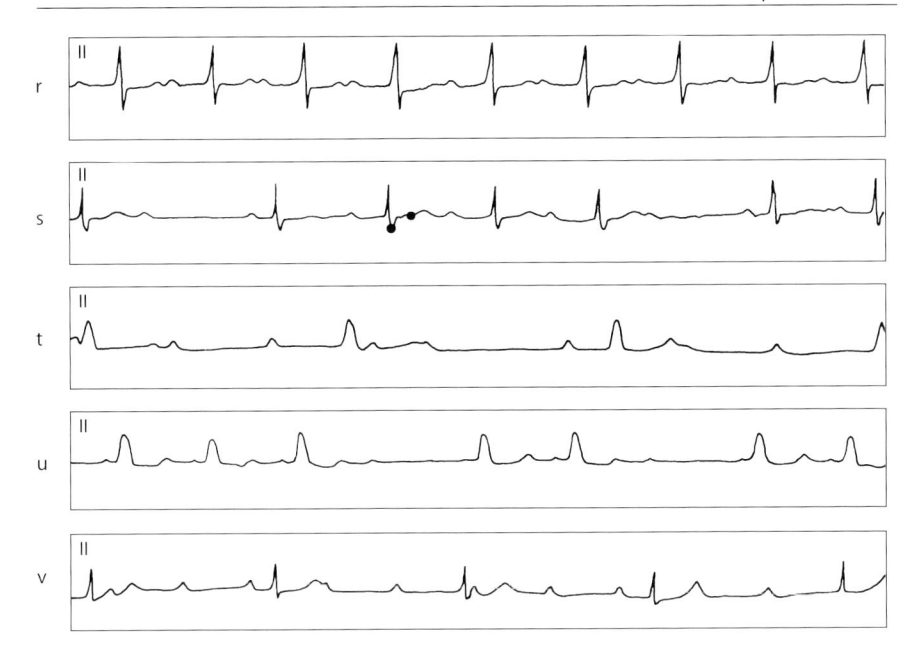

Grad II: Ein AV-Block II Grades liegt vor, wenn nicht alle Vorhofimpulse übergeleitet werden: *Wenckebach-Block oder Mobitz-I-Block* (Abb. 1.3s).

Das PR-Intervall ist zunehmend verlängert, bis zum intermittierenden Aussetzen einer AV-Überleitung mit dem Wegfall eines QRS-Komplexes.

Mobitz-II-Block (Abb. 1.3t): Meist regelmäßiger Ausfall der QRS-Komplexe (2:1, 3:1, 4:1) ohne Änderung des PR-Intervalls, das normal oder verlängert sein kann.

Grad III (Abb. 1.3u, v): Der *komplette AV-Block* beinhaltet eine vollständige Unterbrechung der Erregungsüberleitung von den Vorhöfen zu den Kammern. Die Überleitungsblockierung ist entweder im AV-Knoten, im His-Bündel, oder in den Faszikeln gelegen. Vorhof und Ventrikel schlagen jeweils nach eigenem Rhythmus. Der Vorhofrhythmus kann ein Sinusrhythmus sein, aber auch Vorhoftachykardie oder Vorhofflimmern können vorliegen. Die Ventrikel schlagen im Rhythmus eines sekundären, in der AV-Region gelegenen, oder tertiären im Ventrikel gelegenen Zentrums. Je tiefer das Reizleitungszentrum liegt, desto breiter, oft schenkelblockartig deformiert sind die QRS-Komplexe. Die Ventrikelfrequenz liegt gewöhnlich bei einem im Ventrikel gelegenen Schrittmacherzentrum unter 40/min. AV-Knoten und His-Bündelzentren lassen sich pharmakologisch (Atropin, Alupent) beeinflussen, ventrikuläre Zentren nicht.

Linksschenkel- und Rechtsschenkelblock (Abb. 1.3w, x)

Ein Block im Bereich der Schenkel des His-Bündels bewirkt eine nichtgleichzeitige Erregung der beiden Ventrikel. Der QRS-Komplex ist als Zeichen einer Störung in

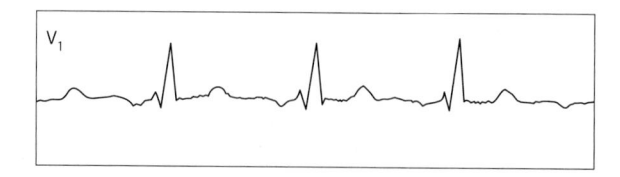

Abb. 1.3w

der ventrikulären Reizleitung über 0,12 s verbreitert, das QT-Intervall verlängert. Eine Leitungsverzögerung im rechten Tawara-Schenkel wird Rechtsschenkelblock bezeichnet (Abb. 1.3x). Je nach Stärke der Verzögerung unterscheidet man zwischen einer Rechtsverspätung (QRS-Zeit <0,11 s), einem inkompletten (QRS-Zeit gering verlängert) und einem kompletten Rechtsschenkelblock (QRS-Zeit >0,12 s). Einem Rechtsschenkelblock sieht man häufig bei akuter oder chronischer Rechtsherzbelastung wie Lungenembolie, Cor pulmonale und Koronarsklerose.

Der Linksschenkelblock (Abb. 1.3w) verursacht die selben Veränderungen, nur seitenvertauscht, und ist vorwiegend durch eine koronare Herzkrankheit bedingt.

VES können, abhängig vom Reizzentrum, ein ähnliches Aussehen haben. Mitunter beobachtet man einen frequenzabhängigen Linksschenkelblock, dessen Auftreten und Verschwinden oberhalb bzw. unterhalb bestimmter Frequenzen liegt (100–120/min).

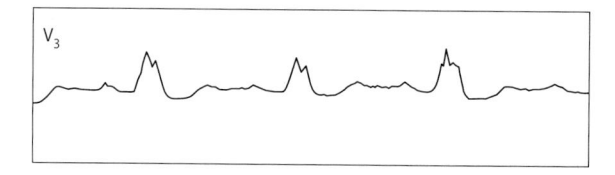

Abb. 1.3x

Kardiale Arrhythmien und Outcome

Bewertung kardialer Arrhythmien

Hinsichtlich der Bedeutung intraoperativer Herzrhythmusstörungen für die perioperative Morbidität und Mortalität (instabile Angina pectoris, Myokardinfarkt, Herzinsuffizienz, arrhythmieinduzierte schwere hämodynamische Beeinträchtigung oder Tod kardialer Genese) liegen widersprüchliche Erkenntnisse vor. Fehlende Korrelation zwischen Inzidenz oder Art der Arrhythmie als auch prädiktive Bedeutung von intraoperativen Herzrhythmusstörungen für die perioperative kardiale Morbidität wurden gefunden. Die unterschiedlichen Ergebnisse basieren teilweise, wie in einer Übersichtsarbeit von Mangano kritisch bemerkt wurde, in einer nicht exakten intraoperativen EKG-Erfassung [20]. Grundsätzlich stellen perioperative Rhythmusstörungen in Verbindung mit einer kardialen Grunderkrankung einen ernst zu nehmenden Risikofaktor für die perioperative kardiale Morbidität dar [8], wobei der Schweregrad der Arrhythmien nicht unbedingt mit dem Schweregrad der koronaren Herzkrankheit und der linksventrikulären Dysfunktion korreliert. Aus der kardiologischen Literatur ist seit langem bekannt, daß die Langzeitprognose asymptomatischer gesunder Patienten mit komplexen ventrikulären Rhythmusstörungen denen gesunder Patienten gleichzusetzen ist [17]. Wesentliche Faktoren wie Streß, Schmerzen, erhöhter O_2-Verbrauch, Flüssigkeits- und Elektrolytverschiebungen können in der postoperativen Phase zu kardialen Komplikationen führen. Für Komplikationen wie Herzinsuffizienz, Rhythmusstörungen und Hypertonie besteht in den ersten 2 postoperativen Tagen ein erhöhtes Risiko, für das Auftreten eines Myokardinfarktes dehnt sich das erhöhte Risiko bis zum 6. postoperativen Tag aus [8].

Arrhythmien und Anästhesie

Inhalationsanästhetika

Von N_2O (Lachgas) ist eine arrhythmieinduzierende Wirkung nicht bekannt, auch nicht in der Kombination mit Katecholaminen.

Alle 3 Inhalationsanästhetika (Halothan, Enfluran und Isofluran) verlangsamen die spontane Sinusknotenfrequenz durch Verlängerung der diastolischen Depolarisation, sowie die Erregungsleitung im AV-Knoten, His-Bündel und Purkinje-System indirekt durch Modulation des vagalen Tonus. Spezifische Wirkungen der volatilen Anästhetika wie „kalziumantagonistische Effekte" spielen bei intaktem Reizleitungssystem nur eine untergeordnete Rolle, können aber bei bestehender Störung der Erregungsausbreitung und vorbestehender Therapie mit bestimmten Kalziumantagonisten (z. B. Diltiazem, Verapamil) zu einer ernsthaften Störung der Erregungsbildung und Leitung führen, wie z. B. SA-Block, Sinusbradykardie oder Sinusarrest [2]. Unter Halothan- und Isoflurananästhesien treten bei ca. 20% aller Patienten intermittierende AV-Rhythmusstörungen auf, wobei es sich meist um AV-Dissoziationen handelt. Die Pathogenese ist unklar, möglicherweise durch Interaktion der Inhalationsanästhetika mit anderen ebenfalls das Reizleitungssystem beeinflussenden Faktoren, wie Barbituraten, Succinylcholin und Katecholaminen. Die antiarrhythmische Wirkung der Inhalationsanästhetika bei myokardialer Ischämie ist vorwiegend auf einen kalziumantagonistischen Effekt zurückzuführen [9]. Von den Inhalationsanästhetika (Halothan, Enfluran und Isofluran) ist v. a. das Halothan wegen seiner „myokardsensibilisierenden" Wirkung auf Katecholamine von Bedeutung. Die Adrenalindosis, die submukös gespritzt, bei 50% der so behandelten gesunden Patienten Arrhythmien auslöste, lag bei Halothan bei 2,1 µg/kg KG, bei Isofluran lag sie 3mal so hoch und bei Enfluran sogar 5mal so hoch bei jeweils gleichen MAC-Werten [13] (Abb. 1.4). Neben den Katecholaminen können auch direkte Stimulatoren wie z. B. Metaraminol oder Phenylephrin bei entsprechender Myokardsensibilisierung kardiale Arrhythmien auslösen [13] (Abb. 1.5).

Exogene Katecholaminzufuhr, als auch endogen ausgeschüttete Katecholamine während einer Inhalationsanästhesie, können supraventrikuläre und ventrikuläre Arrhythmien auslösen. Zeichen einer endogenen Katecholaminausschüttung sind Herzfrequenzerhöhung und Blutdrucksteigerung. Bei Patienten mit derartigen Symptomen endogener Stimulation treten häufig kardiale Arrhythmien auf [16].

Abb. 1.4. Ventrikuläre Extrasystolen nach verschiedenen Inhalationsanästhetika

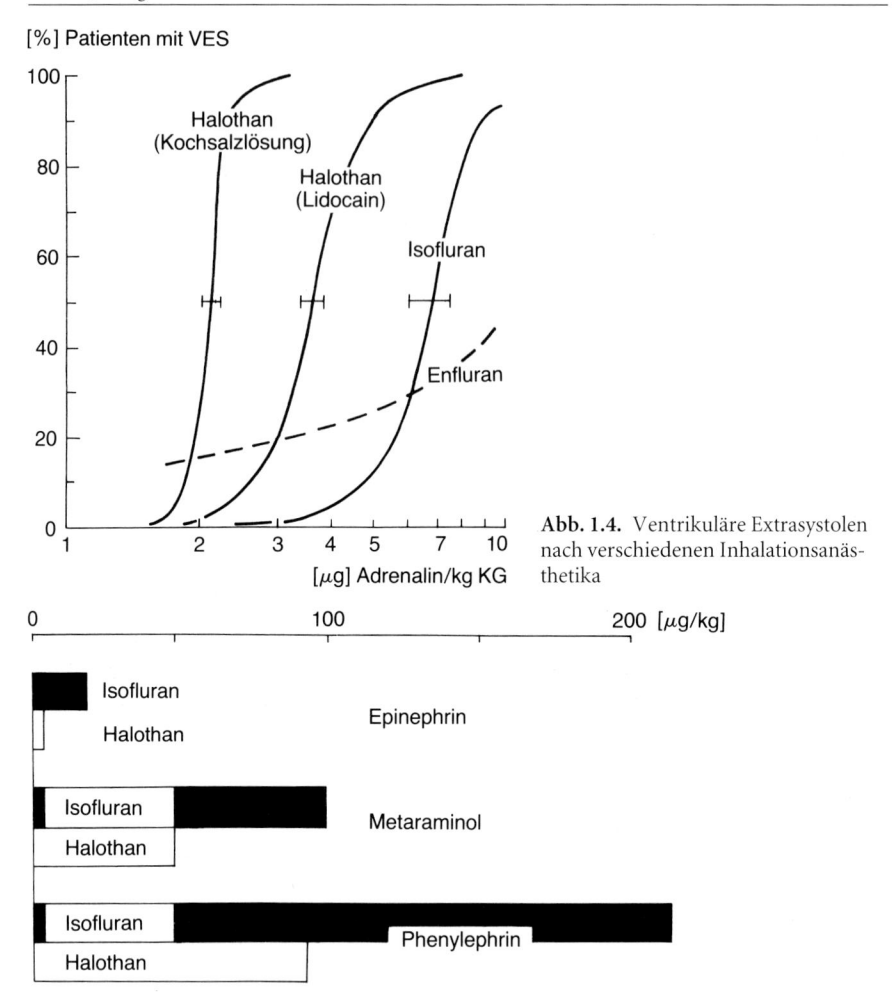

Abb. 1.5. Auslösung kardialer Arrhythmien durch direkte Stimulatoren (Phenylephrin, Metaraminol)

Daneben wird in einer Arbeit von Hobbhahn et al. [9] zurückführend auf tierexperimentelle Untersuchungen, auch auf einen möglichen protektiven Effekt der Inhalationsanästhetika bei koronarer Herzkrankheit hingewiesen, der auf der effektiven Kontrolle hyperdynamer Kreislaufverhältnisse, auf antiarrhythmische Effekte bei Ischämie und Reperfusion, günstige Auswirkung auf Koronarspasmen und das postischämische, reperfundierte Myokard („stunned myocardium"), basiert [14].

Anästhetika und Hyperkarbie

Bei schlecht beatmeten oder spontan atmenden Patienten treten bei pCO_2-Werten über 44, im Mittel bei 58 mm Hg kardiale Arrhythmien in Form von ventrikulären Extrasystolen auf [15].

Succinylcholinchlorid

Die 1- und v. a. die 2malige Gabe führt bei 80 % der Patienten zu Rhythmusänderungen, wobei es, abhängig von den Vorerkrankungen des Herzens, bei etwa der Hälfte der Patienten zu ventrikulären Extrasystolen kommen kann. Succinylcholinchlorid hat einen positiv-chronotropen Effekt, Succinylmonocholin hat einen negativ-chronotropen Effekt, so daß es anfangs zu einem Anstieg der Herzfrequenz und später zu einem Abfall derselben kommen kann. Diese Effekte werden teilweise durch β-Blocker und Atropin blockiert. Ein direkter Effekt von Succinylcholinchlorid auf den Sinusknoten kann allerdings auch nicht ausgeschlossen werden [27]. Die frühere Meinung, daß volldigitalisierte Patienten nicht mit Succinylcholinchlorid relaxiert werden dürfen, um nicht eine Überdigitalisierung auszulösen [6], kann heute nicht mehr aufrechterhalten werden [3]. Voll digitalisierte Patienten können sowohl mit Succinylcholinchlorid als auch mit nichtdepolarisierenden Muskelrelaxanzien relaxiert werden. Ein häufigeres Auftreten von Arrhythmien muß allerdings bei voll digitalisierten Patienten erwartet werden.

Nichtdepolarisierende Muskelrelaxanzien

Pancuronium fördert über seine vagolytische und sympathikomimetische Wirkung Tachyarrhythmien und ventrikuläre Dysrhythmien. Nach In-vitro-Untersuchungen von Jacobs et al. [12] über die elektrophysiologischen Effekte von Pancuronium am Herzmuskel, verlängert Pancuronium die Aktionspotentialdauer, erhöht das Ruhepotential und induziert in Kombination mit Epinephrin in 80 % der Muskelfasern normale oder abnormale Automatizitäten. Vecuronium kann in Kombination mit hohen Opiatdosen oder reflektorischer Vagusstimulation zu schweren Bradykardien bis hin zur Asystolie führen [5].

Reflexirritation

Die Häufigkeit der reflexinduzierten Arrhythmien hängt vom Vorhandensein kardialer Vorerkrankungen, der Art der Einleitung, ob intravenöse oder Inhalationsanästhetika verwendet werden, von der Art der Überwachung und der Definition, was als kardiale Arrhythmie registriert wird, ab (List 1969).

Bei Stimulierung des Larynx und der Trachea wie dies bei Intubationsmanövern geschieht, kommt es bei bis zu 90 % der Patienten zum Auftreten von kardialen Arrhythmien. Eine Korrektur einer evtl. zu oberflächlichen Anästhesie oder Hyperkarbie bzw. Hypoxie muß als erste Maßnahme beim Auftreten von Arrhythmien durchgeführt werden.

Arrhythmien und chirurgische Stimuli

ZNS-Stimulation: Das zentrale Nervensystem kann durch eine Stimulation, wie sie z. B. bei neurochirurgischen Eingriffen an der hinteren Schädelgrube oder am Frontallappen auftritt, Anlaß zu kardialen Arrhythmien sein. Die Elektroschocktherapie führt ebenfalls häufig zu Extrasystolen.

Manipulationen am Hirnstamm oder an den Hirnnerven können zu plötzlichen Bradyarrhythmien, ventrikulären Extrasystolen, ventrikulären Tachykardien und AV-Dissoziation bis hin zum Herzstillstand führen. Kardiale Arrhythmien können, abgesehen von einer kardialen Grunderkrankung, intraoperativ Zeichen chirurgischer Manipulationen, postoperativ oft Zeichen einer Dysfunktion des Hirnstammes sein.

Auch Zug am *Peritoneum* kann bei oberflächlicher Narkose verschiedenartige kardiale Arrhythmien, nicht selten eine vagal vermittelte Reflexbradykardie auslösen.

Der *okulokardiale Reflex*, der durch Zug an den Augenmuskeln oder durch äußeren Druck auf den Augapfel zustande kommt (z. B. Strabismusoperationen) und zu einer trigeminusvagalen Stimulierung führt, gibt in 30–87 % der Fälle zu Bradykardien und ventrikulären Extrasystolen Anlaß.

Arrhythmien und Elektrolytveränderungen

Änderungen des Kaliumspiegels können auslösend für Arrhythmien sein. Hyperkaliämien vermindern die Depolarisationsfrequenz und die Depolarisationsamplitude. Hypokaliämien fördern die Depolarisation und führen daher häufiger zu tachykarden Rhythmusstörungen. Werte unter 3 mmol/l müssen als gefährlich angesehen werden (z. B. nach Diuretikatherapie, Langzeitdigitalisierung), und sollten immer präoperativ korrigiert werden. Neben Kalium spielt Magnesium als antiarrhythmogenes Ion eine wesentliche Rolle. Es besteht ein kausaler Zusammenhang zwischen Magnesiummangel und kardialen Arrhythmien. Die Kombination Bradykardie, Hypokaliämie und Hypomagnesiämie erhöht die Bereitschaft zum Auftreten von Torsaden. Magnesium zur Therapie von supraventrikulären und ventrikulären Tachyarrhythmien hat sich als effektiv erwiesen [11].

Therapie kardialer Arrhythmien

Das Management bei perioperativen Arrhythmien liegt im Erkennen und Behandeln zugrundeliegender Ursachen, sowie im Ausschalten aggravierender Faktoren. Nur bei unmittelbarer hämodynamischer Gefährdung bedarf es einer sofortigen Therapie (Antiarrhythmika, Kardioversion, Schrittmacherstimulation).

Neben unerwünschten Interaktionen zwischen Antiarrhythmika und Anästhetika können Antiarrhythmika bestehende Arrhythmien aggravieren bzw. Arrhythmien auslösen („proarrhythmogener Effekt").

Indikation zur antiarrhythmischen Therapie:
1) Die Arrhythmie kann nicht durch Behebung der zugrundeliegenden Ursachen beseitigt werden.
2) Die Hämodynamik ist durch die Arrhythmie deutlich eingeschränkt.
3) Die Arrhythmie prädisponiert zu bedrohlichen Rhythmusstörungen.

Bei Auftreten von kardialen Arrhythmien nach Einleitung und während der Narkose mit Zeichen endogener Katecholaminausschüttung, wie Herzfrequenzsteigerung und Blutdruckerhöhung, besteht die Therapie zuerst in einer Vertiefung der Narkose mit i.v.-Anästhetika oder Inhalationsanästhetika, evtl. einer Korrektur des Beatmungsmusters mit pCO_2-Werten unter 40 mm Hg und Erhöhung des F_IO_2-Wertes mit pO_2-Werten um 100 mm Hg. Wenn nach Vertiefung der Narkose, Ausschaltung aller möglichen Ursachen und Ausschluß eines präexistenten Arrhythmiemusters kardiale Arrhythmien weiterbestehen, soll eine Therapie mit Antiarrhythmika eingeleitet werden.

Pharmakologische Therapie von Herzrhythmusstörungen

Für die perioperative Therapie von Rhythmusstörungen sind einige wenige intravenös anwendbare Antiarrhythmika wichtig, mit deren Wirkung und Nebenwirkungen der Anästhesist vertraut sein sollte. Derzeit liegt für die Klassifizierung der Antiarrhythmika noch kein einheitliches Schema vor. Obwohl die Klassifikation nach *Vaughan Williams* mehrere Nachteile aufweist, ist sie nach wie vor die am häufigsten angewendete Einteilung.

Die Nachteile sind:

1) Die Klassifikation basiert auf der zellulär elektrophysiologischen Wirkung der Antiarrhythmika.
2) Manche Substanzen weisen mehr als ihrer Klasse entsprechende Wirkungen auf.
3) Manche Substanzen wirken zusätzlich über ihre pharmakologisch aktiven Metaboliten.

Die *Klasse I* umfaßt die Natriumkanalblocker, deren einzelne Substanzen verschiedene Wirkungen auf die Erregungsleitungsgeschwindigkeit, Repolarisation und Refraktärzeit haben. Die Erregungsleitungsgeschwindigkeit und die Refraktärzeit wird durch die Blockade der Natriumkanäle beeinflußt, die Aktionspotentialdauer ist von der Geschwindigkeit der Repolarisation, also vom Kaliumausstrom abhängig.

Die *Klasse II* umfaßt die β-Blocker mit indirekter Wirkung auf elektrophysiologische Parameter. Sie hemmen kompetitiv die potentiell proarrhythmische Wirkung des Sympathikus auf die Impulsbildung im Sinusknoten sowie auf die Erregungsüberleitung im AV-Knoten.

Die *Klasse-III*-Substanzen verzögern die Repolarisation durch Hemmung des Kaliumausstroms, verlängern die Refraktärzeit und haben wenig Einfluß auf die Erregungsleitungsgeschwindigkeit. Eine Substanz (Amiodarone) vermag den Natriumkanal schwach zu blockieren.

Die *Klasse-IV*-Antiarrhythmika hemmen den langsamen Kalziumeinstrom und beeinflussen in erster Linie Sinus- und AV-Knoten.

Klassifikation der Antiarrhythmika nach ihrem Wirkungsmechanismus, modifiziert nach Vaughan Williams [26]	
I. *Natriumkanalblocker*	
A. *Mäßige Phase-0-Depression:*	
Verlängerung des Aktionspotentials und der Refraktärzeit.	z. B. Ajmalin, Chinidin
B. *Minimale Phase-0-Depression:*	
Verkürzung des Aktionspotentials, relative Zunahme der Refraktärzeit.	z. B. Mexiletin, Lidocain, Phenytoin
C. *Deutliche Phase-0-Depression:*	
Aktionspotentialdauer und Refraktärzeit unverändert, Erregungsleitung verlangsamt.	z. B. Propafenon, Flecainid
II. *β-Rezeptorenblocker*	z. B. Esmolol, Metoprolol
III. *Zunahme der Repolarisationsphase*	z. B. Amiodaron, Sotalol
IV. *Kalziumkanalblocker*	z. B. Verapamil, Diltiazem

Tachykardie

Sinustachykardien sind fast immer Zeichen einer oberflächlichen Narkose. Die Therapie besteht zunächst in der Vertiefung der Narkose. Bei Fortbestehen der Sinustachykardie werden **β-Blocker** angewendet. *Esmolol*, ein selektiver $β_1$-Rezeptorenblocker ohne ISA, mit einer sehr kurzen Halbwertszeit von 8–9 min, dadurch gut steuerbar, ist das Mittel der Wahl. Die Wirksamkeit ist 5- bis 6mal höher als die von Propranolol und Metoprolol. Die Dosierung liegt bei 0,25–0,5 mg/kg/KG Bolus fraktioniert langsam i.v., gefolgt von 50–200 µg/kg KG/min Dauerinfusion. *Metoprolol*, ebenfalls ein kardioprotektiver β-Blocker mit relativer Selektivität für $β_1$-Rezeptoren und ohne ISA, wird in der Dosierung von 5-mg-Bolusgabe verabreicht, die bei Bedarf alle 2 min bis maximal 15 mg wiederholt werden kann. Weiters kommt *Propranolol*, mit unspezifischer Membranwirkung, 1–2 mg Bolus langsam i.v. und evtl. Wiederholung der Dosis nach 2–5 min, u.a. bei Thyreotoxikosen zur Anwendung. Da die β-Blocker die AV-Überleitung verlangsamen, sind sie auch zur Kontrolle der Ventrikelfrequenz bei Vorhofflattern, Vorhofflimmern und paroxysmaler supraventrikulärer Tachykardie geeignet. Eine Konversion zum Sinusrhythmus bei supraventrikulären Tachykardien wird i. allg. aber nicht erreicht.

Tachyarrhythmien

Ausschlaggebend für eine effektive antiarrhythmische Therapie ist die oftmals schwierige Differenzierung zwischen Tachyarrhythmien mit schmalen und breiten QRS-Komplexen. Bei 90 % der supraventrikulären Tachykardien mit aberrierender Überleitung kommt es zu einem Rechtsschenkelblockbild. Im Gegensatz dazu haben Impulse, die im Ventrikel entstehen, meist eine Linksschenkelblockkonfiguration. Besteht bereits ein Schenkelblock, so spricht eine Änderung der QRS-Morphologie in der tachykarden Phase für eine ventrikuläre Tachykardie.

Adenosin, ein endogenes Nukleosid mit extrem kurzer Halbwertszeit (3–10 s), eignet sich neben der Unterbrechung supraventrikulärer Rhythmusstörungen mit Bolusgaben von initial 6 mg i.v. und einer evtl. Wiederholung von 12 mg i.v. auch zur Differentialdiagnostik von Schmal- und Breit-Kammerkomplex-Tachykardien. Adenosin führt zu einer atrioventrikulären Leitungszeitverlängerung und beeinflußt zusätzlich das His-Bündel in seiner Schrittmacheraktivität, wodurch es aufgrund der kurzen Halbwertszeit zu einer nur kurzdauernden Asystolie kommen kann.

Terminierung einer Schmal- oder Breitkammerkomplextachykardie durch Adenosin weist auf einen Reentry-Mechanismus im AV-Knotenbereich mit und ohne Schenkelblock hin. Verlangsamung der Tachykardie kann eine Vorhoftachykardie, Vorhofflimmern oder Vorhofflattern demaskieren. Wird durch Adenosin kein Effekt erzielt, so liegt mit hoher Wahrscheinlichkeit (Sensitivität von 90%, Spezifität von 93%) eine ventrikuläre Tachykardie vor [23].

Bei **paroxysmaler supraventrikulären Tachykardien (PSVT)** kann, alte Patienten und Patienten mit zerebraler Anamnese ausgenommen, eine Beendigung der Tachykardie mechanisch durch Karotissinusmassage versucht werden.

Zur medikamentösen Therapie bieten sich neben Verapamil, 5–10 mg Bolus i.v. als Mittel der Wahl, noch β-Blocker sowie Sotalol (Klasse-III-Antiarrhythmikum), 20 mg langsam über 5 min i.v., und Adenosin an, wobei Adenosin als Mittel der Wahl zunehmend in den Vordergrund gelangt. Die Effektivität von Adenosin in der Therapie einer PSVT liegt bei 100% gegenüber Verapamil mit 73% [23].

Treten bei bekanntem **WPW-Syndrom** supraventrikuläre Tachykardieepisoden auf, entspricht die Therapie die der PSVT. Bei Auftreten von Vorhofflimmern, seltener Vorhofflattern haben sich *Ajmalin*, 1 mg/kg/KG Bolus sehr langsam über 5 min i.v., sowie *Propafenon*, 0,5–1 mg/kg langsam i.v., bewährt. In diesem Falle sind Verapamil und Digitalis kontraindiziert, da sie die Überleitung im Kent-Bündel begünstigen.

Vorhoftachykardie oder gehäuft auftretende **Vorhofextrasystolen**, die eine Tachykardie auslösen können, sprechen gut auf β-Blocker an. Bei hämodynamisch wirksamen hochfrequenten **Vorhofflattern** oder **Vorhofflimmern** ist eine sofortige Kardioversion indiziert. In weniger dringenden Fällen kann eine Senkung der Ventrikelfrequenz durch *Verapamil*, 5 mg langsam i.v. mit eventueller Wiederholung nach 5 min, versucht werden. Bei sympathikoton induziertem Vorhofflimmern läßt sich eine Abnahme der Frequenz mitunter durch die Gabe eines β-Blockers erzielen. Als weitere Therapie bieten sich noch Digitalis, wenn auch die Wirkung verzögert eintritt, sowie Magnesium, besonders bei Verdacht auf Magnesiummangel, an.

Die durch eine Digitalisintoxikation ausgelösten Arrhythmien (Tachyarrhythmien, paroxysmale supraventrikuläre Tachykardien, Vorhofflattern, Vorhofflimmern, ventrikuläre Tachykardien) sowie unklare Regelmäßigkeiten bei erwarteten Unregelmäßigkeiten (Vorfhofflattern, Vorhofflimmern) können symptomatisch durch Magnesiumgabe, β-Blocker, Kalziumantagonisten und evtl. Phenytoin therapiert werden.

Ventrikuläre Extrasystolen (VES) treten häufig in der Ein- und Ausleitungsphase, sowie bei oberflächlicher Narkose auf, können aber auch Ausdruck myokardialer Ischämien sein. Führt die Korrektur der möglichen zugrundeliegenden pathophysiologischen Mechanismen zu keiner Besserung, so muß eine spezifische Therapie z. B. mit Lidocain eingeleitet werden. Bei Patienten mit bereits präoperativen, z. B. durch Holtermonitoring diagnostizierten, nicht therapiebedürftigen ventrikulären Rhythmusstörungen nach der Lown-Klassifizierung, z. B. Lown IIIa, IV, ist die Einleitung einer spezifischen antiarrhythmischen Therapie nicht zwingend.

Bei **polytopen VES-Salven** und **R-auf-T-Phänomen**, die eine ventrikuläre Tachykardie auslösen können, ist Lidocain das Mittel der Wahl.

Eine perioperative **ventrikuläre Tachykardie (VT)** ist meist Ausdruck einer myokardialen Dysfunktion im Rahmen einer Ischämie, eines Myokardinfarktes oder aber auch einer Arzneimittelintoxikation und -interaktion. Bei tolerierbarer Hämodynamik kann eine i.v.-Therapie mit Lidocain, 0,5–1 mg/kg KG als Einzeldosis evtl. wiederholt langsam i.v., oder Mexiletin, 100–250 mg Bolusdosis langsam i.v., durchgeführt werden. Ist die VT streßbedingt, so können β-Blocker wirksam sein. Bei hämodynamisch bedrohlicher Situation muß primär eine Kardioversion mit < 100 J durchgeführt werden.

Torsade de pointes sind, aufgrund der mannigfachen Ursachen, in ihrer Therapie problematischer. Bei bekanntem angeborenem langem QT-Syndrom sind β-Blocker das Mittel der Wahl. Wird bei erworbenen Torsaden nach Ausschalten aller möglichen Ursachen und nach einem initialen Therapieversuch mit *Magnesium* (Magnesiumbolus 8 mmol/l langsam i.v. und anschließender Dauerinfusion von 4 mmol/l/h und Kaliumsubstitution bis zu einem hoch normalen Kaliumserumspiegel) kein Erfolg erzielt, ist die Therapie der Wahl die Kardioversion. Da die Rezidivneigung nach Kardioversion hoch ist, muß als definitive Maßnahme, um die Repolarisation der Muskelfasern zu synchronisieren, eine „overdrive" SM-Stimulation mit Frequenzen von 120–130/min initiiert werden. Für die Überbrückung bis zur SM-Stimulation kann Isoprenalin in der Dosierung 1–5 µg/min als Notfallmaßnahme eingesetzt werden, denn Isoprenalin kann direkt und indirekt durch Auslösen einer Tachykardie denselben Effekt erzielen.

Kontraindiziert sind Antiarrhythmika der Klasse Ia, Ic und III, die zu einer Verlängerung des QT-Intervalls führen. Bei therapierefraktären lebensbedrohlichen **ventrikulären Arrhythmien** ist *Amiodaron*, 2,5–5 mg/kg KG Bolus appliziert als Kurzinfusion über 15 min, ein potentes Klasse-III-Antiarrhythmikum, angezeigt [25]. Wegen seiner zahlreichen Nebenwirkungen und der langen Halbwertszeit soll es nur bei therapierefraktären Tachyarrhythmien zur Anwendung gelangen. Als mögliche Komplikation einer Gabe von Amiodaron bei anästhesierten Patienten gilt eine totaler AV-Block bzw. ein Sinusarrest mit Escaperhythmen.

> Gehäufte unifokale oder multifokale ventrikuläre Extrasystolen können Vorstufen von Kammerflimmern sein und bedürfen einer sofortigen Therapie.

Bradykardie

Bei Auftreten von bradykarden Rhythmusstörungen wie vagal bedingten Sinusbradykardien, SA-Blockierung, intermittierenden Sinusstillstand kann eine i.v.-Gabe von Atropin in einer Dosierung von 0,01 mg/kg KG oder mit der Hälfte der Dosis bei Atropinprämedikation versucht werden. Atropin in der Prämedikation kann bradykarde Rhythmusstörungen nicht verhindern, es senkt jedoch deren Frequenz, u. a. im Kindesalter. Wird mit Atropin kein Erfolg erzielt, bietet sich ein weiteres Parasympathikolytikum, *Ipratropiumbromid*, 0,5–2 mg i.v., an. Die frequenzsteigernde Wirkung ist stärker und länger anhaltend als jene von Atropin. Alternativ können spezifische β_1- und β_2-Sympathomimetika wie *Orciprenalin*, Initialdosis 0,25–0,5 mg i.v., *und Isoprenalin*, 1–5 µg/min i.v., eingesetzt werden.

Die Hauptindikationen sind bradykardes Vorhofflimmern oder Vorhofflattern, bradykarde Überleitung bei Vorhoftachykardie mit Block oder akute Reizleitungsstörung wie partielle oder totale AV-Blockierung. Orciprenalin und Isoprenalin mit qualitiv gleicher Wirkung, jedoch geringerer Wirkungsstärke von Orciprenalin steigern die Erregungsleitungsgeschwindigkeit im Vorhof, im AV-Knoten und im His-Purkinje-System, bewirken aber gleichzeitig eine Steigerung der Erregbarkeit und der Automatiebereitschaft untergeordneter Reizbildungszentren mit dem Risiko ektoper Erregung wie z. B. VES.

Kommt es trotz Dosissteigerung zu keinem Frequenzanstieg und zu einer bradykardiebedingten kardiozirkulatorischen Insuffizienz, besteht die Indikation für eine temporäre Schrittmacherstimulation.

AV-Arrhythmien

Knotenrhythmus wird häufig bei jungen, gesunden, mit potenten Inhalationsanästhetika narkotisierten Patienten beobachtet, welcher nach Dosisreduktion des auslösenden Agens wieder verschwindet. Bei hämodynamisch bedrohlichen Knotenrhythmus und erfolgloser medikamentöser Therapie mit Parasympathikolytika und Orciprenalin oder Isoprenalin muß eine Schrittmacherstimulation in Betracht gezogen werden.

Blockbilder

Für präoperativ diagnostizierte Blockbilder gelten perioperativ die gängigen kardiologischen Indikationen für die Implantation eines permanenten Schrittmachers. Die Empfehlungen der Arbeitsgruppe Herzschrittmacher der Deutschen Gesellschaft für Herz- und Kreislaufforschung bezüglich absoluter Indikationen für die Implantation eines permanenten Schrittmachers sind in der Übersicht in gekürzter Form aufgelistet.

Ein bifaszikulärer Block (LSB, LAHB + RSB, LPHB + RSB) allein (ohne PQ-Verlängerung oder symptomatischer Bradykardie) stellt keine Indikation nach der heutigen Meinung für eine temporäre perioperative Schrittmacherstimulation dar, da er intraoperativ nicht zu einem AV-Block II oder III entartet. Ein bifaszikulärer Block mit bradykardiebedingten Symptomen stellt jedoch eine sichere Indikation für eine perioperative temporäre Stimulation dar [1].

Die Indikation zur intraoperativen temporären Schrittmacherstimulation ergibt sich bei allen Formen bedrohlicher bradykarder Rhythmusstörungen, die durch eine medikamentöse Therapie nicht beeinflußbar sind.

Indikationen zur Implantation eines permanenten Schrittmachers [24]

1. Sinusknotenerkrankungen mit eindeutiger Symptomatik.
2. Artrioventrikuläre Leitungsstörungen
   bei Patienten mit Symptomen:
   – AV-Block III. Grades,
   – AV-Block II. Grades, Typ Mobitz II,
   – AV-Block II. Grades, Typ Wenckebach,
   – AV-Block I. Grades, infrabifurkal lokalisiert;
   bei Patienten ohne Symptomen:
   – abhängig von der anatomischen Lokalisation des Blocks.
3. Vorhofflimmern mit langsamer Kammerfrequenz und eindeutiger Symptomatik.
4. Hypersensitives Karotissinussyndrom vom kardioinhibitorischen Typ mit eindeutiger Symptomatik.

Logistik der Therapie von kardialen Arrhythmien in der Narkose

Die EKG-Bildschirmüberwachung ermöglicht die Erfassung kardialer Arrhythmien. Die Inzidenz kardialer Arrhythmien in der Narkose liegt zwischen 13 und 84%, wobei das Auftreten schwerwiegender Rhythmusstörungen mit einem nur geringen Prozentsatz (0,9–6%) angegeben wird. Arrhythmien sind als getriggerte Aktivitäten auf dem Boden klinisch manifester oder subklinischer kardialer Veränderungen zu sehen. Der Unterscheidung von neu auftretenden Rhythmusstörungen bzw. der Wiederholung eines bekannten Musters, kommt wesentliche Bedeutung zu.

Neben Streß, chirurgischen Stimuli und Elektrolytimbalancen können die Narkotika selbst Einfluß auf die Erregungsleitung und Erregungsbildung nehmen. Nach Ausschaltung aller evtl. möglicher Ursachen bei instabiler Hämodynamik und lebensbedrohlichen Rhythmusstörungen soll eine Therapie mit Antiarrhythmika eingeleitet werden. Antiarrhythmika können bestehende Arrhythmien aggravieren oder sogar neue Arrhythmien provozieren. Für die perioperative Therapie von Rhythmusstörungen sind einige wenige i.v.-Antiarrhythmika wie β-Blocker, Kalziumantagonisten, Lokalanästhetika wichtig, mit deren Wirkung und Nebenwirkungen der Anästhesist vertraut sein sollte. Antiarrhythmika sollen gezielt nach entsprechender Indikation eingesetzt werden.

Von den neuen Antiarrhythmika sind Amiodaron zur Therapie lebensbedrohlicher therapierefraktärer ventrikulärer Arrhythmien und Adenosin, ein effektives Medikament zur Therapie einer PSVT, erwähnt.

Zahlreiche kardiologische Studien unterstreichen die Bedeutung des Magnesiums bei der Therapie der Torsade de pointes und v. a. bei akutem Myokardinfarkt.

Bei der Therapie der Tachyarrhythmien haben sich Beta-Blocker sowie Kalziumantagonisten bewährt, bei tachykarden ventrikulären Arrhythmien ist Lidocain das Mittel der Wahl. Hämodynamisch wirksames Vorhofflimmern oder Vorhofflattern stellen eine Indikation zur unmittelbaren Kardioversion dar.

Wird bei bradykarden Rhythmusstörungen mit Atropin kein Erfolg erzielt, können spezifische Sympathomimetika wie Orciprenalin und Isoprenalin zur Therapie herangezogen werden. Für präoperativ bestehende Blockbilder gelten die gängigen kardiologischen Indikationen für die Implantation eines permanenten Schrittmachers.

Grundsätzlich stellen perioperative Rhythmusstörungen in Verbindung mit einer kardialen Grunderkrankung einen ernstzunehmenden Risikofaktor für die perioperative kardiale Morbidität und Mortalität dar.

Literatur

1. Atlee JL (1992) Temporary perioperative pacing. In: Atlee JL, Gombotz H, Tscheliessnigg KH (eds) Perioperative management of pacemaker Patients. Springer, Berlin Heidelberg New York Tokio, pp 127–137
2. Atlee JL III (1991) Cardiac electrophysiology, elctrocardiography, and management of cardiac arrhythmias. Current Opinion in Anaesthesiology 4: 53–58
3. Bartolone RS, Rao TLK (1983) Dysrhythmias following muscle relaxant administration in patients receiving digitalis. Anesthesiology 58: 567–569
4. Bertrand CA, Steiner NV, Jameson AG, Lopez M (1971) Disturbances of cardiac rhythm during anesthesia and surgery. JAMA 216: 1615–1617
5. Clayton D (1986) Asystole associated with vecuronium. Br J Anaesth 58: 937–938
6. Dowdy EG, Fabian LWL (1963) Ventricular arrhythmias induced by succinylcholine in digitalized patients. Anesth Analg 42: 501–513
7. Forrest J, Rihder K, Calahan MK, Goldsmith CH (1992) Multicenter study of general anesthesia. III. Predictons of severe perioperative adverse outcome. Anesthesiology 76: 3–15
8. Goldman L (1983) Cardiac risks and complications of noncardiac surgery (review). Ann of Intern Med 98: 504–513
9. Hobbhahn J, Conzen P, Forst H, Peter K (1989) Einfluß von Inhalationsanästhetika auf das Myokard. Anaesthesist 38:561–569
10. Hood MA, Smith WM (1992) Adenosine versus Verapamil in the treatment of supraventricular tachycardia: A randomized double-cross over trial. Am Heart J 123: 1543–1549
11. Iseri LT (1990) Role of magnesium in cardiac tachyarrhythmias. Am J Cardiol 65: 47K–50K
12. Jacobs HK, Lim S, Salem MR, Rao TLK, Mathu M, Smith BD (1985) Cardiac electrophysiologic effects of pancuronium. Anaesth Analg 64: 693–699
13. Johnston RR, Eger EI II, Wilson C (1976) A comparativ interaction of epinephrine with enflurane, isoflurane and halothane in man. Anesth Analg 55: 709–712
14. Kanaya N, Fujita S (1994) The effects of Isoflurane on regional myocardial contractility and metabolism in "stunned" myocardium in acutely instrumented dogs. Anesth Analg 79: 447–454
15. Katz RL, Bigger JT (1970) Cardiac arrhythmias during anesthesia and operation. Anesthesiology 30: 193–213
16. Katz RL, Epstein RA (1969) The interaction of anesthetic agents and adrenergic drugs to produce cardiac arrhythmias. Anesthesiology 29: 763–784
17. Kennedy HJ, Whitlock JA, Sprague MK, Kennedy LJ, Buckingham TA, Goldberg RJ (1985) Long-term follow-up of asymptomatic healthy subjects with frequent and complex ventricular ectopy. N Engl J Med 4:193–197

18. Kuner J, Enescu V, Utsu F, Boszormenyi E, Bernstein H, Corday E (1967) Cardiac arrhythmias during anesthesia. Dis Chest 52:580–587
19. Lown B, Wolf M (1971) Approaches to sudden death from coronary heart desease. Circulation 44:130–142
20. Mangano DT (1990) Perioperative cardiac morbidity (review). Anesthesiology 72:153–184
21. O'Kelly B, Browner WS, Massie B, Tubeau J, Ngo L, Mangano DT for the study of Perioperative Ischemia Research Group (1992) Ventricular arrhythmias in patients undergoing noncardiac surgery. JAMA 268/2:217–221
22. Prys-Roberts C, Reeves JG (1993) Strange bedfellows: amiodarone, adenosine and dopamine. Curr Opin Anaesthesiol 1: 187–196
23. Rankin AC, Oldroyd KG, Chong E, Rae AP, Cobbe SM (1989) Value and limitations of adenosine in the treatment of narrow and broad complex tachycardias. Br Heart J 62: 204–211
24. Stangl K, Schüller H, Schulten K (1990) Empfehlungen zur Herzschrittmachertherapie. Herzschrittmacherther Elektrophysiol 1/0: 42–51
25. Vanik PE, Davis HS (1968) Cardiac arrhythmias during halothane anesthesia. Anesth Analg 47: 299–307
26. Vaughan Williams EM (1984) A classification of antiarrhythmic actions reasessed after a decade of new drugs. J Clin Pharmacol 24: 129
27. Yasuda I, Hirano T, Amaha K, Fudeta H, Obara S (1982) Chronotropic effect of succinylcholine and succinylmonocholine on the sinoatrial node. Anesthesiology 57: 289–292

1.2 Schrittmacherpatienten

H. Gombotz

Schrittmacherpatienten leiden meist an koronarer Herzkrankheit, Kardiomyopathie, peripheren Gefäßerkrankungen, Hypertonie oder Diabetes mellitus und stehen fast immer unter Dauermedikation (z. B. Glykoside und Antiarrhythmika). Für den Anästhesisten besteht das Hauptproblem normalerweise nicht im Schrittmachersystem, sondern in der für das Anästhesierisiko bestimmenden Grundkrankheit und dem oft sehr hohen Alter der Schrittmacherpatienten. Ein präoperativ funktionierender Schrittmacher dürfte normalerweise bei Beachtung aller Vorsichtsmaßnahmen intraoperativ keine Probleme bringen. Unter bestimmten Bedingungen können jedoch in der perioperativen Phase auch präoperativ intakte Schrittmachersysteme gestört werden und z. T. lebensbedrohliche Komplikationen verursachen.

> Nicht der Schrittmacher, sondern die Grundkrankheit des Patienten bestimmt das Anästhesierisiko.

Die neue Generation der Schrittmacher kann die Aktivität des Herzens mit ihrem Sensingmechanismus registrieren und das so empfangene Signal entsprechend ihrer Funktion mit einem Schrittmacherimpuls (Pacingmechanismus) beantworten. Implantierbare Schrittmacher arbeiten entweder *unipolar*, d.h. die Spitze der Schrittmacherelektrode bildet die Kathode und das Schrittmachergehäuse die Anode, oder mit den weniger störanfälligen *biopolaren* Elektroden (Mond 1991). Externe Schrittmacher sind bipolar und entweder mit 2 epikardialen Schrittmacherdrähten oder mit einer transvenös eingeführten bipolaren Elektrode mit dem Herzen verbunden.

Die Aktivitäten eines Schrittmachers können sich auf die Kammern und/oder die Vorhöfe des Herzens erstrecken. Dementsprechend spricht man auch von Einkammer- oder Mehrkammersystemen.

Arbeitsweisen der Schrittmacher

> **Wichtige Schrittmachertypen** (Abb. 1.6)
>
> *1. Einkammersysteme*
>
> VOO: Asynchrone ventrikuläre Stimulation; wird kaum noch implantiert. Kompliziertere Schrittmachersysteme können aber bei Störungen auf diesen Stimulationsmodus umschalten.
> VVI: R-Wellen-inhibierte Ventrikelstimulation; derzeit der am häufigsten implantierte Schrittmacher.
> VVT: R-Wellen-getriggerte Ventrikelstimulation; wird wegen des hohen Energieverbrauchs kaum noch implantiert.
> AOO: Asynchrone Vorhofstimulation.
> AAI: P-Wellen-inhibierte Vorhofstimulation.
>
> *2. Zweikammersysteme*
>
> DVI: AV-sequentielle Stimulation; auch extern verfügbar, Vorhof- und Kammerimpuls werden durch R-Welle inhibiert, daher ist eine Frequenzanpassung nicht möglich.
> DDD: Optimierte AV-sequentielle Stimulation, stellt die hämodynamisch günstigste Stimulationsform dar.

Asynchrone Stimulation (VOO, AOO; Abb. 1.7)

Die Stimulation erfolgt vollkommen unabhängig von der Eigenaktivität des Herzens.

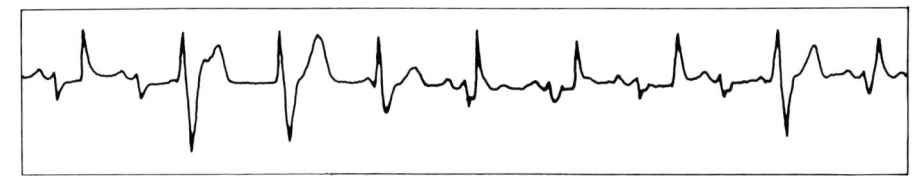

Abb. 1.7. Asynchrone Kammerstimulation

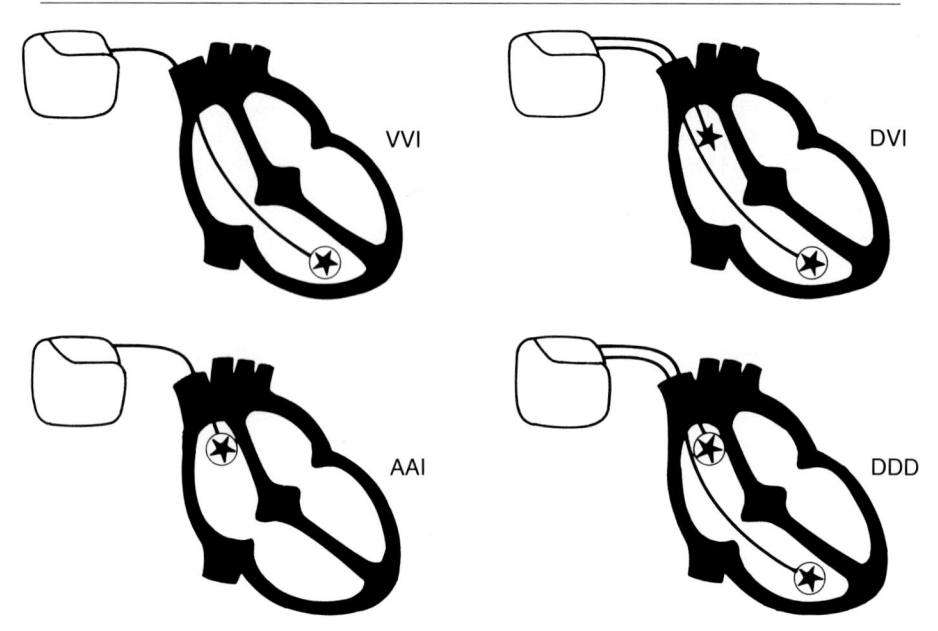

Abb. 1.6. Wichtige Schrittmachertypen; ○ Sensing, ★ Stimulation, ⊛ Sensing + Stimulation. Ein R hinter dem 3. Buchstaben (z. B. DDDR) bedeutet frequenzadaptierte Stimulation. (Aus Schuller H., Fahraeng T.: Pacemaker Electrocardiograms Siemens-Elema AB, Solna 1983)

Synchrone Stimulation (VVI, VVT, AAI; Abb. 1.8)

Der Schrittmacher gibt entsprechend dem Bedarf des Herzens Impulse ab. Diese können durch die R-Welle bzw. die P-Welle getriggert oder inhibiert werden. Wegen des hohen Energieverbrauchs werden aber getriggerte Schrittmacher kaum noch implantiert. Die heute am häufigsten implantierten Schrittmacher sind VVI- und DDD-Schrittmacher.

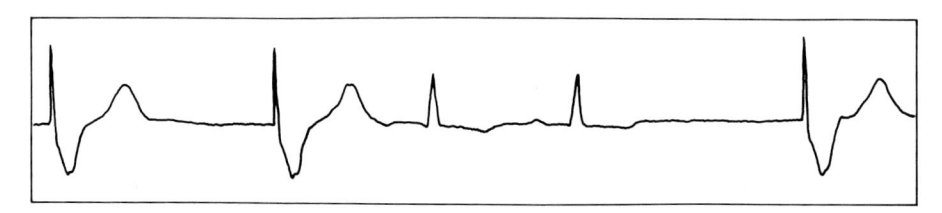

Abb. 1.8. Normale VVI-Stimulation

AV-sequentielle (DVI) und optimierte AV-sequentielle Stimulation (DDD; Abb. 1.9)

Über 2 Elektroden werden Vorhof und Kammer des Herzens erfaßt, um die hämodynamisch günstigste Stimulationsform zu erreichen. Im Gegensatz zur sequentiel-

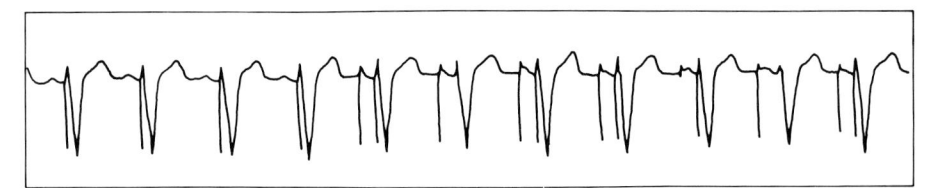

Abb. 1.9. Normale DDD-Stimulation

len Stimulation wird bei der optimierten sequentiellen Stimulation auch die Vorhofdepolarisation registriert, wodurch eine Frequenzanpassung ermöglicht wird.

Frequenzadaptierte Stimulation („rate adaptive pacing", VVIR, DDDR)

Über Biosensoren wird die Schrittmacherfrequenz der jeweiligen körperlichen Aktivität angepaßt. Als physiologische Parameter kommen u. a. die Atemtätigkeit, QT-Zeit, Muskelaktivität, Bluttemperatur oder O_2-Sättigung in Frage (Schaldach 1992; Andersen 1990).

Antitachykarde Stimulation

Orthorhythmic Pacing, Scanning Atrial und Ventricular Pacing, Overdrive Atrial und Ventricular Pacing. Diese Schrittmachertypen wurden weitgehend von automatisch implantierbaren Defibrillatoren ersetzt (ICD bzw. AICD).

> Nur die genaue Kenntnis der jeweiligen Schrittmacherfunktion läßt eine richtige Beurteilung des Elektrokardiogramms zu.

Zu diesen prinzipiellen Funktionsweisen der Schrittmacher kommen noch eine Reihe anderer Funktionen wie Hystereseschaltung, Einfach- oder Mehrfachprogrammierbarkeit, Umschalten auf asynchrone Arbeitsweise bei Auftreten von Störfeldern usw. hinzu. Um die Vielzahl dieser Funktionen leicht erfaßbar zu machen, wurde der 3–5-Buchstabencode (Parsonnet et al. 1981) eingeführt.

Ursachen von perioperativen Störungen der Schrittmacherfunktion

- Ausfall des Schrittmacheraggregats durch
  a) elektrische oder elektromagnetische Interferenzen (EMI),
  b) Verlust des Kontakts zwischen Schrittmacheraggregat und Gewebe bei unipolarer Stimulation,
  c) Beschädigung der Schrittmacherelektronik (Defibrillation, Kardioversion),
  d) Batterieerschöpfung,
  e) Muskelpotentiale (bei unipolarer Stimulation).

> **Internationaler 3–5-Buchstabencode zur Kennzeichnung unterschiedlicher Schrittmacherfunktionsarten**
>
> 1. Buchstabe: stimulierte Kammer(n)
> A = Atrium,
> V = Ventrikel,
> D = dual (A + V).
>
> 2. Buchstabe: Ort des Sensing.
> A = Atrium,
> V = Ventrikel,
> D = dual (A + V),
> O = kein Sensing, d. h. asynchrone Stimulation.
>
> 3. Buchstabe: Reaktion auf das Signal.
> I = Inhibition,
> T = Triggerung,
> D = dual (R-inhibiert und P-synchron),
> O = keine (asynchron),
> R = Reverse.*
>
> 4. Buchstabe: Programmierbare Funktionen.
> P = Programmierbar (Frequenz und/oder Amplitude),
> M = multiprogrammierbar,
> O = keine,
> C = Telemetrie,
> R = frequenzadaptierte Stimulation.
>
> 5. Buchstabe: Spezifische antitachykarde Funktionen.
> P = Standard (Pacing),
> S = Schock (Kardioversion und Defibrillation),
> D = antitachykarde Stimulation und Schock).
>
> ---
> * Der Schrittmacher wird durch eine schnelle Frequenz aktiviert, arbeitet aber nicht bei Bradykardie.

- Bruch oder Dislokation der Schrittmacherelektrode.
- Störung der Reizerkennung (Sensingdefekt, Entranceblock).
- Störungen der Reizbeantwortung durch Anstieg der myokardialen Reizschwelle (Exitblock).

Ausfall des Schrittmacheraggregats durch elektrische oder elektromagnetische Interferenzen (EMI)

Die Verwendung einer Vielzahl elektromedizinischer Geräte im Rahmen chirurgischer oder diagnostischer Eingriffe kann zu gravierenden, z. T. lebensbedrohlichen Störungen der Schrittmacherfunktion führen und stellt so eine potentielle Gefahr für den Schrittmacherpatienten dar (s. folgende Übersicht sowie Irnich 1982). Diese Interferenzen kann man in direkte und indirekte Störeinflüsse unterteilen.

Störquellen für Schrittmacher in der medizinischen Praxis (mod. nach Steilner u. Maisch 1985)		
Elektromedizinisches Verfahren	Störbeeinflussung*	Verhalten des Schrittmachers
Kardioversion/Elektroschock	+	Inhibition Reizschwellenanstieg
Niederfrequenzstimulation	+ +	Inhibition/Störfrequenz
Elektroakupunktur	+ +	Inhibition/Störfrequenz
Schmerzstimulation	+ +	Inhibition/Störfrequenz
Elektrochirurgie (1,75 Mhz)	+ +	Inhibition/Störfrequenz Kammerflimmern
Kurzwellentherapie (27 Mhz)	+	Inhibition/Störfrequenz
Dezimeterwellentherapie (434 Mhz)	+ +	Inhibition/Störfrequenz
Mikrowelle (2,45 Mhz)	+ +	Störfrequenz
Zahnvitalitätsprüfer	+ +	Inhibition
Dentale Elektrochirurgie	+ +	Inhibition/Störfrequenz
Linearbeschleuniger	+ +	Inhibition/Störfrequenz
Hochvolttherapie	+ +	Störung der Elektronik
„nuclear magnetic resonance" (NMR)	+ +	Störung der Elektronik, Inhibition

* + + Störung wahrscheinlich, + Störung möglich.

Indirekte Störeinflüsse („radiated interference")

Hier beeinflussen elektromagnetische Felder das Schrittmachersystem, ohne daß der Patient Kontakt mit der Störquelle haben muß. Entweder wirkt die Elektrode des Schrittmachers als Antenne, oder es kommt zu einer direkten Störung des Schrittmacheraggregats. Die meisten neueren Schrittmachersysteme bleiben von diesen indirekten EMI unbeeinflußt (Gams et al. 1978). Allerdings können bei programmierbaren und besonders bei den komplexeren Schrittmachersystemen zur Arrhythmiebehandlung zumindest theoretische, z. T. noch nicht abschätzbare Komplikationen entstehen. Die Kernspintomographie gilt derzeit wegen der Gefahr einer Phantomprogrammierung noch als absolute Kontraindikation für Schrittmacherpatienten. Der Schrittmacher darf auch keinesfalls mit therapeutischen Dosen ionisierender Strahlen (z. B. Kobaltmaschine oder Linearbeschleuniger) bestrahlt werden, da irreversible Schäden auftreten können.

> Derzeit stellt für Schrittmacherpatienten die Kernspintomographie eine absolute Kontraindikation dar.

Direkte Störeinflüsse („conducted interference")

Das Schrittmachersystem wird durch einen Stromkreis, der durch Kontakt des Patienten mit einer Störquelle entsteht, irritiert. Da der Sensingmechanismus auf Spannungen im unteren Millivoltbereich ansprechen muß, genügen schon geringe

Einflüsse, um diese Funktion zu stören. Im Operationssaal ist bei unipolaren Demand-Schrittmachern u. a. mit einer Hemmung des Sensingmechanismus durch den Einsatz elektrochirurgischer Geräte wie Elektrokauter oder Resektoskop bei der transurethralen Resektion zu rechnen (Schlegel et al. 1981). Kontinuierliches Kautern führt häufig zu einer Hemmung oder zu einem Umschalten des Schrittmachers auf eine fixfrequente Stimulation. Intermittierendes Kautern hat auf die Schrittmacherfunktion einen wesentlich geringeren Einfluß (Simon 1977). So können bei längerem Einsatz eines elektrochirurgischen Geräts bedrohliche Bradykardien bis zur Asystolie durch einen Schrittmacherausfall entstehen (Abb. 1.10). Die Schrittmacherelektrode stellt auch einen direkten Leiter zum Herzen dar. So kann bei Fehlfunktion der indifferenten Elektrode des Elektrokauters Strom direkt zum Herzen gelangen und dort Verbrennungen und Kammerflimmern erzeugen.

VOO-Schrittmacher sind gegen EMI praktisch unempfindlich. Auf ein Abschirmen der modernen Schrittmachersysteme mit einem Magneten kann und soll heute verzichtet werden. Diese Systeme sind gegenüber EMI relativ unempfindlich. Außerdem kam es dadurch während Einsatzes eines Elektrokauters zu Umprogrammierungen (Domino u. Smith 1983). Manche Systeme gehen, wenn sie sich unter dem Einfluß einer EMI nicht abschalten, auf eine Sicherheitsfrequenz, die etwas unter der Stimulationsfrequenz des Schrittmachers liegt. Wegen einer möglichen Beschädigung des Generators durch Hitzeeinwirkung ist Kautern in unmittelbarer Nähe des Schrittmachersystems kontraindiziert.

Je nach zugrundeliegendem Herzrhythmus eines Patienten und je nach implantiertem Schrittmachersystem ist eine Umprogrammierung vor Operationen, bei

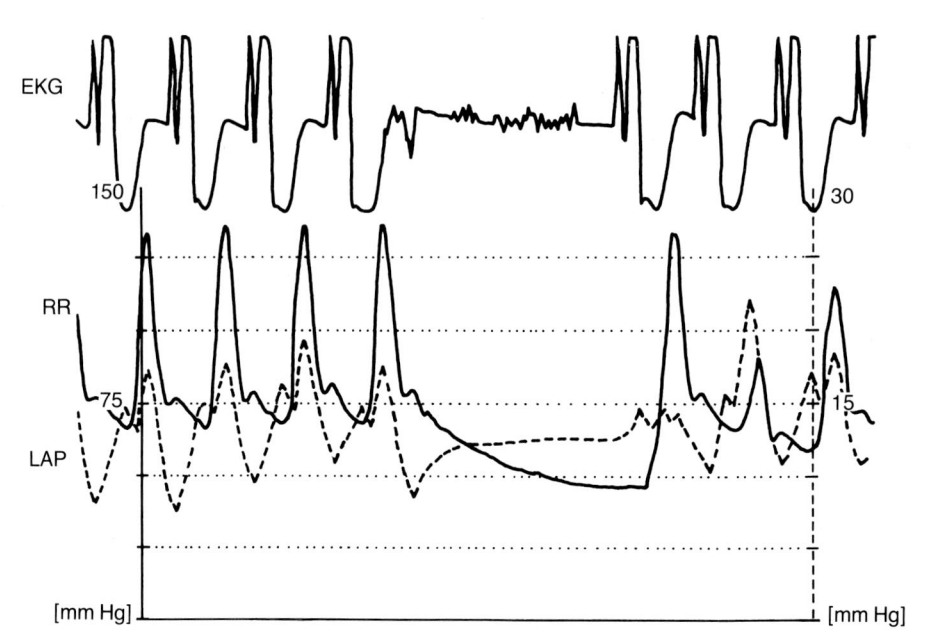

Abb. 1.10. Elektromagnetische Interferenz (Inhibierung eines VVI-Schrittmachers durch einen Elektrokauter). *RR* arterieller Blutdruck, *LAP* linksatrialer Druck

welchen ein Elektrokauter oder ein anderes elektromedizinisches Gerät verwendet wird, empfehlenswert (Tscheliessnigg et al. 1992). Aber selbst ein Umprogrammieren auf eine asynchrone Stimulationsweise kann ein Auftreten von Schrittmacherstörungen nicht mit Sicherheit verhindern (Mangar 1991).

Stimulationmsmodus	SM-abhängig	SM-unanbhängig
Fixfrequent (A00/V00/D00)	Belassen	–
Demand (AAI/VVI/VVD, DVI, DDD)	Umprogrammieren (A00/V00/D00)	Belassen
Frequenzadaptiert (AAIR, VVIR, DDDR)	Umprogrammieren (A00, V00, D00)	Umprogrammieren (AAI, VVI, DDD)
ICD (AICD)	Abschalten	Abschalten

Patienten mit externem Schrittmacher sind prinzipiell durch EMI ebenso gefährdet wie Patienten mit implantierten Schrittmachern. Eine zusätzliche Gefahr bildet die Elektrode des externen Schrittmachers, da sie einen direkten Leiter von außen zum Herzen darstellt. So kann bei schlechter Isolierung durch Kriechströme ein Kammerflimmern entstehen. Es müssen daher im Operationssaal das externe Schrittmachergerät und evtl. nicht angeschlossene Schrittmacherdrähte peinlich genau isoliert werden (z. B. mit einem Gummihandschuh).

> **Vorsichtsmaßnahmen bei Anwendung eines Elektrokauters beim Schrittmacherpatienten**
> - Präoperative Überprüfung des SM-Systems (kann entfallen, wenn die letzte Routineuntersuchung innerhalb von 6 Monaten stattfand und anamnestisch kein Hinweis auf eine Störung besteht).
> - Eventuell Umprogrammierung.
> - Bipolaren Kauter nach Möglichkeit verwenden.
> - Bei unipolaren Kautern indifferente Elektrode soweit wie möglich vom Schrittmachersystem entfernt am Patienten anlegen.
> - Die Stromstärke des Kauters soll möglichst niedrig sein
> - Der Elektrokauter soll nur kurz und intermittierend eingesetzt werden.
> - Externe Schrittmachersysteme oder nicht angeschlossene Schrittmacherdrähte müssen genau isoliert sein
> - Bereitstellen eines externen Schrittmachersystems und eines Defibrillators (z. B. transkutane oder transösophageale Stimulation).
> - Postoperative Überprüfung des Systems (obligat).

Ausfall des Schrittmacheraggregats durch Beschädigung der Schrittmacherelektronik infolge Kardioversion oder Defibrillation

Schrittmachergeräte widerstehen großen Stromstärken und Spannungen. Trotzdem können nach erfolgter Defibrillation oder Kardioversion beachtliche Störungen auftreten: schrittmacherinduzierte Tachykardien, Sensingverlust und Batterieerschöpfung bis zum rechtsventrikulären Infarkt.

Für die Defibrillation oder Kardioversion von Schrittmacherpatienten sind, folgende Vorsichtsmaßnahmen angezeigt (Aylward et al. 1979):

- Die Schocklöffel müssen vom Schrittmachersystem mindestens 15 cm entfernt angelegt werden. Am besten plaziert man einen Schocklöffel auf dem Rücken, den anderen direkt vor dem Herzen (Abb. 1.11).
- Verwendung der geringstmöglichen Strommenge (< 400 J).
- Bereitstellen eines externen Schrittmachergeräts.
- Abschließen eines eventuell vorhandenen externen Schrittmachergerätes für die Zeit der Defibrillation.
- Funktionsprüfung des Schrittmacheraggregates nach erfolgter Defibrillation.

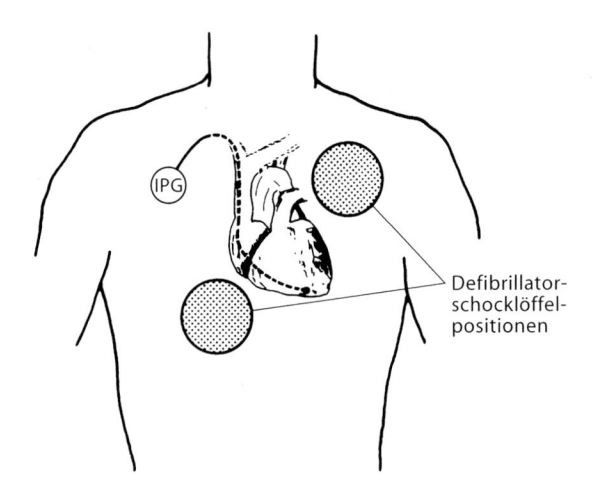

Abb 1.11. Korrektes Anlegen des Defibrillators bei Patienten mit implantiertem Herzschrittmacher. (Nach Bourgeois et al., in Atlee et al. (1992), pp 70–82)

Ausfall des Schrittmacheraggregats infolge einer Hemmung durch Muskelpotentiale

Unter Umständen können bei unipolarer Stimulation Muskelpotentiale (Pektoralismuskulatur, Zwerchfell) vom Sensingmechanismus des Schrittmacheraggregats erfaßt und als Herzaktivität interpretiert werden und so zu einer Inhibierung des Schrittmachers führen (Abb. 1.12) oder auch bei physiologischen Schrittmachern Reentrytachykardien auslösen (Steckmeier et al. 1984). Perioperativ können diese Muskelpotentiale u. a. durch Kältezittern oder depolarisierende Muskelrelaxanzien entstehen. Es empfiehlt sich daher, auf die Gabe eines depolarisierenden Muskelrelaxans zu verzichten. Wegen der Gefahr des Muskelzitterns in der Aufwachphase ist bereits intraoperativ die Entstehung einer Hypothermie zu vermeiden.

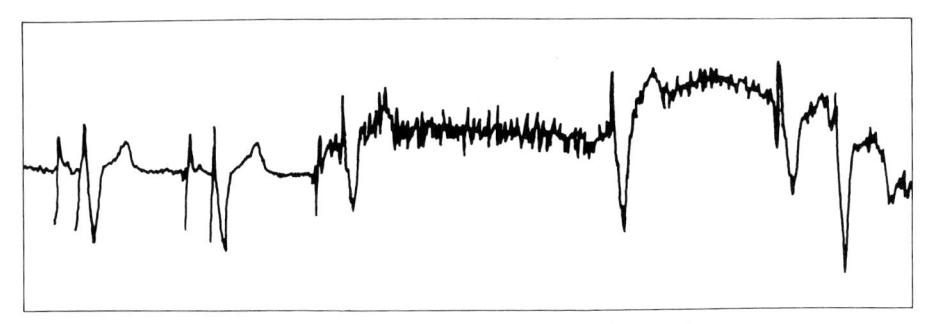

Abb. 1.12. Inhibierung eines DDD-Schrittmachers durch Muskelpotentiale

Elektrodenbrüche und Dislokationen

Brüche der Schrittmacherelektrode können präoperativ u. a. mittels Thoraxübersichtsaufnahme ausgeschlossen werden. Dislokationen einer schon vor längerer Zeit implantierten Elektrode oder einer myokardialen Schraubelektrode kommen nur mehr selten vor. Auch an die Möglichkeit einer Myokardperforation der Elektrode ist zu denken.

Störungen der Reizerkennung (Sensingdefekt, Entranceblock)

Störungen der Reizerkennung treten nicht nur durch elektromagnetische Einflüsse auf, sondern auch durch Veränderungen am Übergang von Elektrode zu Myokard bzw. durch Fehler im Schrittmacheraggregat und sind meist mit Störungen der Reizbeantwortung kombiniert. Isolierte Sensingdefekte sind selten, können Parasystolien verursachen und sind meist das erste Zeichen einer Batterieerschöpfung.

Störung der Reizbeantwortung durch intraoperative Erhöhung der myokardialen Reizschwelle (Exitblock)

Die Reizschwelle des Herzens erfährt bis etwa zum 8.–14. Tag nach Implantation der Schrittmacherelektrode einen Anstieg auf das 2- bis 3fache, des Ausgangswerts, um dann wieder deutlich abzusinken Abb. 1.13.

Es können somit gerade 1–2 Wochen nach Implantation eines Schrittmachersystems zusätzliche iatrogene Erhöhungen der Reizschwelle leicht zum Exitblock führen (Abb. 1.14). Veränderungen des Elektrolyt- und Säure-Basen-Haushalts, respiratorische und metabolische Störungen sowie pharmakologisch wirksame Substanzen bewirken intraoperative Erhöhungen der myokardialen Reizschwelle von unterschiedlichem Ausmaß. Hypoxie, Hyperkapnie, Azidose und Alkalose führen zu einer Erhöhung der myokardialen Reizschwelle (Hughes et al. 1975). Eine Alkalose aufgrund einer raschen Infusion von Natriumbikarbonat, wie bei der Reanimation üblich, läßt die myokardiale Reizschwelle allerdings unbeeinflußt (Westerholm 1971).

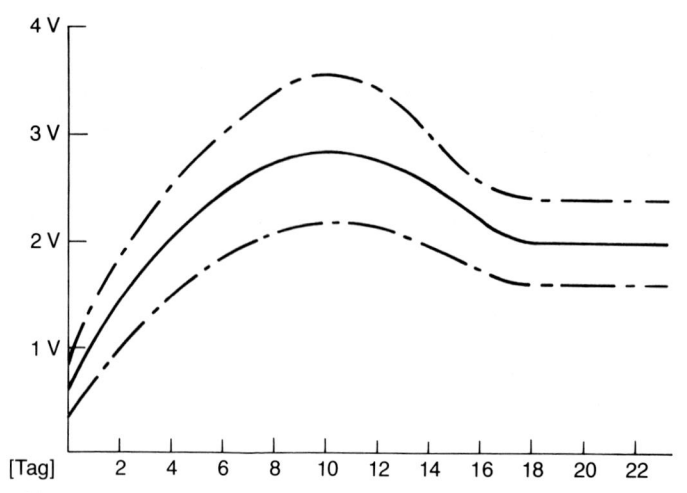

Abb.1.13. Typischer Verlauf der myokardialen Reizschwelle nach Implantation einer Schrittmacherelektrode. (Aus Büchner u. Drägert 1973)

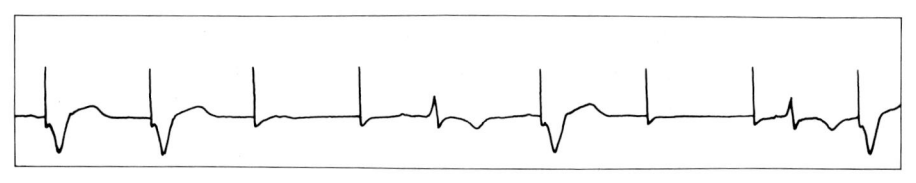

Abb. 1.14. Exitblock

Das Ruhemembranpotential der Herzmuskelzelle wird entsprechend der Nernst-Gleichung vom Verhältnis intrazelluläres Kalium – extrazelluläres Kalium entscheidend mitbestimmt. Je größer dieser Quotient ist, desto stärker negativ ist dieses Membranpotential und um so mehr Energie zur Auslösung einer Erregung ist notwendig. So kann ein durch extreme Hyperventilation und/oder durch exzessive Diurese verursachter Abfall des extrazellulären Kaliums Ursache eines Schrittmacherversagens werden. Allerdings wurde auch von Schrittmacherversagen im Rahmen einer Hyperkaliämie berichtet (O'Reilly et al. 1974).

> Halothan, Enfluran, Isofluran und Ketamin beeinflussen in klinisch üblicher Dosierung die myokardiale Reizschwelle nicht.

Antiarrhythmika haben im therapeutischen Bereich keinen oder nur geringen Einfluß auf die myokardiale Reizschwelle. Mineralkortikoide erhöhen die Reizschwelle um 25%, Glukokortikoide senken sie um denselben Prozentsatz. Sympathikomimetika senken sie in niedriger und erhöhen sie in höherer Dosierung (Preston und Judge 1969). Thiopental kann durch Erhöhung des Membranpotentials eine klinisch nicht relevante Erhöhung der Reizschwelle verursachen. Halothan, Enfluran, Isofluran und auch Ketamin haben keinen Einfluß auf die Reizschwelle (Zaidan et al. 1985; Gombotz 1985). Depolarisierende Muskelrelaxanzien wie Succinylcholin können einerseits durch einen Kaliumanstieg die Reizschwelle senken, andererseits können auch die auftretenden Faszikulationen der Muskulatur den Schrittmacher über seinen Sensingmechanismus hemmen.

Störungen der Reizerkennung und Reizbeantwortung treten meist intermittierend auf. In diesen Phasen kann die zugrundeliegende Rhythmusstörung des Patienten zutage treten, bzw. es kommt bis zum Einsetzen eines Automatiezentrums zu längeren Asystolien.

Infarziertes vernarbtes Herzmuskelgewebe reagiert auf elektrische Impulse nicht. Wird das die Implantationsstelle der Schrittmacherelektrode umgebende Gewebe von einem Infarkt erfaßt, kommt es zu einem Schrittmacherversagen.

Monitoring

Die Hauptgefahren für den Schrittmacherpatienten im Operationsbereich sind elektromagnetische Interferenzen. Eine Überwachung der Herztätigkeit mit einem entstörten EKG-Monitor reicht beim Schrittmacherpatienten nicht aus. Es ist unerläßlich, die Herzmechanik während der gesamten Operationsdauer mit der Hand am Puls oder Ösophagusstethoskop bzw. bei größeren Eingriffen mittels blutiger Druckmessung zu überwachen. In diesem Zusammenhang ist auch an eine endexspiratorische CO_2-Messung zu denken. Die Messung des Zentralvenendrucks oder des pulmonalarteriellen Wedgedrucks ist von der Notwendigkeit und dem Zustand des Patienten abhängig. Die dafür erforderlichen Katheter sollten aber an der dem Schrittmachersystem gegenüberliegenden Seite eingeführt werden. Engmaschige Blutgas- und Elektrolytkontrollen sind selbstverständlich.

> Beim Schrittmacherpatienten muß während der gesamten Operationsdauer die mechanische Aktivität des Herzens kontrolliert werden.

Für den Fall einer Störung des Schrittmachersystems soll eine externe Schrittmachereinheit (z. B. transkutane bzw. transösophageale Stimulation oder transvenöse Stimulation mittels Ballonelektrode), eine Perfusorspritze mit Katecholaminen und ein Defibrillationsgerät bereitstehen. Ein breitliegendes, kompatibles Programmiergerät kann helfen, eine für den Patienten notwendige Stimulationsfrequenz zu sichern („panic button"). Ein mit der Schrittmacherprogrammierung vertrauter Arzt sollte erreichbar sein. Auf jeden Fall muß das Schrittmachersystem nach Verwendung eines Elektrokauters postoperativ überprüft werden. Eine Garantie für beschädigte Schrittmachersysteme wird von den Herstellern nicht übernommen.

> Programmiergeräte der einzelnen Hersteller sind nicht kompatibel.

Auswirkungen intraoperativer Störungen der Schrittmacherfunktion

Intraoperative Störungen der Schrittmacherfunktion führen in erster Linie zu kardialen Rhythmusstörungen mit unterschiedlichsten hämodynamischen Folgen. Rhythmusstörungen bei Schrittmacherpatienten können vielgestaltig sein und sind im EKG nicht zuletzt durch die Einführung der modernen und komplizierteren Schrittmachersysteme oft schwer und nur bei genauer Kenntnis der Funktion (Schrittmacherpaß, evtl. Rücksprache beim Hersteller) des jeweils implantierten Schrittmachersystems richtig zu interpretieren. Schrittmacherinduzierte Rhythmusstörungen können einerseits durch fehlerhafte Funktion des Schrittmachers, andererseits aber auch durch die spezielle Konstruktionsweise des Impulsgebers bedingt sein. Dementsprechend lassen sich Arrhythmien bei Schrittmacherpatienten folgendermaßen unterteilen:

1. schrittmacherunabhängige Rhythmusstörungen,
2. konstruktionsbedingte Rhythmusstörungen bei normaler Schrittmacherfunktion,
3. Rhythmusstörungen aufgrund fehlerhafter Schrittmacherfunktion.

Wichtige intraoperativ auftretende EKG-Veränderungen und Rhythmusstörungen können einzeln, häufiger aber in Kombination auftreten. So können ohne weiteres tachykarde und bradykarde Rhythmusstörungen nebeneinander vorkommen.

Zunahme der Schrittmacherfrequenz (Schrittmacherrasen)

Schrittmacherrasen trat bei den früher implantierten, fixfrequent arbeitenden Impulsgebern auf. Mit Einführung der Bedarfsschrittmacher wurde diese oft lebensbedrohliche Komplikation seltener. Es kommt dabei zu einem schrittmacherinduzierten Ansteigen der Herzfrequenz bis auf 160 Schläge/min und darüber. Bei extrem hohen Impulsfrequenzen kann die zugrundeliegende Rhythmusstörung des jeweiligen Patienten zutage treten, da bei diesen hohen Frequenzen meist gleichzeitig ein Exitblock auftritt. Bei externen Schrittmachern wird ein Schrittmacherrasen kaum beobachtet. Diese schwerwiegende Komplikation kann intraoperativ durch EMI verursacht werden (Kaden 1984). Je nach ihren Auswirkungen erstreckt sich die Behandlung von einer Neuprogrammierung des Schrittmacheraggregats bis zum Durchschneiden der Schrittmacherelektrode und der Implantation eines neuen Systems. Eine Verabreichung von Antiarrhythmika ist nutzlos und gefährlich.

Abnahme der Schrittmacherfrequenz

Eine mehr oder minder plötzliche Abnahme der Schrittmacherfrequenz kann einerseits die Antwort des Schrittmacheraggregats auf elektromagnetische Interferenzen (falsches Sensing, Sicherheitsfrequenz), andererseits aber Zeichen einer Batterieerschöpfung sein. Bei extrem langer Repolarisationsphase des Herzens kann die Refraktärzeit des Schrittmachers überschritten und durch die T-Welle ein neues Triggersignal geschaffen werden. Die Folge ist eine Abnahme der Schrittmacherfrequenz.

Fusionsschläge

Durch Zusammenfall des Schrittmacherimpulses mit der P-Welle bzw. dem QRS-Komplex können atriale oder ventrikuläre Fusionsschläge entstehen (Abb. 1.15). Ventrikuläre Fusionsschläge sind im Gegensatz zu atrialen häufig, haben aber klinisch keine Bedeutung. Dabei stimuliert der Schrittmacherimpuls den Ventrikel gleichzeitig mit einer spontanen Depolarisation. Der QRS-Komplex bildet dann eine Kombination eines normalen Kammerkomplexes mit einem schrittmacherstimulierten Kammerkomplex.

Pseudofusionsschläge

Eigenfrequenz und Schrittmacherfrequenz sind gleich groß. Im EKG findet sich ein normaler QRS-Komplex mit dem Schrittmacherimpuls an der Spitze der R-Zacke oder über dem RS-Segment (Abb. 1.15). Pseudofusionsschläge sind harmlos und treten bei normaler Funktion des Schrittmachers auf.

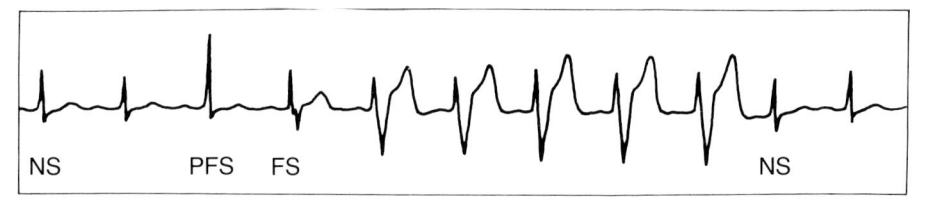

Abb. 1.15. Normale VVI-Funktion mit einem Fusions-*(FS)* und einem Pseudofusionsschlag *(PFS)*. NS Normalschlag

Retrograde Vorhoferregung

Intermittierend können Vorhöfe durch Impulse, die der Schrittmacher an die Kammer abgibt, über erhaltene Reizleitungsfasern miterregt werden. Die Folge ist eine inkomplette AV-Dissoziation. Wenn diese so entstandenen P-Wellen nicht ihrerseits wieder Extrasystolen oder eine Tachykardie (s. auch Endless-loop-Tachykardie) auslösen, ist ihre klinische Bedeutung gering.

Extrasystolen

Extrasystolen können bei Schrittmacherpatienten häufig auftreten und sind oft digitalisbedingt oder Ausdruck der Grundkrankheit. Ventrikuläre Extrasystolen (insbesondere bei Bigeminus) können durch Inhibierung des Schrittmachers zu einer Verlangsamung der Stimulationsfrequenz führen, wobei die periphere Pulsfrequenz infolge der hämodynamischen Unwirksamkeit der zweiten Extrasystole erheblich unter die Schrittmacherfrequenz absinken kann. Im Vorhof entstehende Extrasystolen können bei fehlendem totalem AV-Block auf die Kammern überleiten.

> Arrhythmien beim Schrittmacherpatienten können schrittmacherunabhängig, konstruktionsbedingt oder aufgrund fehlerhafter Schrittmacherfunktionen auftreten.

Schrittmacherhysterese

Systeme mit Hystereseschaltung haben neben ihrer normalen Stimulationsfrequenz eine zusätzliche, niederfrequentere Einschaltfrequenz. Diese Schrittmacher schalten sich daher erst bei entsprechend niedriger Herzfrequenz ein, stimulieren dann aber mit ihrer höheren Stimulationsfrequenz. Es handelt sich also um ein normal funktionierendes Schrittmachersystem mit dem Vorteil der längeren Aufrechterhaltung des patienteneigenen Rhythmus.

Parasystolie

Parasystolie entsteht typischerweise bei asynchroner Stimulation, wie sie auch bei modernen Schrittmachern unter elektromagnetischen Einflüssen auftreten kann (Abb. 1.7). Es kommt im Herzen zu 2 vollkommen voneinander getrennten Reizbildungszentren, wobei jenes mit der niedrigeren Frequenz vor den Impulsen des anderen geschützt ist. Im Gegensatz zur Extrasystolie bestehen variierende Intervalle zwischen Eigenrhythmus und ektopen Komplexen. Fällt ein Schrittmacherimpuls in die vulnerable Phase, kann bei entsprechender Disposition ein Kammerflattern oder Kammerflimmern auftreten.

Kammerflimmern, Kammerflattern

Diese schweren Komplikationen können schon bei der Implantation einer Schrittmacherelektrode bei entsprechend niedriger Flimmerschwelle (z. B. Myokardinfarkt), durch das R-auf-T-Phänomen bei fixfrequenter Stimulation, aber auch durch ein Schrittmacherrasen induziert werden.

Endless-loop-Tachykardie (Schrittmacherreentry)

Eine schrittmacherinduzierte Reentry oder Endless-loop-Tachykardie kann bei physiologischen Schrittmachern entstehen und wird typischerweise durch eine Extrasystole, aber auch durch externe Interferenzen und Muskelpotentiale ausgelöst (Rozanski et al. 1983).

> Das Sick-Sinus-Syndrom gehört zu den häufigsten Indikationen für eine Schrittmacherimplantation.

Dabei wird der Vorhof über ein intaktes Reizleitungssystem (wie z. B. beim Sick-Sinus-Syndrom) retrograd erregt, und so ein Stimulus an den Ventrikel getriggert.

Die retrograde Erregung läuft über eine natürliche Leitungsbahn, die anterograde über den Schrittmacher. Diese Rhythmusstörung kann durch Ermüdung des Reizleitungssystems spontan aufhören, bei modernen softwaregesteuerten Schrittmachern durch einen Computeralgorithmus oder durch entsprechende Neuprogrammierung beendet werden.

Intraoperativ auftretendes Schrittmachersyndrom

Von einem Schrittmachersyndrom spricht man, wenn es mit Einsetzen der Kammerstimulation zu Blutdruckabfällen mit entsprechenden Begleitsymptomen kommt (Erbel 1979). Diese Komplikation kann besonders bei Patienten mit Sick-Sinus-Syndrom, der heute häufigsten Indikation zur Schrittmacherbehandlung, auftreten, wenn sich ein VVI-Schrittmacher bei intraoperativem Abfall der Herzfrequenz einschaltet (Forand u. Schweiss 1984; Abb. 1.16). Als Ursache werden der abnorme Erregungsablauf im Myokard, bedingt durch den Schrittmacherimpuls, das Fehlen einer Vorhofkontraktion oder auch eine periphere Vasodilatation aufgrund erhöhter Drücke in den Vorhöfen angenommen. Die Implantation eines physiologischen Schrittmachers stellt die adäquate Therapie dar. Vorübergehend kann versucht werden, auf pharmakologischem Weg den Sinusrhythmus wiederherzustellen.

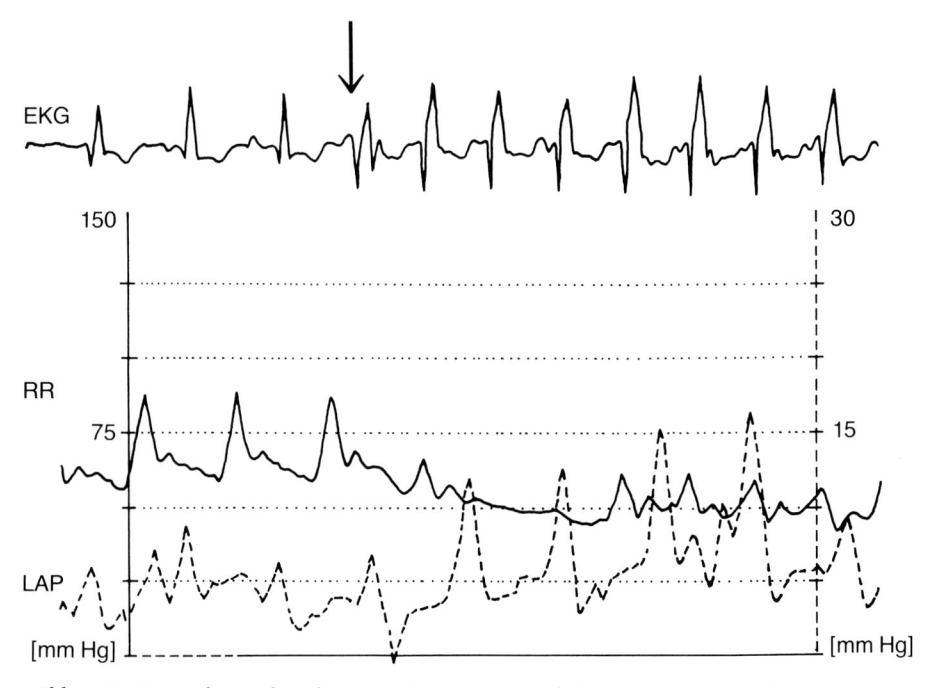

Abb. 1.16. Pacemakersyndrom bei einem Patienten mit Sick-Sinus-Syndrom. Mit Einschalten des Schrittmachers kommt es zum Abfall des arteriellen *(RR)* und Ansteigen des linksatrialen Drucks *(LAP)*

Automatisch implantierbare Defibrillatoren (AICD, ICD)

Durch die Implantation automatischer Defibrillatoren konnte die Einjahresletalität bei Patienten mit malignen therapierefraktären Arrhythmien mit ausschließlich medikamentöser Therapie von 10–50% auf ungefähr 2% gesenkt werden (Grayboys et al. 1982; Kelly et al. 1988; Fromme et al. 1992). Moderne implantierbare Defibrillatoren haben nicht nur die Fähigkeit zu defibrillieren, sondern haben auch die Möglichkeit zur Beendigung bradykarder und tachykarder Rhythmusstörungen. Dadurch können nicht nur nach erfolgter Defibrillation auftretende Rhythmusstörungen (z.B. Bradykardie) rasch und effektiv behandelt werden, sondern auch Interaktionen mit einem anderen, implantierten Schrittmachersystem vermieden werden. Die Funktionen der modernen ICD können ebenfalls mit einem Buchstabencode klassifiziert werden (Bernstein et al. 1993).

NASPE/BPEG-Defibrillatorcode			
I Ort der Defibrillation	II Ort der antitachykarden Stimulation	III Erkennen der Tachykardie	IV Ort der SM- Stimulation
0 = Keine A = Vorhof V = Ventrikel D = Beide	0 = Keine A = Vorhof V = Ventrikel D = Beide	E = EKG H = Hämodynamik	O = Keine A = Vorhof V = Ventrikel D = Beide
NASPE = North American Society of Pacing and Elektrophysiology BPEG = British Pacing and Elektrophysiology Group			

Kurzform des NASPE/BPEG-Defibrillatorcodes
ICD-S = ICD mit ausschließlicher Defibrillation
ICD-B = ICD mit Defibrillation und Schrittmacherstimulation
ICD-T = ICD mit Defibrillation und bradykarder und antitachykarder Stimulation

Moderne ICD bestehen aus einem Gehäuse mit dem Generator und zumindest einer transvenös in das Herz eingeführten Elektrode (Abb. 1.17). Je nach Sensing- und Defibrillationsschwellenverhalten müssen zusätzlich Elektroden implantiert werden. Eine Thorakotomie mit Anbringen einer epikardialen Schraubelektrode oder einer „Patchelektrode" ist nur mehr in Ausnahmefällen notwendig, wodurch die operative Belastung und damit die perioperative Letalität weiter reduziert werden konnte (Block et al. 1994).

Anästhesie zur Implantation eines ICD

Das anästhesiologische Vorgehen bei der Implantation eines ICD richtet sich genauso wie bei Schrittmacherpatienten nach der Grunderkrankung des betroffen

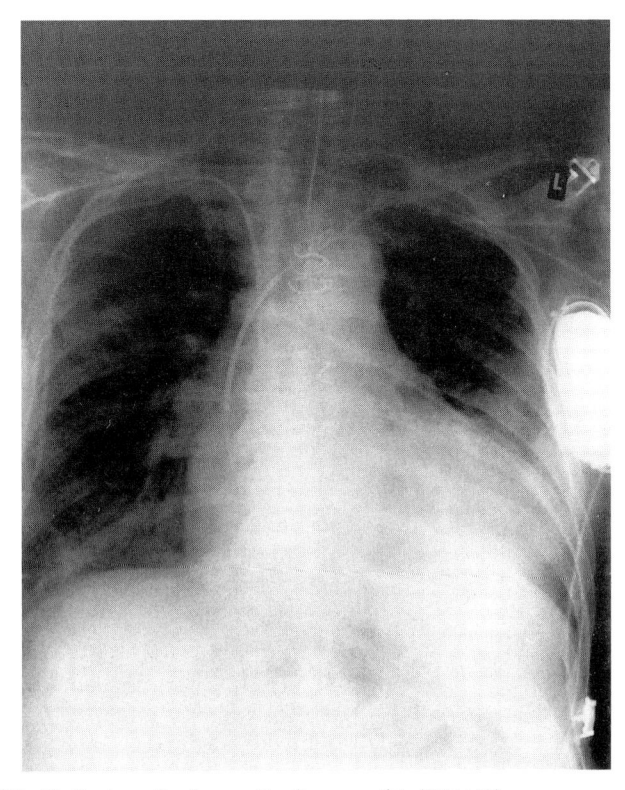

Abb. 1.17. Implantiertes ICD bei Patienten mit schwerer Kardiomyopathie (EF 11%)

Patienten. Diese Patienten haben normalerweise eine lange kardiale Anamnese; neben ihrer malignen Rhythmusstörung haben sie häufig eine deutliche Einschränkung ihrer Myokardfunktion und erhalten meist Antiarrhythmika in hoher Dosierung. Neben den üblichen Untersuchungen sollte das Ergebnis einer aktuellen Herzkatheteruntersuchung und der elektrophysiologischen Testung sowie einer Spirometrie vorliegen (Amiodaron!). Für den Fall auftretender Arrhythmien sollte eine Liste wirksamer Antiarrhythmika bekannt sein.

Der Patient muß in ärztlicher Begleitung unter kontinuierlicher EKG-Überwachung und unter antiarrhythmischer Therapie in den Operationssaal kommen. Ein Defibrillator muß immer bereitstehen.

Die Überwachung im Operationssaal richtet sich prinzipiell nach der Grunderkrankung; wegen der notwendigen Testung der Defibrillationsschwelle bildet jedoch eine 5polige EKG-Überwachung mit einer blutigen arteriellen Druckmessung eine Minimalerfordernis. Das Anästhesieverfahren selbst sollte so angelegt werden, daß am Operationstisch oder im Aufwachraum extubiert werden kann.

Die intraoperative Bestimmung der Defibrillationsschwelle erfordert eine wiederholte Auslösung eines Kammerflimmerns oder einer Kammertachykardie mit konsekutivem Herz-Kreislauf-Stillstand. Bei Patienten mit bereits eingeschränkter Myokardfunktion kann es dadurch zu einer weiteren Verschlechterung kommen (Keyl 1993). Bradykarde Phasen und Hypotension nach erfolgter Defibrillation können eine zusätzliche Schrittmacherbehandlung oder Gabe von inotropen Substanzen notwendig machen. Eine kontinuierliche Messung der gemischtvenösen O_2-Sättigung kann helfen, die notwendige Erholungsphase und den Zeitpunkt der nächstmöglichen Testung der Defibrillationsschwelle zu bestimmen (Riper 1990). Über einen Einfluß der üblicherweise verwendeten Anästhetika auf die Defibrillationsschwelle beim Menschen gibt es derzeit noch keine relevanten Untersuchungen, jedoch dürfte die Auslösbarkeit einer Kammertachykardie oder eines Kammerflimmerns in Allgemeinanästhesie jedoch erschwert sein (Brodman 1984). Mit Sicherheit wird die Defibrillationsschwelle aber durch Substanzen wie Flecainid, Propranolol in hohen Dosen und Amiodaron erhöht (Reiffel 1985; Ruffy 1986; Troup 1985).

Anästhesie bei Patienten mit implantiertem Defibrillator

Das Anästhesieverfahren und die Überwachung von Patienten mit ICD ist grundsätzlich mit der Behandlung von Schrittmacherpatienten vergleichbar. Wegen der Gefahr einer unerwarteten und unbeabsichtigten Entladung des Defibrillators sollten Handschuhe getragen werden. Muß ein elektromedizinisches Gerät intraoperativ eingesetzt werden, sollte der ICD abgeschaltet werden (Gaba et al. 1985). Ein Ringmagnet zu Aktivierung bzw. Deaktivierung des Gerätes und ein externes Defibrillationsgerät müssen immer bereit sein. Durch eine externe Kardioversion oder Defibrillation wird der ICD normalerweise nicht beschädigt. Eine postoperative Überprüfung muß aber vorgenommen werden.

Literatur

Andersen C, Madsen GM (1990) Rate-responsive pacemakers and anaesthesia. Anaesthesia 45:472
Aylward P, Blood R, Tonkin A (1979) Complications of defibrillation with permanent pacemaker in situ. Pace 2:462
Bernstein AD, Camm J, Fischer D et al. (1993) The NASPE/BPEG Defibrillator Code. Pace 16:1776
Block M, Hammel D, Borggrefe M, Scheld HH, Breithard G (1994) Transvenöse subkutane Implantationstechnik von Defibrillatoren. Herz 19:259
Brodman R, Fischer JD, Johnston DR et al. (1984) Results of electrophysiologically guided operations for drug-resistant recurrent ventricular fibrillation due to coronary artery disease. J Thorac Cardiovasc Surg 87:431
Büchner C, Drägert W (1973) Schrittmacher-Therapie des Herzens. Forum cardiologicum 14. Boehringer, Mannheim
Domino KB, Smith TC (1983) Electrocautery - induced reprogramming of a pacemaker using a precordial magnet. Anesth Analg 62:609
Erbel R (1979) Pacemaker syndrom. Am J Cardiol 44: 771
Forand JM, Schweiss JF (1984) Pacemaker syndrom during anesthesia. Anesthesiology 60:588
Frommer M, Brackmann J, Block M et al. (1992) Efficiacy of automatic multimodal device therapy for ventricular tachyarrhythmias as delivered by a new implantable pacing-cardioverter-defibrillator. Results of a European multicenter study of 102 implants. Circulation 86:363
Gaba DM, Wyner J, Fish KJ (1985) Anesthesia and the automatic implantable cardioverter/defibrillator. Anesthesiology 62:786
Gams E, Feder E, Heimisch W (1978) Externe Störbeeinflussung von Herzschrittmachern. Herz 3:367

Gombotz H, Knolz M, Rehak P, Tscheliessnigg KH, Dacar D (1985) Auswirkungen von Ketamin, Halothan, Enfluran und Isofluran auf die endomyo-kardiale Reizschwelle. Anaesthesist 34 [Suppl]:286
Grayboys TB, Lown B, Podfied PJ et al. (1982) Long term survival of patients with malignant ventricular arrhythmias with antiarrhythmic drugs. Am J Cardiol 50:437
Hughes HC, Tyers GFO, Toman HA (1975) Effects of acid-base imbalance on myocardial pacing tresholds. J Thorac Cardiovasc Surg 69:743
Irnich W (1982) Störbeeinflussung von Herzschrittmachern. Herzschrittmacher 2:4
Kaden F (1984) Akuter Herzkreislaufstillstand infolge Schrittmacherrasens als lebensgefährliche Komplikation bei Einsatz eines Thermokauters. Herzschrittmacher 4:150
Kelly PA, Cannom DS, Garan H et al. (1988) The automatic implantable cardioverter/defibrillator (AICD): Efficacy, complications and survival in patients with malignant ventricular arrhythmias. J Am Coll Cardiol 11:1278
Keyl C, Tassani P, Kemkes B, Markewitz A, Hofmann E, Steinbeck G (1993) Hemodynamic changes due to intraoperative testing of the automatic implantable cardioverter defibrillator: Implications for anesthesia management. J Cardiothorac Vasc Anesth 7:442
Mangar D, Atlas GM, Kane PB (1991) Electrocautery-induced pacemaker malfunction during surgery. Can J Anaesth 38:616
Mond HG (1991) Unipolar versus bipolar pacing – poles apart. Pace 14:1411
O'Reilly MV, Murnaghan DP, Williams MB (1974) Transvenous pacemaker failure induced by hyperkalemia. JAMA 228:336
Parsonnet V, Furmann S, Smith NPD (1981) A revised code for pacemaker identification. Pace 4:400
Preston TA, Judge RD (1969) Alteration of pacemaker threshold by drug and physiological factors. Ann NY Acad Sci USA 167:686
Reiffel JA, Cormilas J, Zimmermann JM et al. (1985) Drug-device interactions – Clinical considerations. Pace 8:369
Riper DF, Horrow JC, Kutalek SP, McCormick D, Goldman SM (1990) Mixed venous oximetry during automatic implantable cardioverter-defibrillator placement. J Cardiothorac Vasc Anesth 4:453
Rozanski JJ, Blankenstein RL, Lister JW (1983) Pacer arrhythmias: Myopotential triggering of pacemaker mediated tachycardia. Pace 6:795
Ruffly R, Schectuman K, Monje E et al. (1986) Adrenergically mediated variations in the energy required to defibrillate the heart – observations in clost chest, non anesthetized dogs. Circulation 73:374
Schaldach M (1992) Current status of pacemaker technology. In: Atlee JL, Gombotz H, Tscheliessnigg KH (Hrsg) Perioperative management of pacemaker patients. Springer, Berlin Heidelberg New York Tokyo, S 1
Schlegel H, Seipel L, Böhminghaus F (1981) Funktionsstörungen von Demand-Schrittmachern bei urologischen Operationen mittels Elektrokauter. Z Kardiol 70:803
Simon AB (1977) Perioperative management of the pacemaker patient. Anesthesiology 46:127
Steckmeier J, Schaudig A, Zimmermann M, Welter HW, Thetter O (1984) Störung der Schrittmacherfunktion durch Muskelpotentiale bei uni- und bipolaren VVI-Systemen sowie unipolarer Zweikammerstimulation. Z Herzschrittmacher 4:254
Steilner H, Maisch B (1985) Der Schrittmacherpatient im Alltag. Herz Gefäße 5:580
Troup PM, Chapman PD, Olinger GN (1985) The implanted defibrillator: Relation of defibrillation thresholds. J Am Coll Cardiol 6:1315
Tscheliessnigg KH, Gombotz H, Atlee JL (1992) Guidelines for the perioperative management of pacemaker and automatic internal cardioverter-defibrillator patients. In: Atlee JL, Gombotz H, Tscheliessnigg KH (Hrsg) Perioperative management of pacemaker patients. Springer, Berlin Heidelberg New York Tokyo, S 146
Westerholm CJ (1971) Threshold studies in transvenous cardiac pacemaker treatment. Scand J Thorac Cardiovasc Surg [Suppl] 8:1
Zaidan JR, Curling PE, Craver JM (1985) Effect of enfluran, isofluran and halothan in pacing stimulation threshold in man. Pace 8:32

Weiterführende Literatur

Atlee JL, Gombotz H, Tscheliessnigg KH (1992) Perioperative management of pacemaker patients. Springer, Berlin Heidelberg New York Tokyo

Deutsch N, Hantler CB, Morady F, Kirsh M (1990) Perioperative management of the patients undergoing automatic internal cardioverter-defibrillator implantation. J Cardiothorac Vasc Anesth 4:236

Kemnitz J, Peters J (1993) Herzschrittmacher und implantierbare Kardioverter-Defibrillatoren in der perioperativen Phase. Anästhesiol Intensivmed Notfallmed Schmerzther 28:199–212

1.3 Intraoperativer Herz-Kreislauf-Stillstand

A. BAUMGARTNER

Das Gesamtrisiko eines intraoperativen Herz-Kreislauf-Stillstands setzt sich aus dem Operationsrisiko, dem Anästhesierisiko und dem aus der Summe der Erkrankungen resultierenden patienteneigenen Risiken zusammen. Diese Faktoren können allein oder in Kombination Ursache eines intraoperativen Herz-Kreislauf-Stillstands werden. Die Diagnose des intraoperativen Herz-Kreislauf-Stillstands muß sofort gestellt werden und beruht neben der Überwachung des EKG auf einfachen Untersuchungsmethoden wie Inspektion und Palpation. Da ein Sistieren der kardialen Pumpfunktion am EKG-Monitor nicht immer erkannt werden kann (z.B. „pulseless electrical activity", technische Fehler), kommt der sorgfältigen Beurteilung von klinischen Zeichen größte Bedeutung zu. Hierbei gilt die Pulslosigkeit der großen Arterien (A. carotis, A. femoralis) als das wichtigste Zeichen des Kreislaufstillstands. Symptome wie Bewußtlosigkeit und Atemstillstand sind bei Allgemeinnarkose kaum verwertbar. Eine Pupillenerweiterung gilt als unsicheres Zeichen, da sie nicht bei allen Patienten sofort auftritt. Ebenso sind Veränderungen der Hautfarbe, v. a. bei Anämie, Verbrennungen, Ikterus und schwarzem Hautkolorit, nur bedingt beurteilbar. Auskultation und Blutdruckmessungen sollten als unsichere und zeitraubende Verfahren nicht zur unmittelbaren Diagnosestellung eines Herz-Kreislauf-Stillstands herangezogen werden.

Hauptsymptome des intraoperativen Herz-Kreislauf-Stillstands

- Fehlende Pulswellen der großen Arterien (A. carotis, A. femoralis),
- Aufhören jeglicher Blutung,
- Nullinie im EKG,
- totenähnliche Hautfarbe,
- Bewußtlosigkeit (nach 10–15 s),
- weite reaktionslose Pupillen (nach 30–60 s).

Häufigkeit

Unter Einbeziehung der Notfallseingriffe treten intraoperative Herz-Kreislauf-Stillstände in einer Häufigkeit von etwa 0,06–0,27 % auf (Tabelle 1.2). Ein direkter Zu-

Tabelle 1.2. Inzidenz und Letalität von anästhesiebedingten Herz-Kreislauf-Stillständen

Autor	Patientenzahl	Stillstände	Inzidenz	Letalität
Keenan u. Boyan (1985)	163 240	27	1,7/10 000	0,9/10 000
Olsson (1988)	250 543	115	4,6/10 000	0,3/10 000
Aubas (1991)	102 468	29	2,8/10 000	1,1/10 000

sammenhang mit der Narkose fand sich bei 0,017–0,046 % der Fälle und führte bei über 50 % der Patienten zum Tod (Keenan 1985; Olsson 1988; Aubas 1991). Vergleichbare Zwischenfälle bei Kindern waren 3mal häufiger als bei Erwachsenen, wobei auch eine deutlich erhöhte Morbidität und Mortalität zu verzeichnen war (Morray 1993). Der Einfluß des Narkoseverfahrens tritt jedoch als Risikofaktor deutlich gegenüber dem präoperativen Zustand des Patienten, sowie der Dringlichkeit und Art der Operation zurück. Man darf annehmen, daß der präoperative Zustand des Patienten und die Operation zusammen ein 25- bis 40fach höheres Risiko darstellen als die Anästhesie selbst (Siepmann 1980). Auch finden sich intraoperative Herz-Kreislauf-Stillstände im Rahmen von Notfalleingriffen etwa 9mal häufiger, ein Exitus in tabula etwa 6mal häufiger als bei elektiven Eingriffen, wobei sich diese schwere Komplikation gut mit extremen Altersgruppen korrelieren läßt (Lutz 1982, Salem 1975; Hallen 1985).

> Präoperativer Zustand und operativer Eingriff bilden zusammen ein 25- bis 40fach höheres Risiko als die Anästhesie selbst.

Ursachen

Narkosebedingte Herz-Kreislauf-Stillstände treten in etwa gleicher Häufigkeit sowohl während der Einleitungsphase als auch während der Aufrechterhaltung der Anästhesie auf, wobei Beatmungsprobleme sowie relative und absolute Überdosierung von Medikamenten die Hauptursache darstellen (Keenan 1985; Aubas 1991). Ungefähr 90 % der beatmungsbedingten Zwischenfälle könnten durch adäquates Monitoring (Pulsoxymetrie und/oder endexspiratorische CO_2-Messung) rechtzeitig erkannt und vermieden werden (Morray 1993). Andererseits kommt es aber auch aus scheinbar vollkommener Gesundheit ohne erkennbaren Grund zu Herzstillständen (Taylor 1976).

Ätiologische Zusammenhänge beim Herz-Kreislauf-Stillstand (mod. nach Dudziak 1985)
Primäre Hypoxie: – technisches Versagen der Apparatur, – Unachtsamkeit des Anästhesisten, – Fehlen von Sauerstoff im System, Diskonnektion der Beatmungsschläuche, Abknicken des Tubus, Verlegung der Luftwege, Fehlintubation. *Sekundäre Hypoxie:* – Herzversagen (Volumenmangel, primäre Herzinsuffizienz), Hypoventilation (Anästhetika, Muskelrelaxantien, Opioide), – Atemstillstand (Aspiration, Laryngospasmus, Luftembolie), – maligne Hyperthermie.

Technisch induzierte Herz-Kreislauf-Stillstände

Die häufigsten intraoperativ auftretenden schweren Komplikationen resultieren aus mangelhafter Überwachung, Diskonnektion des Endotrachealtubus oder der Beatmungsschläuche, unbemerkten Veränderungen der O_2-Konzentration im Trägergas, Verwechslung von Spritzen und relativer oder absoluter Überdosierung von Medikamenten und Inhalationsanästhetika. Zu 70–80 % liegen diesen Komplikationen Unachtsamkeiten oder Irrtümer zugrunde, während nur etwa 15–20 % durch Unkenntnis im Umgang mit der Anästhesieausrüstung verursacht werden (Cooper 1984).

Pharmakologisch induzierte Herz-Kreislauf-Stillstände

Herz-Kreislauf-Stillstände können während der Verabreichung fast aller Anästhetika einschließlich der Lokalanästhetika auftreten. Etwa die Hälfte aller intraoperativen Herzstillstände ist medikamentös bedingt und tritt meist in Verbindung mit fehlerhaften Techniken auf, wobei die Applikationsform und -geschwindigkeit sowie gleichzeitig einwirkende Pharmaka eine entscheidende Rolle spielen. Ein durch Anästhetika verursachter Herz-Kreislauf-Stillstand kann entweder durch direkte Wirkung auf das Myokard (Depression, Rhythmusstörungen, erhöhte Flimmerbereitschaft) oder durch Hypotonie aufgrund einer Erweiterung des peripheren Gefäßbettes entstehen. Zusätzlich spielen noch andere Faktoren, wie z. B. eine Hypoxie und/oder Hyperkapnie bei bestehender Atemdepression, eine Rolle.

> Ein Großteil aller anästhesiebedingten Herz-Kreislauf-Stillstände beruht auf iatrogenen Komplikationen.

Patienten mit vorbestehenden Herzerkrankungen tolerieren aufgrund ihrer eingeschränkten kardiovaskulären Leistungsfähigkeit Blutverluste, Übertransfusionen oder Rhythmusstörungen besonders schlecht. Sind intraoperative kardiale Komplikationen im einzelnen nicht vorhersagbar, läßt sich das kardiale Risiko doch einigermaßen abschätzen (Goldman 1977). So fand sich das höchste kardiale Risiko bei Patienten mit einem 3. Herzton oder einer Stauung der Jugularvenen, mit einem Myokardinfarkt innerhalb der letzten 6 Monate, mit Rhythmusstörungen (z. B. mehr als 5 VES/min) oder einem fehlenden Sinusrhythmus. Es sollte daher soweit als möglich versucht werden, durch entsprechende Vorbehandlung noch präoperativ das kardiale Risiko zu vermindern.

Reflektorischer Herzstillstand

Durch einen extremen Vagotonus (z. B. Zug am Mesenterium) entstehen reflektorisch ausgeprägte Bradykardien. Bei zusätzlichem Vorliegen anderer Komplikationen, wie Hypoxie und/oder Hyperkapnie, kann dieser viszerokardiale Reflex zum Herzstillstand führen.

Manipulationen des Chirurgen sind, ausgenommen in der Herzchirurgie und herznahen Gefäßchirugie, selten Ursache eines Herz-Kreislauf-Stillstands. Dieser tritt vielmehr sekundär durch Blutverluste, Implantation von Knochenzement, CO_2-Embolie, Luftembolie etc. auf.

Therapie des intraoperativen Herz-Kreislauf-Stillstands

Primäres Ziel der Therapie eines intraoperativen Herz-Kreislauf-Stillstands ist das Verhindern einer zerebralen Hypoxie, die letztendlich den gemeinsamen bestimmenden prognostischen Faktor des vermeidbaren wie unvermeidbaren Herz-Kreislauf-Stillstands darstellt. Bereits 3–4 min nach Eintritt des Stillstands ist mit irreversiblen Schädigungen des Gehirns zu rechnen. Daher ist unmittelbar nach der Diagnosestellung eine effiziente und v. a. auch koordinierte Therapie einzuleiten (Tabelle 1.3).

Tabelle 1.3. Aufgaben der Mitglieder eines Operationsteams während eines intraoperativen Herz-Kreislauf-Stillstands

Anästhesist	*Chirurg*	*Diplomschwester/-pfleger*
Beatmung	Herzmassage (extern, intern)	Hilfe herbeiholen
Venöser Zugang, Verabreichung von Pharmaka	Defibrillation	Bereitstellen von Geräten und Pharmaka
Koordination und Überwachung		Dokumentation

Prinzipiell gelten für die Therapie des intraoperativen Herz-Kreislauf-Stillstands die selben Richtlinien wie außerhalb des Operationsbereichs, wobei auch besonders auf die Beseitigung der auslösenden Ursache geachtet werden muß und nach den jeweils neuesten Richtlinien der American Heart Association vorgegangen werden sollte (Abb. 1.18).

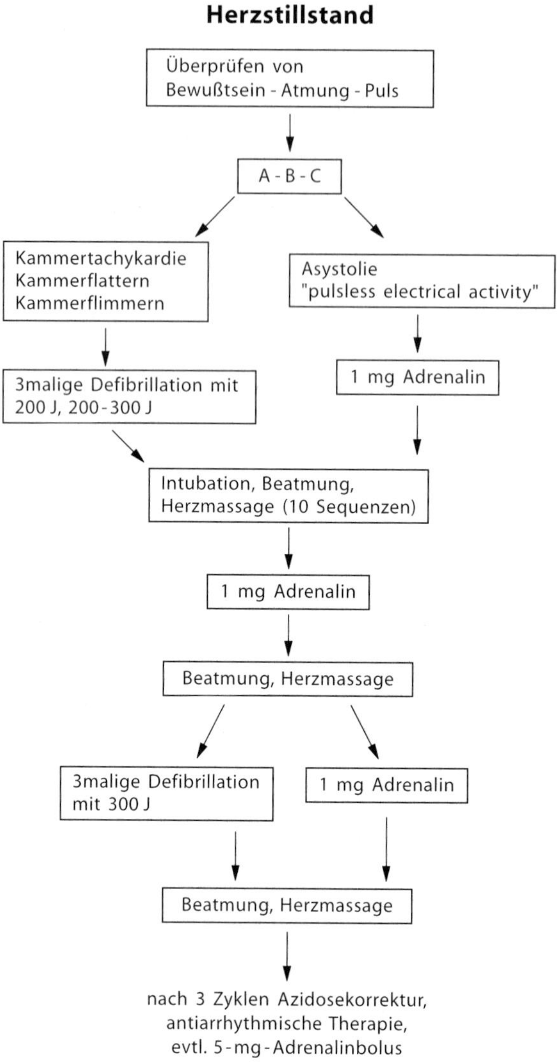

Herzstillstand

```
           Überprüfen von
        Bewußtsein - Atmung - Puls
                  ↓
                A-B-C
               ↙     ↘
  Kammertachykardie    Asystolie
  Kammerflattern    "pulsless electrical activity"
  Kammerflimmern
         ↓                ↓
  3malige Defibrillation mit    1 mg Adrenalin
  200 J, 200-300 J
               ↘     ↙
        Intubation, Beatmung,
        Herzmassage (10 Sequenzen)
                  ↓
            1 mg Adrenalin
                  ↓
         Beatmung, Herzmassage
               ↙     ↘
  3malige Defibrillation    1 mg Adrenalin
  mit 300 J
               ↘     ↙
         Beatmung, Herzmassage
                  ↓
    nach 3 Zyklen Azidosekorrektur,
    antiarrhythmische Therapie,
    evtl. 5-mg-Adrenalinbolus
```

Abb. 1.18. Therapie des Herz-Kreislauf-Stillstands

Mors in tabula

Kommt es trotz rechtzeitig und sachgemäß durchgeführter Reanimation zum Mors in tabula, ist es trotz der enormen psychischen Belastung aller Beteiligten unbedingt notwendig, sich hinsichtlich möglicher rechtlicher Konsequenzen abzusichern.

Die heutige Rechtsprechung geht davon aus, daß ein medizinisch indizierter Eingriff, wozu alle Narkoseverfahren zählen, den Tatbestand der Körperverletzung erfüllt. Deshalb muß der Patient präoperativ über die für ihn wesentlichen Vor- und Nachteile des Narkoseverfahrens aufgeklärt werden und eine von ihm unterschriebene Einwilligung vorliegen. Hierbei sollten für operativen Eingriff und Anästhesie getrennte Einwilligungen eingeholt werden (Weißauer 1992).

Kommt es zu einem anästhesiebedingten Zwischenfall, sind hinsichtlich zivil- und strafrechtlicher Konsequenzen wichtige Verhaltensempfehlungen einzuhalten. Dazu zählen u. a. die sorgfältige Führung und Aufbewahrung des Narkoseprotokolls (inklusive präoperativer Befunde) und die sofortige Mitteilung des Sachverhaltes an die zuständigen Stellen (Gerichtsmedizin, Krankenhausträger, Haftpflichtversicherung, Pathologie), wobei sich diese Mitteilung ausschließlich auf die Schilderung des Geschehensablaufes — ohne alle Wertungen — beschränken sollte (Ulsenheimer 1992). Die Sicherung von möglichen Beweismitteln (defektes Narkosegerät, Blutkonserve usw.) ist ebenfalls sehr wichtig.

Das immer größer werdende forensische Risiko sollte jedoch nicht zu einem Ausweichen auf eine defensive Medizin führen. Der Anästhesist sollte vielmehr seine Rolle als eigenverantwortlicher Partner des Chirurgen beibehalten.

Ein Tod in Narkose muß jedoch nicht ein Tod an Narkose sein. Vielmehr ist die Wahrscheinlichkeit eines Exitus in tabula stark abhängig vom präoperativen Zustand des Patienten, sowie der Schwere und Dringlichkeit des Eingriffs.

Ein Tod in Narkose muß kein Tod an Narkose sein.

Literatur

American Heart Association (1992) Guidelines for cardiopulmonary resuscitation and emergency cardiac care. JAMA 268/16:2171–2298

Aubas S, Biboulet P, Daures JP, du Cailar J (1991) Incidence and etiology of cardiac arrest occuring during the perioperative period and in the recovery room. Apropos of 102.468 anesthesia cases. Ann Fr Anesth Reanim 10(5):436–442

Cooper JP, Newborer RS, Kitz R (1984) An analysis of major errors and equipment failures in anesthesia management: Considerations for prevention and detection. Anesthesiology 60:34–42

Goldman L, Caldera DL, Nussbaum SR et al. (1977) Multifactorial index of cardiac risk in noncardiac surgical procedures. N Engl J Med 297/16:845–850

Hallen B (1985) Erfahrungen bei Anästhesien im höheren Lebensalter. Anästh Intensivmed 26:259–262

Keenan RL, Boyan CP (1985) Cardiac arrest due to anesthesia: A study of incidence and causes. JAMA 253/16:2372–2377

Lutz H, Osswald PM, Bender HJ (1982) Risiken der Anästhesie. Anästhesist 31:1–5

Morray JP, Geiduschek JM, Caplan RA, Posner KL, Gild WM, Cheney FW (1993) A comparison of pediatric and adult closed malpractice claims. Anesthesiology 78:461–467

Olsson GL, Hallen B (1985) Cardiac arrest during anesthesia. A computer aided study in 250.543 anesthetics. Acta Anaesthesiol Scand 32:653–664

Salem MR, Bennet EJ, Schweiss JF, Baraka A, Fazleali YD, Collins VJ (1975) Cardiac arrest related to anesthesia. Contributing factors in infants and children. JAMA 233/3:238–241

Siepman HP (1980) Das Risiko der Anästhesie. Anästh Intensivmed 4:101–106

Taylor G, Larson CP, Prestwich R (1976) Unexpected cardiac arrest during anesthesia and surgery. JAMA 236/24:2758–2760

Ulsenheimer K (1992) Der Anästhesiezwischenfall aus rechtlicher Sicht. In: Doenicke A, Kettler D,

List WF, Tarnow J, Thomson D (Hrsg) Lehrbuch der Anästhesiologie und Intensivmedizin 1: Anästhesiologie, 6. Aufl. Springer, Berlin Heidelberg New York Tokyo, S 989–995

Weißauer W (1992) Rechtliche Fragen. In: Doenicke A, Kettler D, List WF, Tarnow J, Thomson D (Hrsg) Lehrbuch der Anästhesiologie und Intensivmedizin 1: Anästhesiologie, 6. Aufl. Springer, Berlin Heidelberg New York Tokyo, S 982–988

1.4 Hypotension

H. Gombotz

Definition

Eine Hypotension ist als systolischer Blutdruckabfall von mehr als 30 % gegenüber dem präoperativen Durchschnittswert definiert; bei koronarer Herzkrankheit, zerebrovaskulären Erkrankungen und evtl. auch bei renovaskulärer Insuffizienz sollte die Grenze bereits bei einem Abfall von über 20 % gezogen werden.

Ohne entsprechende Risikofaktoren gelten – relativ willkürlich – 70 mm Hg systolisch als absoluter unterer Grenzwert.

Die kritische Grenze, ab welchem arteriellen Druck bzw. Druckabfall eine Hypotension als Komplikation zu werten ist, kann nie schematisierend gezogen werden:

1. Gefäßstenosen, deren Ausmaß meist unbestimmt ist, bestimmen im koronaren, zerebralen und renalen Gefäßsystem den distalen Perfusionsdruck unabhängig vom systemarteriellen Druck.
2. Aus dem systemarteriellen Druck läßt sich nur indirekt auf die periphere Durchblutung schließen, da der arterielle Druck immer das Produkt aus Flow · Widerstand (MAP = HZV · TPR) darstellt.

> Eine Hypotension ist immer dann als ernst zu werten, wenn klinische Zeichen ungenügender globaler oder regionaler Gewebeperfusion auftreten bzw. aufgrund koronarer, zerebraler oder renaler Gefäßveränderungen eine ungenügende regionale Perfusion anzunehmen ist.

> Der alte Patient braucht ausreichend hohe Perfusionsdrücke für Gehirn, Herz und Niere! Der Grenzwert therapiebedürftiger Hypotension liegt viel höher als beim jüngeren Patienten!

Häufigkeit

Die Inzidenz der Hypotension während Operationen schwankt je nach Definitionskriterien, Patientenkollektiv, Anästhesieverfahren, Begleiterkrankung, Art des operativen Eingriffs etc. zwischen 0,48–11,7 %. Mit steigender Risikogruppe nehmen intraoperative Hypotensionen zu.

Ursachen

- Eine *relative oder absolute Überdosierung* an Prämedikationsmitteln, Anästhetika und bestimmten Relaxanzien kann v. a. in Phasen geringer oder fehlender chirurgischer Stimulation zu Blutdruckabfällen führen.

  Mögliche Mechanismen:
  - direkte Anästhetikaeffekte an Herz und Gefäßen,
  - zentralnervöse Effekte, die sich über sympathische und parasympathische Efferenzen auf Herz und Gefäße übertragen,
  - Ausschaltung bzw. Hemmung homöostatischer Baroreflexe.

> Beim hypotensionsgefährdeten Patienten darf es kein unnötiges Intervall zwischen Narkoseeinleitung und Hautschnitt geben; das bedeutet unmittelbare Operationsbereitschaft des Chirurgen!

- *Absolute oder relative Hypovolämie, manifeste oder okkulte Blutung, Verluste in den dritten Raum:* Bei intakter Kreislaufregulation kann der arterielle Blutdruck durch Zunahme des peripheren Widerstandes oft bis zu einem intravasalen Volumenverlust von 20–25 % unverändert bleiben (Abb. 1.19).

- *Bestimmte operative Lagerungen und Manipulationen* können einen verminderten venösen Rückstrom oder eine direkte Beeinträchtigung des Herzens bedingen.

  Operations- sitzende Lagerung,
  lagerungen: Beine tief,
  Bauchlagerung,
  Nukleotomielagerung (kauernde Seitenlagerung oder Kopftief-/Beintieflagerung),
  Seitenlagerung,
  Lagerung für Gallenoperationen,
  Lagerung für Nierenoperationen.

  Manipulationen: Oberbaucheingriffe durch Kompression der V. cava inferior, Thoraxeingriffe durch Wegdrücken des Herzens oder großer Gefäße.

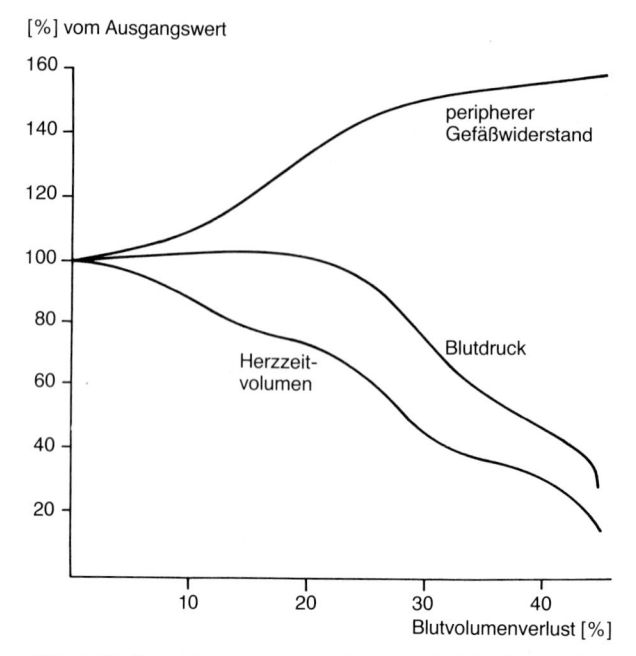

Abb. 1.19. Veränderungen von peripherem Gefäßwiderstand, Blutdruck und Herzzeitvolumen bei zunehmenden Blutverlusten. Durch Zunahme des peripheren Widerstands bleibt der Blutdruck bis zu einem Abfall des Herzzeitvolumens von 25–33 % gewöhnlich unverändert

> Umlagerung und Transport nach Operationsende belasten den kardiovaskulären Risikopatienten und verschieben das intraoperativ oft mühsam stabilisierte Gleichgewicht!

- Das primär in der Spätschwangerschaft auftretende *Syndrom der aortokavalen Kompression* führt in Rückenlage zum Abfall des HZV und des arteriellen Drucks wegen Kompression der V. cava inferior durch den graviden Uterus. Gleichzeitig kommt es durch Druck auf die Aorta zu verminderter Uterusperfusion. Arterieller Druckabfall durch Kompression der V. cava inferior ist auch durch Rückenlagerung von Patienten mit großen Tumoren in Becken und Retroperitoneum möglich (vgl. Teil D, Kap. 27).

Begünstigende Faktoren:
– Hypovolämie (z. B. Blutung),
– sympathische Blockade (z. B. Regionalanästhesie).

Die hämodynamischen Auswirkungen treten nicht unmittelbar, sondern meist erst 5–15 min nach Rückenlagerung auf! Prophylaxe: im 2. und 3. Trimenon linke Halbseitenlagerung!
- *Akutes Myokardversagen* bzw. Verschlechterung einer bestehenden Myokardinsuffizienz führen zu Hypotension.

Die Aktivierung des sympathischen Nervensystems und des Renin-Angiotensin-Aldosteron-Systems zählt bei Linksherzversagen zu kompensatorischen Schlüsselmechanismen. Eine anästhetikabedingte Dämpfung kann zu drastischen Abfällen des Herzminutenvolumens und des Systemdrucks führen.

- Einem Pumpversagen bei *akuter oder chronischer* Myokardischämie gehen dem Abfall von HZV und Systemdruck gewöhnlich EKG-Veränderungen und Anstiege des linksventrikulär enddiastolischen Druckes (LVEDP; ZVD, Wegdedruck) voraus (s. auch S. 79 ff.).
- Alle *kardialen Rhythmusstörungen* können zu einem Abfall von HZV und Systemdruck führen. Bei Sinusbradykardien ist bis zu einer Frequenz um 45–50 min meist kein arterieller Druckabfall zu erwarten. Der Anteil der Vorhofkontraktion an der Füllung des linken Ventrikels kann 20% und mehr betragen („atrial kick").

Besonders bei eingeschränkter Herz-Kreislauf-Dynamik ist ein Verlust des Sinusrhythmus mit deutlichen Abfällen des Systemdrucks verbunden.

Ursachen reflektorischer Bradyarrhythmie mit arteriellem Druckabfall können Erregung von Larynx, Pharynx, Bronchialbaum und Zug an Augenmuskeln und viszeralen Strukturen wie Rektum, Uterus, Zervix, Harnblase und Mesenterium sein.

- Primär *respiratorische Faktoren*, die zur Hypotension führen, sind
  - Hyperventilation mit respiratorischer Alkalose und Abfall des Herzminutenvolumens (besonders auch bei Narkoseeinleitung und Maskenbeatmung),
  - Beatmung mit hohem intrathorakalem Druck (PEEP, hoher inspiratorischer Spitzendruck) und vermindertem venösen Rückstrom,
  - Spannungspneumothorax,
  - jede schwere und längerdauernde Hypoxämie, besonders bei beeinträchtigter Myokardfunktion.
- Perioperative Blutdruckabfälle beim *Polytrauma* legen immer den Verdacht auf Unterbewertung einer bestehenden oder einer nichterkannten zusätzlichen Verletzung nahe.
- *Neurochirurgisch* bedingte Hypotensionen entstehen durch
  - Manipulationen am Hirnstamm und an Hirnnerven führen zu Hypotension und Bradykardien bzw. Bradyarrhythmien,
  - sitzende Lagerung für Eingriffe in der hinteren Schädelgrube und zur zervikalen Laminektomie. Das Ausmaß des arteriellen Druckabfalls ist individuell verschieden und von Narkosetiefe und bestehender Hypovolämie abhängig. Nach vollzogener Lagerung und Operationsbeginn ist ein auftretender Druckabfall nicht mehr lagerungsbedingt, sondern eher anderen Faktoren anzulasten.
  - Luftembolie,
  - Irritation des Glomus caroticum.
- *Anaphylaktisch-anaphylaktoide Reaktionen* als Ursache für Hypotensionen (s. S. 669).
- Ein *Endotoxinschock* kommt als Ursache einer Hypotension in Frage bei chirurgischer Manipulation am septischen Herd bzw. an Organen mit hohem vasoaktivem Potential durch Ausschwemmung von Kininen, Kallikrein, Histamin, etc. (z. B. hämorrhagisch-nekrotisierende Pankreatitis).

- *Endokrinologisch* bedingte Hypotensionen sind zu erwarten
  – nach Abklemmung der letzten zuführenden Venen beim Phäochromozytom,
  – bei Manipulation am Tumor im Rahmen eines Karzinoidsyndroms,
  – nach Exstirpation eines endokrin aktiven Nebennierenadenoms (akute NNR-Unterfunktion).

  Hingegen sind intraoperative Blutdruckabfälle bei Patienten, die unter Kortikosteroidtherapie stehen, wohl nur in seltenen Fällen auf echten Substratmangel zurückzuführen. Allerdings gibt es auch Blutdruckabfälle trotz normaler Kortisolspiegel („Pseudohypoadrenalismus").
- Hypotensionen bei *orthopädischen Eingriffen* mit Hypoxämie und Arrhythmien treten unmittelbar nach Einbringung von Knochenzement bei Hüft- und Kniegelenkendoprothesen auf. Als Ursachen gelten Luft-, Thromb- und Fettembolien sowie die toxische Wirkung von Methylmethacrylat. Mit Einführung zementfreier Prothesen konnte diese Komplikation weitgehend reduziert werden.
- Die *Luftembolie* als Ursache einer Hypotension ist auf S. 606 ff. beschrieben.
- Intraoperative *Thrombembolien* treten v. a. bei Manipulationen im Becken- und Beinbereich auf.

  Das Auswickeln der unteren Extremität zur Blutleere ist bei allen posttraumatischen, postoperativen und postpartalen Zuständen obsolet!
- Nach *Wiedereröffnung der Aortenklemme* bei Aortenisthmusstenose, Aortenaneurysmen, Aortenteilresektion treten meist deutliche Blutdruckabfälle auf, evtl. auch nach längerer Abklemmung der Femoral- oder Iliakalgefäße, z. B. bei Unfällen, sowie nach Öffnen der Blutsperre (Tourniquet-Syndrom). Sie sind bedingt durch
  – plötzliche periphere Widerstandsenkung,
  – Hypovolämie,
  – Einschwemmung saurer Metaboliten.

  Prophylaxe: frühzeitiges Absetzen von Vasodilatatoren, ausreichende Volumenzufuhr, schrittweises Eröffnen der Aortenklemme durch den Chirurgen, evtl. leichte Blindpufferung!
- Mögliche Ursachen von Hypotensionen im Zusammenhang mit *regionalen Verfahren* sind in den entsprechenden Kapiteln beschrieben.

> Internistisch vorbehandelte Herzpatienten sind zwar oft gut rekompensiert, haben aber häufig ein vermindertes intravasales Volumen.

Disposition zu perioperativen arteriellen Druckabfällen

1. Absolute oder relative Hypovolämie,
2. generalisierte Gefäßsklerose (z. B. bei verschiedenen Stoffwechselerkrankungen wie Diabetes mellitus, Hyperlipidämie etc.),
3. höheres Alter,

4. behandelter und unbehandelter Hypertonus,
5. hoher sympathischer Ausgangstonus.

Übliche Zeichen des kritischen arteriellen Druckabfalls

1. invasiv und/oder nichtinvasiv gemessener arterieller Druck fällt unter den definierten Grenzwert,
2. periphere Pulse schlecht tastbar,
3. Akren kalt, schweißig, marmoriert, zyanotisch,
4. Auftreten kardialer Rhythmusstörungen, Änderungen der ST-Strecke, meist Tachykardie,
5. geringe Blutung im Operationsgebiet,
6. metabolische Azidose,
7. Oligoanurie unter 0,5 ml/kg/h,
8. Abfall der gemischtvenösen O_2-Sättigung.

Auswirkungen einer systemarteriellen Hypotension

Abfälle des arteriellen Drucks gefährden die adäquate Perfusion lebenswichtiger Organe. Die Gefahr unzureichender Durchblutung in den Organen Herz, Gehirn, Niere und Leber wird noch weiter erhöht, weil bei regionalen Gefäßverengungen durch autonome Gefäßregulation die Gefäße ohnehin maximal weit gestellt wurden. Eine Verzögerung der postoperativen Aufwach- und Erholungsphase kann ebenfalls auftreten!

Therapie und Prävention

Das unmittelbare Management einer arteriellen Hypotension orientiert sich zunächst an 3 Fragen:
1. Ist die Narkose zu „tief", ist das Anästhesieverfahren den pathophysiologischen Besonderheiten des Patienten angepaßt?
   Maßnahmen: Verflachung der Narkose!
   Nach Narkoseeinleitung auf Operationsbeginn drängen!

2. Liegt eine Hypovolämie vor?
   Maßnahmen: Flüssigkeitszufuhr, beim Erwachsenen zunächst 500–1000 ml forciert, je nach Situation Elektrolytlösungen, Plasma, Blut!
   Lagerungskorrektur! Beine anheben!

3. Liegt eine hämodynamische oder respiratorische Akutkomplikation vor?
   Die Ursachen sind in der folgenden Übersicht zusammengestellt. *Maßnahmen: Kausal!*

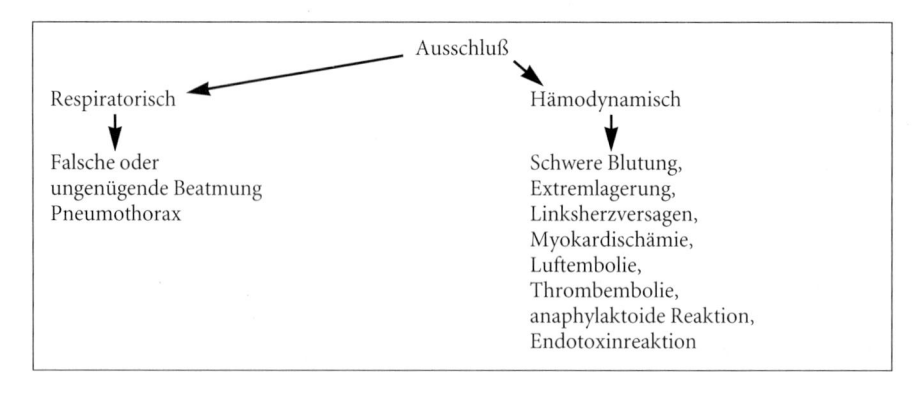

```
                        Ausschluß
Respiratorisch  ◄─────────       ─────────►  Hämodynamisch
     │                                              │
     ▼                                              ▼
Falsche oder                                  Schwere Blutung,
ungenügende Beatmung                          Extremlagerung,
Pneumothorax                                  Linksherzversagen,
                                              Myokardischämie,
                                              Luftembolie,
                                              Thrombembolie,
                                              anaphylaktoide Reaktion,
                                              Endotoxinreaktion
```

Vorgehen bei intraoperativem Myokardversagen

Ungeachtet seiner Genese stehen entweder Zeichen des Rückwärts- oder Vorwärtsversagens allein oder in Kombination im Vordergrund. Danach richtet sich auch das primäre Vorgehen (s. folgende Übersichten).

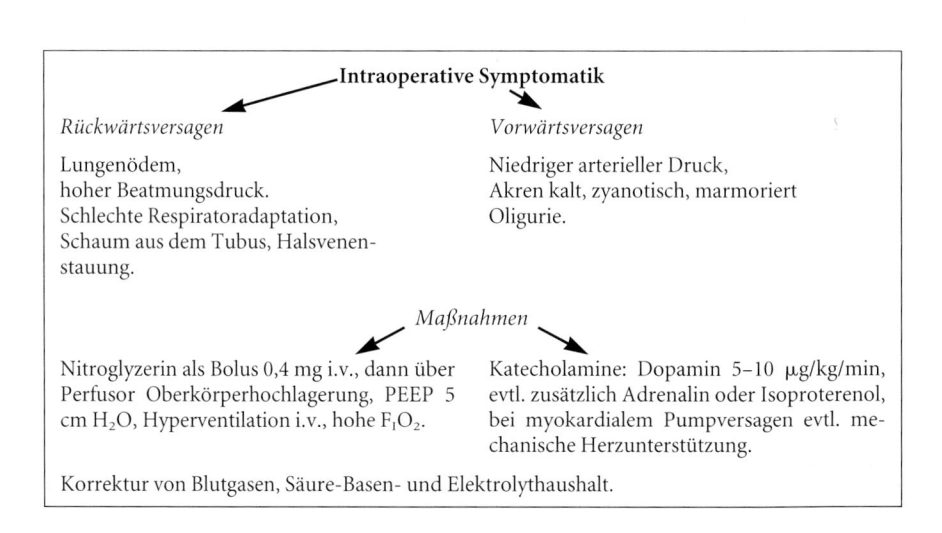

```
                    Intraoperative Symptomatik
           ◄─────────                 ─────────►
*Rückwärtsversagen*                          *Vorwärtsversagen*

Lungenödem,                                  Niedriger arterieller Druck,
hoher Beatmungsdruck.                        Akren kalt, zyanotisch, marmoriert
Schlechte Respiratoradaptation,              Oligurie.
Schaum aus dem Tubus, Halsvenen-
stauung.

                         *Maßnahmen*
           ◄─────────                 ─────────►
Nitroglyzerin als Bolus 0,4 mg i.v., dann über   Katecholamine: Dopamin 5–10 µg/kg/min,
Perfusor Oberkörperhochlagerung, PEEP 5          evtl. zusätzlich Adrenalin oder Isoproterenol,
cm $H_2O$, Hyperventilation i.v., hohe $F_IO_2$. bei myokardialem Pumpversagen evtl. me-
                                                 chanische Herzunterstützung.

Korrektur von Blutgasen, Säure-Basen- und Elektrolythaushalt.
```

Häufige Ursachen postoperativer Hypotension

1. Anästhetikaüberhang,
2. Hypovolämie,
3. Umlagerungs- bzw. Transporthypotension, besonders bei kardiovaskulär instabilen Patienten.

1.5 Hypertension

H. Gombotz

Definition

Der Blutdruck sowohl von Gesunden als auch von Hypertonikern ist physiologischen Schwankungen z. B. durch psychische oder körperliche Belastungen unterworfen. Präoperativ wird als arterieller Hypertonus eine dauerhafte Erhöhung des Blutdrucks im arteriellen Gefäßsystem bezeichnet. Nach den Empfehlungen der WHO spricht man bei einer Erhöhung des Blutdrucks auf Werte von $\geq 160/95$ mm Hg von einem arteriellen Hypertonus. Intraoperativ liegt eine Hypertension bei einem systolischen Blutdruckanstieg von mehr als 30 % über dem präoperativen Ausgangswert (20 % bei vorbestehenden Gefäßerkrankungen) vor.

Klassifikation

1) Primäre (essentielle) Hypertonie, bei der kein erkennbarer Grund vorliegt;
2) sekundäre Hypertonie aufgrund renaler, endokriner, neurogener, kardiovaskulärer, hämatogener und schwangerschaftsspezifischer Erkrankungen.

Häufigkeit

Die Inzidenz der arteriellen Hypertonie in der gesunden Bevölkerung liegt bei ca. 5 %, bei chirurgischen Patienten wird eine Häufigkeit von 6–12 % angenommen (Foex 1974; List 1981). Die Inzidenz der intraoperativen Hypertension liegt zwischen 1,12 und 7,2 % und steigt bei Hypertonikern bis auf 46 % an (Hartung et al. 1983).

Ursachen

- Unzureichende Blockierung des autonomen Nervensystems

Weitaus häufigste Ursache ist die unzureichende Blockierung des autonomen Nervensystems gegenüber Schmerz und anderen Stimuli wie Intubation, Hautinzision, Exploration des Abdomens, Zug am Mesenterium, Sternotomie und Sternumspreizung. Am bekanntesten sind die unter Neuroleptanalgesie beschriebenen adrenergen Herz-Kreislauf-Reaktionen, die unabhängig von der Dosierung auftreten, im Alter eher zunehmen und für den einzelnen Patienten nicht vorhersehbar sind.

- Respiratorische Azidose/Hyperkapnie

Die Zunahme des arteriellen CO_2-Partialdrucks führt immer zu einer Stimulation des sympathischen Nervensystems. Unter Anästhesiebedingungen kann allerdings die hämodynamische Antwort auf CO_2-Anstiege erheblich modifiziert werden. Gewöhnlich nehmen sowohl Herzfrequenz als auch arterieller Druck bei mäßiger Hyperkapnie (etwa 50 mm Hg) zu, nicht mehr jedoch bei extremen Anstiegen. Die adrenergen CO_2-Reaktionen sind meist von Schwitzen, erweiterten Pupillen und Gesichtsrötung begleitet. Darüber hinaus kann es auch zu kardialen Arrhythmien kommen.

- Hypoxämie

Mäßiggradige Hypoxämien führen zu einem Anstieg des arteriellen Blutdrucks. Diese Reaktionen bleiben auch unter Anästhesiebedingungen im wesentlichen erhalten. IPPV („intermittent positive pressure ventilation") kann zu einer geänderten hämodynamischen Reaktion auf Hypoxämie führen; der Blutdruckanstieg bleibt aber erhalten. Auch β-Blockade ändert wahrscheinlich nicht die kardiovaskuläre Reaktion auf normokapnische Hypoxämie.

- Hyperthermie

Fieber, intraoperativ bedingt u.a. durch Grundkrankheit, pyrogene Reaktionen und maligne Hyperthermie, wird meist von arteriellen Druck- und Herzfrequenzanstiegen begleitet.

- Maligne Hyperthermie

Hypertension ist ein häufiges Begleitsymptom, meist in der Anfangsphase als instabiles, in der Tendenz steigendes Blutdruckverhalten beschrieben. Die Hypertension ist aber kein Leitsymptom der malignen Hyperthermie!

- Hypothermie

Bedingt durch periphere Vasokonstriktion kommt es zur Hypertension.

- Überdehnte Harnblase

Eine überdehnte Harnblase kann Ursache erhöhter Blutdruckwerte sein. Nach Abkatheterisierung kommt es dann oft zu reflektorischer Hypotension!

- Beeinträchtigte Barorezeptorenfunktion (Aortenbogen, Karotis)

Während und nach Operationen am Herzen und im Aortenbereich kann es durch eine Beeinträchtigung der Barorezeptorenfunktion zur Hypertension kommen.

- Neurochirurgische Ursachen

- Unspezifisches Begleitsymptom eines erhöhten intrakraniellen Drucks,
- operative Manipulation in der Nähe des Hirnstamms, häufig mit Tachykardie bzw. Tachyarrhythmien,
- Reizung des N. trigeminus.

- Systemische Ursachen einer Hypertension

Systemische Reaktionen treten bei lokaler Applikation von Sympathomimetika (Adrenalin, Vasopressin) bei Regionalanästhesie oder bei Infiltration zur Blutstillung auf. Typische subjektive Symptome bei überhöhten Plasmaspiegeln von Vasokonstriktorzusatz sind Herzklopfen, Kopfschmerzen, Zittern und Blässe.

- Reaktiver Blutdruckanstieg nach kontrollierter Hypotension
  (Rebound-Hypertension, Overshoot-Hypertension)

Nicht selten kommt es zu einer überschießenden Reaktion über den Ausgangswert. Sie ist als kompensatorische Reaktion auf die Vasodilatation aufzufassen, die zur Stimulation des Renin-Angiotensin-Systems und der Katecholaminsekretion führt und die eigentliche Hypotensionsphase einige Zeit überdauert. Ein Auftreten nach Nitroglyzerin, Nitroprussidnatrium, Trimetaphan, in Verbindung mit NLA, ist deutlicher als unter Inhalationsanästhesie.

- Traumatologie

Autonome Hyperreflexien bei komplettem Querschnitt, 1–3 Wochen nach dem Trauma, evtl. verbunden mit kardialen Arrhythmien, führen zu hypertensiven Zuständen.

- Abklemmung der Aorta (im proximalen Abschnitt)

Bei Aortenaneurysmen und Aortenisthmusstenose führt das Abklemmen der Aorta zu einem abrupten Anstieg des arteriellen Drucks als Ausdruck des hohen Auswurfwiderstands und des relativ erhöhten Blutvolumens. Gleichzeitig kommt es zu einem Anstieg des LVEDV sowie durch Stimulation von Ventrikelwandrezeptoren zu Bradykardie und Abfall des HZV.

- Transurethrale Prostataresektion

Die Hypertension ist Begleitsymptom des Einschwemmsyndroms (TUR-Syndrom) mit Hypervolämie, Hämolyse und Hypernatriämie. Das TUR-Syndrom ist heute durch die physiologische Niederdruckirrigation sowie prophylaktische hypertone NaCl-Gabe selten geworden.

- Endokrinologie

Endokrinologische Ursachen einer Hypertension können u. a. sein:
– Phäochromozytom,
– hypoglykämiebedingte Adrenalinfreisetzung bei Insulinom,
– Hyperthyreose, Thyreotoxikose.

- Schwangerschaft

Die manifeste oder latente Eklampsie kann Ursache exzessiver Hypertension während der Schwangerschaft sein.

Sonderformen der Hypertension

Sie dürfen i. allg. nicht oder nur zurückhaltend behandelt werden.

1) Aortenklappeninsuffizienz:
   Hoher systolischer Druck bei niedrigem diastolischem Druck; die Orientierung erfolgt am mittleren arteriellen Druck.
2) Aortenisthmusstenose:
   Hoher arterieller Druck in der oberen Körperhälfte; der Systemdruck in der unteren Körperhälfte sollte zur Vermeidung neurologischer (Paraplegie!) und renaler Komplikationen 50 mm Hg nicht unterschreiten. Die blutige Druckmessung der oberen und unteren Körperhälfte ist angezeigt.
3) Erworbener totaler AV-Block:
   Hoher systolischer Druck bei niedrigem diastolischem Druck; das Schlagvolumen ist groß, ebenso der periphere Widerstand, das HZV ist meist erniedrigt. Manchmal besteht zusätzlich ein essentieller Hochdruck.

Folgeerkrankungen der arteriellen Hypertonie

1) Koronare Herzkrankheit mit Myokardischämie, Angina pectoris und Myokardinfarkt.
2) Linksherzhypertrophie im Anfangsstadium, im weiteren Verlauf Linksherzinsuffizienz.
3) Zerebrovaskuläre Erkrankungen – Schlaganfall, hypertensive Encephalopathie und Störungen der Autoregulation.

Die unmittelbaren Folgen einer perioperativen Hypertension wie z. B. Blutungen aus Operationswunden, zerebrale Hämorrhagien oder subendokardiale Ischämien können mit einer erhöhten Mortalitätsrate einhergehen (Leslie 1993). Das hämodynamische Profil von Hypertonikern und Koronarpatienten ist oft unberechenbar und in der Regel durch einen mehr oder minder deutlich erhöhten peripheren Widerstand bei normalem oder leicht erhöhtem Herzminutenvolumen gekennzeichnet (Engleman 1983).

Prävention und Therapie

Das perioperative Blutdruckverhalten wird von der Grunderkrankung und Medikation sowie von der Art der Narkose und des chirurgischen Eingriffs geprägt. Patienten mit labilem oder manifestem Hypertonus sollen präoperativ behandelt werden. Prinzipiell sollte die antihypertensive Therapie perioperativ fortgesetzt werden. Bei präoperativer Gabe von ACE-Hemmer ist jedoch mit einer größeren Wahrscheinlichkeit von Blutdruckabfällen nach Einleitung der Narkose zu rechnen (Coriat 1994). Die Kombination der chronischen antihypertensiven Therapie mit der Prämedikation gewährleistet weitgehend normale Blutdruckwerte vor Einleitung der Narkose.

Das unmittelbare Management orientiert sich an 3 Fragen:

1) Ist das autonome Nervensystem wegen zu flacher Narkoseführung gegenüber Schmerz und anderen Stimuli unzureichend blockiert?
   Maßnahmen: Vertiefung der Narkose, additive Gabe von Inhalationsanästhetika oder Opioiden,

2) Ist die respiratorische Situation einwandfrei, oder liegt eine respiratorische Azidose oder Hypoxämie vor?
   Maßnahmen: Rasche Abklärung ausreichender Oxygenierung und Ventilation.

3) Ist der Patient Hypertoniker, d.h. besteht ein bekannter oder übersehener, ein behandelter oder nichtbehandelter Hypertonus?
   Maßnahmen: Narkosevertiefung, Einsatz von Antihypertonika (s. folgende Übersicht).

Die medikamentöse Therapie der intraoperativen und postoperativen Hypertension erfolgt üblicherweise intravenös. Heute steht ein weites Spektrum an antihypertensiven Substanzen zur Verfügung, und fast alle wurden erfolgreich in der Behandlung der perioperativen Hypertension eingesetzt. Sie besitzen unterschiedliche Angriffspunkte, Wirkprofile und sollen einzeln oder in Kombination nach Berücksichtigung dieser Variablen eingesetzt werden (Davies 1988; Engelman 1989; Gombotz 1990; Boldt 1995; s. folgende Übersichten). Bei der Wahl des verwendeten Antihypertensivums sollte die vorbestehende Therapie berücksichtigt werden.

Substanzen der 1. Wahl	
Antihypertensiva	*Ausgangssituation*
1. β-Blocker (z.B. Esmolol 1 mg/kg als Bolus; Fortsetzen der Therapie über Perfusor)	Hyperdynamer Patient, Tachykardie
2. Nitroglyzerin (initial 0,1–0,4 mg i.v.; Fortsetzen der Therapie mit Perfusor)	Hypertension mit hoher Vorlast, Bradykardie bis Normokardie
3. Kalziumantagonisten (z.B. Nifedipin über Perfusor; mittlere Dosierung 2–5 µg/min)	Hypertension bei erhöhtem peripherem Widerstand, normale oder erniedrigte Herzfrequenz
4. Periphere α_1-Rezeptorenblocker (z.B. Urapidil 10–50 mg i.v. als Bolus)	Hypertension mit Tachykardie
5. α_2-Rezeptorenagonisten (Clonidin 0,075–0,15 mg i.v., dann evtl. über Perfusor)	

Substanzen für besondere Indikationen

Antihypertensiva	Ausgangssituation
Verapamil (2,5–5 mg i.v.)	Hypertension bei tachykardem Vorhofflimmern
Labetalol (0,1–0,5 mg/kg i.v., dann über Perfusor)	Individuell unterschiedliche Dosierung notwendig! Bei hoher Dosierung starke β-Blockade
Dihydralazin 12,5–25 mg i.v., dann über Perfusor	
Nitroprussidnatrium (2–8 μg/kg/min über Perfusor)	Hartnäckige Hypertension bei hoher Vor- und Nachlast, Bradykardie bis Normokardie. Kein Mittel der 1. Wahl!
ACE-Hemmer (z. B. Enalaprilat 0,06 mg/kg)	Eventuell bei präoperativ bestehender Therapie mit ACE-Hemmer
Diuretika (z. B. Furosemid 10–20 mg i.v.)	Hypertonie bei Hypervolämie
Frequenzsteigernde Medikamente (z. B. Atropin i.v., Orciprenalin 0,05–0,5 mg, Titrieren nach Effekt, evtl. Schrittmacherbehandlung)	Hochgradige Bradykardie und Hypertension

Literatur

Boldt J, Schindler E, Wollbrück M, Görlach G, Hempelmann G (1995) Cardiorespiratory response of intravenous angiotensin-converting enzyme inhibitor enalaprilat in hypertensive cardiac surgery patients. J Cardiothorac Cardiovasc Anesth 9:44–49

Coriat P, Richer C, Douraki T, Gomez C, Hendricks K, Giudicelli J, Viars P (1994) Influence of chronic angiotensin-converting enzyme inhibition on anesthetic induction. Anesthesiology 81:299–307

Davies ME, Jones C, Feneck RO, Walesby RK (1988) Intravenous nifedipine for control of hypertension in patients after coronary artery bypass graft surgery. J Cardiothorac Anesth 2:130–139

Engelman E, Lipszyc M, Gilbart E (1989) Effects of clonidine on anesthetic drug requirements and hemodynamic response during aortic surgery. Anesthesiology 71:178–187

Engleman RM, Haag B, Lemeshaw S (1983) Mechanism of plasma catecholamine increases during coronary artery bypass and valve procedures. J Thorac Cardiovasc Surg 86:608–615

Foex P, Prys-Roberts C (1974) Anaesthesia and the hypertensive patient. Br J Anaesth 46:575–585

Gombotz H, Metzler H, Berger J, Rehak P, Sadjak A (1990) Comparison of alinidine and esmolol in the treatment of intraoperative sinus tachykardia. J Cardiothorac Anesth 4 [Suppl]:17–21

Hartung HJ, Osswald PM, Rotter G, Lutz H (1983) Kreislaufkomplikationen bei Hypertonikern während der perioperativen Phase. Anästh Intensivther Notfallmed 18:196–198

Leslie JB (1993) Incidence and aetiology of perioperative hypertension. Acta Anaesthesiol Scand [Suppl] 99:59

List WF (1981) Die präoperative Anästhesieambulanz. In: Haid B, Mitterschiffthaler G (Hrsg) ZAK 1979. Springer, Berlin Heidelberg New York Tokyo (Anästhesiologie und Intensivmedizin, Bd 139, S 42–75)

1.6 Akute Myokardischämie, akuter Myokardinfarkt

E. Mahla

Pathophysiologie

Myokardischämien sind Folge eines Mißverhältnisses zwischen O_2-Angebot und O_2-Bedarf. Grundsätzlich reversibel können sie jedoch in Abhängigkeit von Dauer, Schwere und Häufigkeit zu irreversiblen Myokardnekrosen und/oder myokardialem Pumpversagen führen.

Koronardurchblutung
O_2-Gehalt des arteriellen Blutes $\}$ myokardiales O_2-Angebot
Herzfrequenz

Herzfrequenz
Kontraktilität $\}$ myokardialer O_2-Verbrauch
Wandspannung

Die *Koronardurchblutung* ist dem *koronaren Perfusionsdruck* direkt und dem *koronaren Widerstand* indirekt proportional.

Der *koronare Perfusionsdruck* errechnet sich aus diastolischem Aortendruck minus linksventrikulärem enddiastolischem Druck (LVEDP; sein meßbares Korrelat ist, bei Abwesenheit pulmonaler Veränderungen, der Wedgedruck).

Den *koronaren Widerstand* beeinflussen pathologisch-anatomische (Ausmaß der fixierten oder/und dynamischen Koronarstenose, Myokardmasse) sowie neurohumorale Faktoren.

Insgesamt ist die *koronare Reserve* (bedarfsorientierte Steigerung der Koronardurchblutung) beim Patienten mit koronarer Herzkrankheit reduziert.

Hämoglobingehalt und O_2-Sättigung bestimmen den *O_2-Gehalt des arteriellen Blutes*.

Tachykardien senken das O_2-Angebot durch Verkürzung der Diastolendauer (die Durchblutung des linken Ventrikels erfolgt hauptsächlich während der Diastole) bei gleichzeitiger Erhöhung des O_2-Bedarfes.

Eine *Kontraktilitätssteigerung* (ausgelöst durch endo- oder exogene Katecholamine, Digitalis, Kalzium) steigert den O_2-Bedarf, sofern sie nicht gleichzeitig über eine Verminderung der Wandspannung zu einer Ökonomisierung der Herzarbeit führt.

In Anlehnung an das Laplacesche Gesetz ist die *Wandspannung* der Ventrikelgröße und dem Ventrikeldruck direkt, der Wanddicke umgekehrt proportional. Eine erhöhte myokardiale Wandspannung vermindert die subendokardiale Durchblutung.

Klinisch faßbare, potentielle Auslösemechanismen

1) *Tachykardie:* Als kritisch gilt beim Koronarkranken jede längere Frequenzzunahme von >20% gegenüber dem individuellen Ruhewert,
2) *Hypotension.*
3) *Anämie und Hypoxie.*
4) *Hypertension*, besonders mit begleitender Tachykardie: Niedrige Herzfrequenzen bis um etwa 40/min werden bei Erhaltung des Sinusrhythmus i. allg. gut toleriert.

Die *ischämische Kaskade* beschreibt den typischen Ablauf myokardialer Veränderungen im Zuge einer inadäquaten O_2-Versorgung:

1) inadäquater Blutfluß in das betroffene Myokardareal,
2) lokale metabolische Veränderungen (z. B. Laktatproduktion),
3) regional beeinträchtigte Muskelrelaxation,
4) regional beeinträchtigte Muskelkontraktion,
5) Anstieg des LVEDP,
6) ischämische EKG-Veränderungen,
7) Angina pectoris.

> 70–90% der Ischämien bei koronarer Herzerkrankung verlaufen klinisch stumm. Das Risiko stummer Ischämien entspricht aber dem der symptomatischen [17].

Perioperative, praktisch-klinische Diagnostik akuter Myokardischämien bzw. eines akuten Myokardinfarktes

In Abhängigkeit von Lokalisation, Ausdehnung und Reversibilität:
1) klinische Symptomatik,
2) EKG-Veränderungen,
3) Wandbewegungsstörungen,
4) Anstieg des LVEDP,
5) Erhöhung biochemischer Marker.

Klinische Symptomatik

– Pektanginöse Beschwerden

Während einer Allgemeinnarkose fehlt eine typische, richtungsweisende Schmerzsymptomatik. Postoperativ verlaufen Myokardischämien und vielfach auch akute Myokardinfarkte verschleiert oder stumm!

Bei 52–80% perioperativ auftretender Myokardischämien fehlen akute Änderungen von Herzfrequenz und/oder Blutdruck, was für eine regionale Einschränkung der myokardialen O_2-Versorgung (Koronarspasmus, Plaqueruptur mit Thrombusbildung) als mögliche primäre Ursache spricht [12, 13].

– Neuauftreten von Rhythmusstörungen.

– Linksventrikuläre Dysfunktion:

beginnend mit Hypotension, Dyspnoe bis hin zum manifesten Lungenödem.

EKG-Veränderungen

– Veränderungen der ST-Strecke

Eine *Myokardischämie* liegt vor, wenn eine reversible, horizontale oder deszendierende ST-Segmentdepression gegenüber der isoelektrischen Linie von >0,1 mV 60 ms nach dem J-Punkt über eine Dauer von mindestens 1 min oder eine ST-Elevation von >0,2 mV am J-Punkt nachweisbar ist (Abb. 1.20).

Linksherzhypertrophie, Schenkelblock, Schrittmacherimpulse, Digitalismedikation, Thorakotomie sowie Lagewechsel schränken die Aussagefähigkeit von ST-Streckenveränderungen deutlich ein.

Die Diagnose eines *Myokardinfarktes* stützt sich im 12-Kanal-EKG auf den Nachweis neuer Q-Zacken von mindestens 0,04 s Dauer als Ausdruck eines transmuralen

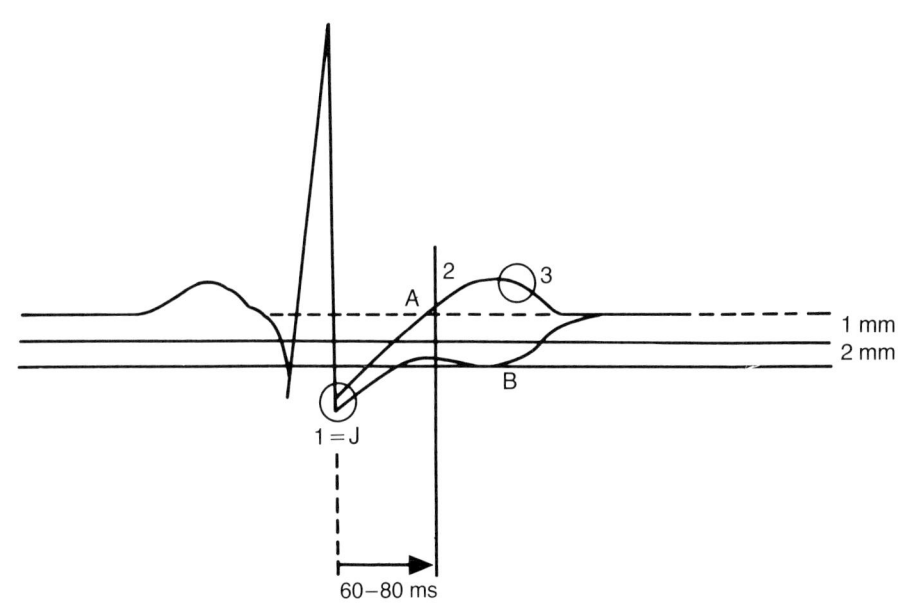

Abb. 1.20. Beurteilung der ST-Strecke. Als Bezugspunkt einer ischämischen ST-Senkung (horizontal gestreckt oder deszendierend) in linkspräkordialen Ableitungen gilt heute der Punkt 60–80 ms nach dem J-Punkt. Da auf einem Monitor-EKG diese Beurteilung meist schwierig ist, kann vereinfachend auch der Halbierungspunkt zwischen J-Punkt und T-Spitze herangezogen werden. 1 J-Punkt (Ende von QRS), 2 Halbierung zwischen 1 und 3 (etwa 60–80 ms nach dem J-Punkt), 3 T-Spitze, A frühzeitiger ST-Anstieg (Ischämie eher unwahrscheinlich), B später ST-Anstieg (Ischämie eher wahrscheinlich)

Infarktes oder das Auftreten gleichschenkeliger, spitz-negativer T-Wellen (>5 mm) als Ausdruck eines nichttransmuralen Infarktes.

Das Fehlen pathologischer Q-Zacken schließt allerdings einen Myokardinfarkt *nicht* aus [9], da ihre diagnostische Sensitivität im 12-Kanal-EKG nur zwischen 33–62 % bei einer Spezifität von 88–98 % liegt.

– Rhythmusstörungen

Regionale Myokardischämien gelten als Triggerfaktoren *ventrikulärer Rhythmusstörungen* (VES, Kammertachykardie, Kammerflimmern). *Supraventrikuläre Extrasystolen* und plötzlicher Umschlag von Sinusrhythmus in *Vorhofflimmern* ist u. U. erster Hinweis auf eine akute Überdehnung des linken Vorhofes. Auch *Linksschenkelblock* und *AV-Block* können Folge von Myokardischämien bzw. eines Myokardinfarktes sein.

Wandbewegungsstörungen

Regionale, *neu* auftretende Wandbewegungsstörungen gelten als *empfindlicher und früher Indikator* einer myokardialen Ischämie und werden am besten durch eine *transösophageale Echokardiographie (TEE)* erfaßt.

Hohe Kosten, großer Aufwand, nur intermittierende Einsatzbarkeit sowie vielfältige Möglichkeiten nicht ischämisch bedingter Wandbewegungsstörungen schränken die routinemäßige Verwendung dieser Methode jedoch ein.

Anstieg des LVEDP

Ein Anstieg des LVEDP gilt als *nichtspezifischer Indikator* einer myokardialen Ischämie und läßt sich nur indirekt und intermittierend über Messung des Wedgedrucks erfassen.

> Ein Anstieg des Wedgedrucks gilt heute weder als sensibles noch als zuverlässiges frühes Zeichen einer perioperativen myokardialen Ischämie [2].

Differentialdiagnose „erhöhter Wedgedruck".

Akuter Anstieg eines primär normalen bzw. chronisch erhöhten Ausgangswertes:

– Myokardischämie,
– linksventrikuläre Dysfunktion,
– inadäquate Volumensubstitution bei eingeschränkter linksventrikulärer Funktion,
– hyperdyname Herz-Kreislauf-Situation,
– Lagerungsmaßnahmen, die die Vorlast steigern.

Chronisch erhöhter Wedgedruck:

- eingeschränkte Ejektionsfraktion (EF) bei ischämischer oder dilatativer Kardiomyopathie,
- unphysiologische ventrikuläre Druck- oder Volumenbelastung bei Vitien,
- fortgeschrittene pulmonale Veränderungen.

Biochemische Marker

Zur Abklärung eines perioperativen Myokardinfarktes wird das *relevante Enzymmuster mit typischer zeitlicher Sequenz* herangezogen (Tabelle 1.4).

Tabelle 1.4. Verlaufsbeurteilung von relevanten Enzymen und Myoglobin bei akutem Myokardinfarkt

Enzym	Anstieg [h]	Maximum [h]	Normalisierung (Tage)
Gesamt-CK	4–8	16–36	3–6
CK-MB	4–8	12–18	2–3
GOT	4–8	16–48	3–6
LDH	6–12	24–60	7–15
HBDH	6–12	30–72	10–20
Myoglobin	2–3	6–10	1

Ein Anstieg der CK-MB auf >6% der Gesamt-CK gilt auch perioperativ als dringend verdächtig auf einen Myokardinfarkt.

Troponin T ist ein neuer kardiospezifischer, normalerweise nicht im Serum vorkommender Marker einer ischämischen Myokardläsion, der trotz kurzer HWZ (120 min) 4–5 Tage nach dem akuten Ereignis nachweisbar ist [10].

Inzidenz und Bedeutung perioperativer Myokardischämien

> Perioperative Ischämien gelten als wesentliche Determinanten perioperativer kardialer Morbidität und Mortalität.

Untersuchungen der letzten Jahre haben den ursächlichen Zusammenhang perioperativer Ischämien mit erhöhter kardialer Morbidität und Mortalität (definiert als instabile Angina pectoris, Myokardinfarkt, Rhythmusstörungen, Herzversagen, Tod kardialer Genese) hinlänglich gezeigt [3].

Dank moderner Anästhesiemethoden scheint die Inzidenz intraoperativer Ischämien deutlich geringer als jene *postoperativer Ischämien* zu sein (25% vs. 41%) [13].

Letztere scheinen aber die bedeutendsten Prädiktoren postoperativer ischämischer Ereignisse (Tod kardialer Genese, Myokardinfarkt, instabile Angina pectoris) zu sein und imponieren in Analogie zum Verlauf postoperativer Myokardinfarkte

[7, 19] durch eine Häufung, beginnend mit dem Operationsende bis zum 3. postoperativen Tag [16, 22].

Inzidenz und Bedeutung perioperativer Myokardinfarkte (MI; Übersicht bei [12])

- allgemeines Patientengut 0,1–0,7%,
- gefäßchirurgischer Eingriff 1–15%,
- Zustand nach MI 1,9–7,7%,
- Zustand nach MI <3 Monate 5,7%,
- Zustand nach MI <6 Monate 2,3%.

Im allgemeinen Patientenkollektiv ist die Häufigkeit perioperativer Myokardinfarkte gering. Bereits durchgemachter Herzinfarkt, Infarktareal, Ausmaß der koronaren Herzerkrankung, Einschränkung der linksventrikulären Funktion sowie Art und Dringlichkeit des Eingriffes erhöhen das Risiko jedoch erheblich [11, 12, 18, 19, 22].

> Kommt es zum Auftreten eines perioperativen Myokardinfarktes, so liegt die Mortalität zwischen 36 und 70%.

> Im Wissen um Häufigkeit und Gefahr besonders länger anhaltender perioperativer Ischämien gilt es, sie wenn möglich zu vermeiden und im Falle ihres Auftretens konsequent zu therapieren.

Präoperative Risikoidentifizierung und Minimierung, Wahl des Operationszeitpunktes

Erkennen einer bestehenden koronaren Herzkrankheit bzw. Identifikation jener Risikofaktoren, die sie wahrscheinlich machen (gefäßchirurgischer Eingriff oder Vorliegen von mindestens 2 der folgenden Risikofaktoren in Verbindung mit männlichem Geschlecht: Alter > 65 Jahre, Hypertension, Rauchen, Serumcholesterin > 240 mg%, Diabetes mellitus [13].
Festlegung des Ausmaßes der koronaren Herzkrankheit.

Präoperative konservative Therapie

Einleiten, Optimierung bzw. Fortsetzen einer bestehenden antiischämischen und/oder antihypertensiven Therapie mit Nitropräparaten, β-Blockern, Kalziumantagonisten, ACE-Hemmern.
Letzte Gabe angeführter Medikamente am Op.-Morgen! (bei ACE-Hemmern patientenindividuelle Entscheidung).

Absetzen von Thrombozytenaggregationshemmern ca. 7 Tage präoperativ [21], bei hohem koronarem Risiko evtl. überlappend mit Heparin.

Die Bedeutung eines durch α_2-Agonisten reduzierten zentralen Sympathikotonus hinsichtlich Inzidenz perioperativer Ischämien wird derzeit untersucht.

Inadäquates präoperatives Absetzen einer chronischen antiischämischen Therapie erscheint mitverantwortlich für die Häufung ischämischer Komplikationen in den ersten 3 postoperativen Tagen.

Präoperativ interventionelle Therapie

Kritische Erwägung einer Koronardilatation (PTCA) oder Bypassoperation (CABG) vor elektivem nicht kardiochirurgischem Eingriff mit hohem Risiko [4, 6, 15].

Eingriffe, die die Gefahr perioperativer Myokardischämien und -infarkte steigern, sind: gefäßchirurgische Operationen (Aortenchirurgie mit Crossclamping und infrainguinale arterielle Bypässe), intraabdominelle, intrathorakale sowie Notoperationen [3, 22].

Wahl des Operationszeitpunktes

Bei Patienten mit bereits erlittenem Myokardinfarkt wird für elektive Eingriffe ein Mindestabstand von 6 Monaten gefordert [19, 22].

Eine dringliche chirurgische Indikation (z. B. bei vorliegendem Karzinom) sollte in Absprache zwischen Anästhesist, Patient, Operateur und Kardiologen jedoch individuell gestellt werden.

Monitoring

Als gesicherte intraoperative Prädiktoren postoperativer Komplikationen beim Koronarpatienten gelten arterielle Hypotension und Tachykardie, als wahrscheinliche Hypertonie, ventrikuläre Dysfunktion und Arrhythmie [12].

Das Ausmaß des über den normalen Standard hinausgehenden Monitorings sollte sich daher an der individuellen Ausgangssituation des Pateinten in Verbindung mit den zu erwartenden Problemen des chirurgischen Eingriffes orientieren, um mit

Hilfe gesteigerter Invasivität eine bestmögliche intra- und postoperative hämodynamische Stabilität zu gewährleisten:

– kontinuierliche Ableitung der klinischen Standardkombination II und V_5 mit automatischer ST-Streckenanalyse (Sensitivität hinsichtlich Ischämieerkennung 80 %, verglichen mit 75 % bei alleiniger Verwendung von V_5 und 96 % bei Kombination von II, V_4 und V_5;
– blutige Druckmessung bereits *vor* Einleiten der Narkose;
– ZVD-Messung: bei normaler Ventrikelfunktion besteht eine akzeptable Korrelation zwischen ZVD und Wedgedruck;
– Pulmonalarteriendruck: Richtlinien zur Anwendung des Pulmonalarterienkatheters bleiben umstritten. Bei eingeschränkter linksventrikulärer Funktion (EF <40%) und/oder bei voraussehbaren intra- oder postoperativen Problemen (große Volumenverschiebungen, aortales Crossclamping) sollte, entsprechende Erfahrung vorausgesetzt, auf diese wertvolle Zusatzinformation nicht verzichtet werden.

Narkoseführung

Die Narkose soll streßfrei sein und durch bedarfsorientierte Vertiefung und Verflachung bestmögliche hämodynamische Stabilität gewährleisten. Hervorzuheben sind die Bedeutung eines erfahrenen Anästhesisten und eines zügig und schonend operierenden Chirurgen!

Der Beweis eindeutiger Vor- bzw. Nachteile im Vergleich von Allgemein- vs. Regionalanästhesie steht noch aus [1, 5].

Beachte:
1) Ausreichende Volumssubstitution vor Narkoseeinleitung und intraoperativ, bedarfsorientiert, unter Beachtung des kritischen Hämatokrits.
2) Hypnotika und/oder Narkotika ausreichend hoch dosieren und Wirkungseintritt abwarten. Wissen um maximale Stimuli (Intubation, Hautschnitt, Inzision von Peritoneum, Pleura etc.).

> Unter β-Blockertherapie bleiben hypovolämie- und hypoxiebedingte Herzfrequenzanstiege aus.

3) Auf Normoventilation achten (**Cave:** Hypoxie, Hyperkapnie, Hypokapnie).
4) Postoperatives Muskelzittern steigert den O_2-Verbrauch enorm. Verhindern von Auskühlen durch Wärmematte, bei längerdauernden Eingriffen Aufheizen des Operationssaales.
5) Adäquate Analgesie am Operationsende.
6) *Medikamentöse intraoperative Therapie jeglicher hämodynamischen Instabilität erst nach Ausschluß primär anästhesie- bzw. operationsbedingter Ursachen.*

Vorgehen bei Myokardischämien

Ökonomisierung globaler hämodynamischer Parameter

Optimierung von Herzfrequenz, arteriellem Druck, peripherem Widerstand und Herzzeitvolumen primär durch
– ausreichende Narkosetiefe,
– bedarfsorientierte Volumenssubstitution unter Beachtung des individuellen kritischen Hämatokrits.

Hypoxie, Hypo- oder Hyperkapnie ausschließen bzw. therapieren.

Spezifisch medikamentös

Verbesserung der myokardialen O_2-Bilanz durch Einsatz spezifisch antiischämischer Substanzen in Abhängigkeit von
– der jeweils vorliegenden hämodynamischen Situation unter
– Beachtung der patientenindividuellen antiischämischen Dauertherapie

Nitroglycerin

– Mittel 1. Wahl bei akuter Myokardischämie.
– Primär als Bolus; 0,1–0,4 mg, dann im Perfusor (1 µg/kg KG/min).
– Verbesserung des myokardialen O_2-Angebotes (direkte, dosisabhängige Koronardilatation, verbesserte subendokardiale Durchblutung durch Abnahme der Vorlast).
– Abnahme des myokardialen O_2-Verbrauchs (durch Senkung der Vorlast, höherdosiert auch der Nachlast).

β-Blocker

– Bei Ischämien in Zusammenhang mit Tachykardien stellt Esmolol das Mittel der Wahl dar.
– Primär als Bolus, 500 µg/kg, dann kontinuierlich im Perfusor 50–150 µg/kg/min (Halbwertszeit 9 min).
– Abnahme des myokardialen O_2-Verbrauches (negativ-chronotrope und negativ-inotrope Wirkung)
– Verbesserung des myokardialen O_2-Angebotes (indirekt durch Verlängerung der Diastolendauer).
– Zusätzlich antiarrhythmisch wirksam.

Kalziumantagonisten

– Bei hoher Nachlast bzw. Verdacht auf koronare Vasospasmen empfiehlt sich der Einsatz von Nifedipin.
– Im Perfusor, 0,1–0,3 µg/kg/min.
– Zunahme des myokardialen O_2-Angebots (Relaxation der Koronararterien).

– Abnahme des O_2-Verbrauchs (Nachlastsenkung).
– *Beachte:* schlecht steuerbar wegen langer Halbwertszeit.

Positiv-inotrope Substanzen

– Katecholamine.
– Phosphodiesterasehemmer.
– Allein oder in Kombination bei primär ischämisch bedingtem Pumpversagen mit dem Ziel, über Anheben des diastolischen Aortendrucks bei gleichzeitiger Senkung des LVEDP die koronare Perfusion zu verbessern.

Mechanisch

Ist ein ischämisch bedingtes Pumpversagen medikamentös nicht beherrschbar, muß bei fehlender Kontraindikation (Aorteninsuffizienz, Aortenaneurysma, schwere periphere arterielle Verschlußkrankheit) der Einsatz einer über die A. femoralis gelegten intraaortalen Ballonpumpe (IABP) erwogen werden.

Postoperatives Management

Die postoperative Phase stellt eine Phase besonderer Belastung dar. Sie begünstigt durch Kombination unterschiedlichster Faktoren (Schmerz, Hypoventilation, operationsbedingte veränderte Lungenfunktion, Änderung der Schlafphasen, mitunter massive Flüssigkeitsverschiebungen, linksventrikuläre Dysfunktion, erhöhte Katecholaminspiegel, Veränderungen im Gerinnungssystem) das Auftreten von Ischämien, Myokardinfarkten bzw. ischämisch bedingtem Pumpversagen.

Beachte:
– Ausreichende Analgesie und nötigenfalls Sedierung.
– Vermeiden von Kältezittern.
– Stabilisierung globaler hämodynamischer Parameter unter Beachtung eines ausreichenden koronaren Perfusionsdrucks durch
  • bedarfsorientierte Volumensubtituierung,
  • Beachtung des individuellen kritischen Hämatokrits,
  • Einsatz positiv-inotroper Substanzen bei Zeichen einer Linksherzinsuffizienz,
  • spezifische medikamentöse antihypertensive und/oder antiischämische Therapie nach Ausschluß primär kausal behandelbarer Ursachen (z. B. Schmerz, respiratorische Insuffizienz).
– Vermeiden von Hypoxie (durch postoperative Veränderung der Schlafphasen kommt es zu periodischen nächtlichen Sättigungsabfällen).
– Frühzeitiger Beginn postoperativer Heparinisierung bzw. Thrombozytenaggregationshemmung in Absprache mit dem Operator.
– Frühzeitiger Wiederbeginn einer präoperativen antiischämischen und/oder antihypertensiven Therapie.
– Gewährleistung ausreichender Überwachung koronarer Risikopatienten über die gesamte 1. Woche postoperativ *auch nach* Verlegung auf die freie Station.

Literatur

1. Christopherson R, Beattie C, Frank SM et al. (1993) Perioperative morbidity in patients randomized to epidural or general anesthesia for lower extremity vascular surgery. Anesthesiology 79: 422–434
2. Daele M van Sutherland GR, Mitchell MM, Fraser AG, Prakash O, Rulf EN, Roelandt JRTC, (1990) Do changes in pulmonary capillary Wedge pressure adequately reflect myocardial ischemia during anesthesia? Circulation 81: 865–871
3. Fleisher LA, Barash PG (1992) Preoperative cardiac evaluation for noncardiac surgery: A functional approach. Anesth Analg 74: 586–598
4. Foster ED, Davis KB, Carpenter JA, Abele S, Fray D (1986) Risk of noncardiac operations in patients with defined coronary artery disease: The Coronary Artery Surgery Study (CASS) Regestry Experience. Ann Thor Surg 41, No. 1
5. Gelman S (1993) General vs regional anesthesia for peripheral vascular surgery – is the problem solved? Anesthesiology 79: 415–418
6. Gersh BJ, Rihal CS, Rooke TW, Ballard DJ (1991) Evaluation and management of patients with both peripheral vascular and coronary artery disease. JACC 18: 203–214
7. Haagensen R, Steen PA (1988) Perioperative myocardial infarction. Br J Anesth 61: 24–37
8. Hertzer NR, Beven EG, Young JR, O'Hara PJ, Ruschhaupt WF, Graor RA (1984) Coronary artery disease in peripheral vascular patients. Ann Surg 199: 223–233
9. Hopf HB, Tarnow J (1992) Perioperative Diagnostik akuter Myokardischämien. Anaesthesist 41: 509–519
10. Katus HA, Remppis A, Neumann FJ et al. (1991) Diagnosttic efficiency of Troponin T measurements in acute myocardial infarction. Circulation 83: 902–912
11. Lachapelle K, Graham AM, Symes JF (1992) Does the clinical evaluation of the cardiac status predict outcome in patients with abdominal aortic aneurysms? J Vasc Surg 15: 964–971
12. Mangano DT (1990) Perioperative cardiac morbidity. Anesthesiology 72: 153–184
13. Mangano DT, Browner WS, Hollenberg M, London MJ, (1990) Asssociation of perioperative myocardial ischemia with cardiac morbidity and mortality in men undergoing noncardiac surgery. N Engl J Med 323: 1781–1787
14. Mangano DT, Siliciano D, Hollenberg M et al. (1992) Perioperative myocardial ischemia, therapeutic trials using intensive analgesia following surgery. Anesthesiology 76: 342–353
15. Massie BM, Mangano DT (1993) Risk stratification for noncardiac surgery – How (and why). Circulation 87: 1752–1755
16. Metzler H, Mahla E, Rotman B, Rehak P, Potisk S, List WF (1991) Postoperative myocardial ischaemia in patients with recent myocardial infarction. Br J Anaest 67: 317–319
17. Parmeley WW (1989) Prevalence and clinical significance of silent myocardial ischemia. Circulation 80 [Suppl IV]: 68–73
18. Rahimtoola SH (1991) Clinical overview of chronic ischemic heart disease. Circulation [Suppl I]: 81–84
19. Rao TLK, Jacobs KH, El-Etr (1983) Reinfarction following anesthesia in patients with myocardial infarction. Anesthesiology 59: 499–505
20. Rihal CS, Gersh BJ, Whisnant JP, Rooke TW, Sundt TM, O'Fallon WM, Ballard DJ (1992) Influence of coronary heart disease on morbidity and mortality after carotid endarterectomy: A population – based study in Olmsted County, Minnesota (1970–1988). JACC 19: 1254–1260
21. Sethi GK, Copeland JG, Goldman S, Moritz T, Zadine K, Henderson WG (1990) Implications of perioperative administration of aspirin in patients undergoing coronary artery bypass grafting. J Am Coll Cardiol 15: 15–20
22. Shah KB, Kleinman BS, Sami H, Patel J, Rao TLK (1990) Reevaluation of perioperative myocardial infarktion in patients with prior myocardial infarktion undergoing noncardiac operations. Anesth Analg 71: 231–235

2 Respirationstrakt

G. TRITTENWEIN und F. KALTENBOECK

Respiratorische Komplikationen sind nach den kreislaufbezogenen Komplikationen die zweithäufigste Ursache für die perioperative Letalität bzw. den Exitus in tabula (Harrison 1974).

> Respiratorische Komplikationen sind die zweithäufigste Ursache perioperativer Todesfälle.

Caplan (1990) fand in einer Analyse respiratorischer Zwischenfälle, daß bis zu 85% dieser Zwischenfälle mit schweren hypoxischen Hirnschäden oder mit dem Tod endeten.

Ursachen sind:
1. inadäquate Ventilation bzw. zu niedrige O_2-Konzentration,
2. falsche Lage des Tubus (ösophageal bzw. endobronchial)
3. Atemwegsobstruktionen und Bronchospasmus,
4. Aspiration,
5. versehentliche oder zu frühe Intubation.

Durch ein adäquates Monitoring mit Pulsoxymetrie und Kapnometrie wären die meisten dieser Zwischenfälle rechtzeitig korrigierbar gewesen.

> $3/4$ aller hypoxischen Phasen während einer Operation werden ohne pulsoxymetrische Überwachung nicht erkannt (Moller 1991).

2.1 Respiratorische Insuffizienz

Die respiratorische Insuffizienz ist gekennzeichnet durch Hypoxie und/oder Hyperkapnie mit folgender Azidose (entweder als metabolische Azidose infolge Hypoxie bei anaerober Glykolyse oder als respiratorische Azidose infolge Hyperkapnie).

Hypoxie

Hypoxie, definiert als p_aO_2 unter 40 mm Hg[1] (Don 1983), ist die schwerste respiratorische Komplikation, da sie unbehandelt binnen kurzer Zeit zu irreparablen zerebralen Funktionsausfällen führt.

Tatsächlich reflektiert der p_aO_2 die adäquate Oxygenierung jedoch nur teilweise. Folgende Werte vermitteln in vielen klinischen Situationen mit grenzwertig ausreichender Oxygenierung eine bessere Beurteilung der adäquaten O_2-Versorgung als der p_aO_2 allein:

1. O_2-Gehalt des arteriellen Blutes, resultierend aus Hämoglobingehalt, O_2-Sättigung (abhängig vom Verlauf der O_2-Dissoziationskurve!) und p_aO_2 (zur Berechnung des physikalisch gelösten Sauerstoffs im Blut);
2. O_2-Transport (O_2-Gehalt HZV);
3. O_2-Verfügbarkeit: O_2-Gehalt jenes Anteils des arteriellen Blutes, welcher aus dem über 40 % mit O_2 gesättigtem Anteil entspringt;
4. gemischtvenöser O_2-Partialdruck (normal über 35 mm Hg).

Über die Fähigkeit des Hämoglobins, Sauerstoff an das Gewebe abzugeben (reziprok der O_2-Affinität), gibt der p_aO_2 bei 50% Sauerstoffsättigung (normal 26,7 mmHg) Auskunft. Eine Verminderung dieses Wertes spricht für verminderte Bereitschaft (Linksverschiebung der O_2-Dissoziationskurve des Hämoglobin s. z. B. durch Alkalose), eine Erhöhung (Rechtsverschiebung der O_2-Dissoziationskurve durch Azidose) spricht für erhöhte Bereitschaft der Sauerstoffabgabe durch das Hämoglobin im Gewebe.

Klinisch zeigt der Patient bei Hypoxie eine Zyanose (Voraussetzung: normaler Hämoglobingehalt des Blutes – Erkennung abhängig von den umgebenden Lichtverhältnissen), bei Spontanatmung eine Erhöhung der Atemfrequenz, der Herzfrequenz sowie des mittleren arteriellen Blutdrucks (Ausnahme: Neu- und Frühgeborene). Diese Effekte nehmen mit zunehmender Narkosetiefe ab und zeigen umgekehrtes Verhalten (Herzfrequenz und Blutdruckabnahme) unter künstlicher Beatmung und Relaxation (Kontos et al. 1965).

Ursächlich kommen alle respiratorischen Komplikationen in Frage. Dabei kann die Unterbrechung der Oxygenierung sowohl durch mangelhafte Ventilation (Hypoventilation, Atelektase) bzw. inadäquate F_IO_2 als auch durch inadäquate Perfusion (Lungenembolie, Pneumothorax, „low cardiac output") erfolgen.

Die zugrundeliegenden respiratorischen Komplikationen können sowohl intraoperativ als auch postoperativ auftreten. Eine Checkliste für den praktischen intraoperativen Gebrauch zur schnellen Abklärung der Ursache einer Hypoxie zeigt die folgende Übersicht.

Intraoperatives Checking zur Abklärung der Ursache einer plötzlich aufgetretenen Hypoxie

1. F_IO_2 (Gasgemisch!),
2. Ventilation (manuelle Kontrolle der Beatmung, z. B. Obstruktion!),
3. Lunge (Auskultation: z. B. einseitige Belüftung, Pneumothorax),
4. Kreislauf (Palpation des Pulses, z. B. „low cardiac output" bei Hypovolämie, Herzversagen infolge Arrhythmie, Pulmonalembolie).

---

[1] 1 mmHg = 133,322 Pa.

Therapeutisch muß die erkannte Ursache sofort behandelt werden, bis dahin muß unverzüglich die künstliche Beatmung mit 100% Sauerstoff erfolgen. In der Situation fraglich suffizienter Herzaktion muß zusätzlich sofort die externe Herzmassage im Sinne der kardiopulmonalen Reanimation einsetzen.

Die Hypoxie ist die schwerwiegendste respiratorische Komplikation (Zerebralschäden).

Hyperkapnie

Eine Hyperkapnie liegt unter der Anästhesie bei einem p_aCO_2 über 50 mm Hg vor (Don 1983) und resultiert aus einer zu geringen alveolären Ventilation, welche einerseits aus einem absolut zu geringen Atemminutenvolumen (z.B. Hypoventilation infolge Atemdepression bei Spontanatmung) oder aus einem relativ zu geringen Atemminutenvolumen entstehen kann.

Ursachen für ein zu geringes Atemminutenvolumen können sein:
1) ein erhöhter funktioneller Totraum durch
   - Lungenfunktionsstörungen (z.B. obstruktive Bronchitis),
   - Totraumvergrößerung durch Narkosesystem,
   - Pulmonalembolie.
2) Erhöhte CO_2-Produktion bei
   - (maligner) Hyperthermie,
   - Katecholaminfreisetzung,
   - Hyperthyreose.

Hoher Atemwegsmitteldruck (PEEP) bei „low cardiac output" führt ebenfalls zu einer Zunahme der Totraumventilation und damit zur Hyperkapnie.

Eine vorbestehende metabolische Alkalose (erhebliche Magensaftverluste durch Erbrechen, erhöhte Bikarbonatreabsorption bei chronischer Hyperkapnie. z.B. im Gefolge obstruktiver Ventilationsstörungen) kann kompensatorisch ebenfalls zur Hyperkapnie (und bei begleitender pulmonaler Funktionsstörung dann immer auch zur Hypoxie) führen. Ein präoperativer Ausgleich ist daher anzustreben.

Klinisch resultiert bei spontan atmenden Patienten ein mäßiger Anstieg der Atemfrequenz, ferner ein Anstieg der Herzfrequenz sowie des arteriellen Blutdrucks, bei erheblicher Steigerung des p_aCO_2 (über 100 mm Hg) können Schwitzen, Hautrötung sowie Mydriasis (Schultz et al. 1960) auftreten, all diese Symptome werden durch zunehmende Narkosetiefe unterdrückt, und es besteht keine verläßliche Korrelation von klinischen Symptomen mit der vorliegenden Hyperkapnie auch bei erheblicher CO_2-Erhöhung (Prys-Roberts et al. 1967).

Bei p_aCO_2-Werten über 80 mm Hg resultiert eine reversible CO_2-Narkose.

Bei Patienten mit eingeschränkter zerebraler Autoregulation führt bereits eine geringe Hyperkapnie zur Hirndrucksteigerung, weswegen diese Patienten (bei neurochirurgischen Operationen, Patienten nach Schädel-Hirn-Trauma) intraoperativ beatmet werden müssen.

Eine Hyperkapnie durch Hypoventilation (z. B. durch gleichzeitig verabreichte Opiate) am Ende der Anästhesie bietet eine Situation, in welcher die Elimination von Inhalationsanästhetika vermindert, und damit das Erwachen verzögert wird.

Therapeutisch ist die Verbesserung der alveolären Ventilation intraoperativ durch künstliche Beatmung mit ausreichendem Atemzugvolumen in der Regel 10–15 ml/kg KG/min), kontrolliert durch Blutgasanalyse, zielführend. Bei Bronchospasmus, Hyperthermie etc. sind weiter flankierende Maßnahmen (z. B. Aminophyllin, Betamimetika, Behandlung einer aufgetretenen malignen Hyperthermie etc.) nötig.

Die Prophylaxe der intraoperativen Hyperkapnie liegt zweifellos in der großzügigen Anwendung der künstlichen Beatmung nach Intubation und ist insbesondere bei vorbestehenden pulmonalen Funktionseinschränkungen und bei Patienten mit eingeschränkter zerebraler Autoregulation notwendig.

> Patienten mit eingeschränkter Autoregulation des zerebralen Kreislaufs (erhöhter intrakranieller Druck) sowie Patienten mit vorbestehenden pulmonalen Funktionseinschränkungen sollten intraoperativ beatmet werden.

In der Regel führen respiratorische Komplikationen sowohl zur Hypoxie als auch zur Hyperkapnie und resultierend zur Azidose. Häufig steht jedoch eine Teilstörung am Beginn im Vordergrund. Die Hypoxie ist dabei jedoch die schwerwiegendste Komplikation, weil dadurch nach wenigen Minuten irreversible Zerebralschäden auftreten, während Hyperkapnie und Azidose häufig längere Zeit ohne bleibende Schäden toleriert werden.

Azidose

Eine Unterschreitung des arteriellen Plasma-pH unter 7,35 (Krupp et al. 1980) ist als Azidose definiert. (Bezüglich der Normalwerte der arteriellen und gemischtvenösen Blutgas- und Aziditätsparameter s. folgende Übersicht).

> **Normalwerte arterieller und gemischtvenöser Blutgasanalysen**
>
> *Arteriell (mod. nach Krupp 1980):*
>
> pH 7,35–7,45
> pCO_2 35–45 mm Hg,
> pO_2 60–100 mm Hg,
> SO_2 92–100 %
> BE −3 bis +3.
>
> *Gemischtvenös (nach Vinocur 1976):*
>
> pH 7,31–7,41.
> pCO_2 41–51 mm Hg,
> pO_2 35–40 mm Hg,
> SO_2 70–75 %,
> BE −2 bis +2.

Dies kann infolge Hyperkapnie (respiratorische Azidose) oder infolge eines vermehrt negativen Basendefizits (normal -3 bis $+3$) als metabolische Azidose der Fall sein. Beides tritt im Verlauf der respiratorischen Insuffizienz auf.

Eine metabolische Azidose kann (am häufigsten) durch Laktatakkumulation bei arterieller Hypoxie oder infolge insuffizienter Gewebsperfusion verursacht sein, bei Ketoazidose infolge Insulin- bzw. intrazellulärem Glukosemangel (Diabetes, Hunger) durch Bikarbonatmangel (exzessiver Verlust von Pankreassaft, renale Azidose) sowie durch Elektrolytverlust.

Die Therapie der Azidose sollte sich primär nach der Ursache richten (Beatmung bei respiratorischer Azidose, Erhöhung der F_IO_2 bzw. künstliche Beatmung bei Hypoxie, Verbesserung der Perfusion bei Schock, Insulin- bzw. Glukosegabe bei der Ketoazidose und Bikarbonatzufuhr bei Bikarbonatverlust). Allerdings kann dies im Einzelfall in nicht ausreichendem Umfang möglich sein, weswegen eine Bikarbonatgabe notwendig werden kann.

Die symptomatische Therapie sollte erst bei schweren metabolischen Azidosen erfolgen. Das bedeutet, daß der pH-Wert unter 7,2 liegt bzw. das Standardbikarbonat niedriger als 15 mmol/l ist. Die zuzuführende Menge in mmol (primär maximal die Hälfte ausgleichen) errechnet sich aus dem Körpergewicht · Basendefizit · 0,3.

Die Gefahren bei der Therapie mit Natriumbikarbonat sind (Smithies 1992):
- „Overshoot alkalosis",
- Anstieg der Osmolarität,
- CO_2-Anstieg (v. a. wenn das Atemminutenvolumen gleich bleibt)
- intrazelluläre Azidose
- Verschiebung der O_2-Dissoziationskurve nach links
- Stimulation der endogenen Säureproduktion durch Stimulation der Glykolyse.

Die folgende Übersicht zeigt die häufigsten Komplikationen von seiten des Respirationstrakts, aufgelistet nach ihren Ursachen.

Angeführte Komplikationen, welche in diesem Kapitel nicht besprochen werden, der Vollständigkeit halber jedoch angeführt sind, wurden gekennzeichnet, womit ersucht wird, diese in den speziellen zugeordneten Kapiteln, z. B. Kap. 6 „Erbrechen und Aspiration", S. 175 ff., nachzulesen.

2.2 Veränderung der respiratorischen Funktion unter der Anästhesie

Narkose und Operation führen zu einer Reihe von Veränderungen der respiratorischen Funktion, welche insbesondere bei vorbestehender respiratorischer Funktionseinschränkung zur respiratorischen Insuffizienz führen können. Die Veränderungen der respiratorischen Funktion unter der Narkose zeigt die folgende Übersicht.

Verminderung der FRC sowie des Quotienten FRC/CC

Die Allgemeinanästhesie führt unabhängig von der Ventilationsart (spontan oder künstlich beatmet) und bereits am Beginn der Anästhesie zu einer Verminderung

Übersicht über die häufigsten respiratorischen Komplikationen

1. *Respiratorische Dekompensation* bei präexistenten pulmonalen Funktionseinschränkungen unter der Anästhesie bzw. Operation (s. Veränderungen der respiratorischen Funktion unter der Anästhesie).

2. *Luftwegobstruktionen*
   Obstruktion im Bereich der oberen Luftwege:
   – anatomisch bedingte Obstruktion,
   – funktionelle Obstruktion und Laryngospasmus,
   – behinderte Nasenatmung und respiratorischer Infekt bei Kindern.
   Obstruktion im Bereich der unteren Luftwege:
   – Obstruktion des Larynx,
   – Obstruktion distal des Kehlkopfs und Bronchospasmus.
   Intubationsprobleme[a]:
   (– erschwerte oder fehlerhafte Intubation,
   – Tubusprobleme,
   – Schädigungen durch die Intubation,
   – Postextubationsprobleme).

3. *Hypoventilation durch Atemdepression*
   volatile Anästhetika,
   i.v.-Anästhetika,
   Opiate,
   Muskelrelaxanzien[a],
   Alkalose und Hyperoxie,
   operationsbedingte Hypoventilation.

4. *Hypoxie und/oder Hyperkapnie durch akut auftretende pulmonale Funktionsstörungen*
   Einseitige Ventilation,
   Bronchospasmus (s. Obstruktion),
   Aspiration[a],
   Pneumothorax,
   Lungenembolie,
   Lungenödem,
   Atelektase

5. *Hypoxie und/oder Hyperkapnie durch fehlerhaftes oder fehlerhaft verwendetes Anästhesiegerät*
   Probleme der Gaszufuhr und inadäquates Gasgemisch,
   Diskonnektion,
   exzessiver Beatmungsdruck,
   Rückatmung, Absorberprobleme,
   Respiratorfehlfunktion,
   fehlerhaftes oder fehlendes Anästhesiezusatzgerät,
   Monitorversagen.

6. *Hypoxie und Hyperkapnie bei maligner Hyperthermie*[a]

[a] Komplikationen, die hier nicht besprochen werden, bitte in den entsprechenden Kapiteln nachlesen.

Veränderungen der respiratorischen Funktion unter der Narkose

1. Verminderung der FRC (funktionelle Residualkapazität) und Verminderung des Quotienten FRC/CC sowie Erhöhung der $D_{Aa}O_2$ (arterioalveoläre O_2-Differenz),
2. Verminderung der Compliance,
3. Erhöhung des Atemwegswiderstands,
4. Erhöhung der Totraumventilation,
5. Verminderung des Atemzeitvolumens.

der FRC (funktionelle Residualkapazität; Don 1977). Diese Verminderung der FRC hält auch noch postoperativ an und resultiert in einer erhöhten D_{AaO_2}, welche durch PEEP vermindert werden kann (Wyche et al. 1973). Eine unter der Anästhesie eintretende Verminderung des Herzzeitvolumens führt in Abhängigkeit von dieser D_{AaO_2} (arterioalveoläre O_2-Differenz) zu einer progressiven Abnahme des p_aO_2 (Benumof 1981).

Für diese Veränderung der FRC sind in hohem Maße die intraoperative Lagerung und eine kraniale Zwerchfellverschiebung (Relaxation) verantwortlich.

Eine pulmonale venöse Druckerhöhung führt ebenfalls zu einer Abnahme der FRC. Unter vorbestehender pulmonalvenöser Druckerhöhung (Linksinsuffizienz) kommt es unter der Anästhesie auch zu einem signifikant höheren Abfall der FRC.

Die schließlich resultierende ventilatorische Funktionseinschränkung ist, besonders bei vorbestehender Funktionseinschränkung, nicht so sehr von der absoluten FRC-Reduktion als vom resultierenden Quotienten FRC/CC abhängig (Benumof 1981).

Da sich die CC[1] unter der Narkose erheblich weniger als die FRC ändert, führt die Verminderung der FRC zu einer Verminderung von FRC/CC, welcher Quotient, falls er den Wert 1,0 unterschreitet, zu einem extrem niedrigen Ventilations-Perfusions-Verhältnis und, wenn die CC den Wert FRC + TV (TV steht für Zugvolumen) überschreitet, zu einer atelektatischen Belüftungssituation und damit zur akuten respiratorischen Insuffizienz führt. Das präoperativ vorbestehende Verhältnis FRC/CC ist daher für die respiratorische Situation unter der Anästhesie von ausschlaggebender Bedeutung (s. S. 96).

Verminderung der Compliance während Narkose und Operation

Verminderung der FRC (Zwerchfellhochstand, erhöhter pulmonalvenöser Druck etc.) führt in direkter Abhängigkeit zur Verminderung der Compliance (Benumof 1981). Druck von außen (Assistenz lehnt auf dem Thorax des Patienten, Druck durch bestimmte Lagerungen, z. B. Trendelenburg-Lage etc.), mangelhafte Relaxation mit schmerzbedingter Tonuserhöhung der Thoraxwand- und Zwerchfellmuskulatur führen ebenfalls zur plötzlichen Erhöhung der Compliance, erkennbar am erhöhten inspiratorischen Spitzendruck bei gleichem Zugvolumen (bei volumenkontrollierter manueller oder apparativer Beatmung)

Erhöhung des Atemwegwiderstandes

Verminderung der Lungenvolumina (besonders der FRC) führt über eine Reduktion der Atemwegskaliber zur Erhöhung des Atemwegswiderstandes (R_{aw} — „airway resistance"). Luftwegsobstruktion unter der Anästhesie, ein häufiges Ereignis (s. S. 95), apparative Erhöhung des Atemwegswiderstandes (Verdampfer, Exspira-

---

[1] CV („closing volume"): das Volumen, welches für die Offenhaltung der peripheren Atemwege gerade noch nötig ist; CC („closing capacity"): „closing volume" plus Residualvolumen.

tionsventile, Rückschlagventile im Kreissystem; Nunn 1977), verminderte Sekretclearance unter der Anästhesie (verminderte Hydratation des Patienten, Vagolytika, trockenes und kaltes Atemgas, hohe F_IO_2 sowie der aufgeblasene Cuff, schließlich Halothan; Forbes 1976) führen zur Erhöhung der R_{aw} in erheblichem Maße. Auftretende negative intrathorakale Drücke bei extrem erhöhtem Atemwegswiderstand und Spontanatmung (z. B. geknickter Tubus) können zum Auftreten eines Lungenödems führen (Oswalt et al. 1977).

Bei Bronchospasmus (Asthma, anaphylaktoide Reaktion, lokale bronchiale Reaktion bei Thoraxeingriffen) können Halothan, Enfluran und Isofluran den Atemwegswiderstand über komplexe Wirkungen auf die nervale Steuerung des Bronchotonus und über eine milde Muskelrelaxation senken (Hirschman et al. 1982).

Als i.v.-Anästhetikum führt Ketamin ebenso zur Dilatation der Bronchialmuskulatur (Corrsen et al. 1972).

Erhöhung der Totraumventilation

Eine Reihe von Ursachen können unter der Narkose zu einer Erhöhung der Totraumventilation führen: Narkosesystem (besonders bei Verwendung von Masken kann der resultierende Totraum 64 % des Atemzugvolumens betragen; Kain et al. 1969), Druckabfall mit folgender Verminderung des Pulmonalisdrucks, Erhöhung des mittleren Atemwegsdrucks (PEEP), Hyperventilation sowie pulmonale vaskuläre Obstruktion (Pulmonalembolie, Haken an der Pulmonalis oder Kompression des rechten Ventrikels).

Verminderung des Atemzeitvolumens

Unter dem Einfluß der zentraldepressiven Wirkung von Anästhetika sowie der Paralyse durch Muskelrelaxanzien kommt es zur Verminderung des Atemzeitvolumens.

> Die Anästhesie führt zu erheblichen Funktionseinschränkungen des repiratorischen Systems.

Dekompensation der respiratorischen Funktion unter der Narkose bei vorbestehenden pulmonalen Funktionseinschränkungen und Beurteilung der präoperativen pulmonalen Funktion

Eine Reihe von Erkrankungen kann ebenfalls präoperativ pulmonale Funktionseinschränkungen verursachen: Pneumonie, Atelektase, ARDS (Erhöhung der D_{AaO_2}, Reduktion von FRC und Compliance, Erhöhung der R_{aw}), chronische Bronchitis und Asthma bronchiale (erhöhte R_{aw}), kardiale Dekompensation (erniedrigte FRC und Compliance, niedriges Herzzeitvolumen), Thoraxdeformitäten, hohes Alter sowie Adipositas (erhebliche Abnahme der FRC unter der Anästhesie zu erwarten; Couture et al. 1970).

Der Quotient FRC/CC, von Bedeutung für die resultierende respiratorische Funktionseinschränkung unter der Anästhesie, erscheint sowohl bei restriktiven Lungenfunktionsstörungen (FRC und TV vermindert, CV normal oder erhöht bei Adipositas liegen ähnliche Verhältnisse vor) als auch bei obstruktiven Ventilationsstörungen erniedrigt (FRC und CC noch mehr erhöht).

Bei Werten unter 1,0 muß ein Teil des Atemzugvolumens für die Erhöhung der FRC aufgebraucht werden und fehlt damit der alveolären Ventilation. Durch Anwendung von PEEP kann die FRC gesteigert werden.

Präoperative Beurteilung

Da die präoperative Messung von FRC oder CC nicht ohne beträchtlichen Aufwand möglich ist (große Spirometrie unter Verwendung der Fremdgasverdünnung), kann, wenn eine große Spirometrie nicht vorliegt, mittels der kleinen Spirometrie (Vitalkapazität, absolute und relative Sekundenkapazität, Atemgrenzwert) eine näherungsweise Beurteilung der Lungenfunktion präoperativ vorgenommen werden:

Eine Verminderung der Vitalkapazität (unter 70% des Normalwerts; Baldwin et al. 1948) spricht für eine restriktive Ventilationsstörung (Pleuraschwarte, Lungenfibrose, Thoraxdeformitäten, Adipositas etc.) — die absolute Sekundenkapazität (maximale Exspiration nach maximaler Inspiration über 1 s normal etwa 75% der Soll-Vitalkapazität) ist dabei vermindert, die relative Sekundenkapazität (absolute Sekundenkapazität in % der Vitalkapazität, normal über 65%; Zimmermann et al. 1977) ist oft normal. Eine grobe näherungsweise Beurteilung der Soll-Vitalkapazität ist nach der Gleichung

$$VC\ (ml) = (25 - (0{,}1 \cdot Alter)) \cdot Körpergröße\ (cm)$$

(mod. nach Baldwin) möglich.

Die obstruktive Ventilationsstörung (Bronchitis, Asthma, Emphysem, Rekurrensparese, Tracheastenose, Obstruktion eines Hauptbronchus, z. B. nach Aspiration etc.) zeigt eine verminderte relative Sekundenkapazität (unter 65% der Vitalkapazität), die Vitalkapazität kann normal oder erhöht, bei kombinierter Ventilationsstörung auch vermindert sein.

Der Atemgrenzwert (AGW), entweder gemessen als maximale Hyperventilation in 10 s und danach auf 1 min extrapoliert oder berechnet als

$$AGW\ (ml) = \frac{Absolute\ Sekundenkapazität \cdot 37}{100}$$

(Zimmermann et al. 1977), ermöglicht die Beurteilung der Atemreserve. Das Verhältnis von Vitalkapazität zu Atemgrenzwert sollte dabei den Wert 1 : 7 überschreiten.

Die präoperative Blutgasanalyse sowie Lungenröntgen und EKG (zur Erkennung sekundärer kardialer Veränderungen wie z. B. Cor pulmonale) sind bei diesen Patienten eine unbedingte Notwendigkeit.

> Kleine Spirometrie, Blutanalyse und evtl. Lungenröntgen sind bei Pateinten mit präoperativ vorliegender pulmonaler Funkltionseinschränkung zur präoperativen Beurteilung der Atemfunktion unbedingt notwendig.

Behandlung

Unter der Narkose können präexistente pulmonale Funktionseinschränkungen zur respiratorischen Insuffizienz führen. Bei Spontanatmung wie bei künstlicher Beatmung ist eine Blutgasanalyse daher intraoperativ unbedingt notwendig. Die Spontanatmung wird häufig durch die künstliche Beatmung ersetzt werden müssen.

Bei vorliegender obstruktiver Lungenfunktionseinschränkung (erhöhte R_{aw}, erhöhte FRC) kommt es zur verzögerten Exspiration, weswegen ausreichend Zeit für die Exspiration bei künstlicher Beatmung notwendig ist (die pulmonale Zeitkonstante = Compliance · Resistance gibt darüber Auskunft). Eine niedrige Atemfrequenz (z. B. unter 10 Atemzüge pro min bei zugunsten der Exspiration verändertem Atemphasenzeitverhältnis von z. B. I : E = 1 : 3, normal 1 : 2) resultiert daraus.

Bei restriktiven Ventilationsstörungen (niedrige Compliance, erniedrigte Vitalkapazität und erniedrigte funktionelle Residualkapazität) ist aufgrund der niedrigen Compliance zur Erreichung eines normalen Atemminutenvolumens eine erhöhte Atemfrequenz notwendig (z. B. 15–20 Atemzüge/min). Das liegt daran, daß wegen der niedrigen Compliance unter Vermeidung erheblich erhöhter Beatmungsdrücke nur ein geringeres Atemzugvolumen erzielt werden kann. Durch die notwendigerweise verlängerte Inspirationszeit (s. Atemzeitkonstante) zur Überwindung der erhöhten elastischen Widerstände bei der Inspiration ist das Atemphasenzeitverhältnis zugunsten der Inspiration zu verändern (I : E = 1 : 1).

Prophylaxe

Bei präoperativ vorliegender pulmonaler Funktionseinschränkung sollte neben der Diagnostik derselben eine optimale präoperative Therapie durchgeführt werden (Thoraxphysiotherapie, Mukolytika und Exspektoranzien bei ausreichender Hydrierung, Aminophyllinderivate, Betamimetika sowie evtl. Antibiotika sowie Chromoglycin bei Asthma bzw. Antihistaminika bei allergischer Diathese etc.).

Die Regionalanästhesie bietet in dieser Situation bei fehlender Wirkung auf die FRC (Wahba et al. 1972) erhebliche Vorteile.

> Die Regionalanästhesie bringt bei vorliegender pulmonaler Funktionseinschränkung erhebliche Vorteile.

Bei vorliegender pulmonaler Funktionsstörung sollten die Patienten in Allgemeinanästhesie künstlich beatmet werden, nicht selten ergibt sich auch postoperativ (FRC auch postoperativ reduziert!) die Notwendigkeit zur Fortführung der künstlichen Beatmung.

Bei präoperativ vorliegender erheblicher pulmonaler Funktionseinschränkung besteht nicht selten die Notwendigkeit einer unmittelbar postoperativ fortgeführten künstlichen Beatmung.

2.3 Luftwegsobstruktionen

Luftwegsobstruktionen (einschließlich der Intubationsprobleme) verursachen innerhalb der respiratorischen Komplikationen die meisten Todesfälle.

Die Intubation, die dabei möglichen Komplikationen sowie die Aspiration werden in eigenen Kapiteln abgehandelt und daher hier nicht besprochen.

Obstruktion der oberen Luftwege

Die Obstruktion im Bereich der oberen Luftwege kann anatomisch (z. B. bei Mikrogenie oder Mundbodenphlegmone) oder funktionell (z. B. bei Zurückfallen der Zunge bei Maskennarkose und unsachgemäßer Lagerung des Patienten) bedingt sein.

Während die anatomisch bedingte Obstruktion bei der präoperativen Untersuchung und Anamnese erfaßt werden kann und muß, um entsprechend vorbereitet zu sein, stellt die funktionelle Obstruktion meist die Folge einer inadäquaten Narkoseführung dar (zu oberflächliche Narkose, unsachgemäße Lagerung des Kopfes des Patienten).

Da die Behandlung der Obstruktionen je nach Ursache unterschiedlich ist, werden diese getrennt besprochen.

Anatomisch bedingte Obstruktion der oberen Luftwege

Anatomisch bedingte Obstruktionen der oberen Luftwege unter der Narkose können Folge angeborener (z. B. Mikrogenie bei Pierre-Robin-Syndrom) oder erworbener (traumatisch, z. B. Unterkieferfraktur mit eingeschränkter Beweglichkeit im Kiefergelenk, entzündliche Obstruktion, z. B. bei peritonsillärem oder retropharyngealem Abszeß, Mundbodenphlegmone) veränderter anatomischer Gegebenheiten der oberen Luftwege sein.

Die Diagnose gründet sich auf

1) Anamnese (Schluckstörungen, Stridor, Trauma oder Entzündung, Probleme bei früheren Narkosen),
2) Inspektion (Mißbildungen oder Anomalien des Gesichtsschädels),
3) Ausdehnung des Submandibularraums: Der Abstand zwischen Kinn und Hyoid soll mindestens 2 Fingerbreit (4 cm) sein, da andernfalls eine Ventralverlagerung der Pharynxweichteile zur korrekten Lagerung und Freihaltung der Luftwege (wie auch zur Laryngoskopie) erschwert ist.

4) Prüfung der Fähigkeit, den Mund zu öffnen. Eingeschränkte Beweglichkeit im Kiefergelenk erschwert sowohl die Einbringung eines oropharyngealen als auch eines endotrachealen Tubus als auch das Vorziehen des Unterkiefers zum Freihalten der Atemwege.
5) Prüfung der Fähigkeit, den Kopf zu überstrecken. Verminderte Beweglichkeit im Bereich der Halswirbelsäule erschwert eine Lagerung zur Offenhaltung der Atemwege (und Intubation).

(Diese Punkte können auch zur Beurteilung zu erwartender Schwierigkeiten bei der direkten Laryngoskopie herangezogen werden.)

Jegliche angeborenen (Mißbildungen des Gesichtsschädels) oder erworbenen (Entzündungen, Tumoren, posttraumatische anatomische oder funktionelle Residuen) Veränderungen im Bereich des Gesichtsschädels, der oberen Luftwege sowie des Mundbodens, welche zu Auffälligkeiten nach den vorgenannten Kriterien führen, lassen Probleme bei der Freihaltung der Atemwege ohne Intubation sowie bei der Laryngoskopie zur Intubation erwarten. Für die Behandlung der eingetretenen Obstruktion ist es entscheidend,

1) daß der Anästhesist die Wahrscheinlichkeit des Vorliegens einer anatomisch bedingten Obstruktion (Beurteilung s. oben) gegenüber einer funktionellen Obstruktion (s. unten) beurteilen kann,
2) ob der Patient zum Zeitpunkt des Erkennens der Obstruktion relaxiert ist oder nicht.

Anders als bei der Planung der Narkose bei zu erwartenden Luftwegsproblemen muß sich der Anästhesist nach der vorliegenden Situation (Relaxation, vorhandene personelle und apparative Hilfe) richten.

Hinweise für eine vorliegende anatomisch verursachte Obstruktion im Bereich der oberen Luftwege

Stridor, Schluckstörung und Erkrankungen im Pharynx- oder Gesichtsschädelbereich in der Anamnese,
sichtbare Gesichtsschädeldeformitäten,
enger Submandibularraum,
Unfähigkeit, den Mund zu öffnen,
Unfähigkeit, den Kopf im Atlantokzipitalgelenk zu überstrecken.

Ist der Patient zum Zeitpunkt der Obstruktion nicht relaxiert, so besteht die Möglichkeit, daß es sich auch bei vorliegenden Hinweisen auf eine anatomisch bedingte Obstruktion um eine funktionelle Obstruktion (infolge zu oberflächlicher Narkose oder unsachgemäßer Lagerung) handelt, welche durch Vertiefung der Narkose (intravenös, z. B. 100 mg Thiopental bei gleichzeitig ausgeübtem CPAP („continuous positive airway pressure") von 5–10 cm H_2O unter Verwendung von reinem Sauerstoff mit der Maske) bzw. durch korrekte Lagerung bzw. Intubation zu beheben wäre.

Liegen eindeutige Hinweise (s. oben) auf ein wahrscheinlich anatomisches Hindernis vor, wird es oft günstiger sein, unter Anwendung von Lokalanästhesie (Gel,

Spray, evtl. transtracheale Lokalanästhesie) und ohne Relaxation entweder oropharyngeal oder endotracheal durch einen entsprechenden Tubus die Obstruktion zu überwinden. Die Entscheidung zur Relaxation setzt bei vorliegendem anatomischem Luftwegsproblem persönliche Erfahrung voraus. In jedem Falle sollte, wenn möglich, Hilfe durch Geübte angestrebt werden. Die blinde nasotracheale Intubation (Ausnützen der Atmung als Leiteinrichtung!) oder die orotracheale Intubation unter Lokalanästhesie können hier, wenn der Aditus laryngis nicht eingestellt werden kann, wie auch die retrograde Intubation zum Erfolg führen. Die fiberoptische Intubation wird bei der unerwartet aufgetretenen Obstruktion oft mangels vorbereitetem Gerät nicht möglich sein. Gelingt es, dem Patienten wohl zu einer einigermaßen suffizienten Spontanatmung zu verhelfen, ohne jedoch bei unklarer Atemwegsituation einen sicheren Atemweg zu installieren (z. B. endotrachealer Tubus, bei anatomisch unklarer Situation nicht einzubringen), sollte der Patient aus der Narkose erweckt, die Operation verschoben und zwischenzeitlich die anatomische Situation geklärt werden (Beurteilung durch erfahrenen Arzt, Röntgen, Tracheoskopie).

> Bei dringendem Verdacht auf anatomisch verursachte Luftwegsprobleme ist eine Relaxation vor eindeutiger Berurteilung der Intubationsfähigkeit (evtl. Laryngoskopie in Lokalanästhesie oder fiberoptische Tracheoskopie) kritisch zu beurteilen.

Bei vorliegender Relaxation ist unverzüglich die Laryngoskopie zur Intubation zu versuchen und die Intubation durchzuführen. Gelingt dies nicht, so wird mittels Oropharyngealtubus und Maskenbeatmung mit Sauerstoff die Oxygenierung aufrechtzuerhalten versucht. Ist auch dies nicht möglich, so kann bei entsprechender Kenntnis die blinde orale oder nasotracheale (bei fehlender Atmung äußerst schwierig) oder die (ebenso schwierige) retrograde Intubation über einen durch das Lig. cricothyroideum gelegten Mandrin versucht werden. Andernfalls bleibt nur mehr die Koniotomie als Ultima ratio (durch Schnitt oder besser durch Insufflation über eine großkalibrige — günstigenfalls für solche Zwecke vorsorglich zur Verfügung stehende — Nadel).

Funktionelle Obstruktion der oberen Luftwege

Weitaus häufiger als eine anatomisch bedingte Obstruktion der oberen Luftwege liegt jedoch eine funktionelle vor:
Die Ursachen sind
1) ausgelöste pharyngeale und laryngeale Reflexe bei zu oberflächlicher Narkose (und lokaler Irritation) mit folgender Okklusion (Kiefersperre, Laryngospasmus, Schlucken, Würgen etc.),
2) Obstruktion durch Verschluß des Atemweges durch Aufhebung des pharyngealen Reflexgleichgewichts unter der Narkose (z. B. Zurückfallen der Zunge).

Ketamin führt gelegentlich, insbesondere bei Fehlen einer vagolytischen Prämedikation durch die resultierende Hypersalivation und durch den erhöhten Muskeltonus der Mundbogenregion zum Laryngospasmus.

Die Extubation in oberflächlicher Narkose nach Verwendung volatiler Anästhetika führt ebenfalls nicht selten zum Laryngospasmus.

Klinisch sind Kiefersperre, Schlucken, Würgen, exspiratorischer Stridor (Laryngospasmus), gefolgt von Thoraxexkursionen ohne Ventilation (frustrane schaukelnde Atembewegungen), bei Fortdauer der Obstruktion Zyanose und nicht selten Bradykardie vorhanden.

In Abhängigkeit von der Ursache ist die Therapie zu wählen:
1) Bei aktivierten Reflexen im oropharyngealen Bereich (Kiefersperre – nicht zu verwechseln mit Masseterspasmus nach Succinylcholin bei maligner Hyperthermie — oder Schlucken, Würgen bzw. Laryngospasmus) ist die Vertiefung der Narkose durch ein schnell wirksames i. v. — Anästhetikum (z. B. 4 Thiopental 100–200 mg i.v.) oder kurzfristige Relaxation (Succinylcholin 40 mg i.v.) notwendig. Parallel dazu wird 100% Sauerstoff mit geringem CPAP (5–10 cm H_2O) mittels Maske appliziert. Eine forcierte Maskenbeatmung führt in dieser Situation nur zur Überblähung des Magens und zur Provokation der Regurgitation.
2) Bei Obstruktion durch Zurückfallen der Zunge wird zunächst durch sachgemäße Lagerung (Unterlegen des Hinterkopfes, Überstrecken im Atlantookzipitalgelenk und Vorziehen des Unterkiefers) die Eröffnung der Atemwege versucht. Andernfalls ist die Anwendung eines oropharyngealen Tubus (Guedel, Mayo) oder eines nasopharyngealen (Wendel) oder endotrachealen Tubus notwendig.

In beiden Fällen ist durch Intubation ein weiteres Auftreten der vorliegenden Probleme zu verhindern.

Die korrekt durchgeführte endotracheale Intubation ist der sicherste Schutz vor der Obstruktion im Bereich der oberen Luftwege.

Die Prophylaxe der Obstruktion im Bereich der oberen Luftwege wird einerseits (bei Vorliegen eines anatomischen Hindernisses) durch eine gewissenhafte präoperative Untersuchung und entsprechende Planung der Narkose sowie andererseits (zur Verhütung einer funktionellen Obstruktion) durch eine sachgemäße Einleitung und Überwachung der Narkose ermöglicht.

Die Extubation bei weitgehend wachem Patienten verhütet in der Regel den sonst auftretenden Laryngospasmus.

Behinderte Nasenatmung und respiratorischer Infekt bei Kindern

Bei Kindern (insbesondere Säuglingen) führt die Behinderung der in diesem Alter obligaten Nasenatmung, z. B. durch Rhinitis und eingetrocknetes Sekret (Atropinprämedikation), zur Obstruktion der oberen Luftwege (vgl. S. 95).

In dieser Situation muß durch Lagerung und gewissenhafte Applikation der Maske (die nach ventral durchgeführte Bewegung des Unterkiefers zur Offenhaltung des oralen Luftweges muß bei Säuglingen wegen der relativ großen Zunge vollständiger als beim Erwachsenen erfolgen), Oropharyngealtubus (cave Provokation von Schluck- und Würgreflexen unter zu oberflächlicher Anästhesie!) bzw. endotracheale Intubation der Luftweg sichergestellt werden. Bei gleichzeitig bestehender Bronchitis kann aus der Kleinheit des Kalibers der Atemwege eine bedrohliche Erhöhung des Atemwegswiderstandes resultieren, wodurch die endotracheale Intubation und Beatmung zur ausreichenden Ventilation erzwungen werden kann. Ein an sich banaler respiratorischer Infekt bedeutet bei elektiven Eingriffen an Säuglingen und Kleinkindern ein vergleichsweise größeres Risiko als bei Erwachsenen.

> Ein repiratorischer Infekt beim Säugling oder Kleinkind führt zu einer erheblich stärker ausgeprägten Obstruktion als beim Erwachsenen.

Obstruktion der unteren Luftwege

Obstruktion des Larynx

Die Obstruktion des Larynx kann
- dysfunktionell (Laryngospasmus, Rekurrensparese),
- entzündlich (Epiglottitis, subglottische Laryngitis, Larynxödem, Postintubationsstenosen),
- traumatisch (Kehlkopftrauma),
- neoplastisch (Papillome, Hämangiom, Karzinom)
verursacht sein.

Klinisch führt die Larynxobstruktion zum Bild des Laryngospasmus, ohne daß jedoch bei Vertiefung der Narkose die Obstruktion vermindert wird. Die danach durchgeführte Laryngoskopie erbringt die Diagnose.

In allen Fällen wird bei Diagnosestellung unter der Narkose (Laryngoskopie) und vorliegender Obstruktion die Intubation (meist mit einem kleinkalibrigen Tubus) zur Aufrechterhaltung der Ventilation therapeutisch notwendig sein. Über die weitere Fortführung der Narkose bzw. das Vorgehen zum Zeitpunkt der Extubation muß jeweils in Anbetracht der speziellen Pathologie entschieden werden (z. B. Tracheotomie).

Die Prophylaxe derartiger unliebsamer Ereignisse unter der Operation besteht in der gewissenhaften präoperativen Visite, da durch Anamnese, Auskultation und klinischen Befund (Heiserkeit, Stridor, bellender Husten, Infekt, vorangegangenes Trauma etc.) das Vorliegen einer anatomischen Larynxstenosierung in den meisten Fällen vermutet und durch gezielte Untersuchung (z. B. fiberoptische Tracheoskopie) abgeklärt werden kann.

> Die präoperative Anamnese und Untersuchung ist eine notwendige und effektive Maßnahme zur Vermeidung anatomisch bedingter intraoperativer Luftwegsobstruktionen.

Obstruktion distal des Kehlkopfs und Bronchospasmus

Die Obstruktion distal des Kehlkopfs (und damit trotz korrekter Intubation) unter der Narkose stellt eine diagnostisch und therapeutisch kritische Situation dar.

Klinisch findet sich trotz adäquater Intubation eine Obstruktion, erkenntlich an der Unmöglichkeit, ein adäquates Zugvolumen einzubringen. Rasche Diagnosestellung ist notwendig, da die adäquate Therapie u. U. Zeit benötigt (z. B. Vorbereitung zur Pneumothoraxentlastung, Therapie des Bronchospasmus, Fremdkörperextraktion), und in dieser Zeit eine adäquate Ventilation unmöglich ist.

Die folgende Übersicht zeigt die ursächlichen Möglichkeiten bei plötzlicher Obstruktion distal der Glottis bei liegendem Tubus.

Ursachen der plötzlichen Atemwegsobstruktion trotz liegendem Tubus

Intubation ineffektiv (z. B. Cuffherniation),
Patient erwacht plötzlich,
Trachealobstruktion (von außen: Tracheomalazie, von innen: Fremdkörper, Tumor etc.),
Aspiration,
Bronchospasmus,
Pneumothorax.

Die Differentialdiagnose erfordert primär lediglich Auskultation, evtl. einen Absaugversuch, ein Thoraxröntgen oder, bei dringendem Verdacht auf Pneumothorax und kritischem Zustand des Patienten, eine (notfalls probeweise) Pneumothoraxentlastungspunktion.

Während bei Vorliegen eines Bronchospasmus typischerweise Giemen, Brummen und ein verlängertes Exspirium sowie häufig auf einen Bronchospasmus weisende Umstände (Asthma, Applikation eines potentiellen Allergens z. B. Dextran oder Bluttransfusion, evtl. Aspiration) vorliegen, bei Aspiration feuchte Rasselgeräusche zu hören sind, ist bei Trachealobstruktion oder Pneumothorax unter der Anästhesie oft kein typischer Auskultationsbefund (evtl. seitenungleiche Belüftung, unter der Abdeckung oft schwer zu erkennen, Perkussion praktisch unmöglich) zu erheben. In dieser Situation kann probeweises Absaugen (wie weit kann die Sonde eingeführt werden? – klärt auch die Intubationssituation) hilfreich sein. Ein Thoraxröntgen kann, so dazu Zeit ist, die Beurteilung der Situation ermöglichen. (Über Pneumothoraxentlastungspunktion s. S. 110 f.)

Die Therapie richtet sich nach der gestellten Diagnose:
1) Intubation ineffektiv: Reintubation notwendig, evtl. genügt Ablassen des Cuffs.
2) Patient erwacht: Vertiefung der Narkose (evtl. Relaxation).
3) Trachealobstruktion (z. B. durch Aspiration eines großen Brockens oder Blutkoagels, Tracheomalazie): Da eine Bronchoskopie sofort im OP mangels vorbereiteten Geräts meist nicht möglich ist, Versuch der Elimination durch Absaugen; ist danach eine Belüftung noch immer nicht möglich, kann oft mit einem sehr viel kleinerkalibrigen Tubus eine Passage neben der Obstruktion (selbst durchgeführt) zur Beatmung bis zur Bronchoskopie erreicht werden.
4) Aspiration (s. S. 175 ff.).

5) Der Bronchospasmus unter der Anästhesie kann vielfältige Ursachen haben. Zweifellos die häufigste ist eine anaphylaktoide Reaktion (s. S. 670 ff.). Klinisch findet sich eine akute Obstruktion bei typischem Auskultationsbefund, im Thoraxröntgen findet sich eine überblähte Lunge, die Blutgasanalyse zeigt neben Hyperkapnie eine Hypoxie und häufig eine ausgeprägte metabolische Azidose („low cardiac output" bei akuter Rechtsinsuffizienz) sowie Blutdruckabfall.
Therapeutisch sind bei anaphylaktoider Reaktion Absetzen des auslösenden Agens, Aminophyllin 0,24 mg i. v., Erhöhung der F_IO_2 (1.0), evtl. Applikation eines topischen β-Mimetikums in den Tubus bzw. bei anaphylaktoider Reaktion ab Schweregrad 3 (s. S. 673) die intravenöse Applikation von Adrenalin (0,05–0,1 mg, ggf. mehrfach) notwendig. Eine Steroidbolusinjektion (Dexamethason 80 mg i. v.) wird von vielen als sinnvoll erachtet (Fisher 1977).
Bei Bronchospasmus ohne Intubation (Maskennarkose) erscheint die Intubation meistens notwendig, um bei hoher R_{aw} („airway resistance") noch eine adäquate Ventilation zu ermöglichen.
Halothan, Enfluran und Isofluran sowie Ketamin haben bei erhöhtem Tonus der Bronchialmuskulatur einen bronchodilatorischen Effekt und können in dieser Situation zusätzlich genutzt werden (Hirschman et al. 1982; Corrsen et al. 1972) . Die Prophylaxe des Bronchospasmus entspricht der Prophylaxe der anaphylaktoiden Reaktion.
6) Pneumothorax (s. S. 110 ff. und S. 264 f.)

Halothan besitzt bei vorliegendem Bronchospasmus gute bronchodilatatorische Wirkung.

2.4 Hypoventilation durch Atemdepression

Inhalationsanästhetika

Alle Inhalationsanästhetika, somit auch Desfluran und Sevofluran, führen konzentrationsabhängig zu einer Atemdepression, woraus bei Spontanatmung und zunehmender Narkosetiefe (über 1,5 MAC, vorwiegend durch Abnahme des Zugvolumens) eine Hyperkapnie resultieren kann. (Lockhart et al. 1991; Doi et al. 1987).

Eine Hypoventilation mit Hypoxie tritt erst bei tiefen Narkosestadien (über 2 MAC) auf. Allerdings kann bei vorliegenden pulmonalen Funktionsstörungen und Spontanatmung eine Hypoxie dadurch bereits unter normaler Narkosetiefe eintreten.

Künstliche Beatmung verhindert intraoperativ diesen Effekt, kann dafür aber postoperativ — besonders bei induzierter Hyperventilation — zu einer Atemdepression durch Inhalationsanästhetika (besonders durch Halothan) Anlaß geben. Zusätzlich applizierte Opiate. i.v.-Anästhetika und Muskelrelaxanzien verstärken diesen Effekt.

Die Prophylaxe der induzierten Atemdepression liegt in der großzügigen Anwendung der künstlichen Beatmung und der adäquaten Narkoseführung.

Anästhetika i.v.

Barbiturate (Thiopental ausgeprägter als Pentobarbital), Ketamin, Propofol (Goodman et al. 1987; Grounds et al. 1987) sowie weitere i.v.-Anästhetika bewirken abhängig von Dosis und Applikationsgeschwindigkeit (verzögerte Eiweißbildung) eine Atemdepression, wodurch infolge Hypoventilation und Apnoe sowohl Hyperkapnie als auch Hypoxie resultieren können. Durch die in der Regel gleichzeitig bestehende Kreislaufdepression kann die Hypoxie — besonders bei vorbestehender pulmonaler oder kardialer Funktionseinschränkung sowie präexistenter Hypovolämie verstärkt werden.

Dieser Effekt kann besonders ausgeprägt sein, wenn zwischen Einleitung der Narkose und Operationsbeginn eine längere Zeitspanne liegt (Eger 1974). Spontanatmung verhindert Hyperkapnie und Hypoxie besonders in hypotonen Phasen.

Die patientenbezogene Dosierung nach Wirkung ist die beste Prophylaxe.

Opiate

Prämedikation, Neuroleptanalgesie sowie perioperative Schmerztherapie mit Opiaten führen oft auch in geringer Dosis infolge Potenzierung durch i.v.- und Inhalationsanästhetika sowie nachhängende Wirkung von Muskelrelaxanzien zur intra- und postoperativen Atemdepression, welche intraoperativ durch künstliche Beatmung maskiert sein kann.

Naloxon 0,1–0,4 mg i. v., langsam und verdünnt appliziert, hebt diese Wirkung auf, allerdings kann die Wirkung des Opiats (lange biologische Halbwertszeit des Fentanyl) länger als die des Naloxon sein, wodurch eine repetierte Gabe v. a. bei höherer Fentanylapplikation, notwendig werden kann.

Da jedoch Naloxon wegen Hypertension, plötzlicher Erhöhung des peripheren Widerstandes (mit vereinzelt beschriebenem Kammerflimmern und Lungenödem; Michaelis et al. 1974) — besonders bei vorliegender kardialer Funktionseinschränkung oder bei Hypertonus — durchaus nicht unkritisch gegeben werden sollte, muß im Einzelfall entschieden werden, ob nicht besser eine künstliche Beatmung angewendet werden sollte.

Die Atemdepression durch andere Pharmaka wird durch Naloxon nicht aufgehoben!

Atemdepression durch Nichtopiate wird durch Naloxon nicht aufgehoben.

Muskelrelaxanzien

Siehe S. 662 ff.

Alkalose und Hyperoxie

Sowohl eine metabolische Alkalose (voluminöse Verluste von Magensaft, bei chronisch obstruktiver Ventilationsstörung und auch nach Massivtransfusionen) als auch eine respiratorische Alkalose durch intraoperative Hyperventilation (gezielt in der Neurochirurgie oder unbeabsichtigt durch falsche Respiratoreinstellung) kann intra- oder postoperativ zur Hypoventilation führen.

Insbesondere im Zusammenhang mit einer induzierten Atemdepression durch die oben genannten Substanzen können intra- und postoperativ Hyperkapnie bzw. Hypoxie induziert werden, weswegen der Ausgleich einer metabolischen Alkalose (BE positiver als +3) z.B. durch Argininhydrochlorid bzw. die Vermeidung einer Hypokapnie intraoperativ angestrebt werden sollte.

Bei Patienten mit vorbestehender chronisch obstruktiver Ventilationsstörung kann eine erhöhte F_IO_2 intra- und postoperativ zur Abnahme des Atemantriebs führen. Diese Patienten sollten jedoch intraoperativ künstlich beatmet und auch postoperativ streng überwacht werden, da der Bereich zwischen Hypoxie und Hyperkapnie gerade in diesem Patientengut oft sehr schmal ist und die Hypoxie weitaus das größere Risiko in sich birgt.

> Intravenöse und Inhalationsanästhetika, Opiate und überhängende Relaxanzien wirken dosisabhängig und kumulativ atemdepressiv; dies wird durch metabolische und respiratorische (intraoperative Hyperventilation) Alkalose, besonders unmittelbar postoperativ, verstärkt.

Operationsbedingte Hypoventilation

Durch Operationen am Hirnstamm, bei Patienten mit präexistenten zerebralen Funktionsstörungen (Subarachnoidalblutung) sowie bei Eingriffen im Bereich der Halswirbelsäule (Krieger et al. 1974), des Halses und der Trachea und insbesondere nach Verwendung von Methylacrylatzement kann es zur Hypoventilation kommen.

Obligate intraoperative künstliche Beatmung verhindert insbesondere im neurochirurgischen Patientengut (in welchem die Hyperkapnie wie die Hypoxie durch Hirndrucksteigerung oft eine marginale Hirnperfusion zum Versagen bringen kann) bleibende Schädigung.

2.5 Hypoxie und/oder Hyperkapnie durch akut auftretende pulmonale Funktionseinschränkungen

Einseitige Ventilation

Die unbeabsichtigte (meist rechtsseitige) endobronchiale Intubation führt wie die Einlungennarkose mittels Carlens-Tubus zum plötzlichen Anstieg des intrapulmonalen Rechts-links-Shunts und damit, wird dies nicht mittels erhöhter F_IO_2 und/oder Zunahme des Herzzeitvolumens ausgeglichen, zur Hypoxie.

Bei Unfähigkeit, das Herzzeitvolumen zu steigern (fehlende kardiale Leistungsreserve), kann bei erheblicher arterioalveolärer O_2-Differenz ($D_{Aa}O_2$) auch bei einer F_IO_2 von 1,0 eine Hypoxie resultieren, in diesem Falle ist auch die Einlungennarkose (präexistente erhöhte $D_{Aa}O_2$ in der verbleibenden Lunge) nicht möglich.

Gewissenhafte Lagekontrolle und, wenn nötig, Korrektur mit neuerlicher Kontrolle des endobronchialen Tubus nach Fixation durch Auskultation sowie engmaschiges Blutgasmonitoring bei Einlungennarkose können eine Hypoxie und mögliche bleibende hypoxische Schäden verhindern.

Bronchospasmus

Siehe S. 352 f.

Aspiration

Siehe S. 175 ff.

Pneumothorax

Der intraoperativ auftretende Pneumothorax ist eine gefürchtete Komplikation, deren Häufigkeit durch perioperative iatrogene thoraxnahe Maßnahmen zunimmt. Zentrale Venenpunktion, Endoskopie, Tracheotomie (besonders bei Kindern; Meade 1961) können zunächst unerkannt zum Pneumothorax führen, der dann intraoperativ bei Entwicklung eines Ventilmechanismus unter künstlicher Beatmung zu einem Spannungspneumothorax und damit zum Exitus führt. Intraoperativ kann ferner bei unbeabsichtigt geschlossenem Exspirationsventil, bei Spontanatmung, besonders aber bei geöffnetem Sauerstoff-flushventil ein (auch doppelseitiger) Pneumothorax mit rasch versagendem Kreislauf auftreten.

Beatmungsdrücke von 30–80 mm Hg sind potentiell, über 80 mm Hg sicher (bei Neugeborenen über 30 mm Hg) Ursache für die Entstehung eines Pneumothorax (Nennhaus et al. 1967).

Der Spannungspneumothorax führt einerseits durch Behinderung des venösen Rückflusses, aber auch direkt durch Hypoxie infolge aufgehobener Ventilation zum Exitus (Rutherford et al. 1968).

Symptomatisch wird er daher durch Auftreten einer Obstruktion, bei maschineller Beatmung, häufig aber erst durch Blutdruckabfall, Tachykardie und Hypoxie, welche mißgedeutet werden können (kardiale Ursache, Hypovolämie). Venenstauung, Tiefertreten der Leber (intraoperativ nicht feststellbar) sind weitere Zeichen. Einseitig aufgehobenes Atemgeräusch, Obstruktion trotz freier Passage des Absaugkatheters, tympanitischer Klopfschall, fehlende sichtbare Oxygenierung bei kardiopulmonaler Reanimation sind dringend verdächtige Symptome.

Hauptproblem bei der Behandlung des intraoperativen Pneumothorax ist daran zu denken! Bei Verdacht auf Spannungspneumothorax muß bei bedrohlicher Kreislaufsituation die sofortige Entlastung mittels dicklumiger Kanüle im 3. Interkostalraum medioklavikular oder lateral davon erfolgen. Bei guten Kreislaufverhältnissen und nicht eindeutiger Symptomatik wird eiligst ein Lungenröntgen durchgeführt und der Patient genau überwacht, um — notfalls auch unnötig — eine Thoraxpunktion in der angegebenen Weise durchzuführen. Eine permanente Drainage (Thoraxdrain lege artis mit Saugvorrichtung oder Heimlich-Ventil) sollte bei einem einmal aufgetretenen Spannungspneumothorax unbedingt folgen.

> Hauptproblem der Behandlung des intraoperativen Pneumothorax ist, an die Möglichkeit seines Auftretens zu denken!

Nach Thoraxtrauma und Eingriffen wie oben beschrieben muß vor einer Operation ein Thoraxröntgen durchgeführt werden (welches allerdings auch nicht vor einem dann doch noch auftretenden Pneumothorax schützt). Insbesondere nach Thoraxtrauma mit Serienrippenfrakturen sollte daher präoperativ auch bei noch nicht aufgetretenem Pneumothorax eine Thoraxdrainage durchgeführt werden.

> Präoperativ vorliegendes Thoraxtrauma, prä- oder intraoperative Eingriffe mit Pneumothoraxrisiko (zentrale Venenpunktionen) erfordern den Ausschluß eines Pneumothorax und/oder eine Thoraxdrainage.

Atelektase

Atelektasen sind seltene Komplikationen unter der Anästhesie und resultieren aus einseitiger Intubation und Sekretretention, Fremdkörperaspiration (Zähne) sowie am Ende der Anästhesie bei Extubation unter forciertem Absaugen mit einem den Tubus weitgehend okkludierenden Sauger. Aus diesem Grund sollte der verwendete Sauger den Tubus nicht okkludieren.

Intraoperativ inadäquate Ventilation von Lungenanteilen (Einlungennarkose mit Carlens-Tubus, Abstopfen der Lunge ohne intermittierendes Blähen bzw. Absaugen) bei Thoraxeingriffen führt postoperativ nicht selten zu atelektatischen Bezirken.

Bei intraoperativ vorliegender Atelektase kommt es durch Zunahme des intrapulmonalen Rechts-links-Shunts zum Absinken des P_aO_2 sowie durch Totraumerhöhung zur Hyperkapnie.

Klinisch können Symptome von Hypoxie und Hyperkapnie, evtl. pathologischer Auskultationsbefund (vermindertes Atemgeräusch, evtl. Bronchialatmen) auf eine Atelektase hinweisen, die Differentialdiagnose gegenüber einseitiger Intubation, Pneumothorax oder Aspiration wird sich meist nur durch ein Thoraxröntgen, evtl. gefolgt von einer Bronchoskopie klären lassen.

Therapeutisch sind intraoperativ Erhöhung der F_1O_2 sowie des Atemminutenvolumens, gezieltes Absaugen, erforderlichenfalls unter Bronchoskopie, und Blähen erfolgreich.

Bei postoperativ eingeschränkter Ventilation (Zwerchfellhochstand, Atemdepression, evtl. Restrelaxation) können eine postoperative Nachbeatmung oder evtl. der Einsatz von CPAP („continuous positive airway pressure") notwendig werden, um die Atelektase bleibend zu eröffnen.

Die Prophylaxe wird durch Vermeidung der auslösenden Ursachen (Tubusfehlposition, Aspiration oder inadäquate intraoperative Ventilation, adäquates Verhältnis zwischen Katheterkaliber und Tubuslumen) erfolgen.

Lungenödem

Intra- oder unmittelbar postoperatives Lungenödem tritt nicht selten plötzlich auf und imponiert zunächst als Hypoxie, plötzliche Abnahme der Compliance (erhöhter Beatmungsdruck nötig) und hör- und fühlbare plötzliche „Sekretzunahme" im Beatmungsschlauchsystem.

Plötzlich erhöhte Nachlast des linken Ventrikels (hypertone Krisen, z. B. bei Eingriffen an den Zerebralgefäßen, bei krisenhaften renalem Hochdruck wie nach Transplantation) sowie erhebliches Absinken des kolloidosmotischen Drucks bei Hypervolämie (übermäßiger Ersatz von erheblichen Blutverlusten durch kristalloide Lösungen — pulmonalkapillärer Verschlußdruck über 15 mm Hg (Don 1983)), seltener hypoxisch bedingtes Versagen des linken Ventrikels (z. B. im Rahmen der kardiopulmonalen Reanimation) liegen ursächlich vor.

Die Antagonisierung von Opiaten durch Naloxon (s. oben) kann ebenfalls Linksherzversagen induzieren.

Therapeutisch sind die rasche Verbesserung der Oxygenierung durch künstliche Beatmung mit F_1O_2 1,0, Anwendung von PEEP (positiver endexspiratorischer Druck), Reduktion der erhöhten Nachlast (Hydralazin, evtl. Nitroprussid-Natrium), Verbesserung der Ventrikelfunktion durch $β_2$-selektive Katecholamine [(Dobutamin 10–15 mg/kg/min per infusionem), sowie die Anwendung von Diuretika (Furosemid 40 mg i.v.)] oder, wenn nötig, die Anhebung des kolloidosmotischen Drucks des Plasmas (Humanalbumin 20%, 50–100 ml per infusionem) zielführende Maßnahmen.

Vermeidung von hypertonen Krisen bei vorliegender hypertensiver Grundkrankheit, engmaschiges Blutdruckmonitoring (z. B. blutige Druckmessung) und adäquate Therapie (Urapidil, Hydralazin, Nifedipin, Nitroprussidnatrium, Nitroglyzerin sowie Vermeidung von Blutdruckanstiegen durch zu flache Narkoseführung) bei Eingriffen bei Hypertonikern oder an den Zerebralgefäßen, präoperative suffiziente Therapie bestehender kardialer Dekompensation und Hypertonie bei nicht dringlichen Eingriffen, adäquater Blutersatz und Auswahl des geeigneten Narkoseverfahrens bei Patienten mit vorliegender kardialer Dekompensation werden ein intraoperatives Lungenödem vermeiden helfen.

Die präoperative kardiale Rekompensation und die Einstellung einer bestehenden Hypertonie tragen wesentlich zur Senkung des Narkoserisikos bei.

Pulmonalembolie

Plötzlich einsetzende Hypoxie, verbunden mit schwerster zirkulatorischer Depression (Blutdruckabfall, Bradykardie, Arrhythmien) und Einflußstauung kennzeichnen die schwere Pulmonalembolie. Erfolglose kardiopulmonale Reanimation (auch bei Pneumothorax!) sowie anamnetische Hinweise (Fettembolie bei Hüftprothesen, Luftembolie in der Neurochirurgie — speziell bei sitzender Lagerung — orthopädische traumatologische, urologische oder geburtshilfliche Interventionen oder Erkrankungen während der Wochen zuvor) sprechen ebenfalls für die Pulmonalembolie.

Während bei der Luftembolie in der Neurochirurgie (s. S. 606 ff.) eine direkte Beeinträchtigung der koronaren Perfusion vorliegen kann (offenes Foramen ovale), sind Hypoxie und Rechtsherzversagen (bei extremer Vasokonstriktion) bei mechanischem Verschluß pulmonaler Gefäßbereiche (Diagnose: Perfusionsszintigraphie) durch thrombotisches Material pathogenetische an der pulomnalen Embolie beteiligt.

Der Versuch einer pulmonalen Perfusionsverbesserung (Streptokinasetherapie mit Swan-Ganz-Katheter, Antikoagulantien, Aminophyllin) oder (selten möglich) operative Desobliteration sind therapeutisch notwendig.

Weitaus effektiver als die Therapie der eingetretenen schweren Pulmonalembolie ist die angewandte Prophylaxe (Heparin, Dextrane, Thrombozytenaggregationshemmer, Dicumarole, physikalische Maßnahmen), besonders in den Risikogruppen (s. S. 67). Diese muß präoperativ oder am Beginn der Operation einsetzen, da die meisten Thrombosen intraoperativ entstehen. Eine Reduktion von 56% auf 19% nachgewiesener venöser Thrombosen durch Heparin wurde beschrieben (Lahnborg et al. 1974; s. auch S. 603 f.).

> Die Prophylaxe der schweren Pulmonalembolie ist wesentlich effektiver als die Therapie.

2.6 Hypoxie und/oder Hyperkapnie durch fehlerhaftes oder fehlerhaft verwendetes Anästhesiegerät

Technisch anspruchsvolleres Anästhesiegerät bietet zwangsläufig zunehmend mehr Ausgangspunkte für Fehlverwendung und technisches Versagen. Das Risiko der zunehmenden Abwendung der Aufmerksamkeit vom Patienten hin zum Gerät ist ein weiteres Problem in diesem Zusammenhang.

Probleme der Gaszufuhr und inadäquates Gasgemisch

Die Frischgaszufuhr im Rahmen der Anästhesie bietet vielfältige Problemquellen. Bei Verwendung von Gasflaschen stellen leere Flaschen, geschlossenes Reduzierventil bei (falsch beurteilter) Gasabgabe durch die Restgasmenge von der vorangegangenen Narkose (Entleeren des Flowanzeigers nach Schließung der Reduzierventile am Ende der Narkose notwendig!) häufige Fehlerquellen dar. Hypoxisches Gasgemisch kann durch Ausfall der O_2-Zufuhr (automatische Lachgassperre bei Ausfall de O_2-Zufuhr!) sowie durch falsche Einstellung ($F_IO_2 < 0,3$) verursacht werden.

Irrtümlich zu hohe O_2-Konzentration (Hyperoxie bei Neu- und Frühgeborenen, p_aO_2 über 80 mm Hg; bei Erwachsenen ist für toxische Wirkungen binnen Stunden eine F_IO_2 von 1,0 nötig) führt insbesondere bei Früh- und Neugeborenen zum Risiko der retrolentalen Fibroplasie, bei Erwachsenen nach Applikation über Stunden zu Schäden durch Pneumozytendegeneration und interstitielles Lungenödem (Winter 1984).

Bei zentralen Gasversorgungen können mangelhafte Konnektion zwischen Gerätedruckschlauch und Pipelineauslaß, Fehlkonnektion bei Reparaturarbeiten an den Schläuchen mit falschem Konnektoranschluß, Druckabfall im Versorgungssystem und Austritt von Kondenswasser oder anästhetisch wirksamer Reinigungsflüssigkeit vorkommen (Lackore et al. 1970). Bei Auftreten einer Zyanose trotz eines F_IO_2 von 1,0 muß an eine Fehlkonnektion in der Pipeline gedacht werden, und eine Beatmung mit Luft (Handbeatmung, Ambu-Atembeutel oder Laerdal) versucht werden.

Die Verdampfer bieten weitere Möglichkeiten inadäquater Gemischaufbereitung. Hoher Frischgasdurchfluß, Nachfüllen des Verdampfers während der Narkose, O_2-Flush bei geöffnetem Vaporizer, Kippen desselben sowie Überfüllung bewirken erheblich höhere Konzentrationen an volatilen Anästhetika, als an der Graduierung eingestellt. Verschluß des internen Bypass des Vaporizers durch Ablagerungen, Abgabe von Anästhetika durch geschlossenere Vaporizer, welche in Serie mit weiteren geschalten sind, können zu hohes oder falsches Anästhetikum freisetzen. Sinkende Temperaturen im Vaporizer ermöglichen zu niedrige Gaskonzentrationen.

Bei erkannter Fehlfunktion des Geräts (Hypoxie, Hyperkapnie, inadäquates Narkosestadium) sollte der Patient sofort mit einem Handbeatmungsbeutel (Ambu-Atembeutel, Laerdal), notfalls Mund-zu-Mund oder Mund-zu-Tubus beatmet werden, und das Gerät ausgetauscht bzw. von einer anderen Person überprüft werden.

Die gewissenhafte Befassung mit den technischen Gegebenheiten des zur Verwendung kommenden Geräts, einschließlich der Diskussion über die möglichen Probleme (bei neuen Geräten günstigerweise mit einem Firmentechniker oder einem mit dem Gerät vertrauten Anästhesisten) sind notwendige Voraussetzungen für eine sichere Anästhesie. Die Besprechung und Publikation eingetretener Komplikationen sollte trotz aller Probleme nicht unterlassen werden.

Die Verwendung von O_2-Monitoren im inspiratorischen Schenkel des Kreissystems sollte ein standardisiertes und obligates Monitoring werden. Auch ein Konzentrationsmonitoring bei Verdampfern ist wünschenswert.

> Die klinische Überwachung von Patient und Gerät unter der Narkose durch den Anästhesisten ist unersetzbar.

Diskonnektion

Die Diskonnektion der Gaszufuhr zum Patienten hat vielfältige Ursachen und führt beim relaxierten Patienten bei fehlender Monitorisierung nach wenigen Minuten durch Hypoxie zum Exitus.

Ursachen: lockere Tubusverbindung, besonders bei Bewegung des Patienten während der Narkose, irrtümlich offenes Exspirationsventil (evtl. durch andere unbeabsichtigt aufgeschlagen), auseinanderfallende Schlauchverbindungen (Wasserabscheider, Narkosegasfilter), poröse vielfachsterilisierte Schlauchsysteme, zerbrochene Rotametergläser und eine Vielzahl weiterer Möglichkeiten haben mehrfach zur Hypoxie geführt (Mulroy et al. 1976).

Bei Erkennen der insuffizienten Beatmung während der Narkose, Kontamination der Operationssaalraumluft mit volatilen Anästhetika, sowie Erwachen des Patienten, muß der Patient, wird die Ursache der Diskonnektion nicht sofort erkannt, mit Handbeatmungsbeutel (wenn nötig Mund-zu-Mund) beatmet werden, bis das Problem erkannt und beseitigt ist.

Gewissenhaftes Monitoring während der Anästhesie [präkordiales oder intraösophageales Stethoskop, Inspektion der Atmung (Thoraxexkursion, Reservoirbeutel, Gerät)], Beachtung von klinischen Zeichen der Hypoxie und Hyperkapnie (s. S. 90 ff.) sind notwendige Voraussetzungen für jede Anästhesie. Die Anwendung eines Leckalarmsystems sollte jedenfalls bei Narkoserespiratoren vorgeschrieben sein (DGAI Standard). Austausch von lockeren Schlauchsystemen, zerbrochenen Flowmetergläsern und klemmenden Exspirationsventilen muß sofort bei Erkennen des Fehlers erfolgen.

Als fehlerhaft erkanntes Narkosegerät muß sofort ausgetauscht werden.

Exzessiver Beatmungsdruck

Irrtümlich eingeschaltetes O_2-Flushventil bei geschlossenem Exspirationsventil oder geschlossenes Exspirationsventil bei Spontanatmung führen — besonders beim Intubieren — zu exzessiv hohen Beatmungsdrücken mit rascher Kreislaufdepression und der Gefahr des doppelseitigen (Spannungs)pneumothorax. Funktionsunfähige Reduzierventile führten ebenfalls bereits zu exzessiv hohen Beatmungsdrücken (Feeley et al. 1975). Kreissystemreservoirbeutel platzen erst bei Drücken bis zu 120 mm Hg (Johnstone et al. 1973), Einmalbeutel noch später.

Volumenkonstante Respiratoren können, insbesondere bei nicht vorhandenem oder nicht richtig eingestelltem oberem Druckalarm bei Husten, Pressen oder plötzlicher Änderung von Resistance (Bronchospasmus) oder Compliance (Nachlassen der Relaxation, Zwerchfellhochstand) zu erheblich erhöhten Beatmungsdrücken mit dem Risiko der Kreislaufdepression und des Pneumothorax führen. Bei erkanntem exzessivem Beatmunsdruck ist sofort zu diskonnektieren, evtl. Beatmung mit Handbeatmungsbeutel, wenn Gerät defekt (klemmendes Exspirationsventil), der Patient ist auf einen evtl. eingetretenen Pneumothorax zu untersuchen.

Rückatmung

Funktionsunfähiger Atemkalk (nach Indikatorverfärbung nicht ausgetauscht — die folgende Entfärbung zeigt keine Regeneration an!) und undichte Rückschlagventile im Kreissystem sind, wie die zu geringe Frischgaszufuhr bei halboffenen Kindernarkosesystemen, die häufigsten Ursachen der Rückatmung.
   Bei klinischen Zeichen der Hyperkapnie (s. oben) bzw. eindeutigen Blutgasbefunden ist neben der Überprüfung des adäquaten Atemminutenvolumens an die genannten Ursachen zu denken. Wieder wird der Patient im Zweifelsfall überbrückend mit einem separaten Beatmungsbeutel beatmet, so die Ursache nicht sofort behoben werden kann. Erhöhung des Frischgasflows, Wechsel des Absorberkalks bzw. Austausch des Gerätes sind dann notwendig.

> Die Mund-zu-Mund-Beatmung ist die Ultima ratio bei insuffizienter apparativer künstlicher Beatmung.

Respiratorfehlfunktion

Zunehmende Anwendung von Relaxanzien und Opiaten im Sinne der Neuroleptanalgesie mit obligater intraoperativer künstlicher Beatmung erfordern die Anwendung von Narkoserespiratoren. Inadäquater Maschinendruck (Druckverlust in der Preßluftflasche oder Pipeline), Stromausfall durch Sicherungsdefekt oder Trennung vom Netz, undichte Ventile, Kondenswasser im Reduzierventil, falsche Einstellung des Respirators und funktionsunfähige, falsch eingestellte oder nicht vorhandene Monitoreinrichtungen bergen vielfache Möglichkeiten der inadäquaten künstlichen Beatmung. Ähnlich einem Auto ohne Tachometer sollen Respiratoren ohne ausreichendes Monitoring nicht mehr verkauft werden dürfen! Genaue Kenntnis des technischen Geräts und der Fehlermöglichkeiten sowie der Technik und Praxis der künstlichen Beatmung, gewissenhafte Patientenüberwachung sowie regelmäßige Wartung durch geeignete Techniker sind notwendige Voraussetzungen für die Anwendung von Respiratoren.

> Zur überbrückenden Beatmung bei Versagen des Narkosegeräts muß jederzeit ein separater Handbeatmungsbeutel mit Maske und Tubuskonnektion zur Verfügung stehen.

Fehlerhaftes oder fehlendes Anästhesiezusatzgerät

Laryngoskopgriff (Batterien), -spatel, -lampen, verschiedene Endotrachealtuben, Mandrins, diverse Beatmungsmasken, Guedel-Tuben in verschiedenen Größen, funktionierende Absaugvorrichtungen und Katheter, Injektionsbehelfe, Monitore,

Medikamentenschränke etc. ergeben einen ständig wachsenden Satz notwendigen Anästhesiegeräts, von dessen Funktionstüchtigkeit sich der Anästhesist vor Antritt der Narkose überzeugen muß. Die gewissenhafte Überprüfung des Anästhesiegeräts hilft mehr Menschenleben retten als noch so ausgefeilte Technik bei der Erzeugung desselben.

Der Anästhesist muß sich vor Antritt der Narkose von der Funktionsfähigkeit seines Gerätes selbst überzeugen!

Monitorversagen

Das Versagen von Monitorsystemen ist ein prinzipielles Problem der Überwachungsstrategie. Da auch Monitoren als technische Geräte versagen oder falsch verwendet werden können (Einstellung), können sie die klinische Überwachung des Patienten nie vollständig ersetzen. Weiterhin können durch fehlerhafte Monitoren, unabhängig von der fehlenden Schutzfunktion, Risiken, speziell elektrischer und thermischer Art, entstehen. Die üblichen Verhaltensregeln bei Stromunfällen (zuerst Stromkreis unterbrechen — notfalls Netz abschalten — sodann kardiopulmonale Reanimation) kommen dabei zur Anwendung.

Monitoren können selbst versagen und zur Quelle von Risiken werden.

Literatur

Aviado DM (1975) Regulation of bronchomotor tone during anesthesia. Anesthesiology 42:68
Baldwin EF, de et al. (1948) Pulmonary insufficiencs, I. II, III Physiological classification, clinical methods of analysis, standard values in normal subjects. Medicine (Baltimore) 27:243
Benumof JL (1981) Respiratory physiology and respiratory function during anesthesia. In: Miller RD (ed) Anesthesia. Churchill Livingstone, New York, pp 681–725
Caplan RA, Posner KL, Ward RJ, Cheney FW (1990) Adverse respiratory events in anesthesia: A closed claims analysis. Anesthesiology 72:828
Corssen G, et al. (1972) Ketamine in anesthetic management of asthmatic patients. Anest Analg 51:588
Couture J, et al. (1970) Airway closure in normal, obese, and anesthetized supine subjects. Fed Proc 29:269
Doi M, Ikeda K (1987) Respiratory effects of sevoflurane. Anesth Analg 66:241
Don H (1977) The mechanical properties of the respiratory system during anesthesia, Int Anesthesiol Clin 15:113–136
Don H (1983) Hypoxemia and hypercappnia during and after anesthesia. In: Orkin FK, Cooper, NHL (eds) Complications in anesthesiology, Lippincott, Philadelphia, pp 183–204
Eger II EI (1976) Anesthetic uptake and action. Williams & Wilkins, Baltimore, pp 77–98; 113–121
El-Hawary MB et al. (1972) Effect of ketamine hydrochlorid on the tracheobronchial tree. Middle East J Anesthesiol 3:455
Feeley TW et al. (1975) The hazards of bulk oxygen delivery systems. Lancet 1:1416
Fisher MMcD (1977) The management of anaphylaxis. Med J Aust, 1:793
Forbes AR (1976) Halothane depresses mucociliari flow in the trachea. Anesthesiology 45:59

Goodman NW, Black AMS, Carter JA (1987) Some ventilatory effects of propofol as sole anaesthetic agent. Br J Anaesth 59/12:1497
Hirshman CA et al. (1978) Halothane and enflurane protect against bronchospasm in asthma dog model. Anesth Analg 57:629
Hirshman CA, Edelstein G, Peetz S, Wayne R, Downes H (1982) Mechanism of action of inhalational anesthesia on airways. Anesthesiology 56:107
Johnstone RE et al. (1973) Rebreathing bags as pressure-limiting devices. Anesthesiology 38:192
Kain ML et al. (1969) The effect of intubation on the dead space during halothane anaestesia. Br J Anaesth 41:94
Kontos HA et al. (1965) Mechanism of circulatory responses to systemic hypoxia in the anesthetized dog. Am J Physiol 209:397
Krieger AJ et al. (1974) Sleep induced apnea, part 2: Respiratory failure after anterior spinal surgery. J Neurosurg 39:181
Krupp MA et al. (1980) Current Medical Diagnosis and Treatment. Lange Medical Publications, Los Altos, California
Lahnborg G, et al. (1974) Effect of low dose heparin on incidence of postoperative pulmonary embolism detected by photoscanning. Lancet 1:329
Larson CP et al. (1961) The effects of diethyl ether and methoxyflurane on ventilation: I A comparative study in man. Anesthesiology 30:174
Lackore LK et al. (1970) Accidental narcosis. JAMA 211:1846
Lockhart SH, Rampil LY, Yasuda N, Eger II EI, Weiskopf RB (1991) Depression of Ventilation by Desflurane in humans. Anesthesiology 74:484
Meade JW, (1961) Tracheotomy – its complications and their management. N Engl J Med 265:519
Michaelis LL et al. (1974) Ventricular irritability associated with the use of haloxon hydrochloride. Ann Thorac Surg 18:608
Moller JT, Johannessen NW, Berg H, Espersen K, Larsen LE (1991) Hypoxaemia during anesthesia: An observer study. Br J Anaesth 66:437
Mulroy M et al. (1976) Inflowing gas lead, a potential source of hypoxia. Anesthesioloy 45:102
Nennhaus HP et al. (1967) Alveolar and pleural rupture. Arch Surg 94:136
Nunn JF (1977) Mechanisms of pulmonary ventilation. Applied respiratory physiology, 2nd edn. Butterworth, London
Oswalt CE et al. (1977) Pulmonary edema as a complication of acute airway obstruction. Rev Surg 34:364
Prys-Roberts C et al. (1967) Accidental severe hypercapnia during anaesthesia. A case report and review of some physiological effects. Br J Anaesth 39:257
Rutherford RB et al. (1968) The pathophysiology of progressive tension pneumothorax. J Trauma 8:212
Schultz EA et al. (1960) Profound acidosis in an anesthetized human: Report of a case. Anesthesiology 21:285
Smithies M (1992) Acid – base disturbances. In: Tinker J, Zapol WM (eds) Care of the critically ill patient, Springer, Berlin Heidelberg New York Tokyo, pp 101–116
Vinour B et al. (1976) Monitoring of respiratory status. In: Berk JL et al. Handbook of critical care. Little, Brown and Co., Boston, pp 57–68
Wahba WM et al. (1972) The cardio-respiratory effects of thoracic epidural anesthesia. Can Anaesth Soc J 19:8
Winter PM (1984) Oxygen toxicity. In: Shoemaker WC et al. (eds), Textbook of critical care. Saunders, Philadelphia, pp 218–224
Wyche MQ et al. (1973) Effects of continous positive pressure breathing on functional residual capacit and arterial oxygenation during intraabdominal operations: Studies in man during nitrous oxide and d-tubocurarine anesthesia. Anesthesiology 38:68
Zimmermann WE et al. (1977) Die Lungenfunktionsdiagnostik. In: Benzer H, Frey R, Huegin W, Mayrhofer O (Hrsg) Lehrbuch der Anaesthesiologie, Reanimation und Intensivtherapie. Springer, Berlin Heidelberg New York

3 Zentralnervensystem

3.1 Erhöhter intrakranieller Druck

H. V. SCHALK und G. FUCHS

Angeborene, vaskuläre, metabolische, infektiöse, neoplastische und traumatische Ursachen können zu einer Zunahme des intrakraniellen Drucks (ICP) führen. Unter diesem Umstand erlangen Anästhetika und anästhesiologisches Prozedere besondere Bedeutung, da diese Ausmaß und Richtung von Hirndurchblutung (CBF), intrakraniellem Blutvolumen (CBV) und Hirnstoffwechsel ($CMRO_2$ — "cerebral metabolic rate of oxygen") unterschiedlich beeinflussen und dadurch wesentlich auf den ICP einwirken können (Pfenninger und Ahnefeld 1983; Shapiro 1975).

Klinische Zeichen des erhöhten ICP

Kopfschmerz,
Übelkeit/Erbrechen,
Somnolenz,
psychische Alteration,
Nackensteife,
Stauungspapille,
Kompressionszeichen des Hirnstamms,
Bewußtseinsverlust,
Mydriasis,
Verlust der Schmerzreaktion,
Atem- und Kreislaufstillstand.

Eine Reihenfolge der bei zunehmendem ICP auftretenden Zeichen ist in der Praxis nicht mit Sicherheit anzugeben, da intrazerebral lokale Veränderungen die Symptomatik wesentlich beeinflussen können (primäre Hirnstammschädigung usw.; Gobiet et al. 1978). Eine wesentliche Rolle spielt auch die Dauer der Hirndruckerhöhung.

Pathophysiologie

Beim Erwachsenen beträgt das Gewicht des Hirngewebes etwa 1400 g, die Liquormenge 70 ml. Für die globale Hirndurchblutung gelten unter physiologischen Be-

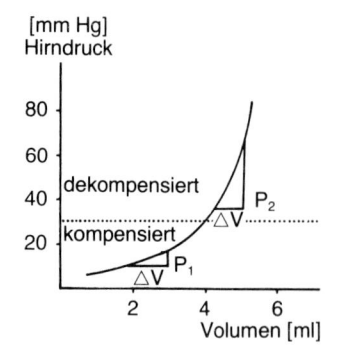

Abb. 3.1. Intrakranielles Druck-Volumen-Verhalten. Eine definierte momentane Zunahme des intrakraniellen Volumens führt bei ausreichender Compliance nur zu einem geringen Anstieg des ICP ($\triangle P_1$), bei reduzierter Compliance steigt der ICP ($\triangle P_2$) jedoch steil an

dingungen folgende Werte: Der gesamte zerebrale Blutfluß beträgt etwa 50 ml/min/100 g Gehirn, das ergibt in etwa 700–900 ml Blut/min, umgerechnet sind dies ca. 15 % des Herzzeitvolumens, die pro Minute dem Gehirn zugeführt werden.

Durchblutung und Stoffwechsel weisen im Gehirn große regionale Unterschiede auf: so beträgt die Durchblutung der grauen Substanz 80–140 ml/min/100 g, die der weißen Substanz jedoch nur etwa 23 ml/min/100 g. Die Gesamtdurchblutung bleibt allerdings, unabhängig vom Aktivitätszustand, relativ konstant; das intrakranielle Blutvolumen beträgt daher zu jedem beliebigen Zeitpunkt etwa 100–150 ml. Der Normwert des ICP (5–10 mm Hg)[1] entspricht dem hydrostatischen Druck des Liquors im Ventrikelsystem, Werte über 15 mm Hg gelten als abnormal, Werte über 25 mm Hg bereits als sicher pathologisch. Das Schädelskelett stellt ein starres Kompartiment dar, nur beim Säugling mit offener Fontanelle ist eine begrenzte intrakranielle Volumenerweiterung möglich.

Wenn einer der intrakraniellen Bestandteile — Hirn, Liquor, Blut — an Volumen zunimmt, kann bei langsamer Massenzunahme kompensatorisch das Volumen der anderen Bestandteile innerhalb gewisser Grenzen abnehmen (Abb. 3.1).

Solche Kompensationsmechanismen als Reaktion auf eine intrakranielle Volumenzunahme sind:
- Verschiebung von Liquor in den spinalen Subarachnoidalraum,
- vermehrte Resorption von Liquor in den Villi arachnoidales,
- Verschiebung von Hirnvenenblut in die großen intrathorakalen Venen.

Wenn der ICP 20 mm Hg oder mehr erreicht, sistiert die Liquorproduktion. Eine weitere, aber auch eine primär rasch verlaufende intrakranielle Volumenzunahme läßt die Kompensationsmechanismen schnell erschöpfen und führt zu einer ICP-Veränderung, deren Verhalten in Abb. 3.1 dargestellt ist.

Daraus läßt sich erkennen, daß bis zu einer gewissen Grenze dem intrakraniellen Raum ein definiertes Volumen ohne wesentliche Steigerung des ICP zugeführt werden kann, nach Erreichen dieser Grenze jedoch eine weitere Volumenzunahme rasch zum Anstieg des ICP führen muß. Das Verhältnis von Druckanstieg pro Volumenzunahme wird als die intrakranielle Elastance (E_{IC}) bezeichnet:

---

[1] 1 mm Hg = 133,322 Pa.

$$E_{IC} = \frac{dP}{dV};$$

ihr reziproker Wert ergibt die intrakranielle Compliance:

$$C_{IC} = \frac{dV}{dP}.$$

So kommt es z. B. bei zunehmender Ausdehnung einer Hirnmassenläsion zur Complianceabnahme. Bei intrakranieller Druckmessung kann diese dadurch festgestellt werden, daß es zu einem Abfall des ICP um mehr als 2 mm Hg kommt, wenn 1 ml Liquor abgelassen wird. Der umgekehrte Vorgang — Injektion von 1 ml Kochsalz — würde zu einem entsprechenden ICP-Anstieg von mehr als 2 mm Hg führen.

Wichtig zu bemerken ist noch, daß Volumenveränderungen verschiedener intrakranieller Bestandteile additiv wirken. So kann etwa bei einem Patienten mit geringem traumatischem Hirnödem und normalem intrakraniellem Druck die Druck-Volumen-Kurve durch sekundäre Faktoren, wie Hyperkapnie oder Hypoxie, weit nach links verschoben werden, so daß ein gefährlicher Anstieg des intrakraniellen Drucks eintritt.

Folgen des erhöhten ICP

1) Der zerebrale Perfusionsdruck (CPP) — das ist die Differenz zwischen mittlerem arteriellen Druck (MAP) und ICP (CPP = MAP − ICP) — nimmt ab. Zur Sicherstellung eines ausreichenden zerebralen Blutflusses (CBF) ist ein CPP von 50 mm Hg beim normotensiven Patienten, ein entsprechend höherer CPP beim Hypertoniker notwendig (Gobiet et al. 1978; Lassen u. Christensen 1976). Die häufigste Todesursache beim Schädel-Hirn-Trauma ist der durch exzessiven ICP-Anstieg verminderte CPP bzw. die daraus resultierende zerebrale Ischämie. Hierdurch verstärkt sich die Hirnschwellung in Form eines Circulus vitiosus und führt zu progredientem Ausfall, zuerst der hypoxieempfindlicheren, phylogenetisch jüngeren Hirnrinde und später zu irreversibler Hirnnekrose.
2) Im Bereich einer vorgeschädigten Hirnregion kann es zu regionaler Ischämie mit umschriebenen Hirnschädigungen kommen.
3) Zunehmender ICP kann eine Gefäßparalyse auslösen, welche die Autoregulation der Hirndurchblutung verhindert. Bei arterieller Hypertension nimmt das intrazerebrale Blutvolumen (CBV) zu, die Blut-Hirn-Schranke wird, v. a. in geschädigten Bereichen, durchlässig, es kommt zum (perifokalen) Hirnödem und damit zum weiteren Anstieg des ICP (Lassen u. Christensen 1976).
4) Teile des Gehirns werden an den jeweiligen Prädilektionsstellen eingeklemmt, die sogenannte Herniation. Diese Komplikation kann akut auftreten und rasch zum Tode führen. Einklemmung bzw. Massenverschiebung von Hemisphärenteilen, meistens des Temporallappens, im Bereich des Tentoriumschlitzes führt zur Ausbildung eines Mittelhirnsyndroms (tiefe Bewußtlosigkeit, Strecksynergismen, Enthemmung vegetativer Funktionen, Bulbusdivergenz, wechselnde Pupillenweite, teilweiser Ausfall der Hirnstammreflexe).

Einklemmung der Kleinhirntonsillen im Foramen magnum führt zu zunehmender Beeinträchtigung von Pons und Medulla und manifestiert sich in der Ausbildung eines bedrohlichen Bulbärhirnsyndroms (tiefste Bewußtlosigkeit, Sistieren der Streckkrämpfe, herabgesetzter Muskeltonus, schwere vegetative Dysregulationen, pathologische unzureichende Atmung, Pupillenerweiterung, Erlöschen der Hirnstammreflexe).

Hirndurchblutung, intrazerebrales Blutvolumen und intrakranieller Druck

Eine Weiterstellung der zerebralen Arteriolen führt zur Zunahme der Hirndurchblutung (CBF) und damit zu vermehrtem intrazerebralen Blutvolumen (CBV). Ob und in welchem Ausmaß eine CBV-Zunahme den ICP beeinflußt, hängt von der Ausgangslage auf der intrakraniellen Druck-Volumen-Kurve (Abb. 3.1) ab (Gobiet et al. 1978; Lassen u. Christensen 1976). Im folgenden sollen einige Faktoren, die zu Änderungen von CBF und CBV und damit des ICP beitragen können, diskutiert werden.

Chemische Faktoren

Die H^+-Ionenkonzentration im zerebralen Interstitium bewirkt bei Zunahme Vasodilatation, bei Abnahme Vasokonstriktion. Entsprechend kommt es z. B. bei Hyperkapnie bei einem p_aCO_2 von 60 mm Hg zur Verdoppelung, bei Hypokapnie mit einem p_aCO_2 von 20 mm Hg zur Halbierung des Normwerts des CBF.

Hypoxie mit einem arteriellen PO_2 unter 50 mm Hg führt zu starker Zunahme der Hirndurchblutung, bei weiterem Absinken auf unter 30 mm Hg verdoppelt sie sich. Hohe O_2-Partialdrücke führen zu zerebraler Vasokonstriktion mit Abnahme des CBF. Bei Atmung von 100% Sauerstoff fällt die Hirndurchblutung um etwa 10–13% ab.

Metabolische Faktoren

Der kortikale CBF folgt quantitativ und zeitlich unmittelbar der neuronalen Aktivität.

Myogene „Autoregulation"

Blutdruckänderungen zwischen 60 und 130 mm Hg führen zu keinen Änderungen des CBF, da die zerebralen Arteriolensphinkter arterielle Druckschwankungen ausgleichen (Abb. 3.2; Lassen u. Christensen 1976).

Es muß jedoch betont werden, daß
a) die Ansprechzeit für die Autoregulation des CBF etwa 2 min beträgt, und
b) bei Überschreiten des autoregulatorischen Druckbereichs die Blut-Hirn-Schranke durchbrochen wird, die Hirndurchblutung folgt passiv allen Bereichen der Blutdruckänderungen — Hirnödem und Anstieg des ICP sind die Folge.

3.1 Erhöhter intrakranieller Druck

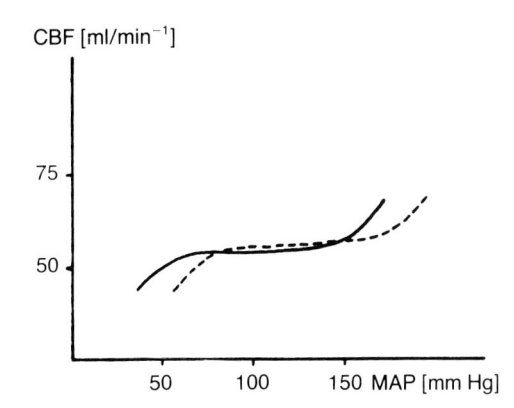

Abb. 3.2. Autoregulation: zerebraler Blutfluß (*CBF*) in Abhängigkeit vom mittleren arteriellen Druck (*MAP*). (*Schraffiert* Rechtsverschiebung des Autoregulationsbereichs bei Hypertonie)

Bei Hypertonikern liegt der Autoregulationsbereich für den CBF höher.

Neurogene Faktoren

Endgültige Aussagen über den quantitativen Einfluß von Parasympathikus und Sympathikus auf den CBF sind noch nicht publiziert, letzterer scheint jedoch eine gewisse Schutzfunktion auf die Blut-Hirn-Schranke bei exzessiven Blutdruckanstiegen auszuüben.

Einfluß von Anästhetika auf CBF/ICP

Inhalationsanästhetika

Die vasodilatierende Wirkung der volatilen Anästhetika besteht auch bei den Hirngefäßen. Halothan und Ethrane gelten diesbezüglich als stärker wirksam als Isofluran. Jedoch wurde auch bei letzterem ab einer Konzentration von 1,3 Vol% (1 MAC) und mehr eine Zunahme des CBF gefunden (Adams et al. 1981; Grosslight et al. 1985). Lachgas bewirkt ebenfalls eine CBF- und ICP-Zunahme (Schulte am Esch et al. 1979). Eine Anwendung bei erhöhtem ICP erscheint daher auch bei gleichzeitig durchgeführter Hyperventilation problematisch (Adams et al. 1981; Grosslight et al. 1985; Pfenninger u. Ahnefeld 1983; Schulte am Esch et al. 1979; Smith u. Marque 1976).

Intravenöse Anästhetika

Barbiturate führen zur Senkung des erhöhten ICP (Singbartl et al. 1983). Als Wirkungsmechanismus gilt dabei v.a. die Verminderung des CBF, als zusätzliche Effekte werden Herabsetzung des Hirnstoffwechsels, antikonvulsive Wirkung, Gesamtsauerstoffverbrauchsreduktion, Bindung toxischer freier Radikale, Membranstabilisierung, verbesserte Reperfusion ischämischer Areale und Schutz vor

Ödembildung diskutiert. Nachteilig kann die negativ inotrope Wirkung sein. Diazepine, Etomidat, Althesin und Neuroleptika zeigen ebenfalls eine ICP-senkende Wirkung (Saul u. Ducker 1982; Smith u. Marque 1976). Opiate haben kaum einen Einfluß auf CBF und ICP.

Ketamin zeigt, im Gegensatz zu den anderen i. v.-Anästhetika, eine deutliche zerebrale Vasodilatation und führt in Dosierungen von mehr als 0,5 mg/kg KG auch beim Gesunden zu einem Anstieg des ICP (Schalk u. List 1981).

Muskelrelaxanzien

Ein direkter Effekt der depolarisierenden und nichtdepolarisierenden Muskelrelaxantien auf CBF und ICP ist nicht nachzuweisen, doch können indirekte Mechanismen wie Muskelfibrillation, Tachykardie und Blutdruckanstieg einen ICP-Anstieg provozieren.

Vasoaktive Substanzen

Die gut steuerbaren, kurzwirksamen Vasodilatatoren Nitroprussidnatrium (NPN) und Nitroglyzerin (NTG) führen auch intrazerebral zu einer Hyperämie, ein Effekt, der bei vorbestehendem Vasospasmus erwünscht sein kann. Anderseits kann jedoch durch Zunahme des CBV der ICP ansteigen. Gleichzeitig verschieben die genannten Vasodilatatoren die untere myogene Autoregulationsgrenze.

Problematisch wird die Verwendung der Vasodilatatoren auch dadurch, daß mit der Senkung des Drucks im Systemkreislauf auch der CPP abnimmt. Bei der Verabreichung von NPN muß auch auf die Gefahr der Zyanidintoxikation hingewiesen werden. Die Entgiftungskapazität des Organismus beträgt etwa 0,05 mg/kg/h. Deshalb empfiehlt Pasch (1983) die zusätzliche Gabe von Thiosulfat in 10facher Menge des NPN zur Detoxifizierung.

Messung des ICP

Nach wie vor ist die Messung des CBF aufwendig und deshalb nur begrenzt durchführbar. Die Darstellung intrakranieller Massen (Hirnödem, Blutung, Tumor) erfolgt v. a. durch die Computertomographie; mit dem magnetischen Resonanzverfahren sind weitere diagnostische Aussagemöglichkeiten gegeben. Beide Verfahren sind nur intermittierend anwendbar. Die Messung des ICP kann relativ einfach und kontinuierlich durchgeführt werden. Indirekt können damit auch Rückschlüsse auf CBF bzw. intrakranielle Massenveränderungen gezogen werden (Adams et al. 1981; Hase 1983).

Methoden der ICP-Messung

Theoretisch kann der ICP im Liquorraum, epidural und intrazerebral gemessen werden (s. folgende Übersicht).

Möglichkeiten der ICP-Messung	
Im Liquorraum:	lumbal,
	subokzipital,
	subarachnoidal (basal),
	ventrikulär,
epidural:	zwischen Knochen und Dura,
intrazerebral:	Gewebsdruck.

Praktisch bewährt haben sich in der Klinik 2 Methoden: die Ventrikeldruckmessung und die epidurale Druckmessung.

Ventrikeldruckmessung

Ein Katheter wird in einen Ventrikel eingebracht und an das Druckmeßsystem angeschlossen. Über einen Zweiwegehahn besteht die therapeutische Möglichkeit, bei erhöhtem ICP Liquor abzulassen. Außerdem kann dabei die intrazerebrale Elastance/Compliance beurteilt werden. Bei Ventrikelkompression muß diese Methode versagen, da sie meßtechnisch auf vorhandenen Liquor („Liquordruck") angewiesen ist.

Epidurale Druckmessung

Über ein Bohrloch wird eine Drucksonde auf die Dura gebracht. Der hier gemessene epidurale oder, bei absichtlicher oder akzidenteller Eröffnung der Dura, subarachnoidal gemessene Druck differiert meist von dem intraventrikulären, da gewebselastische Kräfte zum Tragen kommen und damit die Nulleichung problematisch wird. Dies gilt in der klinischen Praxis v. a. im Normbereich des ICP, Druckanstiege selbst werden jedoch meist sehr gut reflektiert. Mit dieser Methode ist eine Messung des ICP auch dann noch möglich, wenn die Ventrikel verstrichen, d. h. ohne Liquor, sind.

Eine lumbale Liquordruckmessung muß bei Verdacht auf erhöhten ICP wegen der Gefahr der Herniation des Hirnstamms abgelehnt werden.

Indikation zur Messung des ICP

Im Vordergrund steht heute sicher die Messung des ICP beim schweren Schädel-Hirn-Trauma. Neben der Messung über ein Ventrikeldrain, mit dem auch direkt eine intrakranielle Druckentlastung vorgenommen werden kann, findet die epidurale ICP-Messung zur kontinuierlichen Überwachung von Krankheitsverlauf bzw. Therapieerfolg zunehmende Verbreitung.

Eine weitere Indikation zur ICP-Messung stellt der Hydrocephalus internus communicans mit Liquorresorptionstest dar. Eine ICP-Messung bei Subarachnoidalblutung, spontaner intrazerebraler Blutung oder prophylaktisch nach intrazerebralen Eingriffen wird heute nur noch selten vorgenommen.

Intraoperative Zeichen des erhöhten ICP

Während beim eröffneten Schädel die Hirnschwellung unübersehbar auf die zerebrale Problematik aufmerksam macht, verbergen sich mögliche Hinweise auf einen ICP-Anstieg während anderer Operationen in Narkose hinter relativ unspezifischen hämodynamischen und respiratorischen Symptomen. Am ehesten sind einseitige Pupillenveränderungen pathognomonisch. Hypertonie und Bradykardie, Atemstörungen und EKG-Veränderungen sind als Zeichen eines ICP-Anstiegs intraoperativ nur bedingt verwertbar. Im Zweifelsfall empfiehlt es sich, mit Hyperventilation und hirndrucksenkenden Maßnahmen zu beginnen und raschest möglich die entsprechende Diagnostik vorzunehmen.

Klinische Situationen, die zu erhöhtem ICP führen können

Die Apnoephase während der Intubation, aber auch Husten, Würgen und Pressen können ebenso wie das endotracheale oder oropharyngeale Absaugen über erhöhten Venendruck, Hypoxie, Bauchpresse oder Sympathikotonie zu erhöhtem ICP führen. Gleiches gilt für einen pCO_2-Anstieg bei hypoventilierenden oder hypoventilierten Patienten (z. B. bei Fieberanstieg, Aggressionsstoffwechsel) oder eine sich verschlechternde pulmonale Situation.

Therapeutische Maßnahmen

Ziel der Therapie des erhöhten ICP muß es sein, die Perfusion des Hirngewebes aufrechtzuerhalten. Es ist bekannt, daß die Prognose mit zunehmendem ICP schlechter wird. Die obere Grenze liegt bei 30 mm Hg, länger als einen Tag anhaltende höhere Werte werden kaum ohne bleibende Schäden überlebt (Brock 1983; Grosslight et al. 1985; Hase 1983; Lassen u. Christensen 1976).

Saul u. Ducker (1982) fanden bei Patienten mit schwerem Schädel-Hirn-Trauma, daß ein Therapiebeginn bereits bei 15 mm Hg die Mortalität auf 28 % gegenüber 46 % bei Therapiebeginn bei einem ICP von 25 mm Hg senkte. Da hirndruckgefährdete Patienten im Krankheitsverlauf ohnehin unvermeidbare ICP-Spitzen (Husten, Absaugen etc.) haben, beginnen auch wir mit hirndrucksenkenden Maßnahmen, wenn der ICP-Wert zwischen 15 und 20 mm Hg liegt.

Die Oberkörperhochlagerung (15–30°) sollte den venösen Abfluß erleichtern, nicht jedoch hydrostatisch den Systemdruck wesentlich behindern (Abushi et al. 1980; Huse u. Wieken 1979). Die hirndrucksenkende Wirkung von Steroiden im

Therapie des erhöhten ICP	
Oberkörperhochlagerung	Hyperventilation
Steroide	Osmotherapie (Mannitol, hypertone Lösungen)
Diuretika	Barbiturate
Temperaturregelung	Liquordrainage
Säure-Basen-Balance	Entlastungstrepanation

Rahmen der Tumorchirurgie steht außer Zweifel, der Effekt in der Neurotraumatologie wird unterschiedlich beurteilt (Brock 1983). Ohne auf die diesbezügliche Diskussion hier näher eingehen zu können, darf angenommen werden, daß bei entsprechender Kreislauftherapie bzw. Sicherung des CPP eine kurzfristige Steroidtherapie auch beim SHT zur ICP-Senkung beitragen kann. Bei länger anhaltenden ICP-Werten über 25 mm Hg ist jedoch durch Steroide kaum mehr ein entsprechender Effekt nachzuweisen.

Temperaturanstieg führt ebenso wie Azidose zur Zunahme des CBF und kann symptomatisch therapiert werden.

Hyperventilation (HV) führt zu Hypokapnie und damit zu Vasokonstriktion gesunder Hirngefäße. Bereits wenige Minuten nach Einsetzen der HV nimmt der pCO_2 im Liquor ab, um nach etwa 30 min ein Äquilibrium zu erreichen. Mit einem pCO_2 von 20 mm Hg ist praktisch die maximale zerebrale Vasokonstriktion erreicht, der CBF ist auf die Hälfte des Normwerts gesunken. Diese Reduktion kann allerdings v. a. bei Patienten mit ausgeprägtem traumainduziertem Vasospasmus zu einer den metabolischen Bedarf unterschreitenden CBF-Reduktion und damit zur zerebralen Ischämie führen (Cold 1990). Wegen der Gefahr der zerebralen Hypoxie soll durch die HV die Grenze des p_aCO_2 bei etwa 30–35 mm Hg festgelegt werden. Berichte aus jüngster Zeit geben sogar noch höhere Werte (35–38 mm Hg) an. Längerdauernde HV löst Adaptationsvorgänge aus, die bereits nach 6 h beginnen; nach etwa 12–24 h erreicht der CBF trotz des erniedrigten pCO_2 wieder den Normwert (Lassen u. Christensen 1976; List u. Schalk 1983; Singbartl et al. 1983). Als Nebenwirkung der Hyperventilation muß man mit einer respiratorischen Alkalose und Rechtsverschiebung der O_2-Dissoziationskurve sowie der Gefahr des Auftretens einer Hypokaliämie rechnen. Bei gleichzeitig vorliegender pulmonaler Komplikation muß ein evtl. notwendiger PEEP durch entsprechende Kopfhochlagerung kompensiert werden (Abushi et al. 1980; Cunitz et al. 1979; Lofgren 1976). Sicherheitshalber muß empfohlen werden, die inspiratorische Sauerstoffkonzentration zu erhöhen und den p_aO_2-Wert zu kontrollieren.

Zur Osmotherapie des erhöhten ICP eignen sich Mannitol und mit Einschränkungen hypertone-hyperonkotische Lösungen.

Mannitol kann auf Grund seiner hohen Osmolarität einen osmotischen Gradienten in Richtung Intravasalraum aufbauen. Dadurch kann das extrazelluläre Flüssigkeitsvolumen sowohl im gesunden als auch im geschädigten Gehirn reduziert werden (Bell 1987). Mannitol 20 % soll als Bolus mit einer Dosierung von 0,25–1 g/kg KG über 5–10 min verabreicht werden. Unkritische, repetitive Verabreichung von Mannitol führt zu einer Hyperosmolarität (Serumosmolarität > 320 mosmol/l) mit der Gefahr eines „Reboundphänomens". Hypertone-hyperonkotische Lösungen, als Kombination von hypertoner Kochsalzlösung mit einem Kolloid, vermögen durch Senkung des intrazerebralen Drucks und Erhöhung des CBF auf Grund einer Dehydratation die intrakranielle Compliance zu verbessern (Shackford 1992). Durch Verbesserung des regionalen Blutflusses und der O_2-Verfügbarkeit werden progrediente Zellfunktionsstörungen minimiert. Diese Therapie ist jedoch auch mit erheblichen Nebenwirkungen behaftet. Auf Grund des hohen Na^+- und Cl^--Gehaltes dieser Lösungen kommt es zu einem vorübergehenden Anstieg der Osmolarität in kritische Bereiche (>325 mosmol/l) mit der Gefahr des Aufbrechens der

Blut-Hirn-Schranke in gesunden Hirnarealen. Da der genaue Wirkmechanismus dieser Lösungen bis zum heutigen Zeitpunkt nicht endgültig geklärt ist, sollen diese Substanzen nur mit entsprechender Vorsicht eingesetzt werden, zeigen aber als Ultimo ratio bei manchen Patienten erstaunliche Erfolge. Die Anwendung nicht osmotisch wirksamer Diuretika, etwa Furosemid als Schleifendiuretikum, kann zur Hypovolämie und Kreislaufinstabilität sowie zu einer Hypokaliämie führen. Sie scheint nur dann indiziert zu sein, wenn die Gefahr einer Rechtsherzinsuffizienz besteht.

Die Verabreichung von TRIS (Trishydroxymethylaminomethan) führt zu einer Reduktion des intrakraniellen Druckes und einer Verbesserung des zerebralen Perfusionsdrucks. Dieser Effekt ist quantitativ äquivalent zur ICP-Reduktion durch Mannitol, hält jedoch länger an als der Effekt von Mannitol und dürfte nicht auf einem osmotischen Gradienten beruhen (Longstreth 1988; Pfenninger 1989).

Barbiturate haben sich zur Senkung des erhöhten ICP als sehr effektiv erwiesen. Zur Sicherung des adäquaten CPP ist die kontinuierliche Messung sowohl des ICP als auch des Systemdrucks durchzuführen (Wiedemann et al. 1980). Als neurochirurgische Maßnahmen sollen noch Liquordrainage und Entlastungstrepanation erwähnt werden.

3.2 Nichterwachen nach Anästhesie

H. V. Schalk und G. Fuchs

Seit der 1960 veröffentlichten Untersuchung durch das Baltimore Study Committee, in der festgestellt wurde, daß sich nahezu die Hälfte (48,4%) aller anästhesiebedingten Todesfälle auf der Pflegestation ereigneten, wurde der Problematik der postoperativen Phase zunehmend dadurch Beachtung geschenkt, daß Aufwachstationen im Organisationsbereich der Anästhesie eingerichtet wurden (Bergmann und Steinbereithner 1982; Cascorbi und Gravenstein 1974; Philips et al. 1960; Tinkler et al. 1976).

Ursachen des postnarkotischen Nichterwachens

Die frühe postoperative Phase bezeichnet den Zeitraum vom Ende der Anästhetikazufuhr bis zur klinisch deutlich feststellbaren Wiederkehr des Bewußtseins, der Reflexaktivität, der Schmerzempfindung und der Muskelkraft. Sie erstreckt sich i. allg. über die ersten postoperativen Stunden. Dieser Zeitraum unterscheidet sich von der späteren postoperativen Phase dadurch, daß die Wirkung der Narkose noch weiter besteht. Während der frühen postnarkotischen Phase werden also besondere pathophysiologische, pharmakogene und reflexogene Vorgänge beobachtet, die Anlaß geben, Patienten in dieser Phase in einer speziell dafür eingerichteten Aufwachstation zu überwachen und zu behandeln.

Wenn die Narkose unbeabsichtigt wesentlich länger als die Operation dauert, liegt meist eine Überdosierung der verwendeten Anästhetika vor. Als Ursache muß angenommen werden, daß es auch dem erfahrenen Anästhesisten nicht immer gelingt, die Pharmakokinetik der verwendeten Anästhetika individuell und situationsgerecht exakt einzuschätzen, insbesonders auch deshalb, weil diesbezügliche Messungen nur sehr limitiert zur Verfügung stehen (Turner 1986).

In diesem Zusammenhang kommt der präoperativen Untersuchung eine besondere Bedeutung zu: sie erfaßt die individuelle physiologische und krankheitsbedingte Situation des Patienten (einschließlich bisheriger Medikation), die auch in der Aufwachphase von eminenter Bedeutung werden kann (List et al. 1985). Intraoperative Vorgänge wie Schmerz, Stoffwechsel, Anämie, Flüssigkeits- und Elektrolytstatus, Kreislauf und Ventilation beeinflussen ebenfalls Wirkung und Wirkdauer der verwendeten Narkosemittel.

Pharmakokinetik der Anästhetikaüberdosierung

Konzentrationen am Wirkort

Die Wirkung per se, aber auch die Wirkungsdauer eines Anästhetikums auf das Hirn ist, außer von seiner lokalen Konzentration, auch von der Sensitivität des Rezeptors abhängig. Entsprechende interindividuelle Unterschiede können durch biologische Variation erklärt werden. In der klinischen Situation sollte eine solche jedoch nur dann angenommen werden, wenn andere Ursachen ausgeschlossen werden können. Dazu zählen v.a. Interaktionen mit anderen Medikamenten und der individuelle Krankheitszustand als solcher (Denhardt 1982).

Eiweißbindung

Der Transport von intravenös verabreichten Anästhetika an den Wirkort wird durch die Bindung an Plasmaeiweiß bestimmt; diese ist von Albuminkonzentration, Affinitätskonstante und Gesamtkonzentration des Medikaments abhängig. Pharmaka mit hoher Plasmaeiweißbindung konkurrieren miteinander (z. B. Diazepam, Bupivacain, Digitoxin, Furosemid). Hypoproteinämie erhöht den Anteil an freien Wirkstoffen und verlängert die Wirkung eiweißgebundener Medikamente auch dadurch, daß für den Abbau in der Leber nur vermindert Proteine zur Verfügung stehen.

Redistribution

Die Verteilung des Anästhetikums im Blutplasma (dem Transportmedium), am Wirkort (den Zellmembranrezeptoren im Zentralnervensystem) und in Gewebsspeichern (Fettgewebe, Muskulatur, Magen, etc.) erfolgt nach dem Konzentrationsgradienten bzw. der biochemischen Affinität. Aufnahme und Elimination geben die Richtung der Verteilung an, als Redistribution wird die Umverteilung des Medikaments aus den Speichern über das Blutplasma zum Wirkort bezeichnet. So erfolgt das Aufwachen nach Gabe von Barbituraten oder Diazepam in Abhängigkeit von der Geschwindigkeit der Aufnahme bzw. Redistribution aus Muskulatur und Fett-

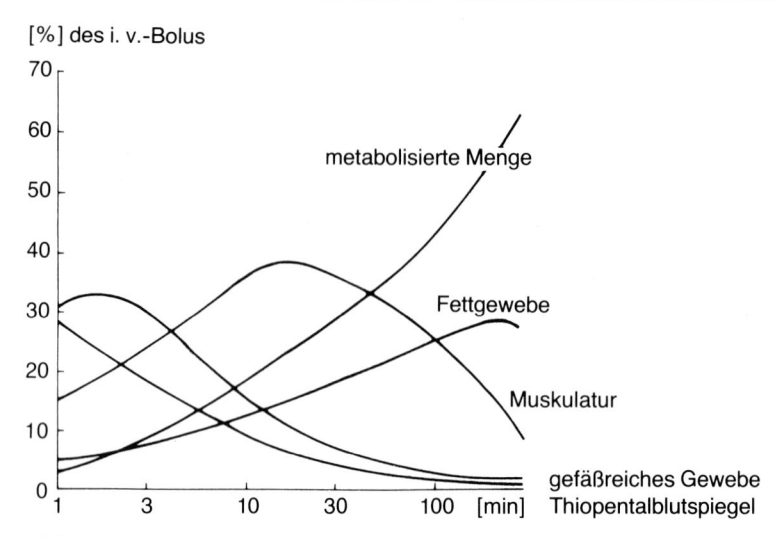

Abb. 3.3. Nach einem i.v.-Bolus von Thiopental sinkt der Blutspiegel entsprechend der Geschwindigkeit der Aufnahme in die Körpergewebe (gefäßreiche Organe, Muskulatur, Fettgewebe) sowie der Metabolisierung. (Mod. nach Eger 1976)

gewebe (Abb. 3.3). Ein ähnlicher Mechanismus wurde auch für Fentanyl beschrieben: nach anfänglich ausreichender postnarkotischer Atmung kann es durch Remorphinisierung (Opiatrebound) zu zunehmender Atemdepression kommen. Als Erklärung wurde die Rezirkulation aus der Muskulatur angenommen: Fentanyl diffundiert wieder in die Blutbahn, sobald postoperativ schmerzbedingte Unruhe auftritt (Brune 1982; Denhardt 1982; Lehmann und Daub 1982; McQuay et al. 1979).

Postoperativ primär wache Patienten können durch Redistributionsphänomene (Opiatrebound) renarkotisiert und hypoxisch werden.

Leberstoffwechsel

Eine große Zahl von Medikamenten wird über das mikrosomale Enzymsystem der Leber inaktiviert. Einer eingeschränkten Funktion folgt daher eine verlängerte Wirkungsdauer mit der Gefahr der Kumulation. Auch die Inhalationsanästhetika belasten die Kapazität hepatischer Enzymsysteme. Bei gleichzeitiger Anwendung erfolgt z. B. der Abbau des Ketamins verzögert.

Andererseits ist bekannt, daß Analgetika, Hypnotika, Antikonvulsiva, Antibiotika und Diuretika sowie chronischer Alkoholkonsum (nicht die akute Alkoholintoxikation) zu einer Enzyminduktion führen können, durch die es zu rascherem Abbau betroffener Medikamente kommt. Eine solche Enzyminduktion wurde für die Biotransformation von Halothan beschrieben, bei der es zur raschen Freisetzung von freien Bromidionen kommt, welche postoperativ wegen ihrer dämpfenden Wirkung die Aufwachphase verlängern (Denhardt 1982; Tinkler et al. 1976).

Nierenfunktion

Bei gestörter Nierenfunktion ist nicht nur die Elimination der Anästhetika und der nichtdepolarisierenden Muskelrelaxantien (Pancuronium), soweit sie über die Niere ausgeschieden werden, verzögert. Es wird auch angenommen, daß bei urämischen Patienten Permeabilitätsstörungen der Blut-Hirn-Schranke auftreten, und dies die Ursache verstärkter bzw. verlängerter Wirkung von Hypnotika sein könnte.

Löslichkeit volatiler Anästhetika

Für die Aufwachphase sind
1. der Blut-Gas-Verteilungskoeffizient und
2. der Gewebe-Blut-Verteilungskoeffizient von größter Bedeutung (Eger 1976).

Prinzipiell ist mit zunehmender Löslichkeit auch eine Zunahme der Dauer der Aufwachphase zu erwarten. Die für jedes Inhalationsanästhetikum charakteristische Eliminationskurve zeigt den Zeitverlauf des Konzentrationsabfalls in 3 typischen Phasen: Der zeitlich kürzeste und steilste Teil der Kurve entspricht den gut durchbluteten Organen Hirn, Herz, Leber, Niere und Lunge, der weniger steil abfallende Teil der Skelettmuskulatur und schließlich der längste, flach abfallende Teil dem schlecht durchbluteten Fettgewebe.

Lachgas hat die geringste Löslichkeit, es folgen Isofluran, Ethrane und Halothan; die größte Löslichkeit hatten die früher verwendeten volatilen Anästhetika Äther und Methoxyflurane. Mit zunehmender Dauer der Inhalationsnarkose nimmt die Menge der in den Geweben gelösten Inhalationsanästhetika zu, in der Aufwachphase sind v. a. der Gewebe-Blut-Löslichkeitskoeffizient, der Verteilungskoeffizient sowie die absolute Menge des aufgenommenen Inhalationsanästhetikums von Bedeutung. Mit „MAC-awake" bezeichneten Stoelting et al. (1970) jenen Blutspiegel eines Anästhetikums, bei dem die Hälfte der Patienten auf einfache Kommandos (z. B. „Augen auf!") reagieren. Der „MAC-awake" entsprach dem halben Wert des normalen Anästhesie-MAC-Werts. Die Entlassung des Patienten aus der postnarkotischen Beobachtung darf daher erst erfolgen, wenn die Blutkonzentration des volatilen Anästhetikums deutlich niedriger als der halbe MAC-Wert ist.

ZNS-Depression (Tabelle 3.1)

Hypoventilation, Hypoxie und Hyperkapnie

Postoperative Hypoventilation führt nicht nur zu Hypoxie, Hyperkarbie und Azidose, sondern verzögert auch die Abatmung der Inhalationsanästhetika. Sauerstoffinsufflation während Hypoventilation begünstigt v. a. bei Patienten mit chronischer Lungenerkrankung, eine Kohlendioxidnarkose.

Hypokapnie

Nach längerdauernder intraoperativer Hyperventilation kann postoperativ durch Hypokapnie der Atemantrieb vermindert und damit Ursache einer Hypoxie sein.

Tabelle 3.1. Differentialdiagnose postoperativer Bewußtseinsstörungen

Bewußtseinsstörungen ohne Zusammenhang mit Komplikationen	Bewußtseinsstörungen als Folge von Komplikationen
Narkoseüberhang	Zerebrale Ischämie
Zentrales anticholinerges Syndrom	Zerebrale Embolie Intrakranielle Blutung Zerebrales Ödem Hypoxämie Extreme Hypokapnie Hypotonie Zustand nach Krampfanfall Stoffwechselstörungen Extreme Störungen des Wasser- und Elektrolythaushaltes

Elektrolytstörungen

Hyponatriämie, z. B. durch massive Wasserresorption während transurethraler Prostataresektion, kann Hirnödem und neurologische Ausfälle verursachen.

Ausgeprägte Hyperkalziämie und Hypermagnesiämie wirken ebenfalls zentral dämpfend.

Hypoglykämie/Hyperglykämie

Normalerweise kommt es durch Streßsituationen während Narkoseeinleitung und Operation zum Blutzuckeranstieg.

Hypoglykämischen Effekt haben jedoch Manipulation an insulinproduzierenden Pankreastumoren, Salizylate und Sulfonamide.

Bei Diabetikern muß die präoperative Insulingabe reduziert oder eingestellt bzw. durch engmaschige Blutzuckerkontrollen und entsprechende Glukoseinfusion balanciert werden.

Hyperosmolares Koma

Von den betroffenen Patienten sind nur etwa die Hälfte Diabetiker, die anderen haben meist schwerste Krankheitszustände wie Sepsis, Urämie, großflächige Verbrennungen, Schlaganfall, Pankreatitis oder Pneumonie. Neben einer Hyperglykämie mit Werten von manchmal über 600 mg% steht die allgemeine Dehydratation im Vordergrund. Vorsichtige Rehydratation mit elektrolytfreien Zuckerlösungen oder halbisotoner Ringer-Lösung, Kaliumsubstitution unter häufigen Laborkontrollen und Altinsulingabe (50 E) intervallmäßig oder über einen Perfusor stellen die Therapie dar. Im Extremfall kann es durch die Dehydratation zu Hirnschrumpfung und Zerreißen der Brückenvenen kommen. Bei der Therapie ist zu beachten, daß der Blutzuckerspiegel nicht zu rasch sinkt, da es sonst zum Hirnödem kommen kann.

Hypothermie

Diese führt zu einer Verzögerung der biotransformatorischen Prozesse und verstärkter Löslichkeit der Inhalationsanästhetika. Die direkte Kältewirkung auf das Hirn führt bei etwa 30°C zum Bewußtseinsverlust (Kältenarkose).

Embolie

Embolie von Herzklappenauflagerungen, Luftembolie (paradoxe Luftembolie, s. S. 607) und Fettembolie nach Trauma oder bei Operationen an großen Röhrenknochen müssen in der Aufwachphase differentialdiagnostisch in Betracht gezogen werden. Bei Thrombendarterektomie der A. carotis kann es auch durch das Einlegen eines intraluminären Shunts zur Lösung von atheromatösen Plaques kommen, die zu ischämischen Infarkten führen können.

Zerebrale Ischämie

Beim Gesunden wird ein zerebraler Perfusionsdruck (CPP) von etwa 50 mm Hg als ausreichend angesehen, bei Patienten mit zerebrovaskulären Erkrankungen müssen höhere Werte angestrebt werden. Extreme Halsflexion oder -rotation kann zu anatomischer Beeinträchtigung der zerebralen Perfusion führen, ebenso unkontrollierter chirurgischer Zug oder lagerungsbedingter Druck an der A. carotis.

Intrazerebrale Blutung

Akute Blutdrucksteigerungen, ausgelöst durch Laryngoskopie und Intubation oder chirurgische Manipulation in unzureichender Narkosetiefe können zu intrazerebralen Blutungen (bei vorgeschädigten Hirngefäßen, Aneurysma, Antikoagulanzientherapie) führen.

Hypoxische Hirnschädigung

Technische Fehler, Hypotonie und Hypoventilation können Ursache einer hypoxischen Hirnschädigung sein. Zu dieser gefürchteten Komplikation kann es während der Narkose selbst kommen, das postoperative Nichterwachen ist dann das zugehörige fatale Symptom. Andererseits kann natürlich das Nichterwachen aus anderen Gründen nach der Narkose beim spontan atmenden Patienten wegen der Apnoegefahr (Zurückfallen der Zunge) Ursache einer hypoxischen Hirnschädigung sein. Deshalb muß auch für die postoperative Phase eine Aufwacheinheit mit entsprechender Ausrüstung und speziell geschultem Personal zur Verfügung stehen (Bergmann und Steinbereithner 1982; Tinkler et al. 1976).

> Die Therapie der hypoxischen Hirnschädigung beginnt mit den Maßnahmen der sofortigen Reanimation und Intensivtherapie.

Diagnostische Maßnahmen beim Nichterwachen nach Narkose

Atmung

Oxygenierung und Ventilation müssen postoperativ bis weit in den Wachzustand hinein ständig überwacht werden. Die kontinuierliche Kontrolle der peripheren O_2-Sättigung mittels des Pulsoxymeters sowie auch die klinische Beobachtung von Hautfarbe (Fingernägel, Lippen) und Atmung (Thoraxexkursion, freie Atemwege) sind in der Aufwachphase besonders sorgfältig durchzuführen. Bei geringstem Zweifel sollen unverzüglich die Überprüfung der O_2-Versorgungslage mit Hilfe einer Blutgasanalyse und die genaue Spontanatmungskontrolle (Atemfrequenz, Atemtiefe, Atemtyp) erfolgen.

> Bei vermuteter Hypoventilation/Hypoxie soll ohne Zögern (assistiert) beatmet werden!

Herz und Kreislauf

Pulskontrolle (A. carotis, A. radialis), EKG-Monitor und Blutdruckmessung sollten möglichst kontinuierlich bzw. in kurzen Intervallen (5 min) erfolgen.

Das Monitoring wird in dem Umfang erweitert, wie nötig, wobei eine blutige Blutdruckmessung, eine zentrale Venendruckmessung und letztlich auch eine Pulmonalarteriendruckmessung möglich sein sollten.

> Einer beginnenden Perfusionshypoxie muß rasch therapeutisch begegnet werden!

Laboruntersuchungen

Die Messung von Blutzucker und Temperatur (maligne Hyperthermie), Funktionskontrolle von Leber und Niere (Stundendiurese), Bestimmung von Elektrolyt- und Wasserhaushalt sowie das Blutbild können oft einen Hinweis auf die Ursache des Nichterwachens nach der Narkose geben.

Die Bestimmung des Serumspiegels eines verwendeten Hypnotikums ist prinzipiell möglich, erlaubt jedoch nur indirekte Rückschlüsse auf die Konzentration am Rezeptor, und diese wiederum werden durch Redistributionsphänomene noch weiter relativiert. Für den klinischen Gebrauch stellt sich zusätzlich noch das Problem der biologischen Variabilität — die praktische Anwendbarkeit pharmakokinetischer Untersuchungen ist deshalb nach wie vor begrenzt (Brune 1982).

Apparatives Monitoring

Die Analyse der Blutgaswerte (arteriell oder kapillär), die Überwachung der Exspirationsluft (Kapnographie), transkutanes PO_2- und pCO_2-Monitoring und die Pulsoxymetrie sind in die Klinikroutine gut eingeführt.

Die massenspektrometrische Überwachung der Ausatemgase ist sehr aufwendig, zeichnet sich jedoch durch große Genauigkeit aus und wäre als Narkose- und postoperatives Ventilationsmonitoring sicherlich ein verbreitet gehegter Zukunftswunsch vieler Anästhesisten.

Restwirkungen nach Gabe von Muskelrelaxantien können durch Messung des Relaxationsgrades mit Hilfe der Elektrodenstimulation („train of four") direkt an ihrem Wirkort überprüft werden.

> Ein fehlender Atemantrieb oder eine Ateminsuffizienz in der postoperativen Phase ist häufiger die Folge einer Anästhetikaüberdosierung als die einer Restkurarisierung bzw. Hyperventilation.

Neurologische Untersuchung

Die neurologische Untersuchung dient nicht nur der Feststellung des Komastadiums, sondern auch eventueller isolierter Ausfälle im Bereich des zentralen oder peripheren Nervensystems (Apoplexie, Plexuszerrung etc.). Ergänzend sollen noch die EEG-Untersuchungen sowie die Elektromyographie erwähnt werden; bei Verdacht auf einen intrakraniellen Prozeß stehen mit der Computertomographie oder der zerebralen Angiographie weitere diagnostische Möglichkeiten zur Verfügung.

Zusätzliche Untersuchungen

Thoraxröntgen (Pneumothorax, Herzbeuteltamponade, Erguß) und Sonographie des Abdomens können, nicht nur nach Operationen in diesem Bereich, intraoperativ unbemerkt aufgetretene Blutungen oder Komplikationen aufklären. In der Kardiodiagnostik soll noch ergänzend die transthorakale Echokardiographie erwähnt werden.

Therapie des Nichterwachens nach Anästhesie

Allgemeine Maßnahmen

Im Vordergrund steht die Sicherung von Ventilation und Zirkulation.
Stoffwechsel- und Elektrolytstörungen bzw. andere Erkrankungen werden entsprechend therapiert.

Spezielle Maßnahmen

Beeinflussung der Ausscheidung von Anästhetika
1) Volatile Anästhetika.
Die Aufwachphase nach der Gabe von volatilen Anästhetika hängt von deren Löslichkeits- bzw. Verteilungskoeffizienten in Blut und Gewebe ab. Durch Erhöhung des (alveolären) Atemminutenvolumens nimmt der Konzentrationsgra-

dient zwischen Pulmonalarterienblut und Alveolen zu, das volatile Anästhetikum wird rascher eliminiert.

2) Intravenöse Anästhetika.

Abbau bzw. Elimination der intravenösen Anästhetika erfolgen substanzspezifisch. Dabei spielt auch die aktuelle allgemeine Kreislauf- und Stoffwechselsituation eine Rolle. Die bereits erwähnte Enzyminduktion bei Barbituraten stellt eher eine Ausnahme dar, das Tachyphylaxieproblem wird bei Anästhetika kaum beobachtet.

Antagonisierung

Opioide

Naloxon kann heute als das Mittel der Wahl zur spezifischen Antagonisierung der Opioide gelten. Die Wirkungsdauer von intramuskulär verabreichtem Naloxon (Einzeldosis 0,2 bis maximal 1,0 mg) beträgt etwa 1 h. Als nachteilige Wirkungen von Naloxon werden die Verminderung der Analgesie und das Auftreten einer allgemeinen Streßreaktion mit Tachykardie und Blutdruckanstieg genannt. Bei Verwendung zur Aufhebung der Ateminsuffizienz nach Neuroleptanalgesie muß die kurze Wirkungszeit des Antagonisten berücksichtigt werden, insbesondere deshalb, weil eine Remorphinisierung, v. a. bei vorhergehender repetitiver Opiatgabe, nicht sicher auszuschließen ist (Lehmann und Daub 1982; McQuay et al. 1979; Patschke 1978; Tinkler et al. 1976).

Muskelrelaxanzien

Die Wirkung der Cholinesterasehemmstoffe zur Antagonisierung der kurareartigen Muskelrelaxanzien wurde ausführlich beschrieben. Cholinesterasehemmstoffe (Physostigmin) haben auch einen Weckeffekt und können zur Behandlung des zentralen anticholinergen Syndroms eingesetzt werden.

Zentrales anticholinerges Syndrom

Beim zentralen anticholinergen Syndrom (ZAS) handelt es sich um Bewußtseinsstörungen mit einem relativen oder absoluten Acetylcholinmangel in zentralen Synapsen, der durch Wirkungen von Anästhetika am Gehirn hervorgerufen wird (Stoeckel 1982). Ursächlich kommt die Wirkung folgender Anästhetika oder zusätzlicher Medikamente in Frage, v. a. wenn sie kombiniert angewandt werden:

– Lokalanästhetika,
– Hypnotika,
– Anästhetika für die Allgemeinanästhesie,
– Analgetika,
– Neuroleptika,
– Benzodiazepine,
– Phenothiazine,

- trizyklische Antidepressiva,
- H_1-Rezeptorenblocker,
- H_2-Rezeptorenblocker,
- β-Rezeptorenblocker,
- Ethylalkohol,
- Belladonnaalkaloide.

Die Symptomatologie läßt 2 Verlaufsformen unterscheiden, und zwar:

1) agitierte Verlaufsform mit Desorientiertheit, Angst, Unruhe, Sprachschwierigkeiten, Mydriasis, Hyperalgesie und Photophobie;
2) komatöse Verlaufsform mit Koma, Konvulsionen und reduzierter Spontanatmung.

Bei beiden Formen kann eine zentrale Hyperpyrexie auftreten.

Die Häufigkeit des ZAS wird auf etwa 1 % aller Anästhesien geschätzt, ist jedoch wahrscheinlich größer.

In den meisten Fällen wird das ZAS nicht diagnostiziert, sondern insbesondere die komatöse Verlaufsform mit einer verlängerten unerwarteten Medikamentenwirkung erklärt. Nach Ausschluß der oben genannten Ursachen für Bewußtseinsstörungen, insbesondere bei der agitierten Verlaufsform, kann die Therapie mit Physostigmin, 1 mg/min bis zu 2 mg Gesamtdosis, Wiederholung nach 30 min mit halbierter Dosis möglich, versucht werden, wobei gelegentlich erst durch die Wirkung des Physostigmins die Diagnose gelingt. Die Nebenwirkungen sind: Bradykardie, gesteigerte Schleim- und Schweißsekretion, Bronchokonstriktion und Bronchosekretion, Steigerung der Darmtätigkeit sowie zentrale Atemlähmung und Miosis. Die Wirkung tritt manchmal erst nach 30 min auf. Eine weitere Überwachung der Patienten ist wegen der kurzen Wirkungszeit des Antagonisten im Vergleich zur Dauer des ZAS erforderlich.

3.3 Emotionelle Störungen nach Anästhesie

H. V. SCHALK

Erscheinungsformen

Ungewöhnliches Verhalten des Patienten in der Aufwachphase wird meist der noch bestehenden Narkotikawirkung zugeschrieben oder als Schmerzreaktion interpretiert. Postoperative Exzitation mit Schreien und Toben, irrationales Sprechen, depressives Verhalten, Alpträume und, bei Kindern, auffällig regressives Verhalten und anhaltende Angstzustände können schon in der Aufwachphase beginnen, werden aber auch noch nach einem luziden Intervall beobachtet.

Eine andere Ausdrucksform ist ein hypodynamisches Verhalten, das tagelang anhalten und damit die Rekonvaleszenz beeinträchtigen kann. Als gefährdet gelten v. a. Traumatiker (nach Amputationen, Verbrennung) und Schwerkranke.

In der Herzchirurgie ist das „Postkardiotomiedelirium" bekannt, vergleichbar der „Post-partum-Psychose".

Nicht auszuschließen von dieser Problematik sind auch Patienten, die nur einem ambulanten Eingriff in Narkose unterzogen werden.

> Exzitation oder Depression können unmittelbar postoperativ, aber auch noch später auftreten.

Genese, Manifestation und Prognose dieses multifaktoriellen Syndroms sind äußerst unterschiedlich, die Häufigkeit des Auftretens betrug in den oben angeführten Patientengruppen bis zu 70% (Moretti et al. 1984).

Neurologische Veränderungen in der Aufwachphase

Nach Rückkehr der Schutzreflexe besteht noch eine transiente Hyperreflexie, besonders der unteren Extremitäten, evtl. auch ein positiver Babinski-Reflex. Lid- und Kornealreflex sind anfänglich abgeschwächt, sobald der Patient wieder ansprechbar wird, sind auch diese Reflexe wieder normal (Rosenberg et al. 1981).

Psychische Veränderungen in der Aufwachphase

Zu diesem Zeitpunkt ist noch eine Restwirkung der verwendeten Narkosemittel anzunehmen. Die Narkose kann als eine absichtlich herbeigeführte Funktionspsychose mit kurzdauernder Syndromdynamik aufgefaßt werden (Sold et al. 1982).

In einer Untersuchung an je 20 Patienten, die eine Neuroleptanalgesie bzw. Enfluranenarkose erhalten hatten, wurde unter Verwendung eines am Bett durchzuführenden psychologischen Tests bei allen Patienten 30 min postoperativ ein schweres, nach 1–2 h ein mittelschweres und nach 3 h noch immer ein leichtes Durchgangsyndrom festgestellt. Patienten, die Naloxon erhielten, schnitten initial etwas besser ab, waren aber nach der ersten Stunde von den anderen beiden Gruppen nicht mehr zu unterscheiden. Bezüglich Anästhesiedauer und Medikamentenverbrauch war kein unterschiedlicher Einfluß auf das Aufwachverhalten festzustellen (Sold et al. 1982).

Bei einer Untersuchung der Psychomotorik mittels Bender-Gestalt-Track-Tracer-Test, mit dem die Geschicklichkeit beim Nachzeichnen einer geometrischen Figurenkombination beurteilt wird, wurde von Patienten nach Halothan- bzw. Isoflurannarkose der Ausgangswert nach etwa $3^1/_2$ h erreicht (Denis et al. 1984). Ähnliche Ergebnisse zeigten Untersuchungen, in denen Probanden das Lenken eines Fahrzeugs nach nur kurzdauernder ($3^1/_2$ min) Halothan- bzw. Enflurannarkose simulieren mußten. Die psychomotorische Leistung war während der ersten 5 h deutlich beeinträchtigt (Korttila et al. 1977).

Nach der Gabe von Ketamin wurde in unterschiedlichem Ausmaß das Auftreten von Halluzinationen beobachtet. Während Patientinnen nach einem therapeutischen Abortus in der Mehrzahl unangenehme Träume beschrieben, wurde Ketamin von Soldaten mit Verbrennungen oder bei orthopädischen Eingriffen gut akzeptiert.

Es wurde empfohlen, die Aufwachphase nach Ketaminanästhesie möglichst ruhig und ungestört zu organisieren. Dabei sollte jedoch bedacht werden, daß eine wechselnde Bewußtseinslage mit örtlicher und zeitlicher Desorientierung per se Angstzustände fördert. Ein Erklären der Situation und evtl. Handhalten des Patienten scheinen deshalb hilfreicher zu sein als eine Isolation im Dunkeln (Moretti et al. 1984).

Weitere Faktoren

Ein ungewöhnliches Verhalten des Patienten in der Aufwachphase kann auch durch Hypoxie, Hyperkapnie, Elektrolyt- oder Zuckerstoffwechselstörungen, Veränderungen des Säure-Basen-Haushalts, Schmerzen im Operationsgebiet oder auch durch lagerungsbedingte Schmerzen sowie durch eine Reihe von in der psychischen Persönlichkeitsstruktur liegenden Faktoren bewirkt werden (Tyrrell u. Feldmann 1968).

> Bei postoperativ auftretenden psychischen Störungen müssen somatische Ursachen differentialdiagnostisch beachtet werden.

Prophylaktische und therapeutische Maßnahmen

Neben der Therapie der organischen Störungen stellt das Erkennen der aktuellen psychischen und emotionalen Situation des Patienten die Basis für ein entsprechendes perioperatives Vorgehen dar. Dabei kommt dem Anästhesisten und dem Pflegepersonal in der Aufwachstation die Aufgabe zu, dem Patienten seine Situation nicht nur rational zu erklären, sondern auch zu helfen, diese emotional zu verarbeiten. Eine sedierende und analgetische Medikation soll den Notwendigkeiten angepaßt und nicht schematisch verabfolgt werden, störende Maßnahmen wie Magensonde, Harnkatheter usw. sollen nur streng indiziert eingesetzt werden (Bunzel et al.1982; Höfling und Butollo 1985). Zu den Problempatienten in der Aufwachphase zählen relativ oft Alkoholiker, Neurotiker, Notoperierte und Patienten nach verstümmelnden Eingriffen.

Spät auftretende psychische Veränderungen nach Narkose

Obwohl auch nach 24 h und später u.U. noch Reste verwendeter Narkosemittel (Diazepam, Dehydrobenzperidol (DHB), Opiate, Barbiturate, usw.) im Organismus festgestellt werden können, werden diese kaum als Ursache der zu diesem Zeitpunkt auftretenden psychischen Störungen angesehen. Häufig waren auch diese Patienten in der unmittelbar postoperativen Phase durchaus unauffällig (luzides Intervall).

Nach Halothan- und Isoflurannarkose wurden psychologische Funktionsveränderungen beobachtet, die am 2. postoperativen Tag am stärksten waren und nach etwa 8 Tagen abklangen. Die Stimmung der Patienten war bis zu 30 Tage lang verändert, Depression, Müdigkeit, Konfusion, Angstzustände und sogar Feindseligkeit wurden beobachtet (Davison et al. 1975).

> Nach Halothan- und Isoflurannarkose waren die beobachteten psychologischen Funktionsveränderungen am 2. Tag am stärksten und hielten bis zu 8 Tage lang an. Stimmungslabilität kann bis zu 30 Tage nach Narkose beobachtet werden.

Während bei jüngeren Patienten v. a. in der unmittelbar postoperativen Phase psychologische Störungen beobachtet werden, treten solche bei älteren Patienten eher später auf. Dabei spielt neben dem erschwerten Zurechtfinden in der Krankenhausumgebung v. a. die erzwungene Immobilität eine besondere Rolle. Auch Kleinkinder zeigen in diesem Zeitraum häufig regressives Verhalten: Bettnässen, Trennungsangst und Aggression sind typische Symptome.

Prophylaxe und Therapie

Welche prophylaktischen Maßnahmen dienen der Vermeidung postoperativer psychisch-emotionaler Störungen?

Bei der präoperativen Visite ist es oft möglich, Ängste zu mindern, Mißverständnisse auszuräumen und unrealistische Erwartungen oder Befürchtungen zu korrigieren. Das Gespräch über die reale Situation, durchaus intellektuell, aber als ein offenes Fragen und Antworten, stellt eine gute Grundlage für eine zufriedenstellende emotionale Beziehung — das Vertrauen zwischen Patient und Arzt — dar. Organisatorisch sollte gewährleistet sein, daß diese präoperativ aufgebaute Beziehung auch in der postoperativen Phase fortgesetzt werden kann (Bunzel et al. 1982; Höfling und Butollo 1985; Lankton et al. 1977). Wenn es trotzdem zum Auftreten von psychischen Störungen kommt, sind nach entsprechender Diagnostik, die auch organische Ursachen berücksichtigt, adäquate Maßnahmen einzuleiten. Neben der medikamentösen Therapie kommt dabei der menschlichen Zuwendung besondere Bedeutung zu. In manchen Fällen wird auch eine spezifische psychologische oder psychiatrische Betreuung notwendig sein.

Insgesamt bleibt es nach wie vor schwierig, im großen Komplex Krankheit–Operation die Auswirkungen der Narkose auf die Psyche des Patienten isoliert darzustellen.

3.4 Intraoperative Awareness und Recall

W. Kröll

Ein Patient, der sich einer operativen Intervention in Allgemeinanästhesie unterzieht, erwartet grundsätzlich, daß er sich in der Zeit zwischen Narkoseeinleitung und Aufwachphase an nichts erinnern kann. Dennoch ist es möglich, daß in Abhängigkeit vom gewählten Narkoseverfahren bzw. der Art der chirurgischen Intervention postoperativ Erinnerungen an intraoperative Ereignisse bestehen können. Diese Situation wird als intraoperatives Wachsein — „Awareness" — bezeichnet und als die Fähigkeit eines Patienten definiert, sich, mit oder ohne Aufforderung durch eine dritte Person, an Ereignisse zu erinnern, die zu einem Zeitpunkt abgelaufen sind, während dem der Patient als bewußtlos angesehen wurde.

Diese Situation läßt sich damit erklären, daß jede Anästhesie als ein gradueller Prozeß verstanden werden muß, bei dem steigende Konzentrationen der verwendeten Anästhetika unterschiedliche Auswirkungen auf die mentalen Prozesse ausüben können; dementsprechend sind folgende 4 mögliche Stadien während einer Narkose zu unterscheiden (Jones 1987, 1989; Stanski 1992; Ghoneim u. Block 1992):

- bewußte Wachheit ohne Amnesie,
- bewußte Wachheit mit Amnesie,
- unbewußte Wachheit mit Amnesie,
- keine Wachheit.

Welcher Reizeinfluß aufgenommen, verarbeitet, gespeichert und erinnert werden kann, hängt im wesentlichen von der Bedeutung der angebotenen sensorischen Reize ab. Jede Information gelangt nach deren Wahrnehmung vorerst in eine instabile dynamische (Kurzzeitgedächtnis) und erst nach Konsolidierung derselben in eine stabile Form (Langzeitgedächtnis). Mit der Aufnahme der Perzeption in das Kurzzeitgedächtnis kann zwar eine intraoperative Wahrnehmung verbunden sein, nicht jedoch in jedem Fall ein postoperativer Recall sowie eine Speicherung im Langzeitgedächtnis. Voraussetzung für eine derartige Speicherung im Langzeitgedächtnis ist eine Mindestdauer der Perzeption von 45 s. Besteht somit intraoperativ der Verdacht einer Reizwahrnehmung durch den Patienten, so kann, ausgehend von den zuvor dargestellten Abläufen, einem postoperativem Recall durch eine sofortige Vertiefung der Anästhesie begegnet werden (Cherkin et al. 1971; Schwender et al. 1991).

Inzidenz der Awareness und des Recalls

Die durchschnittliche Inzidenz des postoperativen Recalls beträgt 0,2 %. Bei Verwendung von N_2O als einzigem Anästhetikum liegt die mittlere Häufigkeit von Awareness und Recall bei 2–4 %, bei einer Reduzierung des Anteils des N_2O auf 50 % tritt eine Zunahme des postoperativen Recalls auf 25 % auf. Spezielle chirurgische Interventionen gehen mit einer wesentlich höheren Inzidenz der intraoperativen

Awareness und des postoperativen Recalls einher: so wird bei geburtshilflichen Anästhesien von einer Häufigkeit des postoperativen Recalls von 7–28 %, bei polytraumatisierten Patienten von 11–43 %, während koronarer Bypassoperationen von bis zu 23 % und während bronchoskopischer Interventionen bis zu 8 % berichtet. In Analogie zum graduell abgestuften Schema einer Allgemeinanästhesie wird vermutet, daß eine adäquate Anästhesie mit einer vollkommenen Amnesie einhergeht, ein oberflächlicheres Anästhesiestadium hingegen zum Erinnern von Träumen und ein noch oberflächlicheres Narkosestadium schließlich zum Recall intraoperativer Ereignisse führt (Utting 1987; Crawford 1971; Liu et al. 1991; Bogod et al. 1990; Bogetz et al. 1984; Goldman et al. 1987; Moore et al. 1987; Turnstall 1977).

Die durchschnittliche Inzidenz des postoperativen Recalls beträgt 0,2 %.

Das menschliche Gedächtnis

Das menschliche Gedächtnis kann in ein prozedurales und ein deklaratives Gedächtnis unterteilt werden; das prozedurale Gedächtnis ist verantwortlich für die Fähigkeiten auf der Verhaltensebene, während das deklarative Gedächnis für Ereignisse zuständig ist, welche bewußt aus dem Gedächtnis abberufen werden können. Im Hinblick auf den Zugriffsmodus auf bestimmte Gedächtnisinhalte wird zwischen explizitem und implizitem Gedächtnis unterschieden. Kennzeichen des expliziten Gedächtnisses ist die bewußte, aktive Erinnerung an raum- und zeitbezogene Ereignisse; hingegen umfaßt das implizite Gedächtnis Fähigkeiten und Fertigkeiten des prozeduralen Gedächtnisses sowie semantische Kenntnisse des deklarativen Gedächtnisses, es ist somit vielmehr Ausdruck einer passiven, unbewußten Erinnerung (Ghoneim et al. 1992; Schwender et al. 1991).

Konsequenzen intraoperativer Awareness

Zur Prävention intraoperativer Awareness ist eine Überwachung der Narkosetiefe aus folgenden Gründen erforderlich: 1) Patienten, welche sich postoperativ an ein intraoperativ tatsächlich stattgefundenes Ereignis erinnern können, haben eine extreme traumatische Erfahrung durchlebt, die sich letztendlich postoperativ in einer Neurose, welche durch Schlafstörungen, Angst, Irritabilität, nächtliche Alpträume, Depression, Todesahnungen, verständliche Furcht vor weiteren Krankenhausaufenthalten und Operationen charakterisiert ist, manifestieren kann. 2) Es können daraus außerdem für den die Narkose durchführenden Anästhesisten medikolegale Probleme resultieren. 3) Das Erinnern an intraoperative Ereignisse stellt einen wesentlichen Grund für die Unzufriedenheit der Patienten mit der Anästhesie dar (Blacher 1987; Powers 1987; Utting 1990).

Patienten, welche sich an intraoperativ stattgefundene Ereignisse erinnern können, haben eine extreme traumatische Erfahrung durchlebt.

Ursachen intraoperativen Wachseins

Fehler im Bereich der verwendeten Narkosegeräteausrüstung sowie eine zu niedrig gewählte Konzentration der verwendeteten Anästhetika können für ein intraoperatives Wachsein bzw. einen postoperativen Recall verantwortlich sein. Diesen Problemen kann durch entsprechende präoperative Überprüfung und Vigilanz des Anästhesisten bzw. durch eine entsprechende Ausbildung entgegengewirkt werden. Dennoch verbleiben trotz Ausschaltung der beschriebenen Faktoren noch Fälle, bei denen trotz adäquater Anästhesietechnik und ohne Anzeichen einer oberflächlichen Narkoseführung, beurteilt an Hand klinischer Zeichen, intraoperative Wachheitszustände auftreten können. Diese gilt es durch ein entsprechendes Monitoring der Anästhesietiefe zu vermeiden.

Beurteilung der Narkosetiefe

Methoden, welche zur Beurteilung intraoperativer Wachheitszustände verwendet werden, müssen hinsichtlich ihrer Zielsetzung unterschieden werden: Funktionen des expliziten Gedächtnisses können mittels eines postoperativen Interviews hinterfragt werden, Funktionen des impliziten Gedächtnisses hingegen werden häufig mittels Wortassoziationen sowie Wortkomplettierungsaufgaben evaluiert.

Zur Beurteilung des intraoperativen Wachseins finden zahlreiche Methoden mit unterschiedlicher Relevanz Anwendung:

- klinische Zeichen einer oberflächlichen Narkoseführung,
- minimale alveoläre Konzentration (MAC),
- isolierte Unterarmtechnik,
- Elektromyographie,
- Kontraktilität des unteren Ösophagussphinkters,
- Elektroenzephalographie,
- evozierte Potentiale.

Intraoperatives Verhalten von Blutdruck und Herzfrequenz

Änderungen der Pulsfrequenz und des Blutdruckverhaltens werden seit geraumer Zeit zur Beurteilung der Anästhesietiefe herangezogen; diese spiegeln jedoch nicht nur Änderungen des Bewußtseinsgrades wider, sondern werden durch eine Vielzahl von Faktoren zusätzlich beeinflußt, u. a. durch die chirurgische Stimulation, die Wirkung volatiler Anästhetika auf die kardiovaskuläre Funktion, Flüssigkeitsverluste in den 3. Raum, Hypovolämie, Hypothermie etc. Derartige Einflüsse können somit jedoch bezüglich des weiteren Vorgehens vollkommen falsche Entscheidungen induzieren.

Minimale alveoläre Konzentration (MAC)

Abwehrbewegungen als Reaktion auf einen schmerzvollen intraoperativen Stimulus gelten als ein wichtiges klinisches Zeichen der Narkosetiefe. Unter Verwendung dieser schmerzinduzierten Bewegung wurde zur quantitativen Beurteilung der Narkosetiefe das Konzept der minimalen alveolären Konzentration (MAC) entwickelt. Die MAC wird dabei als diejenige Konzentration eines volatilen Anästhetikums definiert, bei der 50% der Patienten nicht mehr auf einen schmerzvollen Stimulus mit einer Abwehrbewegung reagieren. Da jedoch der MAC-Wert ebenfalls durch eine Vielzahl von patientenabhängigen Variablen beeinflußt werden kann, ist dieses Konzept für die Beurteilung der Narkosetiefe nicht adäquat.

Isolierte Unterarmtechnik

Eine andere Möglichkeit der Quantifizierung der Narkosetiefe ist die isolierte Unterarmtechnik. Grundsätzlich handelt es sich bei dieser Methode um eine technisch sehr einfache und wenig aufwendige Möglichkeit, Korrelationen zur Anästhesietiefe herzustellen. Mittels einer Blutdruckmanschette wird an einem Arm eine Blutsperre durchgeführt, die über dem systolischen Druck des Patienten liegt. Anschließend werden dem Patienten über ein Tonbandgerät Anweisungen bezüglich durchzuführender Bewegungen der nichtrelaxierten Extremität gegeben. Um druckinduzierte Nervenschädigungen zu vermeiden, muß der Cuff nach 20 min geöffnet werden.

Elektromyogramm (EMG)

Eingang in die Beurteilung von Auswirkungen von Medikamenten auf die zerebrale Aktivität hat die kontinuierliche elektromyographische Aufzeichnung der spontanen Aktivität der oberen fazialisinnervierten Muskulatur gefunden (FEMG). Es besteht eine direkte Korrelation zwischen der Amplitude des FEMG und der Komatiefe, beurteilt mit der Glasgow-Koma-Skala. Ähnlich vielversprechende Ergebnisse konnten intraoperativ auch unter Verwendung verschiedener Anästhetika erzielt werden.

Kontraktilität des unteren Ösophagussphinkters (LEC)

Die Messung der Kontraktilität des unteren Ösophagussphinkters (LEC) wurde als weitere Möglichkeit der Beurteilung der Narkosetiefe in die klinische Praxis eingeführt. Die Überlegung bei dieser Technik beruht auf einfachen anatomischen Gegebenheiten im Bereich des unteren Ösophagussphinkters, bei dem es sich um einen glatte Muskelschichte handelt, die über den N. vagus direkt durch den Hirnstamm innerviert und nicht durch Muskelrelaxanzien beeinflußt wird. Entlang des Ösophagus lassen sich, bedingt durch die speziellen anatomischen Verhältnisse, drei Arten von Kontraktionen registrieren: 1) primäre peristaltische Kontraktionen, 2) sekundäre peristaltische Kontraktionen und 3) tertiäre Kontraktionen, die nicht peristaltisch und nicht propulsiv sind und entlang des gesamten Ösophagus durch Streß, Schmerz, chirurgische Stimulation, laute Umgebungsgeräusche und andere Stimuli ausgelöst werden können. Zur Bestimmung der Narkosetiefe mittels des LEC werden sowohl sekundäre provozierte Kontraktionen des unteren Ösophagussphinkters (PLEC) als auch tertiäre spontane Kontraktionen des unteren Ösophagussphinkters (SLEC) gemessen. Provozierte Kontraktionen (PLEC) werden dabei durch das regelmäßige Aufblasen eines im unteren Drittel des Ösophagus gelegenen flüssigkeitsgefüllten Ballons erzielt. Bei der Registrierung der PLEC wird die Amplitude, bei der Registrierung der SLEC die Frequenz der Kontraktionen monitert. Die Frequenz und Amplitude spontaner und provozierter Kontraktionen des unteren Ösophagus korrelieren mit der Intensität des chirurgischen Stimulus sowie der Schmerzintensität.

Elektroenzephalogramm (EEG)

Aus vielen Gründen scheint das EEG ein geeignetes Mittel zur Überwachung der Anästhesietiefe zu sein. Das EEG repräsentiert die kortikale elektrische Aktivität als Summe der exzitatorischen und inhibitorischen Aktivität, welche durch subkortikale thalamische Zentren kontrolliert und gesteuert wird. Der Grad der EEG-Aktivität spiegelt andererseits direkt Veränderungen der zerebralen Perfusion und des Hirnstoffwechsels wider und stellt somit ein direktes physiologisches Korrelat zur Narkosetiefe dar. Das EEG ist somit ein nichtinvasiver und kontinuierlicher Indikator der zerebralen Funktion; Änderungen der Konzentration des Anästhetikums gehen mit Änderungen der EEG-Aktivität direkt einher.

Evozierte Potentiale (EP)

Aus dem Spektrum des gesamten EEG können Potentiale herausgefiltert werden, die als evozierte Antwort auf einen sensorischen Reiz oder eine Nervenstimulation definiert werden können. Diese Antwort kann als Maß für die funktionelle Integrität des sensorischen Rezeptors und der Leitungsbahnen zwischen dem sensorischen Rezeptor und dem neuralen Generator dieser Peaks verstanden werden. Primär wurden evozierte Potentiale benutzt, um die funktionelle Integrität neuronaler Strukturen zu überprüfen, um bestimmte neuronale Strukturen zu identifizieren und um bestimmte neurophysiologische Bedingungen zu diagnostizieren. Da evozierte Potentiale jedoch auch auf die Wirkung von Anästhetika sensibel sind, ist es somit kein Zufall, daß auch versucht wurde, diese Potentiale zur quantitativen Beurteilung der Narkosetiefe heranzuziehen.

Bei den am häufigsten verwendeten sensorisch evozierten Potentialen handelt es sich um die somatosensorische Stimulation peripherer Nerven (SEP), um die Stimulation durch Geräusche (AEP) und um die visuelle Stimulation mittels Lichtreizen (VEP).

Obwohl die Messung evozierter Potentiale zur Beurteilung der Narkosetiefe zwar sehr vielversprechend zu sein scheint, ist sie jedoch auch mit diversen Nachteilen behaftet. Die Überwachung evozierter Potentiale ist zwar eine nichtinvasive diskontinuierliche Methode, die auch auf bestimmte Stimuli anspricht, aber zahlreiche Faktoren können die Beurteilung evozierter Potentiale beeinträchtigen: Intensität und Dauer des Stimulus, das Interval zwischen 2 aufeinander folgenden Stimuli, die Plazierung der Elektroden, die verwendete Meßeinheit, die Meßtechnik sowie Alter und Geschlecht des Patienten. Außerdem können eine Reihe anästhesiespezifischer

Faktoren ebenfalls die Beurteilung evozierter Potentiale erschweren: die Wahl des verwendeten Anästhetikums, die arterielle Blutgaskonzentration sowie die Körpertemperatur des Patienten.

> Monitoring klinischer Parameter und Erfahrung und Vigilanz des Anästhesisten erlauben in Kombination einen Rückschluß auf eine adäquate Tiefe der Anästhesie.

Bewertung der einzelnen Methoden

Die idealste Möglichkeit zur Evaluierung der Narkosetiefe wäre sicherlich die kontinuierliche Registrierung der evozierten Potentiale. Dieses Verfahren ist jedoch derzeit zu aufwendig, so daß es zumindest noch keinen Eingang in die klinische Routine findet (Plourde et al. 1990; Sebel et al. 1984).

Die Bestimmung elektromyographischer Potentiale erweist sich als vielversprechende Methode; zur Routineanwendung ist diese Methode jedoch derzeit auch noch nicht geeignet (Chang et al. 1988; Thomas et al. 1988).

Die Messung der Aktivitäten des unteren Ösophagussphinkters scheint ebenfalls eine brauchbare Technik zur Bestimmung der Narkosetiefe zu sein; es bedarf jedoch auch bei dieser Technik noch vieler Studien, um die Methode zu validieren (Isaac et al. 1990).

Derzeit bleibt somit nur das Monitoring der klinischen Parameter, der Erfahrung und der Vigilanz des Anästhesisten, aus deren Kombination auf eine adäquate Tiefe der Anästhesie geschlossen werden kann.

Verhalten gegenüber dem Patienten

Die Möglichkeit intraoperativer Wachphasen sollte in einem postoperativen Gespräch nicht geleugnet werden; sondern vielmehr sollte dem betroffenen Patienten erklärt werden, daß während flacherer Narkosestadien tatsächlich intraoperative Perzeptionen möglich sind. Eine sachliche und beruhigende Diskussion mit dem Patienten kann postoperativen Neurosen präventiv begegnen.

Literatur

Erhöhter intrakranieller Druck

Abbushi W, Herkt G, Speckner E, Birkl M (1980) Beeinflussung des Hirndruckes bei Patienten mit Schädel-Hirn-Trauma durch PEEP-Beatmung und Oberkörper-Hochlagerung. Anaesthesist 29:521–524
Adams RW, Cucchiara RF, Gronert GA, Messick JM, Michenfelder JD (1981) Isoflurane and cerebrospinal fluid pressure in neurosurgical patients. Anesthesiology 54:97–99

Bell BA, Smith MA, Kean CM (1987) Brain water measured by magnetic resonance imaging. Lancet 1:66–69
Brock M (1983) Pathophysiologie und Behandlung des erhöhten intrakraniellen Druckes. Klin Anaesth Intensivther 27:33–49
Cold GE (1990) Cerebral blood flow in acute head injury. The regulation of cerebral blood flow and metabolism during the acute phase of head injury, and its significance for therapy. Acta Neurochir [Suppl] 49:1–64
Cunitz G, Danhauser J, Gruss P (1979) Beeinflussung des intrakraniellen Druckes bei neurochirurgischen Operationen durch Hyperventilation, positiv-negative Druckbeatmung und PEEP. Anaesthesist 28:142–151
Gobiet W, Grote W, Bock WJ (1978) The relation between intracranial pressure, mean arterial pressure and cerebral blood flow in patients with severe head injury. Acta Neurochir (Wien) 32:13
Grosslight K, Foster R, Calahan AR, Bedford RF (1985) Isoflurane for neuroanesthesia: Risk factors for increases in intracranial Pressure. Anesthesiology 63:533–536
Hase U (1983) Intrakranielle Druckmessung: Technik und Therapie. Klin Anaesth Intensivther 27:210–222
Huse K, Wieken H (1979) Das Kreislaufverhalten des sitzenden Patienten in Neuroleptanästhesie bei neurochirurgischen Eingriffen. Anaesthesist 28:557–563
Lassen NA, Christensen MS (1976) Physiology of cerebral blood flow. Br J Anaesth 48:719
List WF, Schalk HV (1983) Kontrollierte Hyperventilation. Klin Anaesth Intensivther 27:169–176
Lofgren J (1976) Airway pressure-neurosurgical aspects. Anesthesiology 45:269–272
Longstreth WJ (1988) Brain resuscitation after cardiopulmonary arrest. Acta Anaesthesiol Belg 39 [3 Suppl 2]:115–119
Pasch TH (1983) Kontrollierte Hypotension. Klin Anaesth Intensivther 27:177–189
Pfenninger E, Ahnefeld FW (1983) Narkoseführung beim polytraumatisierten Patienten mit assoziiertem Schädel-Hirn-Trauma. Anaesthesist 32:191–199
Pfenninger E, Lindner KH, Ahnefeld FW (1989) An infusion of THAM (trishydroxymethylaminomethane) as therapy to lower increased intracranial pressure in acute craniocerebral injuries. Anaesthesist 38:189–192
Saul TG, Ducker TB (1982) Effect of intracranial pressure monitoring and aggressive treatment on mortality in severe head injury. J Neurosurg 56:650
Schalk HV, List WF (1981) Liquordruckentwicklung nach Ketamin. In: Dick W (Hrsg) Ketamin (Ketanest®) in Notfall- und Katastrophenmedizin. Perimed, Erlangen S 71
Schulte AM, Esch J, Thiemig I, Pfeifer G, Entzian W (1979) Die Wirkung einiger Inhalationsanästhetika auf den intrakraniellen Druck unter besonderer Berücksichtigung des Stickoxyduls. Anaesthesist 28:136–141
Shackford SR, Zhuang J, Schmoker J (1992) Intravenous fluid tonicity: effect on intracranial pressure, cerebral blood flow, and cerebral oxygen delivery in focal brain injury. J Neurosurg 76:91
Shapiro HM (1975) Intracranial hypertension: Therapeutic and anesthetic considerations. Anesthesiology 43:443
Singbartl G, Cunitz G, Hamramin H (1983) Die qualitative Wirkung der Beatmungstherapie/kontrollierten Hyperventilation beim cerebralen Trauma. Anaesthesist 32:382–391
Smith AL, Marque JJ (1976) Anesthetics and cerebral edema. Anesthesiology 45:64–72
Wiedemann K, Hamer J, Weinhardt F, Just DH (1980) Barbituratinfusion bei schwerem Schädelhirntrauma. Anaesth Intensivther Notfallmed 15:303

Nichterwachen nach Anästhesie

Ahnefeld FW, Bergmann H, Burri C, Dick W, Halmagyi M, Hossli G, Rügheimer E (Hrsg) (1982) Aufwachraum — Aufwachphase: Eine anästhesiologische Aufgabe. Springer, Berlin Heidelberg New York (Klinische Anästhesiologie und Intensivtherapie, Bd 24)
Bergmann H, Steinbereithner K (1982) Organisatorische und personelle Voraussetzungen für den Betrieb einer Aufwachstation. Klin Anaesth Intensivther 24:307
Brune K (1982) Verteilungsvorgänge in der Aufwachphase. Klin Anaesth Intensivther 24:7
Cascorbi HF, Gravenstein JS (1974) Silent death. Anesthesiology 40:319

Denhardt R (1982) Medikamentöse Interaktionen in der Aufwachphase. Klin Anaesth Intensivther 24:122
Eger II EI (1976) Anesthetic uptake and action. Williams & Wilkins, Baltimore
Lehmann KA, Daub D (1982) Opioide — das Beispiel Fentanyl. Klin Anaesth Intensivther 24:44
List WF, Kröll W, Filzwieser G (1985) Perioperatives Risiko schwerkranker chirurgischer Patienten. Anaesthesist 34:612
McQuay HJ, Moore RA, Paterson GMC, Adams AP (1979) Plasma fentanyl concentrations and clinical observations during and after operation. Br J Anaesth 51:543
Patschke D (1978) Naloxon. Eine klinische Untersuchung zur Frage der Dosierung. Prakt Anaesth 13:127
Philips OC, Frazier TM, Graft TD, De Kornfeld TJ (1960) The Baltimore Study Committee: Review of 1024 death. JAMA 174:2015
Stoeckel H (Hrsg) (1982) Das zentral-anticholinergische Syndrom: Physostigmin in der Anästhesiologie und Intensivmedizin.Thieme, Stuttgart New York (Intensivmedizin, Notfallmedizin, Anästhesiologie, Bd 135)
Stoelting RK, Longnecker DE, Eger I (1970) Minimum alveolar concentration in man on awakening from methoxyflurane, halothane, ether and fluoroxene anesthesia. Anesthesiology 33:5–9
Tinkler JH, Gandolfi AJ, Dyke RA van (1976) Elevation of plasma bromide levels in patients following halothane anesthesia. Anesthesiology 44:194
Turner E (1986) Pathophysiologie der Aufwachphase. Springer, Berlin Heidelberg New York Tokyo (Anaesthesiologie und Intensivmedizin, Bd 179)

Emotionelle Störungen nach Anästhesie

Bunzel B, Benzer H, Gollner C, Pauser G (1982) Psychische Streßfaktoren in der Intensivmedizin. Anaesthesist 31:693–698
Davison LA, Steinhelber JC, Eger EI II, Stevens WC (1975) Psychological effects of halothane and isoflurane anesthesia. Anesthesiology 43:313
Denis R, Letourneau JE, Londorf D (1984) Reliability and validity of psychomotor tests as measures of recovery from isoflurane or enflurane anesthesia in a day-care surgery unit. Anaesth Analg 63:653–656
Höfling S, Butollo W (1985) Prospektiven einer psychologischen Operationsvorbereitung. Anaesthesist 34:273
Korttila K, Tammisto T, Ertama P, Pfäffli P, Blomgren E, Hakkinen S (1977) Recovery, psychomotor skills and simulated driving after brief inhalation anesthesia with halothane or enflurane combined with nitrous oxide and oxygen. Anesthesiology 46:20–27
Lankton JW, Batchelder BM, Ominsky AJ (1977) Emotional responses to detailed risk disclosure for anesthesia, a prospective, randomized study. Anesthesiology 46:294–296
Moretti RJ, Hassan SZ, Goodman Ll, Meltzer HY (1984) Comparison of Ketamine and thiopental in healthy volunteers: Effects of mental status, mood and personality. Anaesth Analg 63:1087–96
Rosenberg H, Clofine R, Bialik O (1981) Neurologic changes during awakening from anesthesia. Anesthesiology 54:125–130
Sold M, Müller H, Och KH, Weis KH, Lehrl S (1982) Das Aufwachverhalten nach Enflurane-Narkose und Neuroleptanästhesie. Anaesthesist 31:421–426
Tyrrell M, Feldmann SA (1968) Headache following halothane anesthesia. Br J Anaesth 40:99-102

Intraoperative Awareness und Recall

Blacher RS (1987) The psychological experience of surgery. Wiley, New York
Bogetz MS, Katz JA (1984) Recall of surgery for major trauma. Anesthesiology 61:6–9
Bogod DG, Orton JK, Yau HM, Oh TE (1990) Detecting awareness during general anesthesia during general anesthetic caesarean section. An evaluation of two methods. Anesthesia 45:279–284

Chang T, Dworsky WA, White PF (1988) Continuous electromyography for monitoring depth of anesthesia. Anesth Analg 647:521–525

Cherkin A, Harroun P (1971) Anesthesia and memory. Anesthesiology 34: 469–473

Crawford JS (1971) Awareness during operative obstetrics under general anesthesia. Br Anesth 179:182

Editorial (1990) Awareness during anesthesia: what should the patient be told? Anesthesia 45:351–352

Evans JM, Davies WL, Wise CC (1984) Lower esophageal contractility: a new monitor of anesthesia. Lancet 1:1151–1154

Ghoneim MM, Block RI (1992) Learning and consciousness during general anesthesia. Anesthesiology 76:279–305

Goldmann L, Shah MA, Helden MW (1987) Memory of cardiac anesthesia: psychological sequelae in cardiac patients of intraoperative suggestions and operating room conversation. Anesthesia 42:596–603

Isaac PA, Rosen M (1990) Lower esophageal contractility and detection of awareness during anesthesia. Br J Anesth 65:329–324

Jones JG (1987) Use of evoked responses in the EEG to measure depth of anesthesia. In: Rosen M, Lunn JN (eds) Consciousness, awareness and pain in general anesthesia. Butterworths, London, pp 99–111

Jones JG (1989) Depth of anesthesia and awareness. In: Nunn JF, Utting JE, Brown BR jr (eds) General anesthesia, Butterworths, London, pp 419–427

Lui WHD, Thorp TAS, Graham SG, Aitkenhead AR (1991) Incidence of awareness with recall during general anesthesia. Anesthesia 46: 435–437

Moore JK, Seymour AH (1987) Awareness during bronchoscopy. Ann R Coll Surg 69:45–47

Plourde G, Picton TW (1990) Human auditory response during general anesthesia. Br J Anesth 71:460–468

Powers MJ (1987) A lawyer's view on the problem. In: Rosen M, Lunn JN (eds) Consciousness, awareness and pain in general anesthesia. Butterworths, London, pp 155–160

Schwender D, Klasnig S, Faber-Züllig E, Pöppel E, Peter K (1991) Bewußte und unbewußte akustische Wahrnehmung während der Allgemeinanästhesie. Anaesthesist 40:583–593

Sebel PS, Flynn PJ, Ingram D (1984) The effects of nitrous oxide on visual, auditory and somatosensory evoked potentials in humans. Anesthesiology 65:35–40

Stanski DM (1992) Monitoring depth of anesthesia. In: Miller R (ed) Anesthesia, 3. edn., pp 1001–1029

Thomas DI, Aitkenhead AR (1989) Relationship between lower esophageal contractility and type of surgical stimulation. Br J Anesth 64:306–310

Tunstall ME (1977) Detecting wakefulness during general anesthesia for caesarean section. BMJ 1:1321–1325

Utting JE (1987) Awareness: clinical aspects In: Rosen M, Lunn JN (eds) Consciousness, awareness and pain in general anesthesia. Butterworths, London, pp 171–179

Utting JE (1990) Clinical aspects of awareness during anesthesia. In: Bonke R, Fitch W, Millar K (eds) Memory and awareness in anesthesia. Swets & Zeitlinger, Amsterdam/Lisse, pp 259–271

4 Renales System

G. Trittenwein und F. Kaltenboeck

Komplikationen von seiten des renalen Systems werden intraoperativ meist nur bei vorbestehender Nierenfunktionsstörung auftreten und dann meist durch kardiovaskuläre Symptome (Hochdruck, Arrhythmie bei Hyperkaliämie, kardiale Dekompensation infolge Hypervolämie) unmittelbar bedrohliche Situationen hervorrufen.

Die intraoperativen Symptome einer Nierenschädigung als Komplikation der Narkose bzw. der Operation bei präoperativ unauffälliger Nierenfunktion (z.B. Oligurie, Polyurie, beginnende Hypervolämie, zunehmende Einschränkung der tubulären Funktionen der Niere) bedürfen gewissenhafter Überwachung (Harnmenge, Serumelektrolyte, Harnosmolarität, zentraler Venendruck etc.), um überhaupt erkannt zu werden. Leitsymptom ist dabei ein inadäquater Harnflow (Oligurie, Polyurie).

Gerade deshalb wird die Nierenfunktionsstörung als intraoperative Komplikation häufig erst spät (oft erst nach Tagen) erkannt, zu einem Zeitpunkt, an dem die Behandlung ungleich aufwendiger und oft nicht mehr in dem Maß erfolgreich durchgeführt werden kann, wie dies intraoperativ möglich gewesen wäre. In Anbetracht dieser diagnostischen und therapeutischen Problematik sowie der hohen Mortalität des postoperativen Nierenversagens (Brown 1973) kommt der Kenntnis der Komplikationen von Seiten des renalen Systems große Bedeutung zu (List et al. 1985).

> Das perioperative Nierenversagen wird häufig (zu) spät erkannt und weist eine hohe Mortalität auf.

4.1 Beurteilung der Nierenfunktion

Bei Beurteilung der Nierenfunktion in der perioperativen Phase können
1. die glomeruläre Funktion (Filtration),
2. die tubuläre Funktion (Konzentration, Reabsorption, Sekretion)
   beurteilt werden, wobei die Reduktion der glomerulären Filtrationsrate (GFR) für die Pathogenese des Nierenversagens von zentraler Bedeutung ist (Flanigan et al. 1965).

Die tubulären Leistungen sind differenzierte energieverbrauchende Prozesse, welche daher früh bei Nierenschädigungen (renale Ischämie) betroffen sind (Konzentrationsfähigkeit). Weiter ist zur Konzentration ADH notwendig.

Der Harnflow (normal etwa 1 ml/kg KG/h) wird sowohl von der glomerulären Filtrationsrate (GFR) als auch von der Konzentrationsfähigkeit beeinflußt und ermöglicht daher eine gute intraoperative Beurteilung der Nierenfunktion.

Eine ausgezeichnete Beurteilungsgrundlage für die GFR ist die Kreatininclearance, bei stabiler Nierenfunktion beurteilbar durch den Serumkreatininspiegel (normal 0,6–1,2 mg/dl).

Bei akuter Niereninsuffizienz benötigt die Erhöhung des Serumkreatinins jedoch mindestens 6–12 h zum Überschreiten des Normalwerts und Tage zum Erreichen des mit der GFR korrelierenden Werts.

Das gleiche gilt für andere harnpflichtige Substanzen [Serumharnstoff (normal 10 40 mg/dl) bzw. BUN („blood urea nitrogen"; normal 8–25 mg/dl), Harnsäure (normal 1,5–4,5 mg/dl), Kalium (3,5–5 mmol/l)], welche außerdem noch von Hydratationszustand und Stoffwechsellage (erhöht bei Katabolie) abhängig sind (Bastron 1981).

Die Konzentrationsfähigkeit, ermittelt durch ein spezifisches Gewicht des Harns (normal über 1023; Konzentrationstests werden allerdings perioperativ kaum beabsichtigt durchgeführt), besser durch den Quotienten Harnosmolarität/Serumosmolarität größer als 1,1 (Hilbermann 1984), ist ein grobes Maß der tubulären Funktion, ist jedoch an eine unbelastete Nierenfunktion gebunden (keine Wasserbelastung, Diuretika etc.).

Dies gilt auch für spezifische Exkretionstests, wie z. B. für Harnstoff (Harnharnstoff/Serumharnstoff über 20) sowie für Reabsorptionstests z. B. für Natrium.

Fraktionierte Natriumexkretion [FE(Na)]:

$$FE(Na) = \frac{Harn\text{-}Na / Serum\text{-}Na}{Harnkreatinin/Serumkreatinin} \cdot 100$$

(perioperativ normal < 1; Ruley 1984).

> Harnflow und Kreatininclearance sind die wichtigsten perioperativen Parameter der Nierenfunktion.

Eine Niereninsuffizienz liegt nur dann vor, wenn das innere Milieu durch die Nierenfunktionseinschränkung gestört ist, erkennbar an pathologischen Werten der Elektrolyte (Hyperkaliämie, Hyponatriämie), Erhöhung der Werte für harnpflichtige Substanzen (s. oben) und des Flüssigkeitshaushalts (Hypervolämie; (Dooley et al. 1983)). Sie kann oligurisch oder nichtoligurisch vorliegen.

4.2 Veränderungen der Nierenfunktion unter der Anästhesie

Die so beurteilte Nierenfunktion unterliegt dem Einfluß von Narkoseveränderungen (verminderte Filtrationsleistung, geänderte Elektrolytexkretion), welche sich durch Änderungen des Harnflows, der Harnkonzentration sowie der Serumelektrolytwerte manifestieren.

Ursache für diese Veränderungen der Nierenfunktion während der Narkose sind
1) nephrotoxische pharmakologische Einflüsse,
2) endokrine Einflüsse,
3) Kreislaufveränderungen,

welche besonders durch eine präexistente Nierenfunktionseinschränkung potenziert werden können.

Nephrotoxische Einflüsse

Zweifellos die bedeutendste anästhesiologisch induzierte Nephrotoxizität ist das nichtoligurische Nierenversagen bei tubulärer Schädigung durch Freisetzung von anorganischem Fluor bei Anwendung volatiler Anästhetika, v.a. Methoxyfluran. Theoretisch und in wenigen Fällen auch klinisch berichtet, liegt dies auch nach Anwendung von Enfluran und Sevofluran vor, theoretisch, klinisch jedoch bisher in keinem Fall berichtet, wäre es auch bei Isofluran und Methoxyfluran möglich (s. S. 171).

Tatsächlich kommen jedoch auch weitere Substanzen intraoperativ zur Anwendung, welche nephrotoxische Potenz besitzen, so z.B. Aminoglykoside, Cephalosporine, Röntgenkontrastmittel, Furosemid, Salicylate, Amphotericin B, Zytostatika und Antikonvulsiva (Ruley 1984), wobei es genügt, daß diese Medikamente zum Zeitpunkt der Operation in ausreichenden Spiegeln vorliegen.

Die schließlich resultierende perioperative Nephrotoxizität ergibt sich aus der Summe der pharmakologischen Einflüsse, potenziert durch präexistente Nierenschädigung, endokrine und kardiovaskuläre Einflüsse.

Endokrine Einflüsse

Eine Reihe nichtosmotischer Stimulationsreize führt zur Erhöhung der ADH-Sekretion unter der Anästhesie: Schmerz, Katecholaminfreisetzung, Applikation von Opiaten, Barbituraten, Inhalationsanästhetika, cholinerge Substanzen, Dehnung der Rezeptoren im linken Atrium und Reizung des Karotissinus (Schrier et al. 1975). Verminderte Diurese durch Reduktion der Freiwasserclearance ist die Folge.

Erhöhte Reninspiegel konnten während der Narkose ermittelt werden (Deutsch 1986), eine Reduktion der Filtrationsleistung und die Umverteilung der renalen Perfusion wird dadurch erklärt.

Erhöhte Aldosteronsekretion (Robertson et al. 1956), durch vaskuläre Einflüsse oder den Renin-Angiotensin-Regelkreis induziert, führt zur verminderten Natriurese perioperativ.

Katecholaminausschüttung während der Anästhesie (wie auch Applikation von Katecholaminen, welche den renovaskulären Wlderstand erhöhen, Adrenalin,

Noradrenalins Dopamin in hoher Dosierung) führen zur Verminderung der glomerulären Filtration.

Kardiovaskuläre Einflüsse

Kreislaufdepression (Blutdruckabfall, vermindertes Herzminutenvolumen) durch Hypovolämie und kardiale Dekompensation (präexistent, Anästhetikaeinfluß) sowie Erhöhung des renovaskulären Widerstands durch endokrine oder pharmakologische Einflüsse (Katecholamine, Cyclopropan, Diäthyläther, Halothan, Thiopental; Price et al. 1959; Deutsch 1968) führen zur Verminderung der glomerulären Filtration und damit der Nierenfunktion.

Therapie

Die Therapie der anästhesieinduzierten Nierenfunktionsveränderung richtet sich nach der Symptomatik und wird unter Oligurie, Polyurie, Hyponatriämie, Hypervolämie jeweils gesondert dargestellt.

Prophylaxe

Die Prophylaxe umfaßt ausgeglichene Flüssigkeits- und Elektrolytbilanzierung, Vermeidung von Hypovolämie, Methoxyfluran und Verminderung des Herzminutenvolumens durch Kardiodepression (adäquate Anästhetikadosierung, präoperative kardiale Rekompensation) sowie ein ausreichendes Monitoring (Kreislauf, Harnflow, Atmung) unter der Anästhesie.

> Vorbestehemde Nierenfunktionseinschränkungen erfordern besondere anästhesiologische Maßnahmen (s. Text).

4.3 Oligurie

Eine Harnproduktion unter 20 ml/h bzw. unter 400 ml/Tag bei einem 70 kg schweren Erwachsenen bzw. unter 0,5 ml/kg/h bei Kindern wird als Oligurie bezeichnet.
Bezüglich der Definition des Nierenversagen s. S. 151.

Symptomatik der Oligurie

Die intraoperative Erfassung einer Oligurie setzt die Verwendung eines Blasendauerkatheters voraus. Dieser ist indiziert bei allen Eingriffen, bei welchen großer Blutverlust zu erwarten ist, kontrollierte Blutdrucksenkung geplant ist, Diuretika verabreicht werden, bei prolongierter Operationszeit, bei möglicher Ureterverletzung, bei Abklemmen der Aorta, bei kardiopulmonalem Bypass und bei Eingriffen, bei denen ausgedehnte Weichteilverletzungen durch Operation oder Trauma vorliegen.

Die Registrierung der Harnmenge sollte dann zumindest stündlich erfolgen, wobei nach Auftreten einer Oligurie vitale Parameter, Blutverlust, sequestrierte Volumina, operative Einflüsse wie z. B. Operationshakenposition, mechanische Katheterprobleme sowie Position (Kopftieflage mit Harnretention in der Blase) ursächlich in Betracht gezogen werden müssen.

Da die Entstehung eines Harnwegsinfekts leider keine seltene Komplikation des intraoperativen Katheterismus (wie auch Harnröhrenstrikturen nach längerem Belassen des Katheters beim Mann) darstellt, wird bei fehlender Indikation auf die intraoperative Überwachung des Harnflows mittels Blasendauerkatheter verzichtet.

Bei nichtkatheterisierten Patienten ist die spontane postoperative Miktion zu überwachen, um eine Oligurie wie eine postoperative Blasenlähmung mit dem Risiko der Überdehnung der Blase rechtzeitig zu erfassen und zu behandeln. Dies trifft insbesondere bei Operationen im Beckenbereich zu.

Die intraoperative Registrierung des Harnflows ist — wenn indiziert (s. oben) — ein wichtiger Schritt zur Vermeidung der perioperativen Nierenkomplikationen (Harnflow mindestens 1 ml/kg/h).

Ursachen und Klassifikation der Oligurie

Von ausschlaggebender Bedeutung für die adäquate Behandlung der Oligurie ist die Lokalisation der Genese: Demnach unterscheiden wir üblicherweise

1) eine prärenal induzierte Oligurie,
2) eine renal verursachte Oligurie,
3) eine postrenal verursachte Oligurie.

Diese Unterscheidung wird je nachdem, ob die Oligurie durch verminderte Nierenperfusion (prärenale Oligure), Nierenparenchymversagen (renale Oligurie) oder Obstruktion im Bereich der ableitenden Harnwege (postrenale Oligurie) eintritt, getroffen.

Die Differentialdiagnose stützt sich im wesentlichen auf Anamnese (Operationsvorgang, hypotensive Situationen, vorbestehende Nierenerkrankungen, Hämolyse, Obstruktionen), das Harnsediment (granuläre Zylinder bei prärenaler, Zellzylinder bei renaler und wenig strukturierte Bestandteile bei postrenaler Oligurie) sowie die Harnchemie (Konzentrationsfähigkeit bei prärenalem Nierenversagen besser als bei renaler Oligurie). Abdomenleeraufnahme (Steine bzw. Nierengröße), intravenöse und retrograde Pyelographie und Nierensonographie (besonders bei Trauma) ermöglichen weitere strukturelle und funktionelle Hinweise.

Die Identifikation der Genese der perioperativen Oligurie ist für die adäquate Therapie unerläßlich.

Prärenale Oligurie

Die verminderte Nierenperfusion ist die häufigste Ursache der perioperativen Oligurie. Hypotension durch vermindertes zirkulierendes Blutvolumen, Wirkung der Anästhetika, kardiale Insuffizienz, Hypoxie führen im Rahmen der einsetzenden Zentralisation (renovaskuläre Widerstandserhöhung) sowie durch Verminderung des Herzzeitvolumens und Azidose zur verminderten Nierenperfusion.

Die prärenale Oligurie geht in Abhängigkeit von der Dauer der Nierenrindenischämie nicht selten in ein renales Nierenversagen über (Barry et al. 1962).

Nach kardiopulmonalem Bypass haben sich Bypassdauer und Hypotension (mittlerer arterieller Druck unter 80 mm Hg[1]) als kritische Faktoren für den Übergang in ein persistierendes (renales) Nierenversagen nachweisen lassen (Abel 1976).

Bei vorliegender gramnegativer bakterieller Sepsis kann die Freisetzung von Endotoxinen (E. coli) neben Hypotension auch eine disseminierte intravaskuläre Gerinnung und damit ein persistierendes renales Nierenversagen in unmittelbarer zeitlicher Abfolge nach prärenaler Oligurie erzeugen (Mergenhagen et al. 1971).

> Hypotonie, Hypovolämie und kardiale Insuffizienz sind die häufigsten Ursachen der perioperativen (prärenalen) Oligurie.

Die Behandlung der prärenalen Oligurie besteht in der sofortigen Behebung der Ursache der verminderten renalen Perfusion, häufig durch Ausgleich der Hypovolämie.

Im Zweifelsfall empfiehlt sich — so nicht eine eingeschränkte kardiale Reserve vorliegt — ein Versuch mit 500 ml isotoner Kochsalzlösung oder mehr, zügig infundiert (Dooley et al. 1983).

Bei Patienten mit kardialer Funktionsverminderung kann, so ein ausreichendes Kreislaufvolumen vorliegt, die Anwendung inotroper Substanzen (z. B. Dopamin 2–10 mg/kg KG/min per infusionem) notwendig sein. Die Beurteilung einer adäquaten Füllung des linken Ventrikels ist hierbei weniger durch den zentralvenösen Druck als durch Beurteilung des pulmonalkapillären Verschlußdrucks möglich. In dieser Situation wird die Anwendung von „Schleifendiuretika" (Hemmung der Natriumrückresorption im Bereich der Henle-Schleife) notwendig sein (Furosemid 10–40 mg i.v.).

Osmodiuretika (Mannit 250 ml 20% Lösung in 30–120 min per infusionem) führen insbesondere bei oder nach Hypovolämie zu einer Verbesserung der renalen Ausscheidung durch Erhöhung der Natriumausscheidung, Senkung der Reninsekretion und zu direkten Effekten auf das Volumen der Tubuluszellen (Hilberman 1984).

Bei kardialer Funktionseinschränkung ist jedoch die Zunahme des intravasalen Volumens durch Osmodiuretika in Betracht zu ziehen.

---

[1] 1 mm Hg = 133,322 Pa.

Bei Oligurie im Rahmen eines bakteriell endotoxininduzierten Schocks ist während notwendiger chirurgischer Eingriffe die Therapie der Intensivbehandlung weiterzuführen.

Die Prophylaxe der prärenalen Oligurie im Rahmen der Anästhesie ist von ausschlaggebender Bedeutung, da die renalen Komplikationen postoperativ mit den kardialen und respiratorischen Komplikationen zu den häufigsten zählen. Eine ausreichende Hydrierung bereits zu Beginn der Anästhesie ist wesentlich.

So konnte gezeigt werden, daß eine Hydrierung zur Überbrückung der Nüchternheit eine bereits durch die Prämedikation induzierte renale Funktionseinschränkung aufheben konnte (Barry et al. 1964). Von ähnlicher Bedeutung ist eine präoperative kardiale Rekompensation.

Renale Oligurie

Die Dekompensation einer vorbestehenden renalen Funktionseinschränkung ist aufgrund der Einflüsse der Anästhesie auf die Nierenfunktion (s. S. 151) in Abhängigkeit von Vorerkrankung, Anästhesietechnik und Operationstrauma möglich.

Aus diesem Grund ist eine vorbestehende renale Funktionseinschränkung (entzündlicher, immunologischer, chemisch-toxischer, maligner oder extrarenaler Ursache, wie z. B. beim hepatorenalen Syndrom) genauestens präoperativ zu erfassen und die Anästhesietechnik entsprechend einzurichten (s. S. 153).

> Präoperativ vorliegende Nierenfunktionseinschränkungen können unter der Anästhesie zur Niereninsuffizienz führen.

Eine intraoperativ auftretende renale Oligurie bei vorbestehender normaler Nierenfunktion kann jedoch bei Auftreten einer intraoperativen Hämolyse vorliegen. Diese kann im Rahmen von Transfusionszwischenfällen nach Anwendung der Herz-Lungen-Maschine auftreten, außerdem bei Myoglobinurie nach ausgedehnter Muskelzerstörung (z. B. Replantation ganzer Extremitäten). Pathophysiologisch liegt hier einerseits eine Verminderung der glomerulären Filtrationsrate sowie eine Ablagerung von Hämoglobin, Myoglobin und Fibrin im Bereich der Nierentubuli als auch eine disseminierte intravaskuläre Gerinnung vor (Ruiz-Guinazu et al. 1967; Birndorr 1971).

> Hämoglobinurie unter der Anästhesie bedarf einer sofortigen adäquaten Behandlung.

Die sofortige Behandlung durch Mannit, zusammen mit ausreichender Volumenzufuhr, Alkalisierung des Harns. evtl. Heparin und Diuretika (s. S. 657 f.) erscheint als Therapie der Wahl bei Einsetzen der Hämolyse. Bei eingetretenem Nierenversagen sind die Hämodialyse oder Hämofiltration angezeigt.

Postrenale Oligurie

Die Obstruktion im Bereich der ableitenden Harnwege erfolgt perioperativ nicht selten durch Ureterverletzungen (bis 0,1 % aller gynäkologischen Operationen führen nach Charles (1967) zu Ureterobstruktionen, bis zu 25 % der Ureterverletzungen bei gynäkologischen Operationen erfolgen beidseitig).

> Bei gynägologischen Operationen kommt es nicht selten zu Ureterobstruktionen.

Ursachen der Oligurie

1. Prärenal: Reduktion der Nierenperfusion,
   (Zentralisation im Schock,
   Hypovolämie,
   kardiale Dekompensation,
   Blutdruckabfall durch Anästhetikaüberdosierung),
   Azidose,
   Beatmung (PEEP).
2. Renal: Nierenparenchymerkrankungen,
   [präexistene Nierenerkrankungen, Nephrotoxizität von Anästhetika (Methoxyfluran) u. a. Substanzen (z. B. Aminoglykoside), Nierenschädigung durch Hämolyse (Transfusionszwischenfall, Myoglobinurie)].
3. Postrenal: Obstruktion im Bereich der ableitenden Harnwege
   (Ureterverletzung bei gynäkologischen Operationen,
   Harnsperre bei Prostatahypertropie nach Prämedikation,
   Ureterobstruktion durch Tumoren im kleinen Becken.

Nierensteine, Prostatahypertrophie sowie Harnsperre nach Uretersondierung (Ödem der Ureterostien) und Belladonnaalkaloiden im Rahmen der Prämedikation sind weitere häufige Ursachen. Verletzungen der ableitenden Harnwege sind bei bis zu 15 % der Patienten mit Beckenfrakturen zu erwarten. Blutkoagula in Nierenbecken und Harnblase sowie vorliegende Beckentumoren sind weitere Ursachen der postrenalen Oligurie.

> Atropin in der Prämedikation führt insbesondere bei Prostatahypertrophie häufig zur perioperativen Harnsperre.

Bei Persistenz der postrenalen Oligurie führen der Druck im Bereich des harnableitenden Systems sowie die meist einsetzende Infektion (Pyelonephritis) zur fortschreitenden Schädigung des Nierenparenchyms und damit zum renalen Nierenversagen.

Die Therapie des postrenalen Nierenversagens besteht in der Entlastung proximal der Obstruktion (Ultraschalldiagnostik). Das Einbringen eines Blasenkatheters wird in vielen Fällen (Harnsperre nach Prämedikation, infolge Prostatahypertrophie, bei Blasensteinen und Koagula im Bereich der Blase) bereits ausreichen. Die perkutane Nephrostomie wird bei höhersitzenden Wegsamkeitshindernissen (Ureterverletzungen) bis zur definitiven urologischen operativen Versorgung notwendig sein. Nach Entlastung kommt es häufig zur Polyurie, weswegen eine exakte Bilanzierung der Flüssigkeit sowie der Elektrolyte in dieser Situation notwendig ist. Bei rechtzeitiger Entlastung kommt es in der Regel zur völligen Wlederherstellung der Nierenfunktion.

> Bei nichtkatheterisierten Patienten ist auf eine ausreichende und zeitgerechte postoperative Miktion zu achten.

4.4 Polyurie

Bei einer täglichen Harnmenge von über 2500 ml liegt eine Polyurie vor (entsprechend einer Stundenharnmenge von über 100 ml).

Die Ursachen sind vielfältig (s. folgende Übersicht). Von den etwa 180 l, welche täglich im Bereich der Glomeruli filtriert werden, werden etwa 80 % im proximalen Tubulus reabsorbiert, von den verbleibenden 36 l werden etwa 11 l im Bereich der Henle-Schleife reabsorbiert, die restlichen 25 l erreichen die distalen Tubuli und Sammelrohre, und es bedarf der Anwesenheit von ADH, um die Harnmenge schließlich auf etwa 500–1500 ml zu begrenzen.

Demnach können ein vermehrtes Glomerolumfiltrat (Hypervolämie, Hypertension), Schädigung des proximalen Tubulusapparats (Polyurie nach akutem oligurischem Nierenversagen), schleifenwirksame Diuretika (Furosemid), Osmodiurese sowie Mangel an ADH (Diabetes insipidus) oder Schädigung der ADH-Rezeptoren (Methoxyflurannephrotoxizität) zur Polyurie führen.

Ursachen der Polyurie

1. Hyperhydratation
2. Diabetes insipidus centralis:
   – psychogene Polydipsie (Hyponatriämie!),
   – ADH-Mangel: Funktionsverlust der hypothalamisch-hypophysären Achse, Alkohol, Hypoosmolarität.
3. Nephrogener Diabetes insipidus:
   – angeboren,
   – osmotische Diurese (Hyperglykämie),
   – Nephrokalzinose,
   – akutes Nierenversagen (nichtoligurisch oder nach Oligurie),
   – nephrotoxische Medikamente (Fluoridabspaltung aus halogenierten volatilen Anästhetika, Aminoglykosiden, Tetrazyklin, Lithium, Amphotericin B),
   – Diuretika,
   – nach Obstruktionsbeseitigung bei postrenaler Oligurie,
   – Malnutrition, Zirrhose, Anorexia nervosa,
   – Hypertension,
   – Sichelzellanämie,
   – Amyloidose.

Da der ADH-Mangel einerseits und die Nierenschädigung andererseits neben der Hyperhydratation die häufigsten Ursachen darstellen, wird zwecks Übersicht zwischen Hyperhydratation, Diabetes insipidus centralis (neurohormonalis) und nephrogenem Diabetes insipidus unterschieden.

> Hyperhydratation, Glukosurie, Diabetes insipidus centralis und Nierenschädigung sind die häufigsten Ursachen der Polyurie.

Polyurie bei Hyperhydratation

Nach übermäßiger prä-, intra- oder postoperativer Flüssigkeitszufuhr kommt es zur symptomatischen Polyurie, nicht zuletzt wegen der verminderten ADH-Sekretion infolge Hypoosmolarität. Dies kann nach vorangegangenen Operationen auch durch Rückresorption aus dem dritten Raum (2.–6. Tag postoperativ) erfolgen.

Nach vorangegangenen Schocksituationen mit Zufuhr großer Mengen kristalloider Lösung kommt es ebenfalls zur Rückresorption aus dem Interstitium und durch verminderte ADH-Sekretion zur Polyurie.

In diesen Fällen ist der Ursache Rechnung zu tragen und eine negative Flüssigkeitsbilanz anzustreben (evtl. Ausgleich gestörter Elektrolytbilanzen besonders bei Hypokaliämie).

Diabetes insipidus

Bei Tumoren, Schädel-Hirn-Trauma, Entzündungen und Operationen im Bereich der Hypophyse, v. a. aber des Hypothalamus kommt es zum ADH-Mangel. Dies tritt auch nach Alkoholingestion auf. Erhöhung der freien Wasserclearance mit folgender Hypernatriämie, Erhöhung des Serumharnstoffs, Fieber und Delirium sind die Folge.

Die Applikation von Vasopressin, entweder als Tannat in öliger Lösung oder als Nasenspray [Desmopressin (Desaminovasopressindiacetat, DDAVP)] parallel zur Zufuhr von freiem Wasser (5% Glukoselösung) und Kaliumsubstitution ermöglichen die Behandlung dieser Komplikation.

Insbesondere bei bereits präoperativem Bestehen des ADH-Mangels ist bei diesen Patienten eine ausgeglichene Flüssigkeits- und Elektrolytbilanz herzustellen und unmittelbar postoperativ fortzufahren. Die Vasopressinapplikation sollte nicht unterbrochen werden.

Intraoperativ ist eine genaue Bilanzierung unter stündlicher Harnmessung bei Blasenkatheter und Kontrollen der Serumelektrolyte, Osmolarität und des Säure-Basen-Haushalts obligat.

> Bei Diabetes insipidus centralis kommt es in kurzer Zeit (Stunden) zur erheblichen hypernatriämischen Dehydratation.

Osmotische Diurese und Diuretikaapplikation

Osmotische Diurese und Diuretikaapplikation erfolgen unter der Anästhesie einerseits geplant (bei drohendem oligurischem Nierenversagen, Hirnödem, erhöhtem intraokularem Druck) sowie andererseits als Folge der Hyperglykämie (Diabetes mellitus oder iatrogen durch zu hohe Glukosezufuhr).

Die eintretende Polyurie führt neben Wasserverlust auch zur Senkung des Serumkaliums, weswegen Elektrolytkontrollen (z. B. zur Erkennung einer Hypernatriämie, Hypokaliämie, Hyperosmolarität) und entsprechende Therapie nötig sind. Die Anwendung von Schleifendiuretika (Furosemid) kann durch jede Polyurie zur plötzlichen Reduktion des Plasmavolumens (Hypotension) sowie zu Hypokaliämie (cave gleichzeitige Digitalismedikation!) Anlaß geben, es gilt daher ebenfalls das oben Gesagte.

> Die großzügige Anwendung von Schleifendiuretika birgt das Risiko der Hypovolämie sowie der Hypokaliämie.

Medikamentöse Nephrotoxizität unter der Narkose

Eine anästhesiespezifische Nephrotoxizität konnte durch Metabolisierung von Inhalationsanästhetika mit folgender Abspaltung anorganischen Fluors nachgewiesen werden.

Eine subklinische Schädigung tritt ab einem Plasmaspiegel von 50 mmol/l auf, eine polyurische Nephropathie ab einem Spiegel von 90 mmol/l. Auch eine lange Exposition unter den toxischen Konzentrationen kann zu einer Beeinträchtigung der Nierenfunktion führen. Diese toxischen Konzentrationen von anorganischem Fluor können mit Enfluran und Sevofluran erreicht werden, jedoch scheint es in der klinischen Anwendung v. a. mit Sevofluran (Edward et al. 1994) bei nierengesunden Patienten keine große Relevanz zu haben (Mazze et al. 1977; Cork et al. 1978). Beim Metabolismus von Isofluran und Desfluran werden keine toxischen Fluoridkonzentrationen erreicht (Kong et al. 1990; Sutton et al. 1991).

Die fluorbedingte Nephrotoxizität der Inhalationsanästhetika wird durch gleichzeitig verabreichte weitere nephrotoxische Medikamente (Aminoglykoside, Tetrazykline, Lithium, Amphotericin B, Diuretika) potenziert (Mazze et al. 1973). Eine fluorbedingte Nephropathie wird in einer ADH-resistenten Polyurie mit Gewichtsverlust, Hypernatriämie, Hyperosmolarität, erhöhtem Serumharnstoff und Harnsäure sowie Kreatinin manifest. In der Regel kommt es nach etwa 3 Wochen zur Restitution, es sind jedoch Fälle jahrelanger Nephropathie nach Methoxyfluran beschrieben.

> Enfluran und Sevofluran sollten sicherheitshalber bei Patienten mit vorbestehender Nierenschädigung nicht verwendet werden.

Polyurie bei akutem Nierenversagen

Bei akutem Nierenversagen kommt es in etwa 50 % der Fälle (Anderson et al. 1977) zu keiner Oligurie. Häufig besteht a priori eine Polyurie, wobei das tägliche Harnvolumen durch die anatomische Situation (Restfunktion bestehender Nephrone) weitgehend festgelegt ist.

Nichtoligurische Nierenversagen verlaufen prognostisch benigner. Sehr exakte Bilanzierung ist notwendig, um sowohl Hyperhydratation als auch Zunahme des Nierenversagens durch sinkende Harnmengen zu verhindern. Dies gilt insbesondere während der Narkose (Bilanz, Kreislauf, Vermeidung nephrotoxischer Pharmaka).

In der Erholungsphase nach akutem oligurischem Nierenversagen kommt es zur Polyurie mit täglichen Harnmengen bis über 6 l. In dieser Situation ist die exakte Flüssigkeits- und Elektrolytbilanzierung von entscheidender Bedeutung, da 25 % der Mortalität nach oligurischem akutem Nierenversagen in diese Zeitspanne fallen (Mazze 1977).

> Das nonoligurische Nierenversagen benötigt eine exakte Bilanzierung der Wasser- und Elektrolytverluste.

4.5 Anästhesie bei Patienten mit eingeschränkter oder fehlender Nierenfunktion

Zunehmende Verbesserung anästhesiologischer Möglichkeiten war die Voraussetzung für eine zunehmende Anzahl von Anästhesien auch bei Patienten mit renaler Insuffizienz.

Operationen z. B. zur Anlage eines arteriovenösen Dialyseshunts, Nierentransplantationen, urologische Eingriffe und Notfalleingriffe bei Patienten mit insuffizienter Nierenfunktion geben je nach vorliegender pathophysiologischer Situation Anlaß zu einer Reihe von intraoperativen Komplikationen.

Die Ursachen der zu erwartenden Komplikationen sind begründet
1. durch Funktionsstörungen der Niere unter der Anästhesie,
2. durch die sekundären Veränderungen infolge der Niereninsuffizienz bzw. der Grundkrankheit.

Komplikationen infolge mangelnder Ausscheidungsfunktion

Wirkungsverlängerung, toxische Effekte intraoperativ verabreichter Substanzen

Alle verabreichten, normalerweise renal ausgeschiedenen Substanzen können bei vorliegender Niereninsuffizienz in Abhängigkeit von der erhaltenen Restfunktion der Niere eine verlängerte Wirkung aufweisen, kumulieren und damit toxische Effekte verursachen.

Für eine Beurteilung dieses Risikos ist es einerseits notwendig, den normalen Eliminationsweg dieser Substanzen zu kennen, sowie andererseits, die verbliebene Nierenfunktion zu beurteilen.

1) Die Beurteilung der Restnierenfunktion erfolgt vom pharmakologischen Standpunkt aus am günstigsten anhand der Kreatininclearance, welche bei stabiler (!) Nierenfunktion durch den Serumkreatininspiegel approximativ beurteilt werden kann (s. folgende Übersicht).

> Bei präoperativer Niereninsuffizienz gibt die Kreatininclearance (und bei stabiler Nierenfunktion das Serumkreatinin) gute Auskunft über die Restnierenfunktion.

Beurteilung der glomerulären Filtrationsrate (Kreatininclearance) durch den Serumkreatininspiegel bei stabiler Nierenfunktion (nach Hilberman 1984; Roizen 1981)

Serumkreatininspiegel		Glomeruläre Filtrationsrate Kreatininclearance)
Normal	0,6–1,2 mg/dl	20 Jahre: 130 ml/min/1,73 m^2 60 Jahre: 100 ml/min/1,73 m^2 80 Jahre: 80 ml/min/1,73 m^2
Pathologisch	2 mg/dl 4 mg/dl 8 mg/dl	60 ml/min/1,73 m^2 (50%) 30 ml/min/1,73 m^2 (25%) 15 ml/min/1,73 m^2 (12%)

Bei Patienten mit glomerulären Erkrankungen ohne Tubulusschädigung (z. B. nephrotisches Syndrom) ist die Kenntnis der Serumproteinwerte (Gesamtprotein normal 6–8 g/dl, Albumin normal 3,5–5,5 g/dl) notwendig (häufig Hypoproteinämie durch Proteinurie, mit folgenden Ödemen, intravasaler Hypovolämie und Hämokonzentration), da durch Eiweißverminderung und verändertes Verteilungsvolumen Änderungen der Pharmakologie (verminderte Eiweißbindung und dadurch erhöhte Wirkung) vorliegen können.

> Patienten mit nephrotischem Syndrom weisen häufig eine Hypalbuminämie auf.

2) Die Kenntnis des Eliminationsweges während der Anästhesie häufig verabreichter Substanzen gibt über die Möglichkeit einer toxischen Kumulation Auskunft.

> Der Eliminationsweg der Anästhetika ist für ihre Anwendung bei niereninsuffizienten Patienten von Bedeutung.

Barbiturate

Die zeitliche Begrenzung der Barbituratwirkung erfolgt im wesentlichen durch Rückverteilung (Eiweißbindung, Speicherung in Fettdepots) und hepatische Metabolisierung. Thiopental wird vorwiegend umverteilt und praktisch nicht renal ausgeschieden, eine Wirkungsverstärkung bei Niereninsuffizienz kann durch eine Verminderung des Serumalbumingehalts bewirkt werden (Taylor et al. 1954). Metaboliten von Methohexital werden teilweise glukuroniert renal ausgeschieden.

Etomidat

Die Umverteilung sowie die Spaltung in der Leber bewirken die kurze Wirkungsdauer, allerdings werden 87 % der Substanz bzw. ihre Metaboliten im Normalfall binnen Stunden renal ausgeschieden (Schuettler et al. 1982).

Ketamin

Die Umverteilung im Gewebe führt einerseits zur kurzen Wirkungsdauer, andererseits zu einer relativ langen Nachschlafperiode (zweiphasige Wirkung; Wieber et al. 1975). Die Ausscheidung der in der Leber metabolisierten Abbaustufen (geringe hypnotische Wirkung) erfolgt im Normalfall renal: 70 % während der ersten 24 h, 95 % in 5 Tagen.

Propofol

Nach i.v.-Gabe fällt der initiale Propofolspiegel wegen der raschen Verteilung im Organismus schnell ab. Die Eliminationsphase erfolgt langsamer. Die Metabolisierung erfolgt vorwiegend in der Leber. Die Glukuronide und Sulfatkonjugate werden über die Niere ausgeschieden. Nach 3–8 h sind nur mehr 6 % unverändertes Propofol nachweisbar.

Benzodiazepine

Die verschiedenen Benzodiazepine unterscheiden sich zwar in der Pharmakokinetik, jedoch kaum in der Pharmakodynamik, d. h. sie werden über eine Glukuronidierung, eine oxidative Dealkylierung bzw. über eine Hydroxylierung vornehmlich in der Leber, aber auch in Lunge, Herz, Niere und Muskel abgebaut und über die Nieren ausgeschieden.

Die Plasmahalbwertszeit für Midazolam beträgt 2–3 h, für Flunitrazepam 34 h, für Chlordiazepoxid 1–2 Tage, und Diazepam weist eine biphasische Elimination auf, deren Halbwertszeit bereits im Normalfall bis zu mehreren Tagen betragen kann (Berlin et al. 1972).

Succinylcholin

Aufgrund der raschen Metabolisierung besteht keine Abhängigkeit von der renalen Funktion. Auch bei mäßig erhöhten Serumkaliumwerten ist eine sichere Applikation möglich (Miller et al. 1981). Allerdings bestehen bei Niereninsuffizienz häufig niedere Spiegel an Pseudocholinesterase, besonders bei unmittelbar vorangegangenen Dialysen. Daraus kann eine wesentliche Wirkungsverlängerung von Succinylcholin resultieren.

Nichtdepolarisierende Relaxanzien

Nichtdepolarisierende Relaxanzien werden vorwiegend renal ausgeschieden (Ausnahme Vecuronium: vorwiegend biliär). Atracurium unterliegt auch der Hoffman-Elimination, einem spontanen Abbau der quaternären Gruppe bei alkalischem pH, woraus eine zumindest teilweise Unabhängigkeit von renaler und hepatischer Funktion resultieren könnte (Hunt et al. 1980).

Opiate

Der Abbauweg der Opiate führt zunächst zu einer unterschiedlich intensiven hepatischen Metabolisierung (Pethidin und Codein praktisch vollständig, Morphin und Heroin in geringerem Umfang) bzw. Glukuronierung und danach zur renalen Elimination (Morphin 90% in 24 h). Dies bedeutet, daß bei hepatischer und renaler Funktionseinschränkung Kumulationen resultieren. Die Wirkungsdauer von Fentanyl wird durch die Rückverteilung bewirkt, die renale Elimination von 70% erfordert bei normaler Nierenfunktion bereits 4 Tage (Hess et al. 1972).

Sufentanil wird über eine Dealkylierung und eine Demethylierung rasch abgebaut und in gleichem Ausmaß über Nieren und Fäzes ausgeschieden. Die Hauptmetabolisierung von Alfentanil geschieht ebenfalls über eine Dealkylierung und eine Demethylierung. Die Abbauprodukte werden anschließend glukuronisiert und über die Nieren ausgeschieden (Petroianu et al. 1994).

Dehydrobenzperidol

Wirkungsdauer und -intensität werden wesentlich durch die Eiweißbindung beeinflußt (90%). Der weitere Abbau führt über die Metabolisierung in der Leber zur renalen Ausscheidung der Metaboliten (83% innerhalb 24 h; Soudjin et al. 1967). Eine Wirkungsverlängerung ist daher auch bei Niereninsuffizienz möglich.

Weitere Medikamente

Digitalis, Antibiotika (besonders Aminoglykoside), Zytostatika (Methotrexat) werden vorwiegend renal ausgeschieden und kumulieren daher bei Niereninsuffizienz mit z. T. zunehmend nephrotoxischer Wirkung.

Infusionstherapie

Die intraoperative Volumenzufuhr muß der verminderten renalen Ausscheidung (Extremfall Anurie) bzw. den besonderen Erfordernissen (hohe Zufuhr bei Polyurie bzw. mangelndem Konzentrationsvermögen, Vermeidung einer Ausscheidungsreduktion durch Hypovolämie bei vorliegendem nonoligurischem Nierenversagen) Rechnung tragen. Insbesondere die Zufuhr von Kalium bei vorliegender Anurie oder Oligurie wird nur bei erheblicher Hypokaliämie und in Anbetracht einer nachfolgenden Elimination (z. B. Hämodialyse oder Hämofiltration) gerechtfertigt sein.

Komplikationen durch sekundäre Veränderungen bei Niereninsuffizienz

Patienten mit eingeschränkter oder fehlender Nierenfunktion weisen in Abhängigkeit von der Dauer und der Genese der renalen Funktionseinschränkung sowie der Grundkrankheit eine Vielzahl von Veränderungen einerseits infolge des Ausfalls der Niere als zentrales Regulationsorgan des Wasser- und Elektrolythaushalts sowie andererseits infolge der sekundären Organveränderungen bei Urämie auf.

Zusätzlich kann durch die auslösende Erkrankung (Trauma, Sepsis, Hypertension, Autoimmunerkrankung) ein Multiorganversagen vorliegen.

> Bei Patienten mit Niereninsuffizienz muß die Notwendigkeit der Behandlung diverser intraoperativer Komplikationen erwartet werden.

Die resultierenden intraoperativ auftretenden Komplikationen betreffen vorwiegend das kardiovaskuläre System (Hypertonie, Linksinsuffizienz durch Hypervolämie und Hochdruck, Hypotonie nach Einleitung durch Hypovolämie bei unmittelbar vorausgegangener Dialyse, Rhythmusstörungen durch Hyperkaliämie, Hypokalzämie), den Wasser- und Elektrolythaushalt (Hypervolämie, Hypovolämie, Hyperkaliämie, Hyponatriämie, metabolische Azidose), die Gerinnung (Thrombozytenaggregationsstörung, Mangel an Faktor III), eine weitere Verschlechterung bei noch vorhandener Restnierenfunktion sowie neurologische Komplikationen (Hirnödem, Hirnblutung). Weiterhin sind chronische Dialysepatienten häufig Hepatitis-B-Antigen-Träger.

> Bei Patienten mit Niereninsuffizienz ist bei einer bestehenden Gerinnungsstörung die Anwendung der rückenmarknahen Regionalanästhesie in der Regel kontraindiziert.

Die Therapie der Komplikationen bei der Anästhesie von Patienten mit Niereninsuffizienz richtet sich nach der Symptomatik und muß die Möglichkeit einer kurzfristigen Dialyse oder Hämofiltration ins Auge fassen (Hyperkaliämie, Hypervolämie, Kumulation von in der Anästhesie notwendigen Medikamenten, z. B. nichtdepolarisierenden Relaxanzien).

Die Prophylaxe impliziert die exakte Erfassung der präoperativen Nierenfunktion, Auswahl der Narkosemittel nach ihrer Nephrotoxizität bzw. ihres Eliminationsweges und ein der Vielfältigkeit der zu erwartenden Probleme angepaßtes (besonders laborchemisch und hämodynamisch) Monitoring.

> Bei Eingriffen an Patienten mit Niereninsuffizienz muß die Möglichkeit zur perioperativen Hämodialyse oder Hämofiltration bestehen.

Literatur

Abel R (1976) Etiology, incidence and prognosis of renal failure following cardiac operations. J Thorac Cardiovasc Surg 71:323

Anderson RJ, Linas SL, Berns AS et al. (1977) Nonoliguric acute renal failure. N Engl J Med 296:1134

Barry KG, Malloy JP (1962) Oliguric renal failure. JAMA 179:510

Barry KG, Mazze RI, Schwartz FD (1964) Prevention of surgical oliguria and renal-hemodynamic suppression by sustained hydration. N Engl J Med 270:1371

Bastron, RD (1981) Hepatic and renal physiology. In: Miller RD (ed) Anesthesia. Churchill Livingstone, New York, 763–795

Berlin A, Siwers B, Agurell S et al. (1972) Determination of bioavailability of diazepam in various formulations from steady state plasma concentration data. Clin Pharmacol Ther 13:733

Birndorr N (1971) DIC and renal failure. J Lab Invest 24:314

Brown CB (1973) Established acute renal failure following surgical operations. In: Friedman EA et al. (eds) Proceedings, Conference on Acute Renal Failure. DHEW Publication No. 7.1 608, Bethesda, p 187

Charles AH (1967) Some hazards of pelvic surgery. Proc R Soc Med 60:656

Cork TL, Beppu WJ, Hitt BA et al. (1978) Renal effects and metabolism of sevoflurane in Fischer 344 rats. Anesthesiology 43:70

Crandell WB, Pappas SG, MacDonald A (1966) Nephrotoxicity associated with methoxyflurane anesthesia. Anesthesiology 27:591

Deutsch S (1968) Effects of anesthesia with thiopental, nitrous oxide and neuromuscular blocks on renal function in normal man. Anesthesiology 20:184

Dooley JR, Mazze RI (1983) Oliguria. In: Orkin FK, Cooper NLH (eds) Complications in anesthesiology. Lippincott, Philadelphia, 400–414

Flanigan WJ, Oken DE (1965) Renal micropuncture study of the development of anuria in the rat with mercury-induced renal failure. J Clin Invest 44:449

Frink EJ, Malan TP, Isner RJ, Brown EA, Morgan SE, Brown BR (1994) Renal concentrating function with prolonged sevoflurane or enflurane anesthesia in volunteers. Anesthesiology 80:1019

Gorman HM, Craythorne NWP (1966) The effects of a new neurolept analgesic agent (Innovar) on renal function in man. Acta Anaesthesiol Scand [Suppl] 24:111

Hess R, Stiebler G, Herz A (1972) Pharmacokinetics of fentanyl in man and the rabbit. Eur J Clin Pharmacol 4:137

Hilberman M (1984) Renal protection. In: Shoemaker WC et al. (eds) Textbook of critical care. Saunders, Philadelphia, 597–604

Hunt TM, Hughes R, Payne JP (1980) Preliminary studies with atracurium in anesthetized man. Br J Anaesth 52:238

Kong KL, Tyler JE, Willatts SM, Prys-Roberts C (1990) Isoflurane sedation for patients undergoing mechanical ventilation: metabolism to inorganic fluoride and renal effects. Br J Anästh 64:159

List WF, Kroell W (1985) Perioperatives Risiko schwerkranker chirurgischer Patienten. Anaesthesist 34:612

Mazze RI (1977) Critical care of the patient with acute renal failure. Anesthesiology 47:138

Mazze RI, Cousins MJ (1973) Combined nephrotoxicity of gentamicin and methoxyflurane anaesthesiain man. Br J Anaesth 45:394

Mazze RI, Calverley RK, Smith NT (1977) Inorganic fluoride nephrotoxicity. Anesthesiology 46:265

Mergenhagen SE et al. (1971) Significance of compliment to the mechanism of action of endotoxin. Curr Top Microbiol Immunol 50:37

Miller RD, Savarese JJ (1981) Pharmacology of muscle relaxants. In: Miller RD (ed) Anesthesia. Churchill Livingstone, New York, 487–539

Petroianu G, Osswald PM, Brunnengräber R (1994). In: Klinische Pharmakologie für Anästhesisten. Chapman & Hall, London Glasgow Weinheim New York Tokyo Melburne Madras, pp 257

Price HL, Linde HW, Jones RE et al. (1959) Sympathoadrenal responses to general anesthesia in man and their relation to hemodynamics. Anesthesiology 20:563

Robertson JD, Swan AA, Whitteridge D (1956) Effects of anesthetics on systemic baroreceptors. J Physiol (Lond) 131:463

Roizen MF (1981) Preoperative evaluation of patients with diseases that require special preoperative evaluation and intraoperative management. In: Miller RD (ed) Anesthesia. Churchill Livingstone, New York, 21–70

Ruiz-Guinazu A, Coelho JB, Paz RA (1967) Methemoglobin induced acute renal failure in the rat: In vivo observation, histology and micropuncture measures. Nephron 4:257

Ruley EJ (1984) Acute renal failure in infants and children. In: Shoemaker WC et al. (eds) Textbook of critical care. Saunders, Philadelphia, 604–614

Schrier RW, Berl T (1975) Nonosmolar factors affecting renal water excretion. N Engl J Med 292:81

Schuettler J et al. (1982) Etomidateelimination. In: Nemes et al. (Hrsg) Datenbuch Anaesthesiologie. Fischer, Stuttgart, S. 31

Soudjin W et al. (1967) Distribution, excretion and metabolism of neuroleptics of the butyrophenon type. Eur J Pharmacol 1:47

Sutton TS, Koblin DD, Gruenke LD, Weiiskopf RB, Rampil IJ, Washell L, Eger EI (1991) Fluoride metabolites after prolonged exposure of volunteers and patients to desflurane. Anesth Analg 73:180

Tailor JD et al. (1954) Plasma binding of thiopental in the nephrectomized rabbit. J Pharmacol Exp ther 112:40

Wieber J et al. (1975) Pharmacokinetics of Ketamine in man. Anaesthesist 24:260

5 Lebertoxizität und volatile Anästhetika

W. F. List

5.1 Störungen der Leberfunktion

Alle Inhalationsanästhetika führen in Abhängigkeit von der Zeitdauer der Anästhesie, aber auch von der Art des chirurgischen Eingriffs zu Abweichungen der Leberzellfunktion. Bei Eingriffen von über 1 h Dauer wurden Erhöhungen der Bromsulphaleinretention (BSP-Hinweis auf exkretorische Funktion), der SGOT (Leberzellintegrität) und der Bilirubinwerte (exkretorische Leistung) gefunden. Die höchsten Werte wurden am 2. bis 3. postoperativen Tag gefunden, am 8. Tag waren die Werte wieder im Normbereich (Raj et al. 1976). Bei einer Anästhesiedauer unter 1 h ohne chirurgischen Eingriff wurden nur geringfügige oder gar keine Abweichungen gefunden. Bei Langzeitnarkosen an (freiwilligen) Probanden waren jedoch signifikante Erhöhungen der BSP festzustellen, die sich nach einigen Tagen wieder normalisierten (Stevens et al. 1973). Bei chirurgischen Eingriffen sind es v. a. intraabdominelle Operationen durch eine Änderung der Splanchnikusdurchblutung, aber auch Faktoren wie Hypoxie, Hypotension und Streß, die zu einer Verschlechterung der Leberzellfunktion mit Erhöhung von LDH, SGOT, SGPT und der Bilirubinwerte führen (Clark et al. 1976). Die vor längerer Zeit nach der Anwendung von Isofluran festgestellte Hepatokarzinogenität bei Ratten konnte in der Zwischenzeit nicht nur nicht bestätigt, sondern eindeutig widerlegt werden (Eger et al. 1978).

Vor Zuordnung einer Störung der Leberzellfunktion zur Anwendung eines volatilen Anästhetikums muß allerdings eine schon vor der Operation bestehende Funktionsstörung ebenso ausgeschlossen werden wie intraoperative Faktoren. Die Frequenz von präoperativen Leberfunktionsstörungen wird mit 1 : 2500 angegeben (Dykes 1984).

5.2 Anästhesieprobleme bei Leberfunktionsstörungen

Während der Anästhesie mit fast allen derzeit bekannten i.v.- und Inhalationsanästhetika sowie bei rückenmarknaher Regionalanästhesie wird eine Durchblutungsverminderung der Leber beobachtet (Stoelting 1976). Als Ursache der Perfusionsminderung wurde eine Reduktion der Splanchnikusdurchblutung wegen erhöhten Gefäßwiderstandes gefunden. Halothan und Methoxyfluran verursachen auch Spasmen im Bereich der A. hepatica. Faktoren, die zur Perfusionsminderung beitrugen, waren Streß und Hyperventilation. Bei lebergestörten Patienten kann diese Durchblutungsminderung zu einer Störung der hepatozellulären Oxygenierung und zu einer weiteren Funktionseinschränkung führen. Die Verminderung der Glykogenspeicherung und der Albuminfraktion sowie die Störungen der Gerinnung sind Probleme, die einen chirurgischen Eingriff bis zur Verbesserung der Laborbefunde verzögern können. In der postoperativen Phase ist v. a. nach längeren Eingriffen mit einer verstärkten Leberfunktionsstörung und Nierenfunktionseinschränkungen zu rechnen.

5.3 Halothanbedingte Hepatitis

Bis heute gibt es keine spezifischen Tests zur Erkennung einer durch Halothan ausgelösten Lebelzellschädigung. Eine Diagnose kann daher nur per exclusionem gestellt werden. Die sog. Halothanhepatitis kann in einer leichteren und in einer schwer verlaufenden Form auftreten.

Die *leichte* abortive Form der Halothanhepatitis tritt gewöhnlich innerhalb von 8 Tagen nach einer Halothananästhesie auf und beginnt mit Gelenkschmerzen, Exanthem, Gelbsucht, Schüttelfrost, Fieber, Eosinophilie, Leukozytose und einer Transaminasenerhöhung. Sie kann so kurzzeitig und uncharakteristisch sein, daß sie gar nicht bemerkt wird oder daß die Symptome auf den chirurgischen Eingriff zurückgeführt werden. Eine derartige Manifestation, die in direktem Zusammenhang mit einer Halothannarkose festgestellt wird, sollte immer als Halothanhepatitis verdächtigt werden, mit der entsprechenden Konsequenz keiner weiteren Narkose mit volatilen Anästhetika und der entsprechenden Aufklärung für den Patienten.

> Bei Auftreten von ungeklärtem Fieber und Gelbsucht nach Operationen sollten keine volatilen Anästhetika, sondern i.v.-Anästhetika bei Zweiteingriffen verwendet werden.

Die *schwere* Form des akuten Leberversagens nach Halothan tritt bei den meisten Patienten 8–14 Tage nach 2 Halothananästhesien innerhalb kurzer Zeit auf und zeigt alle Symptome des akuten Leberkomas (Böttiger et al. 1976). Ein schwerer Ikterus mit Bilirubinwerten über 20 mg/100 ml ist durch einen vermehrten Anfall und verminderte Exkretion von Bilirubin bedingt. Neurologisch findet sich eine zunehmende Bewußtlosigkeit (Coma hepaticum), die sich im EEG durch einen Frequenzabfall, vermehrte Deltawellen, durch eine Reduzierung der evozierten Potentiale und eine zunehmende Nichtansprechbarkeit des Patienten bei fehlender Schmerzreaktion im Endstadium dokumentiert. Kausal spielen ein erhöhter Ammoniakspiegel (150 µg/100 ml), Transmittermangel (Dopamin, Noradrenalin) und falsche Transmitter (Octopamin) sowie auch vermehrte Inhibitoren im Gehirn (µ-Aminobuttersäure-GABA) eine Rolle. Zu schweren Störungen der Blutgerinnung kommt es durch mangelnde Synthese von Faktoren wie Fibrinogen, der Faktoren II, VII, IX und X (Prothrombinkomplex), wobei es auch zu einer Verbrauchskoagulopathie mit DIC und Fibrinolyse kommen kann. Es werden Blutungen im Bereich des chirurgischen Eingriffs, aber auch des Magens gesehen.

Der Leberstoffwechsel ist in schwerster Weise gestört, v. a. im Bereich der Kohlenhydrataufnahme, der Stickstoffsynthese und des Fettstoffwechsels. Es kommt zu einer Immunschwäche, zur Verminderung von Gerinnungsfaktoren Weitere typische Symptome sind der Foetor hepaticus, Fieber, Leukozytose, Störungen des Elektrolyt- und Wasserhaushalts und eine schwere Alkalose. Häufig ist das Leberversagen auch mit Niereninsuffizienz und Lungenversagen kombiniert.

Die Diagnose „akutes Leberversagen nach Halothan" ergibt sich aus der Anamnese, dem zeitlichen Zusammenhang der zumeist innerhalb von 14 Tagen auftretenden Erkrankung und den klinischen Befunden sowie den Laborparametern. Der Prothrombintest (Quick), das Albumin, Cholinesterase sind deutlich vermindert, Ammoniak steigt abhängig von der Dauer an, die Serumtransaminasen SGOT und SGPT sind auf das 10fache und mehr erhöht, ebenso auch die alkalischen Phosphatasen und das Bilirubin.

Die Häufigkeit der Halothanhepatitis wird mit 1:10000 bis 1:36000 Halothananästhesien angegeben. Die Letalität der Halothanhepatitis liegt bei 1:210000.

Die Diagnose Halothanhepatitis kann nur per exclusionem gestellt werden.

Zur Erklärung der Ursachen einer spezifischen halothaninduzierten Hepatitis kommen 3 Hypothesen in Frage (Kreienbühl 1981):
1. die Toxizität von Intermediärprodukten und Metaboliten,
2. eine Sensibilisierung durch Metaboliten,
3. eine Koinzidenz vorbestehender Lebererkrankungen (Virus).

Auch heute noch kann keine der Hypothesen bewiesen werden. Seit dem Erscheinen der Nationalen Halothanstudie im Jahre 1966 mit mehr als 800000 retrospektiv untersuchten Anästhesien wurde dieses Krankheitsbild epidemiologisch als eigenständige Erkrankung erkannt (Bunker et al. 1966). Die gesicherte Diagnose Halothanhepatitis kann jedoch erst nach Ausschluß von Hypoxie, Blutkonservenverabreichung, Schock, Sepsis und präexistenten Lebererkrankungen (z.B. Virusinkubation — serologische Tests) und nur in direktem zeitlichem Zusammenhang mit einer Halothannarkose diagnostiziert werden.

Das Vorkommen einer halothanbedingten „Hepatitis" kann als erwiesen angesehen werden, bei Methoxyfluran, Enfluran und Isofluran wurde ein Verdacht geäußert.

5.4 Immunologie und Hepatitis

Die Symptomatik mit Rötung, Fieber, Gelenksschmerzen und Eosinophilie läßt den Verdacht einer Überempfindlichkeitsreaktion aufkommen. Die Tatsache, daß bei wiederholter Halothangabe eine erhöhte Inzidenz der Leberschädigungen festgestellt wurde, scheint dies zu bestätigen. Auch unspezifische Antikörper, die bei Patienten mit Halothanhepatitis festgestellt wurden, deuten darauf hin. Es gibt allerdings seltene Fälle, bei denen die Halothanhepatitis schon nach der ersten Verabreichung auftritt.

In den letzten Jahren ist es gelungen, mittels immunchemischer Analysen spezifische Halothanantikörper bei Patienten mit fulminantem Leberversagen nach Halothananästhesie festzustellen. Sie traten auch bei 70% der Patienten nach wenigen schweren Verlaufsformen auf (Kenna et al. 1987).

5.5 Methoxyfluran und Enfluran

Eine Kreuzsensibilisierung zwischen den volatilen Anästhetika Halothan und Methoxyfluran wurde postuliert, sie kann jedoch nicht als erwiesen angenommen werden. Nachdem Methoxyfluran wegen seiner nierenschädigenden Wirkung praktisch aus der Anästhesie eliminiert wurde, scheint dieser Möglichkeit auch keine Bedeutung mehr zuzukommen.

> Volatile Anästhetika wie Halothan, Enfluran und Isofluran können zu leichten Leberzellfunktionsstörungen, v.a. nach längeren Narkosen und nach intraabdominellen Eingriffen führen.

Eine mit Enfluran assoziierte Hepatitis bei einmaliger Exposition (Lewis et al. 1983) oder bei Sensibilisierung durch mehrfache Exposition mit Ethran oder Halothan wird heute diskutiert (Siggurdson et al. 1985). Es sollte daher als Vorsichtsmaßnahme nach Auftreten von Fieber, Gelenkschmerz und Gelbsucht nach der Anwendung von halogenierten Inhalationsanästhetika (Halothan oder Enfluran) bei einer neuerlichen Anästhesie kein Inhalationsanästhetikum mehr angewendet werden.

5.6 Sevofluran und Desfluran

Die beiden neuen Inhalationsanästhetika stehen knapp vor ihrer Registrierung im deutschsprachigen Raum. Gemeinsam ist beiden, daß sie einen außerordentlich niedrigen Löslichkeitskoeffizienten haben, die dem N_2O nahe kommt. Beide Mittel werden derzeit getestet, sind aber in vielen anderen Ländern bereits zugelassen. Wegen ihrer geringen Löslichkeit werden sie v.a. im Bereich der ambulanten Anästhesie Anwendung finden (Eger 1994).

Sevofluran

Mit einem Blutgaslöslichkeitskoeffizienten von 0,63 erlaubt es eine schnelle Narkoseeinleitung und ein rasches Erwachen. Der MAC von Sevofluran liegt bei 2%. Es hat keine Arrhythmogenizitiät, aber einen potenzierenden Effekt auf nichtdepolarisierende Muskelrelaxanzien. Die Beeinflussung der kardiovaskulären und respiratorischen Funktion geschieht in ähnlicher Weise wie bei Isofluran. Ebenso wird der intrakranielle Druck ähnlich wie beim Isofluran erhöht. Die Biotransformation liegt in der Größenordnung bis zu 5%, wobei anorganisches Fluorid bis 50 µmol/l freigesetzt wird, ohne daß Nierenschädigungen, auch über 50-MAC-h hinausgehend, beobachtet wurden. Die anorganischen Fluoridspiegel fallen schnell ab. Es gibt keine klinischen Berichte oder Labordaten über eine mit Sevofluran assoziierte Nierenschädigung. In der Leber führt Sevofluran dosisabhängig zu einer etwas geringen Reduzierung des hepatischen Blutflusses als Halothan oder Enfluran. Es kommt auch nicht zur Produktion von Trifluoressigsäure. Sevofluran wird rasch zu Fluoridionen und Hexafluorisopropanol metabolisiert, das wiederum glukuronidiert und im Harn ausgeschieden wird (Kharasch et al. 1995). Das Cytochrom P_{450} 2E dürfte bei der Metabolisierung eine wesentliche Rolle spielen. Die Aktivität des Cytochroms ist bei stark übergewichtigen Patienten und bei solchen mit Alkoholabusus erhöht.

Ein weiteres Produkt der Degradation ist das Compound A, auf das sich im Augenblick die Forschung konzentriert. Bei niederen Gasflows (0,8 l/min) und erhöhten Temperaturen (54°C) wurden höhere PPM-Werte bei Baralyme als bei Sodalime gefunden (Morio et al. 1992). Compound A ist potenziell lebertoxisch. Eine Lebertoxizität am Menschen wurde jedoch nicht gesehen. Trotzdem gibt es die Empfehlung, Anästhesien mit dem volatilen Anästhetikum Sevofluran mit einem Flow von über 1,5 l/min zu verabreichen.

Desfluran

Der Blutgaslöslichkeitskoeffizient von Desfluran ist 0,45, sein MAC-Wert liegt bei 6%. Die Ein- und Ausleitung der Anästhesie gelingt mit Desfluran außerordentlich schnell. Mit seinem niederen Löslichkeitskoeffizienten kommt es dem N_2O am nächsten. Seine Wirkung auf Atmung und Kreislauf ist dem Isofluran ähnlich. Es gibt keine Hinweise auf eine Hepatotoxizität oder Nephrotoxizität von Desfluran. Die Metabolisierungsrate von Desfluran liegt deutlich unter 1%. Es ist auch mit frischem Sodalime oder Baralyme stabil. Durch seinen niederen Siedepunkt von 22,8°C muß es in besonderen Verdampfern verabreicht werden, um kontrollierbare Konzentration zu erhalten. In den bisher üblichen Verdampfern bei Normaltemperaturen würde bei dem niedrigen Siedepunkt jeder Verdampfer zu hohe, z. T. unkontrollierbare Konzentrationen abgeben. Durch seinen unangenehmen stechenden Geruch führt es bei rascher Anreicherung in der Atemluft bei Inhalation zu einem Hustenreiz und zur Katecholaminfreisetzung (Moore et al. 1994). Bei Kindern ist daher seine Anwendung zur Narkoseeinleitung nicht indiziert. Für ambulante Anästhesien ist es ausgezeichnet auch mit Low-flow-Techniken geeignet.

5.7 Therapie der toxischen Leberschäden

Aufgrund der ungeklärten direkten Zusammenhänge und einer möglicherweise allergischen Komponente ist außer der Weglassung des möglicherweise auslösenden Inhalationsanästhetikums bei einem notwendig werdenden Zweiteingriff eine kausale Therapie nicht möglich. Die leichte Form einer Halothanhepatitis bedarf keiner weiterer Therapie. Die Intensivtherapie beim akuten Leberversagen kann in spezifische und allgemeine Maßnahmen unterteilt werden.

> Ein akutes postoperatives Leberversagen kann virusbedingt (A, B, Non-A-non-B u. a.) medikamentös-toxisch (Alkohol, Halothan, Paracetamol, INH u. a.), durch Schock, Sepsis und chirurgisch-ischämisch bedingt sein.

Spezifische Maßnahmen beim akuten Leberversagen

Enzephalopathie: NH_3-Verminderung durch Darmentleerung, Laktulose, Darmsterilisation mit Neomycin.
Gerinnung: Faktorensubstition mit „fresh frozen plasma", Vitamin K, Frischblut.
Leberersatz: Bilirubinverminderung mit Plasmapherese, Blutaustausch, Transplantation.
Leber- und Nierenversagen: Hämofiltration (A-V) zur Elimination von Toxinen, Kreatinin und Harnstoff.

Allgemeine Maßnahmen beim akuten Leberversagen

Elektrolytflüssigkeit: exakte Bilanz, K-Ersatz, Korrektur der metabolischen Alkalose mit Arginin-HCl, Albuminzufuhr.
Ernährung: Glukose 200–300 g/Tag, Aminosäure 50–80 g/Tag mit vorwiegend verzweigtkettigen (Valin, Isoleucin).
Katecholamine: Dobutamin 3–5 µg/kg/min bei Myokarddepression Dopamin 2–4 µg/kg bei Niereninsuffizienz.
Atmung: bei Insuffizienz — kontrollierte Beatmung.
Magen: Spülung, Blutungsprophylaxe mit Ranitidin.

Eine *spezifisch medikamentöse Therapie* des akuten Leberversagens mit Kortison, L-Dopa oder Anti-B-Hyperimmunserum hat in kontrollierten Studien keine Verbesserung der Resultate gebracht. Medikamente für die symptomatische Therapie dürfen wegen der verzögerten oder fehlenden Metabolisierung und Ausscheidung nur gezielt nach Wirkspiegel (Digitalis, Antibiotika), nach dem Magen-pH-Wert (Ranitidin) oder deutlich reduziert nach Wirkung (Sedativa, Morphium, Muskelrelaxanzien) verabreicht werden.

Als prognostische Parameter beim akuten Leberversagen können Gerinnungstests (z. B. Quick), das Serumbilirubin, SGOT und SGPT-Werte und das EEG mit den evozierten Potentialen gelten.

Die Disposition zur Halothanhepatitis kann vorwiegend bei Patienten gesehen werden, die mehr als eine Halothannarkose hatten. Das Risiko war noch erhöht, wenn diese Mehrfachnarkosen innerhalb von 4 Wochen lagen, wenn die Patienten älter als 40 Jahre, weiblich und sehr adipös waren.

Die Halothanhepatitis tritt vorwiegend bei Patienten auf, die mehr als eine Halothannarkose innerhalb von 4 Wochen hatten, älter als 40 Jahre, weiblich und sehr adipös sind.

Literatur

Böttiger LE, Dalen E, Hallen B (1976) Haltohane-induced liver damage: An analysis of the material reported to the Swedish adverse reaction committee 1966–73. Acta Anaesthesiol Scand 20:40–46

Burker JP et al. (1966) The National Halothane Study. JAMA 197:775

Clark RSJ, Doggart JR, Lavery T (1976) Changes in liver function after different types of surgery. Br J Anaesth 48:119–128

Dykes MHM (editorial) (1984) Is enflurane hepatotoxic? Anesthesiology 61:235–237

Eger EI II (1994) New inhaled anesthetis. Anesthesiology 80:906–922

Eger EI II, White AE, Brown CL et al. (1978) A test of carcinogenicity of enflurane, isoflurane, halothane, methoxyflurane and nitrous oxide. Anesth Analg 57:678–694

Kenna JG, Neuberger I, William R (1987) Specific antibodies to halothane induced liver antigens in halothane-associated hepatitis. Br J Anaesth 59:1286–1289

Kharasch ED, Karol MD, Lanni C et al. (1995) Clinical sevoflurane metabolism and disposition. Anesthesiology 82:1369–1378

Kreienbühl G (1981) ‚Hepatitis' nach Halothananaesthesie. Anaesthesist 30:1–10

Lewis JH, Zimmerman HJ, Ishak KG, Mullitz FG (1983) Enflurane hepatotoxicity: A clinicopathologic study of 24 cases. Ann Intern Med 98:984–992

Moore MA, Weiskopf RB, Eger II EI et al. (1994) Rapid 1% increases of end-tidal desflurane concentration to greater than 5% transiently increase heart rate and blood pressure in humans. Anesthesiology 81:94–98

Morio M, Fujii K, Satoh N et al. (1992) Reaction of sevoflurane and its degradation products with sody lime: toxicity of the by-products. Anesthesiology 77:1155–1164

Raj PP, Tod MJ, Jenkins MT (1976) Clinical comparisons of isoflurane and halothane anestetics. South Med J 69:1128–1132

Sigurdsson J, Hreidarsson AB, Thjodleifson B (1985) Enflurane hepatitis: A report of a case with a previous history of halothane hepatitis. Acta Anaesthesiol Scand 29:495–496

Stevens WC, Eger EI II, Joas TA et al. (1973) Comparative toxicity of isoflurane, halothane, fluroxane and diethyl-ether in human volunteers. Can Anaesth Soc J 20:357–368

Stoetting RK (1976) Estimation of hepatic function effects of the anesthetic experience. ASA Refresher Courses in Anesthesiology

6 Regurgitation und Aspiration

W. F. List

Während es sich beim Erbrechen um einen aktiven Vorgang handelt, der durch eine Antiperistaltik im Magen-Darm-Trakt ausgelöst wird, tritt eine Regurgitation bei erhöhtem Mageninnendruck bzw. lagerungsbedingt passiv auf. Intraoperativ, v. a. nach Succinylcholin (Erhöhung des Mageninndrucks durch Muskelfibrillationen), bei Beatmung bzw. bei tief bewußtlosen Patienten kommt es durch Erschlaffung des unteren Ösophagussphinkters zu einem Abfluß von Mageninhalt in den Oropharynx. Eine Prämedikation mit Atropin sowie ein liegender Magenschlauch erleichtern die Regurgitation; bei geriatrischen Patienten tritt dieses Ereignis häufiger auf als bei jugendlichen Patienten.

> Aspiration ist die wichtigste einzelne Todesursache als Folge der Anästhesie.

Bei elektiven Operationen treten Regurgitationen mit einer Häufigkeit von 10–20% auf (Culver et al. 1951; Berson et al. 1954).

Unter Aspiration wird die aktive oder passive Einatmung von flüssigem oder festem Mageninhalt verstanden. Eine Gefährdung des Patienten ergibt sich v. a. dann, wenn der pH-Wert des Aspirats $\leq 2,5$ und die aspirierte Flüssigkeitsmenge ≥ 25 ml beträgt. Innerhalb von 12–18 s verteilt sich die Säure bis in die Alveolen und führt zu einer Gewebszerstörung der Lunge und in weiterer Folge zum Lungenversagen (ARDS). Zusätzlich können noch Atelektasen durch größere Partikel und Pneumonien durch Anaerobier auftreten. Als Akutsymptome beim Patienten werden Zyanose, Dyspnoe, Tachykardie und Bronchospasmus beobachtet (Mendelson-Syndrom; Mendelson 1946).

Eine tracheale Aspiration tritt bei etwa 50% aller regurgitierenden Patienten auf.

> Alle Patienten mit Unfällen, Ileus, Intoxikationen, alle graviden Frauen sowie Patienten mit Urämie, Hypo- oder Hyperglykämie und solche mit erhöhtem Hirndruck sind potentiell durch Erbrechen und Aspiration gefährdet.

Die Mortalität der Aspirationspneumonie liegt bei etwa 40–80%. Die Aspiration ist die wichtigste Einzeltodesursache während einer Anästhesie und hat einen etwa 10%igen Anteil an der Gesamtmortalität durch die Narkose. Da sie in Tagen bis

Wochen nach dem operativen Eingriff erst zu Tode führt, ist ein direkter Zusammenhang mit der Anästhesie sehr oft nicht erkennbar, so daß es durchaus auch noch eine Dunkelziffer geben kann.

6.1 Aspirationstherapie

Bei Einatmung von Flüssigkeit mit einem pH-Wert $\leq 2,5$ kommt es zur Ausbildung eines Mendelson-Syndroms, dessen Schwere von der Menge der aspirierten Flüssigkeit abhängt. Eine Neutralisierung oder Verdünnung in der Lunge ist wegen der Schnelligkeit der Ausbreitung nicht indiziert. Sofortige Intubation und Absaugung der Flüssigkeit sowie eine reine Beatmung mit einem F_IO_2 von 1,0 sind indiziert. Bei Aspiration von festen Speiseresten ist außerdem eine frühzeitige Bronchoskopie mit Entfernung der Fremdkörper angezeigt. Weitere zusätzlich erforderliche intensivmedizinische Maßnahmen sind: Thoraxröntgen, kontinuierliche Beatmung mit PEEP und O_2-reichen Gemischen, prophylaktische Antibiotikaverabreichung, zentraler Venenkatheter, parenterale Nahrungszufuhr, Überwachung von EKG, Blutgasen und Laborparametern. Die Dauer der Behandlung auf der Intensivstation hängt vom Ausmaß der Aspiration ab.

Bei Aspiration von Flüssigkeit mit einem höheren pH-Wert ($\geq 2,5$, z. B. Dünndarminhalt) ist ebenfalls eine Intubation, Absaugung, O_2-Beatmung und evtl. eine Spülung mit 0,9%iger NaCl-Lösung angezeigt.

6.2 Prophylaxe bei Elektiveingriffen

Eine sichere Erhöhung des Magen-pH-Wertes $\geq 2,5$ wird durch die Gabe von Cimetidin (400 mg) oder Ranitidin (300 mg) am Vorabend der Operation und 1–2 h präoperativ erreicht. Die alleinige Verabreichung von einem der beiden Substanzen 1–2 h präoperativ führt nicht bei allen Patienten zu einer sicheren Erhöhung des pH-Wertes auf $\geq 2,5$.

6.3 Prophylaxe bei Akuteingriffen

Magenschlauch

Ein großlumiger Magenschlauch ist die wichtigste einzelne Maßnahme zur Prävention einer massiven Aspiration. Trotz Saugen und Heberdrainage wird der Magen nicht sicher und keineswegs vollkommen entleert, da öfters Speisereste und Koagula das Lumen teilweise oder ganz verlegen können. Der erhöhte Mageninnendruck kann aber auch durch das Setzen einer Magensonde deutlich vermindert werden. Auch Blockersonden vermögen Erbrechen und eine Regurgitation nicht sicher zu verhindern, da auch neben dem Ballon Flüssigkeit aus dem Magen über den Ösophagus in die Trachea eintreten kann. Vor der Narkoseeinleitung sollte der Magenschlauch unbedingt entfernt werden.

Die wichtigste Maßnahme zur Verhinderung einer Aspiration ist die präoperative Einführung eines Magenschlauchs sowie dessen Entfernung knapp vor der Einleitung.

Intubation

Die Intubation am wachen Patienten nach Gabe einer mittleren Dosis des Neuroleptikums Thalamonal (3–4 ml) vor der Applikation eines Hypnotikums ist eine der sichersten Methoden, um einer Aspiration präventiv begegnen zu können. Die Intubation am schlafenden, nichtrelaxierten Patienten ist wegen der Stimulation des Oropharynx und wegen der am nichtrelaxierten Patienten auftretenden Intubationsschwierigkeiten nur bei geriatrischen Patienten eine alternative Möglichkeit. Die intravenöse Gabe von 10–20 mg Lidocain kann die Intubationsbedingungen verbessern. Die Anwendung einer Oberflächenanästhesie ist wegen einer Stimulation und der verminderten Protektion ebenfalls abzulehnen.

6.4 Lagerung

Für alle 3 Lagerungsmöglichkeiten — Kopfhochlagerung, waagrechte Lagerung und Kopftieflagerung — gibt es vernünftige und ernstzunehmende Argumente, auf die im folgenden kurz eingegangen werden soll.

Kopfhochlagerung

Bei dieser Lagerung muß der Kopf um ca. 25–30 cm über der Höhe des Magens liegen (Abb. 6.1). Es soll daher der Kopfteil des Operationstisches auf etwa 45° erhöht werden. Der Druck im vollen Magen kann zwischen 40 und 45 cm H_2O erreichen, die Tischerhöhung bewirkt somit eine Verminderung um etwa 20 cm H_2O. Eine kompetente Kardia kann einem Regurgitationsdruck von etwa 25 cm H_2O wider-

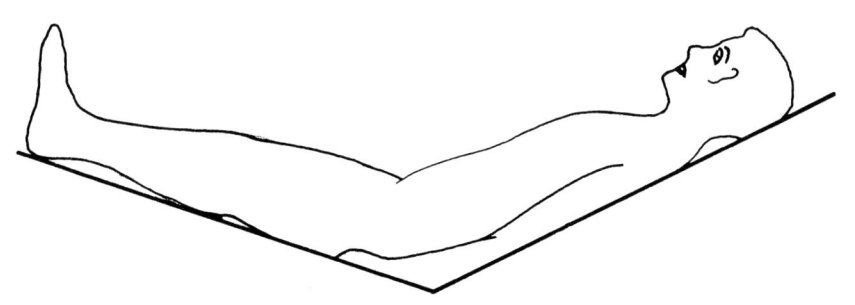

Abb. 6.1. Vermeidung von Regurgitation bei steiler Kopfhochlagerung

stehen. Aktives Erbrechen und Regurgitation sind möglich, wenn diese Kräfte überwunden werden. Die Kopfhochlagerung dient also der Verhinderung der Regurgitation, die durch Überdruck im Magen-Darm-Trakt zustande kommt. Eine manuelle Kompression des Ringknorpels gegen die Wirbelsäule zum Verschluß des Ösophagus sollte ebenfalls durchgeführt werden. Von Vorteil ist, daß massives Erbrechen oder Regurgitation fast sicher verhindert werden können; treten sie jedoch trotzdem auf, so ist eine Aspiration in die Lunge fast sicher. Für den Kreislauf und die Intubation können sich durch diese Lagerung Nachteile ergeben.

Kopftieflagerung

Diese Lagerungstechnik verhindert eine mögliche Aspiration, die allerdings nicht nur durch erhöhten Mageninnendruck, sondern auch durch Kopftieflage und Regurgitation bedingt sein kann (Abb. 6.2). Es muß daher ein gut funktionierendes Saugersystem vorfügbar sein, und der Patient darf in dieser Phase keine Atembewegung machen; d. h. sie kann nur in Allgemeinanästhesie durchgeführt werden. Ein Nachteil ist, daß sich sehr viel Flüssigkeit, Koagula und Speisereste entleeren können, so daß die Absaugung lange dauert und durch Hypoxie Atembewegungen ausgelöst werden können. Außerdem muß der Tubus durch Speisereste in die Trachea eingeführt werden.

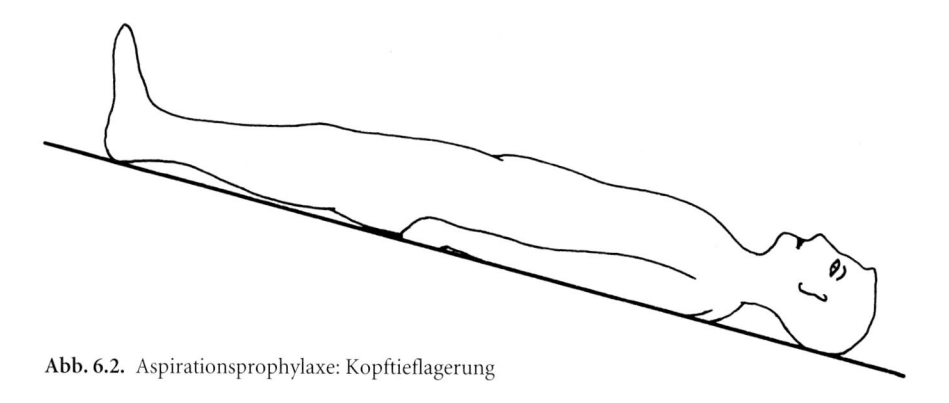

Abb. 6.2. Aspirationsprophylaxe: Kopftieflagerung

Flachlagerung

Diese wird mit einer manuellen Kompression des Ringknorpels gegen die Wirbelsäule durch eine Hilfsperson kombiniert (Abb. 6.3), dadurch wird der Ösophagus von außen zugedrückt, ein aktives Erbrechen mit konsekutiver Regurgitation ist wesentlich erschwert. Ein Zudrücken des Ringknorpels kann einem Mageninnendruck von 50 cm H_2O entgegenwirken, allerdings nur dann, wenn der Magenschlauch vorher entfernt wurde. Ein Vorteil dieser Methode sind die guten Intubationsbedingungen. Ein Nachteil sind die Regurgitations- und Aspirationsmöglichkeit.

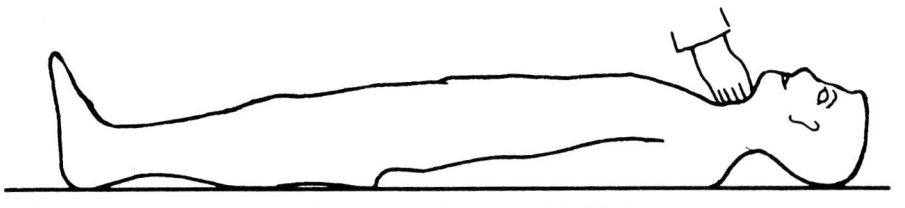

Abb. 6.3. Aspirationsprophylaxe: Druck auf den Ringknorpel (Sellik-Druck)

Die Prävention der Aspiration wird neben der Einführung eines Magenschlauchs und dessen Entfernung vor der Einleitung die Gabe eines Antazidums, Lagerung, Präoxygenierung und Vermeidung einer Beatmung umfassen.

Von den meisten Anästhesisten wird die Kopfhochlagerung bevorzugt.

6.5 Medikamentöse Narkoseeinleitung (sog. Crush- oder Sturzeinleitung)

Bei jeder vermuteten Verzögerung der Magenentleerung sollte der Patient vor der Narkoseeinleitung während einiger Minuten spontan und maximal tief 100%igen Sauerstoff einatmen. Dies erhöht einerseits die Anoxietoleranz bei einem möglichen Erbrechen, andererseits macht es eine Überdruckbeatmung nach der Relaxation unnötig, wodurch auch keine Luft in den Magen eingepreßt werden kann. Bei der sog. Crusheinleitung werden Barbiturate sparsam (2–4 mg/kg KG) verabreicht. Nach Schwinden des Lidreflexes wird nach Gabe einer geringen Dosis eines nichtdepolarisierenden Muskelrelaxans Succinylcholin in einer Dosierung von 1–1,5 mg/kg KG verabreicht und bei Sistieren der Spontanatmung die Intubation ohne vorherige Hyperventilation vorgenommen.

6.6 Orale Antazida

Das orale Antazidum Natriumzitrat kann bei Verabreichung 15–30 min vor einer akuten Operation und bei Verdacht auf saurem Magensaft (z. B. Sectio cesarea) zu einem 100%igen Anstieg des pH-Wertes im Magensaft auf $\geq 2,5$ führen. Im Gegensatz zu anderen Antazida ruft Natriumzitrat selbst keine signifikante Lungenschädigung hervor. Die Flüssigkeitsmenge im Magen wird allerdings im Unterschied zu Ranitidin, Cimetidin und Metoclopramid nicht reduziert.

Als medikamentöse Prophylaxe bei Akuteingriffen wird eine Prämedikation mit Ranitidin 200 mg oder Cimetidin 400 mg i.m. sowie Metoclopramid 10 mg i.m. oder i.v. empfohlen. Sind nur wenige Minuten bis zur Narkoseeinleitung Zeit, so sollte jedenfalls Natriumzitrat oral über die Sonde verabreicht werden.

Literatur

Berson W, Adriani J (1954) Silent regurgitation and aspiration of gastric contents during anesthesia. Anesthesiology 15:644

Culver GA, Makel HP, Beecher HK (1951) Frequency of aspiration of gastric contents by lungs during anesthesia and surgery. Am Surg 133:289

Mendelson CL (1946) The aspiration of stomach contents into the lung during obstetric anesthesia. Am J Obstet Gynecol 52:191

7 Hämatologisches und hämostasiologisches System

7.1 Störungen der Synthese oder der Funktion des Hämoglobins

G. Trittenwein und F. Kaltenboeck

Angeborene oder erworbene Hämoglobinopathien können unter der Anästhesie einerseits durch beeinträchtigten Sauerstofftransport (Anämie bei Hämolyse, Methämoglobinämie), andererseits durch pathologische Syntheseprodukte (Porphyrien) oder veränderte Fließeigenschaften der Erythrozyten (Sichelzellanämie) mit folgender Beeinträchtigung der Zirkulation, Komplikationen verursachen. Es wird über Komplikationen bei

1) Sichelzellanämien,
2) Porphyrien,
3) Met- und Sulfhämoglobinämien

berichtet.

Sichelzellanämie

Definition und Häufigkeit

Eine Reihe von angeborenen Hämoglobinopathien verursacht Anomalien der Erythrozytenkonfiguration im Sinne einer Sichelzellbildung. Mortalität und Morbidität von Patienten mit Sichelzellanämie unter der Anästhesie sind signifikant höher als bei anderen Patienten (Searle 1973).

Patienten mit Sichelzellanämie (homozygote Patienten mit Hb-S), „Sichelzellträger" (heterozygote Patienten mit Hb-S), Patienten mit Sichelzellthalassämie oder Sichelzell-HbS-Erkrankung weisen in wechselndem Umfang statt Hämoglobin A Hb-S auf, wobei in der β-Kette des Globins Valin statt Glutamin vorliegt.

Die Sichelzellanämie betrifft vorwiegend Farbige, in den USA beträgt die Inzidenz der Sichelzellanämie 1 : 625 für Farbige, 8% aller amerikanischen Farbigen sind „Sichelzellträger" (Motulski 1973).

Ursachen der Krisen

Hämoglobin S weist eine nach rechts verschobene O_2-Dissoziationskurve auf (verminderte O_2-Affinität, wodurch die O_2-Abgabe im Gewebe vollständiger als bei Hb-A erfolgt. Aus diesem Grund ist der Sauerstofftransport in der Regel auch bei einer Anämie bis zu 6 g% Hb im Steady state noch gewährleistet. Allerdings weisen Patienten mit Sichelzellanämie einen signifikant höheren Herzindex auf (Leight 1954). In reduziertem (desoxygeniertem) Zustand und bei Hypothermie bildet Hb-S lineare Polymere, wodurch die Sichelzellbildung erfolgt. Diese Sichelzellbildung wird durch reduziertes (desoxygeniertes) Hämoglobin S bewirkt und wird daher durch Hypoxie, ferner durch Azidose, Hypothermie und Hypovolämie (verstärkte Sauerstoffabgabe im peripheren Gewebe) verstärkt, wodurch inbesondere unter Anästhesie und Operation multiple Komplikationen auftreten.

Sichelzellerythrozyten weisen einerseits eine erhöhte Hämolyseneigung auf, andererseits kommt es infolge verschlechterter Fließeigenschaften derselben insbesondere im Bereich der Mikrostrombahn zu Strömungsverlangsamung, Gefäßverschluß und Infarktbildung. Multiples Organversagen ist schließlich die Folge. Die Fließeigenschaften der Sichelzellen werden durch Halothan weiter verschlechtert (Laasberg et al. 1973).

Auslösende Faktoren von Krisen bei Sichelzellanämie
Hypoxie,
Azidose,
Hypovolämie,
Hypothermie,
Schock.

Symptomatik

Die klinische Symptomatik bei Sichelzellanämie umfaßt Ikterus, Nierenversagen bei Hyposthenurie und Hämaturie, schmerzhafte Krisen im Bereich des Abdomens, des Rückens sowie der Extremitäten, Herzversagen infolge Stauung, Pneumonien, Hemiplegie und Erblindung infolge rezivierender Infarktereignisse sowie hämolytischer Schübe.

Die Diagnose kann unschwer aus der Anamnese und dem Blutausstrich vermutet werden. Der Beweis erfolgt entweder durch Nachweis der Unlöslichkeit von reduziertem Hb-S in saurem Phosphatpuffer als Screeningtest (Sickledex, Fa. Ortho Diagnostics, Raritan/NJ) oder durch Hämoglobinelektrophorese. Alle farbigen Patienten sollten vor einer Anästhesie und Operation auf vorliegendes Hämoglobin S gescreent werden.

Alle farbigen Patienten sollten präoperativ auf ein eventuelles Vorliegen von Hämoglobin S gescreent werden.

Die Komplikationen der Sichelzellanämie unter der Anästhesie (s. folgende Übersicht) ergeben sich einerseits aus der hämolytischen Anämie und den bereits vorliegenden Organschäden, insbesondere kardialer Dekompensation, erhöhtem intrapulmonalem Rechts-links-Shunt (erhöhte $D_{Aa}O_2$), renaler Insuffizienz (Isosthenurie mit großer täglicher Harnmenge auch bei „Sichelzellträgern" mit sonst wenig Symptomen häufig) sowie Leberfunktionsverminderung durch chronische Hämolyse und Infarkte.

Andererseits führen Hypoxie, Hypovolämie, Schock und Hypothermie zum weiteren Anstieg der Anzahl der Sichelzellen und damit zur Zunahme der Blutviskosität und zur Perfusionsverschlechterung, welche ihrerseits die Sichelzellbildung weiter fördert.

Infarktkrisen, hämolytische Krisen sowie Multiorganversagen perioperativ sind die Folge.

Häufige Komplikationen bei perioperativen Krisen bei Sichelzellanämie (nach Murphy 1983)

Milzinfarkt,
Lungeninfarkt,
Ikterus,
Schmerzkrisen,
Nierenversagen,
plötzliche Erblindung,
plötzlicher Exitus.

Therapie und Prophylaxe

Die Therapie der Wahl bei symptomatischen Krisen (Hämolyse, kardiales oder pulmonales Versagen, renale und hepatische Insuffizienz sowie Schmerzkrisen postoperativ) ist die partielle oder totale Austauschtransfusion mittels Plasmaphereseset (Charache 1974). Dabei wird die Anzahl HbS-enthaltender Erythrozyten gesenkt und damit Blutviskosität und Hämolyse vermindert.

Die Prophylaxe umfaßt die präoperative Diagnosestellung, auch bei asymptomatischen „Sichelzellträgern", da bei diesen z. B. unter kardiopulmonalem Bypass tödliche Thrombosen beschrieben wurden (Leachman et al. 1967) — Screening.

Prinzipiell wird der Regionalanästhesie gegenüber der Allgemeinanästhesie der Vorzug gegeben (Murphy 1983).

> Bei Patienten mit Sichelzellanämie sollte die Regionalanästhesie bevorzugt angewandt werden.

Bei besonders gefährdeten Patienten sowie bei größeren Eingriffen sollte 2–3 Wochen präoperativ die Gabe von Erythrozytenkonzentraten (bis an die obere Grenze des Normalwerts des Hämoglobins) zur Unterdrückung der eigenen Erythropoese, Verminderung der Sichelzellen und Behandlung der Anämie erfolgen (Nadel et al. 1958). Bei Notfalleingriffen kann eine partielle Austauschtransfusion (50–60%) dies ersetzen.

Ausreichende O_2-Applikation während der Anästhesie [Präoxygenierung, erhöhter F_IO_2 unter der Anästhesie (P_aO_2 80–100) sowie postoperativ], adäquate Hydrierung (besonders bei hohen Harnvolumina durch Isosthenurie), Vermeidung jeder Hypovolämie, Gabe von niedermolekularem Dextran und evtl. Heparin werden empfohlen (Watson-Williams 1963; Hillary-Howells et al. 1972). Hypothermie ist strikt zu vermeiden. Das intraoperative Monitoring muß dem Risiko des multiplen Organversagens (insbesondere Niere, Kreislauf und Atmung) Rechnung tragen.

> Die Therapie der Wahl bei perioperativen Krisen der Sichelzellanämie ist der partielle oder totale Blutaustausch (günstigerweise unter Verwendung eines Plasmapheresesets).

Porphyrien

Definition und Häufigkeit

Unter der Bezeichnung Porphyrie wird eine Krankheitsgruppe zusammengefaßt, in welcher angeborene Störungen der Synthese des Häms, der prosthetischen Gruppe der respiratorischen Enzyme (Hämoglobin und Zytochrom) vorliegen. Durch Blockierung eines Syntheseschritts beim Aufbau des Häms kommt es zur Akkumulation der Präkursoren. Diese Akkumulation führt schließlich zur manifesten Erkrankung.

Während eine Reihe von Porphyrien ohne auslösende pharmakologische Intervention symptomatisch wird (vorwiegend kutane Symptome durch Photosensibilisierung), kommt es bei den in der Anästhesie bedeutsamen Varianten der Porphyrie durch pharmakologischen Einfluß (insbesondere Barbiturate) zur plötzlichen Akkumulation von Porphyrinen und damit zur Symptomatik.

Die auslösbaren autosomal dominanten Porphyrien zeigen eine charakteristische ethnische Verteilung. Während die häufigste Form, die akut intermittierende Porphyrie, insbesondere unter den Bewohnern von Lappland (Skandinavien) mit einer Inzidenz von 1 : 1 000 vorkommt (Nordirland 1 : 5 000, Irland 1 : 80 000, $^3/_4$ aller Porphyriefälle in den USA), findet sich die Porphyria variegata mit einer Häufigkeit von 3 : 1 000 bei der weißen Bevölkerung Südafrikas (Orkin 1983).

Ursachen und Vorkommen der Komplikationen

Drei Typen der Porphyrie sind für den Anästhesisten im besonderen von Bedeutung:

akute intermittierende Porphyrie,
Porphyria variegata,
hereditäre Koproporphyrie.

Zentrale Bedeutung für den Pathomechanismus der auslösbaren Porphyrien hat die α-Aminolävulinsäuresynthetase (ALAS). Unter normalen Umständen durch das Endprodukt der Synthese, das Häm, in ihrer Aktivität limitiert, versagt diese Hemmung bei Synthesestörung des Häms. Dadurch wird die Akkumulation der Porphyrine verstärkt. Pharmakologische Substanzen, welche die ALAS durch Enzyminduktion in ihrer Aktivität steigern, führen zur Akkumulation von Porphyrinen. Dies kann experimentell in vitro nachvollzogen werden (Meyer et al. 1978).

Ein weiterer auslösender Faktor ist eine katabole Stoffwechsellage, induziert beispielsweise durch Infektion, Hunger oder weibliche Sexualhormone. Durch gezielte antikatabole Maßnahmen wie z. B. hohe Kohlenhydratzufuhr kann eine Krise abgeschwächt oder überwunden werden (Glukoseeffekt; Tschudy et al. 1975).

Auslösende Triggeragenzien für Krisen

Eine erhebliche Liste potentiell auslösender Triggersubstanzen wurde festgelegt, wobei Thiopental, Enfluran und Methoxyfluran, Lidocain, Pentazocin, Althesin, Ketamin, Anticholinesterasen und weibliche Sexualhormone von praktischer Bedeutung für den Anästhesisten sind. Die Eigenschaft der ALAS-Induktion wurde allerdings bei manchen Substanzen bisher lediglich in vitro festgestellt.

Eine Übersicht über die Triggeragentien gibt die folgende Aufstellung.

Symptomatik der ausgelösten Krisen

Histochemische Untersuchungen lassen darauf schließen, daß die vorliegenden pharmakologisch induzierbaren Porphyrien durch Induktion der erhöhten ALAS-Aktivität in neuronalen Zellen mit konsekutiver Schädigung (Demyelinisierung und Axondegeneration) symptomatisch werden (Shanley et al. 1977). Eine begleitende Photosensibilität entsteht durch Kumulation von Porphyrinen in Lysosomen, deren Membranen durch die akkumulierten Porphyrine unter dem Einfluß von ultraviolettem Licht durchlässig werden und zur Zellnekrose führen.

Die Symptomatik umfaßt plötzlich auftretende abdominelle Schmerzen, Übelkeit und Erbrechen (Darmspasmen). Fieber und Leukozytose sind dabei möglich, so daß gelegentlich irrtümlich laparotomiert wird, sowie Schmerzen im Bereich des Rückens und der Extremitäten (s. folgende Übersicht).

Nach Tagen bis Monaten kommt es zu einer schlaffen motorischen Lähmung mit Aphonie, Dysphagie und respiratorischer Lähmung. Paresen der oberen Extremität sind ebenfalls möglich, insbesondere nach Barbituratgabe. Psychische Symptome von plötzlicher Verwirrung bis akuter Psychose sind ebenfalls nicht selten. Eine Hyponatriämie infolge Erbrechen und Durchfall, aber auch nach SIADH („syndrome of inappropriate ADH-secretion") wird nicht selten gefunden.

Bei auftretender Photosensibilisierung kommt es zu Erythem, Blasenbildung und Vernarbung.

Die Diagnose der auslösbaren Porphyrien gründet sich auf den Nachweis von Porphobilinogen im Harn, welcher sich, angesäuert, bei hoher Konzentration unter Lichteinfluß schwarz verfärbt. Der exakte quantitative Nachweis erfolgt chromatographisch.

Triggeragenzien bei auslösbarer Porphyrie (nach Orkin 1983)	
Sedativa:	Barbiturate, Chlordiazepoxyd, Meprobamat, Gluthetimid.
Analgetika:	Pentazocin, Amidopyrin, Dipyron.
Inhalationsanästhetika:	Enfluran, Methoxyfluran.
Lokalanästhetika:	Lidocain.
Antikonvulsiva:	Hydantoin, Succimid, Primidon.
Antibiotika:	Chloramphenicol, Sulfonamide, Griseofulvin.
Steroide:	Althesin, Östrogene, Progesterone.
Antidiabetika:	Tolbutamid, Chlorpropamid.
Amphetamine	
Gifte:	Arsenik, Blei, Äthanol, Hexachlorobenzen.

Häufige Symptome bei akuten Porphyrieattacken (nach Stein u. Tschudy 1970)

Bauchschmerz,
Tachykardie,
Erbrechen,
Verwirrtheit,
Hypertension,
Lähmung,
Bewußtlosigkeit,
Krämpfe.
Die Attacken treten zu 76% bei Frauen auf.

Behandlung und Prophylaxe

Die Behandlung der Krise erfolgt symptomatisch. Auftretende Schmerzen werten mit Opiaten sowie erfolgreich auch mit Chlorpromazin (25–100 mg) behandelt (s. folgende Übersicht). Auftretende Krämpfe erfordern den Einsatz von Diazepam oder Clonazepam. Tachykardie und Hypertension wurden erfolgreich mit β-Blockern behandelt. Die auftretende Hyponatriämie wird bei Hypovolämie durch isotone Lösungen, bei SIADH durch Flüssigkeitsrestriktion behandelt. Beatmung ist bei respiratorischer Insuffizienz notwendig. Pyridoxin wird empfohlen, wiewohl der therapeutische Effekt nicht gesichert ist. Die intravenöse Zufuhr von Glukose (bis zu 500 g/Tag) kann eine Besserung induzieren, bei Absetzen kommt es jedoch zu einem Reboundphänomen. Bei zunehmender Symptomatik wird die Applikation von Hämatin, 4 mg/kgKG 12stündlich zur Suppression der ALAS-Synthese empfohlen (Waxman 1966). Die eintretende Remission hält etwa 48 h an, zeigt jedoch ein Reboundphänomen, und Hämatin kann per se ein akutes Nierenversagen auslösen.

Die Prophylaxe umfaßt die präoperative Diagnosestellung, Aufklärung der Patienten, Vermeidung aller nicht unbedingt notwendigen Pharmaka, insbesondere der als Triggeragentien eingestuften. Der Anästhesist sollte präoperativ neurologische Defekte dokumentieren.

Therapie der Krise bei Porphyrie (nach Orkin 1983)

Opiate, Chlorpromazin (Schmerzen),
Diazepam (Krämpfe),
β-Blocker (Hypertension, Tachykardie),
Korrektur der Hyponatriämie,
Glukose i.v.,
Pyridoxin, evtl. Hämatin.

Met- und Sulfhämoglobinämie

Definition und Bedeutung

Plötzlich auftretende Zyanose und Hypoxie können auch durch Methämoglobinämie verursacht werden. Insbesondere sind Risikopatienten für die Entstehung einer Methämoglobinämie (Neugeborene, Säuglinge, Patienten mit angeborener Disposition) gefährdet sowie evtl. auch vorher Unauffällige nach entsprechender Exposition.

Ursache

Die O_2-Aufnahme von Hämoglobin A setzt sterische Veränderungen des Hämoglobins voraus, wobei nur in der R-Struktur („relaxed structure") Sauerstoff an das Häm angelagert werden kann (Perutz 1970). Durch sterische Änderung des Häms (Oxidation von 2wertigem Eisen zu 3wertigem Eisen) kommt es zum Verlust der Fähigkeit des Hämoglobins, die R-Struktur einzunehmen und Sauerstoff zu binden.

Üblicherweise ist nur ein minimaler Teil des Hämoglobins im Blut (unter 1%) Methämoglobin. Durch eine NADH-abhängige Methämoglobinreduktase wird der Methämoglobingehalt des Blutes gering gehalten.

Bei angeborenen zur Methämoglobinämie disponierenden Erkrankungen (NADH-Methämoglobin-Reduktionsmangel, Hämoglobin-M-Erkrankung — diese Patienten weisen zwischen 30 und 50% Methämoglobin auf — und sind durch erworbene Methämoglobinämie besonders gefährdet), kann es durch chemische und pharmakologische Einflüsse zum Anstieg des Methämoglobins im Blut kommen, wodurch die O_2-Transportkapazität des Blutes reduziert wird. Neugeborene und Säuglinge weisen aufgrund der Unreife ihres Enzymsystems besondere Empfindlichkeit auf.

Methämoglobinenthaltende Erythrozyten weisen eine höhere Hämolyseneigung auf.

Die Aktivität der Methämoglobinreduktase kann durch Methylenblau gesteigert werden. Glutathion und Ascorbinsäure können in geringem Umfang Methämoglobin reduzieren.

Sulfhämoglobin, dessen sterische Struktur nicht aufgeklärt ist, wird von den gleichen auslösenden Agenzien wie Methämoglobin induziert, vermag keinen Sauerstoff zu binden und kann im Gegensatz zu Methämoglobin nicht mehr in normales Hämoglobin rückgeführt werden.

> Neugeborene und Säuglinge weisen eine besondere Disposition zur Methämoglobinbildung auf.

Symptomatik

Hervorstechendstes Symptom der Methämoglobinämie ist eine braune Zyanose. Während bei hypoxiebedingter Zyanose 5 mg% deoxygeniert sein müssen, um eine sichtbare Zyanose zu erzeugen, genügen bei Methämoglobin 1,5 mg% und bei Sulfhämoglobin 0,5 mg%.

Die Schwere der Symptomatologie wird einerseits durch die Menge des Methämoglobins (Sulfhämoglobins) im Blut sowie andrerseits durch die kompensatorische Fähigkeit des kardiorespiratorischen Systems bestimmt. Bei normaler kardialer Reserve (Anstieg des Herzindex bis zu 300% beim Gesunden möglich) führt eine Methämoglobinkonzentration über 50% zur Bewußtlosigkeit und über 70% zum Tode (Orkin 1983). Bei verminderter kardiorespiratorischer Reserve entsprechend früher.

Die Diagnose erfolgt spektrophotometrisch, klinisch zeigt sich keine Aufhellung des venösen Blutes unter Luft (Vergleich mit Gesunden).

Auslösende Agenzien

Es gibt eine Reihe pharmakologischer und chemischer Triggersubstanzen für die Entstehung der Methämoglobinämie (Sulfhämoglobinämie), welche dosisabhängig und nach Disposition des Patienten wirksam werden und die auch im Rahmen der Anästhesie Anwendung finden (s. folgende Übersicht). Neugeborene sind gegenüber diesen Substanzen (besonders Phenacetin, Metoclopramid) aufgrund der unreifen Enzymsysteme besonders empfindlich.

Behandlung

Die Therapie der Methämoglobinämie besteht in der Applikation von Methylenblau, 1 mg/kg KG über 5 min langsam i.v. Bei Patienten mit Glukose-6-Phosphat-

Potentiell Methämoglobinämie induzierende Substanzen (nach Orkin 1983)

Pharmaka:	Phenacetin, Azetaminophen (Analgetika),
	Chloroquin, Tapson (Antimalariamittel),
	Sulfonamide,
	Phenazopyridin (Harndesinfizienz),
	Metoclopramid (bei Neugeborenen),
	Nitroprussidnatrium,
	Nitroglyzerin,
	Lidocain,
	Silbernitrat.
Chemikalien:	Chlorate,
	Nitrobenzene
	Quinone (Industrieprodukte),
	Nitrite (Kunstdünger, Fleischkonservierung),
	Anilinfarben.

mangel oder Sulfhämoglobinämie ist dies nicht möglich, hier bleibt nur die Austauschtransfusion als Therapie. Die Zufuhr des auslösenden Agens muß ursächlich erkannt und abgebrochen werden.

Die Prophylaxe erfolgt in der Vermeidung der potentiellen auslösenden Substanzen bei bekannt sensitiven Patienten, insbesondere bei Neugeborenen.

Die Therapie der Methämoglobinämie besteht in langsamer venöser Injektion von 1 mg/kg KG Methylenblau i.v.

Literatur

Charache S (1974) The treatment of sickle cell anemia. Arch Intern Med 133:698
Hillary-Howells T, Huntsman RG, Boys JE et al. (1972) Anesthesia and sickle cell hemoglobin. With a case report. Br J Anesth 44:975
Laasberg LH, Hedley-White (1973) Viscosity of sickle disease and trait blood; changes with anesthesia. J Appl Physiol 35:837
Laechmann RD, Miller WT, Atias IM (1967) Sickle cell trait complicated by sickle cell thrombi after openheart surgery. Am Heart J 74:268
Leight L, Snider TH, Clifford GO et al. (1954) Hemodynamic studies in sickle cell anemia. Circulation 10:653
Meyer UA, Schmid R (1978) The porphyrias. In: Stanbury JB et al. (eds) The metabolic basis of inherited disease. McGraw-Hill, New York, p 1166–1220
Motulsky AG (1973) Frequency in sickling disorders in U.S. blacks. N Engl J Med 288:31
Murphy SB (1983) Difficulties in sickle cell states. In: Orkin FK, Cooper NLH (eds) Complications in anesthesiology. Lippincott, Philadelphia, p 476–485
Nadel JA, Spivack AS (1958) Surgical management of sickle cell anemia: The use of packed red blood cell transfusion. Ann Intern Med 48:399
Orkin FK (1983) Acquired methemoglobinemia and sulfhemoglobinemia In: Orkin FK, Cooper NLH (eds) Complications in anesthesiology Lippincott, Philadelphia, p 495–504
Perutz MF (1970) Stereochemistry of cooperative effects in haemoglobin. Nature 228:726
Searle JF (1973) Anesthesia in sickling cell states Anesthesia 28:48
Shanley BC, Percy VA, Neethling AC (1977) Pathogenesis of neural manifestations in acute porphyria. S Afr Med J 51:458

Stein JA, Tschudy DP (1970) Acute intermittent porphyria: A clinical and biochemical study of 46 patients. Medicine (Baltimore) 49:1
Tschudy DF, Valsamis M, Madmussen CR (1975) Acute intermittent porphyria: clinical and selected research aspects. Ann Intern Med 83:851
Watson-Williams EJ (1963) Sickle cell crisis treated with Rheomacrodex. Lancet I:1053
Waxman AD, Collins A, Tschudy DP (1966) Oscillations of hepatic delta-aminolevulinic acidsynthesis produced in vivo by heme. Biochem Biophys Res Commun 24:675

7.2 Störungen der Gerinnung

W. TOLLER

Die Blutstillung basiert auf der Wechselwirkung zwischen Gefäßwand, Thrombozyten, plasmatischer Gerinnung und dem fibrinolytischen System. Ist das Zusammenspiel der komplexen Wechselwirkungen dieser Systeme gestört, führt dies entweder zu erhöhter Blutungsneigung oder zur Thrombose.

Physiologische Vorbemerkungen

Durch eine Gewebeläsion kann die plasmatische Gerinnung sowohl auf exogenem Weg (Extrinsicsystem) als auch auf endogenem Weg (Intrinsicsystem) ausgelöst werden (Abb. 7.1). Nach Aktivierung wandelt der Faktor X Prothrombin in Thrombin um.

Thrombin ist der zentrale Drehpunkt des Gerinnungssystems (s. Übersicht) und bildet in weiterer Folge u. a. aus Fibrinogen Fibrin. Dieses stabilisiert schließlich den primären Plättchenpropf.

Das fibrinolytische System dient durch Aktivierung von Plasminogen zu Plasmin der Aufrechterhaltung des hämostatischen Gleichgewichtes. Plasmin baut neben Fibrin auch Fibrinogen sowie Faktor VIII und Faktor V ab. Fibrin(ogen)spaltprodukte selbst haben eine antithrombotische Wirkung.

Funktionen von Thrombin

a) Abspaltung der Fibrinopeptide A + B vom Fibrinogen mit Bildung von Fibrin-I-Monomeren,
b) Aktivierung von Faktor XIII zur Stabilisierung der Fibrinfäden,
c) Aktivierung der Thrombozyten (Adhäsion, Granulaentleerung),
d) Beschleunigung seiner eigenen Bildung durch Aktivierung von Faktor VIII und Faktor V,
e) Gerinnungshemmende Wirkung durch Akivierung von Protein C,
f) Stimulation der Endothelzellen zur Prostacyclinproduktion.

7.2 Störungen der Gerinnung

Intrinsicsystem
Kallikrein, HMWK-Kininogen
↓
XIIa, XIa
↓
VIIIa, IXa, PL, Ca^{2+}

Extrinsicsystem
X
VIIa, TF, PL, Ca^{2+}

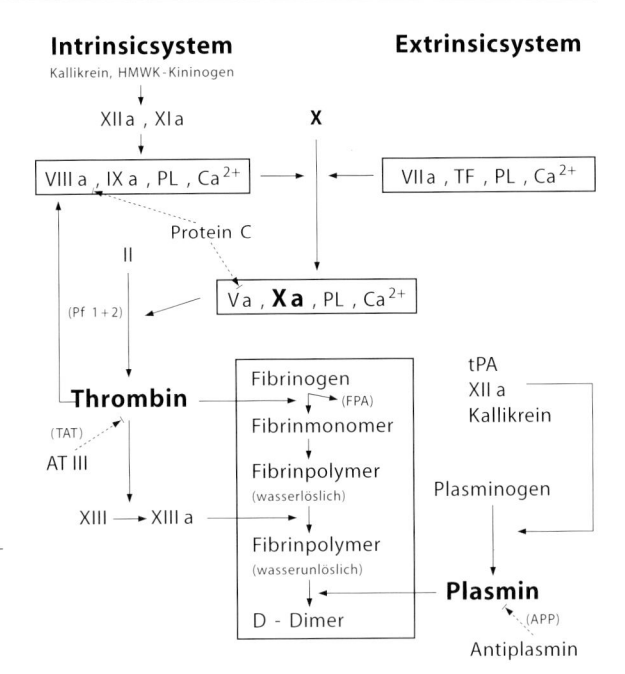

Protein C
II
(Pf 1+2)
Va, **Xa**, PL, Ca^{2+}

Thrombin
(TAT)
AT III
XIII → XIIIa

Fibrinogen → (FPA)
Fibrinmonomer
Fibrinpolymer (wasserlöslich)
Fibrinpolymer (wasserunlöslich)
D - Dimer

tPA
XIIa
Kallikrein
Plasminogen
Plasmin
(APP)
Antiplasmin

Abb. 7.1. Ablauf der Gerinnung. Pf 1+2 Prothrombinfragment 1+2; TAT Thrombin-Antithrombin-III-Komplex; FPA Fibrinopeptid A; APP Plasmin-α_2-Antiplasmin-Komplex; PL Phospholipide; tPA Gewebeplasminogenaktivator; TF Gewebethrombokinase

Diagnostik

Allgemeines

Neben *Anamnese* und *klinischer Untersuchung* des Patienten kommt v.a. der Bestimmung von *Laborparametern* eine zentrale Rolle bei der Diagnostik von Gerinnungsstörungen bzw. -aktivierungen zu.

Sind für den intraoperativ tätigen Anästhesisten die *globalen Gerinnungsparameter* (Quick-Wert, PTT, TZ, Thrombozytenzahl, Fibrinogen und AT III) sowohl aus labortechnischen als auch aus zeitlichen Gründen von entscheidender Bedeutung, so spielen die *dynamischen Gerinnungsparameter* (Thrombin-Antithrombin-III-Komplex, Prothrombinfragment 1+2, Fibrinopeptid A, Fibrinmonomere, D-Dimer, Plasmin-α_2-Antiplasmin-Komplex usw.) v.a. zur Frühdiagnostik einer pathologischen Gerinnungsaktivierung, d.h. noch vor einer wesentlichen Veränderung im Gerinnungspotential, in der postoperativen Phase eine wichtige Rolle (s. Abb. 7.2).

Die immer wieder propagierte Bestimmung der Blutungszeit als Indikator einer in erster Linie Thrombozytenfunktionsstörung ist aufgrund schlechter Standardisierung, mangelhafter Reproduzierbarkeit und fehlender Korrelation zu intraoperativen Blutverlusten nur sehr eingeschränkt verwertbar. Sie *kann* ein Hinweis auf eine Thrombozytopathie sein.

Ergibt sich aus der Anamnese ein Hinweis auf ein erhöhtes Thromboserisiko (venöse Thrombembolien, wiederholte Aborte, ungewöhnliche arterielle Verschlüsse vor dem 40. Lebensjahr, Autoimmunerkrankungen etc.), sollten zusätzlich

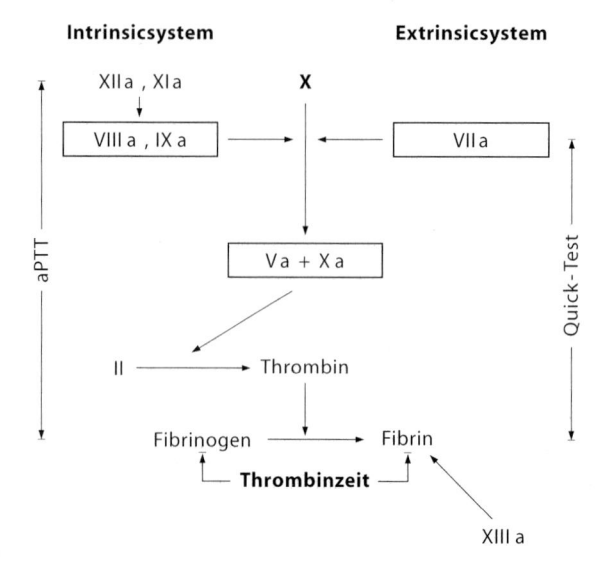

```
Intrinsicsystem              Extrinsicsystem

    XIIa, XIa        X
       ↓
    VIIIa, IXa  ──→  ←──    VIIa

                ↓
              Va + Xa

   II  ──────→  Thrombin

       Fibrinogen ──→ Fibrin
         └─ Thrombinzeit ─┘
                                XIIIa
```

aPTT (left side bracket), Quick-Test (right side bracket)

Abb. 7.2. Globale Gerinnungstests

zu den globalen Gerinnungsparametern präoperativ zusätzlich Protein C und Protein S bestimmt werden [1].

Diagnostik der häufigsten erworbenen Störungen des Hämostasesystems

I. *Anamnese und klinische Symptome:*
   – unklare Blutungen;
   – routinemäßig angeforderte Laborbefunde pathologisch;
   – vorliegende Krankheit ist häufig mit Hämostasestörungen verbunden;
   – Antikoagulanzien- und Fibrinolysetherapie.

II. *Basisdiagnostik (= globale Gerinnungsparameter):*
   Quick-Test, PTT, Thrombinzeit (TZ), Thrombozytenzahl, Fibrinogen, AT III.

III. *Erweiterte Diagnostik (= dynamische Gerinnungsparameter):*
   TAT, PF 1 + 2, FPA, FM, D-Dimer, FSP, APP (s. unten).

Zu I: Anamnese

Der Stellenwert der Anamnese zur Diagnose von Gerinnungsstörungen wird durch eine große Anzahl falsch-positiver Anamnesen, insbesondere bei Vorliegen leichter Gerinnungsstörungen, deutlich eingeschränkt. Blutungsneigungen und Blutgerinnungsstörungen in der Familienanamnese führen zur Suche nach Purpura, Ekchymosen, Petechien und Zeichen einer Leberinsuffizienz. Bei unklarer Ursache einer Blutgerinnungsstörung sollte die Hilfe eines Hämostaseologen in Anspruch genommen werden.

Kommt es intraoperativ zu einer pathologischen Blutungsneigung, sollten zunächst Hinweise aus der Anamnese (Blutungsvorgeschichte, Antikoagulanzientherapie, Hepatopathie usw.) als mögliche Blutungsursachen in Erwägung gezogen werden. Dadurch kann in manchen Fällen bereits eine spezifische Therapie in Erwägung gezogen werden.

Zu II: Globale Gerinnungsparameter
Durch Bestimmung der globalen Gerinnungsparameter kann das Hämostasepotential in den meisten Fällen ausreichend beurteilt und, wenn erforderlich, weitere diagnostische Schritte eingeleitet werden.

Quick-Test:	*Normalwert 70–120 %*	*Blutungsrisiko*
50–70 %	PTT und TZ normal	Normales Hämostasepotential
	PTT und TZ pathologisch	Hämorrhagische Diathese
30–50 %	PTT und TZ normal	Keine Operationen möglich, keine Operationen an Knochen und parenchymatösen Organen
	PTT und TZ pathologisch	Hämorrhagische Diathese, keine Spontanblutungsneigung
15–25 %		Ausgeprägte hämorrhagische Diathese, starke Blutungsneigung
< 10 %		Neigung zu Spontanblutungen
< 4 %		Gefahr lebensbedrohlicher Blutungen, sofortige Therapie erforderlich

Ursachen eines erniedrigten Quick-Wertes: Hepatopathie, Kumarintherapie, Vitamin-K-Mangel, massiver Blutverlust, Verbrauchskoagulopathie, Hyperfibrinolyse, Fibrinogenspaltprodukte, Heparin, Penicillin, Hypo- und Dysfibrinogenämie, Faktor-V-Mangel.

PTT:	*Normalwert 35–40 s*	*Mögliche Ursachen bzw. Blutungsrisiko*
42–49 s	Quick-Wert normal	Milde Hämophilie, Willebrand-Syndrom, selten Spontanblutungen; Gefahr lebensbedrohlicher Blutungen bei Operationen
	Quick-Wert pathologisch	Hepatopathie, Verbrauchskoagulopathie, Kumarintherapie, Vitamin-K-Mangel; ausgeprägte Blutungsneigung
	Quick-Wert normal, TZ pathologisch	Folge einer Heparintherapie
> 50 s	Quick-Wert normal	Schwere Hämophilie, Willebrand-Syndrom; Spontanblutungsneigung, Gefahr lebensbedrohlicher Blutung bei kleinen Operationen
	Quick-Wert pathologisch	Schwere Hepatopathie, schwere Verbrauchskoagulopathie; jede Art von Operation oder Blindpunktion streng kontraindiziert
	Quick-Wert pathologisch, TZ pathologisch	Heparintherapie, schwere Verbrauchskoagulopathie, schwerer Fibrinogenmangel, primäre Hyperfibrinolyse; Gefahr lebensbedrohlicher Blutungen bei kleinsten Läsionen

Thrombinzeit: *Normalwert: 18–22 s*	*Mögliche Ursachen*
23–30 s	Heparintherapie (prophylaktische Dosierung), schwere Verbrauchskoagulopathie, fibrinolytische Therapie (Zeichen geringer fibrinolytischer Aktivität)
> 30 s	Heparintherapie (sicherer Schutz vor einer Thrombose), schwere Verbrauchskoagulopathie, bedrohliche Hyperfibrinolyse
Nicht meßbar	Sehr hohe Heparinkonzentrationen, extreme Hyperfibrinolyse

Thrombozyten: *Normalwert 150000–400000/mm³*	*Mögliche Ursachen*
Erniedrigung	Verlustkoagulopathie, Umsatzsteigerung (Hypersplenismus, Leberzirrhose, DIC, extrakorporale Systeme), Knochenmarkschädigung (toxisch), hohe Heparindosen
Erhöhung	postoperativ, nach Splenektomie, Blutungen, Schwangerschaft, Entzündungen, Eisenmangel, myeloproliferatives Syndrom

Die Plättchenzahlen, die eine Substitutionstherapie perioperativ rechtfertigen, werden in der Literatur recht unterschiedlich beurteilt. Dietrich u. Kretschmer (in [7]) sehen eine Indikaton bei Plättchenzahlen < 50000/mm³, wenn eine normale Plättchenfunktion vorliegt. Bei Thrombozytopenien > 50000/mm³ sollten präoperativ ausreichend Thrombozytenkonzentrate *bereitgestellt* werden. Besteht zusätzlich eine Thrombozytopathie (Aspirin, kardiopulmonaler Bypass, Urämie usw.), sind die Grenzwerte entsprechend höher anzusetzen (< 100000/mm³) [7].

Lebensbedrohliche Spontanblutungen können bei Thrombozytenzahlen unter 15000–20000/mm³ auftreten.

Fibrinogen: *Normalwert 150–450 mg/dl*	*Mögliche Ursachen*
Erniedrigung	Notfallsituationen, Verbrauchskoagulopathie, Hyperfibrinolysen, Hepatopathien, nach schweren Blutungen, fibrinolytische Therapie
Erhöhung	Postoperativ, akute und chronische Entzündungen, Schwangerschaft

Die häufigste Indikation zur *Fibrinogensubstitution* ist eine bedrohliche Blutung infolge Fibrinogenmangels bei Hyperfibrinolyse [1]. Die kritischen Fibrinogenspiegel werden dabei in Bereichen zwischen 50 und 100 mg/dl angegeben (Rasche in [7]).

Die Fibrinogenbestimmung ist bedeutungsvoll zur Diagnose und Verlaufskontrolle von Verbrauchskoagulopathien, Verlustkoagulopathien und Hyperfibrinolysen.

Antithrombin III (AT III): *Normalwert: 70–120 %*	*Mögliche Ursachen*
Erniedrigung	Zustand nach großen Operation oder Trauma, Sepsis, Leberzirrhose, nephrotisches Syndrom, kongenital, Initialphase der Heparintherapie, orale Kontrazeptiva
Erhöhung	Marcumartherapie, Cholestase

Erniedrigte Werte bedeuten ein erhöhtes Thromboserisiko.

Eine Indikation zur Substitution ergibt sich neben dem kongenitalen AT-III-Mangel v. a. bei Verbrauchs- und Verdünnungskoagulopathien sowie bei akutem Leberversagen. Die AT-III-Substitution sollte dabei stets *vor* der Gabe von Prokoagulatoren (PPSB etc.) erfolgen.

Zu III: Erweiterte Gerinnungsdiagnostik
Die Durchführung einer erweiterten Gerinnungsdiagnostik wird sich in den meisten Fällen auf die postoperative Phase beschränken. Hier erlangen die dynamischen Gerinnungsfaktoren zur Diagnostik von Aktivierungen im Gerinnungssystem zunehmende Bedeutung.
Thrombin-Antithrombin-III-Komplex (TAT): Dieser Parameter erfaßt eine intravasale Thrombinbildung noch vor einem meßbaren Abfall des AT III, da dieses normalerweise im Überschuß vorhanden ist und erst spät abzufallen beginnt. Die Bestimmung des TAT ist besonders geeignet zum Monitoring einer DIC-Therapie mit AT-III-Konzentrat sowie zur Erkennung akuter Thrombembolien.
Prothrombinfragmente 1 + 2 (PF 1 + 2): Sie entstehen bei der Prothrombinspaltung und erfassen ebenfalls früh eine vermehrte intravasale Fibrinbildung, weshalb ihre Bestimmung zur Diagnostik einer DIC und auch zur Nachsorge von Thrombotikern geeignet ist.
Fibrinopeptid A (FPA): FPA entsteht als Nebenprodukt bei der Spaltung von Fibrinogen durch Thrombin und ist bei Verbrauchskoagulopathien, thromboembolischen Erkrankungen und fibrinolytischer Therapie erhöht.
Fibrinmonomere (FM): FM entstehen aus Fibrinogen nach der Spaltung durch Thrombin. Erhöhte Konzentrationen gelten praktisch als beweisend für das Vorliegen einer DIC.
D-Dimere: Die D-Dimere werden durch Plasmin aus Fibrin abgespalten. Erhöhte Spiegel lassen auf eine Plasmin- und Thrombinämie sowie Fibrinabbau schließen. Sie sind geeignet zur Diagnose einer DIC mit reaktiver Hyperfibrinolyse, einer akuten Thrombose und für das therapeutische Monitoring einer Lysetherapie.
Fibrinogenspaltprodukte (FSP): Sie entstehen bei primärer Hyperfibrinolyse, bei Verbrauchskoagulopathie mit sekundärer Hyperfibrinolyse und bei fibrinolytischer Therapie als Nebeneffekt der Plasminwirkung. Bei klinischem Verdacht auf eine latent erhöhte Fibrinolyse müssen die FSP im Plasma direkt bestimmt werden.

Plasmin-α₂-Antiplasmin-Komplex: Plasmin besitzt eine sehr kurze Halbwertszeit und kommt in freier Form, abgesehen von Extremfällen, praktisch nicht vor. Nach Bindung an seinen Antagonisten läßt sich durch seine Bestimmung die Dynamik der Fibrinolyse gut beurteilen.

Perioperative Gerinnungsstörungen

Allgemeine Therapierichtlinien

Die Regenerationsfähigkeit des Gerinnungssystems ist i. allg. beträchtlich. Dies läßt unter Einhaltung der hämodynamischen Grundregeln wie Wiederherstellung bzw. Aufrechterhaltung einer optimalen Organperfusion ein *restriktives* Vorgehen sinnvoll erscheinen. In Anbetracht der komplexen Wechselwirkungen des Gerinnungssystems kann jeder einseitige Eingriff zur Förderung oder Hemmung der Hämostase mit gegenteiligen, unerwünschten Reaktionen verbunden sein. So kann eine Therapie mit Gerinnungsfaktorkonzentraten zu Thrombosen, eine Therapie mit Gerinnungsinhibitoren zu Blutungen führen.

> Somit kommt der Aufrechterhaltung der Normovolämie, der Normothermie und des O_2-Angebots primär die überragende Bedeutung zu.

> Grundsätzlich ist bei Eingriffen in das Gerinnungssystem auf Wiederherstellung bzw. Erhaltung des Gerinnungsgleichgewichtes zu achten!

Stufentherapie bei Gerinnungsstörungen

1) Verbesserung oder Beseitigung der Grunderkrankung,
2) Aufrechterhaltung bzw. Erreichen einer adäquaten Mikrozirkulation durch ausreichendes O_2-Angebot, Normovolämie und Normothermie,
3) Inhibitorsubstitution (Heparin, AT III)
4) balancierte Substitution von Prokoagulatoren und Inhibitoren (FFP, AT III, PPSB, Thrombozytenkonzentrate, Kalzium).

Perioperative Gerinnungsstörungen

Präoperativ bekannte Blutstillungsstörungen:
- kongenitale Koagulopathien und Thrombozytopathien,
- Koagulopathie bei Lebererkrankungen,
- Koagulopathie bei chronischen Nierenerkrankungen,
- medikamentös induzierte Koagulopathien.

Intra- und postoperative Blutungskomplikationen:
- Verlustkoagulopathie, Dilutionskoagulopathie, Massivtransfusion,
- Blutungskomplikationen durch Hyperfibrinolyse,
- disseminierte intravasale Gerinnung.

7.2 Störungen der Gerinnung

Einteilung der perioperativen Gerinnungsstörungen

Präoperativ bekannte Blutstillungsstörungen

Kongenitale Koagulopathien und Thrombozytopathien

Das perioperative Management dieser Erkrankungen, von denen die *Hämophilie A* und das *Willebrand-Jürgens-Syndrom* mit einer Inzidenz von 1 : 10000 bis 20000 am wichtigsten sind, sollte wegen seiner Komplexität grundsätzlich unter Beiziehung eines Hämostaseologen erfolgen. Entsprechende Faktoren sollten präoperativ bei kleinen Operationen (z. B. Zahnextraktionen) auf zumindest 50%, bei Operationen mit großem zu erwartendem Blutverlust bzw. bei großen Wundflächen auf zumindest 80% angehoben werden.

Außer für Faktor V und Faktor XII, deren Substitution derzeit nur mit FFP möglich ist, stehen zur Therapie der übrigen Einzelfaktorenmängel spezifische Konzentrate zur Verfügung. Da im Rahmen einer Blutkomponententherapie auch mit dem Risiko einer Infektionsübertragung zu rechnen ist, sollte prinzipiell den virusinaktivierten und, nach entsprechender Testung, gentechnologisch hergestellten Präparaten der Vorzug gegeben werden.

Die Substitution von 1 Einheit eines Gerinnungsfaktors/kg KG bewirkt einen Faktorenanstieg im Plasma von 1–2%.

Bei Verabreichung von Prothrombinkomplexkonzentraten (Faktoren II, VII, IX und X) sollte zusätzlich stets eine Thromboseprophylaxe mit Heparin durchgeführt werden.

Hämophilie A
Vor großen Operationen sollte ein Faktor-VIII-Plasmaspiegel von > 80% angestrebt werden. Bei größeren Verletzungen oder bei kleineren chirurgischen Eingriffen wird eine ausreichende Hämostase meist bei einem Faktor-VIII-Plasmaspiegel von ≥ 50% erreicht. Ist nach einem chirurgischen Eingriff eine Blutstillung eingetreten, ist bis zum Abschluß der Wundheilung (2–3 Wochen) eine Aktivität von 30% meist ausreichend.

Diagnose: Anamnese, Faktor-VIII-Bestimmung, PTT.

Therapie: Faktor-VIII-Konzentrat, FFP.
Die Substitution von Faktor-VIII-Präparaten sollte präoperativ beginnen und kann nach folgender Formel erfolgen:

1 E/kg KG Faktor-VIII-Konzentrat erhöht dessen Serumaktivität um 1–2%.

Die Therapiekontrolle erfolgt durch direkte Bestimmung des Faktor VIII. Wegen der Halbwertszeit des Faktor VIII von 8–12 h ist eine 2- bis 3malige Kontrolle und Substitution (Einzeldosis ca. 20 E/kg KG) pro Tag angezeigt.

Kann z. B. in Notfällen nur die PTT bestimmt werden, so sollte diese die 1,5fache Normaldauer nicht überschreiten.

FFP kann ebenfalls verabreicht werden, jedoch sind hier zum Erreichen entsprechender Plasmaspiegel oft sehr hohe Volumina erforderlich. Bei Zufuhr von 1 ml FFP/kg KG ist mit einem Plasmaanstieg von 1–2% zu rechnen.

> Die Gabe von 1 E/kg KG Faktor VIII bewirkt einen Anstieg der Serumaktivität um 1–2 %. 1 ml FFP/kg KG erhöht den Faktor-VIII-Plasmaspiegel um 1–2 %.

Willebrand-Jürgens-Syndrom
Die Halbwertszeit des Faktor-VIII-Komplexes (F VIII:C) beträgt normalerweise 8–12 h und ist dabei wesentlich von einem seiner Bestandteile, dem Willebrand-Faktor, abhängig. Ist dieser vermindert, mißgebildet oder fehlt gänzlich, verringert sich die Halbwertszeit des F VIII:C auf Minuten bis zu einer Stunde.

Da der Willebrand-Faktor zusätzlich zur Thrombozytenaggregation an verletzten Gefäßendothelien beiträgt, wirkt sich ein Defekt sowohl im plasmatischen als auch im thrombozytären System aus.

Diagnose: Blutungszeit, Thrombozytenaggregationstests, PTT, Faktor-VIII, Bestimmung des Willebrand-Faktors und des Ristocetincofaktors.

Therapie: DDAVP (Desmopressin) s. unten, Faktor-VIII-Konzentrat (nicht hochgereinigt!), FFP, Thrombozytenkonzentrate.

DDAVP (1-Desamino-8-D-Arginin-Vasopressin) beeinflußt die Thrombozytenfunktion (verstärkte Expression von Glykoprotein Ib an der Plättchenmembran) und erhöht die Aktivität des Faktor VIII sowie des Willebrand-Faktors. Es kann beim Willebrand-Syndrom, bei leichten Formen der Hämophilie A und auch bei Thrombozytopathien (Urämie [17], Aspirineinnahme [16]) bei Auftreten von Blutungen Besserungen bewirken.

Dosierung: 0,4 µg/kg KG als Kurzinfusion über 30 min bzw. 2 mg/kg KG intranasal. Da auch der mobilisierte Faktor VIII nur eine kurze Halbwertszeit hat, muß die DDAVP-Infusion in ca. 12stündigem Abstand wiederholt werden. Einer verstärkten Wasserretention kann mit Furosemid, niedrig dosiert, entgegengewirkt werden.

Weitere Möglichkeiten zur Behandlung einer Blutungskomplikation beim Willebrand-Syndrom sind die Verabreichung von Faktor-VIII-Konzentraten, FFP und Thrombozytenkonzentraten. Dabei muß berücksichtigt werden, daß hochgereinigte Faktor-VIII-Konzentrate nur mehr geringste Mengen Willebrand-Faktor enthalten und deshalb für diese Indikation nicht geeignet sind.

> Therapie einer Blutung bei Willebrand-Jürgens-Syndrom: DDAVP 0,4 µg/kg KG i.v., Faktor-VIII-Konzentrat (nicht hochgereinigt!), FFP, Thrombozytenkonzentrate.

Koagulopathie bei Lebererkrankungen, Vitamin-K-Mangel

Die Ursache der hepatogenen Blutungsneigung, ist einerseits eine *Bildungsstörung* mit einer Verminderung des Prothrombinkomplexes (Faktoren II, VII, IX, X) des Faktor V, Faktor XIII, des Fibrinogens, Antithrombin III, Plasminogen, Antiplasmin, Plasminogen-Aktivator-Inhibitor u.a.m., andererseits eine *Umsatzstörung* durch Freisetzung prokoagulatorischer Aktivitäten mit intrahepatischer Mikrothrombosierung und verminderter Elimination aktivierter Gerinnungsfaktoren. Die häufig auftretende begleitende Thrombozytopenie ist Zeichen eines Hypersplenismus und/oder einer toxischen Knochenmarkschädigung.

Die Schwere des Leberschadens korreliert mit dem Defizit an Faktoren und Inhibitoren.

> Koagulopathie bei Hepatopathie:
> *Bildungsstörung* (Faktoren II, VII, IX, X, V, XIII; Fibrinogen, AT III, Plasminogen u.v.m.);
> *Umsatzstörung* (intrahepatische Mikrothrombosierung, Thrombozytopenie).

Diagnose: Quick-Wert, PTT, TZ, Thrombozytenzahl, AT III, Fibrinogen, evtl. Faktor V und dynamische Gerinnungsparameter.

Zusätzlich zu den klinischen Symptomen einer Hepatopathie sowie Hinweisen aus pathologischen Leberenzymen können sich Zeichen einer aktivierten intravasalen Gerinnung und Fibrinolyse finden. Ein verminderter Quick-Wert kann auch durch Fehlen des Vitamin-K-unabhängigen Faktor V hervorgerufen werden, was sich in einer ineffektiven Therapie mit Vitamin K bzw. Prothrombinkonzentrat im Gegensatz zu FFP zeigt.

Therapie: Vitamin K, AT III, FFP, Prothrombinkomplexkonzentrate, evtl. Thrombozytenkonzentrate, DDAVP.

Präoperativ sollte nach Möglichkeit *Vitamin K* in einer Dosierung von 1- bis 2mal 15 mg p.o. (Tropfen oder Tabletten) täglich als Prophylaxe von hepatisch induzierten Koagulopathien verabreicht werden. Muß eine Operation unmittelbar durchgeführt werden, so kann die Gerinnung mit FFP oder Prothrombinkomplexkonzentraten verbessert werden. Liegen gleichzeitig AT-III-Werte < 70 % vor, sollten AT-III-Konzentrate noch vor der Verabreichung der Prokoagulatoren gegeben werden.

Thrombozytenkonzentrate sind bei ausgeprägter Thrombozytopenie ($< 50000/mm^3$) indiziert. Es muß aber aufgrund des Hypersplenismus mit einer erhöhten Umsatzrate und mit geringerer Effektivität gerechnet werden.

Blutungen bei Leberzirrhose wurden auch erfolgreich mit *DDAVP (Desmopressin)* behandelt.

Im Rahmen einer Lebertransplantation kommt es aus mehreren Gründen (vorbestehende Koagulopathie, Hämodilution, Massivtransfusion, Heparineffekt bei Reperfusion, Hyperfibrinolyse usw.) zu einer ausgeprägten Störung der Blutgerinnung. Neben Faktorenkonzentraten und AT III hat sich auch Aprotinin als effektives Medikament zur Verminderung des Konservenbedarfs erwiesen [11].

Koagulopathie bei chronischen Nierenerkrankungen

Ursache für die erhöhte Blutungsneigung ist einerseits eine *Thrombozytopathie* durch Kumulation von Harnstoffmetaboliten, andererseits ein *pathologischer Willebrand-Faktor*. Auch eine gesteigerte Prostaglandin-I_2-Synthese soll zur Koagulopathie beitragen.

Eine weitere potentielle Ursache für Blutungen ist die persistierende Wirkung des für die Dialyse zugeführten Heparins.

Diagnose: Thrombozytenaggregationstests, Blutungszeit, TZ (Heparin).

> Ursachen der Koagulopathie bei chronischer Niereninsuffizienz: Thrombozytopathie, abnormer Willebrand-Faktor, gesteigerte PGI_2-Synthese.

Therapie: Dialyse, rHuEPO (bzw. Bluttransfusion), Thrombozytenkonzentrate, DDAVP, (Protamin), Kryopräzipitate.

Reduktion der erhöhten Harnstoffspiegels durch präoperative *Hämodialyse* und Gabe von *rHuEPO* [20] bzw. *Bluttransfusionen* zur Anhebung des Hämatokrits sind effektive Verfahren zur Verringerung intraoperativer Blutungskomplikationen.

Postdialytisch sind Blutungskomplikationen auch durch noch vorhandene Plasmaheparinmengen möglich, was eine Verabreichung von *Protaminchlorid* erforderlich machen kann.

Bei bedrohlichen Blutungen können *Thrombozytenkonzentrate* (5–10 E) verabreicht werden.

Kommt es trotz dieser Maßnahmen zu keiner Beherrschung einer Blutungskomplikation, kann ein Therapieversuch mit *DDAVP* (0,4 µg/kg KG als Infusion über 30 min bzw. 2 mg/kg KG intranasal) unternommen werden.

Medikamentös induzierte Koagulopathien

Eine sehr große Anzahl von Medikamenten kann das Gerinnungssystem beeinflussen. An dieser Stelle sollen nur die 3 wichtigsten besprochen werden.

Acetylsalicylsäure (ASS)
Der antithrombotische Effekt der ASS beruht auf einer Verminderung der Thrombozytenaggregationsfähigkeit, die durch eine irreversible, nichtantagonisierbare Hemmung im Arachidonsäuremetabolismus hervorgerufen wird. Der Thrombozyt verliert während seiner Lebensdauer (ca. 7 Tage) seine Funktionsfähigkeit [8]. Erst neu im Knochenmark synthetisierte Thrombozyten stellen das ursprüngliche Hämostasepotential wieder her.

Die maximale antiaggregatorische Wirkung von ASS setzt bereits 9–24 min nach oraler Einnahme ein [19]. Nach Absetzen der Medikation werden täglich ca. 10% der Thrombozyten nachgeliefert [12]. Nach Ansicht mehrerer Autoren ist für eine ausreichende Hämostase ein Thrombozytenwert von ca. $50000/mm^3$ erforderlich, welcher nach etwa 3 Tagen erreicht wird. Aus Sicherheitsgründen sollte der acetylsalicylsäurefreie Zeitraum bis zu einer Operation aber 7–10 Tage betragen.

> Das Knochenmark produziert täglich ca. 10% der Thrombozyten.

Diagnose: Blutungszeit, Thrombozytenaggregationstests.

Die Blutungszeit als Indikator der Thrombozytenfunktion verlängert sich unter ASS zwar signifikant [13], ihre Aussagekraft bezüglich erhöhter intraoperativer Blutungsneigung und vermehrten Konservenverbrauchs wird jedoch zunehmend angezweifelt [4, 9].

Auch die in vitro durchgeführten Thrombozytenaggregationstests lassen die Thrombozytenstörung zwar erkennen, können aber über das Ausmaß einer zu erwartenden Blutung keine Aussage machen.

Therapie: Thrombozytenkonzentrate (5–10 E), evtl. mehrmals; DDAVP [3].

Orale Antikoagulanzien
Die Ursache der antikoagulatorischen Wirkung der Cumarinderivate ist ihr Vitamin-K-Antagonismus. Die Faktoren II, VII, IX und X, aber auch Protein C und S werden vermindert synthetisiert.

Diagnose: Quick-Wert.

Therapie: Wenn möglich, *Abklingen* der Cumarinwirkung abwarten; *Vitamin K* (oral, evtl. i.v.); *Prothrombinkomplexkonzentrate* (bei dringlicher Operationsindikation oder bei lebensbedrohlichen Blutungen).

Nach Absetzen der Cumarintherapie wird ein normaler Quick-Wert ohne Therapie nach ca. 3–6 Tagen erreicht, nach oraler Gabe von Vitamin K (2mal 5–10 Tropfen) in 24–36 h, nach Gabe von Prothrombinkomplexkonzentraten (1 000–2 000 IE) sofort. Bei letzteren muß mit einer erhöhten Inzidenz thromboembolischer Komplikationen (z. B. Pfortaderthrombose) gerechnet werden.

Nach Gabe von Prothrombinkomplexkonzentraten normalisiert sich eine kumarininduzierte Gerinnungsstörung sofort. Es müssen aber mögliche unerwünschte Wirkungen berücksichtigt werden.

Da Quick-Werte im Bereich von 50–60 % eine ausreichende Blutstillung bei gleichzeitiger Thromboembolieprophylaxe gewährleisten, sollte in Abhängigkeit von der Grunderkrankung des Patienten, vom Operationsgebiet und der Art der Operation primär ein Wert in diesem Bereich angestrebt werden. Bei Hochrisikopatienten (künstliche Herzklappen etc.) wird gleichzeitig mit dem Absetzen der Cumarinderivate mit einer Heparinbehandlung (ca. 20000–30000 E/Tag) begonnen.

Heparin
Die Gerinnungshemmung von Heparin beruht auf der Bindung an ein eher langsam wirkendes Hemmprotein der Gerinnung, dem Antithrombin III, wodurch dessen Neutralisierungsreaktionen mit aktivierten Gerinnungsfaktoren (v.a. Thrombin und Faktor Xa) um das 1 000- bis 10000fache beschleunigt wird. Mit sinkendem AT-III-Gehalt des Plasmas nimmt auch die Heparinwirkung ab.

Die Thromboembolieprophylaxe mit niedrig dosiertem Heparin (3mal 5000 E/Tag) führt zu keiner relevanten Zunahme von intraoperativen Blutungskomplikationen. Therapeutische Dosen hingegen können starke Blutungen verursachen.

Diagnose: TZ, PTT, ACT (= „activated clotting time"), Heparinspiegelbestimmung, TEG.

Da die *niedermolekularen Heparine* eine verstärkte Aktivität gegen Faktor X bei abgeschwächter Aktivität gegen Faktor III haben, sind die TZ und die PTT im Gegensatz zur Diagnostik von Gerinnungsveränderungen mit unfraktioniertem Heparin bei den niedermolekularen Heparinen nur eingeschränkt verwertbar. Hier eignen sich v. a. Gerinnungstests, die die Anti-Xa-Aktivität im Plasma erfassen (z. B. Heptest).

Therapie: Protaminchlorid. 1000 IE Protamin antagonisieren 1000 IE Heparin.

Dosis: Anfänglich nur 50% der letzten Heparindosis antagonisieren. Dann jeweils 2000 IE (2 ml) bis zur Normalisierung der durch Heparin verlängerten Gerinnungsparameter (TZ und PTT).

Die gerinnungshemmende (Anti-IIa)-Wirkung von niedermolekularem Heparin kann durch Protaminchlorid weitgehend neutralisiert werden. Ein Maß für die gerinnungshemmende Wirkung ist die PTT. Die antithrombotische (Anti-Xa)-Wirkung läßt sich jedoch auch durch hohe Dosen von Protaminchlorid nur maximal bis zu 60% neutralisieren. Diese unvollständige Antagonisierung der Anti-Faktor-Xa-Aktivität bedeutet eine Persistenz der antithrombotischen Wirkung [20]. Bei durch niedermolekulare Heparine hervorgerufenen lebensbedrohlichen Blutungen kann ein Therapieversuch mit 1000 E Protaminchlorid pro 1000–2000 Anti-Faktor-Xa-Einheiten unternommen werden.

> Die Thromboembolieprophylaxe mit niedrig dosiertem Heparin führt zu keiner relevanten Zunahme von intra- und postoperativen Blutungskomplikationen. Therapeutische Dosen hingegen können starke Blutstillungsstörungen verursachen.

Intra- und postoperative Blutungskomplikationen

Beim Auftreten von intraoperativen Blutungen sollte zunächst stets versucht werden, durch chirurgische Maßnahmen eine Blutstillung zu erreichen. Die Applikation von Gerinnungsfaktoren ist dann indiziert, wenn trotz ausreichender chirurgischer Intervention die Blutung persistiert und Zeichen einer Gerinnungsstörung auftreten. Eine prophylaktische Verabreichung von Gerinnungsfaktoren ist, außer bei den kongenitalen Koagulopathien, obsolet.

Verlustkoagulopathie, Dilutionskoagulopathie, Massivtransfusion

Durch Blutungen gehen auch entsprechende Mengen an Gerinnungsfaktoren verloren. Die Substitution mit kristalloiden oder kolloidalen Lösungen sowie auch die

Gabe von Erythrozytenkonzentraten, die praktisch kein Plasma bzw. keine Gerinnungsfaktoren mehr enthalten, verdünnen zusätzlich alle Plasmabestandteile. Außerdem sind von den kolloidalen Volumenersatzmitteln bei Überschreiten der Höchstdosen Hemmwirkungen auf die Thrombozyten und den Faktor VIII [6] bekannt.

Müssen mehr als 70 ml/kg KG Blut transfundiert werden, spricht man von einer *Massivtransfusion*, die einer Verdünnungskoagulopathie verbunden mit einer Thrombozytopenie entspricht. Daneben kann es auch zu ausgeprägten Veränderungen im Elektrolyt- und Säure-Basen-Haushalt, Hypothermie, Zitratintoxikation, Hypalbuminämie und Veränderungen der Hämoglobinfunktion (Veränderung der O_2-Dissoziationskurve) kommen. Ferner kann eine Massivtransfusion eine DIC auslösen (d.h. zusätzlicher *Verbrauch* von Gerinnungsfaktoren).

Therapeutisch kommt beim Auftreten dieser Koagulopathien primär der Wiederherstellung bzw. Aufrechterhaltung einer *adäquaten Mikrozirkulation* und *adäquater* Hämatokritwerte eine überragende Bedeutung zu, um eine ausreichende O_2-Versorgung, speziell der Leber, zu erreichen.

Massivtransfusion: Verdünnungskoagulopathie + Thrombozytopenie.

Diagnose: globale Gerinnungsparameter vermindert (TZ meist normal); FM oder FSP bzw. D-Dimer nicht nachweisbar.

Therapie: Empfehlung zur Substitution hämostatisch wirksamer Blutkomponenten bei Massivbluttransfusion [7]:

I. Hämostatische Labordiagnostik verfügbar

(Thrombozytenzahl, Quick-Wert, PTT, eventuell AT III)
 1. FFP nach dem jeweils 10., 15., 20., 25. etc. Erythrozytenkonzentrat;
 2. Thrombozytenkonzentrate, wenn < 30000/mm³;
 3. Gerinnungsfaktorenkonzentrate:
    Quick-Wert < 30% → Prothrombinkomplexkonzentrate,
    PTT > 60 s → Kryopräzipitate,
    AT III < 75% → AT-III-Konzentrate.
 4. Heparin niedrig dosiert (10000–15000 E/24 h i.v.), wenn Quick-Wert und PTT im Normalbereich.

II. Hämostaseologische Labordiagnostik nicht verfügbar
1. 1 FFP nach dem jeweils 5., 8., 11., 14. etc. Erythrozytenkonzentrat;   2. Thrombozytenkonzentrate nur als „Ultima ratio" frühestens nach Transfusion des 15. Erythrozytenkonzentrates;   3. keine ungezielte Gabe von Gerinnungsfaktorenkonzentraten;   4. Heparin?

Blutungskomplikationen durch Hyperfibrinolyse

Bei Operationen an plasminogenaktivatorreichen Organen (z.B. Prostata, Uterus, Lunge) sowie bei Einsatz der extrakorporalen Zirkulation können vermehrt endogene Plasminogenaktivatoren freigesetzt werden, welche dann eine Zunahme der Fibrinolyse verursachen (primäre Hyperfibrinolyse).

Im Rahmen einer primären Hyperfibrinolyse sollten Antifibrinolytika aufgrund der Möglichkeit, bei prädisponierten Personen Thrombosen auszulösen, sehr restriktiv angewendet werden. Dies gilt insbesondere für urologische Eingriffe, da nach Eintritt der Gerinnung Harnblasentamponaden bzw. Nierenbeckenthrombosen beobachtet wurden.

Häufiger tritt eine Hyperfibrinolyse im Rahmen einer Verbrauchskoagulopathie bzw. einer malignen Erkrankung (Ovarialkarzinom, Prostatakarzinom, kolorektale Tumoren, Pankreastumoren, Promyelozytenleukämie) auf und kann bestehende Blutungen verstärken. Diese reaktive (= sekundäre) Fibrinolyse stellt einen Schutzfaktor dar und darf nicht unterbrochen werden, solange die Verbrauchsreaktion fortbesteht.

In speziellen klinischen Situationen, wie z. B. Einsatz der extrakorporalen Zirkulation, können Antifibrinolytika, insbesondere Aprotinin, eine Reduktion des Bedarfs an Blutprodukten bewirken [2, 10].

Diagnose: D-Dimer, Fibrinogenspaltprodukte (FSP), Fibrinogen, Thrombinzeit (TZ; bei stark erhöhter fibrinolytischer Aktivität), AT III, Fibrinmonomere (FM), Thrombelastogramm, „clot observation time", APP (s. oben).

Therapie: Behandlung der Grunderkrankung (z. B. Ursache der Verbrauchskoagulopathie), bei bedrohlicher hyperfibrinolytischer Blutung: Aprotinin, ε-Aminocapronsäure, Tranexamsäure.

Disseminierte intravasale Gerinnung (DIC)

Eine DIC ist stets *Folge einer Grundkrankheit*, welche eine Endothelschädigung mit generalisierter Aktivierung der Gerinnung, Bildung von Mikrothromben sowie letztendlich eine Mikrozirkulationsstörung mit Organausfällen nach sich ziehen kann. Die kompensatorische (sekundäre) Fibrinolyse und der Verbrauch der Gerinnungsfaktoren können zusätzlich auch Blutungsprobleme verursachen (= Verbrauchskoagulopathie).

Auslösende Faktoren einer DIC

Infektionen (gramnegative Bakterien),
Schwangerschaft (Abort, Fruchtwasserembolie, Sepsis, „missed abortion", Toxämie),
maligne Erkrankungen (Promyelozytenleukämie),
Schock, ARDS, Verbrennungen, Traumen,
chirurgische Eingriffe (Herz-, Gefäßeingriffe, Neurochirurgie, Prostatachirurgie),
Immunerkrankungen und Lebererkrankungen,
Transfusionsreaktionen.

Unterschieden werden können eine *dekompensierte (akute) DIC* bzw. Verbrauchskoagulopathie mit ausgeprägtem klinischem Erscheinungsbild, hochgradig pathologischen Gerinnungsanalysen und rascher Progredienz von einer *latenten Form* mit fehlender oder diskreter klinischer Symptomatik, mäßig pathologischen Gerinnungsanalysen sowie langsamer bis fehlender Progredienz.

Diagnose: Große Bedeutung kommt primär dem *klinischen Bild* der hämorrhagischen Diathese, des Schockgeschehens sowie der progredienten Organdysfunktion zu. Eine pathologische Gerinnungsaktivierung kann frühzeitig durch Bestimmung der *dynamischen Gerinnungsparameter* (Erhöhung von PF 1 + 2, TAT, FM, FPA (s. oben) erkannt und eine entsprechende Therapie eingeleitet werden. Die Verringerung der *globalen Gerinnungsparameter* zeigt das Auftreten einer DIC erst relativ spät an. Werden die Fibrinogenspaltprodukte bzw. das D-Dimer positiv, so deutet dies meist auf eine sekundäre Fibrinolyse hin.

Erst häufige Laborkontrollen und wiederholte klinische Untersuchungen geben Auskunft über die Dynamik des Prozesses.

Therapie: Die Substitutionstherapie bei DIC zielt v. a. auf Erhaltung eines *hohen Niveaus an Inhibitoren*, da die anhaltende Fibrinbildung zu einer progredienten Organschädigung mit Entwicklung eines Multiorganversagens führen kann.

Eine *Antifibrinolytikatherapie* bei systemischer, reaktiver Fibrinolyse sollte nur bei lebensbedrohlicher Blutung durchgeführt werden.

Die DIC ist stets Folge einer Grunderkrankung.

Empfehlung zur Substitution hämostatisch wirksamer Blutkomponenten bei *dekompensierter DIC* mit Verbrauchskoagulopathie und klinisch relevanter Blutungsneigung [7]:

I. Hämostaseologische Labordiagnostik verfügbar
1. Ausschaltung des Triggers der DIC,   2. kontrollierte Heparinbehandlung (Richtdosis 240 E/kg KG/Tag i.v.),   3. FFP 2–5 Einheiten/24 h (500–1250 ml),   4. Thrombozytenkonzentrate, wenn Wert < 30000/mm^3,   5. Fibrinogenkonzentrat bei Werten < 100 mg%,   6. evtl. Antithrombin-III-Konzentrat, wenn Wert < 60%,   7. **Cave:** Prothrombinkomplexkonzentrate.
II. Hämostaseologische Labordiagnostik nicht verfügbar
1. Ausschaltung des Triggers der DIC,   2. Heparin (?),   3. Frischplasmasubstitution in höchstmöglicher Menge,   4. evtl. Antithrombin-III-Konzentrat,   5. **Cave:** Thrombozyten- und Gerinnungsfaktorenkonzentrate.

Literatur

1. Barthels M, Poliwoda H (1993) Gerinnungsanalysen: Interpretation, Schnellorientierung, Therapiekontrollen, 4. Aufl. Thieme, Stuttgart New York
2. Bidstrup BP, Royston D, Sapsford RN, Taylor KM (1989) Reductions in Blood Loss and Blood Use after Cardiopulmonary Bypass with High Dose Aprotinin (Trasylol). J Thorac Cardiovasc Surg 97: 364–372

3. Dilthey G, Dietrich W, Spannagl M, Richter JA (1990) Influence of Desmopressin Acetate (DDAVP) on homologous blood requirement in cardiac surgical patients pretreated with platelet-inhibiting drugs. J Cardiothorac Anesth 4:32
4. Hindman BJ, Koka BV (1986) Usefulness of the post-aspirin bleeding time. Anesthesiology 64:368–370
5. Just OH, Krier C (Hrsg) (1988) Hämostase in Anästhesie und Intensivmedizin. Springer, Berlin Heidelberg New York Tokyo
6. Kapiotis S, Quehenberger P, Eichler HG et al. (1994) Effect of hydroxyethyl starch on the activity of blood coagulation and fibrinolysis in healthy volunteers: comparison with albumin. Crit Care Med 22(4):606–612
7. Martin E, Fleischer F (Hrsg) (1993) Perioperative Gerinnungsstörungen. Diagnostik und Therapie. Springer, Berlin Heidelberg New York Tokyo
8. Mielke CH (1981) Comparative effects of aspirin and acetaminophen on hemostasis. Archs Intern Med 141:305–310
9. Murray DJ, Olson J, Strauss R, Tinker JH (1988) Coagulation changes during packed red cell replacement of major blood loss. Anesthesiology 69:839–845
10. Orchard MA, Goodchild CS, Prentice CR, Davies JA, Benoit SE, Creighton-Kremsford LJ, Gaffney PJ, Michelson AD (1993) Aprotinin reduces cardiopulmonary bypass-induced blood loss and inhibits fibrinolysis without influencing platelets. Br J Haematol 85(3):533–541
11. Patrassi GM, Viero M, Sartori MT, De-Silvestro G, Rossaro L, Burra P, Nolli ML, Piccinni P, Bassi N (1994) Aprotinin efficacy on intraoperative bleeding and transfusion requirements in orthotopic liver transplantation. Transfusion 34(6):507–511
12. Rasche H (1994) Perioperative Gerinnungsstörungen. In: Deutsche Akademie für Anästhesiologische Fortbildung (Hrsg) Refresher Course Aktuelles Wissen für Anästhesisten, Nr. 20, Juni 1994, Nürnberg. Springer, Berlin Heidelberg New York Tokyo, S 59–71
13. Sauer W, Schwagmeier R, Nolte H (1992) Dauermedikation mit Acetylsalicylsäure. Anaesthesist 41: 489–493
14. Sauer W, Schwagmeier R, Nolte H (1992) Dauermedikation mit ASS — ein Problem für die Regionalanästhesie? Anästhesist 41:489–493
15. Scherer R, Paar D, Stöcker L, Kox WJ (1994) Diagnose und Therapie pathologischer Gerinnungsaktivierungen. Anästhesist 43:347–354
16. Sheridan DP, Card RT, Pinilla JC, Harding SM, Thomson DJ, Gauthier L, Drotar D (1994) Use of desmopressin acetate to reduce blood transfusion requirements during cardiac surgery in patients with acetylsalicylic-acid-induced platelet dysfunction. Can J Surg 37(1):33–36
17. Vigano GL, Mannucci PM, Lattuanda A, Harris A, Remuzzi G (1989) Subcutaneous desmopressin (DDAVP) shortens the bleeding time in uremia. Am J Hematol 31: 32–35
18. Wakefield TW, Andrews PC, Wrobleski SK et al. (1994) Reversal of low-molecular-weight heparin anticoagulation by synthetic protamine analogues. J Surg Res 56(6):586–593
19. Walter E (1985) Thrombozytenaggregationshemmung durch ASS. Fischer, Stuttgart New York
20. Zachee P, Vermylen J, Boogaerts MA (1994) Hematologic aspects of end-stage renal failure. Ann Hematol 69(1):33–40

8 Endokrines System

G. Trittenwein

Komplikationen von seiten des endokrinen Systems können einerseits im Rahmen von Eingriffen bei Patienten mit bekannten endokrinen Erkrankungen auftreten (sei es bei Operationen am endokrinen Organ wie z. B. bei Strumektomie oder Entfernung eines Phäochromozytoms oder bei Eingriffen an anderen Organsystemen, z. B. bei parallel bestehenden abdominellen oder traumatologischen Erkrankungen). Andererseits können bestehende, präoperativ nicht diagnostizierte endokrine Erkrankungen (z. B. Hyperthyreose, Diabetes und Phächromozytom; Lenz et al. 1985) intraoperativ manifest werden und dann erhebliche Probleme verursachen.

Auch unabhängig von der präoperativen endokrinen Situation kommt es während der Allgemeinanästhesie zu erheblichen Veränderungen im Bereich des endokrinen Systems. Zunahme der Aktivitäten antiinsulinärer Hormone (Katecholamine, Glukagon, Kortisol), erhöhte Sekretion von Hormonen des Renin-/Angiotensin-Systems sowie des antidiuretischen Hormons sind in Abhängigkeit von der Narkoseführung und dem Operationstrauma nachweisbar (Geser et al. 1970; Wharton et al. 1983).

8.1 Hypophysenfunktion

Störungen der Hypophysenfunktion ziehen in der Regel komplexe Probleme aufgrund der Vielfalt der Wirkungen der sezernierten Hormone nach sich. Während häufig eine Störung primär erkannt wird (z. B. Diabetes insipidus), muß die Beurteilung der Gesamtfunktion gleichzeitig erfolgen, will man nicht von einem Problem in das andere fallen.

> Die Störung der Hypophysenfunktion verursacht meist komplexe endokrine Probleme.

Erhöhte Sekretion der Hypophysenvorderlappenhormone

Die Funktionssteigerung der Hypophyse im Rahmen eines Adenoms (Prolaktinom, chromaffines Adenom) kann durch Auslösung der sekundären Hormoneffekte (Prolaktin, ACTH, TSH, HGH) erhebliche, bereits präoperativ vorliegende Probleme bewirken, welche intraoperativ exazerbieren können.

Die Symptomatik dieser Patienten ergibt sich aus der Wirkung des übermäßig sezernierten Hormons; so kann es zur Cushing-Erkrankung (s. S. 207) mit Adipositas, Diabetes mellitus, Hypertonie und Hypokaliämie, bei Vorliegen eines erhöhten HGH-Spiegels zur Retention von Natrium und Kalium, zum Diabetes durch periphere Insulinhemmung und zur prämaturen Atherosklerose mit Kardiomegalie kommen. Kardiale Arrhythmien sind dabei nicht selten (McGuffin et al. 1974). Eine vorliegende Dyspnoe kann sowohl Symptom des Herzversagens als auch einmal einer vorliegenden schweren Kyphoskoliose mit respiratorischer Insuffizienz sein. Eine Hypertension liegt ebenfalls nicht selten vor.

Die Therapie der vorliegenden sekundären Veränderungen erfolgt symptomatisch, wobei insbesondere Hypertension [entsprechend der präoperativen Einstellung unter Verwendung von β-Blocker, Kalziumantagonisten, Hydralazin, nötigenfalls Nitroprussidnatrium (Hypophysektomie), Vorsicht vor Clonidin bei Kombination mit Opioiden potenzierende Wirkung gegenüber Opiaten], kardiale Insuffizienz (Digitalis, evtl. Diuretika), Diabetes (Insulin, ausreichende Hydratation) sowie eine vorliegende respiratorische Funktionseinschränkung (künstliche Beatmung) einer Behandlung bedürfen.

Bei Vorliegen einer Akromegalie ist zu beachten, daß auch die Weichteile des Oro- und Hypopharynx betroffen sind. Daher ist mit Problemen im Rahmen der Intubation und Extubation zu rechnen (kleiner Tubus; Hassan et al. 1976).

Aufgrund möglicherweise fehlender Kollateralversorgung im Bereich der A. radialis ist bei deren Kanülierung Vorsicht geboten (Allen-Test!; Compkin 1980).

Die Prophylaxe von intraoperativen Komplikationen bei diesen Patienten besteht in einer adäquaten präoperativen Diagnostik, der exakten präoperativen Therapie insbesondere der sekundären Veränderungen (Hypertonie, kardiale Insuffizienz) und der präoperativen Planung des Vorgehens bei zu erwartenden Komplikationen.

> Adenome der Hypophyse verursachen häufig Hypertonie und Diabetes mellitus.

Verminderte Sekretion der Hypophysenvorderlappenhormone

Eine vorliegende Unterfunktion des Hypophysenvorderlappens kann sich im Mangel an TSH oder ACTH dokumentieren (Myxödem, Addison-Erkrankung). Eine präoperative Behandlung mit Kortikoiden bzw. Thyroxin wird im Rahmen der entsprechenden peripheren Hormonmangelzustände besprochen. Bei Mangel an HGH kann es zu einer atrophischen Kardiomyopathie kommen, eine entsprechende präoperative Untersuchung (z.B. Echokardiographie) ist daher notwendig (Roizen 1981). Eine Therapie ist bei Mangel an HGH, Prolaktin oder Gonadotropin präoperativ nicht notwendig.

> Nach Entfernung der Hypophyse (z. B. bei Zweiteingriffen in der Sellaregion) kann ein Myxödem, ein Hypokortizismus sowie ein Diabetes insipidus vorliegen.

Funktionsstörungen des Hypophysenhinterlappens

Zum Syndrom der inadäquaten (erhöhten) ADH-Sekretion (SIADH; wird gesondert besprochen, s. S. 685), kann es bei Läsionen des Zentralnervensystems (Trauma, Tumor), nach pharmakologischer Applikation von Opiaten, Clofibrat, Vincristin, Cyclophosphamid und Nikotin sowie nach Lungeneingriffen kommen, was zur Hypoosmolarität durch Hyponatriämie und Hypervolämie infolge Verminderung der Freiwasserclearance führt.

Die präoperative Behandlung der Patienten erfolgt durch Flüssigkeitsrestriktion sowie evtl. durch Applikation von Substanzen, welche die renale ADH-Wirkung blockieren (z. B. Lithium oder Demeclocyclin). Bei diesen Patienten ist präoperativ auf eine ausgeglichene Flüssigkeits- und Elektrolytbilanzierung besonderer Wert zu legen.

Nach Ausfall der hypothalamohypophysären Achse bei Schädel-Hirn-Trauma, zerebralen Tumoren sowie bei Versagen der renalen Antwort auf die ADH-Sekretion (Nephrokalzinose, Methoxyflurannephrose) kommt es durch Diabetes insipidus zur Hypernatriämie bei Hypovolämie (s. auch S. 687). Bei Tumorexstirpation im Raum der Hypophyse kommt es häufig erst verzögert, wenn überhaupt zum Diabetes insipidus. Bei Tumorresektionen im Bereich des Hypothalamus jedoch tritt der Diabetes insipidus relativ rasch auf. Die Applikation von Desmopressin, einem nasal verabreichten Vasopressinanalogon (0,1–0,2 ml pernasal) oder die parenterale Gabe der öligen Pitressintannatlösung (1,5–5 E, 5 E = 1 ml i.m.) führt für 8–24 h zur ausreichenden Substitution des Hormons (Cobb et al. 1978).

Die Applikation von freiem Wasser (Glukose 5 %) sowie Kalium sollte präoperativ zur adäquaten Flüssigkeits- und Elektrolytbilanz des Patienten durchgeführt werden.

> Bei vorliegendem Diabetes insipidus sollte auch am Operationstag eine Substitutionstherapie erfolgen.

8.2 Funktionsstörungen der Nebenniere

Hyperkortizismus (Cushing-Syndrom)

Androgene, Glukokortikoide und Mineralokortikoide können bei Tumoren der Nebennierenrinde, bei iatrogener präoperativer Applikation oder bei sekundärer Nebennierenhyperplasie bei Hypophysentumoren oder hypothalamischen Tumoren erhöht vorliegen.

Maskulinisierung bzw. Femininisierung, Adipositas, Diabetes mellitus, Hypertonie, Hypoproteinämie, Hypokalziämie, Hypokaliämie sind häufige Komplikationen. Hypernatriämie, Schwäche, Tetanie, Polyurie, hypokaliämische Alkalose können ebenfalls vorliegen.

> Bei Hyperkortizismus kann durch eine bestehende Hypokaliämie eine verlängerte Wirkung nichtdepolarisierender Relaxanzien vorliegen.

Die intraoperative Therapie auftretender Komplikationen umfaßt symptomatisch die Behandlung der Hypertonie (β-Blocker, Hydralazin), der Hypervolämie (Flüssigkeitsrestriktion bei präexistenter Hypervolämie, eine sonst ausgeglichene Bilanz, evtl. unter Einsatz von Diuretika), der Hyperglykämie (Blutzuckerkontrolle, besonders bei Glukosezufuhr, Insulin), vorliegender pulmonaler Funktionseinschränkungen, besonders bei Adipositas (durch künstliche Beatmung), der Hypokaliämie durch Ausgleich. Bei iatrogenem, sekundärem Hypokortizismus (z. B. präoperative Kortisonzufuhr) ist die Applikation von Kartison (300 mg Prednisolon i.v.; Roizen 1981) notwendig.

Die präoperative Behandlung dieser Patienten umfaßt den Ausgleich der Hypervolämie sowie der Hypokaliämie und Hypernatriämie sowie der Hypertonie. Ein bestehender Hyperaldosteronismus (Hypernatriämie, Hypokaliämie) kann präoperativ — wenn dazu Zeit ist — auch durch Aldosteronantagonisten (Spironolacton, mit verzögerter Wirkung, 200–600 mg täglich i.v. über mindestens 3 Tage) behandelt werden.

Die Prophylaxe der intraoperativen Komplikationen erfordert bei diesen Patienten eine gewissenhafte präoperative Diagnostik der kardialen, pulmonalen und metabolischen Funktionen und die Korrektur bestehender Störungen.

> Bei präoperativer Steroidtherapie sollen auch intraoperativ 300 mg Prednisolon/75 kg Körpergewicht wegen der bestehenden Nebennierenhypoplasie und der damit verbundenen sekundären Sreßintoleranz verabreicht werden.

Hypokortizismus (M. Addison)

Neoplastische, tuberkulöse und autoimmunbedingte Zerstörungen der Nebennierenrinde führen zur Addison-Erkrankung. Bei langsamer Entstehung sind nicht selten Pigmentation und ein kleines Herz im Thoraxröntgen wegweisende Symptome.

Bei akuter Addison-Krise im Verlauf von Infektion, Streß, Trauma und Operation, ebenso bei Patienten mit Nebennierenblutung (Sepsis) kommt es zu Hypovolämie, Hypotonie, Hyperkaliämie, Hyponatriämie, Hypothermie und Hypoglykämie.

Die Applikation von 300 mg Hydrokortison (Kortisol) pro Tag, Ausgleich der Hypovolämie durch Zufuhr von isotoner Kochsalzlösung, Anwendung von Katecholaminen (Dopamin 5–15 mg/kg/min) sowie Glukoseinfusion sind die notwendigen therapeutischen Maßnahmen.

Bei chronischem Hypoaldosteronismus ist die Applikation von Fludrocortison 0,1 mg pro Tag eine notwendige Maßnahme. (Bei akuter hochdosierter Gabe von Kortikosteroiden wie Prednisolon genügt der mineralokortikoide Effekt desselben; s. Tabelle 8.1).

Tabelle 8.1. Relative Potenzen und Äquivalenzdosen verschiedener Steroidpräparate

Steroidpräparat	Relative Potenz als Glukortikoid	Relative Potenz als Mineralkortikoid	Äquivalenzdosis als Glukokortikoid (mg)	Halbwertzeit (min)
Kortison	0,8	0,8	25	100
Kortisol	1	1	20	100
Prednisolon	4	0,8	5	200
Methylprednisolon	5	0,5	4	190
Triamcinolon	5	0	4	300
Dexametason	20	0	1	200
Betametason	25	0	0,75	300
Parametason	15	0	2	150
Aldosteron	0,1	400		50

Hyponatriämie, Hyperkaliämie, Hypotonie und Hypoglykämie kennzeichnen die Addison-Krise.

Phäochromozytom

Etwa 1‰ der Fälle schwerer Hypertension wird durch Phäochromozytome verursacht, wobei diese sowohl im Nebennierenmark als auch im Bereich des rechten Vorhofs, der Milz, paraovarial sowie im Bereich der Aortenbifurkation auftreten können (in 15 % der Fälle finden sich maligne Metastasen, insbesondere hepatisch). Auch im Rahmen eines pluriglandulären neoplastischen Syndroms kann ein Phäochromozytom zusammen mit einem Schilddrüsenkarzinom, Nebenschilddrüsenadenom und Neurinomen auftreten.

Für den Anästhesisten problematisch werden sie einerseits im Rahmen der Exstirpation sowie andererseits gelegentlich bei anderen Eingriffen, wenn ihr das Vorliegen nicht bekannt ist (Lenz et al. 1985).

> 25–50 % der perioperativen Mortalität von Phäochromozytompatienten stehen im Zusammenhang mit Anästhesie und Operation. Die perioperative Mortalität von nicht diagnostiziertem Phäochromozytom kann sogar bis 80 % betragen (Bauer 1986, Sellevold OFM 1985).

Die Symptomatik umfaßt exzessives Schwitzen, Kopfschmerzen, hypostatische Hypotension, hypertensive Krisen (insbesondere bei Einleitung der Anästhesie und manueller Palpation) sowie Glukoseintoleranz, Polyzythämie, Gewichtsverlust, psychische Auffälligkeiten. Die Diagnose erfolgt über die Bestimmung der Katecholamine und deren Metaboliten (Metanephrine, Vanillinmandelsäure) im Serum (Werte über 2000 ng/l).

Intraoperativ sind es Hypertension, Hypotension und Arrhythmien, welche erhebliche Probleme verursachen können. Die Anwendung eines Rechtsherzballonkatheters zur adäquaten Bestimmung der Kreislauffüllung (pulmonalkapillärer Wedgedruck, normal 5–12 mm Hg[1]) erleichtert die adäquate Volumensubstitution. Dopamin (5–20 µg/kg/min) zur Substitution, zur Gegensteuerung bei Blutdruckkrisen Nitroprussidnatrium (0,5–10 µg/kg/min, nach Wirkung zu titrieren), β-Blocker (z. B. Propanolol 0,2–10 mg langsam i.v., nach Wirkung, diese setzt etwas verzögert ein!) sind erprobte Therapeutika (Roizen 1981). Die Narkoseform soll eine gute vegetative Blockierung ermöglichen (volatile Anästhetika (Enfluran, Isofluran) als „balanced anaesthesia"). Vor der Verwendung von Halothan muß wegen einer möglichen Myokardsensibilisierung gewarnt werden.

Die präoperative Einstellung mit sympatholytischer (α- und β-Blocker) Medikation trägt erheblich zur Verminderung intraoperativer hypertensiver Krisen, Blutdruckschwankungen mit orthostatischer Hypotension und perioperativer Herzinsuffizienz bei. Die Gabe von Phentolamin oder Phenoxybenzamin präoperativ simultan zu einer adäquaten Volumentherapie sind notwendige Maßnahmen. Bei auftretender Hypotension ist Dopamin notwendig. 25 mg Phenoxybenzamin etwa 3mal täglich parallel zur Gabe von β-Blockern führen zur Verminderung der Schweißsekretion sowie zur Stabilisierung des Blutdrucks. Die durchgeführte α- und β-Blockade führt nicht selten zur Senkung des erhöhten Blutzuckerspiegels sowie zur Revision der EKG-Veränderungen. Bei intraoperativen Blutdruckkrisen sind durch kurze Unterbrechung des operativen Vorgehens ein Nachlassen des Drucks auf den endokrin wirksamen Tumor, eine Verminderung der Hormonausschüttung und eine Normalisierung der Blutdrucksituation zu erwarten.

Die adäquate präoperative Einstellung senkt das perioperative Risiko bei Operation eines Phäochromozytoms erheblich.

8.3 Funktionsstörungen der Schilddrüse

Funktionsstörungen der Schilddrüse können insbesondere durch ihre Wirkungen auf die Herzfunktion (hyperadrenerge Situation bei Hyperthyreose) sowie den Stoffwechsel (erhöhter Sauerstoffverbrauch) zu schwerwiegenden Komplikationen führen.

Hyperthyreose

Intraoperative Komplikationen von seiten der Hyperthyreose ergeben sich sowohl im Rahmen der Operation einer Struma bei nicht adäquater präoperativer Einstellung als auch bei Operationen an anderen Organen, insbesondere während Notfallsituationen.

---

[1] 1 mm Hg = 133,322 Pa.

Eine Hyperthyreose kann bei Struma (und hyperthyreoter Stoffwechsellage) sowie im Verlauf einer Schwangerschaft, einer Thyreoiditis, bei Chorionkarzinom sowie bei TSH produzierenden Hypophysenvorderlappenadenomen vorliegen.

Die Symptomatik umfaßt präoperativ Gewichtsabnahme, Durchfall, Hyperthermie, vermehrtes Schwitzen, Muskelschwäche, Nervosität, Irritabilität, Hitzeunverträglichkeit, Tachykardie, Arrhythmie und Herzversagen. Bei einer apathischen Form der Hyperthyreose („apathetic hyperthyreoidism"; insbesondere in der Altersgruppe über 60 Jahre vorkommend) wird die Symptomatik allein durch die kardialen Wirkungen (Tachykardie, Arrythmie, Herzversagen) bestimmt.

Intraoperativ sind es Tachykardie, Hypertonie, Arrhythmien, Hyperthermie, evtl. auch Hyperkalziämie und Hyperglykämie, welche im Sinne einer thyreotoxischen Krise Komplikationen verursachen können.

Die präoperative Beurteilung einer Hyperthyreose durch Hormonbestimmung sollte unbedingt angestrebt werden (T_4, fT_4, T_3, evtl. TSH, TRH und Schilddrüsenscan), ebenso die adäquate präoperative Einstellung durch Gabe von Jod (**cave:** Jodallergie), Thyreostatika sowie eine adäquate kardiale Medikation, z. B. mit Propanolol und Digitalis.

Hyperthyreote Patienten müssen bereits am Vorabend ausreichend sediert werden, die Gabe von Atropin zur Prämedikation ist kontraindiziert.

Die intraoperative Behandlung einer thyreotoxischen Krise umfaßt die Gabe von β-Blockern (z. B. Propranolol 0,2–2 mg langsam — und nach Wirkung — i.v.), Methylmercaptoimidazol 80 mg i.v., 20% Proloniumjodid 2–8 ml langsam i.v., Prednisolon 250 mg i.v., ausreichende Hydrierung mit isotoner Kochsalzlösung sowie notfalls Kühlung und postoperative Intensivtherapie einschließlich künstlicher Beatmung und Kühlung unter allgemeiner vegetativer Blockade (Neuroleptika, Opiate). Eine Hypoxie ist unter allen Umständen zu vermeiden. Bei der üblichen halbsitzenden Lagerung zur Strumektomie ist eine Luftembobe durch die weitlumigen Kapselvenen möglich. Für einen ausreichenden Venendruck ist daher durch Überdruckbeatmung zu sorgen.

Hypothyreoidismus

Ein Myxödem sollte wegen des deutlich reduzierten Anästhetikabedarfs sowie möglicher Sekundärkomplikationen bekannt sein und präoperativ behandelt werden.

Die Symptome dieser Patienten umfassen evtl. geistige Retardierung, Adynamie, Hauttrockenheit, Hypothermie, Bradykardie und in extremen Fällen Kardiomegalie, Herzversagen, Perikard- und Pleuraergüsse, Hypoventilation und Hyperkapnie und daraus resultierende Müdigkeit. Eine Hypertriglyzeridämie liegt parallel vor.

Häufig liegt sekundär eine Amyloidose vor, welche zu AV-Blockierungen und Nierenfunktionseinschränkungen Anlaß geben kann.

Die Behandlung mit Thyroxin (50 µg p.o. über Sonde — die langsame i.v.-Gabe schließt das Risiko einer akuten kardialen Ischämie ein; Roizen 1981) sollte präoperativ über einen ausreichenden Zeitraum erfolgen, die Notfalltherapie (Myxödemkoma oder Notfalleingriff bei schwerem Myxödem) verlangt die Applikation von Prednisolon (100 mg i.v.), fortgesetzte künstliche Beatmung sowie unter Stand-by-

EKG-Kontrolle evtl. die Gabe von Thyroxin (Baumann 1981). Die Anästhetika sind — da deutlich geringere Dosen notwendig sind — strikt nach Wirkung zu dosieren. Bei schwerer Hypothyreose ist der Patient wegen der verzögerten Magenentleerung bzw. der Darmatonie als nichtnüchtern zu betrachten („Ileuseinleitung"). Sekundäre Erkrankungen (Amyloidose von Niere, Herz) sind symptomatisch zu behandeln.

Die Prophylaxe besteht in der präoperativen Diagnose und der adäquaten Einstellung im Sinne einer euthyreoten Stoffwechsellage.

> Aufgrund der Empfindlichkeit auf alle Anästhetika ist mit einer Kreislaufdepression bis zum Herzstillstand (Kimm 1977) sowie mit einem verzögerten Aufwachen zu rechnen!

8.4 Hyperkalzämie, Hypokalzämie

Das Parathormon, Kalzitonin und Vitamin D regulieren im Zusammenspiel mit Knochen, Nieren und Darm die Serumspiegel von Kalzium, Phosphat und Magnesium. Während das Parathormon die Freisetzung von Kalzium aus dem Knochen und eine Blockierung der renalen Ausscheidung des Kalziums bewirkt, und es damit zur Hyperkalzämie kommen kann, wirkt Kalzitonin als Antagonist. Vitamin D ermöglicht die Resorption von Kalzium, Phosphat und Magnesium aus dem Darm, potenziert die Wirkung von Parathormon.

Hyperkalzämie

Die Hyperkalzämie (Serumkalzium normal 8,5–10,5 mg/dl, 4,2–5,2 mval/l = 2,1–2,6 mmol/l, ionisiert 2,1–2,6 mval/l = 1,05–1,3 mmol/l) ist zweifellos keine häufige Komplikation unter der Narkose, tritt sie jedoch auf, birgt sie erhebliche diagnostische und therapeutische Probleme.

Die Ursache der Hyperkalzämie liegt häufig im primären oder sekundären Hyperparathyreoidismus (Axenom der Nebenschilddrüse, maligne Erkrankungen, langdauernde Immobilisation), bei Nierenversagen und Vitamin-D-Intoxikation sowie Hyperthyreose. Eine Hyperkalzämie kompliziert nicht selten eine vorliegende Sarkoidose.

Die Symptome der Hyperkalzämie ergeben sich einerseits aus psychischen Symptomen wie Lethargie, Konfusion und auch Psychosen, kardiovaskulären Symptomen (Hypertonie) sowie, insbesondere bei längerdauernder Hyperkalzämie, durch sekundäre Organveränderungen. Kalzifikationen im Bereich des Myokards, der Blutgefäße und des Gehirns (Krämpfe) sowie der Niere (Polyurie, welche durch ADH nicht behandelt werden kann) können bei länger dauernder Hyperkalzämie vorliegen. Im EKG findet sich ein verkürztes PR-Intervall sowie eine verkürzte QT-Zeit.

Die Therapie der Hyperkalzämie wird bei vorliegender Symptomatik unter der Narkose, v. a. von seiten des Herz-Kreislauf-Systems (Hypertonie, Myokardiopathie) nach Diagnosestellung durch die Kalziumbestimmung im Serum notwendig.

Dabei ist nicht so sehr das Gesamtkalzium, als vielmehr das ionisierte Kalzium wesentlich. Die wichtigsten Maßnahmen zur Senkung des Serumkalziumspiegels sind erstens die großzügige Korrektur einer bestehenden Hypovolämie durch Volumenexpansion, zweitens die Senkung des ionisierten Kalziums durch Hyperventilation. Durch Senkung des Serumkalziums kommt es auch zu einer Reduktion der Hypertension, eine antihypertensive Therapie in Begleitung der Volumenexpansion ist daher nur in geringerem Umfang notwendig (Vaughan et al. 1975). Die Applikation von Furosemid zur vermehrten Ausscheidung des erhöhten Kalziums sowie von Mithramycin (allerdings wirkt dieses verzögert: Senkung um etwa 2 mg/dl in etwa 36–58 h) sind zusätzliche therapeutische Möglichkeiten. Besteht die Hyperkalzämie bereits länger (Anamnese), so kann es notwendig sein, sekundäre Organveränderungen mitzubehandeln. So können eine auftretende Polyurie bei einer Nephrokalzinose eine großzügige Infusionszufuhr, sowie das Auftreten von Konvulsionen eine entsprechende antikonvulsive Medikation (z. B. Diazepam), besonders postoperativ, notwendig machen.

Die Prophylaxe der intraoperativen Hyperkalzämie umfaßt zunächst die Diagnose im Rahmen des präoperativen Screening durch Messung der Serumelektrolyte, insbesondere bei vorliegender Symptomatik, z. B. von seiten des Zentralnervensystems und bei Hypertonie, sowie eine ausreichende Hydratation. Liegt weiterhin präoperativ eine Hyperkalzämie vor, so sollte sie unbedingt bis zur Einleitung der Anästhesie korrigiert werden.

Hypokalzämie

Eine Hypokalzämie tritt meist im Verein mit Hypalbuminämie, bei Hypoparathyreoidismus sowie bei Hypomagnesiämie oder bei chronischen Nierenleiden auf.

Diese Patienten sind meist asymptomatisch, es sei denn, es handelt sich um eine extreme Hypokalzämie, z. B. im Verlauf einer Hyperventilationstetanie oder bei florider Rachitis im Säuglingsalter (dann können eine vermehrte neuropsychische Irritabilität, Klonismen oder eine Tetanie vorliegen).

Bei Patienten mit kardialen Funktionseinschränkungen führt die Verminderung des ionisierten Kalziums nicht selten zum Herzversagen. Eine drastische Senkung des ionisierten Kalziums durch Hyperventilation oder durch Chelatbildner (EDTA, Zitrat, Phosphat) führt zur Hypotension (Shakney et al. 1967), im EKG kommt es zur Verlängerung der QT-Zeit.

Die Therapie besteht in der Zufuhr von Kalziumglukonat 10%, in 3-ml-Portionen bis zur Normalisierung des EKG oder des ionisierten Kalziums nach Messung im Serum. Eine Hypokalzämie als Folge massiver Bluttransfusionen setzt eine Zufuhr von mindestens einer Konserve pro 10 min voraus und überdauert die Transfusionszeit nur kurz. Aus diesem Grund ist eine simultane Kalziumgabe (10% Kalziumglukonat) nur bei Massivtransfusionen in der Dosierung von etwa 3 ml/Konserve notwendig. Therapierefraktäre Symptome einer Hypokalzämie, insbesondere bei Säuglingen, können durch simultane Zufuhr von Magnesium häufig behoben werden. Ein deutlich verminderter Magnesiumspiegel (normal 1,8–3 mg/dl, 0,75–1,25 mmol/l) liegt dabei gleichzeitig vor.

8.5 Störungen der Blutzuckerregulation

Störungen der Blutzuckerregulation sind zweifellos die häufigsten intraoperativen endokrinen Probleme.

Hyperglykämie

Für pathologische Wirkungen unter der Narkose im Sinne der Hyperglykämie muß der Blutzucker jedenfalls über 200 mg/dl ansteigen. Unter der Anästhesie kann die Hyperglykämie (normal 65–110 mg/dl) verschiedene Ursachen haben: präoperativ bestehende diabetische Stoffwechsellage (sowohl Altersdiabetes als auch insulinabhängiger juveniler Diabetes), streßinduzierte Hyperglykämie (insbesondere bei zerebralen Affektionen oder nach hohen Steroiddosen, bei Hyperkortizismus oder Hypophysenadenomen, Postaggressionssyndrom durch Operation, Polytrauma etc.) sowie übermäßige Glukosezufuhr bei eingeschränkter Glukoseutilisation unter der Narkose.

Die sich ergebenden Risiken sind hyperosmolare Dehydratation, beim insulinabhängigen Diabetiker die Ketoazidose sowie Verzögerung der Wundheilung und eine erhöhte Infektionsrate.

Symptomatisch wird die Hyperglykämie daher unter Anästhesie entweder durch eine auftretende osmotische Diurese oder bei der Ketoazidose des insulinpflichtigen Diabetikers durch die metabolische Azidose.

Therapeutisch wird je nach Ursache die Einschränkung der Zufuhr von Glukose und ausreichende Volumensubstitution (mit Ringer-Lösung) angewandt. Bei gleichzeitiger Ketoazidose (metabolische Azidose und Ketonkörper im Harn positiv) wird eine Insulinzufuhr notwendig sein. Unter gleichzeitiger Glukosezufuhr (2 ml/kg/h 5%ige Glukoselösung) wird Insulin kontinuierlich mittels Perfusor (Richtwert 0,05–0,1 E/kg/h Altinsulin) zugesetzt. Blutzuckerkontrollen, anfangs halbstündlich, sind dabei nötig.

Bei vorliegender erheblicher Ketoazidose (Präkoma, Koma) oder Dehydratation im Rahmen eines hyperosmolaren Komas (höchstes Anästhesierisiko) besteht eine massive Hypovolämie durch Dehydratation (Tagesflüssigkeitsbedarf: 3000 ml/m² Körperoberfläche und mehr), welche durch die Insulinzufuhr (Intrazellulärverlagerung von Flüssigkeit) noch verstärkt wird. Die Substitution muß anfänglich durch physiologische Kochsalzlösung und danach durch halbisotone (Na-Konzentration 70 mmol/l) Ringer-/Glukose-Lösung erfolgen. Eine Kalziumzufuhr von bis zu 5 mmol/kg/Tag kann zur Substitution dabei notwendig sein. Allerdings kann durch eine vorliegende Infektion (z. B. abdominelle Perforation) die erfolgreiche Behandlung des Komas unmöglich werden.

Die Prophylaxe der intraoperativen Hyperglykämie liegt in der optimalen präoperativen Einstellung bei bekanntem Diabetes mellitus. Die folgende Übersicht zeigt dazu ein praktikables Schema.

> **Vorgehen bei präoperativ bekanntem Diabetes mellitus**
>
> 1. *Blutzuckereinstellung präoperativ durch Diät oder geringe Dosen oraler Antidiabetika möglich:*
>   keine antidiabetische Medikation am Operationstag,
>   Patient bleibt nüchtern,
>   intra- und postoperativ Blutzuckerkontrolle,
>   evtl. postoperativ Insulingabe, wenn nötig mit Perfusor.
>
> 2. *Präoperativ abhängig von oraler Antidiabetikaeinstellung oder Insulinapplikation, dann jedoch stabil und kein großer operativer Eingriff erwartet:*
>   gute präoperative Insulineinstellung,
>   präoperativ $^1/_2$ Insulindosis s.c.,
>   intraoperativ Glukosezufuhr (2 ml/kg/h 5% Glukoselösung),
>   intra- und postoperative Blutzuckerkontrolle,
>   postoperativ restliche Insulindosis unter weiterer Glukosezufuhr nach Blutzuckerspiegel.
>
> 3. *Präoperativ instabile Insulineinstellung oder großer Eingriff zu erwarten oder Noffalleingriff:*
>   soweit möglich, präoperative Einstellung auf kontinuierliche Altinsulinzufuhr (Perfusor, Richtwert 0,05–0,1 E/kg/h) unter simultaner Glukosezufuhr (2 ml/kg/h 5% Glukoselösung), intraoperative Fortführung der Einstellung, evtl. Reduktion der Glukosezufuhr auf die Hälfte, weitere Infusion Ringer-Lösung,
>   intraoperativ halbstündliche Blutzuckerkontrollen,
>   postoperativ Fortführung der kontinuierlichen Insulin- und Glukosezufuhr, bis akutes Problem beseitigt, danach Neueinstellung.

Der zuckerkranke Patient soll der erste Patient im Operationssaal sein.

Insulinom

Das Insulinom ist ein β-Zellentumor des Pankreas. Ursache kann ein Inselzelladenom, ein Inselzellkarzinom oder eine Hyperplasie und Hypertrophie der Inseln sein. Das klinische Merkmal sind rezidivierende Hypoglykämien. Prä- und intraoperativ ist eine engmaschige Blutzuckerkontrolle notwendig. Intraoperativ soll eine kontinuierliche Glukosezufuhr gewährleistet sein.

Hypoglykämie

Eine Hypoglykämie liegt bei Blutzuckerwerten unter 50 mg/dl (40 mg/dl bei Neugeborenen) vor. Die Hypoglykämie tritt einerseits iatrogen nach Insulingabe, in seltenen Fällen bei Insulinom, nicht selten jedoch bei Neugeborenen und Säuglingen intraoperativ auf. Bei Kindern können angeborene Stoffwechselstörungen (Galaktosämie, Fruktoseintoleranz etc.) schwere Hypoglykämien verursachen. Auch muß die Möglichkeit einer Hypoglykämie durch präoperative Insulinapplikation (orale Antidiabetika sollten am Operationstag nicht verabreicht werden) bedacht werden.

Die Symptomatik beinhaltet hyperadrenerge Symptome (Tachykardie, Zittern, Hyperexzitabilität, Schwitzen) und neurologische Symptome (Kopfschmerzen,

Konfusion, Krämpfe, Koma), welche unter der Anästhesie häufig nicht zu erkennen sind. Bei Risikopatienten (Säuglinge, Patienten mit präoperativer parenteraler Ernährung, Patienten mit Insulinom) müssen daher engmaschig auch intraoperativ Blutzuckerkontrollen vorgenommen werden.

Richtwert zur notwendigen Soforttherapie ist 1–2 ml/kg 20%ige Dextrose i.v., gefolgt von weiterer Glukoseinfusion und Blutzuckerkontrolle. Die Operation eines Insulinoms erfolgt günstigerweise unter Verwendung eines „künstlichen Pankreas" (Roizen 1981). Bei Hypoglykämie infolge Nebennierenrindeninsuffizienz ist die gleichzeitige Zufuhr von Kochsalzlösung und Kortikoiden notwendig.

8.6 Störungen von seiten des Ernährungszustands

Da diese Problematik eng mit der endokrinen Situation des Patienten verknüpft ist und die resultierenden intraoperativen Komplikationen erhebliche praktische Bedeutung besitzen, werden sie hier kurz besprochen.

Adipositas

Adipositas ist mit einem signifikant erhöhten Risiko chirurgischer Morbidität und Mortalität verknüpft. 20% Übergewicht erhöhen das Risiko einer letalen Herzerkrankung um ca. 40%, das einer zerebralen vaskulären Todesursache um 50% (Roizen 1981; Link 1984).

Von den möglichen Komplikationen der Adipositas (kardiopulmonale und respiratorische Komplikationen, Diabetes, Cholelithiasis, Zirrhose) sind es vorwiegend die kardiopulmonalen, welche intraoperativ erhebliche Risiken darstellen.

So besteht eine deutlich reduzierte Kreislaufreserve mit geringer Toleranz gegenüber Hypotension, Hypertension, Tachykardie, Hypervolämie.

Pulmonal liegt häufig eine Obstruktion der Lungenwege bei Maskennarkose vor, die FRC (funktionelle Residualkapazität) ist durch Zwerchfellhochstand generell vermindert.

Erhebliche Adipositas kann zur chronischen Hyperkapnie führen (Pickwick-Syndrom). Die Atemarbeit und der O_2-Bedarf sind beim adipösen Patienten erhöht. Dies ist v. a. für die postoperative Phase zu beachten (Vaughan 1974).

Adipöse Patienten weisen nicht selten eine vermehrte Azidität und ein vermehrtes Magensaftvolumen auf. Das Risiko der Aspiration ist erhöht.

Weitere Komplikationen ergeben sich aus den therapeutischen Bemühung n zur Verminderung der Adipositas. So können eine Reduktionsdiät, metabolische Azidose, Hypokaliämie und Hyperurikämie, die ausschließliche Applikation von proteinreichen Diäten zu intraktablen ventrikulären Rhythmusstörungen führen. Jejunojejunale Bypassoperationen resultieren nicht selten in Hypokaliämie, Hypomagnesiämie und Hypokalziämie sowie Anämie, Nierensteinen, Gicht und Hepatosen. Präoperativ verabreichte Amphetamine erhöhen häufig die notwendigen Anästhetikakonzentrationen, wenn sie jedoch über längere Zeit eingenommen werden (auch Fenfluramin), resultiert ein verminderter Anästhetikabedarf.

Eine vorliegende Adipositas erhöht das Narkoserisiko erheblich.

Die Therapie der intraoperativen Komplikationen bei Adipositas erfolgt symptomatisch (Digitalisierung, evtl. Diuretika, genaue Volumenbilanz, Behandlung einer vorliegenden Hypertonie, Vermeidung intraoperativer Katecholaminausschüttungen). Bei pulmonalen Komplikationen sind großzügige Anwendung der künstlichen Beatmung, evtl. unter Einsatz von PEEP, adäquate Anästhetikadosierung und Gabe von Cimetidin angebracht (Vaughan et al. 1975).

Bei der präoperativen Untersuchung sind daher das Vorliegen eines EKG (ventrikuläre Hypertrophie, kardiale Ischämie, Reizleitungsstörungen), die Spirometrie und die Bestimmung der Blutgase für die Beurteilung von großer Bedeutung. Präoperativ vorliegende Mangelerscheinungen müssen durch ausreichende Flüssigkeits-, Elektrolyt- und Aminosäurezufuhr ausgeglichen werden.

Präoperative Abmagerungsbemühungen können intraoperativ zu erheblichen metabolischen und kardialen Problemen führen.

Malnutrition (Anorexia nervosa, Unterernährung)

Metabolische Azidose, Hypokaliämie, Hypokalziämie, Hypomagnesiämie, Hypothermie, Hypoproteinämie und ein dem Panhypopituitarismus ähnliches Krankheitsbild resultieren aus einer erheblichen Malnutrition.

Eine Kardiomyopathie und Erregungsrückbildungsstörungen können ebenfalls vorliegen (Coke 1966).

Intraoperativ sind daher ein extensives Kreislaufmonitoring und metabolisches Monitoring nötig, um eine adäquate Flüssigkeits-, Elektrolyt- und Eiweißsubstitution zu ermöglichen.

Wenn möglich, sollte präoperativ eine adäquate Einstellung des Flüssigkeits- und Elektrolythaushalts sowie des Eiweißhaushalts erfolgen. Die Volumengabe muß vorsichtig erfolgen, da das Blut- bzw. Extrazellulärvolumen leicht überschätzt wird. Es besteht eine Volumenintoleranz mit dem Risiko der Entstehung eines Lungenödems (Hypoproteinämie, eingeschränkte kardiale Leistungsreserve).

Patienten mit erheblicher Malnutrition weisen häufig eine Volumenintoleranz auf.

Narkose bei Patienten unter totaler parenteraler Ernährung

Patienten unter totaler parenteraler Ernährung sind prädestiniert für eine Reihe intraoperativer Komplikationen. Neben den Komplikationen der parenteralen Ernährung (Kavakathetersepsis, Hyperosmolarität, Hypo- und Hypervolämie, cholestatische Hepatose und Hypophosphatämie) sind es v. a. die Hypoglykämie nach Absetzen der parenteralen Ernährung sowie die intraoperative Hyperosmolarität und osmotische Diurese bei intraoperativer Zufuhr hochprozentiger Glukoselösungen, welche zu erheblichen Problemen führen können.

Die Hypophosphatämie, welche präoperativ bei parenteraler Ernährung mit hohen Zuckermengen vorliegen kann, führt zu einer Linksverschiebung der Sauerstoffdissoziationskurve mit verminderter Sauerstoffabgabe und erzwungenem erhöhtem Herzzeitvolumen. Bei erheblicher Hypophosphatämie — unter 1 mg/dl (normal 3-4,5 mg/dl, 1,5 mmol/l) — können Herzversagen, Krämpfe, hämolytische Anämie und schließlich Tod resultieren.

Hypomagnesiämie kann das Bild einer Hypokalziämie imitieren, Kupfermangel zu einer Anämie und zu Wundheilungsstörung führen.

Bei Patienten unter parenteraler Ernährung ist daher ein gewissenhaftes Laborscreening wichtig. Vor allem gilt es, katheterbedingte Sepsis sowie eine Hyperglykämie (durch zu hohe Glukosezufuhr) oder Hypoglykämie (durch zu geringe Glukosezufuhr) auszuschließen.

Intraoperativ sind daher die Zufuhr von 5- oder 10%iger Glukose — je nach Blutzuckerspiegel — und die Bewahrung strikter Asepsis der zentralvenösen Leitungen notwendig.

Patienten unter totaler parenteraler Ernährung weisen häufig Blutzuckerentgleisungen sowie Mangelzustände auf.

Literatur

Bauer G (1986) Das Phäochromozytom als unerwartete Narkosekomplikation. Anaesthesist 35:628
Baumann G (1981) Myxoedemkoma. In: Koller F, Nagel G, Neuhaus K (Hrsg) Internistische Notfallsituationen. Thieme, Stuttgart New York, S 567-569
Cobb WE, Spare S, Reichlin S (1985) Neurogenic diabetes insipidus: Management with l-DAVP (L-Desamino-8-Darginne vasopressin). Ann intern Med 88:183
Coke LR (1966) The electrocardiogram in a nutritional deficiency state. Dis Chest 50:314
Compkin TV (1980) Radial arterial cannulation, potential hazard in patients with acromegaly. Anaesthesia 35:1008
Geser CA, Schultis K (1970) Der Einfluß von chirurgischen Eingriffen auf die intravenöse Glukosetoleranz und die Insulinsekretion des Menschen. 76. Tagung der dt. Gesellschaft f. inn. Medizin 1970. Bergmann, München, S 425
Hassan SZ, Matz G, Lawrenz Am, Collins PA (1976) Laryngeal stenosis in acromegaly. Anesth Analg 55:57
Kimm JM, Hackman L (1977) Anesthesia for untreated hypothyreoidism: a report of three cases. Anesth Analg 56:299
Lenz G, Lampl L, Hug J (1985) Anaesthesiologische Probleme bei unbekanntem extrarenalen Phaeochromozytom. Anaesthesist 34:392
Link J (1984) Das Anaesthesierisiko, edition medizin, VCH Verlagsgesellschaft Weinheim
Mc Guffin WL, Sherman BM, Roth J (1974) Acromegaly and cardiovascular disorders: A prospective study. Ann Intern Med 81:11
Roizen MF (1981) Preoperative evaluation of patients with diseases that require special preoperative evaluation and intraoperative management. In: Miller RD (ed) Anesthesia. Churchill Livingstone, New York, p 21-95

Sellevold OFM, Raeder J, Stenseth R (1985) Undiagnosed phaeochromocytoma in the perioperative period. Acta Anaesthesiol Scand 29:474
Shackney S, Hasson J (1967) Precipitous fall in serum calcium, hypotension, and acute renal failure after intravenous phosphate therapy for hypercalciemia. Ann Intern Med 66:906
Vaughan RW, Engelhardt RC, Wise L (1974) Postoperative hypoxemia in obese Patients. Ann Surg 180:877
Vaughan RW, Bauer S, Wise L (1975) Volume and pH of gastric juice in obese patients. Anesthesiology 43:686
Weidmann P, Massry SG, Coburn JW (1972) Blood pressure effects of acute hypercalcemia. Ann Intern Med 76:741
Wharton RS, Mazze RJ (1983) Fluid and electrolyt problems. In: Orkin FK, Cooper NLH (eds) Complications in anesthesiology. Lippincott, Philadelphia, pp 381–399

Teil B: Regionale Verfahren

9 Unmittelbare Reaktionen auf Lokalanästhetika

H. Ponhold

Lokalanästhetika unterscheiden sich von fast allen anderen Narkosemitteln dadurch, daß sie am Wirkungsort appliziert werden, so daß hohe Konzentrationen im Bereich der Nerven erreicht werden. Das Lokalanästhetikum wird jedoch resorbiert, und es können klinisch signifikante Plasmaspiegel entstehen. Da die therapeutische Breite der Lokalanästhetika gering ist, kann es relativ leicht zu unerwünschten Nebenwirkungen kommen (Tabelle 9.1).

Tabelle 9.1. Lokalanästhetika und Plasmaspiegel

Wirkungen	Plasmaspiegel der Lokalanästhetika		
	Lidocain [mg/ml]	Bupivacain [mg/ml]	Etidocain [mg/ml]
Vasokonstriktion	bis 5	bis 2,5	bis 2,5
↑RR, ↑Puls, ↑HMV (Lidocain) ↑RR, ↑Plus, ↓HMV (Bupivacain)	bis 10		
Vasodilatation	>5	>2,5	>2,5
ZNS: Konvulsionen	>6	>2–4	>3,2
Negative Inotropie	>10		
Herz-Kreislauf-Versagen	>2fach konvulsive Dosis		

9.1 Systemische Reaktionen

Systemische Reaktionen auf Lokalanästhetika sind das Ergebnis einer exzessiven Konzentration des Kations im Gewebe des entsprechenden Organs. Dabei sind das kardiovaskuläre und das Zentralnervensystem am häufigsten betroffen (s. folgende Übersicht).

Kardiovaskuläre Wirkungen

Vaskuläre Wirkungen

Das in dieser Richtung am besten untersuchte Lokalanästhetikum ist Lidocain. Es hat eine biphasische Wirkung auf die Blutgefäße. Bei einer niedrigen Konzentration

Symptomatik der Lokalanästhetikaintoxikation		
Zentralnervensystem		*Kardiovaskuläres System*
Benommenheit	Kortikale Hemmung	
Muskelzuckungen Konvulsionen	Subkortikale Enthemmung	Vasokonstriktion RR ↑ Puls ↑ positive Inotropie
Bewußtlosigkeit Atemstillstand	Medulläre Hemmung	Vasodilatation negative Inotropie Herz-Kreislauf- Versagen

von 2–5 μg/ml sieht man eine Vasokonstriktion, die zu einem Anstieg des peripheren Widerstandes und des arteriellen Blutdrucks führt. Diese Konzentration findet man bei korrekter Anwendung der Regionalanästhesie. Sobald der Plasmaspiegel eine Höhe von 5 μg/ml erreicht, kommt es zur Vasodilatation mit einem Blutdruckabfall (Blair 1975). Untersuchungen mit Bupivacain haben ähnliche Ergebnisse gebracht, wobei ein Plasmaspiegel von 2,5 μg/ml eine Vasodilatation bewirkt. Ein gefährlicher Blutdruckabfall kommt jedoch erst bei derart hohen Dosen vor, daß dieser Effekt wahrscheinlich beim Auftreten einer klinischen Toxizität nur eine geringe Rolle spielt.

Kardiale Wirkungen

Das am besten untersuchte Lidocain bewirkt am isolierten Herz in vitro eine myokardiale Depression, die mit steigender Konzentration zunimmt (Austen 1965). In vivo tritt jedoch die gegenteilige Wirkung auf. Man sieht einen Anstieg von Herzminutenvolumen, Kontraktilität, Blutdruck und Herzfrequenz; diese Wirkung nimmt mit steigender Konzentration bis zu einem toxischen Spiegel zu, der über 10 μg/ml liegt. Die Ursache dieser kardialen Stimulation liegt in der sympathischen Innervation des Herzens (McWhirter et al. 1973). Sobald jedoch der Plasmaspiegel diese toxische Höhe übersteigt, tritt eine zunehmende negativ inotrope Wirkung auf, die zusammen mit der dann vorhandenen Vasodilatation zum Herz-Kreislauf-Versagen führen kann. Die anderen kurzwirksamen Lokalanästhetika (Mepivacain, Prilocain) haben wahrscheinlich die gleiche Wirkung. Bei den langwirkenden Lokalanästhetika Bupivacain und Etidocain ist bei einer geringen Dosis ein Anstieg von Puls und Blutdruck, aber ein Absinken des Herzminutenvolumens zu sehen. Die Ursache liegt wahrscheinlich in einem stärkeren Anstieg des peripheren Widerstandes (Hasselstroem et al. 1983). Bei einer sehr hohen Dosis ist auch bei diesen Präparaten eine starke Kardiodepression zu sehen. Die notwendige intravenöse Dosis dafür ist jedoch 2mal so hoch wie die, die zu Krämpfen führt (De Jong et al. 1982).

Arrhythmien und Herzstillstand

Während Lidocain zur Therapie von ventrikulären Extrasystolen verwendet wird und selbst nie ventrikuläre Arrhythmien verursacht, kann es bei Bupivacain und

Etidocain zum Auftreten polytoper ventrikulärer Extrasystolen kommen; diese Arrhythmie beginnt häufig bereits vor dem Einsetzen von Krämpfen. In einzelnen Fällen sind sogar Todesfälle wegen Herzstillstand beschrieben worden (Albright 1979). Die Ursache der ventrikulären Arrhythmie bei Bupivacain und Etidocain liegt einerseits in der hohen Lipoidlöslichkeit dieser Präparate, weshalb sie sehr schnell und stark in den Na-Kanälen gebunden werden. Da diese Lokalanästhetika große Moleküle darstellen, lösen sie sich vom Na-Kanal andererseits noch langsamer, als es ihrer Lipoidlösbarkeit entspricht. Die Blockade des Reizleitungssystems hält daher während des Herzzyklus länger an, als dies bei den kurzwirksamen Lokalanästhetika (Lidocain) der Fall ist. Die Folge ist die Entstehung von Reentrymechanismen mit ventrikulären Arrhythmien (Clarkson u. Hondeghem 1985).

> Bupivacain und zu einem geringeren Ausmaß auch Etidocain können schwere Arrythmien einschließlich Kammerflimmern und Asystolie hervorrufen.

Zentralnervöse Wirkungen

Da Lokalanästhetika die Blut-Hirn-Schranke leicht überschreiten, kommt es relativ schnell zum Auftreten von Intoxikationserscheinungen von seiten des Zentralnervensystems (ZNS). Es besteht eine direkte Beziehung zwischen der In-vitro-Potenz des Lokalanästhetikums und der ZNS-Toxizität. Ein niedriger Plasmaspiegel von Lidocain (0,5–4 µg/ml) hat eine antikonvulsive Wirkung und wird auch zur Behandlung des Status epilepticus verwendet. Eine höhere Dosis führt jedoch selbst zu Konvulsionen. Der Blutspiegel, bei welchem Konvulsionen auftreten, ist bei Lidocain 6–7 µg/ml, bei Bupivacain 2–4 µg/ml und bei Etidocain 3,2 µg/ml. Die Angaben schwanken, da mehrere Faktoren einen Einfluß auf die Toxizität haben. Diese werden später beschrieben. So ist die konvulsive Dosis bei experimentellen Tieren 25–50% der letalen Dosis. Werden jedoch rechtzeitig Reanimationsmaßnahmen durchgeführt, ist die letale Dosis wesentlich höher. Vor dem Auftreten von Konvulsionen kommt es zu Warnzeichen wie Taubheit von Zunge und zirkumoraler Region, Benommenheit und Schwindel, verwaschener Sprache, Sehstörungen, Nystagmus, Ohrensausen, Tremor und Muskelzuckungen.

Danach tritt Bewußtlosigkeit auf, gefolgt von Konvulsionen. Die Klinik ist von Patient zu Patient unterschiedlich. Nach einer Verabreichung einer großen Dosis oder einer raschen i.v.-Applikation von Lokalanästhetika tritt nach den initialen Zeichen einer ZNS-Enthemmung sehr rasch eine ZNS-Depression mit Bewußtlosigkeit und Atemstillstand auf. Eine ZNS-Depression ohne vorhergehende exzitatorische Phase kann dann eintreten, wenn ZNS-Depressiva wie Benzodiazepine verabreicht worden waren. Es gibt auch Anzeichen dafür, daß sich bei Bupivacain und Etidocain weniger oder keine Warnzeichen zeigen (Schmidt 1977). Während der Konvulsion steigt der Sauerstoffverbrauch des Gehirns um 60% an. Falls der Patient nicht sehr rasch beatmet wird, führen höhere Dosen rasch zu Apnoe und zerebraler Hypoxie.

> Die ersten Zeichen einer ZNS-Intoxikation sind Benommenheit und Schwindel, häufig gefolgt von visuellen und akustischen Störungen wie Fokusierungsschwierigkeiten und Ohrensausen.

Risikofaktoren bei der Toxizität von Lokalanästhetika

Azidose

Ein Lokalanästhetikum in gelöster Form besteht aus einer nichtionisierten Base und einem ionisierten Kation. Die beiden befinden sich entsprechend der Henderson-Hasselbalch-Gleichung in einem Gleichgewicht, das vom pK_a-Wert des Lokalanästhetikums und vom pH-Wert abhängt.

$$pK_a = pH - \log \frac{(\text{Kation})}{(\text{Base})}.$$

In saurem Milieu ist ein größerer Anteil des Lokalanästhetikums in ionisierter Form vorhanden. Dieses Kation ist die aktive Form, sowohl in bezug auf die gewünschte Wirkung am Nerven als auch in bezug auf die toxische Wirkung.

Eine Azidose erhöht demnach auch die toxische Wirkung des Lokalanästhetikums. Dieser Effekt wird noch dadurch verstärkt, daß bei einer Azidose 28 % mehr Lokalanästhetikum von Gehirn und Herz aufgenommen werden.

> Eine Azidose erhöht die toxische Wirkung des Lokalanästhetikums.

Geschwindigkeit der Resorption

Ort der Injektion

Je nach dem Grad der lokalen Durchblutung wird die Resorption örtlich verschieden sein. So erfolgt die Resorption bei einer Interkostalblockade 4mal so schnell wie bei einer subkutanen Infiltration. Für eine gegebene Menge an Lokalanästhetikum ist der maximale Plasmaspiegel bei einer Interkostalblockade am höchsten, gefolgt von der Epiduralblockade und der Plexus-brachialis-Blockade. Der niedrigste Plasmaspiegel tritt nach subkutaner Infiltration auf.

Art des Medikaments

Bei Prilocain entsteht infolge der langsamen Resorption ein niedrigerer Plasmaspiegel als bei Lidocain. Die Lokalanästhetika mit besonders hoher Lipoidlöslichkeit wie Bupivacain und Etidocain werden stark an das lokale Fett gebunden und erst langsam resorbiert, so daß ein niedriger Plasmaspiegel entsteht. Die systemische Toxizität dieser Präparate ist daher gering. Das ändert sich jedoch sehr rasch, wenn das Präparat intravasal appliziert wird.

Vasokonstriktor

Bei einem Zusatz von Adrenalin in einer Konzentration von 1 : 200 000 wird der maximale Plasmaspiegel nach einer subkutanen Injektion um 50 %, bei einer epiduralen um 30 % und bei einer Interkostalblockade um 20 % reduziert. Diese Reduktion fällt jedoch bei Bupivacain und Etidocain geringer aus.

Auch die Gesamtdosis, die Konzentration des Lokalanästhetikums und die Geschwindigkeit der Injektion haben einen Einfluß auf die Geschwindigkeit der Resorption.

Verabreichungsart

Die häufigste Ursache von schweren toxischen Reaktionen ist eine unbeabsichtigte intravasale Injektion. Bei einer arteriellen Injektion in ein Gefäß, das zum Gehirn zieht, genügt schon eine kleine Menge, um Konvulsionen auszulösen. Die A. carotis oder die A. vertebralis können auch retrograd durch eine rasche Injektion in die A. axillaris oder die A. radialis eine toxische Dosis an Lokalanästhetikum erhalten, wodurch rasch Krämpfe auftreten können.

Umverteilung

Das resorbierte bzw. intravenös gegebene Lokalanästhetikum wird immer zuerst die Lunge passieren. Die Lunge ist in der Lage, bis zu 75 % des Präparats zu entfernen. Obwohl das Präparat später wieder abgegeben wird, dient die Lunge als Puffer gegen zu hohe Plasmaspiegel.

Proteinbindung

Da toxische Symptome nur durch das Kation des nicht an Proteine gebundenen Anteils des Lokalanästhetikums hervorgerufen werden, erhöhen Erkrankungen, die mit einer Verminderung der Plasmaproteine einhergehen, die Toxizität. Eine gesteigerte Toxizität ist auch dann zu erwarten, wenn die Proteinbindungsstellen durch kompetitive Substanzen besetzt sind. Das gilt besonders für Bilirubin. Da das Neugeborene einen höheren Bilirubinspiegel aufweist und außerdem die fetalen Proteine eine geringere Bindungskapazität haben als die Proteine des Erwachsenen, sind die Lokalanästhetika beim Neugeborenen toxischer als beim Erwachsenen.

> Eine Verminderung der Plasmaproteine erhöht die Toxizität der Lokalanästhetika.

Elimination

Die Elimination des Lokalanästhetikums hat bei einer einmaligen Injektion nur eine geringe Bedeutung. Bei kontinuierlicher oder wiederholter Applikation kann es jedoch bei einer langsamen Elimination zur Kumulation des Lokalanästhetikums kommen.

Metabolismus

Lokalanästhetika vom Estertyp (Procain, Chlorprocain, Tetracain) werden im Blut durch die Cholinesterase hydrolisiert. Dabei wird Chlorprocain 16mal schneller abgebaut als Tetracain. Ein Mangel an Cholinesterase kann den Abbau der Lokalanästhetika vom Estertyp wesentlich verlangsamen.

Lokalanästhetika vom Amidtyp (Lidocain, Mepivacain, Prilocain, Bupivacain, Etidocain) werden in der Leber metabolisiert. Von diesen Präparaten wird Prilocain am raschesten eliminiert, während Bupivacain in dieser Beziehung am langsamsten ist. Eine schwere Lebererkrankung kann diesen Abbau verlangsamen. Eine verminderte Durchblutung der Leber reduziert die Extraktionsrate. Eine solche verminderte Durchblutung tritt bei gleichzeitiger Verabreichung von Noradrenalin, Propranolol oder Allgemeinanästhetika wie Halothan auf. Auch bei Hypotonie und kardialer Dekompensation ist bei Lokalanästhetika vom Amidtyp ein langsamerer Abbau festzustellen.

Ausscheidung

Das Ziel des Metabolismus ist die Umwandlung des fettlöslichen nichtpolaren Medikaments in ein wasserlösliches polares Präparat, das durch die Niere ausgeschieden werden kann. Diese Ausscheidung kann bei Patienten mit Nierenversagen verlangsamt sein, wobei aktive Metaboliten mit toxischer Wirkung kumulieren können.

Therapie

Da Intoxikationserscheinungen auch bei Anwendung aller Vorsichtsmaßnahmen vorkommen können, dürfen die meisten Formen der Regionalanästhesie nur dann angewandt werden, wenn ausreichende Einrichtungen für eine Reanimation vorhanden sind. Eine weitere Voraussetzung ist das Setzen einer intravenösen Kanüle vor Injektion des Lokalanästhetikums. Beim Auftreten der Warnzeichen vor einer Konvulsion muß die Injektion des Lokalanästhetikums sofort unterbrochen werden. Eine Sauerstoffmaske wird angelegt. Krämpfe können durch Thiopental oder Diazepam behandelt werden. Bei der antikonvulsiven Therapie dieser Präparate muß man deren Nebenwirkungen beachten. Eine Beeinträchtigung der Atmung bei beiden Medikamenten und ein Blutdruckabfall, besonders bei Thiopental, können die Situation verschlechtern, wenn diese Beeinträchtigungen nicht sofort behandelt werden. Wenn Konvulsionen auftreten, ist die Spontanatmung nicht mehr ausreichend oder überhaupt nicht vorhanden. Der Patient muß beatmet werden, wenn nötig auch über einen endotrachealen Tubus. Dabei sollte der Patient hyperventiliert werden, um eine Alkalose zu bewirken. Eine Alkalose vermindert den Plasmaspiegel des Lokalanästhetikums und reduziert die Toxizität des vorhandenen Plasmaspiegels (Englesson 1974).

Wenn eine Hypotension auftritt, wird der Blutrückstrom zum Herzen mit Hilfe einer Beinhochlagerung erhöht. Gegebenenfalls ist auch die Anwendung von Vasopressoren notwendig. Bei Herzstillstand müssen die entsprechenden Reanimationsmaßnahmen durchgeführt werden.

Prävention

Intoxikationserscheinungen treten bei einer Überdosierung des Lokalanästhetikums auf, wobei die therapeutische Breite bei vielen Blockaden gering ist. Obwohl viele Faktoren (Azidose, Ort der Injektion, Art des Medikaments, Vasokonstriktor, Umverteilung, Proteinbindung) einen Einfluß auf die Toxizität haben, können doch Richtlinien für maximale Einzeldosen gegeben werden (Tabelle 9.2). Bei Vorhandensein eines oder mehrerer Risikofaktoren muß die Dosis jedoch reduziert werden. Da bei korrekter Applikation des Lokalanästhetikums der maximale Plasmaspiegel durch Resorption oft erst 20–30 min später auftritt, muß sich die Suche nach Prodromalzeichen über diese Zeit erstrecken. Die wichtigste prophylaktische Maßnahme zur Vermeidung einer exzessiven intravasalen Injektion ist die langsame intermittierende Injektion von kleinen Teilmengen über mehrere Kreislaufzeiten, um das Auftreten von Prodromalzeichen zu erkennen, bevor noch eine größere Dosis appliziert wird. Dabei ist es notwendig, den Patienten genau zu überwachen. Weitere Maßnahmen zur Vermeidung einer intravasalen Injektion sind wiederholte Aspirationsversuche. Ein negativer Aspirationstest ist jedoch kein Beweis für eine extravasale Lage der Nadel oder des Katheters.

Tabelle 9.2. Höchste Einzeldosen der Lokalanästhetika

Adrenalinzusatz	Höchste Einzeldosen				
	Prilocain [mg/kg]	Lidocain [mg/kg]	Mepivacain [mg/kg]	Etidocain [mg/kg]	Bupivacain [mg/kg]
Mit Adrenalin	8	6	6	4	2,5
Ohne Adrenalin	6	4	4	3	2

Der Zusatz von Vasokonstriktoren (Adrenalin) zur Lösung des Lokalanästhetikums wird die Resorption verlangsamen und einen niedrigeren maximalen Plasmaspiegel bewirken. Eine Prämedikation mit Diazepam erhöht den Plasmaspiegel, bei welchem Toxizitätserscheinungen von seiten des ZNS auftreten.

> Eine Prämedikation mit Diazepam erhöht den Plasmaspiegel für eine ZNS-Toxizität.

9.2 Methämoglobinämie

Prilocain bewirkt eine Methämoglobinämie. Da Prilocain in vitro nicht zu Methämoglobinbildung führt, muß man annehmen, daß ein Metabolit dieses Lokalanästhetikums der Verursacher ist. In geringer Dosierung wird das Methämoglobin nicht klinisch manifest. Erst bei größerer Dosierung tritt eine Zyanose auf.

Therapie

Die erste Maßnahme beim Auftreten einer Zyanose ist das Anlegen einer Sauerstoffmaske. Eine schwere Zyanose durch Methämoglobinämie wird mit Methylenblau in einer Dosierung von 1 mg/kg als 1%-Lösung in Form einer intravenösen Infusion innerhalb von 20 min behandelt. Die Zyanose verschwindet dann innerhalb von 30 min.

> Zur Vermeidung einer Zyanose infolge Methämoglobinämie soll die Prilocaindosis 8 mg/kg KG nicht überschreiten.

Prävention

Zur Vermeidung einer Zyanose infolge Methämoglobinbildung soll die Prilocaindosis 8 mg/kg KG nicht überschreiten.

9.3 Allergie

Allergische Reaktionen auf Lokalanästhetika sind sehr selten. Der Großteil dieser allergischen Reaktionen tritt bei Lokalanästhetika vom Erstertyp auf. Methylparaben, das der Lösung häufig als Konservierungsmittel beigefügt wird, kann Ursache für eine allergische Reaktion sein.

Therapie

Diese ist im Teil E, Kap. 37 „Intraoperative Unverträglichkeitsreaktionen", ausführlich dargelegt.

Prävention

Bei Patienten mit einer allergischen Diathese sollten Lokalanästhetika vom Amidtyp verwendet werden, die kein Konservierungsmittel enthalten.

9.4 Lokale Intoxikation des Gewebes

Eine intramuskuläre Injektion eines Lokalanästhetikums kann eine lokale Schädigung des Skelettmuskels hervorrufen. Im allgemeinen verursachen die längerwirkenden Lokalanästhetika wie Bupivacain und Etidocain eine stärkere lokale Schädigung als die kürzer wirkenden Lokalanästhetika wie Lidocain. Diese Skelettmuskelveränderungen sind reversibel. Die Muskelfasern sind nach 2 Wochen vollständig regeneriert.

9.5 Systemische Reaktionen auf Vasokonstriktoren

Vasokonstriktoren werden manchmal Lokalanästhetikalösungen beigefügt, um die Geschwindigkeit der Resorption des Lokalanästhetikums in den Blutkreislauf zu vermindern und damit den maximalen Plasmaspiegel zu reduzieren. Sie verlängern damit auch die Wirkungsdauer des Lokalanästhetikums und verstärken die Tiefe der Blockade. Bei korrekter Anwendung wird der Vasokonstriktor langsam resorbiert, wobei Adrenalin dann eine β-sympathomimetische Wirkung ausübt. Wenn jedoch eine unabsichtliche intravaskuläre Injektion erfolgt, treten folgende subjektive Symptome auf: Atemnot, Angst, Kopfschmerzen, Herzklopfen, Übelkeit und Erbrechen, Schwindelgefühl und auch Sehstörungen. Objektiv kommt es zu Tachypnoe, Tachykardie, Hypertonie, Blässe und/oder Zittern. Ein starker Blutdruckanstieg kann bei der schwangeren Frau zur Ruptur eines zerebralen Gefäßes oder Aneurysmas mit all seinen Folgen führen (Bonica 1967). Wenn die Dosis gering ist, und der Patient keine schwere Allgemeinerkrankung hat, wird auch eine intravasale Injektion nur vorübergehende Symptome hervorrufen. Bei Vorliegen einer Herzerkrankung, Hypertonie oder Hyperthyreoidismus können jedoch Arrhythmien und Herzversagen die Folge sein. So wurde das Auftreten eines Lungenödems bei einem Dialysepatienten innerhalb von 3 min nach Setzen einer interskalenen Plexusblockade beschrieben (Rooke u. Milne 1984).

Therapie

Bei Auftreten systemischer Reaktionen muß die Injektion sofort unterbrochen werden. Bei starken Reaktionen ist eine symptomatische Therapie notwendig. Als günstig hat sich die intravenöse Injektion von 25–50 mg Chlorpromazin erwiesen. Chlorpromazin hat eine sedierende und antiemetische Wirkung, senkt den Blutdruck und wirkt antiarrhythmisch.

Bei manchen Patienten dauern die Kopfschmerzen nach Normalisierung des Blutdruckes noch weiter an. Eine entsprechende analgetische Therapie ist dann angezeigt.

Prävention

Die Dosis des Vasokonstriktors sollte möglichst niedrig sein. Bei Adrenalin wird eine Konzentration von 1:200 000 und bei Phenylephrin eine Konzentration von 1:20 000 als optimal angesehen (Ausnahme: Zahnärzte verwenden Adrenalin 1:50 000). Die Gesamtdosis sollte bei Adrenalin 0,25 mg und bei Phenylephrin 2 mg nicht übersteigen. Die Injektion der Lösung soll langsam und intermittierend über 2–3 Kreislaufzeiten erfolgen, damit man in der Lage ist, die Injektion beim Auftreten geringgradiger Reaktionen zu unterbrechen. Patienten mit Herzerkrankung, Hypertonie und Überfunktion der Schilddrüse stellen eine relative Kontraindikation für die Anwendung von Vasokonstriktoren dar.

> Herzerkrankung, Hypertonie und Hyperthyreoidismus stellen eine relative Kontraindikation für die Verwendung von Vasokonstriktionen dar.

Lokale Reaktionen auf Vasokonstriktoren

Da bei Verwendung von Vasokonstriktoren im Bereich von Nase, Fingern, Zehen und Penis eine Ischämie mit Gewebsnekrose auftreten kann, sind diese Medikamente in diesen Regionen kontraindiziert.

9.6 Wertung

Systemische Reaktionen auf Lösungen von Lokalanästhetika können lebensbedrohlichen Charakter annehmen, wenn entsprechende prophylaktische und/oder therapeutische *Maßnahmen* nicht sofort gesetzt werden. Deshalb ist es notwendig, für alle möglichen Reaktionen vorbereitet zu sein und entsprechende Vorsicht walten zu lassen. Unter den richtigen Voraussetzungen und der nötigen Vorsicht sind fast alle dabei auftretenden Reaktionen beherrschbar. Die Anwendung von Lokalanästhetika sollte daher Ärzten mit entsprechender Ausbildung vorbehalten sein.

> Eine akzidentelle intravaskuläre Injektion ist die häufigste Ursache für eine Lokalanästhetikaintoxikation.

> Eine langsame intermittierende Injektion des Lokalanästhetikums über mehrere Kreislaufzeiten ist die beste Prophylaxe gegen Intoxikationserscheinungen.

Literatur

Albright AG (1979) Cardiac arrest following regional anesthesia with etidocaine or bupivacaine. Anesthesiology 51:285–287

Austein GW, Moren JM (1965) Cardiac and peripheral vascular effects of lidocaine and procainamide. Am J Cardiol 16:701–709

Blair MR (1975) Cardiovascular pharmacology of local anesthetics. Br J Anaesth 47:247–304

Bonica JJ (1967) Principles and practice of obstetric analgesia and anesthesia. Davis, Philadelphia

Clarkson CW, Hondeghem LM (1985) Mechanism for bupivacaine depression of cardiac conduction: Fast block of sodium channels during the action potential with show recovery from block during diastole. Anesthesiology 62:396–405

de Jong RH, Ronfeld RA, De Rosa RA (1982) Cardiovascular effects of convulsant and supraconvulsant doses of amide local anesthetics. Anesth Analg 61:3–9

Englesson S (1974) The influence of acid-base changes on central nervous system toxicity of local anesthetic agents. 1. An experimental study in cats. Acta Anaesthesiol Scand 18:79–87

Hasselström L, Mogensen T, Kehlet H. Christensen NJ (1983) Influence of intravenous bupivacaine administration on cardiovascular function and plasma catecholamines (Abstr). Acta Anaesth Scand [Suppl] 78:154

McWhirter WR, Schmidt FH, Fredrickson EL, Steinhaus JE (1973) Cardiovascular effects of controlled lidocaine overdosage in dogs anesthetized with nitrous oxide. Anesthesiology 39:398–404

Rooke NT, Milne B (1984) Acute pulmonary edema after regional anesthesia with lidocaine and epinephrine in a patient with chronic renal failure. Anest Analg 63:363–364

Schmidt AE (1977) Veränderungen hirnelektrischer Aktivität nach intravenöser Applikation von Bupivacain und Etidocain. In: Meyer J, Nolte H (Hrsg) Die Pharmakologie, Toxikologie und klinische Anwendung langwirkender Lokalanästhetika. Thieme, Stuttgart New York, S.176

Weiterführende Literatur

Covino BG, Vasallo HG (1976) Local Anesthetics: Mechanism of action and clinical use. Grune & Stratton, New York

10 Rückenmarknahe Leitungsanästhesien

H. PONHOLD

10.1 Kardiovaskuläre Veränderungen

Die infolge einer rückenmarknahen Leitungsanästhesie auftretenden kardiovaskulären Veränderungen (s. folgende Übersicht) werden durch folgende Faktoren bestimmt:

1) Höhe der Sympathikusblockade,
2) Vagotonus,
3) Behinderungen im venösen Rückfluß,
4) Plasmaspiegel des Lokalanästhetikums,
5) Plasmaspiegel des evtl. applizierten Adrenalins,
6) Faktoren von seiten des Patienten (Alter, Hypovolämie).

Kardiovaskuläre Komplikationen		
Diagnose	*Pathophysiologie*	*Therapie*
Tachykardie und Hypotonie bei sensorischer Blockade unter Th_4.	Venöses Pooling, ↓Blutrückstrom zum Herzen, ↓rechter Vorhofdruck, ↓RR und ↑Puls über Barorezeptoren (↑Sympathikustonus).	Behandlung des venösen Pooling (i.v. Flüssigkeit Beine hoch, Seitenlagerung bei der Gebärenden etc.).
Langsames Sinken von Puls und Blutdruck bei sensorischer Blockade über Th_4.	Venöses Pooling, ↓Blutrückstrom zum Herzen — anfangs ↓Vagustonus. Wenn der rechte Vorhofdruck weiter absinkt, ↑Vagotonus — Bradykardie.	Behandlung des venösen Pooling, i.v. Atropin, evtl. i.v. Ephedrin.
Relative Bradykardie bei sensorischer Blockade über Th_4 (normaler Puls trotz Hypotonie).	Ein verringerter Blutrückstrom zum Herzen sollte eine Tachykardie bewirken. Bei Blockade der Nn. accelerantes kann diese Reaktion ausbleiben.	Behandlung des venösen Pooling, evtl. Atropin i.v.
Plötzliche Bradykardie Hypotonie (auch bei sensorischer Blockade unter Th_4).	Eine starke Verminderung des Blutrückstroms zum Herzen (z.B. durch Kopfhoch-Bein-tief-Lagerung) kann zu einem plötzlichen Anstieg des Vagotonus führen — extreme Bradykardie und Hypotonie — Herz-Kreislauf-Versagen.	Behandlung des venösen Pooling, i.v. Atropin evtl. i.v. Ephedrin.

Höhe der Sympathikusblockade

Eine Blockade der sympathischen Nervenfasern führt sowohl direkt als auch indirekt durch eine Verminderung des Katecholaminspiegels im Blut zu folgenden Veränderungen:

1) Eine Weiterstellung der Arteriolen und Präkapillaren vermindert den peripheren Widerstand.
2) Eine Erweiterung der venösen Kapazitätsgefäße hat ein venöses Pooling zur Folge. Da 80% des regionalen Blutvolumens in den venösen Kapazitätsgefäßen sind, führt eine Erweiterung dieser Gefäße zu einer starken Verminderung des Blutrückflusses zum Herzen.
   Der reduzierte periphere Widerstand und der verminderte venöse Rückfluß zum Herzen bewirken ein Sinken des Herzminutenvolumens und des Blutdrucks.
3) Bei Blockaden, die höher als Th_4 sind, kann es infolge teilweiser oder totaler Ausschaltung der Nn. accelerantes zu einer weiteren Reduktion des Herzminutenvolumens kommen.

Es besteht eine direkte Beziehung zwischen der Höhe der Sympathikusblockade und der Häufigkeit sowie dem Ausmaß des Blutdruckabfalls. Bei der Spinalanästhesie (Subarachnoidalblockade) ist die Blockade der sympathischen Nervenfasern 2 oder mehr Segmente höher als die sensorische Blockade. Eine solche Differentialblockade ist bei der Epiduralblockade nicht festzustellen. Da eine Spinalanästhesie bei gleicher sensorischer Höhe mehr sympathische Segmente blockiert als eine Epiduralblockade, fällt der Blutdruck bei einer Spinalanästhesie stärker ab als bei einer Epiduralblockade gleicher sensorischer Höhe (Ward et al. 1965). Es hat sich jedoch gezeigt, daß die Höhe der Blockade bei der epiduralen weniger leicht vorhersehbar ist als bei der spinalen. Das führt dazu, daß bei einer Epiduralblockade häufiger unerwünscht hohe Blockaden auftreten als bei der spinalen. So bewirkt eine für eine inguinale Herniorhaphie gegebene Epiduralblockade bei 15,3% der Patienten einen Blutdruckabfall von mehr als 30%, während bei einer spinalen Blockade nur 3,7% eine solche Hypotension aufweisen (Moore 1968).

> Bei der Epiduralblockade ist die Höhe der Blockade weniger leicht vorhersehbar als bei der Spinalanästhesie.

Vagotonus

Ein reduzierter Blutrückfluß zum Herzen verursacht manchmal durch vagale Reflexe eine abrupt auftretende Bradykardie. Dadurch kommt es wieder zu einer stärkeren Füllung des Herzens. Wenn jedoch dieses bessere diastolische Füllen des Herzens ausbleibt, entsteht ein Circulus vitiosus, der zu extremer Bradykardie, Hypotension und myokardialer Ischämie führen kann.

Behinderungen im venösen Rückfluß

Diese bewirken ein verstärktes venöses Pooling mit weiterer Verminderung der diastolischen Füllung. Ursachen dafür inkludieren die aortokavale Kompression während der Schwangerschaft, Ileus, Aszites und große intraabdominelle Tumoren. Aber auch schlechte Lagerung des Patienten und Retraktoren des Chirurgen können die gleiche Wirkung haben.

> Die Hauptursache des Blutdruckabfalls bei rückenmarknahen Leitungsanästhesien ist ein venöses Pooling.

Plasmaspiegel des Lokalanästhetikums

Bei der Spinalanästhesie entstehen keine nennenswerten Plasmaspiegel des Lokalanästhetikums.

Die bei der Epiduralblockade angewandte Dosierung bewirkt einen Plasmaspiegel, welcher beim gesunden Patienten keine kardiovaskuläre Depression hervorruft. Wenn jedoch gleichzeitig eine Azidose und/oder Hypovolämie vorliegt, kann das Lokalanästhetikum in der gleichen Dosierung eine negativ inotrope Wirkung ausüben.

Bei akzidenteller intravasaler Injektion der für eine Epiduralblockade gedachten Dosis kann es zu schwerwiegenden kardiovaskulären Veränderungen kommen. Einzelheiten werden im Kap. 9 „Unmittelbare Reaktionen auf Lokalanästhetika" beschrieben.

Wirkung von Adrenalin

Wenn bei der Epiduralblockade dem Lokalanästhetikum Adrenalin in einer Dosierung von 1 : 200 000 beigemengt wird, kommt es zu einem stärkeren Abfall des peripheren Widerstands und des Blutdrucks sowie auch zu einem Anstieg von Puls und Herzminutenvolumen. Die Ursache dieser Veränderungen liegt v. a. in einer β-adrenergen Wirkung des Adrenalins (Bonica et al. 1971). Allerdings spielt wahrscheinlich auch eine, durch das Adrenalin bedingte, tiefere Sympathikusblockade eine Rolle.

Bei akzidenteller intravasaler Injektion einer für eine Epiduralblockade gedachten Dosis von Adrenalin tritt ein α-Effekt mit einem starken Anstieg von Blutdruck und Puls auf. Einzelheiten sind im Abschn. „Systemische Reaktionen auf Vasokonstriktoren" beschrieben.

Faktoren von seiten des Patienten

Alter

Es hat sich gezeigt, daß der Blutdruckabfall bei gleicher Höhe der sensorischen Blockade mit höherem Alter zunimmt.

Hypovolämie

Bei nichtkorrigierter hämorrhagischer Hypovolämie mit einem Verlust von 13% des Blutvolumens bewirkt eine Epiduralblockade bei Untersuchungen am Menschen eine ausgeprägte Bradykardie, ein stark reduziertes Herzminutenvolumen und einen sehr starken Abfall des Blutdrucks (Bonica et al. 1972). 5 von 7 Versuchspersonen benötigten intensive Reanimationsmaßnahmen. Obwohl bei den Probanden, die mit der Lokalanästhetikalösung auch Adrenalin bekamen, die Auswirkungen nicht ganz so stark waren, muß man sagen, daß eine rückenmarknahe Leitungsanästhesie bei unkorrigierter Hypovolämie nicht angewandt werden darf.

> Bei unkorrigierter Hypovolämie darf eine rückenmarknahe Leitungsanästhesie nicht durchgeführt werden.

Hypotension und Zentralnervensystem

Da es während einer rückenmarknahen Leitungsanästhesie nur zu einer geringen Abnahme des zerebralen Sauerstoffbedarfs kommt, ist bei einer starken Hypotension das Gehirn meist stärker gefährdet als das Herz.

Zerebrale Hypoxie

Ein durch eine hohe Spinalanästhesie bedingter Blutdruckabfall führt bei Hypertonikern eher zu einer verminderten zerebralen Perfusion. Zeichen der zerebralen Hypoxie wie Müdigkeit und Hyperventilation treten auf, wenn der Blutdruck unter 60% des Ruhedrucks des Patienten absinkt (Bromage 1978).

> Zeichen der zerebralen Hypoxie treten auf, wenn der Blutdruck unter 60% des Ruhedrucks des Patienten absinkt.

Atemstillstand und Herz-Kreislauf-Versagen

Sie kommen bei hohen Blockaden vor. In manchen Fällen liegt die Ursache in der Lähmung von vitalen Zentren der Medulla oblongata. Die Lähmung ist aber nicht durch die direkte Wirkung des Lokalanästhetikums bedingt. Vielmehr ist sie das Resultat einer unzureichenden medullären Durchblutung bei extremer Hypotension, wie sie am ehesten bei Kopf-hoch-Fuß-tief-Lagerung vorkommen kann. Moore (1968) hat bei der Spinalblockade bei 0,04% und bei der Epiduralblockade bei 0,07% der Patienten einen Herzstillstand beschrieben (Tabelle 10.1).

Tabelle 10.1. Atemstillstand und Herz-Kreislauf-Versagen. (Nach Moore 1968)

Anästhesietyp	Häufigkeit [%]
Spinalblockade	0,04
Epiduralblockade	0,07

Eine Kopf-hoch-Fuß-tief-Lagerung kann bei einer Spinalanästhesie zu Atemstillstand und Herz-Kreislauf-Versagen führen.

Prävention

Diese besteht in erster Linie in einer Gabe von 500-1000 ml einer physiologischen Elektrolytlösung vor dem Setzen der rückenmarknahen Leitungsanästhesie, um die zu erwartende Gefäßerweiterung infolge Sympathikusblockade zu kompensieren. Es besteht auch die Möglichkeit, prophylaktisch eine intramuskuläre Injektion eines Vasopressors (Ephedrin) durchzuführen.

Wichtig ist, eine Kopf-hoch-Bein-tief-Lagerung zu vermeiden, die zusammen mit der Sympathektomie zu einem extremen Blutdruckabfall mit Atemstillstand und Herz-Kreislauf-Versagen führen kann (NM Greene 1981).

Da ein Blutdruckabfall während der gesamten Wirkungsdauer der Blockade auftreten kann, muß der Patient während dieser Zeit entsprechend überwacht werden. Nachdem Hypotension und Bradykardie v. a. durch eine Reduktion des venösen Blutrückstroms zum Herzen verursacht werden, ist eine Hochlagerung der Beine (auch mit Kopfhochlagerung) die beste Prophylaxe gegen diese Komplikation. Dies gilt v. a. auch für die postoperative Phase. Auch das Anlegen von elastischen Binden an der unteren Extremität ist mit einer geringeren Inzidenz einer Hypotonie verbunden (Bhagwanje et al. 1990)

Therapie

Falls es trotz prophylaktischer Maßnahmen zu einem nichtakzeptablen Blutdruckabfall kommen sollte, wird die Volumenzufuhr gesteigert. Wenn eine Bradykardie einen erhöhten Vagotonus anzeigt, ist Atropin indiziert. Bei dem überwiegenden Großteil der Patienten mit therapiebedürftigem Blutdruckabfall ist die gesteigerte Flüssigkeitszufuhr allein nicht erfolgreich. Deshalb müssen meist Vasopressoren angewandt werden. Bei der Auswahl von Vasokonstriktoren sollte man in erster Linie an eine Verbesserung der Durchblutung vitaler Organe denken. Die im Vordergrund stehende Ursache für einen Blutdruckabfall ist ein venöses Pooling. Deshalb eignen sich am besten solche Medikamente, die den Blutrückstrom zum Herzen wiederherstellen (z. B. Ephedrin, Dihydroergotamin). Während Ephedrin auch einen positiv chronotropen und inotropen Effekt hat, führt die Anwendung von Methoxamin durch seine selektive α-Wirkung zu einem erhöhten peripheren Widerstand mit zwar erhöhtem Blutdruck, aber weiter reduzierter Perfusion. Dies wird noch dadurch verstärkt, daß bei Methoxamin infolge des Blutdruckanstiegs ohne ß-Wirkung reflektorisch eine Bradykardie zu erwarten ist (Eng et al. 1973). Methoxamin sollte daher spezifischen Situationen vorbehalten bleiben oder mit einem ß-Mimetikum kombiniert werden. Auch eine Lageänderung des Patienten wird den Blutrückstrom bessern. Dasselbe muß man bei der aortokavalen Kompression durch Seitenverschiebung des Uterus oder leichte Linkslagerung erreichen.

10.2 Plötzlicher Herzstillstand

Im Jahre 1988 haben Caplan et al. im Rahmen einer „Closed-claims-Analyse" 14 Patienten eruiert, die im Rahmen einer Spinalanästhesie einen plötzlichen Herzstillstand erlitten. Nach inadäquater Therapie folgten schwere ZNS-Störungen und/oder auch ein letaler Ausgang. Seither sind mehrere Kasuistiken in der Literatur erschienen. Im Rahmen einer Epiduralanästhesie ist ein plötzlicher Herzstillstand erst einmal beschrieben worden (Watanabe 1990).

Symptomatik

Bei allen Kasuistiken handelt es sich um hohe sensorische Blockaden (Th 6 oder höher). Im allgemeinen tritt der Herzstillstand 30–44 min nach Injektion des Lokalanästhetikums ohne Vorwarnung plötzlich auf. Dieses Intervall kann aber auch länger sein (1 h 15 min: Robillart 1990). Kurz vor Eintreten der Bewußtlosigkeit klagt der Patient meist über Übelkeit, verbunden mit extremer Bradykardie und Hypotonie. Sekunden später tritt eine Asystolie mit Koma und Atemstillstand auf.

Therapie

Es gelten die Maßnahmen einer Reanimation inklusive Beatmung und Herzmassage. Zusätzlich muß man berücksichtigen, daß bei dieser Komplikation reflektorisch eine extreme Vasodilatation mit fast völlig fehlendem Blutrückstrom zum Herzen auftritt. Um bei einem fast blutleerem Herzen eine Herzmassage wirkungsvoll durchführen zu können, sind 2 Maßnahmen sofort zu vollziehen.

1) Schocklagerung: Die Beinhochlagerung bewirkt durch die Schwerkraft eine Füllung des Herzen.
2) Adrenalin i.v.: Für eine effektive periphere Vasokonstriktion und zur Therapie einer nach einer Reanimation auftretenden persistierenden Bradykardie und Hypotonie ist Adrenalin (Suprarenin) sofort anzuwenden.

In seltenen Fällen genügt ein präkordialer Schlag (Chester 1988). Der Beginn effektiver Reanimationsmaßnahmen darf jedoch auf keinen Fall verzögert werden.

Prävention

Die einzige bekannte präventive Maßnahme ist die Vermeidung von zu hohen Blockaden. Gefordert werden muß allerdings eine enge Überwachung des Patienten für mindestens 1 h 30 min nach Setzen der Blockade und eine Beinhochlagerung nach Operationsende.

10.3 Ateminsuffizienz

Bei motorischer Blockade aller Interkostalmuskeln ist die Zwerchfellatmung beim gesunden, ruhenden Patienten für den Gasaustausch ausreichend. Falls jedoch die

Zwerchfellatmung behindert wird, wie durch Kopftieflagerung, Retraktoren und Abstopfungen im Abdomen, kann es zu einer schwerwiegenden Beeinträchtigung der Spontanatmung kommen, welche eine mechanische Beatmung notwendig macht. Wenn die Blockade auch den N. phrenicus einschließt, kommt es durch Blockade aller Atemmuskeln zum Atemstillstand, der mit Hilfe maschineller Beatmung behandelt werden muß.

10.4 Übelkeit und Erbrechen

Die Häufigkeit dieser Komplikation schwankt bei der Spinalanästhesie zwischen 13 und 90%. Sie ist bei hohen Blockaden häufiger anzutreffen als bei niedrigen (Crocker u. Vandain 1959). Wenn hohe Blockaden rasch erreicht werden, kommt es häufiger zu Übelkeit und Erbrechen, als wenn die hohe Blockade langsam einsetzt.

Wenn der Blutdruck absinkt, kommt es bei manchen Patienten zu einer zerebralen Mangeldurchblutung und in der Folge zu einer Hypoxie. Hier ist nicht der Blutdruckabfall, sondern die zerebrale Hypoxie verantwortlich. Es gibt anscheinend Patienten, bei denen eine Hypotonie nicht mit einer zerebralen Mangeldurchblutung verbunden ist.

In einer gut kontrollierten Studie konnten Ratra et al. (1972; s. folgende Übersicht) mehrere Faktoren untersuchen, die einen Einfluß auf die Häufigkeit von Erbrechen bei einer Spinalanästhesie haben: Eine Sauerstoffgabe während der Anästhesie ist mit einer geringeren Häufigkeit verbunden (16,6–64,7%). Eine Prämedikation mit Chlorpromazin reduziert die Häufigkeit von Erbrechen (30,7%), während Meperidin mit einer Häufigkeit von 90,0% und Atropin von 54% verbunden waren. Eine Hypotension bewirkt einen Anstieg der Häufigkeit. Bei Patienten, die einen Blutdruck unter 80 mm Hg[1] hatten, war die Häufigkeit 70,6%, bei höherem Blutdruck 37,3%. Zur Therapie von Übelkeit und Erbrechen wird Atropin intravenös häufig angewandt. Zur Prävention von Übelkeit und Erbrechen gehören die Gabe von Sauerstoff und die Behandlung bzw. Prophlaxe eines Blutdruckabfalls.

Übelkeit und Erbrechen: Häufigkeit bei Subarachnoidalblockade (nach Ratra et al. 1972)		
Mit O$_2$-Gabe 16,6%		Ohne O$_2$-Gabe 64,7%
	Prämedikation	
Chlorpromazin 30,7%	Meperidin 90%	Atropin 54%
	Blutdruckabfall	
Gering 37,7%		Unter 80 mm Hg systolisch 70,6%

---

[1] 1 mm Hg = 133,322 Pa.

O_2-Gabe und Vermeidung eines Blutdruckabfalls sind die beste Prophylaxe gegen Übelkeit und Erbrechen.

10.5 Blasen- und Darmstörungen

Die Sympathikusblockade führt zu hyperaktiver Peristaltik mit Sphinkterrelaxation. Dadurch kann es in seltenen Fällen zur Defäkation kommen. Die hyperaktive Peristaltik wird bei mechanischem Ileus gelegentlich als gefährlich angesehen, da dies angeblich zu einer Perforation führen könnte. Es gibt allerdings keinen dokumentierten Fall dieser Art.

Die Häufigkeit von Harnverhalten nach der Geburt ist bei Frauen, die eine Epiduralblockade erhielten, gleich groß wie bei Frauen, die keine Blockade hatten. Wenn die sakralen Segmente S_{2-4} blockiert sind, kommt es zu einer Atonie der Blase. Bei einer spinalen Blockade ist dies fast immer der Fall, bei der Epiduralblockade nur bei tiefsitzenden Blockaden, so daß die Häufigkeit von Harnverhalten bei der spinalen größer ist als bei der epiduralen Blockade. Wenn es sich um eine thorakale Epiduralblockade handelt, wird die Blasenfunktion meist nicht beeinflußt. Bei einer lumbalen Epiduralblockade ist die Wirkung auf die Blase nur sehr kurzfristig, so daß nur eine geringe oder gar keine postoperative Blasenfunktionsstörung zu erwarten ist. Wird jedoch die epidurale Blockade kontinuierlich für eine postoperative Schmerzbehandlung verwendet, kommt es sehr häufig zu Harnverhalten.

Eine Blasenstörung wird durch eine Epiduralblockade weniger häufig hervorgerufen als durch eine Spinalblockade.

10.6 Postspinaler Kopfschmerz

Diese Komplikation tritt nach Punktion der Dura/Arachnoidea auf und wird wahrscheinlich durch einen Druckverlust des Liquor cerebrospinalis infolge Flüssigkeitsverlust durch das Punktionsloch hervorgerufen. Daher wird dieser Schmerz auch als Postpunktionskopfschmerz bezeichnet. Beim Heben des Kopfes kommt es dann zu einem Zug an schmerzempfindlichen meningealen Gefäßen und Nerven.

Symptomatik

Sie ist dadurch gekennzeichnet, daß der Kopfschmerz das erste Mal beim Aufstehen aus dem Bett, Aufsitzen oder Heben des Kopfes auftritt oder sich dadurch verstärkt und durch Flachlagerung gewöhnlich verschwindet.

Er ist meist frontal oder okzipital, kann aber auch in den Nacken ausstrahlen. Eine Nackensteifigkeit gilt bei Abwesenheit von Fieber und Pleozytose nicht als Zeichen für eine Meningitis. Auch kann es zu audiovisuellen Beschwerden sowie Übelkeit und Erbrechen kommen. Der Kopfschmerz beginnt gewöhnlich innerhalb der ersten 4 Tage, dauert im Durchschnitt nicht länger als 4 Tage, kann aber auch mehrere Monate bestehen bleiben (Vandam und Dripps 1956). Häufigkeit und Schwere der Beschwerden hängen von verschiedenen Faktoren ab. Da die Kopfschmerzen erst eine Woche nach der Punktion und sogar noch später auftreten können, sind nur jene Studien zu berücksichtigen, die einen langen Beobachtungszeitraum einschließen. Die allgemeine Häufigkeit der Kopfschmerzen schwankt bei diesen Studien zwischen 0,4 und 41 % (Tabelle 10.2).

Nach dem 40. Lebensjahr nimmt die Häufigkeit ab (3–8 %), sie ist im 3. und 4. Dezennium am höchsten. Bei Frauen kommt diese Komplikation häufiger vor als bei Männern, besonders häufig bei Anwendung der Spinalanästhesie im Rahmen der geburtshilflichen Anästhesie. Ursachen dafür könnten ein erhöhter Liquorverlust beim Pressen unter der Geburt und Dehydrierung sein. Ein verstärktes Leck könnte auch dadurch entstehen, daß die Kavakompression nach der Geburt aufgehoben ist, und damit auch der epidurale Venenplexus nicht mehr stark ausgedehnt ist (s. auch Teil D, Kap. „Schwangerschaft und Geburtshilfe"). Dadurch ist mehr Platz für den ausfließenden Liquor vorhanden. Die Nadelgröße ist ebenfalls ein wichtiger Faktor. Die Häufigkeit nimmt mit der Nadelgröße zu, so daß eine 20-G-Nadel sehr häufig sehr starke Kopfschmerzen verursacht, während bei einer G-26-Nadel nur selten Kopfschmerzen auftreten, die dann auch sehr leicht sind und kurz

Tabelle 10.2. Postpunktionskopfschmerz

Autoren	Nadelgröße [G]		Häufigkeit [%]
a) Allgemein			
Vandam und Dripps (1956)	16		18
	20		14
	22		9
	24		6
b) Bei der Geburt	Ohne Hydrierung		Mit Hydrierung
Greene (1950)	20	41	33
	22	26	10
	24	8	2
	26		0,4
Vandam und Dripps (1956)	Männer		7
	Frauen		14
	– bei der Geburt		22
	– andere Indikationen		12
	Alter		
	20–40 Jahre		16
	>40 Jahre		3–8
	Audiovisuelle Beschwerden		0,8
	Abduzensparese		0,008

andauern. Der Liquorverlust durch die Dura mit einer 22-G-Spinalnadel ist bei Anwendung einer Nadel mit Bleistiftspitze (z.B.Sprotte oder Whittacre) geringer als bei Anwendung einer Nadel mit Quincke-Schliff. Auch die Kopfschmerzhäufigkeit ist bei Anwendung einer 22-G-Nadel mit Bleistiftspitze geringer. Ergebnisse von Studien mit 24-G-, 25-G- und 26-G-Spinalnadeln sind unterschiedlich. Eine Studie hat eine geringere Kopfschmerzhäufigkeit mit einer Sprotte-Nadel als mit einer Quincke-Nadel in dieser Stärke eruiert (Cesarini et al 1900). Andere Studien konnten keinen Unterschied in der Inzidenz dieser Komplikation zwischen den beiden Nadeln in dieser Stärke feststellen (Dercic et al. 1993; Shutt et al. 1992).

Es wird vielfach behauptet, daß eine Kopfhochlagerung die Entstehung des Postpunktionskopfschmerzes begünstige. Es gibt allerdings keine Anhaltspunkte für diese Behauptung, so daß eine Spinalanästhesie keine Kontraindikation für eine frühe Mobilisierung darstellt (Jones 1974).

Bei der Epiduralblockade ist der Postpunktionskopfschmerz wegen des seltenen Vorkommens einer akzidentellen Durapunktion weniger häufig anzutreffen als bei der Spinalanästhesie.

Kopfschmerzen können auch ohne Durapunktion bei Allgemeinnarkosen auftreten. Diese Kopfschmerzen haben dann allerdings nicht die Charakteristik des Postpunktionskopfschmerzes. Auch sind nicht alle Kopfschmerzen, die nach einer Spinalanästhesie auftreten, durch die Durapunktion bedingt.

> Eine Spinalanästhesie ist keine Kontraindikation für eine frühe Mobilisierung des Patienten.

Audiovisuelle Beschwerden

Diese treten manchmal im Zusammenhang mit einem Postpunktionskopfschmerz auf. Die Häufigkeit liegt bei 0,8% (Vandam und Dripps 1956).

Die visuellen Störungen bestehen aus Doppelbildern, Leseschwierigkeiten, Lichtempfindlichkeit, Flecken vor den Augen und Fokusierungsproblemen. In seltenen Fällen kann es auch zur Entstehung einer Hirnnervenlähmung kommen, die meist den N. abducens betrifft. Moore (1968) hat diese Komplikation bei einem Patienten im Rahmen von 12 383 Spinalanästhesien gesehen (0,008%). Vandam und Dripps (1956) haben 3 Patienten mit Parese des M. rectus lateralis beschrieben. Diese 3 Patienten hatten eine kontinuierliche Spinalanästhesie, wobei der Katheter mit einer G-16-Nadel eingeführt worden war. Die Parese trat 1 Woche nach der Punktion plötzlich auf und dauerte 1 Woche bis 6 Monate, wobei es bei allen Patienten zur Restitutio ad integrum kam. Vandam hat aus diesem Grund die kontinuierliche Spinalanästhesie nicht mehr angewandt.

Ein nach einer Liquorpunktion auftretender Tieftonhörverlust ist bei manchen Patienten nicht vollständig reversibel (Michel et al. 1991). Die wahrscheinliche Entstehungsursache ist ein partiell offener Aquaeductus cochleae mit Verlust von Perilymphe in den Liquorraum. Bei Verdacht auf eine Hörstörung sollte der Patient einem Facharzt vorgestellt werden. Infusionsbehandlungen und ein epiduraler Blutpfropf sollten sofort durchgeführt werden, um einem weiteren Liquorverlust vorzubeugen.

Therapie

Bei leichten Formen der Postpunktionskopfschmerzen sind Analgetika, Koffein und Flachlagerung des Patienten sowie eine ausreichende Hydrierung, sei sie oral oder parenteral, meist ausreichend. Die Hydrierung der Patienten bewirkt eine verstärkte Liquorproduktion, wodurch der Verlust kompensiert wird. Diese Therapie ist bei Patienten, die starke und langanhaltende Beschwerden aufweisen, nicht ausreichend. Eine kausale Behandlung besteht in der Anhebung des Liquordrucks. Dies kann außer durch Hydrierung des Patienten durch Bauchbinden erreicht werden. Bauchbinden führen zu einer stärkeren Füllung der epiduralen Venen. Auch Injektionen von Kochsalz- und Ringerlösungen in den Epiduralraum werden angewandt. Diese Behandlung hat jedoch bei vielen Patienten nur eine vorübergehende Wirkung, da diese Lösungen im Epiduralraum rasch resorbiert werden (Usubiaga et al. 1967). Di Giovanni u. Dunbar (1970) berichteten, daß Eigenblutinjektionen in den Epiduralraum bei schweren Formen eine ausgezeichnete Erfolgsrate aufweisen. Es werden 5-15 ml Eigenblut in der Höhe der Durapunktion in den Epiduralraum injiziert. Dieser epidurale „Blutpfropf" hat eine Erfolgsrate von 89–95 % und kann nach 24 h wiederholt werden. (s. auch Teil D, Kap. „Schwangerschaft und Geburtshilfe").

Die beschriebenen Komplikationen des Blutpropfes sind gering. Dazu gehören Rückenschmerzen (35 %), Halsschmerzen (0,9 %) und vorübergehender Temperaturanstieg (5 %). Ostheimer et al. (1974) beschrieben einen Patienten, bei dem eine Nervenwurzelirritation 10 Tage anhielt. Walpole (1975) berichtete über einen Patienten mit vorübergehenden starken Schmerzen. Im Hinblick auf die geringe Komplikationsrate sollte der Blutpfropf bei starken Kopfschmerzen und besonders bei der Gefahr einer Hirnnervenlähmung sowie bei Tieftonhörverlust möglichst bald angewandt werden. Bei geringen Beschwerden genügen jedoch konservative Maßnahmen.

Prävention

Zu den vorbeugenden Maßnahmen gehört die Verwendung einer dünnen Nadel (25 G oder 26 G). Die Einführung von 30-G-Spinalnadeln ist technisch sehr schwierig und mit hoher Frequenz von inadäquaten Blockaden und Fehlerraten verbunden (Lesser et al. 1990), weshalb diese Nadel nicht empfohlen werden kann. Da Studien über dünne Nadeln (24 G, 25 G imd 26 G) mit bleistiftartiger Spitze unterschiedliche Resultate zeigen, andererseits die Anwendung dieser Nadel mit zusätzlichen technischen Schwierigkeiten verbunden ist (das seitliche Loch der Nadel kann eher teilweise im Epidural- und Subarachnoidalraum sein, die Nadelspitze muß weiter in den Subarachnoidalraum eingeführt werden und kann eher die anteriore Dura perforieren), kann man z. Z. die Nadel mit bleistiftartiger Spitze nicht für die routinemäßige Anwendung empfehlen.

Es hat sich auch gezeigt, daß bei Anwendung der paramedianen Technik weniger oder keine Kopfschmerzen auftreten. Das Ausrichten des Nadelschliffs in der Longitudinalachse soll die Durafasern in geringerem Ausmaß durchtrennen und deshalb weniger Kopfschmerzen verursachen. Eine weitere prophylaktische Maßnahme ist die ausreichende Hydrierung des Patienten. Flachlagerung des Patienten über längere Zeit hat sich zur Prophylaxe nicht als nützlich erwiesen, so daß eine spinale Blockade keine Kontraindikation für eine frühe Mobilisierung darstellt.

Die routinemäßige Anwendung eines epiduralen Blutpfropfs zu Prophylaxe wird i. allg. abgelehnt.

10.7 Rückenschmerzen

Diese können nach einer rückenmarknahen Leitungsanästhesie vorkommen. Diese Beschwerden sind jedoch bei Anwendung einer Allgemeinnarkose gleich häufig wie bei einer Spinalanästhesie (Brown u. Elman 1961). Die Häufigkeit schwankt in den Literaturangaben zwischen 2 und 35%. Wenn für die Epiduralblockade stumpfe Nadeln angewandt werden, um das Risiko einer Durapunktion zu reduzieren, treten Rückenschmerzen häufiger auf. Wegen der Verwendung größerer Nadeln treten Rückenschmerzen bei der Epiduralblockade häufiger auf als bei der Spinalen (Foldes et al. 1956).

10.8 Akzidentelle intravasale Injektion

Die Häufigkeit einer Gefäßpunktion hängt bei der kontinuierlichen Epiduralblockade wahrscheinlich auch von der Geschmeidigkeit bzw. Steife des Epiduralkatheters ab. Dawkins (1969) hat bei 2,8% der Patienten eine Gefäßpunktion diagnostiziert. Eine akzidentelle intravasale Injektion des Lokalanästhetikums kann zu tonisch-klonischen Krämpfen und anderen systemisch-toxischen Reaktionen führen. Dies kommt bei 0,014–0,08% der Epiduralblockaden vor (Lund et al. 1961; Moore 1968).

Die Therapie besteht in entsprechenden intensivmedizinischen Maßnahmen. Es ist sehr wichtig, eine intravasale Injektion zu vermeiden oder frühzeitig zu erkennen. Zur Vermeidung einer intravenösen Injektion wird ein Aspirationstest gemacht. Ein negativer Aspirationstest ist aber noch kein Beweis für eine extravasale Lage des Katheters, weil die Gefäßwand durch die Aspiration angesaugt werden kann. Manchmal kommt das Blut eher spontan zum Vorschein. Da ein Epiduralkatheter sehr lang ist, ist eine durchsichtiger Katheter deshalb von Vorteil, weil das Blut dann schon im Katheter entdeckt werden kann. Eine weitere Möglichkeit zur Erkennung einer intravasalen Katheterlage ist die Testinjektion von 3-5 ml einer adrenalinhaltigen Lösung in einer Konzentration von 1:200000, wodurch eine Tachykardie entsteht. Eine kontinuierliche Überwachung des Patienten ist aber für die Diagnose notwendig. Da das Erkennen einer intravasalen Katheterlage mit den oben genannten Methoden nicht immer ganz klar und eindeutig möglich ist, sollte die Injektion der Gesamtdosis für die Epiduralblockade langsam und fraktioniert in

5-ml-Einzeldosen über 2–3 Kreislaufzeiten durchgeführt werden, so daß dann eine intravasale Lage am Auftreten leichter Intoxikationserscheinungen erkannt wird, bevor eine so hohe Dosis appliziert wird, daß potentiell lebensgefährliche Veränderungen auftreten.

Bei der spinalen Blockade führt eine intravasale Injektion wegen der geringen Menge an Lokalanästhetikum nicht zum Auftreten von Intoxikationserscheinungen.

> Ein negativer Aspirationstest ist kein Beweis dafür, daß Nadel oder Epiduralkatheter nicht intrathekal oder intravasal liegen.

10.9 Massive Epiduralanästhesie

In sehr seltenen Fällen kann es bei geriatrischen Patienten 30-40 min nach der Injektion zu einer außerordentlichen hohen Blockade mit Atemlähmung und Bewußtlosigkeit kommen (Owusu-Afram u. Schiffter 1977). Die Ursache für diese seltene Komplikation ist nicht geklärt. Es könnte sich um eine subdurale, aber eparachnoidale Injektion oder um einen vollkommenen Verschluß der Foramina intervertebralia handeln, oder auch um eine erhöhte Durchlässigkeit der Dura im Alter bzw. um eine extrem verlangsamte Resorption des Lokalanästhetikums aus dem Epiduralraum in das Gefäßsystem. Bei Anwendung geeigneter Intensivmaßnahmen klingt diese Komplikation ohne Folgen ab. Voraussetzung dafür ist jedoch eine ausreichend lange und genaue Überwachung des Patienten.

> Eine ausreichend lange und genaue Überwachung des Patienten ist die Voraussetzung für eine erfolgreiche Behandlung einer Komplikation mit Lokalanästhetika.

10.10 Totale Spinalanästhesie

Eine hohe Spinalanästhesie kann bei der spinalen Blockade durch eine Überdosierung oder falsche Lagerung des Patienten entstehen. Stratmann et al. (1979) haben diese Komplikation bei 0,98 % ihrer Patienten gesehen. Eine maschinelle Beatmung war bei 0,05 % der Patienten notwendig (Tabelle 10.3).

Tabelle 10.3. Totale Spinalanästhesie (Beatmung notwendig)

Beabsichtigte Blockade	Häufigkeit [%]
Spinale Blockade	
Stratmann (1979)	0,05
Epidurale Blockade	
Moore (1968)	0,01
Lund et al. (1961)	0,08

Eine akzidentelle subarachnoidale Injektion einer für die Epiduralblockade gedachten Dosis führt sehr rasch zu einer hohen Blockade. Sie tritt bei 0,01–0,08 % dieser Blockaden auf (Lund et al. 1961; Moore 1968). Eine massive Subarachnoidalinjektion kann auch im Rahmen einer Nachinjektion vorkommen (Philip u. Brown 1976). Vor der Manifestation einer Blockade aller quergestreiften Muskulatur mit Atemlähmung kann man eine hohe sensorische und sympathische Blockade beobachten. Die totale Sympathektomie kann zu einem starken Blutdruckabfall führen. Wichtig ist in diesem Fall, eine Kopfhochlagerung zu vermeiden, da der dabei auftretende starke Blutdruckabfall zu einer zerebralen Mangeldurchblutung mit Hypoxie der Medulla führt. Die Folge ist ein Atem- und Herzstillstand. Vielmehr sollten bei flachgelagertem Rumpf die Beine hochgelagert werden. Das führt zu einem erhöhten Blutrückstrom zum Herzen mit Blutdruckanstieg. Bei der Möglichkeit einer aortokavalen Kompression sollte der Patient 20–30° seitlich gelagert werden. Weiter Maßnahmen zur Therapie einer Hypotension inkludieren die rasche intravenöse Applikation von Plasmaersatzprodukten und Vasopressoren. Bei Blockade des N. phrenicus kommt es zu mechanischer Ateminsuffizienz. Der Patient wird intubiert und mechanisch am besten im 60 % N_2O beatmet, bis eine Spontanatmung wieder auftritt. Im Anschluß an die totale Parese entsteht häufig auch eine Bewußtlosigkeit. Die Bewußtlosigkeit kann bis zu 4 h, die totale Parese bis zu 6 h anhalten.

Die Prophylaxe für diese Komplikation besteht auch hier in vorsichtiger Technik, Aspiration und langsamer fraktionierter Injektion des Lokalanästhetikums.

Eine Testdosis sowie langsame und fraktionierte Injektionen des Lokalanästhetikums sind die sichersten Maßnahmen, um die Folgen einer Fehlinjektion gering zu halten.

10.11 Katheterkomplikationen

Katheterabriß

Es kann vorkommen, daß der Katheter sich nur etwa 1 cm vorschieben läßt. Wenn dieser in der Folge aus der Epiduralnadel herausgezogen wird, kann die Spitze des Katheters von der Nadelspitze abgeschnitten werden. Aus diesem Grund muß mit dem Katheter auch die Nadel entfernt werden, und der epidurale Katheter neu gesetzt werden!

Eingeklemmter Katheter

Der Katheter kann in einem Ligament oder zwischen benachbarten Wirbeln eingeklemmt werden. In diesem Fall ist der Katheter verstopft und kann nicht entfernt werden. Durch Beugung und Drehung der Wirbelsäule ist es möglich, den Katheter mit leichtem Zug vorsichtig zu entfernen. Auf keinen Fall darf der Katheter mit Gewalt herausgerissen werden. Auch kann ein verstopfter Katheter durch Bewegung der Wirbelsäule wieder durchgängig werden (Kaufman u. Reynolds 1976).

Katheterknoten

Es handelt sich hier um eine ausgesprochen seltene Komplikation. Bromage (1978) hat bei mehr als 30000 Epiduralkathetern nur einen Katheterknoten beschrieben. Ein solcher Knoten tritt dann auf, wenn der Epiduralkatheter zu weit in den Epiduralraum vorgeschoben wird. Ein geknoteter Katheter kann nur mit großer Vorsicht unter leichtem Dauerzug entfernt werden.

Brüchige Katheter

Bei früheren Katheterfabrikaten kam es vor, daß dieser Katheter bei längerer Liegedauer knapp unter der Durchtrittsstelle der Haut brach. Bei den heutigen Teflonkathetern tritt das praktisch nicht mehr auf.

Therapie eines abgebrochenen Katheters

Die heutigen Epiduralkatheter bestehen aus demselben Material wie viele Implantationsstoffe. Sie können jahrelang in situ belassen werden, ohne Beschwerden zu verursachen. Es ist fast unmöglich, einen Katheter aus dem Epiduralraum operativ zu entfernen, auch wenn dieser röntgenkontrastgebend ist. Aus diesen Gründen wird von der Entfernung eines abgebrochenen Katheters abgeraten. Nur Katheter, die im Bereich der Haut gebrochen sind, lassen sich relativ leicht chirurgisch extrahieren (Bromage 1978).

10.12 Bronchospasmus

Da eine Operation eines Asthmapatienten unter Allgemeinnarkose mit trachealer Intubation mit einer höheren Inzidenz von Bronchospasmus verbunden ist, als unter Regionalanästhesie, wird die Anwendung einer Regionalanästhesie für Asthmapatienten empfohlen, wann immer dies möglich ist (Kingston et al. 1984). Es kann bei Asthmatikern allerdings auch im Rahmen von rückenmarknahen Leitungsanästhesien zu schwerem Bronchospasmus kommen (Wang et al. 1993). Die Sympathikusblockade mit aufrechterhaltenem Vag. tonus könnte die Ursache des Bronchospasmus dieser Patienten sein. Auch ein Absinken des Katecholaminspiegels des Blutes durch die Sympathikusblockade der Nebenniere ist als Ursache vorstellbar. Jedoch sind bei 1 Patienten ß-Mimetika als Therapie unwirksam gewesen. Atropin war allerdings erfolgreich (McGouoh 1990).

10.13 Neurologische Komplikationen

Epiduralhämatom

Diese Komplikation kann auch spontan ohne Antikoagulanzientherapie an gesunden Menschen auftreten. Die Möglichkeit dazu ist aber bei Antikoagulanzientherapie verstärkt vorhanden. Durch minimale Traumen kann es zum Auftreten eines Hämatoms kommen. Ein Epiduralhämatom kann auch dann auftreten, wenn die Blockade vor der Heparinisierung durchgeführt wurde (Butler u. Green 1970). Da das Risiko neurologischer Komplikationen in diesem Fall noch immer gering ist, ist ein solches Vorgehen nach Abwägen besonderer Risikofaktoren gerechtfertigt (Bromage 1978). Das gleiche gilt bei der Anwendung einer Epiduralblockade bei Patienten, die eine „Minidosis Heparin zur Thromboseprophylaxe" erhalten. Bei Anwendung von niedermolekularem Heparin zur Thromboseprophylaxe besteht nach einmaliger Gabe (am besten am Vorabend) keine Kontraindikation für eine rückenmarknahe Leitungsanästhesie. Falls ein niedermolekulares Heparin länger als 1 Tag verabreicht worden war, sollte vor der Punktion dieses niedermolekkulare Heparin 24 h (bei Therapiedauer bis 1 Woche) oder 48 h (bei Therapiedauer > 1 Woche) abgesetzt und bei Bedarf durch nichtfraktioniertes Heparin ersetzt werden. Vor dem Setzen der Blockade muß allerdings ein Gerinnungsstatus erhoben werden.

Ein kleines Epiduralhämatom wird meist ohne klinische Zeichen wieder abheilen. In seltenen Fällen kann das Hämatom jedoch zu einer Kompression des Rückenmarks führen, wobei die Symptome oft erst Tage später auftreten. Binnert et al. (1971) konnten zeigen, daß bei einer Dekompression innerhalb von 12 h zufriedenstellende Resultate erzielt werden. Bei Patienten, die erst nach dieser 12-h-Grenze operiert wurden, blieb eine dauernde Paraplegie zurück.

Spinales Subduralhämathom

Bisher sind nach einer Durapunktion nur 13 Patienten mit dieser Komplikation beschrieben worden. Nur bei 2 dieser Patienten wurde vorher eine Spinalanästhesie durchgeführt (Owens et al. 1986; Barker 1988). Der Großteil der Patienten hatte eine Koagulopathie. Einer der beiden Patienten mit Spinalanästhesie hatte allerdings keine Koagulopathie.

Die Blutungsquelle ist nicht eindeutig. Die einzigen Gefäße mit einem Durchmesser von mehr als 1 mm innerhalb des Subarachnoidalraumes sind die V. radiculomedullares majores (Adamkiewicz). Im allgemeinen treten sie oberhalb der L 3-Nervenwurzel in den Subarachnoidalraum ein, können aber auch die L 3- oder L 4-Nervenwurzel begleiten. Diese Komplikation ist extrem selten und sollte die Anwendung einer Spinalanästhesie mit ihren dokumentierten Vorteilen nicht hintanhalten.

Intrakranielles Subduralhämatom

Es gibt nur sehr wenige Kasuistiken nach einer Spinalanästhesie oder Durapunktion. Der Liquorverlust über das Duraleck mit fogendem Liquorunterdrucksyndrom und Erhöhung der transmuralen Gefäßspannung kann für eine Ruptur einer vorbestehenden intrakraniellen Gefäßmißbildung oder Gefäßschwäche verantwortlich sein (Böttiger et al. 1992). Eine rückenmarknahe Regionalanästhesie ist bei vermuteter oder bekannter Gefäßanomalie im ZNS kontraindiziert.

Epiduralabszeß

Usubiaga (1975) hat bei einer Literatursuche 780 000 Epiduralanästhesien zusammengefaßt. Er fand 6 Epiduralabszesse nach lumbaler Epiduralblockade und 5 Epiduralabszesse nach Sakral-Epidural-Blockade. Zu Beginn der geburtshilflichen Anästhesie ist nach Anwendung kontinuierlicher Sakral-Epidural-Blockaden diese Komplikation häufiger aufgetreten. In letzter Zeit wird sie nur mehr selten beobachtet, trotzdem gibt es noch immer Berichte über Epiduralabszesse nach Epiduralblockade (Koenig et al. 1985) und einen Fall nach Spinalanästhesie (Loarie u. Fairley 1978).

Baker et al. (1975) haben im Massachusetts General Hospital 39 Epiduralabszesse über einen Zeitraum von 27 Jahren festgestellt. 38 dieser Abszesse waren durch endogene Streuung entstanden. Nur 1 Patient hatte eine Epiduralblockade; bei diesem Patienten konnte man eine Restitutio ad integrum erreichen. Bei den Epiduralabszessen wurden folgende Symptome gesehen: starke Rückenschmerzen, lokale Druckempfindlichkeit, Fieber, Leukozytose; Nackensteifigkeit entstand aber nur bei 50% der Patienten. Der häufigste Keim war Staphylococcus aureus. Epiduralabszesse können sich über Wochen und Monate entwickeln, aber auch innerhalb eines Tages von Rückenschmerzen zu Paralyse führen. Der durchschnittliche Verlauf ist folgender:

– Beginn von Rückenschmerzen bis zum Beginn von Wurzelschmerzen: 3 Tage,
– Beginn von Rückenschmerzen bis zur Schwäche der unteren Extremität: 4–5 Tage,
– Schwäche bis zur Paraplegie: 24 h.

> Die Trias von Rückenschmerzen, die bei Bewegung stärker werden, Druckschmerzhaftigkeit und Fieber ist ein Indikator für einen Epiduralabszeß.

Therapie

Wenn sich eine Trias von Rückenschmerzen, die bei Bewegung stärker werden, Druckschmerzhaftigkeit und Fieber einstellt, sollten sofort eine Antibiotikaabdeckung und Myelographie durchgeführt werden. Eine Laminektomie mit Drainage muß so früh wie möglich erfolgen, da neurologische Ausfälle bei diesen Patienten nicht reversibel sind. Es hat sich gezeigt, daß die Rückenmarkschädigung wesentlich stärker ausfällt, als sie durch die mechanische Kompression zu erwarten wäre, wobei eine infektiöse Vaskulitis die wahrscheinliche Ursache für die irreversible Myelopathie ist.

Prävention

Epiduralabszesse entstehen vorwiegend durch endogene Streuung. Deshalb sind rückenmarknahe Leitungsanästhesien bei Sepsis oder Abszeß, gleichgültig welcher Lokalisation, und bei anderen bakteriellen Erkrankungen kontraindiziert. Obwohl ein Epiduralabszeß vorwiegend durch endogene Streuung entsteht, kann man die Möglichkeit exogener Infektion durch Nadel oder Katheter nicht ausschließen. Aseptisches Vorgehen ist daher eine conditio sine qua non für die Durchführung rückenmarknaher Leitungsanästhesien. Dazu gehören neben Operationshaube, Gesichtsmaske, sterilen Operationshandschuhen und großflächiger Desinfektion des Punktionsgebiets auch der gesunde Menschenverstand. Abdecktücher sollten sinnvoll eingesetzt werden. Ein rutschendes Abdecktuch kann das desinfizierte Gebiet unsteril machen. Eine Kontraindikation ist auch das Vorhandensein lokaler Infektionen wie Akne oder Pusteln.

Bei lange bestehenden kontinuierlichen Epiduralblockaden muß eine häufige Kontrolle der Punktionsstelle erfolgen. Eine subkutane Untertunnelung vermindert bei diesen Patienten die Gefahr eines Epiduralabszesses.

Die Verwendung von Bakterienfiltern ist bei kurzer Liegedauer des Epiduralkatheters nicht unbedingt erforderlich. Bei längerer Liegedauer wird der Bakterienfilter benötigt und regelmäßig gewechselt.

> Bakterielle Entzündungen und Abszesse, gleichgültig welcher Lokalisaltion, sind Kontraindikationen für eine rückenmarknahe Leitungsanästhesie.

Verletzung von Nerven oder Conus medullaris

Neurologische Komplikationen durch ein Trauma im Rahmen des Einführens der Nadel oder des Katheters sind sehr selten. Die Berührung einer Nervenwurzel durch die Nadel führt zu temporären Symptomen wie Schmerz, Gefühllosigkeit und/oder Parästhesien im betroffenen Dermatom: Der Schmerz wird als elektrisierend beschrieben.

Wenn trotz dieses elektrisierenden Schmerzes beim Einführen der Nadel das Lokalanästhetikum injiziert wird, treten sehr starke Schmerzen sowie Paresen und sensorische Veränderungen auf, die persistieren können (Honcomp 1966). Eine intramedulläre Injektion ist bei einer Punktion in der unteren Lumbalgegend praktisch nicht möglich, da die Injektion unterhalb der Spitze des Conus medullaris durchgeführt wird. Der Conus medullaris endet bei 60% der Erwachsenen in Höhe von L_2, bei 30% in Höhe von L_1 und bei 10% in Höhe von L_3. Aber auch ein sakrales Ende des Rückenmarks ist beschrieben worden. Falls jedoch eine intramedulläre Injektion erfolgt, tritt ein Kollaps auf; wenn der Patient überlebt, bleibt eine Myelitis transversa zurück.

Wenn der Epiduralkatheter sehr weit in der Epiduralraum vorgeschoben wird, kann er eine Schlinge um eine Nervenwurzel bilden und diese beim Herausziehen verletzen (Dawkins 1969). Bei der Durapunktion kommt es gelegentlich zu einer Blutung, die sich im Auftreten eines bluttingierten Liquors aus der Spinalnadel äußert. Es gibt keinen dokumentierten Fall einer Nervenläsion nach einer solchen Blockade. Im Tierversuch konnte jedoch durch Blut eine aseptische Meningitis erzeugt werden.

Beim Auftreten einer Parästhesie muß die Nadel in ihrer Position geändert oder neu eingeführt werden.

Prävention

Das Auftreten von Parästhesien infolge einer Berührung einer Nervenwurzel ist auch bei geübten Anästhesisten nicht zu vermeiden. Beim Auftreten einer Parästhesie darf keine Injektion durchgeführt werden. Die Nadel muß in ihrer Position geändert oder neu eingeführt werden.

Bei einer blutigen Lumbalpunktion sollte man warten, bis klarer Liquor tropft, bevor man das Lokalanästhetikum injiziert.

Falsche Lösungen

Der Epiduralraum scheint sehr widerstandsfähig zu sein; eine große Anzahl von verschiedenen Präparaten ist schon in den Epiduralraum injiziert worden, ohne daß bleibende Schäden resultierten. An einem meiner Patienten wurde der Epiduralkatheter auf der Krankenstation mit einem Kavakatheter verwechselt. 20%-Glukoselösung und Digitalis wurden ohne Nebenwirkungen toleriert. Auch Thiopental (Forestner und Ray 1975) wurde ohne Komplikation appliziert. Eine epidurale Applikation von Kaliumchlorid führte zu einer tiefen motorischen Blockade und Krämpfen in Beinen und Abdomen. Nach 4 h waren die Symptome ohne bleibende Effekte abgeklungen. Allerdings hat Usubiaga (1975) 2 Patienten mit Paraplegie beschrieben, denen Kollodium bzw. hypertones Kochsalz epidural appliziert wurde.

Der Subarachnoidalraum ist wahrscheinlich gegenüber falschen Injektionen empfindlicher.

Großes Aufsehen mit langen Rückwirkungen auf die Praxis der Regionalanästhesie haben 2 Fälle von Paraplegie gemacht, die nach Spinalanästhesie an einem Tag aufgetreten sind. Es handelt sich um den Wooley- und Roe-Fall (Cope 1954), bei dem Phenollösung, in der die Lokalanästhetikaampullen aus Sterilitätsgründen gelagert wurden, durch unsichtbare Haarrisse in das Innere der Ampulle gelangt war. In letzter Zeit wurde Gallamin intrathekal appliziert. Das Resultat waren Konvulsionen, die $1^{1}/_{2}$ h später begannen und 47 h anhielten.

Prävention

Die beschriebenen Fälle weisen darauf hin, daß besondere Sorgfalt bei der Identifikation der Ampullen notwendig ist. Eine Sterilisation durch Hitze oder γ-Strahlen wird eine Kontamination mit neurolytischen Lösungen unmöglich machen. Ein Epiduralkatheter, der für postoperative Schmerzbehandlungen belassen wird, muß genau und gut sichtbar beschriftet werden.

Toxizität

Die irritierende Wirkung von Kokain bei der Spinalanästhesie ist schon lange bekannt. Die z.Z. für rückenmarknahe Leitungsanästhesien verwendeten Lokalanästhetika haben bei korrekter Dosierung und Konzentration keine toxische Wirkung auf das Rückenmark und die Spinalwurzeln. Trotzdem sind in den letzten Jahren Berichte über monatelang anhaltende Blockaden und permanente Querschnittsläsionen nach unbeabsichtigter intrathekaler Injektion von 2-Chlorprocain erschienen. Es handelte sich großteils um Mengen von Lokalanästhetika, die für eine Epiduralblockade bestimmt waren (Moore et al. 1982).

Verschiedene Faktoren wie der niedrige pH-Wert des kommerziell erhältlichen 2-Chlorprocain oder das Präparat selbst wurden als Ursache angeführt. Jedoch stellte sich heraus, daß das 2-Chlorprocain selbst nicht stärker neurotoxisch wirkt als Bupivacain oder Lidocain, wenn diese Präparate in großen Volumina einem Schaf intrathekal appliziert werden. Allerdings bewirkt das in der Ampulle ebenfalls vorhandene Antioxydativum Natriumbisulfit im Tierversuch eine irreversible Parese, wenn es subarachnoidal oder am peripheren Nerv appliziert wird.

Prävention

Da eine subarachnoidale Injektion des Lokalanästhetikums im Rahmen einer Epiduralblockade möglich ist, werden bei Anwendung eines Lokalanästhetikums, das Natriumbisulfit enthält, folgende Maßnahmen vorgeschlagen:

1. Als Testdosis sollte ein Präparat verwendet werden, das kein Natriumbisulfit enthält.
2. Anwendung einer ausreichend großen Menge Lokalanästhetikum als Testdosis, wonach 3–4 min gewartet werden muß, bis das 2-Chlorprocain gegeben wird.
3. Injektion einer einzelnen großen Dosis soll vermieden werden. Vielmehr sollte das Gesamtvolumen in mehreren fraktionierten Dosen appliziert werden.
4. Sollte trotz aller Vorsichtsmaßnahmen eine intrathekale Injektion von Natriumbisulfit erfolgen, müßte möglichst viel Liquor entfernt und durch künstlichen Liquor ersetzt werden.
5. Eine Spinalblockade mit einem Lokalanästhetikum, das Natriumbisulfit enthält, ist kontraindiziert.

Cauda-equina-Syndrom

Die Anwendung einer kontinuierlichen Spinalanästhesie mit Mikrokathetern und eine akzidentelle Spinalanästhesie im Rahmen einer versuchten Epiduralanästhese führte bei manchen Patienten zu einem Cauda-equina-Syndrom (Rigler et al. 1991; Drasner et al. 1992). Bei allen Patienten einer kontinuierlichen Spinalanästhesie wurde wegen inadäquater Blockade sukzessiv eine ausnehmend hohe Dosis von hyperbarem Lokalanästhetikum verabreicht. Man kann annehmen, daß die Katheterspitze wahrscheinlich nach kaudal gerichtet war und daß diese hohe Lokalanästhetikadosis eine neurotoxische Wirkung hatte.

Symptome

Es treten folgende Symptome auf: Blasenstörung, Stuhlgangsstörung, sensorische Ausfälle im kaudalen Bereich, motorische Schwäche der unteren Extremität, reduzierte sexuelle Funktion. Diese Ausfälle sind persistierend und nach Monaten noch vorhanden.

Prophylaxe

Bei Anwendung einer kontinuierlichen Spinalanästhesie sollte primär kein hyperbares Lokalanästhetikum verwendet werden. Bei insuffizienter Blockade kann eine kleine zusätzliche Dosis von hyperbarem Lokalanästhetikum mit Kopftieflagerung des Patienten (kraniale Ausbreitung des Lokalanästhetikums) verabreicht werden. Auf keinen Fall darf die bei einer einzeitigen Spinalanästhesie maximal angewandte Lokalanästhetikadosis überschritten werden (Lidocain: 100 mg; Bupivacain: 20 mg). In den USA und in Österreich ist die Anwendung der kontinuierlichen Spinalanästhesie mit Mikrokathetern übrigens verboten.

Vorderes Spinalarteriensyndrom

Dieses Syndrom ist in erster Linie durch motorische Schwäche in der unteren Extremität gekennzeichnet. Die Ursache ist eine Ischämie in den vorderen zwei Dritteln des unteren Rückenmarks. Eventuell vorhandene sensible Ausfälle sind spärlich und fleckig und werden vorwiegend durch eine ischämische Nekrose der Hinterwurzeln verursacht. Es gibt viele dokumentierte Fälle von spontaner Paraplegie wegen „spinaler Apoplexie" bei alten Patienten sowie infolge einer Virusinfektion auch bei jungen Patienten. Ein vorderes Spinalarteriensyndrom kann auch nach einer Allgemeinnarkose vorkommen (Ditzler u. McNer 1956). Diese Komplikation tritt ebenso nach einer rückenmarknahen Leitungsanästhesie auf (Urquart-Hay 1969). In diesem Fall stellt sich die Frage, ob es sich dabei um einen zufälligen Zusammenhang einer spontanen Paraplegie mit der Blockade handelt, oder ob die Blockade direkt oder indirekt an dieser Komplikation beteiligt ist. Das Rückenmark ist sehr spärlich mit Gefäßen versorgt. Die Durchblutung desselben hängt größtenteils vom arteriellen Druck und vom venösen Rückstrom ab. Eine gefährliche Mangeldurchblutung tritt v. a. dann auf, wenn ein niedriger arterieller Druck mit Behinderungen des venösen Abflusses verbunden ist, wie z. B. bei einer Kompression der V. cava inferior.

Ursachen

Adrenalin

Adrenalin als Zusatz zum Lokalanästhetikum wird häufig als Ursache für diese Komplikationen angegeben. 11 Patienten mit Paraplegie nach einer Epiduralblockade mit adrenalinhaltigen Lösungen sind beschrieben worden (Catterberg und Insausti 1964). Einerseits erhielten diese Patienten hohe Dosen von Adrenalin mit Konzentrationen bis zu 1 : 80000. Andererseits werden keine Details über Dosis, Technik oder chirurgische Einflüsse dargelegt, so daß eine genaue Beurteilung dieser Patienten nicht möglich ist.

Große Mengen von intrathekalem Adrenalin (0,15–1,1 mg/kg) wurden Affen verabreicht (Wu et al. 1954). Einige Tiere hatten eine Analgesie, die nicht länger als 60 min anhielt, kein Tier hatte bleibende Schäden. Das Gefäßsystem des Rückenmarks spricht auf Vasopressoren weniger an als andere Gefäße. Zur Zeit wird die Anwendung von Adrenalin zur routinemäßigen Beimengung zum Lokalanästhetikum in geeigneter Menge (Epiduralblockade 1 : 200000, Spinalblockade 0,1 mg) empfohlen. Da aber der Verdacht besteht, daß Adrenalin in bestimmten Situationen zur Entstehung eines vorderen Spinalarteriensyndroms beitragen könnte, sollte es nicht verwendet werden, wenn eine Epiduralblockade zum Zweck einer induzierten Hypotonie bei arteriosklerotischen Patienten angewandt wird.

Hypotonie

Eine Ischämie wegen niedrigen Blutdrucks entsteht am ehesten dann, wenn diese Hypotonie durch Hypovolämie verursacht und mit einer Vasokonstriktion verbunden ist.

Venöser Rückstau

Bei einer lange bestehenden venösen Abflußbehinderung und einer gleichzeitig auftretenden arteriellen Hypotension kann es zu einer Ischämie des Rückenmarks kommen (Urquart-Hay 1969). Ursachen für eine venöse Abflußstörung inkludieren eine Seitenlagerung mit angezogenen Beinen, eine Bauchlage ohne ausreichende Entlastung des Abdomens, Rückenlagerung der schwangeren Frau bei der Geburt und eine extreme Lordose, wie sie für manche Operationen angewandt wird.

Andere Ursachen

Bei Operationen im Bereich der Aorta oder der Wirbelsäule können Arterien, die das Rückenmark versorgen, unterbrochen werden. Eine Angiographie größerer Gefäße kann zu einer Paraplegie führen. Die Ursache liegt darin, daß zu große Mengen an toxischem Kontrastmittel unter hohem Druck in das Rückenmark gepumpt werden. Angiome der Wirbelsäule und des Rückenmarks kommen bei 10 % der Bevölkerung vor. Bei Behinderungen des venösen Rückflusses werden diese Angiome anschwellen. Sie können dann eine Kompressionssymptomatik oder in seltenen Fällen auch ein Stealphänomen verursachen, das Blut aus dem Rückenmark in das Angiom umleitet.

10.14 Aseptische Meningitis

Diese Komplikation setzt plötzlich innerhalb von 24 h nach einer subarachnoidalen Injektion ein, kann also auch im Rahmen einer Epiduralblockade mit akzidenteller intrathekaler Injektion auftreten. Die Symptome sind die einer typischen Meningitis: Fieber, Kopfschmerzen, Nackensteifigkeit, Übelkeit, Erbrechen, Photophobie und manchmal auch Bewußtlosigkeit. Der Liquor ist trübe, mit Leukozytose, erhöhtem Proteingehalt und ohne herabgesetzten Glukosespiegel. Auch eine periphere Leukozytose ist vorhanden. Kulturen von Liquor und Blut sind steril. Innerhalb von 4 Tagen sind die Patienten i. allg. beschwerdefrei. Bei einigen Patienten heilt diese Meningitis ohne Komplikationen ab (Philips 1970). Bei anderen Patienten kann sich eine „chronische adhäsive Arachnoiditis" entwickeln; es kommt zur Proliferation der Arachnoidea mit Fibrosierung und Narbenbildung. Da sich diese Veränderungen im Lumbosakralbereich abspielen, spricht man von einem „Cauda-equina-Syndrom", das oft erst nach Wochen oder Monaten klinisch manifest wird. Meist findet man eine Muskelschwäche in den Beinen sowie Blasen- und Darmstörungen. Die Erkrankung hat einen progressiven Verlauf mit Spastizität und Schmerzen.

In der Frühzeit der Spinalanästhesie ist diese Komplikation immer wieder aufgetreten. Merritt (1937) hat in einer Literatursuche zwischen 1928 und 1934 150 Patienten beschrieben. In letzter Zeit tritt eine Meningitis nur mehr selten auf; es werden aber immer noch sporadisch solche Patienten beschrieben, wobei auch „epidemisch" mehrere Patienten am gleichen Tag erkranken (Goldman u. Sanford 1964).

Als Ursache wird u.a. eine blutige Liquorpunktion angegeben. Es gibt aber keinen dokumentierten Fall dieser Art. Auch eine Virusinfektion wird diskutiert. Am ehesten kommen als Ursache verschleppte Chemikalien wie Wasch- und Reinigungsmittel in Frage, die bei der Zusammensetzung der Spinal- bzw. Epiduralsets verwendet werden (z.B. Lysol, Phenol). Allerdings ist auch ein Fall von aseptischer Meningitis bei Anwendung eines kommerziell erhältlichen Spinalsets vorgekommen (Philips 1970). In diesem Fall kann man annehmen, daß Pyrogene oder Endotoxine die Ursache waren. Bakterien können in eine Ampulle gelangen und sich vermehren. Bei der Sterilisation werden die Bakterien abgetötet, die Endotoxine allerdings bleiben weiter bestehen.

Therapie

Die Behandlung ist primär symptomatisch. Da das Vorhandensein eines eitrigen Liquors den Schluß nahe legt, daß eine bakterielle Erkrankung vorliegt, wird man nach der Liquorpunktion zur Untersuchung auf Bakterien und Antibiogramm sofort eine Therapie mit Antibiotika beginnen. Auch eine Steroidgabe wird diskutiert.

Prävention

Bei der Herstellung eigener Blockadesets sollen die Spritzen und Nadeln nur mit Wasser gereinigt und gespült werden, so daß Wasch- und Reinigungsmittel als Ursache wegfallen. Bei Anwendung von Einmalnadeln und Einmalspritzen ist eine Reinigung nicht notwendig, so daß diese Möglichkeit einer Kontamination dann nicht vorhanden ist. Hauseigene Blockadesets dürfen nur hitzesterilisiert werden und ein Indikator soll beigefügt werden, der anzeigt, daß das ganze Besteck im Sterilisator war. Vor dem Einführen der Spinalnadel soll das verwendete Hautdesinfizienz abgewischt werden. Die Anwendung von Desinfektionsmitteln, die Quecksilber enthalten (Merfen), sollte unterlassen werden, obwohl eine Komplikation durch dieses Desinfektionsmittel nicht beschriebenw wurde. Die Spinalnadel sollte nicht an der Spitze oder im vorderen Abschnitt des Schafts berührt werden. Die Anwendung einer Führungsnadel bei Gebrauch von 25-G.-Spinalnadeln verhindert, daß die Nadelspitze die Patientenhaut berührt, welche unter den besten Voraussetzungen gewisse Verunreinigungen enthält. Es muß auch darauf geachtet werden, daß der Führungsdraht der Spinalnadel zur Gänze eingeführt ist.

10.15 Pneumozephalus

Nach Anwendung von Luft für die Widerstandsverlusttechnik im Rahmen einer versuchten Epiduralblockade kann nach Duraperforation Luft in den Subarachnoidalraum eingebracht werden und in die zerebralen Ventrikel gelangen (Gonzatez-Carrasco 1993).

Symptome

Sofortiges Auftreten von lagerungsunabhängigem Kopfschmerz, Blässe, Bradykardie und Hypotension. Die Symptome sind bei der angegebenen Kasuistik nach 24 h ohne neurologische Folgeschäden spontan abgeklungen.

Prophylaxe

Die Anwendung von physiologischer Kochsalzlösung anstatt Luft für die Widerstandsverlustmethode beim Einführen der Epiduralnadel vermeidet eine intrathekale Luftinjektion bei akzidenteller Duraperforation.

10.16 Präexistente Erkrankungen des Zentralnervensystems

Tumoren des Rückenmarks

Diese sind im Anfangsstadium schwer zu diagnostizieren. Frühe Symptome sind Konstipation und Blasenstörungen, ein „komisches Gefühl in den Beinen", Hypästhesie, leichte Ermüdbarkeit der Beine beim Gehen und schließlich Schmerzen, die beim Hinlegen stärker werden. Später treten stärkere Ausfallserscheinungen auf.

Nach einer Spinalanästhesie können plötzlich Symptome verstärkt auftreten. Die Ursache dafür liegt wahrscheinlich in einer Lageänderung des Tumors infolge einer Änderung der Druckverhältnisse im Subarachnoidalraum.

Bei einem Verdacht auf einen Tumor des Rückenmarks sollte man keinesfalls eine Spinalanästhesie durchführen. Wenn unmittelbar nach einer rückenmarknahen Leitungsanästhesie neurologische Symptome auftreten, wird die Blokkade leicht als Ursache für diese Erkrankung angesehen, eine ausreichende neurologische Durchuntersuchung wird dann möglicherweise erst viel später durchgeführt, so daß Diagnose und adäquate Therapie vielleicht zu spät erfolgen könnten.

Rückenschmerzen, Ischialgie

Diese Beschwerden treten sowohl nach Regionalanästhesie als auch nach Allgemeinnarkosen auf. Die Ursache liegt wahrscheinlich darin, daß der Patient längere Zeit bei guter Muskelentspannung flach oder gar in extremer Lagerung verbleibt. Das führt leicht zu einer Belastung der Wirbelsäule, wobei es auch zu einem Diskusprolaps kommen kann. In seltenen Fällen kann auch eine Kompressionssymptomatik auftreten.

Andere neurologische Vorerkrankungen

Es handelt sich um Erkrankungen wie Tabes dorsalis, multiple Sklerose, posterolaterale Sklerose, amyotrophische Lateralsklerose oder Syphilis: Obwohl eine rückenmarknahe Leitungsanästhesie nicht als Ursache für eine Exazerbation einer Systemerkrankung angesehen werden kann und ein Beweis dafür nicht vorliegt, sollte eine solche Blockade bei diesen Patienten aus psychologischen Gründen nicht durchgeführt werden. Ausnahmen von dieser Regel sollten nur dann gemacht werden, wenn eine andere Anästhesieform für einen Patienten gefährlicher ist.

10.17 Diabetes und periphere Neuropathie

Bei diesen Patienten können neurologische Symptome auftreten, die ihre Ursache in der Grundkrankheit haben, wofür aber irrtümlicherweise die rückenmarknahe Leitungsanästhesie veranwortlich gemacht werden könnte.

Andererseits kann eine kurzfristige Exazerbation neurologischer Symptome wie Juckreiz nach einer Spinalanästhesie bei einem Patienten mit diabetischer Neuropathie vorkommen (Koski 1980).

10.18 Wertung

Die rückenmarknahen Leitungsanästhesien gehören zu den diffizilen Formen der Anästhesie, was Anatomie, Wirkungsart, Physiologie und Pharmakologie betrifft.

Durch genaue Beachtung der vielen technischen Details und durch das verbesserte Material ist diese Form der Anästhesie in den letzten Jahren wesentlich sicherer geworden. Der schlechte Ruf der Spinalanästhesie in den frühen Jahren ihrer Anwendung war u. a. auch durch irritierende Lösungen, zu große Nadeln, nichtaseptische Technik und Unkenntnis über die Physiologie der rückenmarknahen Leitungsanästhesien bedingt. Eine Anzahl von gut kontrollierten Studien mit großen Patientenzahlen hat in letzter Zeit bewiesen, daß größere Komplikationen äußerst selten vorkamen. So hat Lund (1971) mehrere größere Studien über die Spinalanästhesie bei mehr als 500 000 Patienten zusammengefaßt und dabei keine permanenten motorischen Ausfälle gefunden. Scott et al. (1990) haben im Rahmen einer retrospektiven Studie in 203 geburtshilflichen Stationen in Großbritannien nach 505 100 geburtshilflichen Epiduralblockaden innerhalb von 5 Jahren 5 Patienten (0,001 %) mit permanenten Schäden entdeckt. 1 Patient hat eine permanente Neuropathie nach Schädigung einer Nervenwurzel, 2 Patienten entwickelten eine Paraplegie (vorderes Spinalarteriensyndrom: 1 Patient; Thrombose eines kongenitalen zervikalen Hämangioms 10 Tage nach der Geburt: 1 Patient, Epiduralblockade in diesem Fall als Ursache fraglich), 1 Patient mit Epiduralhämatom und 1 Patient mit Epiduralabszeß leiden an den Folgen einer Kompression des Rückenmarks (auch bei diesen beiden Patienten kann ein rein zufälliger und nicht ursächlicher Zusammenhang mit der Epiduralblockade nicht ausgeschlossen werden). Bei genauer Kenntnis der Physiologie und Beachtung aller Details sind die rückenmarknahen Leitungsanästhesien ein wertvoller Beitrag zur Betreuung des Patienten.

Literatur

Austen GW, Moren JM (1965) Cardiac and peripheral vascular effects of lidocaine and procainamide. Am J Cardiol 16:701–714
Baghwanjee S, Rocke DA, Rout CC, Koovarjee RV, Brijball R (1990) Prevention of Hypotension for lective caesarian section by wrapping of the legs. Br J Anaesth 65:819–822
Baker A, Ojemann RG, Swartz MN, Richardson EP (1975) Spinal epidural abscess. N Engl J Med 293:463–466
Barker GL (1988) Spinal subdural haematoma following spinal anaesthesia. Anaesthesia 43:664–665
Binnert D, Thierry A, Michiels R, Soichot P, Perrin M (1971) Presentation d'un nouveau cas d'hématome extradural rachidien spontané observé au cours d'un accouchement. Med Lyon 52:1307–1312
Bonica JJ, Akamatsu TJ, Berges PU, Morikawa K, Kennedy WF (1971) Circulatory effects of peridural block II. Effects of epinephrine. Anesthesiology 34:514–522
Bonica JJ, Kennedy WF, Akamatsu TJ, Gerbershagen HU (1972) Circulatory effects of peridural block III. Effects of acute blood loss. Anesthesiology 36:219–227
Böttiger BW, Diezel G (1992) Akute intrakranielle Subarachnoidalblutung nach wiederholter Spinalanästhesie. Anästhesist 41:152–157
Bromage PR (1978) Epidural analgesia. Saunders, Philadelphia
Brown EM, Elman DS (1961) Postoperative backache. Anesth Analg 40:683–685
Buttler AB, Green CD (1970) Haematoma following epidural anesthesia. Can Anaesth Soc J 17:635–639
Caplan AC, Ward RJ, Posner K, Cheney WF (1988) Unexpected Cardiac arrest during spinal anesthesia: a closed claims analysis of predisposing factors. Anesthesiology 68:5–11
Catterberg J, Insausti T (1964) Paraplejias Consecutivas a anestesia peridural (estudio clinico y eypermental). Rev Assoc Med Argent 78:1–8

Cesarini M, Torielli R, Lahaye F, Men JM, Cabiro C (1990) Sprotte needle for intrathecal anesthesia for caesarian section: incidence of postdural puncture headache, Anesthesia 656–658

Chester WL (1988) Spinal anesthesia, complete heart block, and precordial chest thump: an unusual complication and a unique resuscitation. Anesthesiology 69:600–602

Cope RW (1954) The Wooley and Roe case. Anesthesia 9:249–255

Crocker JS, Vandam LD (1959) Concering nausea and vomiting during spinal anesthesia. Anesthesiology 20:587–592

Cuplin SR, Ready LB, Haschke RH (1988) Influence of spinal needle tip design and bevel orientation on fluid leak across human dura. Anesthesiology 69:A340

Dawkins CJM (1969) Analysis of the complications of extradural and caudal block. Anesthesia 24:554–563

Dercic A, Sprung J, Patel S, Kettler R, Maitra D (1993) PDPH in obstetric anesthesia: comparison of 24-gauga Sptotte and 25-gauge Quincke needles and effect of subarachnoid fentanyl. Reg Anesth 18:222–225

Di Giovanni AJ, Dunbar BS (1970) Epidural injections of autologous blood for postlumbar puncture headache. Anesth Analg 49:268–271

Ditzler JW, McNer G (1956) Paraplegia following general anesthesia. Anesth Analg 49:268–271

Drawser K, Sessler D (1992) C.e.S. following intended epidural anesthesia. Anesthesiology 77:582–585

Eng M, Perges PU, Parker JT, Ueland K (1973) Spinal anesthesia and ephedrine in pregnant monkeys. Am J Obstet Gynecol 115:1095–1098

Foldes FF, Colavincenzo JW. Birch JH (1956) Epidural anesthesia: A reappraisal. Anesth Analg 35:89–100

Forestner JE, Ray PP (1975) Inadventent epidural injection of thiopental: A case report. Anesth Analg 54:406–407

Goldman WW, Sanford JP (1964) An „epidemic" of chemical meningitis. Anesth Analg 43:372–378

Gonzalez-Carrsco FJ, Aguilar JL, Llubia C, Nogues S, Vidal-Lopez F (1993) Pneumocephalus after accidental dural puncture during epidural anesthesia. Reg Anesth 18:193–195

Greene BA (1950) A 26 gange lumbar puncture needle. Its value in the prophylaxis of headache following spinal analgesia for vaginal delivery. Anesthesiology 11:464–468

Greene NM (1981) Physiology of spinal anesthesia, 3 rd/edn. Wiiliams & Wilkins, Baltimore/London

Honkomp J (1966) Zur Begutachtung bleibender neurologischer Schäden nach Periduralanästhesie. Anästhesist 15:246–248

Jones RJ (1974) The role of recumbency in the prevention and treatment of postspinal headache. Anesth Analg 53:788–796

Kaufman RD, Reynolds RC (1976) Occlusion of an epidural catheter secondary to osteoarthritis. Anesthesiology 44:253–255

Kingston HG, Hirshman CA (1984) Perioperative management of the patient with asthma. Anesth Analg 63:844–855

Koenig HJ, Schleep J, Kraehling KH (1985) Ein Fall von Querschnittssyndrom nach Kontamination eines Periduralkatheters. Reg Anaesth 8:60–62

Koski DW, Fraser JG (1980) Pruritus following spinal anesthesia. Anesth Analg 59:157–163

Lesser P, Bembridge M, Lyons G, Macsonald R (1990) An evaluation of 30-gauge needle for spinal anesthesia for caesarian section. Anesthesia 45:767–768

Loarie DJ, Fairley HB (1978) Epidural abscess following spinal anesthesia. Anesth Analg 57:351–353

Lund PC (1971) Principles and practice of spinal anesthesia. Thomas, Springfield

Lund PC, Cwik JC, Quinn JR (1961) Experiences with epidural anesthesia: 7730 cases, part 1. Anesth Analg 40:153–163

Mc Gough EK, Cohen JA (1990) Unexpected bronchospasm during spinal anesthesia. J Clin Anesth 2:35–36

Mc Whirter WR, Schmidt FH, Frederickson EL, Steinhaus JE (1973) Cardiovascular effects of controlled lidocaine overdosage in dogs anesthetized with nitrous oxide. Anesthesiology 39:398–404

Michel O, Brusis T (1991) Hörstörungen nach Spinalanästhesie. Reg Anaesth 14:92–95

Moore DC, Bridenbaugh LD, Bagbi PA, Bridenbaugh PO, Stander H (1968) The present status of spinal (subarachnoid) and epidural (peridural) block: A comparison of the two technics. Anesth Analg 47:40–49

Moore DC, Spierdijk J, Vankleef JD, Coleman RL, Love GF (1982) Chlorprocaine neurotoxicity: Four additional cases. Anesth Analg 61:155–159

Osterheimer GW, Palahniuk RJ, Shnider SM (1974) Epidural blood patch for postlumbar puncture headache. Anesthesiology 41:307–308

Owens EL, Kasten GW, Hessel EA (1986) Spinal subarachnoid nematoma after lumbar puncture and heparinization: A case report, review of the literature, and discussion of anesthetic implications. Anesth Analg 65:1201–1207

Owusu-Afram J, Schiffter R (1977) Bulbärhirnsyndrom bei Epiduralanästhesie mit Bupivacain. Anästhesist 26:196–201

Philip JH, Brown WV (1976) Total spinal anesthesia late in the course of obstetric bupivacaine epidural blocks. Anesthesiology 44:340–341

Phillips O (1970) Aseptic meningitis following spinal anesthesia. Anesth Analg 49:867–871

Ratra CK, Badola RP, Bhargava KP (1972) A study of factors concerned in emesis during spinal anesthesia. Br J Anaesth 44:1208–1211

Rigler ML, Drasner K, Krejcie TC, Yelich SJ, Scholnick FT, DeFontes J, Bohner D (1991) Cauda equina syndrome after continuous spinal anesthesia. Anesth Analg 72:367–370

Robillart A, Zeisser M, Schmidt C, Bertrand B, Dupeyrand JP (1990) Arret cardiawue au cours d'une rachianesthesie pour resection transuretrale de prostate. A propos d'un cas. Cah Anesthesiol 38:335–338

Scott DB, Hibbard BM (1990) Serious non-fatal complications associated with extradural block in obstetric practice. Br J Anaesth 64:537–541

Shutt LE, Valentine SJ, Wec MY, Page RJ (1992) Spinal anesthesia for caesarian section: comparison of 22-gauge and 25-gauge Whitcre needles with 26-gauge Qunicke needles. Br J Anaesth 69:589–594

Stratmann D, Goette A, Meyer-Hamme K, Watermann WF (1979) Klinische Verläufe von über 6000 Spinalanästhesien mit Bupivacain. Reg Anaesth 2:49–56

Urquart-Hay D (1969) Paraplegia following epidural analgesia. Anesthesia 24:461–470

Usubiaga JE (1975) Neurological complications following epidural anesthesia. Little Brown, Boston

Usubiaga JE, Usubiaga LE, Brea LM (1967) Effect of saline injections on epidural and subarachnoid space pressures and relation to postspinal anesthesia headaches. Anesth Analg 46:293–296

Vandam LD, Dripps RD (1956) Long term follow up of patients who received 10.098 spinal anesthetics. III Symptoms of decreased intracranial pressure (headache and ocular and auditory difficulties). JAMA 161:586–591

Walpole JB (1975) Blood patch for spinal headache. A recurrence and complication. Anesthesia 30:783–785

Ward RJ, Bonica JJ, Freund FG, Akamatsu T, Danzinger F, Englesson S (1965) Epidural and subarachoid anesthesia: Cardiovascular and respiratory effects. JAMA 191:275–280

Watanabe N, Mishima K, Nezu T, Tanifuji Y, Kobayashi K (1990) Sudden cardiac arrest during percutaneous nephrolithotomy under epidural anesthesia. Masui 39:253–256

Wu ET, Harnagel DLA, Brizzee KR, Smith SM (1954) Neurological effects following intrathecal administration of vasoconstrictor drugs in rhesus monkeys. Anesthesiology 15:71–88

11 Brachiale Plexusblockade

H. Ponhold

Die Topographie des Plexus brachialis ist durch seine Nähe zu Gefäßen, zur Pleurakuppel sowie zum Epidural- und Subarachnoidalraum gekennzeichnet. Punktionen und Injektionen dieser Strukturen können Anlaß zu Komplikationen sein (Tabelle 11.1). Obwohl ernste Komplikationen selten sind, ist auch eine Schädigung der Nerven selbst im Rahmen der Plexusblockade möglich.

Tabelle 11.1. Komplikationen bei der brachialen Plexusblockade

Blockadeort/Autoren	n	Pneumothorax n [%]	Neurologische Komplikationen n [%]	Versager n [%]
Supraklavikulär				
Pichlmayer u. Galaske (1978)	544	8 (1,5) 2 Spannungspneumothorax	3 (0,6)	(1,8)
Schmidt et al. (1981)	472	3 (0,6)	3 (0,6)	28 (5,9)
Balas (1971)	300	4 (1,3)	0	4 (1,3)
Burkhardt (1975)	1054		16 (1,6)	
Brand u. Papper (1961)	230	14 (6,1) 3 Saugdrainage	0	36 (15,6)
Interskalen				
Balas (1971)	300	4 (1,3)	0	13 (4,67)
Schmidt et al. (1981)	10	0	0	0
Winnie u. Collins (1964)	200	0	0	6 (3)
Vester-Anderson et al. (1981)	100	1 (1)	0	
Ward (1974)	34	1 (3)		2 (6)
Axillär				
Pichlmayer u. Galaske (1978)	277	0	0	(1,8)
Winchell u. Wolfe (1985)	854		3 (0,36)	
Schmidt et al. (1981)	138	0	0	7 (5,07)
Brand u. Papper (1961)	246	0	0	21 (8,5)
De Jong (1961)	94	0	0	(8,5)

11.1 Pneumothorax

Diese Komplikation kommt bei der supraklavikulären Blockade am häufigsten vor (0,6–6,1%), bei der interskalenen Methode werden 0–3% angegeben, während diese Komplikation bei Anwendung der axillären Technik nicht vorkommt. Deshalb sollte bei ambulanten Patienten i. allg. die axilläre Technik vorgezogen werden. Die Erfahrung des Anästhesisten ist hier von besonderer Bedeutung. So berichtet Balas (1971), daß nur bei den ersten 100 von 300 Patienten Komplikationen auftraten. Die Ursache des Pneumothorax liegt nicht im Eindringen von Luft durch die Punktionsnadel, sondern darin, daß Luft durch die verletzte Pleurakuppel aus der Lunge in den Pleuraraum gelangt. Große, schlanke Patienten, die gewöhnlich eine hohe Pleurakuppel aufweisen, stellen ein erhöhtes Risiko dar (Berry u. Bridenbaugh 1980). Entsprechend der Pathogenese entwickelt sich der Pneumothorax meist erst innerhalb von 24 h. Er ist durch Dyspnoe, Husten und pleuritischen Schmerz gekennzeichnet. Ein Thoraxröntgen in der Exspirationsstellung wird die Diagnose sicherstellen. Die überwiegende Mehrzahl der Patienten entwickelt nur einen kleinen Pneumothorax, der außer einer Hospitalisation und Beobachtung des Patienten keine weitere Therapie erfordert. Bei manchen Patienten wird allerdings eine Saugdrainage notwendig sein. Patienten mit schweren Erkrankungen des Respirationstrakts stellen eine Kontraindikation für eine supraklavikuläre oder interskalene Technik dar, da ein Pneumothorax bei diesen Patienten schwere Folgen haben könnte. Wegen der Möglichkeit eines Pneumothorax darf eine Blockade, die zu dieser Komplikation führen kann, nicht bilateral durchgeführt werden.

Ein Pneumothorax tritt bei der axillären Plexusblockade nicht auf. Respiratorische Problempatienten sind für eine supraklavikuläre oder interskalene Blockade wegen der Pneumothoraxgefahr nicht geeignet.

11.2 Neurologische Komplikationen

Derartige Komplikationen kommen selten vor, sind jedoch beschrieben worden; ihre Häufigkeit wird zwischen 0–1,6% angegeben. Beim Auftreten von neurologischen Komplikationen nach einer Plexusblockade wird häufig die Blockade als Ursache für diese Komplikation angegeben. Diese Komplikationen können jedoch durch eine Vielzahl von Ursachen hervorgerufen werden. Dazu gehören die Lagerung der Extremität und Druck auf einen Nerven, chirurgische und traumatische Einwirkungen während und nach der Operation, zu eng anliegende Gipsverbände, die Exazerbation einer bestehenden neurologischen Erkrankung und nicht zuletzt die Blutleere der oberen Extremität. Dabei spielen der Druck der Manschette auf den Plexus und die Ischämie eine wesentliche Rolle. Eine neuronale Schädigung ist in seltenen Fällen auch durch die Blockade selbst möglich. Das Hervorrufen einer Parästhesie im Verlauf der Nervenblockade ist bisher nicht als Ursache für eine Nervenläsion bewiesen worden. Schmidt et al. (1981) haben neurologische Komplikationen nur solange beobachtet, wie scharf geschliffene Nadeln verwendet wurden. Diese sollten daher nicht angewandt werden. Es gibt keinen Beweis dafür, ob bei Techniken, die ohne das gezielte Hervorrufen von Parästhesien eine Blockade ermöglichen (Nervenstimulation, eiskalte Kochsalzlösung), neurologische Komplikationen seltener vorkommen. Auch gibt es keine ausreichenden Vergleichsstudien, die die Häufigkeit von neurologischen Komplikationen nach Regionalanästhesien mit der Häufigkeit nach Allgemeinnarkose vergleichen.

Die meisten neurologischen Komplikationen, die nach einer Operation in Plexusanästhesie vorkommen, heilen ohne Folgen ab, wobei jedoch in manchen Fällen mehrere Monate bis zur Restitutio ad integrum vergehen können. Bei den sehr seltenen Patienten, die als Folge einer Plexusblockade eine permanente Nervenläsion erleiden, wird häufig beschrieben, daß die Injektion des Lokalanästhetikums trotz Auftreten einer Parästhesie fortgesetzt wurde (Bartuell et al. 1980; Stoehr et al. 1978). Man nimmt an, daß die Parästhesie während der Injektion durch eine intraneurale Injektion mit mechanischer Schädigung der Nerven hervorgerufen wird. Das Auftreten permanenter Nervenläsionen ist so selten, daß es keine Angaben über deren Häufigkeit gibt.

> Permanente Nervenschäden nach Plexusblockaden treten auf, wenn die Injektion trotz Parästhesie fortgesetzt wird.

Prophylaxe

Zur Vermeidung von blockadebedingten neurologischen Komplikationen soll die Blockade vorsichtig und genau nach den Richtlinien durchgeführt werden. Die Konzentration des Lokalanästhetikums darf bei Lidocain, Mepivacain, Prilocain und Etidocain 1% und bei Bupivacain 0,5% nicht übersteigen, da höhere Konzentrationen als Ursache für neurologische Komplikationen angegeben werden. Bei einer Mischung verschiedener Lokalanästhetika muß man bedenken, daß sich die Wirkung von 2 Lokalanästhetika addiert, so daß die Konzentration entsprechend reduziert werden muß. Scharfe Nadeln dürfen nicht verwendet werden. Beim Auftreten einer Parästhesie während einer Injektion muß diese sofort unterbrochen werden. Die Injektion soll langsam erfolgen. Da ein eng anliegender Gipsverband eine druckbedingte Nervenläsion hervorrufen kann, sollten langwirksame Lokalanästhetika bei solchen Patienten mit Vorsicht angewandt werden, bzw. es sollte der Chirurg auf die lange anästhetische Dauer mit fehlender Schutzfunktion des Schmerzes aufmerksam gemacht werden. Trotz der Hinweise mancher Autoren auf eine geringere Häufigkeit von Nervenläsionen bei bestimmten Techniken bestehen z. Z. infolge des äußerst seltenen Vorkommens dieser Komplikation keine ausreichend großen Studien, um Vorteile für eine bestimmte Technik nachzuweisen.

11.3 Blockade des N. phrenicus

Bei Anwendung größerer Volumina kommt es in 36–60% der Fälle (Berry u. Bridenbaugh 1980; Farrar et al. 1981) zu dieser Komplikation. Nur bei bilateraler Blockade und pulmonaler Erkrankung kann das Auftreten einer Hypoxie eine O_2-Gabe erforderlich machen. In letzter Zeit wurde ein Patient mit permanenter Phrenikusparese nach einer interskalenen brachialen Plexusblockade beschrieben (Bashein et al. 1985).

11.4 Horner-Syndrom, Blockade des N. laryngeus recurrens

Diese können bei Verwendung größerer Volumina auftreten. Eine Therapie ist nicht notwendig.

11.5 Schwindel

40 min nach einer axillären Plexusblockade findet man bei bis zu 90% der Patienten beim Aufstehen eine Tendenz zu wanken, die einem Blutalkoholspiegel von 0,8 ‰ gleichzusetzen ist (Kjaergard et al. 1984; Ward 1974). Deshalb sollten auch bei Anwendung dieser Technik die gleichen Kriterien für die Entlassung nach ambulanten Operationen gelten wie bei einer Allgemeinnarkose.

11.6 Intravasale Injektion

Da sich der Plexus brachialis in unmittelbarer Nähe verschiedener Gefäße befindet, ist es notwendig, vor jeder Injektion eine Aspiration durchzuführen. Da ein negativer Aspirationstest kein Beweis dafür ist, daß sich die Kanüle nicht intravasal befindet, sollte die Injektion langsam und intermittierend erfolgen, um geringgradige Intoxikationserscheinungen erkennen zu können, bevor die Injektion einer größeren Dosis Anlaß zu schwerwiegenden Komplikationen gibt. Einzelheiten über diese Komplikationen werden im Kapitel über direkte Wirkungen der Lokalanästhetika (s. S. 225 ff.) beschrieben. Es soll nur kurz hinzugefügt werden, daß eine intraarterielle Injektion schon bei sehr geringen Mengen starke ZNS-Erscheinungen hervorrufen kann, wenn diese als Bolus in das Gehirn gelangt. Diese Möglichkeit ist im Bereich des Halses bei direkter Injektion in eine Arterie möglich, die zum Gehirn führt.

11.7 Epidural- und Subarachnoidalblockade

Diese Komplikation ist sehr selten, wird aber doch gelegentlich berichtet (Kumar et al. 1979). Da es sich hier um Blockaden im Halsbereich handelt, ist beim Auftreten einer Atemlähmung bzw. bei Kreislaufreaktionen ein besonders rasches Vorgehen erforderlich.

11.8 Versager

Für die Häufigkeit derselben ist in erster Linie die Erfahrung des Anästhesisten maßgebend (1,8–15,6%). Schmidt et al. (1981) haben bei Fachärzten bzw. bei Ärzten in Weiterbildung 3,9 bzw. 13,3% angegeben. Es gibt keine Unterschiede über die Versagerquote zwischen den verschiedenen Zugängen. Beim axillären Block ist die Versagerquote für den N. musculocutaneus jedoch höher.

11.9 Wertung

Bei korrektem und vorsichtigem Vorgehen stellt die brachiale Plexusblockade eine gute Form der Anästhesie dar. Neurologische Komplikationen treten im Rahmen von Operationen in Plexusblockade auf. Es ist jedoch zweifelhaft, ob alle diese angegebenen Komplikationen wirklich durch die Blockade selbst und nicht durch andere oben beschriebene Faktoren hervorgerufen wurden. Auch ist nicht bekannt, ob bei Operationen an Hand und Arm in Blutleere etc. bei einer Allgemeinnarkose mehr oder weniger neurologische Komplikationen auftreten. Da es Patienten gibt, bei welchen die brachiale Plexusblockade eine besondere günstige Form der Anästhesie darstellt, sollte der Anästhesist die Technik dieser Blockade gut beherrschen. Das ist nur dann möglich, wenn er diese Blockade möglichst oft durchführt.

Literatur

Balas GI (1971) Regional anesthesia for surgery on the shoulder. Anesth Analg 50:1036–1042
Barutell C, Vidal F, Raich M, Montero A (1980) A neurological complication following interscalene brachial plexus block. Anesthesia 35:365–367
Bashein G, Robertson HT, Kennedy WF (1985) Persistent phrenic nerve paresis following interscalene brachial plexus block. Anesthesiology 63:102–104
Berry FR, Bridenbaugh DL (1980) The upper extremity: Somatic blockade. In: Cousins MJ (ed) Neural blockade. Lippincott, Philadelphia, pp 296–310
Brand L, Papper EM (1961) A comparison of supraclavicular and axillary techniques for brachial plexus blocks. Anesthesiology 22:226–229
Burkhardt V (1975) The place of brachial plexus analgesia in modern anesthetic practice. Excerpta Medica, Amsterdam (Recent progress in anesthesiology and resuscitation, p 57)
de Yong RH (1961) Axillary block of the brachial plexus. Anesthesiology 22:215–225
Farrar MD, Scheybani M, Notle H (1981) Upper extremity blocks. Effectiveness and complications. Reg Anaesth 6:133–134
Kjaergard H, Larsen TK, Rasmussen PS (1984) Impairment of postural stability following perivascular axillary blocks with mepivacaine. Acta Anaesthesiol Scand 28:508–510
Kumar A, Batit GE, Froese AB, Long MC (1979) Bilateral cervical and thoracic epidural blockade complicating interscalene brachial plexus blocks: Report of two cases. Anesthesiology 35:650–652
Pichlmayr J, Galaske W (1978) Auswertung von 821 supraclavikulären und subaxillären Plexusanästhesien in bezug auf Effektivität, Nebenerscheinungen und Komplikationen unter Berücksichtigung der Ausbildungspflichten einer medizinischen Hochschule. Prakt Anästh 13:469–473
Schmidt E, Racenberg E, Hildebrand G, Büch U (1981) Komplikationen und Gefahren der Plexus brachialis-Anästhesie unter besonderer Berücksichtigung von Langzeitschäden. Anäst Intensivther Notfallmed 16:346–349
Stöhr M, Mayer K, Petruch F (1978) Armplexusparesen nach Stellatumblockade und Plexusanästhesie. Dtsch Med Wochenschr 103:68 (1978)
Vester-Anderson T, Christiansen C, Hansen A, Sorensen M, Meisler M (1981) Interscalene brachial plexus block: Area of analgesia, complications and blood concentrations of local anesthetics. Aaa Anaesthesiol Scand 25:81–84
Ward ME (1974) The interscalene approach to the brachial plexus. Anesthesia 29:147–157
Winchell SW, Wolfe R (1985) The incidence of neuropathy following upper extremity nerve blocks. Reg Anaesth 10:12–15
Winnie AP Collins VJ (1964) The subclavian perivascular technique of brachial plexus anesthesia. Anesthesiology 25:353–363

12 Intravenöse Regionalanästhesie

H. Ponhold

12.1 Systemische Reaktionen

Symptome des Zentralnervensystems (ZNS)

Es gibt große Unterschiede bei den Berichten über die Häufigkeit leichterer Formen von ZNS-Toxizität. Die Zahlen schwanken zwischen 0,5 und 67%. Krämpfe kommen allerdings selten vor.

Kardiovaskuläre Symptome

Ein geringer Blutdruckabfall und eine Bradykardie kommen nach Öffnung der Blutleere häufig vor. Sporadisch sind in letzter Zeit aber auch Berichte über Herzstillstand bei Verwendung von Bupivacain und auch Lidocain aufgetaucht, von denen manche einen letalen Ausgang nahmen (Heath 1982).

Methämoglobinämie

Bei Anwendung von Prilocain kann durch Methämoglobinbildung eine Zyanose auftreten. Bei korrekter Anwendung und einer Dosis von maximal 8 mg/kg KG steigt der Methämoglobinspiegel so geringfügig an, daß keine Zyanose entsteht.

Ursache

Ursache der systemischen Reaktionen ist ein hoher Plasmaspiegel des Lokalanästhetikums. Das injizierte Lokalanästhetikum kann während der Injektion über die aufgeblasene Manschette in den Kreislauf gelangen (Rosenberg et al. 1983). Es hat sich gezeigt, daß bei 25% der Patienten ein solches Leck auftritt, ohne daß jedoch dabei toxische Plasmaspiegel auftraten.

Nach Öffnung der Blutsperre steigt der Plasmaspiegel des Lokalanästhetikums an, wobei das Ausmaß des Anstiegs umgekehrt proportional zur Dauer der Blutsperre ist. Eine große Gefahr ist deshalb eine vorzeitiges Öffnen der Blutsperre.

Therapie

Diese wird ausführlich im Kapitel über direkte Wirkungen der Lokalanästhetika besprochen (s. S. 230).

Prävention

Eine Verminderung des Lecks über die Manschette für die Blutsperre wird erreicht, wenn der Arm vor dem Aufblasen der Manschette durch Hochlagerung oder eine Esmarch-Binde exsanguiniert wird. Eine periphere Injektion in den Handrücken wird ein geringeres Leck verursachen als eine Injektion im Bereich der Kubita. Die Injektion soll langsam erfolgen (nicht kürzer als 90 s). Der Druck der Manschette soll 300 mm Hg[1] betragen (Grice et al. 1985).

Zu den Maßnahmen, die den maximalen Plasmaspiegel nach dem Öffnen der Blutsperre reduzieren, gehört die Art des Öffnens der Blutsperre. Es hat sich gezeigt, daß durch mehrmaliges Öffnen und Schließen der Blutsperre am Ende der Operation ein geringerer maximaler Plasmaspiegel auftritt. Durch Bewegung des Arms nach Öffnen der Blutsperre entsteht ein höherer Plasmaspiegel, so daß der Patient angehalten werden soll, seinen Arm anfangs ruhig zu halten.

> Auch eine technisch einfache Blockade wie die intravenöse Regionalanästhesie erfordert einen gut ausgebildeten Arzt.

Wertung

Da hohe Plasmapiegel der Lokalanästhetika bei dieser Blockade nicht nur intraoperativ, sondern v. a. auch nach Öffnen der Blutsperre auftreten können, ist eine genauere postoperative Überwachung des Patienten besonders wichtig. Jedes der 3 für die intravenöse Regionalanästhesie in Verwendung stehenden Lokalanästhetika kann schwerwiegende Komplikationen nach sich ziehen. Daher ist es nicht möglich, einem dieser Präparate den Vorzug zu geben.

In Großbritannien und den USA sind schon von einigen Autoren Empfehlungen abgegeben worden, das eine oder andere Präparat nicht mehr zu verwenden. Bei den beschriebenen Patienten mit letalen Folgen sind meist Fehler der Technik, der Dosierung oder auch Fehler im Rahmen der Reanimationsmaßnahmen vorgekommen. Diese Tatsache unterstreicht noch einmal, daß regionalanästhetische Techni-

---

[1] 1 mm Hg = 133,322 Pa.

ken nur von oder unter Anleitung von entsprechend geschulten Ärzten durchgeführt werden dürfen, wobei diese Ärzte auch eine entsprechende Praxis bei Reanimationsmaßnahmen haben müssen. Ein Medikament für eine fehlerhafte Technik verantwortlich zu machen, wäre falsch.

12.2 Falsche Lösungen

Auch hier kann die Injektion falscher Lösungen schwerwiegende Folgen haben. So mußte an einem Patienten nach einer intravenösen Regionalanästhesie eine Unterarmamputation durchgeführt werden. Die Ursache war wahrscheinlich die Injektion einer falschen Lösung (Luce u. Mangubat 1983).

12.3 Kompartmentsyndrom

Maletis et al. (1989) haben bei Anwendung der intravenösen Regionalanästhesie an der unteren Extremität für eine geschlossene Reposition einer Unterschenkelfraktur ein häufigeres Auftreten von Kompartmentsyndrom festgestellt als bei Anwendung einer Allgemeinnarkose bzw. von i.v.-Analgetika (27% bzw 13%).

12.4 Versager

Fettsucht und Arteriosklerose sind als Ursache für Versager dieser Blockade beschrieben worden, da es bei solchen Patienten manchmal nicht möglich ist, eine Okklusion der Arterie zu erreichen. Es kann in diesen Fällen zum Auftreten toxischer Plasmaspiegel bei der Injektion des Lokalanästhetikums kommen. Deshalb sollte eine intravenöse Regionalanästhesie bei solchen Patienten eher nicht durchgeführt werden. Wenn jedoch eine starke Indikation für die Anwendung dieser Technik besteht, muß das Lokalanästhetikum langsam und intermittierend appliziert werden, um toxische Plasmaspiegel schon in geringem Ausmaß zu erkennen, bevor schwerwiegende Komplikationen auftreten.

Literatur

Grice SC, Morell RC, Balestrieri FJ, Stump DA, Howard G (1985) Intravenous regional anesthesia: Evaluation and prevention of leakage under the tourniguet. Anesthesiology 63:A221
Heath ML (1982) Deaths after intravenous regional anesthesia. Br J Med 285:913–915
Luce EA, Mangubat E (1983) Loss of hand and forearm following Bier blocks: A care report. J Hand Surg 8:280–283
Maletis GB, Watson RC, Scott S (1989) Compartment syndrome. A complication of intravenous regional anesthesia in the reduction of lower leg fractures. Orthopedics 12:841–846
Rosenberg PH, Kalso EA, Tuominen MK, Linden HB (1983) Acute bupivacaine toxicity as a result of venous leakage under the tournignet cuff during Bier-block. Anesthesiology 58:95–98

13 Epidurale Opiate

H. Ponhold

Die epidurale Applikation von Opiaten bewirkt eine starke Analgesie ohne Ausschaltung von motorischen und sympathischen Nervenfasern. Nach dem Enthusiasmus in der ersten Zeit der Anwendung hat sich herausgestellt, daß diese Therapie mit Komplikationen verbunden ist. Aus diesem Grund ist die Frage nach dem Vorteil-Risiko-Verhältnis entstanden.

13.1 Atemdepression

Epidurale Opiate bewirken eine biphasische Atemdepression.

Frühe Atemdepression

Diese entsteht durch die Resorption des Opiats in die Epiduralvenen und damit in den allgemeinen Kreislauf. Die CO_2-Antwortkurve ist entsprechend dem Plasmaspiegel des Opiats nach rechts verschoben.

Die Häufigkeit der Atemdepression hängt von der Spezifität der Opioidrezeptoren ab. Bei den nichtspezifischen Opiaten Morphin, Fentanyl und Sufentanil korreliert das Potential der Atemdepression mit dem analgetischen Effekt. Für das hoch μ-spezifische Alfentanil ist das Verhältnis Atemdepression zu Analgesie weniger gut vorhersehbar (Scot et al. 1991). Das Risiko der frühen Atemdepression wird durch gleichzeitig oder vorher verabreichte andere ZNS-Depressiva erhöht. Das gilt nicht nur für systemisch applizierte Opiate und Benzodiazepine, sondern auch für Antiemetika wie Droperidol und Domperidon; ein sorgfältigeres Monitoring ist in diesem Fall erforderlich (Chrubasik et al.1993).

Späte Atemdepression

Die gefürchtetste Komplikation der epiduralen Opiate ist eine späte Atemdepression. Diese kann langsam mit einer Bradypnoe beginnen, aber auch abrupt einsetzen. Weiterhin gibt es Patienten, bei welchen zeitweise apnoische Perioden von 10–50 s auftreten, während sie eine Basisfrequenz von 12–14/min aufweisen. Die CO_2-Antwortkurve zeigt bei vielen Patienten auch eine späte Depression (Kafer et al. 1983). Eine späte Atemdepression im Sinne einer starken Hypoventilation oder Apnoe ist jedoch sehr selten. Es gibt einige Veröffentlichungen über Einzelfälle dieser Komplikation (McCaughey u. Graham 1982), aber nur wenige, die die Häufigkeit andeuten. Reiz u. Westberg (1980) haben eine späte Atemdepression bei 1 200 Patienten zur postoperativen Schmerzbehandlung beobachtet. Eine retrospektive Studie ermittelte eine Häufigkeit von 0,25–0,40 % (McCaughey u. Graham 1982). Besorgniserregend ist, daß eine späte Atemdepression nach epiduraler Verabreichung von 2 mg Morphin auftreten kann, und zwar auch dann wenn keine anderen ZNS-Depressiva verabreicht werden (Gustafsson et al. 1982). Eine dosisabhängige Reduktion der CO_2-Antwortkurve ist sogar 10–17 h nach einer epiduralen Morphingabe bei Freiwilligen vorhanden (Camporesi et al. 1983). Die späte Atemdepression bei hydrophilen Opiaten wie Morphin kann durch die kraniale Ausbreitung des Morphins im Liquor und durch die hohe Affinität zu μ_2-Rezeptoren und δ-Rezeptoren erklärt werden. Das Maximum der Atemdepression nach epiduraler Verabreichung von lipophilen Opiaten wie Fentanyl, Sufentanil und Alfentanil tritt 60 min nach einer Bolusgabe auf. Nur 10 % des durch die Dura gelangten Fentanyls erreicht zervikale Regionen, und die maximale zervikale Liquorkonzentration von Fentanyl tritt nach 20 min auf (Gourlay et al. 1989). Eine späte Atemdepression nach einer einmaligen kleinen Dosis epiduralen Fentanyls ist unwahrscheinlich, vorausgesetzt daß die Opioidrezeptorbindungskinetik nicht atypisch ist, die Elimination aus dem Körper nicht prolongiert ist und keine anderen ZNS-Depressiva verabreicht werden (Chrubasik et al. 1993). Zu den ZNS-Depressiva gehört in diesem Zusammenhang auch der zentrale Dopaminrezeptorantagonist Metoclopramid (Paspertin; Brockway et al. 1990). Trotz der hohen Lipidlöslichkeit entwickelt 0,15 mg epidurales Buprenorphin eine prolongierte und biphasische Atemdepression mit einem 2. Peak 8–10 h nach der Verabreichung (Jensen et al. 1987). Die Ursache liegt in der starken Opiatrezeptorbindung und in der Umverteilung aus fettreichem Gewebe.

Ein kleineres Injektionsvolumen ist mit einer geringeren Ausbreitung des Medikamentes im Epiduralraum und Verlängerung des Weges des Opiats zum Atemzentrum verbunden (Chrubasik et al. 1985). Bei Anwendung höherer Injektionsvolumina (20 ml) wurde auch bei epiduraler Gabe von 30 µg Sufentanil eine Atemdepression beobachtet (Whiting et al. 1988).

Bei vielen Patienten ist diese späte Atemdepression mit Somnolenz oder Koma sowie einer Miosis verbunden. Die Miosis ist auch vor dem Auftreten einer Atemdepression beobachtet worden. Es kann auch vorkommen, daß die späte Atemdepression mit einer kardiovaskulären Depression verbunden ist (Boas 1980; Gustafsson et al. 1981). Die meisten Fälle von später Atemdepression treten bei der Behandlung des postoperativen Schmerzes auf. Andererseits ist diese Komplikation im Rahmen der Behandlung des Karzinomschmerzes noch nicht beschrieben worden.

Eine akzidentelle intrathekale Applikation einer für den Epiduralraum gedachten Dosis führt fast immer zu einer späten Atemdepression.

Therapie der späten Atemdepression

Diese besteht in der intravenösen Applikation einer geringen Menge (0,2 mg) von Naloxon. Da die Wirkungsdauer von Naloxon jedoch wesentlich kürzer ist als die des epiduralen Morphins, ist eine wiederholte Applikation oder kontinuierliche Infusion (5–10 µg/kg KG/h) notwendig. Daraus ergibt sich auch, daß die intensive Überwachung nach einer erfolgreichen Behandlung der späten Atemdepression mit Naloxon weiter fortgesetzt werden muß. Diese Naloxondosis wird die Atemdepression aufheben, die analgetische Wirkung bleibt aber erhalten.

Prävention

1) Die *Anwendung von Opiaten mit hoher Lipidlöslichkeit* reduziert die Häufigkeit der späten Atemdepression, die Wirkungsdauer ist jedoch nur kurz.
2) *Parenterale Applikation (i.m., i.v., s.c.) von Opiaten:* Eine gleichzeitige oder Stunden nach der epiduralen Applikation durchgeführte parenterale Gabe von Opiaten ist bei den meisten Patienten erfolgt, die eine späte Atemdepression erlitten. Eine solche parenterale Opiatgabe ist daher zu vermeiden.
3) *Dosis:* Es besteht eine direkte Beziehung zwischen Dosis (mg) und Komplikationen durch Wirkung des Opiats auf den Hirnstamm. Auch ein größeres Injektionsvolumen (ml) erhöht bei der intermittierenden Methode die Gefahr einer späten Atemdepression.
4) *Applikationsart:* Bei thorakal-epiduraler Anwendung ist eine Tendenz zu einem häufigeren Auftreten festzustellen.
   Eine akzidentelle intrathekale Applikation führt fast immer zu einer späten Atemdepression! Deshalb sollen auch hier eine Testdosis mit einem Lokalanästhetikum und wiederholte Aspirationsversuche durchgeführt werden. Die CO_2-Antwortkurve ist beim Sitzen weniger deprimiert als bei Flachlagerung (McCaughey u. Graham 1982). Der Liquorspiegel von Morphin im Lumbalbereich ist nach 8 h größer, wenn der Patient sitzt (Gustaffson et al. 1984). Das Morphin bleibt beim Sitzen eher in der Lumbalgegend. Im Gegensatz zur einmaligen Injektion sind intermittierende Injektionen mit einer höheren Inzidenz der Atemdepression verbunden. Obwohl das Fehlen von intermittierend hohen Liquorspiegeln bei kontinuierlicher Applikation vermuten ließe, daß diese Applikationsart mit einer geringeren Inzidenz der späten Atemdepression assoziiert sein könnte als die intermittierende Methode, ist es möglich, daß interindividuelle Unterschiede in der Eliminationskinetik für manche Patienten eine nichtvorhersehbare erhöhte Gefahr einer Atemdepression ergeben. Möglicherweise ist die PCA-Methode deshalb ein Schritt in Richtung weniger Atemdepression. Fehler durch die Betreiber der PCA-Pumpe, Aktivierung der PCA-Pumpe durch Besucher und mechanische Probleme der Pumpe erhöhen jedoch wieder das Risiko. Da die Inzidenz der späten Atemdepression sehr gering ist, gibt es noch keine Literaturhinweise in dieser Richtung.
5) *Alter:* Es besteht eine Tendenz, daß Patienten in höherem Alter einen höheren Liquorspiegel aufweisen und häufiger eine Atemdepression erfahren. Wie bei den Lokalanästhetika ist auch bei Opiaten die Dosierung mit zunehmendem Al-

ter zu reduzieren. Die Überwachung erstreckt sich besonders auf die Atemfrequenz. Auch ein Apnoemonitor ist sehr nützlich. Da es Berichte gibt, daß eine Engerstellung der Pupillen vor der späten Atemdepression auftritt, ist auch die Überwachung der Pupillengröße wertvoll.
6) *Husten:* Vorgänge, die das Aufsteigen des Liquors in den IV. Ventrikel fördern, führen zu einem häufigeren Auftreten von Komplikationen von seiten des Hirnstamms. Das gilt für Morphin besonders nach 2–3 h, zu welcher Zeit der Liquorspiegel sehr hoch ist.
7) *Lage des Epiduralkatheters:* Die Positionierung des Epiduralkatheters in die Höhe des stärksten Schmerzes reduziert den Opiatbedarf und damit die Häufigkeit von Komplikationen.
8) *Opioidauswahl:* Morphin ist das einzige Opiat, welches bei kontinuierlicher Gabe eine selektive spinale Analgesie mit subanalgetischen Plasmaopioidkonzentrationen hervorruft (Chrubasik, et al. 1993). Die bei allen anderen Opiaten auftretenden analgetisch wirksamen systemischen Opiatkonzentrationen bedeuten bei einer kontinuierlichen epiduralen Opiatgabe ein erhöhtes Risiko einer zentralen Depression einschließlich einer Atemdepression.

Obwohl die Häufigkeit der späten Atemdepression niedrig ist, muß der Patient über 24 h intensiv überwacht werden. Dies gilt besonders für den postoperativen Patienten, da die meisten Fälle dieser Komplikation bei solchen Patienten beschrieben wurden. Neben Atemfrequenz und O_2-Sättigung sollte auch die Vigilanz des Patienten überwacht werden, da die Atemfrequenz oft ein schlechter Indikator für eine Atemdepression ist. Die häufige Überwachung der Vigilanz würde jedoch den normalen Schlaf des Patienten stören.

Bei Anwendung der epiduralen Opiatanalgesie dürfen Opiate nicht gleichzeitig parenteral verabreicht werden.

13.2 Harnverhalten

5–15 min nach einer epiduralen Morphinapplikation tritt bei einer Dosierung von 2 mg bei allen Patienten eine Detrusorschwäche mit erhöhter Restharnmenge auf. Auch die Blasensensorik ist reduziert. Diese Veränderungen dauern mehrere Stunden an. Die Häufigkeit von Harnverhalten im Sinne einer Notwendigkeit zur Behandlung derselben ist dosisabhängig. Sie wird mit 0,3–25% angegeben (Gustafsson et al. 1982; Reiz u. Westberg 1980). Bei Männern tritt diese Komplikation häufiger auf als bei Frauen. Da die Detrusorschwäche wenige Minuten nach der epiduralen Opiatgabe auftritt, muß man annehmen, daß das Harnverhalten durch die Wirkung des Opiats auf die autonomen Nerven im Lumbosakralbereich hervorgerufen wird.

Fentanyl hat nicht nur eine Wirkung auf die Blasenmuskulatur, sondern auch auf die urethrale Funktion. Der reduzierte urethrale Widerstand hebt die Detrusorschwäche durch spinales Fentanyl teilweise auf (Drenger et al. 1989). Methadon

(Drenger et al. 1989), Alfentanil (Welchew et al. 1985) und Buprenorphin (Drenger et al. 1989) haben keine Wirkung auf Blasentonus und Verschluß der Urethra.

Therapie

Das durch epidurale Opiate hervorgerufene Harnverhalten kann in den meisten Fällen mit Naloxon erfolgreich behandelt werden. Es gibt aber Patienten, die über 1 mg Naloxon benötigen. Das Einführen eines Harnkatheters muß jedenfalls überlegt werden.

13.3 Übelkeit und Erbrechen

Die Häufigkeit dieser Komplikation wird mit 15–35 % angegeben. Bei gebärenden Frauen tritt sie noch häufiger auf. Bei wiederholter Applikation tritt anscheinend eine Gewöhnung auf, da Übelkeit und Erbrechen dann immer seltener auftreten. Auch diese Komplikation kann durch eine intravenöse Gabe von Naloxon behoben werden.

13.4 Juckreiz

Der Juckreiz kann segmental auftreten, ist aber bei den meisten Patienten generalisiert, wobei besonders Kopf und Hals betroffen sind. Interessant ist der Bericht von Reiz u. Westberg (1980), daß die Häufigkeit 15 % betragen hat, solange dem Morphin ein Konservierungsmittel beigefügt war. Seit der Verwendung von Morphin ohne Konservierungsmittel beträgt die Häufigkeit 1 %.

Der partielle Opioidagonist Buprenorphin bindet wahrscheinlich nicht an die Opioidrezeptorsubtypen, die für den Juckreiz verantwortlich sind.

Therapie

Bei den meisten Patienten kann der Juckreiz mit Naloxon sowie auch Antihistaminika erfolgreich behandelt werden. Es gibt aber auch Berichte über Patienten, bei denen der Juckreiz den Abbruch der epiduralen Opiatgabe notwendig machte.

13.5 Andere Nebenwirkungen

Mundtrockenheit, Kopfschmerz, Schwindel, Schwitzen, Schmerzen bei der Injektion, Halluzinationen und vertikaler Nystagmus sind im Rahmen epiduraler Opiatgaben beschrieben worden.

13.6 Wertung

Die epidurale Opiatanalgesie stellt derzeit möglicherweise die stärkste Form der nichtdestruktiven Schmerzbehandlung dar. Obwohl die späte Atemdepression sehr selten auftritt, ist eine häufige Überwachung des Patienten notwendig, da diese Komplikation letal sein kann. Eine Ausnahme ist der Patient mit Karzinomschmerz. Da die epidurale Opiatanalgesie jedenfalls zu Beginn eine kostenaufwendige Überwachung der Patienten über 24–48 h erfordert, wird sie für besondere Indikationen vorbehalten bleiben.

Die Möglichkeit einer späten Atemdepression erfordert eine häufige Überwachung der Patienten über 24 h.

Literatur

Boas RA (1980) Hazards of epidural morphine. Anesth Intensive Care 8:377–378
Brockway MS, Noble DW, Sharwood-Smith GH, McClure JH (1990) Profound respiratory depression after epidural fentanyl. Br J Anaesth 64:243–245
Camporesi EM, Nielsen CH, Bromage PR, Durant PAC (1982) Ventilatory CO_2 sensitivity after intravenous and epidural morphine in volunteers. Anesth Analg 61:633–640
Chrubasik J, Scholler KL, Wiemers K, Friedrich G, Weigel K, Roth H, Berg G (1985) Zum Einfluß des Volumens periduraler Morphininjektionen auf die Morphinkonzentrationen in der Zisterna magna des Hundes. Anaesthesist 34:304–308
Chrubasik J, Chrubasik S, Mather L (1993) Postoperative epidural opioids. Springer, Berlin Heidelberg New York Tokyo
Drenger B, Magora F (1989) Urodynamic studies after intrathecal fentanyl and buprenorphine in the dog. Anesth Analg 69:348–353
Gourlay GK, Murphy TM, Plummer JL, Kowalski SR, Cherry DA, Cousins MJ (1989) Pharmacokinetics of fentanyl in lumbar and cervical CSF following lumbar epidural and intravenous administration. Pain 38:253–259
Gustafsson LL, Feychting B, Klingstedt C (1981) Late respiratory depression after concomitant use of morphine epidurally and parentally. Lancet I:892–893
Gustafsson LL, Schildt B, Jacobsen K (1982) Adverse effects of epidural and intrathecal opiates: report of a nationwide survey in Sweden. Br J Anaesth 54:479–486
Gustafsson LL, Grell AM, Garle H, Rane A, Schildt B (1984) Kinetics of morphine in cerebrospinal fluid after epidural administration. Acta Anaesthesiol Scand 28:535–539
Jensen FM, Jensen NH, Holk IK, Ravnborh M (1987) Prolonged and biphasic respiratory depression following epidural buprenorphin. Anesthesia 42:470–475
Kafer ER, Brown JT, Scott D, Findlay JWA, Butz RF, Teeple E, Ghia JN (1983) Biphasic depression of ventilatory responses to CO_2 following epidurale morphine. Anesthesiology 58:418–427
McCaughey W, Graham JL (1982) The respiratory depression of epidural morphine. Anesthesia 37:990–995
Reiz S, Westberg M (1980) Side effects of epidural morphine. Lancet 1:203–204
Stott DG, Pleuvry BJ (1991) Relationship between analgesia and respiratory depression for mu opioid receptor agonists in mice. Br J Anesth 67:603–607
Welchew EA, Hosking J (1985) Patient-controlled postoperative analgesia with alfentanil, Anesthesia 40:1172–1177
Whiting WC, Sandler AN, Chovaz PM, Slavchenko P, Koren G (1988) Analgesic and respiratory effects of epidural sufentanil in patients following thorocotomy Anesthesiology 69:36–43

Teil C: Spezielle Techniken

14 Volumenersatz mit kolloidalen Plasmaersatzmitteln

A. LORENTZ

Kolloidale Plasmaersatzmittel weisen verschiedene Nebenwirkungen auf:
- Störungen der Blutgerinnung,
- Störungen der Nierenfunktion,
- Hemmung der Proteinsynthese,
- anaphylaktische/anaphylaktoide Reaktionen,
- Speicherung im retikuloendothelialen System,
- Störungen von Laboruntersuchungen.

Daneben kann nach mehrfacher Gabe von Hydroxyäthylstärke ein langanhaltender Pruritus auftreten.

14.1 Gerinnungsstörungen

Bei dem Ersatz von großen Blutverlusten durch Plasmaersatzmittel kommt es durch den Verlust von Gerinnungsfaktoren und entsprechender Verdünnung zu einer Störung der Hämostase. Darüber hinaus hemmen einzelne Plasmaexpander die Thrombozytenfunktion und plasmatische Gerinnungsfaktoren spezifisch.

a) Verlustkoagulopathie

Beim Verlust von Blut und isovolämischem Ersatz durch Plasmaersatzmittel tritt verlust- bzw. verdünnungsbedingt eine Störung der Blutgerinnung auf. Diese Verdünnung folgt einer Exponentialkurve. Gerinnungsstörungen treten ein, wenn die plasmatischen Gerinnungsfaktoren unter 35% der Norm vermindert sind. Deshalb ist die plasmatische Gerinnung in der Regel erst dann beeinträchtigt, wenn mehr als 70–80% des Blutvolumens verloren gehen. Von diesem Zeitpunkt an ist meist ein Ersatz der plasmatischen Gerinnungsfaktoren durch tiefgefrorenes Frischplasma notwendig. Übersteigt der Blutverlust 140% des Blutvolumens, müssen häufig auch Thrombozyten substituiert, werden (Spilker u. Kilian 1987; s. auch Kap. 15 „Transfusion von Blut und Blutderivaten" und Kap. 7.2 „Störungen der Gerinnung").

b) Spezifische Effekte auf die Gerinnung

Neben den unspezifischen, verdünnungsbedingten Veränderungen der Hämoostase haben Dextran- und Stärkelösungen eine spezifische Wirkung auf das Gerinnungssystem.

Dextran

Dextranlösungen hemmen die Plättchenaggregation („coating" der Thrombozyten), vermindern die Aktivität des Faktor VIII und die Stabilität des entstandenen Thrombus (Harke et al. 1976; Esquivel et al. 1982; Bergqvist 1985; Arfors u. Buckley 1989). Diese Wirkungen sind vom Molekulargewicht abhängig und bei den heute verwendeten Lösungen mit geringen hochmolekularen Anteilen weniger ausgeprägt. Die Blutungsneigung nimmt zu, wenn die Gesamtdosis des verabreichten Dextrans 15 ml pro kg Körpergewicht übersteigt (Lewis et al. 1966; Karlson et al. 1967). Mit Zurückhaltung sollte Dextran auch unterhalb dieser Dosierung bei vorbestehenden plasmatischen Gerinnungsstörungen, bei Thrombozytopenien und Thrombozytopathien verwendet werden.

Störungen der Blutgerinnung durch Dextranlösungen werden durch Gabe von tiefgefrorenem Frischplasma, gegebenenfalls auch durch Thrombozytentransfusionen behandelt.

Hydroxyäthylstärke (HÄS)

Stärkelösungen wirken in ähnlicher Weise wie Dextran auf das Gerinnungssystem: verminderte Thrombozytenaggregation, verminderte Freisetzung des Thrombozytenfaktors 3, Verminderung des Gerinnungsfaktors VIII, bessere Lysierbarkeit des entstandenen Thrombus. Die Verminderung des Faktors VIII beruht wahrscheinlich auf der Bildung von Präzipitationskomplexen (Popov-Cenic et al. 1977; Macintyre et al. 1985; Stump et al. 1985; Heilmann et al. 1991; Kroll et al. 1992).

Die Veränderungen des Gerinnungssystems hängen vom Molekulargewicht, aber auch vom C2/C6-Substitutionsverhältnis der HÄS-Lösungen ab. Während deshalb für die hochmolekulare Hydroxyäthylstärke eine Dosislimitierung von 1,5 g/kg Körpergewicht bzw. 20 ml/kg Körpergewicht und Tag angegeben wird, wird bei den mittelmolekularen HÄS-Lösungen (Molekulargewicht < 200 000, Substitutionsgrad < 0,5) eine Obergrenze von 2 g/kg Körpergewicht und Tag empfohlen. Diese Grenzen scheinen auch überschritten werden zu können, ohne daß es zu bedeutsamen Hämostasestörungen kommt (Lewis et al. 1966; Karlson et al. 1967; Strauss et al. 1988; Macintyre et al. 1985; Vogt et al. 1994). Bei der Gabe großer Mengen von HÄS kann es in Einzelfällen allerdings auch zu schweren Gerinnungsstörungen kommen (Lockwood et al. 1988; Dalrymple-Hay et al. 1992).

Störungen der Blutgerinnung durch HÄS-Lösungen werden durch Gabe von tiefgefrorenem Frischplasma behandelt.

Gelatine

Gelatinepräparate haben keine über den Verdünnungseffekt hinausgehende Wirkung auf die Gerinnung (Harke et al. 1976), sie führen allerdings zu einer Verminderung der Fibronektinkonzentration im Plasma. Dieser Abfall tritt nicht unmittelbar nach Infusion, sondern mit einer Verzögerung von mehreren Stunden auf und hält mehrere Tage an (Brodin et al. 1984; Damas et al. 1987; Perttila et al. 1990).

Fibronektin ist an der Anlagerung von Makrophagen an Fibrin und Kollagen beteiligt und wirkt als Opsonin. Ob die verminderten Fibronektinspiegel nach Gabe von Polygelatine eine klinische Bedeutung haben, ist nicht geklärt (Nagelschmidt et al. 1989)

14.2 Nierenfunktion

Die glomeruläre Filtration künstlicher Kolloide ist abhängig von ihrer Molekülgröße. In den Tubuli werden die Makromoleküle zum Teil rückresorbiert. Der größte Teil wird ausgeschieden.

Dextran

Die Nierendurchblutung steigt nach Dextraninfusion an. Der Harn wird deutlich visköser; dies gilt insbesondere für niedermolekulares Dextran und bei dehydrierten Patienten (Bergentz et al. 1965; Eichler u. Stephan 1967). Die wiederholte Infusion von hochmolekularem Dextran führt bei Patienten mit einer vorbestehenden Störung der Nierenfunktion zu einer Abnahme der PAH-Clearance (Michie et al. 1953). Die Infusion größerer Mengen niedermolekularen Dextrans drosselt die glomeruläre Filtration und kann — insbesondere bei Dehydratation — zu einem massiven Viskositätsanstieg des Harns führen, der die tubuläre Passage beeinträchtigt. Bei vorbestehender Nierenschädigung, bei ausgeprägter Dehydratation oder hämorrhagischem Schock kann sie zu einem oligo- oder anurischen Nierenversagen führen (Bergentz et al. 1965; Mailloux et al. 1967; Heidenreich et al. 1975; Kurnik et al. 1991). Plasmaaustausch scheint hierbei eine wirksame Therapie zu sein (Zwaveling et al. 1989).

Hydroxyäthylstärke

Hydroxyäthylstärke bewirkt i. allg. keine Verschlechterung der Nierenfunktion. Die Kreatinin- und PAH-Clearance sowie die Glukosereabsorption bleiben unverändert oder sind erhöht (Thomson et al. 1962; Heidenreich et al. 1975; Hempel et al. 1975). In Einzelfällen ist allerdings bei vorbestehender Niereninsuffizienz und bei Nierentransplantation über eine Verschlechterung der Nierenfunktion berichtet worden (Waldhausen et al. 1991; Legendre u. Atinault 1994).

Gelatine

Die Gelatinepräparate stören die Nierenfunktion selbst in hoher Dosierung nicht oder nur unwesentlich. Bei normovolämischen Patienten nimmt die Diurese und die Natriurese deutlich zu (Eichler u. Stephan 1967; Hallwachs u. Lutz 1967).

14.3 Anaphylaktoide/anaphylaktische Reaktionen

Alle kolloidialen Volumenersatzmittel — auch Humanalbumin und Serumproteinlösungen — können zur einer anaphylaktoiden/anaphylaktischen Reaktion führen (s. auch Kap. 37 „Intraoperative Unverträglichkeitsreaktionen", S. 669). Die Mehrzahl dieser Reaktionen ist leicht (Grad I). Allerdings kommen sehr selten auch schwere Reaktionen vor.

Schwere anaphylaktische Reaktionen (Grad III–IV) nach Gabe von Plasmaersatzstoffen	
Dextran 60/75[a]	0,017%
HES 450/0,7[a]	0,006%
Gelatine 5/1[a]	0,038%
Hapten/Dextran[b]	0,0005%

[a] Nach Ring u. Meßmer 1977.
[b] Nach Ljunström 1993.

Dextrane

Die meisten Reaktionen auf Dextrane sind anaphylaktoid und verlaufen in der Regel leicht; die schweren Reaktionen sind über Immunkomplexe vermittelte anaphylaktische Reaktionen, die durch natürlich vorkommende dextranreaktive Antikörper, vorwiegend der IgG-Klasse, ausgelöst werden (Hedin et al. 1981).

Die Vorinjektion einer hohen Dosis monovalenten Haptendextrans (20 ml 15%ige Lösung) verhindert anaphylaktische Reaktionen weitgehend, schließt sie aber nicht aus. Schwere anaphylaktische Reaktionen bei Haptenprophylaxe treten noch 1,2 mal pro 100000 Fälle auf (Ljungström et al. 1988; Ljungström 1993). Die Vorinjektion sollte nicht früher als 15–20 min vor der Infusion erfolgen. Nach Infusion des Dextranpräparates besteht der Schutz gegen eine anaphylaktische Reaktion bei weiteren Dextrangaben für wenigstens 48 h.

In der geburtshilflichen Anästhesie wurde über eine Reihe von Fällen berichtet, bei denen die Gabe von Dextran im Rahmen einer Periduralanästhesie zur Sectio zu gering ausgeprägten anaphylaktischen Reaktionen bei der Mutter, aber zum schweren akuten „fetal distress" führten. Hieraus ist die Forderung abgeleitet worden, in dieser Situation auf Dextranlösungen zu verzichten (Berg et al. 1991; Barbier et al. 1992).

Hydroxyäthylstärke

Präformierte Antikörper gegen Hydroxyäthylstärke kommen beim Menschen nicht oder nur extrem selten vor. Bei Reaktionen auf Hydroxyäthylstärke handelt es sich dementsprechend überwiegend um anaphylaktoide Reaktionen, deren Pathomechanismus im einzelnen nicht geklärt ist. Die Häufigkeit solcher Reaktionen wird mit 0,01–0,1 % angegeben (Ring u. Messmer 1977; Cullen u. Singer 1990; Kraft et al. 1992).

Gelatine

Die Häufigkeit einer anaphylaktischen/anaphylaktoiden Reaktion auf ein Gelatinepräparat hängt von der Art des Präparats ab. Die Angaben reichen von 0,05 % bis 10 % (Wells u. King 1980; Lunsgaard-Hansen u. Schirren 1982; Ring 1985). Bei den harnstoffvernetzten Gelatinepräparaten ist in den meisten Fällen die Freisetzung von Histamin die Ursache der anaphylaktoiden Reaktion. Eine Gabe von H_1- und H_2-Blockern kann die Häufigkeit vermindern. Auch die neueren Lösungen harnstoffvernetzter Gelatine mit einer niedrigeren Konzentration an freiem Isocyanat scheinen anaphylaktoide Reaktionen seltener auszulösen (Schöning et al. 1982; Weis 1983; Lorenz et al. 1994).

Therapie

Anaphylaktoide/anaphylaktische Reaktionen werden entsprechend ihres Schweregrads behandelt. Bei schwereren Reaktionen ist der Einsatz von hochdosierten Glukokortikoiden, eines Vasopressors und eines anderen Plasmaexpanders erforderlich, gegebenenfalls auch künstliche Beatmung und Reanimationsmaßnahmen (s. Kap. 37 „Intraoperative Unverträglichkeitsreaktionen", S. 669).

14.4 Hemmung der Proteinsynthese

Künstliche Kolloide hemmen die Synthese körpereigenen Eiweißes, insbesondere die Synthese von Albumin. Für die Albuminsynthese läßt sich zeigen, daß sie durch die interstitielle onkotische Konzentration der Leber reguliert wird (Rothschild et al. 1968; Rieger 1968). Die Hemmung der Proteinsynthese scheint jedoch keine wesentliche klinische Bedeutung zu haben.

14.5 Speicherung im retikuloendothelialen System

Intravasal sind die künstlichen kolloidalen Plasmaersatzmittel über unterschiedliche Zeiträume nachweisbar: Dextranlösungen 2 Wochen, Hydroxyäthylstärkelösungen 4–11 Wochen, Gelatinelösungen 2 Tage. Während Gelatine und Dextran nur kurzzeitig in Milz, Leber und Niere gespeichert werden, läßt sich Hydroxyäthylstärke über längere Zeit im gesamten retikuloendothelialen System (RES) nachweisen (Thompson et al. 1962; Paulini u. Sonntag 1976). Bisher konnte keine Änderung der Funktion des RES durch diese Speicherung nachgewiesen werden. In Einzelfällen kann es in der Leber zu einer mechanisch bedingten reversiblen Funktionseinschränkung kommen (Förster 1988; Sirtl et al. 1988). Auch der Pruritus, der nach länger dauernder Infusionstherapie mit Hydroxyäthylstärke auftreten kann (s. unten), wird mit der Speicherung von HÄS im RES in Verbindung gebracht (Jurika et al. 1993).

14.6 Beeinflussung von Laboruntersuchungen

Alle 3 künstlichen kolloidialen Lösungen führen zu einer rascheren Erythrozytenaggregation und zu einer beschleunigten Blutsenkungsgeschwindigkeit. Die Blutgruppenbestimmung wird von den klinisch verwendeten Präparaten nicht beeinträchtigt (Spielmann 1964). Einzelne Laboruntersuchungen werden durch Plasmaexpander gestört: so wird die Konzentration des Gesamteiweißes mittels Biuretprobe nach Dextraninfusion zu hoch bestimmt (Kleine 1979); die α-Amylase im Serum ist nach Infusion von 500 ml Hydroxyäthylstärkelösung 3–5 Tage lang erhöht (Köhler et al. 1977).

14.7 Pruritus nach Gabe von Hydroxyäthylstärke

Nach häufig wiederholter Gabe von Hydroxyäthylstärke zur Hämodilution — insbesondere bei der Therapie eines Hörsturzes — tritt bei bis zu $^2/_3$ der Patienten ein langanhaltender Pruritus auf. Er beginnt zwischen 1 und 3 Wochen nach Therapiebeginn. Bei den Patienten läßt sich Hydroxyäthylstärke in Zellen der Haut, insbesondere in Makrophagen, Endothelzellen des Gefäß- und Lymphsystems und perineuralen Zellen, nachweisen. Der Juckreiz beruht nicht auf einer Histaminfreisetzung. Antihistaminika und Kortikoide bleiben ohne Wirkung. Eine lokale Behandlung mit Capsaicin scheint erfolgversprechend zu sein (Schneeberger et al. 1990; Szeimies et al. 1994; Leunig et al. 1995).

Literatur

Arfors K-E, Buckley PB (1989) Role of artificial colloids in rational fluid-therapie. In: Tuma RF, White JV, Messmer K (eds) The role of hemodilution in optimal patient care. Zuckschwerdt, München Bern Wien San Francisco
Barbier P, Jonville AP, Autret E, Coureau C (1992) Fetal risk with dextran during delivery. Drug Saf 7:71–73
Berg EM, Fasting S, Sellevold OF (1991) Serious complications with dextran-70 despite hapten prophylaxis. Is it best avoided prior to delivery? Anaesthesia 46:1033–1035
Bergentz SE, Falkheden T, Olson S (1965) Diuresis and urinary viscosity in dehydrated patients: Influence of dextran 40000 with and without mannitol. Ann Surg 161:582–586
Bergqvist D (1985) The influence of plasma volume expanders on initial haemostasis in the rabbit mesentery. Acta Anaesthesiol Scand 29:607–609
Brodin B, Hesselvik F, von Schenck H (1984) Decrease of plasma fibronectin concentration following infusion of a gelatine-based plasma substitute in man. Scand J Clin Lab Invest 44:529–533
Cullen MJ, Singer M (1990) Severe anaphylactoid reaction to hydroxyethyl starch. Anaesthesia 45:1041–1042

Dalrymple-Hay M, Aitchison R, Collins P, Sekhar M, Colvin B (1992) Hydroxyethyl starch induced von Willebrand's disease. Clin Lab Haematol 14:209–211

Damas P, Adam A, Buret J, Renard C, Lamy M, Foidart JB, Mahieu P (1987) In-vivo studies on Haemaccel-fibronectin interaction in man. Eur J Clin Invest 17:166–173

Eichler J, Stephan G (1967) Vergleichende Untersuchungen nach Infusion von Plasmaexpandern. MMW 109:1420–1425

Esquivel CO, Bergqvist D, Bjorck CG, Nilsson B, Bergentz SE (1982) Effect of volume expanders on the lysability of ex vivo thrombi in the rabbit. Acta Chir Scand 148:359–362

Förster H (1988) Biochemische Grundlagen zur Verwendung von polymeren Kohlenhydraten als Plasmaersatz. Beitr Anästh Intensivmed 26:27

Hallwachs O, Lutz H (1967) Die Nierenfunktion nach Infusion von Dextran- und Gelatinepräparaten ohne und mit Zusatz von THAM im experimentellen hämorrhagischen Schock. Langenbecks Arch Chir 318:14–23

Harke H, Thoenies R, Margraf I, Momsen W (1976) Der Einfluß verschiedener Plasmaersatzmittel auf Gerinnungssystem und Thrombozytenfunktion während und nach operativen Eingriffen. Anaesthesist 25:366–373

Hedin H, Richter W, Messmer K, Renck H, Ljungström KG, Laubenthal H (1981) Incidence, pathomechanism and prevention of dextraninduced anaphylactoid anaphylactic reactions in man. Dev Biol Stand 48:179–189

Heidenreich O, aus der Mühlen K, Heintze K (1975) Die Wirkung der Plasmaersatzmittel Hydroxyäthylstärke und Dextran-60 auf die Nierenfunktion von Hunden beim akuten hämorrhagischen Schock. Anaesthesist 24:239–243

Heilmann L, Heitz R, Koch FU, Ose C (1991) Die perioperative Thromboseprophylaxe beim Kaiserschnitt: Ergebnisse einer randomisierten prospektiven Vergleichsuntersuchung mit 6% Hydroxyäthylstärke 0,62 und Low-dose-Heparin. Z Geburtshilfe Perinatol 195:10–15

Hempel V, Metzger G, Unseld H, Schorer R (1975) Der Einfluß der Hydroxyäthylstärkelösung auf Kreislauf und Nierenfunktion bei hypovolämischen Patienten. Anaesthesist 24:198–201

Karlson KE, Garzon AA, Shaftan GW, Chu CJ (1967) Increased blood loss associated with administration of certain plasma expanders: dextran 75, dextran 40, and hydroxyethyl starch. Surgery 1967:670–678

Kleine TO (1979) Interferenz von Infusionslösungen mit der Biuret-Reaktion in einem vollmechanisierten und einem manuellen System. Med Welt 30:102–107

Köhler H, Kirch W, Horstmann HJ (1977) Die Bildung hochmolekularer Komplexe aus Serumamylase und kolloidalen Plasmaersatzmitteln. Anaesthesist 26:623–627

Kraft D, Sirtl C, Laubenthal H, Schreiner O, Parth E, Dieterich HJ, Szepfalusi Z, Trampisch HJ, Gerlach E, Peter K (1992) No evidence for the existence of preformed antibodies against hydroxyethyl starch in man. Eur Surg Res 24:138–142

Kroll W, Gerner P, Colombo T, Ramschak H, Hinghofer-Szalkay X List WF (1992) Einfluß von 6% HES 200/0,6–0,66 auf Plasmavolumen und Blutgerinnung. Infusionsther Transfusionsmed 19:171–180

Kurnik BR, Singer F, Groh WC (1991) Case report: dextran-induced acute anuric renal failure. Am J Med Sci 302:28–30

Leunig A, Szeimies RM, Wilmes E, Gutmann R, Stolz W, Feyh J (1995) Klinische und elektronenmikroskopische Untersuchung zur Hörsturztherapie mit der Kombination 10% HES 200/0.5 und Pentoxifyllin. Laryngorhinootologie 74:135–140

Ljungström KG (1993) Safety of dextran in relation to other colloids — ten years experience with hapten inhibition. Infusionsther Transfusionsmed 20:206–210

Ljungström KG, Renck H, Hedin H, Richter W, Wiholm BE (1988) Hapten inhibition and dextran anaphylaxis. Anaesthesia 43:729–732

Lockwood DN, Bullen C, Machin SJ (1988) A severe coagulopathy following volume replacement with hydroxyethylstarch in a Jehova's Whitness. Anaesthesia 43:391–393

Lorenz W, Duda D, Dick W, Sitter H, Doenicke A, Black A, Weber D, Menke H, Stinner B, Junginger T et al. (1994) Incidence and clinical importance of perioperative histamine release: randomised study of volume loading and antihistamines after induction of anaesthesia. Lancet 343:933–40

Lundsgaard-Hansen P, Tschirren B (1982) Modified fluid gelatin as a plasma substitute. Prog Clin Biol Res 19: 227–257

Macintyre E, Mackie IJ, Ho D, Tinker J, Bullen C, Machin SJ (1985) The haemostatic effects of hydroxyethyl starch (HES) used as a volume expander. Intensiv Care Med 11: 300–303

Mailloux L, Swartz CD, Capizzi R, Kim KE, Onesti G, Ramirez O, Brest AN (1967) Acute renal failure after administration of low-molecular weight dextran. N Engl Med 277: 1113–1118

Michie AJ, Ragni MC (1953) Effect of repeated infusions of dextran on renal function. J Appl Physiol 5: 625–627

Nagelschmidt M, Roddecker K, Weiser M (1989) Einfluß subtherapeutischer Mengen nativer Gelatine und Haemaccel 35 (Polygeline) auf die Fibronektinspiegel und die Wundheilung. Eine tierexperimentelle Studie an Ratten mit Brandwunden. Anaesthesist 38: 412–417

Paulini K, Sonntag W (1976) Veränderungen des RES der Ratte nach parenteraler Gabe von Dextran (Mw 40 000) und Hydroxyäthylstärke (Mw 40 000). Chemische, licht- und elektronenmikroskopische Untersuchung. Infusionstherapie 3: 294–297

Perttila J, Salo M, Peltola O (1990) Effects of different plasma substitutes on plasma fibronectin concentrations in patients undergoing abdominal surgery. Acta Anaesthesiol Scand 34: 304–307

Popov-Cenic S, Müller N, Kladetzky RG, Hack G, Lang U, Safer A, Rahlfs VW (1977) Durch Prämedikation, Narkose und Operation bedingte Änderung des Gerinnungs- und Fibrinolysesystems und der Thrombozyten. Einfluß von Dextran und Hydroxyäthylstärke (HÄS) während und nach der Operation. Anaesthesist 26: 77–84

Rieger A (1968) Blood volume and plasma protein. An experimental and clinical study on the restitution on the blood volume, plasma volume and plasma proteins after bleeding and different substitution therapy. Munksgaard, Stockholm

Ring J (1985) Anaphylactoid reactions to plasma substitutes. Int Anesthesiol Clin 23: 67–95

Ring J, Messmer K (1977) Incidence and severity of anaphylactoid reaction to colloid volume substitutes. Lancet 1: 466–469

Rothschild MA, Oratz M, Mongelli J, Schreiber SS (1968) Effects of a short-term fast on albumin synthesis studied in vivo, in the perfused liver, and on amino acid incorporation by hepatic microsomes. J Clin Invest 47: 2591–2599

Schneeberger R, Albegger K, Oberascher G, Miller K (1990) Juckreiz — Eine Nebenwirkung von Hydroxyäthylstärke (HES)? Erste Mitteilung. HNO 38: 298–303

Schöning B, Lorenz W, Doenicke A (1982) Prophylaxis of anaphylactoid reactions to a polypeptidal plasma substitute by H_1- plus H_2-receptor antagonists: Synopsis of three randomized controlled trials. Klin Wochenschr 60: 1048–1055

Sirtl C, Hübner G, Jesch F (1988) Zur Speicherung von hoch- und mittelmolekularer HÄS im menschlichen Gewebe. Beitr Anaesth Intensivmed 26: 74

Spielmann W (1964) Können moderne Plasmavolumenexpander die Ergebnisse der serologischen Untersuchungen vor Bluttransfusionen stören? In: Horatz K, Frey R (Hrsg) Schock und Plasmaexpander, Springer, Göttingen Heidelberg New York, S 152

Spilker D, Kilian J (1987) Der hämorrhagische Schock. In: Kilian J, Messmer K, Ahnfeld FW (Hrsg) Schock. Springer, Berlin Heidelberg New York Tokyo, S 101–117

Strauss RG, Stansfield C, Henrikson RA, Villhauer PJ (1988) Pentastarch may cause fewer effects on coagulation than hepastarch. Transfusion 28: 257–260

Stump DC, Strauss RG, Henriksen RA, Petersen RE, Saunders R (1985) Effects of hydroxyethyl starch on blood coagulation, particularly faktor VIII. Transfusion 25: 349–354

Szeimies RM, Stolz W, Wlotzke U, Korting HC, Landthaler M (1994) Successful treatment of hydroxyethyl starch-induced pruritus with topical capsaicin. Br J Dermatol 131: 380–382

Thompson WL, Britton JJ, Walton RP (1962) Persistance of starch derivatives and dextran when infused after hemorrhage. J Pharmacol Exp Ther 136: 125–132

Voigt N, Bothner U, Georgieff M (1994) Vergleich von Humanalbumin 5% und 6% HES 200/0.5 als ausschließliche Kolloidkomponente bei großen Chirurgischen Eingriffen. AINS 29: 150–156

Waldhausen P, Kiesewetter H, Leipnitz G, Scielny J, Jung F, Bambaeur Et, von Blohn G (1991) Durch Hydroxyäthylstärke induzierte passagere Niereninsuffizienz bei vorbestehender glomerularer Schädigung. Acta Med Austriaca 18 [Suppl]: 52–55

Weis KH (1983) Haemaccel 35: Nebenreaktionen in einer multizentrischen, prospektiven Studie. Anaesthesist 32: 488–493

Wells JV, King MA (1980) Adverse reactions to human plasma proteins. Anaesth Intensive Care 8:139–144
Zwaveling JH, Meulenbelt J, van Xanten NH, Hene RJ (1989) Renal failure associated with the use of dextran 40. Neth J Med 35:321–326

Weiterführende Literatur

Laubenthal H (1988) Anaphylaktoide/anaphylaktische Reaktionen bei Infusion kolloidaler Plasmaersatzlösungen. Beitr Anaesth Intensivmed 26:63–73
Förster H (1994) Künstlicher Blutersatz. Chirurg 65:1085–1094

15 Transfusion von Blut und Blutderivaten

A. Lorentz

Die Risiken, die mit der Transfusion von Blut und Blutderivaten verbunden sind, werden häufig unterschätzt. Komplikationen treten etwa bei 2 % aller Bluttransfusionen auf (Brzica 1978; Mollison et al. 1987; Schricker 1988). Diese Komplikationen werden durch immunologische, infektiöse und metabolische Reaktionen verursacht. Ein Risiko in bezug auf metabolische Komplikationen besteht v. a. bei der raschen Infusion großer Mengen an Blut oder Blutkomponenten.

15.1 Febrile Reaktion

Febrile Reaktionen machen rund $^2/_3$ aller Sofortreaktionen bei der Übertragung von Blut oder Blutbestandteilen aus. Ursache sind v. a. Pyrogene, die bei der Zerstörung von Leukozyten und Thrombozyten durch zytotoxische Antikörper gegen HLA-Merkmale und durch Leukozytenagglutinine entstehen. Solche Reaktionen treten vorwiegend bei Patienten auf, die bereits früher Bluttransfusionen erhalten haben. Auch beim Zerfall der Granulozyten und Thrombozyten in den ersten Tagen der Lagerung der Blutkonserven werden neben biogenen Aminen endogene Pyrogene freigesetzt, die zu febrilen Reaktionen führen können. Febrile Reaktionen durch eine immunologische Unverträglichkeit von Erythrozyten (s. unten) und durch Fremdproteine sind selten. Bakterienbedingte febrile Transfusionsreaktionen sind äußerst selten.

Tritt Fieber während einer Transfusion auf, so ist es schwierig abzuschätzen, ob es sich um ein relativ harmloses Ereignis handelt oder ob eine akute Gefährdung des Patienten vorliegt. Besonders ernstzunehmen sind febrile Reaktionen bei Patienten, die bisher nicht transfundiert wurden. Neben Fieber und Schüttelfrost können in schweren Fällen Schock und Kreislaufversagen auftreten.

Ist eine Sensibilisierung gegenüber Leukozytenantigenen bei vielfach transfundierten Patienten bekannt, so muß die Transfusion nicht unbedingt abgebrochen werden. Vermeiden lassen sich solche Reaktionen bei der Substitution von Erythrozyten durch die Verwendung von buffycoatarmen, gewaschenen oder leukozytenfreien Erythrozytenkonzentraten.

Tritt Fieber bei bisher nicht transfundierten Patienten auf, so muß die Transfusion abgebrochen und nach der Ursache gesucht werden. Insbesondere muß eine Hämolyse ausgeschlossen werden.

15.2 Allergisch-anaphylaktische Reaktion

Allergisch-anaphylaktische Transfusionskomplikationen beruhen meist auf einer Unverträglichkeit transfundierten Eiweißes nach vorausgegangener Sensibilisierung. Häufigste Ursache sind Antikörper gegen Immunglobuline der Klasse A. Hierbei sind besonders Patienten mit vollständigem IgA-Mangel gefährdet.

Meist verlaufen diese Reaktionen leicht und erreichen nur das Stadium I einer anaphylaktischen Reaktion mit Flush und Urtikaria. Nur in Einzelfällen verlaufen sie schwer (Vyas et al. 1969). Die Symptome klingen in der Regel nach Infusionsstopp ab. Bei Bedarf können Antihistaminika gegeben werden (Stephen et al. 1955). Treten ausgeprägte Formen der anaphylaktischen Reaktion auf, so sind zusätzlich Kortikosteroide erforderlich, im Stadium III und IV mit Bronchospasmus, Schock, Atem- und Kreislaufstillstand gezielte kardiorespiratorische Reanimationsmaßnahmen (s. Kap. 37 „Intraoperative Unverträglichkeitsreaktionen", S. 669).

Prophylaktisch können bei bekanntem IgA-Mangel bzw. bei nachgewiesenen Antikörpern gegen Plasmaproteine gewaschene oder tiefgefrorene Erythrozyten transfundiert werden.

15.3 Hämolytische Transfusionsreaktion

Hämolytische Transfusionsreaktionen sind bedingt durch die Reaktion von blutgruppenspezifischen Antikörpern mit Erythrozyten, die über das entsprechende Antigen verfügen. Mit oder ohne Mitwirkung von Komplement kommt es zur Hämolyse der unverträglichen Erythrozyten. Ablauf und Schweregrad der hämolytischen Reaktion sind abhängig von der Rezeptordichte auf der Erythrozytenoberfläche, der Plasmakonzentrationen des Antikörpers und seiner Fähigkeit, Komplement zu aktivieren, und von der transfundierten Menge an inkompatiblen Erythrozyten.

Akute hämolytische Transfusionsreaktion

Sie tritt auf, wenn der Antikörper im Empfängerplasma hoch ist und 20 ml oder mehr inkompatiblen Blutes transfundiert werden. Die Hämolyse erfolgt in wenigen Minuten *intravasal*, sofern es sich um eine Inkompatibilität im AB0-System handelt.

Beim Vorkommen von irregulären Antikörpern (Antikörper gegen die Faktoren des Rh-, Kell-, Duffy-, Lewis- und Kidd-Systems) erfolgt die Hämolyse erst nach mehreren Stunden *extravasal* durch Phagozytose im retikuloendothelialen System. Die Reaktionen sind i. allg. leichter, können jedoch in einzelnen Fällen auch schwer, z. T. letal verlaufen.

Das Leitsymptom einer akuten hämolytischen Transfusionsreaktion ist die Hämoglobinämie, der von einem gewissen Schweregrad an eine Hämoglobinurie folgt (s. folgende Übersicht).

Symptome einer akuten hämolytischen Transfusionsreaktion

Klinische Zeichen
- Wärmegefühl in der Vene, in die infundiert wird,
- Beklemmungsgefühl, Übelkeit, Schweißausbruch,
- retrosternale Schmerzen,
- Blutdruckabfall, Tachykardie, Schock,
- Atemnot, Zyanose,
- Fieber, Schüttelfrost,
- abdominale Koliken, Durchfälle,
- Blutungsneigung,
- Hämoglobinurie,
- Ikterus (verzögert),
- Niereninsuffizienz (durch Schock und Verbrauchskoagulopathie).

Laboruntersuchungen
erhöhte Konzentrationen im Serum:
- freies Hämoglobin (ab 40 mg/dl mit dem bloßen Auge erkennbar, ab 100–140 mg/dl Hämoglobinurie),
- Methämoglobin,
- Kalium,
- Laktatdehydrogenase (LDH),
- Eisen,
- indirektes Bilirubin (verzögert);

erniedrigte Konzentrationen im Serum:
- Haptoglobin,
- Hämopexin;

Gerinnungsstatus:
- Verbrauchskoagulopathie (pathologische Globaltests, erniedrigter Fibrinogenspiegel, niedrige Thrombozytenzahlen, Nachweis von Fibrinmonomeren und Fibrin(ogen)spaltprodukten).

Die frühen klinischen Zeichen und der Schweregrad der Erkrankung werden jedoch vorwiegend durch die Aktivierung des Komplementsystems und der Gerinnungskaskade bestimmt. Die Freisetzung kreislaufaktiver Substanzen wie Histamin und Serotonin führt zu den kardiovaskulären Symptomen. Die Aktivierung der Gerinnungskaskade erfolgt durch die Freisetzung von Thromboplastinen aus den Erythrozyten und über das Komplementsystem (Zimmermann u. Müller-Eberhard 1971; Müller-Eberhard 1975; Goldfinger 1977). Bei schweren Verlaufsformen kommt es zum Schock, zur Verbrauchskoagulopathie und zur akuten Niereninsuffizienz. Die Mortalität bei Unverträglichkeiten im AB0-System liegt bei über 10% (Mollison 1987, Schneider 1971). In Allgemeinanästhesie und unter Analgosedierung beim Intensivpatienten sind die Symptome einer akuten hämolytischen Transfusionsreaktion weniger ausgeprägt. Oft sind Blutdruckabfall und abnorme Blutungsneigung die einzigen frühen Symptome.

Akuten hämolytischen Transfusionsreaktionen liegen fast immer Verwechslungen bei den bereitgestellten Konserven oder bei den für die Blutgruppenbestimmungen und für die Kreuzproben bestimmten Blutproben zugrunde. Sehr selten sind technische Unzulänglichkeiten bei der Durchführung der Kreuzprobe die Ursache.

Schwere hämolytische Reaktionen sind selten, sie kommen nach vorsichtiger Schätzung etwa 1mal auf 5000 Transfusionen vor (Spielmann u. Seidel 1980).

Verzögerte hämolytische Transfusionsreaktion

Ist der Empfänger einer Blutkonserve vor längerer Zeit gegen ein bestimmtes Blutgruppenantigen sensibilisiert worden (Transfusion, Schwangerschaft), so kann es sein, daß nicht mehr genügend Antikörper vorhanden sind, um zu einer auffälligen Kreuzprobe zu führen. Wird das Antigen erneut transfundiert, so kann es zu einer raschen Synthese von Antikörpern kommen. Nach einigen Tagen kommt es dann zu einem plötzlichen Abfall des Hämoglobins und einem Anstieg des Bilirubins im Serum. Eine Hämoglobinurie tritt selten auf, ein schwerer Verlauf ist sehr selten. Eine verzögerte hämolytische Transfusionsreaktion ist häufig nicht vermeidbar, ein Teil läßt sich durch das Beachten sehr schwacher Reaktionen bei der Kreuzprobe und anamnestischer Hinweise (Bluttransfusionen, Schwangerschaften) ausschalten.

Inverse hämolytische Transfusionsreaktion

Die Transfusion von Plasma mit einem hohen Gehalt an Anti-A- bzw. Anti-B-Antikörpern kann bei Empfängern mit der Blutgruppe A, B oder AB zu einer intravasalen Hämolyse führen. Dies kann bei der Notfalltransfusion von Vollblut der Gruppe 0 von Bedeutung sein, sofern dieses nicht auf seinen Antikörpergehalt untersucht wurde. Auch bei der Übertragung von nichtkompatiblem tiefgefrorenem Frischplasma und Faktor-VIII-Konzentrat kann eine inverse hämolytische Transfusionsreaktion auftreten.

Abklärung der hämolytischen Transfusionsreaktion

Nach dem Auftreten von Symptomen, die auf eine hämolytische Transfusionsreaktion hinweisen, muß die Transfusion sofort unterbrochen werden. Der Bluttransfusionsbeutel, das Blutröhrchen und Blutproben des Empfängers vor und nach der Transfusion müssen sichergestellt werden. Parallel zur Bestätigung der Hämolyse durch Labortests werden die Identität des Empfängers und die Dokumentation der Kreuzprobe überprüft. Ergeben sich keine administrativen Fehler, so folgt eine serologische Abklärung in einem spezialisierten Labor. Gleichzeitig wird nach nicht antikörperbedingten Ursachen für eine Hämolyse gesucht.

Nicht antikörperbedingte Hämolyse

Nicht jede Hämolyse ist durch Antikörper bedingt. Erythrozyten können bereits vor der Transfusion hämolysiert oder so geschädigt sein, daß sie nach der Transfusion rasch hämolysieren. Wird Blut mit hypotonen Lösungen aufgeschwemmt oder mit solchen Lösungen über den gleichen venösen Zugang infundiert, kann es zur Hämolyse kommen. Wird Blut über 50 °C erwärmt, so kann es bereits in der Konserve zur Hämolyse kommen; in jedem Fall kommt es aber zur Schädigung der Erythrozyten, die zu einer akuten hämolytischen Reaktion nach der Transfusion führen kann. Auch das Einfrieren von Blut führt zur Hämolyse. Dies ist besonders bei Kühlschränken von Bedeutung, die nicht über die nötigen Sicherheitseinrichtungen verfügen, oder beim Überlandtransport von Blutkonserven in der kalten Jahreszeit. Bakteriell infiziertes Blut ist häufig hämolytisch. Auch mechanische Belastung der Erythrozyten kann zur Hämolyse führen (Druckinfusion durch sehr dünne Nadel).

Therapie

Die wichtigsten Behandlungsziele sind die Bekämpfung des entstehenden Schocks und der metabolischen Azidose sowie Maßnahmen zur Vermeidung bzw. Behandlung einer Verbrauchskoagulopathie und einer akuten Niereninsuffizienz (Mollison 1987; Schricker 1988). Zur Behandlung eines bestehenden Schocks ist eine Volumensubstitution mit Plasmaexpander erforderlich. Daneben sollten ausreichend kristalline Lösungen gegeben werden. Es wird ein zentralvenöser Druck im oberen Normbereich angestrebt. Ist eine Kreislaufstabilisierung mit Volumengabe allein nicht zu erreichen, müssen Katecholamine (Dobutamin, Dopamin) eingesetzt werden. Zusätzlich werden Kortikosteroide gegeben, in schweren Fällen hochdosiert. Auch Intubation und Beatmung können erforderlich werden. Tritt der hämolytische Transfusionszwischenfall intraoperativ auf, sollte die Narkose beibehalten werden. Eine bestehende metabolische Azidose wird mit Natriumbikarbonat ausgeglichen. Darüber hinausgehende Gaben werden zur Alkalisierung des Urins empfohlen, um das Ausfallen von Hämatinsäure im distalen Tubulus zu verhindern. Es sollte eine Diurese von 100 ml/h aufrecht erhalten werden, gegebenenfalls durch den Einsatz von Dopamin und Furosemid. Kommt es trotz dieser Therapie zu einem akuten Nierenversagen, das längere Zeit besteht, müssen Hämodialyse oder Hämofiltration durchgeführt werden.

Zur Prophylaxe bzw. Behandlung einer Verbrauchskoagulopathie wird Antithrombin III substituiert. In der Phase der Hyperkoagulabilität der Verbrauchskoagulabilität kann zusätzlich Heparin in niedriger Dosierung gegeben werden, sofern das Gefäßsystem mechanisch intakt ist und keine Gefahr einer intrakraniellen Blutung besteht. Besteht eine ausgeprägte Verbrauchskoagulopathie mit Blutungsneigung, werden — nach Gabe von AT III — die fehlenden Gerinnungsfaktoren durch tiefgefrorenes Frischplasma ersetzt (vgl. Kap. 7.2 „Störungen der Gerinnung").

15.4 Posttransfusionspurpura

Bei der Posttransfusionspurpura (PTP) handelt es sich um eine sehr selten auftretende verzögerte Transfusionsreaktion durch Thrombozytenalloantikörper.

Nach der primären Immunisierung — in der Regel gegen den Thrombozytenfaktor ZWa — führt eine erneute Transfusion entsprechender Thrombozyten zur

Bildung von Antigen-Antikörper-Komplexen, an die auch autologe Thrombozyten angelagert werden. Der Thrombozytenabbau erfolgt dann über eine Komplementaktivierung (intravasal oder intrahepatisch) oder durch Immunphagozytose intralienal. Überwiegend sind Frauen im höheren Lebensalter betroffen. Regelmäßig gehen Schwangerschaften oder Transfusionen voraus.

Die PTP tritt 5–10 Tage nach Transfusion von thrombozytenhaltigen Konserven auf. Sie ist gekennzeichnet durch einen — häufig fulminanten — Abfall der Thrombozytenkonzentration und eine Blutungsneigung, die lebensbedrohlich sein kann. Die Diagnose wird durch den Nachweis thrombozytenspezifischer Alloantikörper bestätigt (Müller-Eckhardt 1986; Aster 1984; Pegels et al. 1981). Auch ein subklinischer Verlauf kommt vor (Kirmani et al. 1983). Das Krankheitsbild klingt innerhalb von 3–4 Wochen ab. Die Mortalität beträgt allerdings 10–20%.

Therapeutisch kommt eine hochdosierte Gabe von IgG in Frage (Becker et al. 1985; Berney et al. 1985; Hamblin et al. 1985; Müller-Eckhardt 1986). Die Plasmapherese ist erfolgreich, sofern das entzogene Plasma durch Plasma oder Vollblut ersetzt wird (Hamblin et al. 1985). Der Wirkungsmechanismus der IgG-Gabe beruht wahrscheinlich auf einer Blockade von Rezeptoren des retikuloendothelialen Systems, die die Phagozytose der Immunkomplexe und der daran angelagerten autologen Thrombozyten verhindert (Fehr et al. 1982; Salama et al. 1983). Kortikosteroide sind nicht wirksam, die Gabe von Thrombozytenkonzentraten kann das Krankheitsbild dramatisch verschlechtern.

15.5 Leukozytenbedingte Komplikationen

Graft-versus-host-Krankheit

Unter einer Graft-versus-host-Krankheit (GVHD) versteht man die Ansiedlung immunkompetenter Lymphozyten bei einem immundefizienten Empfänger. Die Unfähigkeit der körpereigenen Lympozyten, homologe Lymphozyten zu eleminieren, kann durch eine kongenitale Immundefizienz, durch die Behandlung mit Zytostatika oder durch Bestrahlung bedingt sein. Besonders gefährdet sind Patienten mit Leukämien und Lymphomen. Feten und Neugeborene weisen noch kein voll funktionsfähiges Immunsystem auf, auch hier kann nach Transfusionen eine GVHD auftreten.

Bei Transfusionen sind es überwiegend Leukozytenkonzentrate, die eine GVHD verursachen (Cohen 1979; Ford et al. 1976; Weiden et al. 1981), sie kann aber auch nach Transfusion von Erythrozythenkonzentraten auftreten (Dinsmore et al. 1980). Das klinische Bild ist gekennzeichnet durch Fieber, Hautausschlag, andere allergieartige Symptome, Hepatitis, Wadenkrämpfe, Diarrhö, Knochenmarkdepression und Infekte. Die Mortalität ist hoch (Glucksberg et al. 1974).

Der klinische Vedacht auf eine GVHD kann durch Hautbiopsien erhärtet und durch den Nachweis von Spenderzellen im Empfänger (genetische Marker) bestätigt werden.

Eine GVHD kann durch die Bestrahlung von Blut mit 15–50 Gy verhindert werden (Fliedner et al. 1982; Sandler 1982). Dadurch wird die Vermehrungsfähigkeit der Lymphozyten weitgehend ausgeschaltet, ohne die Funktionsfähigkeit der Erythrozyten, Granulozyten und Thrombozyten zu beeinträchtigen (Fliedner et al. 1982). Bei immunsupressiv behandelten Malignompatienten sollte eine Bestrahlung der Blutkonserven bei einer Lymphozytopenie unter 500 Lymphozyten/μl erfolgen (Schmidmeier et al. 1982; Woods 1981). Knochenmarkempfänger sollten bestrahlte Blutkonserven erhalten, bis die normale Immunfunktion wieder hergestellt ist. Auch bei intrauteriner Transfusion und bei der Transfusion von Früh- und Neugeborenen wird die Verwendung bestrahlter Konserven empfohlen.

Auf die Transfusion von Granulozytenkonzentraten sollte auch wegen anderer Nebenwirkungen (Zytomegalieinfektion, Lungeninfiltrate u. a., weitestgehend verzichtet werden.

15.6 Lungeninfiltrate

Nach Transfusion von granulozytenhaltigen Blutpräparaten, bevorzugt nach Gabe von Granulozytenkonzentraten, kann in seltenen Fällen ein Lungenödem mit respiratorischer Insuffizienz auftreten, das dem Bild eines ARDS gleicht. Als Ursache hierfür wird eine Sequestration von Granulozyten in den Lungenkapillaren angenommen (Higby u. Burnett 1980; Karp et al. 1982). Voraussetzung hierfür ist die Bildung von Granulozytenaggretaten durch Alloantikörper gegen Granulozyten (Kernoff et al. 1972) oder durch Komplementaktivierung (Jacob et al. 1980). Alloantikörper können beim Empfänger vorliegen und mit den transfundierten Granulozyten reagieren, oder sie können in der transfundierten Blutkonserve enthalten sein und mit den Empfängergranulozyten reagieren (Kernoff et al. 1972). Welche Mediatoren und Kaskadensysteme bei diesen allergisch-entzündlichen Prozessen in der Lunge im einzelnen beteiligt sind, ist nur teilweise bekannt.

Das klinische Bild mit Husten, Kurzatmigkeit, erhöhter Atemfrequenz und Fieber entspricht dem eines ARDS. Differentialdiganostisch müssen daher andere Ursachen für ein ARDS, aber auch ein kardial bedingtes Lungenödem abgegrenzt werden.

Sofern Symptome bereits während der Transfusion auftreten, muß die Tranfusion abgebrochen werden. Kortikosteroide können den Verlauf günstig beeinflussen. Bei einer schweren respiratorischen Insuffizienz muß der Patient künstlich beatmet werden (s. Kap. 2.1 „Respiratorische Insuffizienz"). Meist bessert sich die Gasaustauschstörung innerhalb von 12-24 h, der Röntgenbefund normalisiert sich in wenigen Tagen.

Zur Vermeidung von transfusionsbedingten Lungeninfiltraten sollte auf die Gabe von Granulozytenkonzentraten weitestgehend verzichtet werden; bei buffycoatfreien Erythrozytenkonzentraten kann durch Filtration mit Leukozytenfiltern oder durch Waschen der Anteil der Granulozyten weiter reduziert werden (leukozytenarme bzw. leukozytenfreie Erythrozytenkonzentrate).

15.7 Verlustkoagulopathie

Die Transfusion von großen Mengen von Erythrozytenkonzentraten und Plasmaersatzlösungen oder von gelagerten Vollblutkonserven zum Ersatz von Blutverlu-

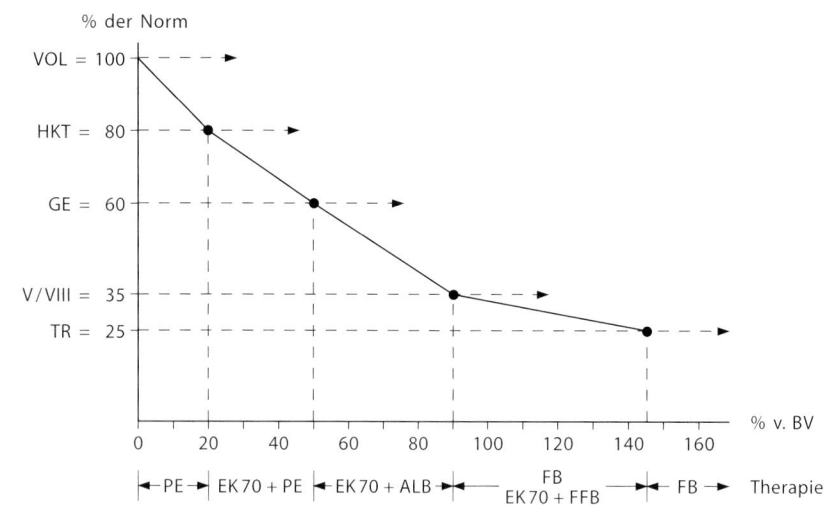

Abb. 15.1. „Berner Konzept" einer abgestuften Komponententherapie akuter Blutverluste: Hämatokrit (HKT), Gesamteiweiß (GE), Gerinnungsfaktoren V/VIII und Thrombozyten (TR). Auf der Abszisse die Behandlungsstufen mit PE Plasmaersatzmittel, EK 70 Ery-Konzentrat mit 70% Hkt, ALB 5% Albumin, FB Frischblut, FFP frisch gefrorenes Plasma. (Mod. nach Lunsgard-Hansen 1980)

sten kann aufgrund der fehlenden bzw. verminderten Gerinnungsfaktoren zu einer Verlustkoagulopathie führen. Sofern nicht ein gleichzeitiger Verbrauch an Gerinnungsfaktoren besteht, wie das beim Polytrauma häufig der Fall ist, oder eine vorbestehende Störung der Hämostase, sind klinisch relevante Gerinnungsstörungen erst bei einem Blutverlust zu erwarten, der etwa 80% des Blutvolumens entspricht. Eine Thrombozytopenie, die zu Blutungen führen kann, tritt erst bei Austauschvolumina von 140% des Blutvolumens auf (Spilker u. Kilian 1987; Abb. 15.1).

Diagnose

Die Diagnose ergibt sich häufig aus der vorausgegangenen Blutkomponententherapie. Durch eine Gerinnungsanalyse müssen jedoch andere Ursachen, insbesondere eine Verbrauchskoagulopathie, ausgeschlossen werden. Die Globaltests der Gerinnung sind abhängig von dem Grad der Verdünnung verlängert, das Fibrinogen und die Thrombozyten sind erniedrigt, Fibrinmonomere und Fibrin(ogen)spaltprodukte sind nicht nachzuweisen.

Prophylaxe und Behandlung

Um verlustbedingte Koagulopathien zu vermeiden, sollten beim Blutersatz ausreichend Gerinnungsfaktoren bzw. Thrombozyten gegeben werden. Ab einem Blutverlust von 70–80% des Blutvolumens sollte ein Drittel des Blutersatzes als tiefgefrorenes Frischplasma gegeben werden. Bei Blutverlusten, die 140% des Blutvolumens überschreiten, sind in der Regel Thrombozytenkonzentrate oder Warmbluttransfusionen erforderlich. Die Indikation zur Therapie sollte durch regelmäßige Gerinnungskontrollen überprüft werden. Als Interventionswert kann eine TPZ von 30%, eine PTT von 60 s, ein Fibrinogenspiegel von 100 mg/dl (Spilker u. Kilian 1987) und Thrombozytenkonzentrationen <30000–50000/mm^3 gelten (Schiffer 1984). Besteht nach Erreichen dieser Werte die Blutung fort, muß nach einer anderen Ursache gefahndet werden (mechanisch bedingte Blutung, Thrombozytopathie, Verbrauchskoagulopathie).

15.8 Biochemisch-metabolische Risiken, Hypothermie

Biochemisch-metabolische Risiken und die Gefahr einer Hypothermie bestehen vorwiegend bei Massivtransfusionen. Die metabolischen Risiken hängen mit den metabolischen Veränderungen in einer Blutkonserve während der Lagerung zusammen (s. folgende Übersicht).

Risiken bei Massivtransfusion

Zitratintoxikation, Hypokalzämie,
Hyperkaliämie, Hypokaliämie,
metabolische Azidose,
Abfall des 2,3-Diphosphoglyceratgehaltes der Erythrozyten, Gerinnungsstörungen,
Hypothermie,
Transfusion von Mikroaggregaten,
metabolische Alkalose (Spätphase).

Hypokalzämie

Der Zitratgehalt einer Blutkonserve steigt während der Lagerung erheblich an. Wird Konservenblut rasch in großen Mengen zugeführt, so kann es kurzzeitig zu einer Abnahme des Serumkalziums und zu kardiozirkulatorischem Versagen kommen. Die Abnahme des Herzzeitvolumens ist erkennbar durch Hypotension, kleine Blutdruckamplitude, erhöhten zentralvenösen Druck und Anstieg des pulmonalkapillären Verschlußdrucks. Im EKG findet sich ein verlängertes QT-Intervall. Toxische Zitratspiegel (>50–80 mg/dl) und eine entsprechende Hypokalzämie treten in der Regel nur dann auf, wenn mehr als 500 ml Blut innerhalb von 5 min transfundiert werden. Zitrat wird rasch metabolisiert. Die Kalziumspiegel normalisieren sich innerhalb weniger Minuten. Allerdings kommt es bei Hypothermie, Hypoperfusion oder Leberzellschädigungen zu einem verzögerten Zitratabbau (Klose 1984).

Ob Kalzium substituiert werden soll, wird nach wie vor kontrovers diskutiert. Einzelne Autoren empfehlen bei Massivtransfusionen die Gabe von 0,5 g Kalziumchlorid pro Konserve ab der 6. transfundierten Konserve. Die Kalziumgabe erhöht jedoch die Gefahr von Rhythmusstörungen v.a. bei hypothermen, digitalisierten Patienten. Bei nachgewiesenem erniedrigtem Spiegel des ionisierten Kalziums (unter 1 mmol/l) oder bei QT-Verlängerungen im EKG bzw. bei beginnender elektromechanischer Entkoppelung sollte 100 mg Kalziumglukonat langsam alle 3 min injiziert werden, bis die Störung behoben ist (Miller 1973; Denlinger et al. 1976; Howland 1978).

Hyperkaliämie, Hypokaliämie

Der Kaliumgehalt einer gelagerten Konserve steigt erheblich an (Tabelle 1). Auch hier ist jedoch eine Infusionsrate von mehr als 500 ml pro 5 min nötig, um einen deutlichen Anstieg des Serumkaliums zu verursachen. Nach Massivtransfusionen findet sich weit häufiger eine Hypokaliämie. Hierfür sind u. a. die Kaliumaufnahme durch die Spendererythrozyten und die Korrektur einer bestehenden metabolischen Azidose mit entsprechendem Kaliumeinstrom in die Zelle verantwortlich (Howland 1978).

Azidose

Gelagertes Blut enthält neben der erhöhten Menge an Zitrat und Laktat auch vermehrt CO_2. Der pH-Wert liegt nach 3 Wochen Lagerung bei etwa 6,9 (Tabelle 15.1).

Die verschiedenen Puffermechanismen des Körpers und die rasche Metabolisierung von Zitrat und Laktat führen jedoch dazu, daß eine Azidose aufgrund der Massivtransfusion selten entsteht. In der Regel ist sie durch eine bestehende Schocksituation verursacht. Eine Pufferung mit Natriumbikarbonat sollte deshalb nur zurückhaltend und nach den aktuellen Werten des Säure-Basen-Haushaltes erfolgen. Nach der raschen Applikation von jeweils 5 Blutkonserven sollte eine Blutgasanalyse durchgeführt werden. Besteht eine fortdauernde metabolische Azidose, so muß davon ausgegangen werden, daß neben Laktat auch Zitrat verzögert abgebaut wird. Der Bestimmung des ionisierten Kalziums bzw. Symptomen für eine Hypokalziämie (EKG) sollte dann besondere Aufmerksamkeit geschenkt werden.

Tabelle 15.1. Veränderungen von Vollblut in Abhängigkeit von der Lagerungsdauer in ACD bzw. CPD-Konservenblut (*). (Nach Harke u. Rahmann 1988)

Test	Lagerungsdauer (Tage)		
	1	10	20
Blut-pH-Wert	7,2	6,5	6,5
Plasmalaktat [mmol/l]*	40	120	180
Plasmabikarbonat [mmol/l]*	18,5	14,0	10,2
Plasmakalium [mmol/l]	4,5	12,0	17,4
Plasmahämoglobin [mg/100 ml]	25	50	148
Thrombozyten [10^{-3}/mm^3]	120	75	30
Faktor V [% des Ausgangswertes]	110	55	25
Faktor VIII [% des Ausgangswertes]	100	50	20

2,3-Diphosphoglycerat

Mit der Abnahme des 2,3-DPG-Gehalts in der gelagerten Konserve (1 µmol/ml nach 14 Tagen) kommt es zu einer Zunahme der O_2-Affinität des Hämoglobins. Die O_2-Dissoziationskurve erfährt eine Linksverschiebung. Die Rolle dieser Veränderung innerhalb der Faktoren, die das O_2-Angebot an das Gewebe beeinflussen, ist allerdings relativ gering. Zudem kommt es nach Transfusion zu einer raschen Restitution des 2,3-DPG-Gehalts (50% innerhalb von 4 h; Sheldon 1977; Beutler 1977).

In besonderen Situationen, in denen diese erhöhte O_2-Affinität gelagerten Butes größeres Gewicht hat, etwa bei schwerer Koronar- oder Zerebralsklerose und bei Massivtransfusion mit schwerem Schock, sollte Blut mit kurzer Lagerdauer verwendet werden und eine Korrektur einer bestehenden Azidose über einem pH-Wert von 7,30 vermieden werden. Bei parenteral ernährten Patienten muß darüber hinaus für eine ausreichende Phosphatsubstitution gesorgt werden (Klose 1984).

Hypothermie

Hypothermie geht mit einer Myokarddepression und Vasokonstriktion einher. Es besteht eine Verminderung des Herzzeitvolumens, eine Bradykardie mit zunehmender Gewebshypoxie und eine Azidose. Fällt die Temperatur im rechten Herzen auf 28 °C ab, ist die Gefahr des Kammerflimmerns hoch. Bei zusätzlichen metabolischen Störungen (Hypoxie, Azidose, Hypokalzämie) steigt die Flimmergefahr schon bei 32–34 °C erheblich an. Diese Temperaturen werden bereits beim raschen Ersatz von 50% des Blutvolumens durch kaltes, nichtangewärmtes Blut erreicht, wenn sich der Patient im Schock befindet, noch eher (Bergmann 1976).

Auch die Hämostase wird ungünstig beeinflußt. In Hypothermie kommt es zu einer diffusen Blutungsneigung, die klinisch derjenigen entspricht, die bei ausgeprägten Thrombozytopenien oder Thrombozytopathien zu finden ist (Bahn u. Mursh 1980; Thomas et al. 1985).

Um eine Gefährdung des Patienten durch eine ausgeprägte Hypothermie zu erkennen, sollte bei Massivtransfusionen die Kerntemperatur mit einer Temperatursonde überwacht werden. Bei Patienten, die eine große Anzahl von Blutkonserven erhalten, bestehen häufig Begleitumstände, die eine Hypothermie begünstigen (Polytrauma während der kalten Jahreszeit, langdauernde operative Eingriffe, kalte Infusionen).

Zur Vermeidung bzw. zur Behandlung einer Hypothermie sollten folgende Maßnahmen ergriffen werden:

- Anwärmen der transfundierten Blutkonserven und der Infusionslösungen,
- Lagerung des Patienten auf einer Wärmematte,
- Erwärmung der Atemgase,
- Abdeckung des Patienten mit einer Isolier- oder Warmluftdecke.

15.9 Mikroaggregate

Mikroaggregate in Blutkonserven entstehen bereits nach 24stündiger Lagerzeit und sind nach 8–10 Tagen in größerer Zahl vorhanden. Es wird kontrovers diskutiert, ob diese Mikroaggregate zu einer Verschlechterung der pulmonalen Funktion bei polytraumatisierten Patienten führen. Ihre Rolle ist gegenüber anderen Faktoren jedoch sicher von nachgeordneter Bedeutung (Bergmann 1976; Mollison 1987; Collins et al. 1986). Andererseits spricht nichts dafür, daß sie der Lungenfunktion zuträglich sein könnten. Die Mikroaggregate bestehen im wesentlichen aus Thrombozyten, Leukozyten und Fibrin. Das Entfernen des Buffycoats bei Erythrozytenkonzentraten vermindert die Zahl der Aggregate (Prins et al. 1980). Zur weitgehenden Eliminierung dieser Mikroaggregate werden Mikrofilter mit einer Porengröße zwischen 10 und 40 µm eingesetzt (Marshall et al. 1975).

15.10 Infektiöse Komplikationen

Virusinfektionen

Grundsätzlich können alle humanpathogenen Viren, die ihre Infektiosität unter den Lagerungsbedingungen von Blutkonserven behalten, nach der Transfusion zu Infektionen beim Empfänger führen.

Die wichtigste infektiöse Komplikation ist das Übertragen einer Hepatitis. Vor der Einführung von serologischen Screeninguntersuchungen betrug die Inzidenz einer posttransfusionellen Hepatitis zwischen 2% und 17% (Sugg 1986). Nach Einführung dieser Tests für die Hepatitis B und Hepatitis C liegt die Infektionsrate heute unter 1% (Alter 1994). Abschätzungen aufgrund der Sensitivität der neueren Tests und der diagnostischen Lücke (Zeitpunkt von der Infektion bis zur serologischen Nachweismöglichkeit) gehen noch von wesentlich niedrigeren Risiken aus: 1:50000 für Hepatitis B, 1:20000 für Hepatitis C. Dabei ist allerdings zu berücksichtigen, daß solche Abschätzungen wesentlich von der Prävalenz der Erkrankung unter den potentiellen Spendern abhängig sind. Die Hepatitis-C-Infektionen sind deshalb von besonderer Bedeutung, weil mehr als 60% zu chronisch-persistierenden Erkrankungen führen und rund 20% zu chronisch-aktiven Hepatitiden bzw. zur Leberzirrhose (Sugg 1987; Sherwood 1993; Alter 1994). Neben HBV und HCV scheint es noch andere hepatotrophe Viren zu geben, die durch Transfusion übertragen werden können. Der Verlauf dieser Hepatitiden ist in der Regel weniger schwer und der Übergang in ein chronisches Stadium seltener (Dodd 1993).

Bei HIV wird die Häufigkeit einer posttransfusionellen Infektion heute mit 1:125000 bis 1:1000000 angegeben (Sugg 1987; Sherwood 1993).

Eine Gefährdung durch eine Zytomegalieinfektion (Inzidenz 7–20%) besteht in der Regel nur bei sehr geschwächten Patienten (unreife Neugeborene und Patienten unter immunsuppressiver Therapie; Sugg 1987). Die übrigen der Herpesgruppe angehörenden Viren sollen keine wesentliche transfusionsmedizinische Bedeutung haben (Seidel u. Kühnl 1988).

Nicht oder nicht vollständig geklärt ist die Bedeutung einer Reihe anderer Viren, etwa des Human-T-lymphotropic-Virus Typ I (HTLV I), des Human-T-Cell-Leukemia-Virus Typ II (HTLV II) sowie die Bedeutung von Lentiviren (Seidel u. Kühnl 1988).

Lues

Eine Infektion mit Treponema pallidum ist nur innerhalb der ersten 48–72 h nach der Abnahme möglich. Die Luesinfektiosität stellt also lediglich ein Problem für Frischblut und Thrombozytenkonserven dar. Die diagnostische Lücke bezieht sich hier auf serumnegative Spender in der Inkubationsperiode (Tabor 1982).

Toxoplasmose

Die Verbreitung von Toxoplasma gondii beim Menschen ist ähnlich hoch wie die der Zytomegalie. Eine Transfusion von Blutkonserven, die diesen Errreger enthalten, kann bei immunsupprimierten Patienten oder bei Patienten mit AIDS zu einer schwer verlaufenden Toxoplasmose führen (Kernoff et al. 1972; Imbach et al. 1981).

Malaria

Durch Transfusion bedingte Malariafälle sind in der westlichen Welt mit 1 Fall pro 1 Mio. verabreichte Blutkonserven außerordentlich selten (Kark 1982).

Transfusion von bakteriell kontaminiertem Blut

Die Transfusion von Blutkonserven, die mit hohen Keimzahlen oder bakteriellen Toxinen kontaminiert sind, verläuft häufig tödlich. Sie tritt jedoch seit der Einführung der geschlossenen Plastikbeutelsysteme praktisch nicht mehr auf. Zwar ist auch bei regelrechter Entnahme das Eindringen von Bakterien in die Blutkonserven nicht ganz zu verhindern. Bei gekühlter Lagerung ($4 \pm 2\,°C$) findet aber eine Vermehrung von Keimen fast nie statt.

Dies gilt nicht für gewaschene bzw. leukozytenfreie Erythrozytenkonzentrate, da hier kein geschlossenes System mehr besteht. Diese Konserven sollten baldmöglichst nach der Herstellung transfundiert werden. Auch bei Thrombozytenkonzentraten, die längere Zeit bei Zimmertemperatur gelagert werden, besteht eine erhöhte Gefahr einer bakteriellen Kontamination (Frey-Wettstein et al. 1986; Mollison 1987).

Literatur

Alter MJ (1994) Review of serologic testing for hepatitis C virus infection and risk of posttransfusion hepatitis C. Arch Pathol Lab Med 118 (4):342–345

Aster RH (1984) Clinical significance of platelet-specific antigens and antibodies. In: Mc Cullough J, Sandler S (eds) Advances in immunobiology: Blood cell antigens and bone marrow transplantation. Liss, New York, pp 103–120

Bahn SL, Mursch PI (1980) The effects of cold on hemostasis. Oral Surg 49:294–300

Becker T, Panzer S, Maas D, Kiefel V, Sprenger R, Kirschbaum M, Mueller-Eckhardt C (1985) High-dose intravenous immunoglobulin for post transfusion purpura. Br J Haematol 61:149–155

Bergmann H (1976) Risiken der Infusions- und Transfusionstherapie. Anästhesiol Inform 17:440

Berney SI, Metcalfe P, Wathen NC, Waters AH (1985): Posttransfusion pupura responding to high-dose intravenous IgG: further observations on pathogenesis. Br J Haematol 61:627–632

Beutler F (1977) International forum: What is the clinical importance of the hemoglobin oxygen affinity in preserved blood especially as produced by variations of red cell 2,3 DPG content? Vox Sang 4:1

Brubaker DB (1983) Human posttransfusion graft-versus-host disease. Vox Sang 45:401–420

Brzica SM (1978) Common transfusion problems. In: Brzica SM (ed) Blood transfusion dilemas. American Association of Blood Banks, Washington/DC, pp 1–9

Cohen D, Weinstein H, Mihm M, Yankee R (1979) Nonfatal graft-versus-host disease occurring after transfusion with leukocytes and platelets obtained from normal donors. Blood 53:1053–1057

Collins JA, Högman CF, Lundsgaard-Hansen P, Snyder E, Swank RL, Wenz B (1986) When is microfiltration of whole blood and red cell concentrates essential? When is it superfluous? International Forum. Vox Sang 45:217

Denlinger JK, Nahrwold ML, Gibbs PS (1976) Hypocalcaemia during rapid blood transfusion in anaesthesized man. Br J Anaest 48:995–1000

Dinsmore RE, Straus DJ, Pollack MS et al. (1980) Fatal graft-versus-host disease following blood transfusion in Hodgkin's disease documented by HLA-typing. Blood 55:831–834

Dodd RY (1993) Hepatitis C, other types of non-B parenteral hepatitis and blood transfusion. Dev Biol Stand 81:35–40

Fehr J, Hofmann V, Kappeler U (1982) Transient reversal of thrombocytopenia in idiopathic thrombocytopenic purpura by high-dose intravenous gamma-globulin. N Engl J Med 306:1254–1258

Fliedner V von, Higby DJ, Kim U (1982) Graft-versus-host reaction following blood product transfusion. Am J Med 72:951–961

Ford JM, Cullen MH, Lucey JJ, Tobias JS, Lister TA (1976) Fatal graft-versus-host disease following transfusion of granulocytes from normal donors. Lancet 2:1167–1169

Frey-Wettstein M, Barandun S, Blicher U, Bütler R, Metaxas M (1986) Die Bluttransfusion. Ein Vademecum. Karger, Basel

Glucksberg H, Storb R, Fefer A et al. (1974) Clinical manifestations of graftversus-host disease in human recipients of marrow from HL-Amatched sibling donors. Transplantation 18:295–304

Goldfinger D (1977) Acute hemolytic transfusion reactions — a fresh look at pathogenesis and considerations regarding therapy. Transfusion 17:85–98

Hamblin TJ, Naorose Abidi SM, Nee PA, Copplestone A, Mufti GJ, Oscier DG (1985) Successful treatment of post-transfusion purpura with high dose immunoglobulins after lack of response to plasma exchange. Vox Sang 49:164–167

Harke H, Rahmann S (1988) Massivtransfusion. In: Müller-Eckhardt C (Hrsg) Transfusionsmedizin. Springer, Berlin Heidelberg New York Tokyo, S 452–465

Higby DJ, Burnett D (1980) Granulocyte transfusions: current status. Blood 55:2–8

Howland WS (1978) Calcium, potassium and pH changes during massive transfusion. In: Nusbacher J (ed) Massive transfusion. Symposium of the Am. Assoc. Blood Banks, Washington/DC

Imbach P, Barandus S, d'Appuzzo V et al. (1981) High-dose intravenous gammaglubolin for idiopathic thrombocytopenic purpura in childhood. Lancet 1:1228–1230

Jacob HAS, Craddock PR, Hammerschmidt DE, Moldow CF (1980) Complement-induced granulocyte aggregation. An unsuspected mechanism of disease. N Engl J Med 302:789–794

Kark JA (1982) Malaria transmitted by blood transfusion. In: Tabor E (ed) Infectious complications of blood transfusion. Academic Press, New York London, pp 92–126

Karp DD, Ervin DJ, Tuttle S, Gorgone BC, Lavin P, Yunis EJ (1982) Pulmonary complications during granulocyte transfusions: incidence and clinical features. Vox Sang 42:57–61

Kernoff PB, Durrant IJ, Rizza CR, Wright FW (1972) Severe allergic pulmonary oedema after plasma transfusion. Br J Haematol 23:777–781

Kirmani S, Geier LJ, Gandara DR (1983) Posttransfusion purpura and isoimmune neonatal thrombocytopenia in the same familiy. A case report (Abstract). Blood 62 [Suppl. 1] 245a

Klose R (1984) Problematik der akuten Blutung in der Anaesthesie. In: Gerinnungsprobleme in der Intensivmedizin. Gerinnungssymposium der Behringwerke anläßlich des Zentraleuropäischen Anaesthesiekongresses 13.–17. 09. 1983. Behring, Marburg

Lunsgaard-Hansen P (1980) Component therapy of surgical hemorrhage. Bibl Haematol 46:147–169

Miller RD (1973) Complications of massive blood transfusion. Anaesthesiology 39:82

Mollison PL, Engelfriet CP, Contreras M (1987) Blood transfusion in clinical medicine. Blackwell, Oxford

Müller-Eberhardt HJ (1975) The complement system. In: Putman FW (ed) The Plasma Proteins, vol 1. Academic Press, New York, p 393

Mueller-Eckhardt C (1986) Posttransfusion purpura. Br J Haematol 64:419–424

Pegels JG, Bruynes EC, Engelfriet CP, von dem Borne AE (1981) Post-transfusion purpura: a serological and immunochemical study. Br J Haematol 49:521–530

Salama A, Mueller-Eckhardt C, Kiefel V (1983) Effect of intravenous immunoglobulin in immune thrombocytopenia. Lancet 2:193–195

Sandler G (1982) Amer Red Cross Blood Services. Letter 82-55, Juli 1

Schiffer CA (1984) Transfusion therapy in the critical care setting. In: Shoemaker WC, Thompson WL, Holbrock PR (eds) Textbook of critical care. Saunders, Philadelphia, pp 752–769

Schmidmeier W, Feil W, Gebhard et al. (1982) Fatal graf-versus-host reaction following granulocyte transfusions. Blut 45:115–119

Schneider W (1971) Zur Frage der Häufigkeit von Tansfusionsreaktionen durch reguläre und irreguläre Antikörper. In: Matthes M, Kleine N, Holländer LP (Hrsg) Ergebnisse der Bluttransfusionsforschung. Karger, Basel, S 162–165

Schricker KT (1988) Der Transfusionszwischenfall. Anaesth Intensivmed 29:37–41

Seidl S, Kühnl P (1988) Durch Bluttransfusion übertragene Krankheiten. In: Mueller-Eckhard C (Hrsg) Transfusionsmedizin. Springer, Berlin Heidelberg New York Tokyo, S 592–611

Sheldon GF (1977) International forum: What is the clinical importance of alterations of the hemoglobine oxygen affinity in preserved blood especially as produced by variations of red cell 2,3 — DPG content? Vox Sang 4:1

Sherwood WC (1993) The Significance of the blood-borne viruses: blood banking and transfusion medicine. Dev Biol Stand 81:25–33

Spielman W, Seidl S (1980) Einführung in die Immunhämatologie und Transfusionskunde. Verlag Chemie, Weinheim

Spilker D, Kilian J (1987) Der hämorrhagisch-traumatische Schock. In: Kilian J, Messmer K, Ahnefeld FW (Hrsg) Schock. Springer, Berlin Heidelberg New York Tokyo, S 101–117

Stephen CR, Martin RC, Bourgeois-Gavardin M (1955) Antihistaminic drugs in treatment of nonhemolytic transfusion reactions. JAMA 158:525–529

Sugg U (1986) Zum Problem der posttransfusionellen Hepatitis. Beitr Infusionsther Klin Ernähr 15:30

Sugg U (1987) Die Risiken der Transfusion von Blut und Blutderivaten. Anästhesiol Intensivmed 28:343–346

Tabor E (1982) Transfusion transmitted infections. In: Tabor E (ed) Infectious complications of blood transfusion. Academic Press, New York London, pp 87–92

Thomas R, Hessel E, Harker LA, Sands MP, Dillard DH (1981) Platelet function during and after deep surface hyothermia. J Surg Res 31:314–318

Vyas GN, Holmdahl L, Perkins HA, Fudenberg HH (1969) Serological specifity of hun anti-IgA and its significance in transfusion. Blood 34:573–581

Weiden PL, Zuckerman N, Hansen JA, Sale GE, Remlinger K, Beck TM, Buckner CD (1981) Fatal graft-versus-host disease in a patient with lymphoblastic leukemia following normal granulocyte transfusions. Blood 57:328–332

Woods WG, Lubin BH (1981) Fatal graft-versus-host disease following a blood transfusion in a child with neuroblastoma. Pediatrics 67:217-221

Zimmerman TS, Müller-Eberhard HJ (1971) Blood coagulation initiation by complement mediated pathway. J Exp Med 134:1601–1607

16 Perioperative Blutsparmethoden

H. Gombotz und A. Lorentz

Um die Risiken der Transfusion von homologem Blut oder Blutprodukten zu reduzieren, ist eine Reihe von mit unterschiedlichen Komplikationen behafteten Blutsparmethoden entwickelt worden (Schleinzer et al. 1987). Diese Methoden werden in der gesamten perioperativen Phase durchgeführt und sind dann am effektivsten, wenn 2 oder mehrere Verfahren kombiniert werden können.

> Voraussetzung aller Blutsparkonzepte ist eine exakte blutsparende chirurgische Technik und eine strenge Indikationsstellung zur Bluttransfusion.

16.1 Akute normovolämische Hämodilution

Die akute normovolämische Hämodilution ist ein einfaches, risikoarmes Verfahren zur Einsparung von homologen Bluttransfusionen und bildet die pathophysiologische Grundlage aller Konzepte zur Einsparung von Fremdblut. Sie kann entweder passiv durch Inkaufnahme niedriger intra- und postoperativer Hämatokritwerte, aber auch aktiv als Methode zur präoperativen Gewinnung von autologen Erythrozyten zu einer Reduktion des Fremdblutverbrauches führen und hat damit eine zentrale Stellung bei der Durchführung von Blutsparprogrammen (Abb. 16.1). Das Prinzip der normovolämischen Hämodilution besteht in der präoperativen Gewinnung von erythrozytenreichem autologem Blut, dem intraoperativen Verlust von erythrozytenarmem Blut und der Retransfusion des präoperativ gewonnenen autologen Blutes nach Beendigung der blutreichen Phase. Diskutiert wird auch die Möglichkeit einer zusätzlichen Einsparung von Fremdblut durch Verbesserung des postoperativen Gerinnungsstatus. Die normovolämische Hämodilution wird auch von Patienten, die aus religiösen Gründen Bluttransfusionen verweigern, dann akzeptiert, wenn das abgenommene Blut langsamfließend in einem geschlossenen System mit dem Körperkreislauf in Verbindung bleibt (Gombotz et al. 1989). Neben der Verminderung des Transfusions- und Infektionsrisikos wird heute den rheologischen Vorteilen der Hämodilution, insbesondere bei Patienten mit Polyzythämie oder okklusiven Gefäßerkrankungen, zunehmende Beachtung geschenkt. Einen weiteren günstigen Nebeneffekt stellt die thromboseprophylaktische Wirkung der Hämodilution dar. So hat ihre Anwendung über die chirurgischen Fächer hinaus Bedeutung erlangt (Shah et al. 1986).

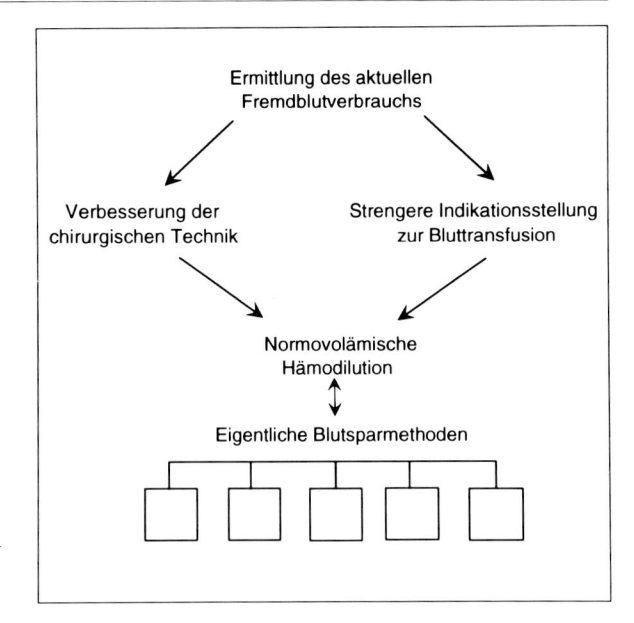

Abb. 16.1. Vorgehen bei Erstellung eines Blutsparkonzeptes

[Diagramm: Ermittlung des aktuellen Fremdblutverbrauchs → Verbesserung der chirurgischen Technik / Strengere Indikationsstellung zur Bluttransfusion → Normovolämische Hämodilution ↕ Eigentliche Blutsparmethoden]

Indikation

Die normovolämische Hämodilution ist bei Operationen am Patienten mit einem Ausgangshämatokrit von über 34 % und einem zu erwartenden Blutverlust, der mit Volumenexpandern allein nicht kompensiert werden kann (etwa 1000 ml), indiziert. Wegen des relativ geringen Aufwandes kann die Indikation allerdings großzügig gestellt werden. Man sollte sich aber vor Augen halten, daß u. U. präoperativ gewonnene Eigenblutkonserven postoperativ nicht mehr transfundiert werden können. Der aktuelle Nettogewinn an Erythrozyten durch die normovolämische Hämodilution ist vergleichsweise gering und hängt vom Ausgangshämatokrit, vom niedrigsten tolerablen intra- und postoperativen Hämatokrit sowie vom perioperativen Blutverlust ab (Brecher u. Rosenfeld 1994; Goodnough et al. 1994; Feldman et al. 1995).

Durchführung

Voraussetzung für eine komplikationslose Hämodilution ist die Aufrechterhaltung der Normovolämie bis in die postoperative Phase. Die Hämodilution sollte normovolämisch vorzugsweise mit mittel- und langwirkenden Kolloiden erfolgen. Eine ausschließliche Hämodilution mit Elektrolytlösungen ist wegen der kurzen intravasalen Verweildauer und der damit verbundenen drohenden Hypovolämie für den Routinegebrauch nur bedingt geeignet. Die präoperativ abzunehmende Blutmenge wird durch das Ausmaß der angestrebten Hämodilution und den erwarteten Blutbedarf bestimmt. Die maximal entziehbare Menge autologen Blutes läßt sich bei der normovolämischen Hämodilution annähernd aus der Formel nach Gross abschätzen (Gross 1983).

$$V_v = V_B \cdot \frac{Hb_0 - Hb_{min}}{Hb_d}$$

V_v = Blutverlust
V_B = Blutvolumen
Hb_0 = Ausgangshämoglobin
Hb_{min} = Mindesthämoglobin
Hb_d = $\frac{Hb_0 - Hb_{min}}{2}$

In dieser Formel ist jedoch die notwendige Infusionsmenge zur Aufrechterhaltung der Kreislaufstabilität bei Patienten mit reduziertem zirkulierendem Volumen (Hypertoniker, Patienten mit koronarer Herzerkrankung) oder nach Narkoseeinleitung nicht berücksichtigt. Es empfiehlt sich, bei der Hämodilution vor Abnahme der ersten Eigenblutkonserve mit der Transfusion von Volumenexpander zu beginnen (Abb. 16.2).

Zur Ausnützung der rheologischen und thromboseverhindernden Wirkung der Hämodilution genügt bereits eine Senkung des Hämatokrits auf 30%. Ist jedoch eine Blutersparung geplant, sollten niedrigere Zielhämatokrite angestrebt werden. Der Wert der sog. extremen Hämodilution (Zielhämatokrit unter 20%) wurde seit Einführung anderer Blutsparmethoden eingeschränkt und ist nur besonderen Indikationen vorbehalten (Fontana et al. 1995).

> Zur Ausnützung der rheologischen und thromboseverhindernden Wirkung der Hämodilution genügt eine Senkung des Hämatokrits auf 30%.

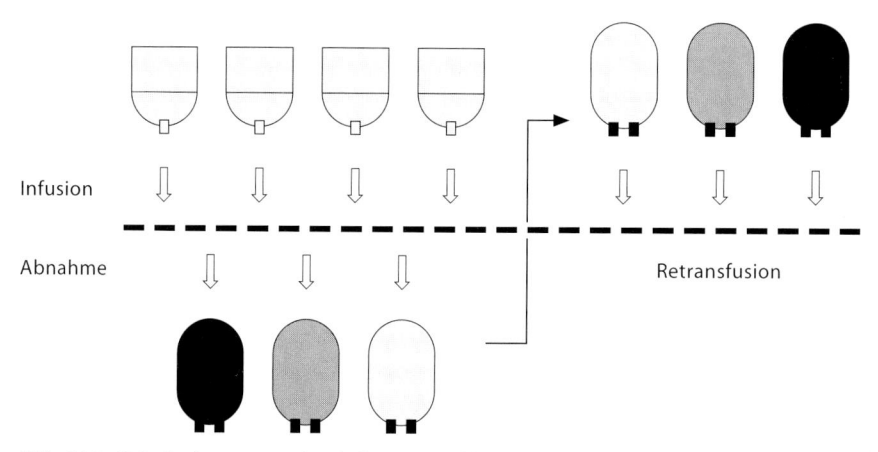

Abb. 16.2. Prinzip der normovolämischen Hämodilution

Monitoring

Die Überwachung richtet sich nach dem Ausmaß der Hämodilution und ist meist durch die Art des Anästhesieverfahrens und des chirurgischen Eingriffs vorgegeben (Tabelle 16.1). Die normovolämische Hämodilution bildet nur in Ausnahmefällen eine Indikation für ein zusätzliches invasives Monitoring. Bei Patienten, die wegen ihrer Grunderkrankung oder ihres chirurgischen Eingriffs einen Pulmonaliskatheter erhalten, kann die Entscheidung über eine Erythrozytentransfusion durch Bestimmung der gemischtvenösen O_2-Sättigung und Berechnung der O_2-Extraktionsrate erleichtert werden. Informationen über die O_2-Balance einzelner kritischer Organe erhält man allerdings nur durch z. T. sehr aufwendige Methoden, wie z. B. EKG mit ST-Segmentanalyse, Messung der zerebralen Durchblutung, Bestimmung des Mukosa-pH-Wertes oder Bestimmung der O_2-Sättigung im Jugularvenenblut.

> Voraussetzung für eine erfolgreiche Hämodilution ist die Aufrechterhaltung der Normovolämie.

Tabelle 16.1. Monitoring bei normovolämischer Hämodilution

Parameter		< 20 ml/kg KG	Hämodilution > 20 ml/kg KG	Extrem
Kreislauf	RR nichtinvasiv	+	+	+
	RR invasiv		(+)	+
	Puls	+	+	+
	Urinproduktion	(+)	+	+
	ZVD	(+)	+	+
	PCWP		(+)	+
	HZV	(+)	(+)	+
	Pulsoxymetrie	+	+	+
O_2-Versorgung des Myokards	EKG V_5	+	+	+
	ST-Segmentanalyse		(+)	+
Blut	Hb, Htk (kurzzeitig)	+	+	+
	globale Gerinnung		(+)	+
	pO_2	(+)	+	+
	S_vO_2		(+)	+
	pH-Wert	(+)	+	+
	Laktat	(+)	+	+
	Kalium	(+)	+	+
	Gesamteiweiß		(+)	+
	KOD		(+)[a]	(+)[a]
Urin	Osmolalität, Na		(+)	+

[a] Bei Verwendung von Ringer-Lösung als Austauschmedium.

Komplikationen

Gewebshypoxie aubgrund fehlender kardiopulmonaler Kompensation

Der dilutionsbedingten Abnahme der O_2-Transportkapazität begegnet der Organismus prinzipiell mit 3 physiologischen Mechanismen (Messmer 1981; Hagl et al. 1975; Spahn et al. 1994):
1) Mit Abnahme des Hämatokrits kommt es zu einer Senkung der Blutviskosität und damit zu einer parallelverlaufenden Senkung des peripheren Widerstandes (Abb. 16.3). Dadurch wird der venöse Rückstrom zum Herzen verstärkt, und eine Zunahme des Schlagvolumens ist die Folge. Unter der Voraussetzung von Normovolämie nimmt das Herzzeitvolumen bei einem Hämatokritabfall von 20% um nahezu 100% zu. Diese Steigerung des Herzzeitvolumens führt schließlich zu einer gleichmäßigen Durchblutungszunahme aller Organe. Die Myokarddurchblutung allerdings wird nicht zuletzt aufgrund der vermehrten Schlagarbeit überproportional erhöht, wobei auch die dilatatorische Koronarreserve mitbeansprucht wird. Kann das Herzzeitvolumen nicht gesteigert werden, fällt die O_2-Transportkapazität (Produkt aus Herzzeitvolumen und arteriellem O_2-Gehalt) linear mit dem Hämatokrit ab. Diese Situation wird durch eine bestehende arterielle Hypoxämie noch verschlechtert. Hämoglobin und O_2-Sättigung werden dann zu bestimmenden Größen des O_2-Angebotes. Eine ausgeprägte Herzinsuffizienz, eine schwere respiratorische Insuffizienz oder eine schwere koronare Herzerkrankung gelten daher als Kontraindikationen der normovolämischen Hämodilution. Bei koronarchirurgischen Eingriffen kann jedoch unter bestimmten Voraussetzungen (s. nachfolgende Übersicht) eine Ausnahme gemacht werden, da die systemische und myokardiale O_2-Versorgung durch andere Maßnahmen sichergestellt wird (Herz-Lungen-Maschine, aortokoronarer Bypass; Klövekorn et al. 1981).

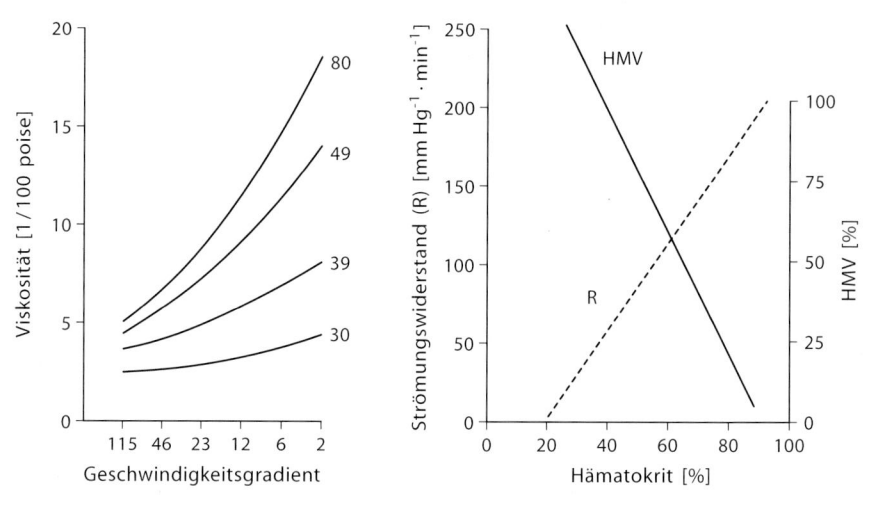

Abb. 16.3. Veränderung von Blutviskosität, Strömungswiderstand und Herzminutenvolumen bei der normovolämischen Hämodilution. (Nach Arndt u. Lipfert 1992)

> **Präoperative isovolämische Hämodilution bei koronarchirurgischen Patienten** (nach Klövekorn et al. 1981)
>
> *Indikationen:*
> - Hämoglobin > 14 g%,
> - stabile Angina,
> - normale linksventrikuläre Funktion,
> - Ejektionsfraktion (EF) > 0,5,
> - Cardiac index > 2,5 l/m²/min,
> - Dreigefäßerkrankung,
> - keine Ischämiezeichen im „Ruhe"-EKG,
> - normale Lungenfunktion,
> - Zeugen Jehovas.
>
> *Kontraindikationen:*
> - Hämoglobin < 14 g%,
> - instabile Angina,
> - reduzierte linksventrikuläre Funktion,
> - Ejektionsfraktion (EF) < 0,5,
> - Cardiac index < 2,5 l/m²/min,
> - Stenose des Hauptstamms,
> - Ischämie im Ruhe-EKG,
> - beeinträchtigte Lungenfunktion.

2) Der 2. Mechanismus, die erhöhte O_2-Extraktion aus dem Blut mit Absinken des O_2-Gehalts im venösen Blut, wird bei extremer Hämodilution oder wenn das Herzminutenvolumen infolge Hypovolämie, Myokard- oder Koronarinsuffizienz nicht gesteigert werden kann, in Anspruch genommen.

3) Ein weiterer Mechanismus, die Verschiebung der O_2-Dissoziationskurve nach rechts, wodurch die O_2-Abgabe in der Peripherie erleichtert wird, wird nur bei chronischer Anämie und extremer Dilution beansprucht.

Eine unzureichende kompensatorische Steigerung des Herzzeitvolumens stellt die einzige echte Gefahr der Hämodilution dar und kann schon während der Blutabnahme, aber auch intra- und postoperativ auftreten (Shibutani u. Frost 1993; Zander 1988). Die wichtigsten Symptome sind: Zunahme der Herzfrequenz, Abnahme des O_2-Gehaltes im gemischtvenösen Blut und schließlich arterieller Druckabfall mit Auftreten von ST-Streckensenkungen und Rhythmusstörungen (Sunder-Plassmann et al. 1976). Besonders fatale Auswirkungen kann das Zusammentreffen einer anämiebedingten Verminderung des O_2-Transportes mit einer Hypotension haben (Brown et al. 1994).

Der niedrigsttolerable Hämatokrit ist eine patientenindividuelle Größe.

Veränderungen im Elektrolyt- und Säure-Basen-Haushalt

Durch eine korrekt durchgeführte Hämodilution wird der Säure-Basen-Haushalt kaum beeinflußt. Dagegen kann es durch die verstärkte Diurese, durch Umverteilung von Flüssigkeit zwischen Intra- und Extrazellulärraum zum Abfall des extrazellulären Kaliums, aber auch von Phosphat und Magnesium kommen. Es empfiehlt sich daher, nach Kontrolle des Serumkaliums frühzeitig Kalium zu verabreichen. Die verstärkte Harnproduktion kann durch eine Mehrdurchblutung der Nieren, durch ein vermehrtes Wasser- und Natriumangebot oder aber auch durch Reizung der intrathorakalen Dehnungsrezeptoren, bedingt durch den erhöhten venösen Reflux, entstehen (Coburg et al. 1976).

Veränderungen der Blutgerinnung

Die Abnahme der Gerinnungsfaktoren während der limitierten normovolämischen Hämodilution ist in erster Linie Folge einer Verdünnung und hat auf die globale Blutgerinnung keinen nennenswerten Einfluß. Thromboplastinzeit und partielle Thromboplastinzeit steigen leicht an, das Fibrinogen fällt geringgradig ab, die Werte bleiben aber im Normbereich. Lediglich bei vorbestehenden Gerinnungsstörungen und/oder bei Leberschädigung kann eine Hypokoagulabilität verstärkt werden. Bei Einhaltung der Dosisempfehlung spielt der Einfluß der Hydroxyäthylstärke auf das Gerinnungssystem (Faktor VIII) für den klinischen Alltag eine untergeordnete Rolle (Martin et al. 1976). Erhöhte Sickerblutungen in parenchymatösen Organen oder großflächigen Wunden sind Folge vermehrter Kapillardurchblutung und stellen normalerweise chirurgisch kein Problem dar.

Allergische Reaktionen auf Volumenersatzmittel

Siehe Kap. 14.3 „Anaphylaktoide/anaphylaktische Reaktionen".

Veränderungen des kolloidosmotischen Drucks

Negative Einflüsse auf Organfunktionen durch Abnahme des kolloidosmotischen Drucks im Rahmen der Hämodilution sind derzeit nicht eindeutig geklärt. Es kommt zwar, insbesondere bei Verwendung von kristalloiden Lösungen zu einem onkotischen Defizit mit Ausbildung interstitieller Ödeme v. a. in der Haut, im subkutanen Fettgewebe, in der Muskulatur und im Bereich des Magen-Darm-Traktes. Das Herz jedoch ist bei sehr niedrigen onkotischen Drücken betroffen, für Gehirn und Leber konnte ein Zusammenhang zwischen erniedrigtem onkotischem Druck und interstitiellem Ödem tierexperimentell nicht nachgewiesen werden. Auch verfügt die Lunge über eine Reihe von Schutzmechanismen gegen ein osmotisch bedingtes interstitielles Ödem.

Postoperative Anämie und Hypovolämie

Die postoperative Anämie ist ein kalkuliertes Risiko aller Blutsparmethoden und hat bei Aufrechterhaltung der Normovolämie keine nachteilige Wirkung auf die Wundheilung. Eine Anämie allein ist daher keine Indikation zur Bluttransfusion, es sei denn, es treten Kreislaufsymptome wie Tachykardie oder orthostatische Beschwerden auf. Aber auch diese sind häufig nur Folge eines bestehenden Volumendefizits.

Therapie

Die Einschränkung der natürlichen Kompensationsbreite des Organismus durch die Hämodilution erfordert erhöhte Sorgfalt und größeren Zeitaufwand bei der intra- und postoperativen Überwachung des Patienten. Treten Symptome einer Gewebshypoxie auf, muß die Hämodilution sofort abgebrochen werden. Bei bestehender Hypovolämie wird Volumen zugeführt. Wurde aber zu weit diluiert, kann nur eine Retransfusion des entzogenen Blutes die Symptome beseitigen. Bestehen gleichzeitig Zeichen einer Herzinsuffizienz, muß das Blut entsprechend der Volumensituation u. U. unter Zuhilfenahme von Katecholaminen und Diuretika vorsichtig retransfundiert werden. In diesem Fall sollte man die Durchführung der geplanten Operation zumindest überlegen, wenn nicht gar verschieben.

Die Hauptgefahr der präoperativen normovolämischen Hämodilution ist eine Gewebshypoxie aufgrund nicht ausreichender Steigerung des Herzzeitvolumens.

16.2 Präoperative Eigenblutspende und Plasmapherese

Die präoperative *Eigenblutspende* ist die derzeit wahrscheinlich effektivste Form aller autologen Verfahren, da sie als einzige die natürliche Nachbildung des Blutes stimuliert und über einen längeren Zeitraum ausnutzt (s. nachfolgende Übersicht; Lorentz et al. 1991; Wittig et al. 1994). Die präoperative *Plasmapherese* bildet v. a. in Kombination mit der maschinellen Autotransfusion eine wirksame Alternative, aber auch eine Ergänzung zur Eigenblutspende. Beide Verfahren sind mit großen Anforderungen an die interdisziplinäre Zusammenarbeit zwischen Chirurgen, Anästhesisten und Transfusionsmedizinern und mit hohem personellen und organisatorischen Aufwand verbunden, wobei die präoperative Plasmapherese wegen der längeren Haltbarkeit des tiefgefrorenen Plasmas (bei − 30 °C mindestens 1 Jahr) die Operationsplanung erheblich erleichtern kann (Finck et al. 1985).

Blutsparverfahren

Präoperativ: Eigenblutspende (einfach, Bocksprungtechnik, Tieffrieren), Plasmapherese (plättchenarm, plättchenreich).
Intraoperativ: normovolämische Hämodilution, einfache und maschinelle Autotransfusion, Hämofiltration.
Postoperativ: einfache und maschinelle Autotransfusion.

Beide Verfahren sind bei allen elektiven Eingriffen, bei denen ein perioperativer Blutverlust von mindestens 1 000 ml zu erwarten ist, indiziert. Sie sollten Teil eines Gesamtkonzeptes sein, wobei die Indikationsstellung zur präoperativen Eigenblutspende bzw. präoperativen Plasmapherese für den jeweiligen Patienten im Zusammenhang mit der Verfügbarkeit anderer autologer Verfahren gesehen werden muß.

Im Gegensatz zu Fremdblutspendern handelt es sich bei Eigenblutspendern häufig um ältere, meist multimorbide Patienten. Für die Durchführung der Eigenblutspende ist daher eine eingehende Anamnese und Untersuchung zur Spendefähigkeit und Narkosetauglichkeit erforderlich. Absolute Kontraindikationen, welche die geplante Operation auch meist in Frage stellen, sind jedoch selten (s. nachfolgende Übersicht).

Kontraindikationen zur Eigenblutspende

Absolut
schwere kardiozirkulatorische Störungen;
instabile Angina pectoris:
- hochgradige Hauptstammstenose,
- Herzinsuffizienz NYHA III–IV (EF < 40 %),
- Myokardinfarkt innerhalb von 3 Monaten,
- hochgradige Aorten- oder Mitralstenose,
- schwere linksventrikuläre Hypertrophie;
schlecht einstellbarer Hyertonus;
unklare Synkopen;
schwere respiratorische Insuffizienz, z.B. Vitalkapazität < 70 % der Norm;
Hämatokrit unter 34 %
Gerinnungsstörungen:
- Leberzirrhose;
schwere hämorrhagische Diathese;
akute oder chronische Infektionen;
angeborene oder erworbene erythrozytäre Defekte;
Hämoblastosen.

Relativ:
stabile Angina pectoris,
kompensierte Herzinsuffizienz,
hohes Alter,
mittelschwere respiratorische Insuffizienz,
Schwangerschaft,
schlechte Venenverhältnisse,
mangelnde Patientencompliance.

Eigenblut kommt als Teil eines therapeutischen Konzeptes wieder demselben Patienten zugute. Dadurch können die transfusionsmedizinischen Ausschlußkriterien im Vergleich zur Fremdblutspende wesentlich großzügiger gehandhabt werden.

Außerdem sind viele der derzeit angeführten absoluten und relativen Kontraindikationen noch unzureichend dokumentiert. Für die präoperative Plasmapherese gelten ähnliche Einschränkungen wie für die präoperative Eigenblutspende. Die Adaptionsmechanismen seitens des Organismus dürften jedoch — da keine O_2-Träger entzogen werden — nicht so beansprucht werden.

Die immer wieder geforderte „prophylaktische Eigenblutspende" vor Operationen, bei denen normalerweise kein Fremdblut benötigt wird, stellt meist ein unnötiges Risiko dar und belastet die Organisation der Eigenblutspende zusätzlich. Eine Verwandtenblutspende ist nur in Ausnahmefällen indiziert.

Komplikationen und Nachteile

1) Genauso wie bei der normovolämischen Hämodilution kann es im Rahmen der präoperativen Eigenblutspende bei Unterschreiten eines kritischen Hämatokrits zur Gewebshypoxie aufgrund unzureichender Adaptationsmöglichkeit kommen. Dies ist um so bedeutsamer, als der Patient normalerweise nach erfolgter Eigenblutspende nicht mehr in der Obhut des Arztes ist. Bei Patienten mit eingeschränkter kardiopulmonaler Reserve soll das abgenommene Blutvolumen unbedingt mit einem Volumenexpander ersetzt werden. Ebenso kann kritikloses Abnehmen von Eigenblut zur präoperativen Anämisierung des Patienten führen (van Dyck et al. 1994).
2) Bei der präoperativen Eigenblutspende muß neben der entsprechenden Überwachungsmöglichkeit auch eine entsprechende notfallmedizinische Ausrüstung (EKG, nichtinvasiver Blutdruck, Pulsoxymetrie) vorhanden sein.
3) An die Aufarbeitung von Eigenblut werden prinzipiell dieselben Anforderungen wie an die Aufbereitung von Fremdblut gestellt. Eigenblut muß daher genauso wie Fremdblut in Erythrozytenkonzentrat und „fresh frozen plasma" aufgetrennt werden. Über das notwendige Ausmaß der laborchemischen und virologischen Testung herrscht derzeit allerdings weder eine allgemeine Übereinstimmung, noch herrscht Klarheit über die Durchführung der Eigenblutspende bei Patienten mit positiven Infektionsmarkern. Die präoperative Eigenblutvorsorge ist in der Regel an eine transfusionsmedizinische Einheit gebunden und zählt derzeit zu den teuersten, aber auch effektivsten Methoden zur Einsparung von Fremdblut.
4) Naturgemäß unterliegen Eigenblutkonserven denselben lagerungsbedingten Veränderungen wie Fremdblut und dürfen nur bei begründeter Indikationsstellung verabreicht werden. Die Menge des gespendeten Eigenbluts wird vom durchschnittlichen Fremdblutverbrauch für die jeweilige Operation bestimmt. Da allerdings der tatsächliche Bedarf an Eigenblut nicht exakt vorhersagbar und häufig geringer als präoperativ angenommen ist, müssen oft große Mengen autologen Blutes verworfen werden. Eigenblut ist nämlich nur für den betreffenden Patienten bestimmt und muß, wenn es nicht transfundiert wird, sachgerecht entsorgt werden.
5) Prinzipiell können bei der Eigenbluttransfusion dieselben Fehler (Verwechslung, unsachgemäßes Auftauen etc.) wie bei der Fremdbluttransfusion vorkommen.

16.3 Intra- und postoperative Autotransfusion

Eigenschaften von gesammeltem Wundblut

Im Vergleich zu zirkulierendem oder konserviertem Blut weist das aufgefangene Wundblut gravierende Unterschiede auf (Dzik u. Sherburne 1990; Blaylock et al. 1994). Der Gehalt an Hämoglobin ist — sieht man von akuten Blutungen ab — signifikant erniedrigt. Dies wird insbesondere in der postoperativen Phase nach Einsetzen der Blutgerinnung deutlich, wo Werte bis unter 4 g/dl erreicht werden. Dagegen entspricht die Qualität der autologen Erythrozyten hinsichtlich der O_2-Transportfunktion, Überlebenszeit und osmotischen Resistenz der der zirkulierenden. Die Funktionsfähigkeit der in beträchtlicher Zahl vorkommenden Leukozyten und Thrombozyten im Wundblut ist heute noch unklar.

Wundblut unterliegt zumindest teilweise einem Gerinnungs- und nachfolgenden Fibrinolyseprozeß, wodurch das Fibrinogen ab- und Fibrinogenspaltprodukte zunehmen. Weiter kommt es zu einer Aktivierung des Komplementbindungssystems und zu einer Verminderung der Inhibitoren. Dieser Prozeß ist besonders ausgeprägt, wenn Blut mit einer serösen Oberfläche wie der Pleura oder dem Peritoneum, die eine hohe lytische Potenz haben, in Verbindung kommt (Carthy et al. 1973). Bei Beimengung von Amnionflüssigkeit und Aszites zum Wundblut sollte dieses wegen der hohen Wahrscheinlichkeit einer Gerinnungsaktivierung auch maschinell aufbereitet werden.

Fibrinogenspaltprodukte ihrerseits hemmen die Fibrinbildung und die Aggregation der Thrombozyten. Sie können in Abhängigkeit von der zugeführten Menge und der Clearancemöglichkeit durch die Leber zu Gerinnungsstörungen mit verlängerter Thrombinzeit führen. Für Patienten mit eingeschränkter Leberfunktion, die schon aufgrund ihrer Erkrankung erhöhte Fibrinogenspaltprodukte im Plasma haben, bringt jede weitere Zufuhr eine zusätzliche Belastung mit sich.

Die Wahrscheinlichkeit von Gerinnungsstörungen nach Retransfusion steigt, wenn Wundblut starken Gewebekontakt hatte und in großen Mengen retransfundiert wurde, und nimmt ab, wenn der Patient vorher systemisch antikoaguliert wurde. Trotz einer Vielzahl von Publikationen muß es derzeit aber als unbewiesen angesehen werden, daß durch die direkte Transfusion von Wundblut außer der Volumenbelastung bei teilweiser extremer Verdünnung weitere erhebliche Nachteile resultieren, die durch Separieren und Waschen vermieden werden können. Auch gibt es keinen Beweis, daß Wundblut, das direkt nach Filtrierung zurückgegeben wird, einer Dosisbeschränkung unterliegt. Für die Filtrierung ist ein Filter mit einer Porengröße von 170 μm vollkommen ausreichend. Es sollte aber das Transfusionsvolumen von nichtaufbereitetem Wundblut auf ein akzeptables Maß eingeschränkt werden und — wegen des zumindest theoretisch größeren Risikos bei einer Transfusion von nichtaufbereitetem Wundblut — nach Möglichkeit aufgetrennt und gewaschen werden (Tabelle 16.2; Heddle et al. 1992; Long et al. 1993).

Tabelle 16.2. Vergleich verschiedener Autotransfusionssysteme

	Sörensen	Solcotrans	MAT
Hämolyse	+	+	−
Gerinnungsstörungen	+	+	−
Elektrolytstörungen	+	+	−
Organversagen	+	+	−
Volumenüber(be)lastung	+	+	−
Systemische Antikoagulation	+	+	−
Massivtransfusion	−	−	+

Medikamente können durch die maschinelle Aufbereitung verstärkt eliminiert werden (Menges et al. 1993). Dies kann auch zu einer signifikanten Clearance von Anästhetika führen (Krier et al. 1992). Dagegen werden z. B. Katecholamine im Rahmen von Phäochromozytomoperationen nur ungenügend ausgewaschen (Katoh et al 1992). Tumorzellen werden mit dem Wundblut aufgefangen und sind noch nach maschineller Aufbereitung im autologen Blut nachweisbar. Obwohl bis heute keine Metastasierung nachgewiesen werden konnte, darf tumorzellhaltiges Wundblut selbst bei Anwendung von speziellen Filtern oder nach Bestrahlung nur nach wohlüberlegter und begründeter Indikationsstellung verabreicht werden (Wiesel et al. 1992).

Wundblut sollte nach Möglichkeit gewaschen werden.

Die Keimzahl von bakteriell kontaminiertem Wundblut wird durch die maschinelle Aufbereitung zwar vermindert, aus potentiell kontaminierten Regionen abgesaugtes Wundblut ist derzeit dennoch eine Kontraindikation zur Retransfusion und darf nur in lebensbedrohlichen Situationen und unter Einsatz von Breitbandantibiotika erfolgen (Timberlake u. McSwain 1988). Gesammeltes autologes Blut muß man wegen der Gefahr der Keimvermehrung in möglichst kurzer Zeit, zumindest aber innerhalb von 6–12 h verabreichen. Die Auswirkungen einer Retransfusion anderer unerwünschter Beimengungen wie z. B. Knochenzement, Fett, nekrotischem Gewebe, Nahtmaterial, antibiotischen Spüllösungen sind noch unklar (Henn-Beilharz et al. 1990; Lux et al. 1993). Sie werden durch maschinelle Aufbereitung weitgehend beseitigt. Kollagen zur Blutstillung sollte wegen der potentiellen Emboliegefahr nicht in das Wundblut gelangen.

Vorrichtungen zur intra- und postoperativen Autotransfusion

Entsprechend der Aufarbeitung des bei der Operation freigewordenen, antikoagulierten und gesammelten Blutes unterscheidet man bei der intra- und postoperativen Autotransfusion zwischen der einfachen und der maschinellen Autotransfusion (MAT).

Einfache Autotransfusion: Antikoagulation, Ansaugung, Filtration.
Maschinelle Autotransfusion: Antikoagulation, Ansaugung, Filtration und Zentrifugation bzw. Hämofiltration.

Einfache Autotransfusion

Nachdem das Bentley-ATS-2000-Autotransfusionsgerät wegen des Auftreten seiner tödlichen Luftembolie vom Markt genommen werden mußte, stehen heute im Prinzip 2 einfache Autotransfusionsgeräte zur Verfügung, das Sörensen- und das Solcotrans-System (Abb. 16.4). Neben zahlreichen Modifikationen und Eigenkonstruktionen sind heute noch beide Systeme, v. a. aber das Solcotrans-System, in kli-

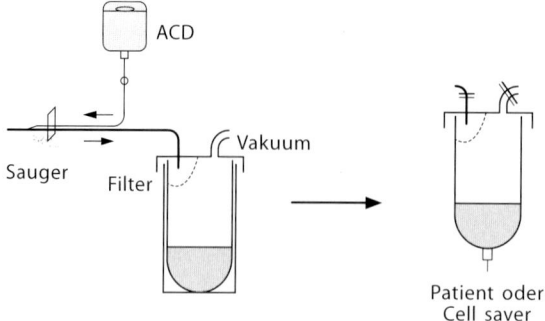

Abb. 16.4. Einfache Autotransfusion (Stufe II). Prinzip des Sörensen-Systems

nischer Verwendung. Mit steigender Verbreitung der intraoperativen maschinellen Autotranfusion ist der Einsatz der einfachen Verfahren jedoch zunehmend in die postoperative Phase verdrängt worden. Neben der Antikoagulation des Blutes mit ACD empfiehlt sich eine leichte systemische Heparinisierung des Patienten (5000–10000 E i.v.). Eine wesentliche Zunahme, der Blutungstendenz ist dadurch nicht zu erwarten. Der Zusatz von Antikoagulanzien kann unterbleiben, wenn man das Blut aus serösen Höhlen wie Perikard oder Thorax auffängt. Die Zeitspanne zur Sammlung des Drainageblutes darf pro Einheit 6 h nicht überschreiten.

Maschinelle Autotransfusion (MAT)

Die derzeit in klinischer Verwendung stehenden maschinellen Autotransfusionssysteme arbeiten alle nach demselben Prinzip: Über einen doppelläufigen Sauger, an dessen Spitze das freigewordene Blut bereits ungerinnbar gemacht wird (15000 E Heparin in 500 ml physiologischer Kochsalzlösung), wird das Blut mit einem Sog von 80–100 mm Hg über einen Filter in einen Auffangbehälter gesaugt (Abb. 16.5). Das Verhältnis von Heparinlösung zu Blut sollte zwischen 1 : 5 und 1 : 10 betragen, wobei ein Vorfüllen des Schlauchsystems und des Einlaßfilters („priming") notwendig ist. Die Zufuhr der Heparinlösung muß nach wie vor mit der Hand eingestellt werden, wodurch sehr leicht ein Mißverhältnis zwischen Antikoagulans und aufgefangenem Blut entstehen kann. Der relativ niedrige Sog ist für den Operateur gewöhnungsbedürftig, sollte aber nur im Falle einer stärkeren Blutung erhöht werden. Durch Aufsaugen des Wundblutes kommt es insbesondere bei Anwendung eines hohen Sogs (über 100 mm Hg) zu einer verstärkten Hämolyse. Die Operateure müssen versuchen, Blutverluste in Tupfer und Tücher so gering wie nur möglich zu halten.

Mit der Latham-Zentrifuge wird in einem ersten Schritt das mehr oder minder hämolytische Plasma abgetrennt. Ein anschließender Waschvorgang (normalerweise mit 1000–1500 ml physiologischer Kochsalzlösung pro Zyklus) beseitigt weitere unerwünschte Bestandteile wie Heparin, Kalium, freies Hämoglobin, intrazelluläre Enzyme. Die Ursache eines erhöhten Fettgehaltes im aufbereiteten Erythrozytenkonzentrat ist noch unklar, könnte aber mit der Filterung im Sammelreservoir zusammenhängen. Als Endresultat liegen letztendlich in physiologischer Kochsalz-

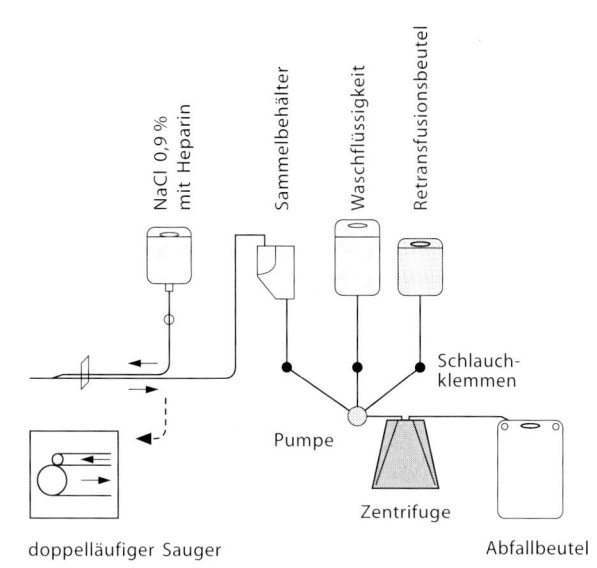

Abb. 16.5. Prinzip der maschinellen Autotransfusion (Stufe III)

lösung suspendierte Erythrozyten vor. Der Hämatokrit liegt bei 65–75 %. Die gewaschenen autologen Erythrozyten sind in keiner Nähr-, sondern lediglich in physiologischer Kochsalzlösung suspendiert, dürfen daher nicht zwischengelagert und müssen sofort nach der Aufbereitung transfundiert werden. Das bei der Auftrennung verlorengegangene Plasma ist zu ersetzen. Steht wegen starker Blutung für den Waschvorgang keine Zeit zur Verfügung (z. B. Massivtransfusion bei lebensbedrohlichen Blutungen), kann dieser unterbleiben. In diesem Fall kann das Blut in der Regel auch ohne Luftaspiration und mit nur kurzem Gewebekontakt aufgesaugt werden.

Vorteile einer Hämokonzentration über Hämofilter gegenüber konventionellen Techniken (z. B. geringere Verluste von Plasmabestandteilen) müssen im Vergleich zur Waschzentrifuge mit einem erhöhten Anteil an freiem Hämoglobin im Transfusionsprodukt erkauft werden, da freies Hämoglobin über den Hämofilter in geringerem Ausmaß eliminiert wird. Eine Routineanwendung dieses Verfahrens kann erst nach Abschluß weiterer klinischer Untersuchungen empfohlen werden (Bormann et al. 1992).

Indikationen

Die maschinelle Autotransfusion ist heute einfach, ohne großen Aufwand und meist ohne zusätzliches Personal durchführbar. Die modernen Geräte arbeiten vollautomatisch und geben am Ende des Arbeitsvorganges sowohl die aufgefangenen Blutmengen als auch die Menge der aufbereiteten Erythrozyten an, wodurch eine exakte Bilanzierung möglich wird. Dies hat aber auch zu einer großzügigen, wirtschaftlich nicht immer vertretbaren Anwendung dieser Methode geführt. Bei den derzeitigen Kosten für homologe Blutprodukte ist die maschinelle Autotransfusion ab einem Sammelvolumen von etwa 1 000 ml wirtschaftlich rentabel. Da ein Blutverlust in dieser Größenordnung nicht immer vorhersagbar ist, hat es sich bewährt, vorerst ein einfaches und billiges Sammelreservoir zu verwenden und, wenn genügend Wundblut angefallen ist, auf das teurere Filterkardiotomiereservoir des Maschinenherstellers überzugehen. Bei Notfalloperationen und unerwarteten Blutungen in der elektiven Chirurgie kann innerhalb kurzer Zeit (~10 min) autologes Blut hergestellt werden. Voraussetzung ist jedoch, daß das Gerät im Operationssaal zu Verfügung steht und das Personal mit seiner Anwendung vertraut ist.

Komplikationen und Kontraindikationen

Bei richtiger Durchführung sind im Gegensatz zur einfachen Autotransfusion (s. nachfolgende Übersicht) Komplikationen der maschinellen Autotransfusion selten. Durch ein Mißverhältnis von Antikoagulans und Wundblut kann eine Koagulation im Sammelreservoir entstehen. Auch können das Saugsystem oder die Elektronik des Gerätes ausfallen. Dies kann zu einer Gefährdung des Patienten führen, wenn in Kenntnis der maschinellen Autotransfusion kein oder zuwenig homologes Blut bereitgestellt wurde. Durch die maschinelle Aufbereitung werden Tumorzellen im Wundblut drastisch reduziert. Eine geringere Immunsuppression nach Transfusion von Eigenblut ist dem Risiko einer Verschleppung von Tumorzellen gegenüberzustellen (Wiesel et al. 1992). Wegen der Gefahr der Metastasierung bilden Tumoroperationen)aber auch septische Eingriffe nach wie vor eine Kontraindikation (s. Übersicht).

Kontraindikation der einfachen und maschinellen Autotransfusion

Absolut: Operationen im Tumorgebiet, septische Prozesse, Kontamination des Blutes mit Darminhalt.
Relativ: Kontamination des Blutes mit Galle oder Urin.

16.4 Rekombinantes humanes Erythropoietin

Erythropoietin kann allein oder zusätzlich zur Steigerung der Effektivität der einzelnen Blutsparmaßnahmen appliziert werden (Kulier et al. 1993). Eine breite Anwendung kann derzeit aus Kostengründen nicht erwartet werden. Erythropoietin dürfte jedoch von Nutzen sein, wo konventionelle Blutspartechniken allein nicht ausreichen, um eine fremdblutfreie operative Versorgung zu gewährleisten. Dies ist besonders bei Patienten der Fall, die für eine Eigenblutspende oder eine normovolämische Hämodilution ungeeignet sind (z. B. zarte Frauen mit niedrigen Hämoglobinwerten), wenn die voraussichtliche Kapazität an Eigenblut den perioperativen Bedarf nicht decken kann (z. B. komplexe Eingriffe mit großen Blutverlusten), bei Patienten mit irregulären Antikörpern und Patienten, die aus religiösen Motiven Bluttransfusionen verweigern. Eine allgemeingültige Dosierungsempfehlung für den autologen Bereich kann derzeit noch nicht gegeben werden, dürfte aber im

Bereich von 100–400 IU/kg KG subkutan 1- bis 2mal wöchentlich liegen. Mit einem therapeutischen Effekt ist in Abhängigkeit von der Dosierung bereits nach 1–2 Wochen zu rechnen. Wegen der einfacheren Handhabung und besseren Pharmakokinetik ist die subkutane Gabe der intravenösen vorzuziehen. Ein Eisenmangel muß vor jeder Eigenblutspende, insbesondere aber vor einer Therapie mit Erythropoietin, ausgeschlossen bzw. entsprechend behandelt werden (Mercuriali et al. 1993; Biesma et al. 1992). Außer geringen lokalen Reaktionen am Ort der Einstichstelle nach subkutaner Gabe treten im autologen Bereich kaum Nebenwirkungen auf. Vor einem unverhältnismäßig hohen Anstieg des Hämatokrits muß jedoch gewarnt werden.

Literatur

Arndt JO, Lipfert P (1992) Physiologie des Kreislaufs. In: Doenicke A, Kettler D, List WF, Tarnow J, Thomson D (Hrsg) Anästhesiologie, 6. Aufl. Springer, Berlin Heidelberg New York Tokyo, S 841–859

Biesma DH, Kraaijenshagen RJ, Poortman J, Marx JJ, Van de Wiel A (1992) The effect of oral iron supplementation on erythropiesis in autologous blood donors. Transfusion 32:162–165

Blaylock RC, Carlson KS, Morgan JM, Tobin GO, Reeder GD, Anstall HB (1994) In vitro analysis of shed blood from patients undergoing total knee replacement surgery. Am J Clin Pathol 101:365–369

Brown RH, Schauble JF, Miller NR (1994) Anemia and hypotension as contributors to perioperative loss of vision. Anesthesiology 80:222–226

Bormann B von, Weidler B, Holleufer R, Müller-Wiefel H, Trobisch H (1992) Alternative maschinelle Autotransfusion. Hämofiltration vs. Hämoseparation. Anästhesiol Intensivmed Notfallmed Schmerzther 7:11–17

Brecher ME, Rosenfeld M (1994) Mathematical and computer modeling of acute normovolemic hemodilution. Transfusion 34:176–179

Brown RH, Schauble JF, Miller NR (1994) Anemia and hypotension as contributors to perioperative loss of vision. Anesthesiology 80:222–226

Carthy MJ, Barr RD, Ouna N (1973) The coagulation and fibrinolytic properties of peritoneal and venous blood in patients with ruptured ectopic pregnancy. Br J Obstet Gynaecol 80:701–703

Coburg HJ, Husen K, Pichimayr J (1976) Kreislaufreaktion bei Hämodilution. Anaesthesist 25:150

Dietrich W, Göb E, Barankey E, Mitto HP, Richter JA (1983) Reduzierung des Fremdblutverbrauchs in der Koronarchirurgie durch Hämoseparation und isovolämische Hämodilution. Anaesthesist 32:427–432

Dzik WH, Sherburne B (1990) Intraoperative blood salvage: Medical controversies. Transfus Med Rev 4:208–235

Feldman JM, Roth JV, Bjoraker DG (1995) Maximum blood savings by acute normovolemic hemodilution. Anesth Analg 80:108–113

Finck M v, Eulert J, Heller W, Schorer R (1985) Autotransfusion und operationsvorbereitende Plasmapherese. Anaesthesist 34:675–680

Fontana JL, Welborn L, Mongan PD, Sturm P, Marting G, Bunger R (1995) Oxygen consumption and cardiovascular function in children during profound intraoperative normovolemic hemodilution. Anesth Analg 80:219–225

Gombotz H, Rigler B, Matzer Ch, Metzler H, Winkler G, Tscheliessnigg KH (1989) 10 Jahre Herzoperationen bei Zeugen Jehovas. Anaesthesist 38:585–590

Goodnough LT, Grishaber JE, Monk TG, Catalona J (1994) Acute preoperative hemodilution in patients undergoing radical prostatectomy: A case study analysis of efficacy. Anesth Analg 78:932–937

Gross JB (1983) Estimating allowable blood loss: corrected for dilution. Anesthesiology 58:277–280

Hagl S, Bornikoel K, Mayr N, Messmer K, Sebening F (1975) Cardiac performance during limited hemodilution. Bibl Haematol. 41:152–172

Heddle NM, Brox WT, Klama LN, Dickson LL, Levine MN (1992) A randomized trial on the efficacy of an autologous blood drainage and transfusion device in patients undergoing elective knee arthroplasty. Transfusion 32:742–746

Henn-Beilharz A, Hoffmann R, Hempel V, Bräutigam KH (1990) Untersuchungen zur Herkunft von emulgiertem Fett bei Autotransfusionen in der elektiven Hüftchirurgie. Anaesthesist 39: 88–95

Katoh H, Kondo U, Wakamatsu M (1992) The catecholamine concentrations of collected autologous blood during adrenalectomy for pheochromocytoma. Masui 41:992–994

Klövekorn WP, Richter J, Sebening F (1981) Hemodilution in coronary bypass operations. Bibl. Haematol. 47:297–302

Krier C, Henn-Beilharz A, Ritter A, Klotz U (1992) Einflüsse fremdblutsparender Verfahren auf Plasmaspiegel und Elimination von Midazolam bei Patienten mit Hüftgelenksoperationen. Anästhesiol Intensivmed Notfallmed Schmerzther 27:23–30

Kulier A, Gombotz H, Fuchs G, Vuckovic U, Metzler H (1993) Suboutaneous recombinant human erythropoietin and autologous blood donation before coronary artery bypass surgery. Anesth Analg 76:102–106

Long GW, Glover JL, Bendick PJ et al. (1993) Cell washing versus immediate reinfusion of intraoperatively shed blood during abdominal aortic aneurysm repair. Am J Surg. 166:97–102

Lorentz A, Osswald PM, Schilling M, Jani L (1991) Vergleich autologer Transfusionsverfahren in der Hüftgelenkschirurgie. Anaesthesist 40:205–213

Lux PS, Martin JW, Whiteside LA (1993) Reinfusion of whole blood following addition of tobramycin powder to the wound during total knee arthroplasty. J Arthroplasty 8:269–71

Martin E, Armbruster J, Fischer E, Kraatz J, Kersting KH, Oberst R, Peter K (1976) Gerinnungsveränderungen bei Anwendung verschiedener Dilutionslösungen bei präoperativer isovolämischer Hämodilution. Anaesthesist 25:181–184

Menges T, Boldt J, Scholz K et al. (1993) Der Einfluß unterschiedlicher Autotransfusionsverfahren auf Antibiotikaspiegel. Studie zum Cephalosporin Cephamandol. Anaesthesist 42:509–515

Mercuriali F, Zanella A, Barosi et al. (1993) Use of erythropoietin to increase the volume of autologous blood donated by orthopedic patients. Transfusion 33:55–60

Messmer K (1981) Compensatory mechanisms for acute dilutional anemia. Bibl Haematol. 47:31–42

Schleinzer W, Mehrkens HH, Windler M, Wollinsky K, Pohland H (1987) Klinisches Konzept der autologen Transfusion, Plasmapherese, Eigenblutspende. Anästh Intensivmed 28:235–241

Shah DM, Prichard MN, Newell JC, Karmody AM, Scovill WA, Powers SR Jr (1986) Increased cardiac output and oxygen transport after intraoperative isovolemic hemodilution. A study in patients with peripheral vascular disease. Arch Surg 115:597–600

Shibutani K, Frost E (1993) Defining the low limit of hematocrit for surgical patients. Transfus Sci 14:335–344

Spahn DR, Leone BJ, Reves JG, Pasch T (1994) Cardiovascular and coronary physiology of acute isovolemic hemodilution: a review of nonoxygen-carrying and oxygen-carrying solutions. Anesth Analg 78:1000–1021

Sunder-Plassmann L, Klövekorn WP, Messmer K (1976) Präoperative Hämodilution: Grundlagen, Adaptationsmechanismen und Grenzen klinischer Anwendung Anaesthesist 25:124–30

Timberlake GA, McSwain NE (1988) Autotransfusion of blood contaminated by enteric contents: A potentially life-saving measure in the massively hemorrhaging trauma patient? J Trauma 28:855–857

Van Dyck MJ, Baele PL, Leclercq P, Bertrand M, Brohet C (1994) Autologous blood donation before myocardial revascularisation: A Holter-electrocardiographic analysis. J Cardiothorac Vasc Anesth 8:162–167

Wiesel M, Gudemann C, Staehler G, Bierhaus A, Martin E, Hoever KH (1992) Separation von urologischen Tumorzellen aus Cell-Saver-Blut durch Einsatz eines Membranfilters. Ein neuer Weg der Autotransfusion? Urologe 31:182–185

Wittig M, Osswald PM, Lorentz A, Jani L (1994) Kurze Abnahmeintervalle bei der präoperativen Eigenblutspende im Konzept der autologen Transfusion. Anaesthesist 43:9–15

Zander R (1988) Sauerstoff-Konzentration und Säure-Basen-Status des arteriellen Blutes als limitierende Faktoren einer Hämodilution. Klin Wochenschr 66 [Suppl XV]: 3–7

Weiterführende Literatur

Ahnefeld FW, Bergmann H, Kilian J, Kubanek B, Weissauer W (1993) Fremdblutsparende Methoden. Klinische Anästhesiologie und Intensivtherapie, Bd. 43. Springer, Berlin Heidelberg New York Tokyo
Biermann E (1993) Forensische Gesichtspunkte der Bluttransfusion. Anaesthesist 42: 187–202
Dick W, Baur C, Reiff K (1992) Welche Faktoren bestimmen den kritischen Hämatokrit bei der Indikationsstellung zur Transfusion? Anaesthesist 41: 1–14
Gombotz H, Kulier A (1995) Reduktion des Fremdblutverbrauchs. Anaesthesist 44: 191–218
Lebowitz W (1991) Blood conservation. Int Anesthesiol Clin 28: 4
List WF, Gombotz H (1991) Blutsparmaßnahmen im Rahmen operativer Eingriffe. Beiträge zur Anästhesiologie, Intensiv- und Notfallmedizin, Bd 39. Maudrich, Wien München Bern
Paravicini D (1986) Intraoperative Autotransfusion. Anesthesiologie und Intensivmedizin, Bd 183. Springer, Berlin Heidelberg New York Tokyo
Schleinzer W, Singbartl G (1993) Fremdblutsparende Maßnahmen in der operativen Medizin. Beiträge zur Infusionstherapie, Bd 29. Karger, Basel Freiburg Paris
Stehling L (1991) Perioperative autologous transfusion. American Association of Blood Banks, Arlington/VA
Stehling L, Zauder HL (1991) Acute normovolemic hemodilution. Transfusion 31: 857–868
Williamson KR, Taswell HF (1991) Intraoperative blood salvage: a review. Transfusion 31: 662–675

17 Monitoringmethoden

H.-J. Hartung

17.1 Nichtinvasive Blutdruckmessung

Bei der automatisierten nichtinvasiven Blutdruckmessung können Komplikationen, die zu direkter Patientenschädigung führen, eintreten. Hierzu zählen in erster Linie Durchblutungsstörungen der betroffenen Extremität. Angaben über die Häufigkeit derartiger Komplikationen gibt es nur in einzelnen Mitteilungen.

Als Ursache müssen Druckschäden und Durchblutungsstörungen infolge zu kurzer Meßintervalle bei relativ zu langer Meßdauer angesehen werden (Schaer u. Tschirren 1982; Töllner etal. 1980). Hierdurch können Stauungen bzw. Abflußbehinderungen sowie eine Schädigung des N. radialis auftreten. Diese Komplikationen bleiben intraoperativ zunächst unbemerkt, wenn der Meßarm der visuellen Kontrolle des Anästhesisten durch Einlagerung entlang der Körperachse entzogen ist. Therapeutische Maßnahmen bestehen in der postoperativen Hochlagerung des Arms und in durchblutungsfördernden Maßnahmen (Stellatum-Blockade).

Die Prävention besteht in einer ausreichend langen Vorwahl der Meßintervalle. Nur während instabiler hämodynamischer Verhältnisse können die Meßintervalle kurzfristig kleiner, d.h. 1- bis 2minütlich gewählt werden. Das routinemäßig angewandte Meßintervall sollte mindestens 4 min betragen (Hausmann und Rommelsheim 1983).

Komplikationen, die durch die nichtinvasive Blutdruckmessung auftreten, sind sehr ernst zu bewerten, da sie mit funktionellen Einschränkungen der entsprechenden Extremität, die u. U. von längerer Dauer sein können, einhergehen.

17.2 Elektrokardiogramm

Direkte Schädigungen durch die EKG-Elektroden können sich in Form von Ulzera ergeben. Die Häufigkeit solcher Schäden ist nicht bekannt, da nur vereinzelt Fallberichte vorliegen (Lutz 1984; Chandra 1982). Als Ursache kommen in Frage:

- allergische Reaktionen auf die Elektroden,
- Verbrennungen als Folge hoher Stromstärken und langer Stromflüsse über die EKG-Elektroden.

Das Auftreten solcher Komplikationen geschieht vorwiegend intraoperativ bei der gleichzeitigen Benutzung von Diathermiegeräten und kontinuierlichem EKG-Monitoring.

Die Behandlung der meisten punkt- bis kirschkerngroßen Verbrennungen erfolgt lokal.

Die Prävention dieser Komplikation besteht in der korrekten Plazierung der Neutralelektrode des Diathermiegeräts. Es ist darauf zu achten, daß die EKG-Elektroden nicht naß werden (cave: chirurgische Hautdesinfektion, s. folgende Übersicht). Die Bewertung solcher Komplikationen muß unter kosmetischen Gesichtspunkten gesehen werden.

> **Empfehlung zum Betrieb von Hochfrequenz-(HF-)Chirurgiegeräten bei gleichzeitiger EKG-Ableitung** (aus Lutz 1984)
>
> 1. Falls beide Geräte mit geerdeten neutralen Elektroden betrieben werden, muß das neutrale EKG-Kabel (schwarz) an die Neutralelektrode des HF-Chirurgiegeräts mit angeschlossen werden. Eine separate, geerdete EKG-Elektrode würde zu Verbrennungen führen.
> 2. Die Aktivelektrode des HF-Chirurgiegeräts muß mehr als 150 mm von der EKG-Elektrode entfernt angebracht sein.
> 3. Die EKG-Elektroden dürfen nicht zwischen dem Operationsfeld (Aktivelektrode) und der Neutralelektrode des HF-Chirurgiegeräts angebracht sein.

17.3 Pulsoxymetrie

Komplikationen durch diese nichtinvasive Methode des Patientenmonitoring werden durch Mißachtung der Grenzen der Methodik und damit einer möglichen Mißinterpretation der erhaltenen Meßwerte *indirekt* verursacht.

Bedingt durch die Meßmethodik wird die Signalaufnahme durch folgende Faktoren beeinflußt oder verfälscht:

> *Mangelhafte periphere Durchblutung*, bedingt durch Vasokonstriktion (z.B. intraoperative Auskühlung, hypovolämer Schock etc.).
> *Bewegungsartefakte*.
> *Einfallendes Umgebungslicht* (z.B. Infrarotheizlampen, schlecht sitzender Sensor).
> *Hochfrequenzkauter und NMR* (bei manchen Geräten) erzeugen Fehlmessungen.
> *Abnorme Hämoglobine:* CO-Hb: bei starken Rauchern oder Brandverletzten, die Messung erfolgt falsch zu hoch.
> Meth-Hb: bei hohen Meth-Hb Spiegeln wird dieMessung falsch zu tief wenn die Sättigung über 85% liegt, falsch zu hoch, wenn die tatsächliche Sättigung unter 85% liegt.
> Hb-F: vernachlässigbarer Effekt auf die Messung.
> *Farbstoffe:* Methylenblau: Abfall der pSAT bis zu 65% für 1–2 min;
> Indigocarmin und Indocyaningrün: kurzer und geringer Abfall der pSAT nicht unter 93%;
> Fluorescein: kurzer und geringer Abfall.
> *Nagellack:* Falschmessung abhängig von der Lichtabsorption des Farbstoffs.
> *Pigmentveränderungen:* Gelbverfärbung durch Onychomycosis, bis zu 25% falsch zu tiefe Messung;
> bei sehr tiefdunkler Hautpigmentierung sind falsch zu hohe Werte oder keine Meßwerte erhalten worden.

> Sehr selten sind direkte mechanische Komplikationen beschrieben worden:
> *Mechanische Komplikationen:* Verbrennungen durch den Sensor während Untersuchungen,
> Verbrennungen bei Neugeborenen, wenn die Abnahmelokalisation nicht variiert wird,
> Verbrennungen durch defekte Sensoren,
> Verbrennungen durch Kombination von Gerät und Sensor von verschiedenen Herstellern,
> Verletzungen durch den Druck des Sensors.

Die Vermeidung dieser Interpretationsfehler ergibt sich aus der Kenntnis der dargestellten Störfaktoren und deren Wertigkeit.

Darüber hinaus können während Anästhesien Änderungen des arteriellen O_2-Partialdruckes nicht erkannt werden, solange keine Änderung der Sättigung erfolgt. So kann es durchaus relevant sein, wenn während einer Narkosebeatmung mit einem F_IO_2 von 0,4 oder höher der O_2-Partialdruck von 200 mm Hg abfällt auf 120 mm Hg, ohne daß die Sättigung den 100%-Bereich verläßt (z. B. Tubuslageveränderung nach bronchial).

Mechanische Komplikationen werden durch Beachtung der Bedienungsanleitung und Wechsel der Abnahmelokalisation vermieden. Druckschäden entstehen durch zusätzliche und/oder zirkuläre Fixation des Sensors an den Endgliedern.

17.4 Invasive Blutdruckmessung

Als direkte Komplikation des Einsatzes der invasiven, direkten Blutdruckmessung muß die Durchblutungsstörung distal des Punktionsortes angesehen werden (Morr-Strathmann und Tillmann 1982). Selten kommt es auch zu einer Durchblutungsstörung proximal des Punktionsortes.

Das Auftreten von Gewebsnekrosen im Versorgungsgebiet der kanülierten Arterie korrespondiert nicht mit der Häufigkeit thromboembolischer Gefäßverschlüsse. Im einzelnen beträgt die prozentuale Häufigkeit der thromboembolischen Verschlüsse bei den verschiedenen Gefäßen:

- A. radialis bis 34%,
- A. brachialis bis 41%,
- A. axillaris unbekannt,
- A. femoralis nicht berichtet,
- A. dorsalis pedis 6,7–25%,
- A. temporalis nicht bekannt.

Als Ursache der Durchblutungsstörungen, die zu einer Nekrose führen können, müssen Gefäßhypoplasie, unzureichender Kollateralkreislauf, Gefäßspasmen, lokale Stase durch Hypovolämie oder Hypothermie, thromboembolische Gefäßverschlüsse und versehentliche Injektion gewebsunverträglicher Medikamente angesehen werden (Lake 1985).

Die ersten Anzeichen einer Gewebsminderdurchblutung können bereits nach kurzer Liegedauer der Kanüle beobachtet werden.

Die Therapie der Komplikation besteht in der Entfernung der Kanüle unter Aspiration, in durchblutungsfördernden Maßnahmen, Behandlung von eventuellen Spasmen und allgemeiner Verbesserung der Perfusion.

> Die Prävention besteht in der sorgfältigen Voruntersuchung.
> Hierzu zählen
> - Allen-Test im Bereich der A. radialis,
> - Untersuchung der Kollateralen im Bereich des Fußes,
> - Kontrolle der Durchblutung distal der Punktion mit Hilfe der Dopplersonde.

Die Durchführung des Allen-Tests präveniert nicht das Auftreten ischämischer Komplikationen, die durch arterielle Verschlußkrankheit, extreme Vasokonstriktion durch Schock, arterielle Embolisation oder „thoracic outlet syndrom" bedingt werden (Prien 1993).

Eine möglichst atraumatische Punktion unter Verwendung von Teflonkathetern mit möglichst kleinem Durchmesser zählt ebenso wie eine kurze Verweildauer zu weiteren präventiven Maßnahmen.

> Auf eine peinlich genaue Vermeidung des Einschwemmens von Luft oder gar falsch intraarteriell injizierter Medikamente muß geachtet werden.

> Zur Vermeidung von retrograd, d.h. proximal der Punktionsstelle auftretenden Embolien müssen die Spülvorgänge kurz gehalten werden.

Die in der Folge von Punktionen der Arterien auftretenden Komplikationen müssen als außerordentlich schwer angesehen werden. So können z.B. bei Komplikationen der A. radialis Daumennekrosen mit Funktionsverlust die Folge sein.

Ebenfalls als direkte Komplikationen müssen entzündliche Reaktionen bis zum Auftreten einer Kathetersepsis gerechnet werden. So wurden bis zu 4% positive Kulturen von der Katheterspitze und über 4–18% lokale Infektionen und Septikämien berichtet. Als Ursache hierfür kommen mangelnde Hygiene sowohl bei der Punktion als auch bei der nachfolgenden Pflege der Katheter in Frage. Das Infektionsrisiko steigt bei mehr als 4tägiger Liegedauer erheblich. Die Therapie beim Auftreten entzündlicher Reaktionen besteht in sofortiger Entfernung der jeweiligen Kanüle bzw. des jeweiligen Katheters und in der lokalen systemischen antibiotischen Behandlung.

Als präventive Maßnahme muß eine aseptische Punktionstechnik (perkutane Punktion) bei gleichzeitiger sorgfältiger Katheterpflege angesehen werden. Hinzu kommt die Beachtung hygienischer Maßnahmen bei der Entnahme von Blut (keine Blutrückstände im Dreiwegehahn belassen) und die Reduktion der Manipulation auf das absolut notwendige Minimum.

Durch das Auftreten von Septikämien können vital bedrohende Zustände auftreten.

Weitere Komplikationen können sein:
- Diskonnektionsblutung,
- Hämatom,
- Aneurysmabildung,
- arteriovenöse Fistel im Bereich des Punktionsortes.

Über die Häufigkeit solcher Komplikationen liegen in der Literatur keine Angaben vor.

Als Ursachen kommen neben einer nachlässig vorgenommenen Konnektion nicht verschlossene Dreiwegehähne und unzureichende lokale Kompression nach Ziehen der Kanüle oder nach Fehlpunktionen in Frage. Darüber hinaus können traumatische Mehrfachpunktionen oder Defekte des Gerinnungssystems diesen Komplikationen Vorschub leisten. Blutungskomplikationen können sowohl bei der Punktion als auch beim nachfolgenden Entfernen der Kanüle aus der Arterie auftreten.

Als therapeutische und präventive Maßnahmen müssen hier die sorgfältige atraumatische Punktionstechnik sowie ausreichende Kompression des Punktionsortes genannt werden.

Eine Hämatombildung im Bereich des Punktionsortes muß als infektionsgefährdet angesehen werden. Hämorrhagien durch Diskonnektion oder aus der punktierten Arterie können insbesondere nach Entfernung des Katheters lebensbedrohend sein.

Die Ausbildung von Aneurysmen bzw. arteriovenösen Fisteln im Bereich der A. radialis können bei unzureichender Versorgung über die A. ulnaris durch Thrombosierung und Embolisierung zur Minderperfusion der Hand führen.

17.5 Zentralvenöser Katheter

Die durch einen zentralvenösen Katheter (ZVK) bedingten Komplikationen können sowohl durch die Punktion selbst als auch durch den Katheter bedingt sein (Littmann 1983; Tabelle 17.1).

Als punktionsbedingte Komplikation sind je nach Zugangsort Pleuraverletzungen, arterielle Punktion (mit konsekutivem Hämatom), Verletzung von benachbarten anatomischen Strukturen (Trachea, Larynx, Ösophagus, Plexus brachialis, N. recurrens, N. phrenicus, Ganglion stellatum, Ductus thoracicus), Luftembolien und zerebrale Komplikationen anzusehen.

Komplikationen, die unabhängig vom Zugangsort durch den Katheter selbst auftreten, sind Herzklappenläsionen, Myokardperforation, Abweichung des Katheters in andere Gefäße, Schlingen- bzw. Knotenbildung des Katheters, Embolien durch Luft oder Thromben und schließlich die Kathetersepsis (s. Tabellen 17.2 und 17.3).

Tabelle 17.4 gibt über die Häufigkeit der punktionsbedingten Komplikationen Aufschluß.

Hinzu kommt eine Komplikationshäufigkeit bei der Punktion der V. jugularis interna des Hydrothorax von 0,02–0,4 % und des Hämatoms am Hals von 1,9–5,5 %.

Tabelle 17.1. Vergleich verschiedener Punktionstechniken und deren Komplikationen. Anzahl der Patienten: 165. Anzahl der Katheter: 185. (Aus Nehme 1980)

	V. cubitalis (Venae sectio) (n=76)	V. cubitalis (perkutan) (n=32)	V. subclavia (n=76)	V. jugularis interna (n=14)
Herzrhythmusstörungen	11	6	7	1
Versehentliche Ateriotomie	2			1
Arterielle Punktion				1
Periphere Neuropathie	2			
Entzündung	19	4	3	1
Thrombophlebitis	8	3		
Tiefe Venenthrombose	5			
Sepsis	8	3	5	1
Katheterverschlußknick	9	4		
Dauerwedgeposition	6	2	1	
Versehentliches Herausziehen	5	1		
Katheterabweichung	7	1		
Gedämpfte Kurven	10	8		

Tabelle 17.2. Komplikationen bei der Jugularis-interna-Punktion bzw. Katheterisation. (Aus Nessler 1978)

Art der Komplikation	Literatur [%]	Eigene Fälle [%]
Arterienpunktion	1,7–2,8	2,5
Halshämatom	1,9–5,5	2,3
Pneumothorax	0,3	0,1
Hämatothorax	0,1	–
Infusionsthorax	0,4	–
Luftembolie	0,1–0,2	–
Verletzungen des Ductus thoracicus	0,2	0,2

Darüber hinaus gibt es eine Reihe von seltenen Komplikationen, die in der Literatur nur als Kasuistiken vorgestellt werden (Tabelle 17.5).

Ursachen punktionsbedinger Komplikationen sind in Fehlpunktionen infolge veränderter anatomischer Verhältnisse, nichtbeachteter falscher Technik oder falsch dimensionierter Punktionskanülen zu sehen. Die Art und Weise der genannten Komplikationen läßt sich leicht aus der Nachbarschaft der geschädigten Strukturen zum Punktionsort erklären.

Insbesondere bei adipösen Patienten ergeben sich Schwierigkeiten, so z. B. bei Patienten mit gedrungenem dickem Hals. Hier verläuft die V. jugularis interna weiter lateral als bei schlanken Patienten.

Insbesondere bei Patienten mit kurzem Hals kann es bei Verwendung langer Kanülen beim Zugang über die V. jugularis zur Komplikation eines Pneumothorax kommen.

Bei unzureichender Kopftieflagerung besteht die Gefahr einer Luftembolie durch die Punktionskanüle.

Tabelle 17.3. Häufigkeit bakterieller und mykotischer Besiedlung zentralvenöser Katheter bzw. katheterinduzierter Sepsis in der Literatur. (Aus Hufnagel et al. 1978)

Autoren	Kontamination mit pathogenen Erregern [%]	Katheterbedingte Allgemeininfektion [%]	Sepsis [%]	Pilze [%]
Collins (1968)	34,3		1,9	
Daschner (1974)	29,1		5,8	
Breitfellner (1970)	25,0			6,0
Morr (1973)	23,9			
Konold (1974)	20,2	6,6	2,9	
Tiller (1975)	20,2			4,0
Wilhelm (1975)	20,0			
Müller (1972)	16,5			
Burri (1971)	16,3			
Eigene Beobachtung	15,4	0,7 (1 Fall)	1,4 (2 Fälle)	
Fuchs (1971)	3,8			
Riella, Scribner (1976)		15,0 (mittlere Katheterliegedauer: 9,4 Monate)		

Tabelle 17.4. Häufigkeit punktionsbedingter Komplikationen. (Aus Burri u. Krischak 1976)

V. jugularis interna	[%]	V. subclavia	[%]	Ellenbeuge	[%]
Punktion nicht möglich	1,76	Punktion nicht möglich	5,6	Punktion nicht möglich	
Falsche Lage	0,85	Falsche Lage	5,5	V. basilica	4,2
Arterienpunktion	0,61	Arterienpunktion	1,4	V. cephalica	38,0
Pneumothorax	0,05	Hämatom	0,8	Falsche Lage	
Chylothorax	0,02	Pleuraverletzung	1,2	V. basilica	9,84
Phlebitis	0,01	Pneumothorax	1,0	V. cephalica	–
Thrombose	–	Hämatothorax	0,5	Phlebitis	13,88
Embolie	0	Phlebitis	0,1	Thrombose	8,2
Sepsis	0,01	Thrombose	0,24	Embolie	0,18
		Embolie	0,03	Sepsis	0,42
		Sepsis	0,34		

Katheterbedingte Komplikationen finden ihre Erklärung in einer fehlerhaften Einführung des Katheters durch die Einführungskanüle, so z. B. im Zurückziehen des Katheters mit nachfolgendem Abscheren mit konsekutiver Katheterembolie. Zusätzlich kann bei fehlender Technik während der Katheterfixation durch eine Hautnaht der Katheter durchschnitten oder abgerissen werden. Auch das kann zu einer nachfolgenden Embolie führen. Nicht korrekte intravasale Katheterverläufe sind ebenfalls häufige Ursachen von Komplikationen. Dazu zählen Schlingenbildung und thrombotische Komplikationen.

Wird der Katheter bei einer Abweichung in andere Gefäße wie die V. jugularis interna bzw. die kontralaterale V. subclavia zu weit in die V. jugularis interna vorgeschoben, kann eine Thrombose mit zerebraler Abflußbehinderung resultieren.

Ein zu tiefes Einführen des Katheters mit Lage der Katheterspitze im Ventrikel kann Ursache einer Penetration des Myokards mit nachfolgendem Perikarderguß

Tabelle 17.5. Seltene Komplikationen, die als Kasuistiken vorgestellt wurden. (Aus Burri u. Ahnefeld 1977)

Komplikationen	n	Todesfälle
Gefäßperforation	41	9
Herzperforation	41	34
Luftembolie	24	4 (0,1–0,2%)
Katheterembolie	208	19
Plexus-brachialis-Schaden	4 (2mal bleibender Schaden)	
Venotracheale Fistel	1	
Cuffpunktion	1	
Punktion der A. mammaria interna	1	
Phrenikusparese	1	
Horner-Syndrom	1	
Ductus thoracicus	(0,2%)	
Hämatothorax	(0,1%)	
Chylothorax	(0,02%)	

oder Hämoperikard sein (Herzbeuteltamponade). Sowohl eine fehlerhafte Punktionstechnik als auch die Katheterspitze selbst können zu Gefäßperforationen führen.

Liegt hierbei der Perforationsort intrathorakal, muß mit dem Auftreten eines Infusionsthorax bzw. mit einer Infusion in das Mediastinum gerechnet werden. Darüber hinaus wurden vereinzelt Klappenläsionen bei intrakardialer Lage des Venenkatheters beschrieben.

Bei langer Liegedauer der Venenkatheter sind septische Krankheitsbilder in Abhängigkeit von der Liegezeit und dem Zugangsort nicht selten (Kathetersepsis). Keimaszensionen und Keimverschleppungen in das Gefäßsystem mit Bakteriämie sind die Folge.

Bei einer Diskonnektion vom Infusionssystem muß insbesondere bei fehlender Kopftieflage mit einer Luftembolie gerechnet werden.

Beim Entfernen des Katheters können Abscheidungsthromben am Katheter abgestreift und pulmonal embolisiert werden. Intimaläsionen, die durch den Katheter verursacht sind, können zu einer vollständigen Thrombosierung der zur V. cava superior zuführenden Vene führen.

> Selbst bei einwandfreier Anwendung der Punktionstechniken können Komplikationen, die aus Punktionsversuchen am gewählten Punktionsort resultieren, nicht mit letzter Sicherheit ausgeschlossen werden. Die exakte Kenntnis der anatomischen und topographischen Verhältnisse kann allerdings die Häufigkeit schwerer Komplikationen reduzieren.

Beim Zugang über die V. jugularis interna muß zur Vermeidung einer Verletzung des Ductus thoracicus die rechte Seite bevorzugt werden. Die vermutete Punktionsrichtung und Punktionstiefe können unter Beachtung anatomischer Leitstrukturen, hier die V. jugularis externa, der M. sternocleidomastoideus und die Clavikula, durch Probepunktion mit einer dünnen, kurzen Kanüle (z. B. 20 gg. und 3,5 cm Länge) verifiziert werden. Hierbei wird als Punktionsort die Stelle oberhalb der Kreuzung der V. jugularis externa und des M. sternocleidomastoideus empfohlen. Die Punktionsnadel wird transmuskulär in einem Winkel von 30–45° zur Haut in Richtung auf den klavikulären Ansatz des M. sternocleidomastoideus eingeführt. Hierbei empfiehlt sich eine 5 cm lange Verweilkanüle (Seldinger-Technik).

> Bei der Punktion muß auf Parästhesien im Schulterbereich bzw. auf das Auftreten eines Hustenreizes geachtet werden.

Zur Vermeidung von Luftembolien erfolgt die Punktion in Kopftieflage. Zusätzlich sollte der Patient beim Ansetzen des Katheters auf die Punktionskanüle zur Bauchpresse aufgefordert werden.

Bei der Verwendung von Stahlkanülen zur Punktion dürfen Katheter oder Einführungsspirale bei Seldinger-Technik unter keinen Umständen ohne die Punktionskanüle zurückgezogen werden, da sonst der Katheter an der geschliffenen Kanülenspitze abgeschert werden kann.

> Zur Vermeidung früher infektiöser Komplikationen muß die Punktion unter absolut sterilen Bedingungen erfolgen.

Die Prävention katheterbedingter Komplikationen besteht in der Objektivierung der Katheterlage durch eine Röntgenthoraxaufnahme. Diese erlaubt die Beurteilung des Verlaufs des Katheters und die Beurteilung einer korrekten Lage. Hierbei muß der Verlauf des Katheters glatt und ohne Schlingenbildung sein, die Katheterspitze in der oberen Hohlvene außerhalb der Perikardumschlagsfalte liegen. Die röntgenologische Lagekontrolle muß unter Zuhilfenahme einer Röntgenkontrastmittelinjektion durchgeführt werden, um eine extravasale Lage, die durch Kontrastmitteldepots zu erkennen wäre, auszuschließen. Die freie Aspiration von Blut muß immer möglich sein.

Lageveränderungen, insbesondere beim Zugang über die V. basilica, können sekundär vorkommen. Wiederholte röntgenologische Kontrollen oder die kontinuierliche Ableitung eines Katheter-EGK lassen diese Veränderungen erkennen.

Bei der Handhabung des Katheters, insbesondere bei der Zuführung von Infusionen oder Medikamenten, muß auf aseptische Bedingungen geachtet werden. Dies gilt auch für den Verbandswechsel der Punktionsstelle. Wird der Katheter durch Naht fixiert, muß er an der Fixationsstelle mit Pflaster vor einem eventuellen Durchschneiden durch den geknoteten Faden geschützt werden (**cave**: Embolisation). Der Auswahl geeigneter Kathetersets kommt eine große Bedeutung zu (s. folgende Übersicht).

Bei Pneumothorax, Myokardperforation, Infusionsthorax, Chylo- und Hämatothorax, die durch die entsprechende Symptomatologie, die zugehörige objektive Diagnostik und den zeitlichen Zusammenhang mit Punktion und Insertion des

Verhütung von Komplikationen durch Verwendung geeigneter Kathetersets (aus Bauer 1978)		
Fehllagen:	Abweichungen, Knickbildungen, Gefäß- und Herzperforation, Drucknekrosen	Einführen über flexible Kunststoffkanüle, flexibler röntgenfähiger Mandrin, weiche Katheter (Polyäthylen)
Embolien:	Thromboembolie	Glatte Oberfläche (silikonisiertes Polyäthylen), großer Innendurchmesser,
	Luftembolie	Katheter mit Mandrin, sicheres Ansatzstück mit fester Katheterverbindung,
	Katheterembolie	Kunststoffkanüle, Polyäthylenkatheter (keine flüchtigen Weichmacher)
Infektion:	Primäre oder sekundäre Infektion	Sicher handzuhabender Folienschlauch, Polyäthylenkatheter

ZVK erkannt werden müssen, muß die Therapie augenblicklich erfolgen (Lohmüller et al. 1975). Sie besteht in der Anlage von Drainagen zur Entlastung und der Entfernung bzw. Lagekorrektur des Katheters. Hämatome können, außer bei Subclaviapunktion, durch Kompression in ihrer Ausdehnung begrenzt werden (**cave:** hämorrhagische Diathese).

Für die Therapie beim Auftreten von Luftembolien sei an dieser Stelle auf Teil D, Abschn. „Luftembolie" verwiesen. Die Therapie septischer Komplikationen besteht in der Entfernung des Katheters und in der Applikation von Antipyretika und Antibiotika nach vorangegangener Keimidentifikation.

Embolisierte Katheter müssen operativ entfernt werden (Tabelle 17.6).

Tabelle 17.6. Mortalität der zentralen Katheterembolisation in Abhängigkeit vom Vorgehen. (Aus Burri u. Krischak 1976)

	n	Todesfälle n [%]
Operativ entfernt	105	2 (1,9)
– durch Thorakotomie,	49	2 (4,1)
– mit indirektem Verfahren	56	0 (0)
Belassen	43	17 (39,5)
Gesamt	148	21 (14)

Das Auftreten von Hämatomen ist bei intakter Hämostase meist ohne gravierende Folgen. Diese können allerdings bei Kompression einer stenotisch verengten A. carotis (Mangelperfusion) oder bei der Kompression der V. jugularis interna mit resultierender Abflußbehinderung auftreten.

Im Bereich der V. jugularis interna kann das Auftreten einer Thrombose in Abhängigkeit von besonderen Umständen eine vitale Bedrohung bedeuten (erhöhter intrakranieller Druck). Eine Thrombose der V. subclavia ist infolge eines ausgedehnten Kollateralkreislaufs meist klinisch nicht relevant, im Einzelfall kann hieraus jedoch eine tödliche Lungenembolie resultieren (Linder 1973).

Die Mortalität bei einer Katheterembolisation beträgt bei belassenem Katheter 39,5%, bei entferntem Katheter 2% (Entfernung unter Röntgenkontrolle durch Einführen eines flexiblen Instrumentes).

Das Auftreten eines Mantelpneumothorax ist klinisch in der Regel nicht relevant. Ein totaler Pneumothorax bzw. ein Spannungspneumothorax bedeutet eine vitale Bedrohung. Ebenso müssen ein Infuso-hämato-chylothorax, wie auch Hämato-infusoperikard oder eine Sepsis als schwerwiegende Komplikationen betrachtet werden.

Die Bedeutung der Luftembolien hängt von der Menge der embolisierten Luft ab (vgl. Teil D, Kap. 34 „Luftembolie").

17.6 Pulmonaliseinschwemmkatheter

Bei der Einführung eines Pulmonaliskatheters sind ebenso wie bei dem Einführen eines ZVK punktionsbedingte und katheterbedingte Komplikationen möglich.

Da die Punktionsorte denen bei der Punktion eines Venenkatheters entsprechen, kann hier auf eine weitere Darstellung verzichtet werden (vgl. vorangegangenen Abschnitt ZVK).

Spezifische Komplikationen, die durch den Pulmonaliskatheter selbst bedingt sind, sind zusammen mit ihrer Häufigkeit in Tabelle 17.7 zusammengestellt.

Bei vorgeschädigtem irritablem Myokard muß sehr häufig mit dem Auftreten von Herzrhythmusstörungen gerechnet werden. Dies insbesondere bei der Passage des Katheters durch den rechten Ventrikel und der dadurch bedingten Irritation.

Das Auftreten von Abscheidungsthromben am Katheter ist jederzeit möglich. Darüber hinaus können Thrombosen durch Intimaläsionen bedingt sein.

Tabelle 17.7. Komplikationen bei der Verwendung von Swan-Ganz-Kathetern. (Aus Tarnow 1983)

Art der Komplikation	Publizierte Todesfälle
Vorhofarrhythmien	
Kammertachykardie, Kammerflimmern	2
Rechtsschenkelblock	
Totaler AV-Block	1
Ruptur eines Pulmonalarterienastes	16
Chorda-tendinea-Abriß der Trikuspidalklappe	1
Verletzung der Pulmonalklappe (Klappeninsuffizienz)	
Intrakardiale Knotenbildungen	
Festnähen des Katheters am rechten Vorhof	
Intraoperative Durchtrennung des Katheters	
Hydromediastinum (extravasale Lage des proximalen Katheterlumens)	
Pneumothorax, Katheterisierung der A. carotis	
Thrombenbildungen an der Katheteroberfläche	
Lungenembolie	
Thrombose der Pulmonalarterie	1
Lungeninfarkt	
Aseptische endokardiale Wandthrombosierungen	
Bakterielle Endokarditis	1

Eine weitere Komplikation stellt das Auftreten eines Lungeninfarkts dar. Dieser kann entweder durch die Embolisation von Thromben oder bei einem zu langen Blähen des Ballons zustande kommen.

Darüber hinaus kann ein zu weit vorgeschobener Katheter zu einem spontanen Verschluß der Pulmonalarterie und zu einem Lungeninfarkt führen.

Ein übermäßiges Blähen des Katheterballons, insbesondere bei Lage der Katheterspitze in kleinen pulmonalarteriellen Ästen, kann zu einer Ruptur der Pulmonalarterie führen. Andere Ursachen einer Ruptur können eine pulmonale Hypertension und eine zu weite, periphere Lage des Pulmonaliskatheters sein. Die Häufigkeit der Pulmonalarterienrupturen nimmt mit dem Lebensalter zu.

Ein übermäßiges Aufblähen des Ballons kann zu einer Ruptur des Katheterballons mit nachfolgender Gasembolisation führen.

Eine extravasale Lage der proximalen Katheteröffnung kann zu einem Hydromediastinum führen.

> Die freie Aspiration von Blut muß über alle Wege möglich sein. Präventive Maßnahmen bestehen z. B. in der Gabe von Lidocain (1 mg/kg KG i.v.). Dieses führt zu einer erheblichen Reduktion von Rhythmusstörungen (Shaw 1979; s. auch folgende Übersicht).

Maßnahmen zur Verhütung von Risiken durch den Pulmonaliskatheter (nach Lawin u. Morr-Strathmann 1981)

Lungeninfarkt
1. Ballonkontrolle vor Einführen des Katheters
2. Nur 1-ml-Spritzen zur Ballonfüllung verwenden
3. Beim Messen des PCWP den Ballon nicht länger als 1 min gefüllt lassen
4. Nach jeder Messung den Ballon vollständig leeren
5. Kontinuierliche Spülung sowie Kontrolle des PAP durch Monitor
6. Tägliche Röntgenkontrolle der Katheterlage

Lungenarterienruptur
1. Besondere Vorsicht bei Patienten mit pulmonaler Hypertonie
2. Katheter nur bis in eine zentralgelegene Lungenarterie vorschieben
3. Den Ballon nur füllen bis PCWP-Kurve erscheint

Katheterverschluß
Kontinuierliche Spülung mit einem Intraflo-Dauerspülsystem

Infektionen
1. Auf strenge Asepsis bei der Punktion achten
2. Transparenter, gas- und wasserdampfdurchlässiger Folienverband
3. Zuleitungen zum Katheter alle 24 h erneuern
4. Kurze Verweildauer des Katheters (Indikation täglich überprüfen!)
5. Keine Infusionslösungen in die A. pulmonalis
6. Nicht wiederholt dieselbe Punktionsstelle zur Katheterisierung benutzen
7. Thermodilutionslösung alle 12 h wechseln
8. Einmalspritzen für Messungen wenden

Knotenbildung
1. V. jugularis dextra verwenden
2. Auf Verhältnis „eingeführte Katheterlänge — Druckkurve" achten
3. Katheter unter Bildwandlerkontrolle vorschieben (?)

Ballonrupturen
1. Zur Füllung des Ballons CO_2 benutzen

Die Verwendung von Kathetern mit chemisch gebundenem Heparin kann zu Vermeidung von Thrombenbildung beitragen.

Zur Vermeidung von Rupturen des Katheterballons empfiehlt es sich, das Injektionsvolumen auf 1,5 ml zu begrenzen.

Beim Auftreten von Rhythmusstörungen sollte in Abhängigkeit von der Bedrohung durch eine Arrhythmie und ihrer Persistenz neben einer antiarrhythmischen Therapie auch evtl. an ein Zurückziehen des Katheters und an einen Verzicht des Kathetereinschwemmes gedacht werden.

Kommt es zu intrakardialen Läsionen und in deren Folge zu Klappeninsuffizienz, können diese nur durch chirurgische Eingriffe angegangen werden.

Beim Auftreten einer Lungenarterienruptur muß der Patient auf der kranken Seite gelagert werden, um einen Übertritt des intrabronchialen Blutes auf die kontralaterale Seite zu vermeiden. Zusätzliche therapeutische Maßnahmen können die endobronchiale Intubation mit dem Doppellumentubus oder aber die endoskopische Tamponade und die Applikation hoher endexspiratorischer Drücke bei der Beatmung (PEEP) sein. Beim Ausbleiben eines therapeutischen Erfolgs dieser Maßnahmen muß zur chirurgischen Versorgung der Lungenarterienruptur thorakotomiert werden.

Alle spezifischen durch Pulmonaliskatheter bedingten Komplikationen können für den Patienten vital bedrohende Folgen nach sich ziehen. Hieraus resultiert eine außerordentlich strenge Indikationsstellung für das Einführen des Pulmonalarterienkatheters.

Literatur

Nichtinvasive Blutdruckmessung

Hausmann D, Rommelsheim K (1983) Blutdruckmessung mit dem DINAMAP Monitor 845 XT. Anästh Intensivther Notfallmed 18:95

Schaer HM, Tschirren B (1982) Nervus radialis-Parese infolge automatischer Blutdruckmessung. Anästhesist 31:151

Töllner U, Bechinger D, Polandt F (1980) Radial nerv pallsy in a premature infant following long term measurement of blood pressure. J Pediatr 96:921

Elektrokardiogramm

Chandra P (1982) Severe skin damage from ECG electrodes. Anesthesiology 56:157
Lutz H (1984) Anästhesiologische Praxis. Springer, Berlin Heidelberg New York Tokyo

Pulsoxymetrie

Barker JS, Tremper KK (1987) Pulse oximetry: Applications and limitations. In: Tremper KK, Barker JS (eds) International anaesthesiology clinics, vol 25, No 3, Little Brown, Boston

Burchardi H (1995) Lungenfunktionsdiagnostik: In: Benzer H, Buchardi H, Suter PM (Hrsg) Intensivmedizin. Springer, Berlin Heidelberg New York Tokyo, S 278–300

Tremper KK, Barker SJ (1993) Oxigenation and blood gases. In: Saidman LJ, Smith NT (eds) Monitoring in anaesthesia. Butterworth-Heinemann, Boston, pp 1–25

Wahr JA, Tremper KK (1995) Pulse oximetry: In: Blitt CD, Hines RL (eds) Monitoring in anaesthesia & critical care medicine. Churchill Livingstone, New York, 385–405

Invasive Blutdruckmessung

Lake CL (1985) Cardiovascular anesthesia. Springer, Berlin Heidelberg New York Tokyo
Morr-Strathmann U, Tillmann W (1982) Grundlagen des invasiven Kreislaufmonitoring. Deutsche Abbott, Wiesbaden
Prien T (1993) Muß vor Kanülierung der Radialarterie ein Allen-Test durchgeführt werden? Anaesthesiol Intensivmed Notfallmed Schmerzther. 28:383-385

Zentralvenöser Katheter

Bauer H (1975) Über die Komplikationen des Vena subclavia-Katheters und deren Verhütung. Infusionstherapie 2:134
Bauer H (1976) Gefahren des Vena subclavia-Katheters. Dtsch Med Wochenschr 101:672
Bauer H (1978) Komplikationen beim Vena cava-Katheter. Intensivmed Notfallmed Anästh 13:65
Burri C, Ahnefeld FW (1977) Der Cava-Katheter. Springer, Berlin Heidelberg New York
Burri C, Gasser D (1971) Der Vena cava Katheter. Springer, Berlin Heidelberg New York
Burri C, Krischak (1976) Technik und Gefahren des Cava-Katheters. Infusionstherapie 3:174
Defalque RJ, Wittig D (1974) Punktionen und Katheterisierung der Vena jugularis interna. Anästhesist 23:41
Hedley-Whyte J, Burgess GE, Feeley ThW, Miller MG (1976) Applied physiology of respiratory care. Lilble Brown, Boston
Hufnagl HD, Häge R, Kissler E (1978) Bakterielle Befunde an zentralvenösen Kathetern und in kalorischen Infusionslösungen. Intensivmed Notfallmed Anästh 13:82
Hutschenreuther K (1978) Komplikationen der Hohlvenen-Katheterisierung. Prakt Anästh 13:211
Klose R (1978) Punktion zentraler Venen beim Erwachsenen. Prakt Anästh 13:81
Linder MM (1973) Vena sublavia-Katheterisierung. Thrombose der Vena subclavia und tödliche Lungenarterienembolie. Fortschr Med 91:659
Littmann K (1983) Methoden des zentralvenösen Zugangs zur parenteralen Ernährung. In: Eigler FW (Hrsg) Parenterale Ernährung. Zuckschwert, München Bern Wien, S 13
Lohmüller G, Bauer H, Ruhwinkel B, Kaiser W, Lyetin H (1975) Herzbeuteltamponade während parenteraler Ernährung über einen Subclavia-Katheter. MMW 117:1463
Nessler R (1978) Die Cava-Katheterisierung über die Vena jugularis interna. Prakt Anästh 13:316

Pulmonaliseinschwemmkatheter

Foote GA, Shabel SI, Hodges M (1974) Pulmonary complications of the flow directed ballon tiped catheter. N Engl J Med 290:17, 927
Lawin P, Morr-Strathmann U (1981) Intravasale Katheter. In: Lawin P (Hrsg) Praxis der Intensivmedizin, 4. Aufl. Thieme, Stuttgart
Martin E, Ott E (1983) Komplikationen und Grenzen der Einschwemmtechnik nach Swan-Ganz. In: Jaesch F, Peter K (Hrsg) Hämodynamisches Monitoring. Springer, Berlin Heidelberg New York Tokyo (Anästhesiologie und Intensivmedizin, Bd 156, S 99)
Nehme AE (1980) Swan-Ganz-Catheter. Comparison of insertion technique. Arch Surg 115:1194
Shaw TJI (1979) The Swan-Ganz-Pulmonary-Artery catheter. Incidence of complications with particular reference to ventricular disrhythmias and their prevention. Anesthesia 34:651
Tarnow J (1983) Anästhesie und Kardiologie in der Herzchirurgie. Springer, Berlin Heidelberg New York Tokyo, S 51-73

18 Monitoringstandards

I. HORNKE und W. F. LIST

In den letzten Jahren wurden vermehrt Empfehlungen und Richtlinien zur Überwachung während der Anästhesie veröffentlicht. Neben Empfehlungen einzelner Kliniken finden sich solche von nationalen Fachgesellschaften und ebenso von der World Federation of Societies of Anaesthesiologists (WFSA; The International Task Force on Anaesthesia Safety 1993) wie Verordnungen von Regierungen und Normierungen durch nationale und übernationale Normenausschüsse.

Die ersten national verbindlichen Standards zur Überwachung im Operationssaal wurden 1980 vom niederländischen Gesundheitsministerium erlassen (The Ministry of Public Health and Hygiene 1980). In den USA wurden erstmals 1985 an den Anästhesieinstituten der Harvard Medical School verbindliche Monitoringstandards eingeführt (Eichhorn et al. 1986). An diese angelehnt wurden bereits 1987 von der American Society of Anesthesiologists (ASA) Standards des Basismonitorings für die Anästhesie veröffentlicht, deren neueste Fassung von 1993 stammt (American Society of Anesthesiologists 1987, 1993).

In den deutschsprachigen Ländern existieren jeweils Empfehlungen der nationalen Fachgesellschaften (Deutsche Gesellschaft für Anästhesiologie und Intensivmedizin, Berufsverband Deutscher Anästhesisten 1989, 1995; Österreichische Gesellschaft für Anästhesiologie, Reanimation und Intensivmedizin 1993; Schweizerische Gesellschaft für Anästhesiologie und Reanimation 1993) zum Thema des anästhesiologischen Monitoring. Zum Teil gibt es nationale Normen, und für die EU ist eine Norm für Anästhesiearbeitsplätze (EN 740) bereits publiziert (Deutsches Institut für Normung e.V. 1992).

Bedeutung von Standards

Die verbindliche Empfehlung von Überwachungsstandards ist nicht unumstritten, zumal ein wissenschaftlicher Beweis eines Sicherheits- oder Qualitätsgewinns infolge der Festschreibung solcher Richtlinien nicht geführt werden kann. Schwerwiegende Komplikationen während der Anästhesie, die durch Monitoringerweiterungen verhindert oder frühzeitig erkannt werden können, sind glücklicherweise so seltene Ereignisse, daß deren signifikante Reduktion oder eine signifikante Änderung im Outcome der betroffenen Patienten nur in extrem großen Studienpopulationen nachweisbar wären. Weiterhin bestehen ethische und rechtliche Probleme für derartige Studien nach der Einführung von solchen Richtlinien. Trotz dieser methodischen Probleme gibt es Hinweise, die die Bedeutung derartiger Standardisierungen unterstreichen: In einer Studie der ASA zu abgeschlossenen Haftpflichtfällen aus der anästhesiologischen Praxis konnte eine Reduktion von schweren oder tödlichen hypoxischen Komplikationen nach der Einführung der Pulsoxymetrie und Kapnographie gezeigt werden (Cheney 1992). Von einigen Kritikern solcher Standardempfehlungen werden diese als Festschreibung zuvor bereits allgemein akzeptierter Mindestanforderungen bezeichnet, die nur den minimalen Konsens wiedergeben und daher keine Qualitätsverbesserung erzielen. Andere sehen in derartigen Veröffentlichungen eine Einengung der eigenen Therapie- oder Methodenfreiheit, da sie eine forensische Bedeutung solcher Schriften befürchten. Im allgemeinen sind die publizierten Richtlinien aber anerkannt und werden eher als hilfreiche Leitlinie verstanden die es auch ermöglicht, Kostenträgern und Klinikleitungen die Notwendigkeit von benötigten Monitoringmaterialien zu belegen.

Selbstverständlich ist der in einem Teil der Empfehlungen noch einmal betonte Stellenwert des klinischen Montorings durch einen stets unmittelbar anwesenden Anästhesisten hervorzuheben. Dies bildet die Grundlage der Überwachung und kann nicht durch technisches Monitoring ersetzt, sondern lediglich unterstützt werden.

Monitoringparameter

Nach der Bedeutung der Zielgröße werden Monitoringparameter unterschieden in das Sicherheitsmonitoring und das Patientenmonitoring (Tabelle 18.1). Dabei dient das Sicherheitsmonitoring der Erkennung von Zuständen oder Fehlfunktionen eingesetzter Anästhesiegeräte oder -materialien; das Patientenmonitoring dient der Zustandserfassung des Patienten, insbesondere seiner Vitalparameter.

Tabelle 18.1. Gegenüberstellung von Sicherheits- und Patientenmonitoring

Sicherheitsmonitoring	*Patientenmonitoring*
Atemwegsdruck (Stenose und Diskonnektion)	EKG-Ableitung (3- oder 5polig)
Exspiratorisches AMV, AZV und Atemfrequenz	Blutdruckmessung (NIBP oder IBP), ZVK und PAK
O_2-Mangelalarm sowie Lachgassperre	Blasenkatheter
Messung von F_IO_2 und Narkosegaskonzentration	ICP-Messung und EEC
Pulsoxymetrie	Pulsoxymetrie
Kapnographie	Kapnographie
Relaxometrie	Präkordiales oder ösophageales Stethoskop

Umfang der Überwachung

Fast alle Publikationen über Monitoringstandards benennen unterschiedliche Stufen der Verbindlichkeit von Einzelverfahren. Unterschieden wird in zwingend oder obligat durchzuführendes Monitoring empfohlene Überwachung und fakultative oder erweiterte Pararmeter.

Die international am weitesten verbreiteten Standards zum Umfang der Anästhesieüberwachung sind die Harvard-Standards (Eichhorn et al. 1986) und die ASA-Standards (American Society of Anesthesiologists 1993). Sie werden daher in Tabelle 18.2 dargestellt.

Tabelle 18.2. Gemeinsame Darstellung der Anästhesieüberwachungsstandards der ASA und der Harvard Medical School (1987, 1986)

Harvard-Standards	ASA-Standards
Basisüberwachung - Nichtinvasiver Blutdruck und Herzfrequenz (5 min) - EKG kontinuierlich	Oxygenation - Messung der O_2-Konzentration - Beobachtung des Hautkolorits - Pulsoxymetrie
Atmung (ein Parameter kontinuierlich) - Kapnographie - Auskultation der Atemgeräusche - Palpation/Beobachung des Beatmungsbeutels	Ventilation - Thoraxexkursionen, Atemgeräusche - Bewegung des Beatmungsbeutels - Kapnographie - Diskonnektionsalarm
Kreislauf (ein Parameter kontinuierlich) - Herzauskultation - Palpation eines peripheren Pulses - Invasive Blutdruckmessung - Periphere Dopplerflußüberwachung - Pulsoxymetrie oder Pulsplethysmographie	Zirkulation - EKG - Blutdruck (nichtinvasiv) und Herzfrequenz (5 min) - Palpation eines peripheren Pulses oder Auskultation des Herzen oder periphere Dopplersonographie oder Pulsplethysmographie oder Pulsoxymetrie
Weitere Parameter - Diskonnektionsalarm - F_IO_2-Messung - Körpertemperatur	Körpertemperatur - Kontinuierliche Messung

Empfehlungen von deutschsprachigen Fachgesellschaften

Die 1989 veröffentlichten Empfehlungen der DGAI beschreiben die zu fordernde Monitorausstattung eines Anästhesiearbeitsplatzes in Abhängigkeit von den an diesem Platz vollzogenen operativen Prozeduren; dabei wurden 7 unterschiedliche Arbeitsplätze benannt. Für einen nichtoperativen Anästhesiearbeitsplatz z. B. für Geburtshilfe oder Diagnostik oder einen solchen für ambulante Anästhesien wurden die geringsten Voraussetzungen formuliert. Mit zunehmender Risikogeneigtheit der Eingriffsarten wurden die Anforderungen gesteigert. In der neuen Empfehlung von 1995 wurde dieses Prinzip verlassen und die Monitoringausstattung eines Standardarbeitsplatzes sowie eines erweiterten Anästhesiearbeitsplatzes beschrieben (Tabellen 18.3 und 18.4; Deutsche Gesellschaft für Anästhesiologie und Intensivmedizin, Berufsverband Deutscher Anästhesisten 1995)

Im Gegensatz zu den deutschen Empfehlungen benennt die Richtlinie der ÖGARI von 1993 ausschließlich das als Standard angesehene Basismonitoring für alle Formen der Regional- und Allgemeinanästhesie (Tabelle 18.5). Es heißt dort aber auch: „In Abhängigkeit vom individuellen Zustand des Patienten, von der

Tabelle 18.3. Monitorausstattung eines Standardanästhesiearbeitsplatzes laut DGAI-Empfehlung (1995)

	Am Arbeitsplatz vorhanden	Verfügbar
Essentiell		
Narkosegerät inklusive Monitoring laut EN 740	+	
EKG-Monitor	+	
Blutdruck (nichtinvasiv)	+	
Pulsoxymetrie	+	
Kapnographie[a]	+	
Narkosegasmessung[a,b]	+	
EKG-Registrierung		+
Defibrillator		+
Temperaturmonitoring		+
Notfallinstrumentarium[c]		+
Relaxometrie[d]		+
ZVD-Messung		+
Empfohlen		
Arterielle Blutdruckmessung (invasiv)[e,f]		+
Infusions-/Spritzenpumpe		+
Respirator	+	
Notfallabor		+
Thermokonditionierung[g]		+

[a] In EN 740 bereits gefordert, Nachrüstung für Altgeräte erforderlich.
[b] Meßort patientennah im Atemsystem.
[c] Inklusive Material zur Schaffung eines alternativen Zuganges zur Trachea (z. B. Notkoniotomie).
[d] Relaxometrie verzichtbar, wenn keine Muskelrelaxanzien eingesetzt werden.
[e] In Abhängigkeit von Patienten und Eingriffen, u. U. essentiell.
[f] Ausnahmen sind je nach Eingriffen und Patientenstatus möglich (z. B. für ambulante Anästhesien).
[g] Gilt für Arbeitsplätze an denen auch langdauernde Eingriffe oder Kinderanästhesien durchgeführt werden.

Tabelle 18.4. Zusätzliche Monitorausstattung eines erweiterten Arbeitsplatzes laut DGAI-Empfehlung (1995)

	Am Arbeitsplatz vorhanden	Verfügbar
Essentiell		
Narkoserespirator	+	
Invasive Druckmessung (minimal 2 Kanäle)[a]	+	
Herzzeitvolumen[b]		+
Dopplersonde[c]		+
Neuromonitoring[d]		+
Infusions-/Spritzenpumpen	+	
Temperaturmessung (minimal 2 Kanäle)	+	
Notfallabor		+

[a] Zum Beispiel für arterielle, zentralvenöse, pulmonal-arterielle oder intrakranielle Druckmessung; letztere auch mit speziellen Meßinstrumenten.
[b] Zum Beispiel mittels Thermodilution.
[c] Speziell bei neurochirurgischen Operationen (halbsitzende Lagerung) sowie zur Überwachung der extrakorporalen Zirkulation in der Kardiochirurgie.
[d] Fachspezifisch v. a. in der Neurochirurgie nach Absprache mit dem Operateur (z. B. evozierte Potentiale im EEG).

Narkoseform und der Art des chirurgischen Eingriffs können zusätzliche, über das Basismonitoring hinausgehende Überwachungsmaßnahmen notwendig werden. In Notfallsituationen kann es umgekehrt unmöglich sein, alle empfohlenen Maßnahmen einzusetzen." Die angeführten Monitoringparameter werden in 3 Gruppen eingeordnet: 1) verpflichtend, dies beschreibt die „nicht zu unterschreitenden Minimalforderungen"; 2) empfohlen, diese Parameter sind wünschenswert zu überwachen; und 3) verfügbar, hier werden vorzuhaltende Monitoringmöglichkeiten benannt, die nicht ständig am Arbeitsplatz eingesetzt werden, sondern bei gegebener Indikation kurzfristig zugreifbar sein müssen. Die zeitgleich erschienenen Richtlinien der SGAR sind bis auf die in der Tabelle 18.5 aufgezeigten Unterschiede inhaltlich mit den österreichischen identisch.

Tabelle 18.5. Anästhesieüberwachungsparameter laut ÖGARI- und SGAR-Empfehlung (beide 1993)

	Oxygenierung	Ventilation	Zirkulation	Temperatur	Relaxierung
Verpflichtend	Pulsoxymetrie Inspiratorische O_2-Konzentration mit oberem[a] und unterem Alarm	Akustischer Stenose- und Diskonnektionsalarm Exspiratorisches Tidalvolumen[b]	EKG[c] Herzfrequenz Arterieller Blutdruck		
Empfohlen		Kapnographie			
Verfügbar				Kontinuierliche Messung	Relaxometrie

[a] Beim Einsatz in der Neonatologie.
[b] Laut SGAR-Kategorie „empfohlen".
[c] Laut SGAR alternativ auch Ösophagusstethoskop oder Pulsoxymeter möglich.

Europäische Norm EN 740

Neben den dargestellten Empfehlungen der DGAI sowie der ÖGARI, die die Vorhaltung bzw. Anwendung bestimmter Monitoringmöglichkeiten fordern, haben Industrienormen eine hervorragende Bedeutung als Standards erreicht. Nationale Normen für Anästhesiegeräte sind neben der DIN 13252 und der ÖNORM K 2003 auch die SN 057 600 (Deutsches Institut für Normung e.V. 1984; Österreichisches Normungsinstitut 1988; Schweizerische Normen-Vereinigung 1987).

Die Norm für Anästhesiearbeitsplätze (DIN EN 740) ersetzt die DIN 13252; sie beschreibt die vom Normierungsausschuß geforderten Monitoringparameter mit den erforderlichen Grenzwertüberwachungen gemäß der nachfolgenden Tabelle 18.6 (Deutsches Institut für Normung e.V. 1992).

Neben den aufgeführten Einrichtungen ist ein Alarmmodul für Energieausfall und Ausfall der O_2-Versorgung vorgeschrieben, ebenso eine Lachgassperre.

Tabelle 18.6. Anästhesiesicherheitsüberwachung laut EN 740 (+ obligat; (+) empfohlen; − nicht gefordert; 0 ohne Bedeutung)

	Anästhesieatemsystem		Alarmfunktion	
	Automatische Beatmung	Spontan manuell	Untere Grenze	Obere Grenze
Inspiratorische O_2-Konzentration	+	+	+	−
Anästhesiekonzentration	+	+	+	+
Atemwegsdruck	+	(+)	(+)	+
Exspiratorisches Atemvolumen	+	(+)	(+)	+
Diskonnektionsalarm	+	(+)	0	0
Kapnographie	+	+	+	+

Zusammenfassung

Obwohl Standards hinsichtlich ihrer forensischen Bedeutung kontrovers beurteilt werden, sind sie allgemein als ein Mittel der Qualitätssicherung anerkannt. Für die Überwachung während der Anästhesie gibt es Empfehlungen und Richtlinien mit unterschiedlicher Verbindlichkeit. Ein allseits anerkannter Umfang eines Standardmonitorings ist bisher nicht formuliert worden, er ist wohl auch nicht zu erreichen. Allgemein wird als Minimalmonitoring das 1-Kanal-EKG, kombiniert mit nichtinvasiven Blutdruckmessungen, angesehen; die Bedeutung der Pulsoxymetrie und Kapnographie wird offentsichtlich zunehmend höher eingeschätzt. Der wichtigste Monitor im Verlauf einer Anästhesie bleibt der gut geschulte, stets anwesende und aufmerksame Anästhesist.

Auch in Zukunft müssen diese Empfehlungen stets der Entwicklung der anästhesiologischen Praxis und den medizintechnischen Möglichkeiten angepaßt werden. So ist zu erwarten, daß der Stellenwert der Kapnographie in zukünftigen Empfehlungen steigt, sie ist wohl als grundsätzlich zwingender Monitoringbestandteil zu fordern. Empfehlungen zu anderen Teilbereichen der Anästhesiologie wie akuter Schmerztherapie und direkter postoperativer Phase sind in gleicher Weise zu erwarten.

Literatur

American Society of Anesthesiologists (1987) Standards for basic intraoperative monitoring. Anesthesia Patient Safety Foundation Newsletter 2:3

American Society of Anesthesiologists (1993) ASA standards, guidelines and statements. Standards for basic anesthetic monitoring. Lippincott, Park Ridge IL, pp 4–5

Cheney FW (1992) ASA closed claims project progress report: The effect of pulse oximetry and end-tidal CO_2 monitoring on adverse respiratory events. ASA Newsletter 56:6–10

Deutsche Gesellschaft für Anästhesiologie und Intensivmedizin, Berufsverband Deutscher Anästhesisten (1989) Qualitätssicherung in der Anästhesiologie. Richtlinien der Deutschen Gesellschaft für Anästhesiologie und Intensivmedizin und des Berufsverbandes Deutscher Anästhesisten. Anästh Intensivmed 30:307–314

Deutsche Gesellschaft für Anästhesiologie und Intensivmedizin, Berufsverband Deutscher Anästhesisten (1995) Qualitätssicherung in der Anästhesiologie. Fortschreibung der Richtlinien der Deutschen Gesellschaft für Anästhesiologie und Intensivmedizin und des Berufsverbandes Deutscher Anästhesisten. Anästh Intensivmed 36:250–254

Deutsches Institut für Normung e.V. (1984) DIN 13252. Inhalationsnarkosegeräte. Sicherheitstechnische Anforderungen und Prüfung. Beuth, Berlin

Deutsches Institut für Normung e.V. (1984) Entwurf DIN EN 740. Medizinische elektrische Geräte. Anästhesiearbeitsplätze und ihre Module. Besondere Anforderungen. Deutsche Fassung prEN 740. Beuth, Berlin

Eichhorn JH, Cooper JB, Cullen DJ et al. (1986) Standards for patient monitoring during anaesthesia at Harvard Medical School. JAMA, 256:1017–1020

Österreichische Gesellschaft für Anästhesiologie, Reanimation und Intensivtherapie (1993) Empfehlungen zur Überwachung des Patienten während der Narkose. Österreich Ärztezeitung 3:46

Österreichisches Normungsinstitut (1988) ÖNORM K 2003. Inhalationsnarkosegeräte. Sicherheitstechnische Anforderungen und Prüfung. Wien

Schweizerische Gesellschaft für Anästhesiologie und Reanimation (1993) Standards und Empfehlungen. II. Prozessqualität — Patientenversorgung. Minimale Sicherheitsstandards während der Anästhesie

Schweizerische Normen-Vereinigung (1987) SN 057 600. Inhalations-Anästhesiegeräte mit kontinuierlichem Durchfluß für die Humanmedizin. Zürich

The International Task Force on Anaesthesia Safety (1993) International standards for a safer practice of anaesthesia. Eur J Anaesthesiol 10 [Suppl 7]:12–15

The Ministry of Public Health and Hygiene (1980) Advisory report on anaesthesiology. Part 1: Recent developments in anaesthesiology. Health Council Report No. 46 E. Government Publishing Office, The Hague

19 Kontrollierte Hypotension

H.-J. Hartung

19.1 Vorkommen

Unter der kontrollierten Hypotension versteht man das Absenken des Systemblutdrucks durch spezifische Maßnahmen weit unter den für den individuellen Patienten normalen Blutdruck.

Das Ziel dieser Therapiemaßnahme besteht in
- Verringerung der Blutung aus dem Operationsgebiet,
- Reduktion des absoluten Blutverlustes,
- besserer Übersichtlichkeit des Operationssitus.

Schwierigkeiten, die aus dieser Technik erwachsen können, lassen sich auf den fehlerhaften Einsatz der benutzten vasoaktiven Medikamente zurückführen. Die toxischen Nebenwirkungen dieser Medikamente oder eine individuell zu tiefe Blutdrucksenkung mit Folgeschäden müssen dann als Komplikationen der Methode gewertet werden.

Häufigkeitsangaben über Summenstatistiken über medikamentös bedingte Intoxikationen liegen für die im einzelnen zur Hypotension benutzten Präparate nicht vor, allerdings wurden Häufigkeitsangaben über die Komplikationen, die durch die

Tabelle 19.1. Morbidität und Mortalität bei hypotensiven Anästhesien 1950–1963

Jahr	1950–53	1958–63	1950–60	1948–52
Literatur	Little (1955)	Larson (1964)	Enderby (1961)	Beecher (1954)
Anzahl der Fälle	27930	13264[a]	9107	599500
Hypotension	ja	ja	ja	alle Allgemeinanästhesien
Anzahl der Serien	718 Anästhesisten	16 Serien	1 Zentrum	USA allgemein
Morbidität	908	142	2	–
Häufigkeit	1:31	1:93	1:4553	–
Mortalität	96	113	9	384
Häufigkeit	1:291	1:118	1:1012	1:1560
Mortalität (postoperativ)	nicht angegeben	110	7	nicht angegeben
Häufigkeit [%]	–	97	77	–

[a] Beinhaltet die Fälle von Enderby (1961).

Tabelle 19.2. Herzstillstand und andere Todesursachen bei 20558 hypotensiven Anästhesien (1950–1979). (Nach Enderby 1985; Green 1985)

Todesursachen	n
Mortalität	
Herzstillstand	5
Andere Gründe	5
Gesamt	10
Herzstillstand durch:	
Inadäquate Blutdruckkontrolle während Operation	2
Inadäquate Überwachung der Luftwege in der Aufwachphase	3
Gesamt	5
Andere Todesursachen	
Luftembolie	1
Nebenniereninsuffizienz	1
Spontaner Pneumothorax	1
Virushepatitis	1
Maligne Hyperthermie	1
Gesamt	5

eigentliche Hypotension verursacht wurden, von verschiedenen Autoren gemacht (Tabellen 19.1 und 19.2). So wird über eine Häufigkeit von Schädigungen des Zentralnervensystems in Höhe von 1,3 % berichtet (1:459), fataler Ausgang mit zerebraler Thrombose (1:32) und intrazerebrale Blutungen mit verzögertem Aufwachen (Little 1955). Häufig wird in diesem Zusammenhang über ein Auftreten von Tachykardien berichtet. In 50–80 % werden EKG-Veränderungen gefunden (Rollason und Hough 1959; Rollason et al. 1964). In 0,35 % tritt ein Herzstillstand als Komplikation auf (Little 1955). Die regelhafte Zunahme des Totraums um bis zu 40 % bei geringerer Zunahme des Shuntvolumens ist ebenso bekannt (Eckenhoff et al. 1963). Eine Anurie bis Oligurie wird in 0,42 % gefunden (Little 1955).

Im Einzelfall sind jedoch Morbidität oder Mortalität von individuellen Faktoren abhängig und nicht präzise vorherzusehen (Leigh u. Tytler 1990; O'Shea 1993).

Patientenunabhängige Risikofaktoren stellen Hypokapnie, Mitteldruck unter 70 mm Hg und Abfall des Herzzeitminutenvolumen durch Hypovolämie dar.

Trimetaphan

Eine unerwartete Verlängerung der Trimetaphanwirkung kann durch einen Cholinesterasemangel oder durch einen Cholinesteraseantagonisten verursacht sein, da Trimetaphan durch dieses Enzym inaktiviert wird. Hohe Dosierungen von Trimetaphan können muskuläre Schwächen durch eine neuromuskuläre Blockade bedingen. Eine Pupillendilatation ist für Stunden zu erwarten, so daß eine neurologische Überwachung erschwert wird (Dale u. Schroeder 1976).

Nitroprussidnatrium

Die tiefe Hypotension ist das unmittelbare Risiko dieser aggressiv vasodilatierend wirkenden Substanz. Darüber hinaus sind reaktive hypertone Reaktionen nach Beendigung der Zufuhr zu beobachten, die durch eine Stimulation des Renin-Angiotensin-Systems verursacht werden. Die Widerstandsabnahme im zerebralen Gefäßbett führt zu einer Vermehrung des zerebralen Blutflusses und zu einem Anstieg des intrakraniellen Drucks, insbesondere in der Anfangsphase der Hypotension. Sind die Schranken der Autoregulation unterschritten, wird die Durchblutung druckpassiv vermindert und somit auch das intrakranielle Blutvolumen. Die Drücke der Hirnretraktoren führen dann zu einer weiteren, nicht kalkulierbaren Beeinflussung der Durchblutung der darunterliegenden Hirnsubstanz.

Die Totraumvergrößerung der Atemwege wird als Folge niedriger intrapulmonaler Perfusionsdrücke mit inspiratorischem Verschluß der Kapillaren (der West-Zone 1) angesehen. Darüber hinaus kann das Fehlen der Nitroprussidnatrium und Nitroglyzerin unterdrückenden hypoxischen Konstriktion nichtbelüfteter Alveolen den intrapulmonalen Shunt begünstigen.

Insbesondere bei eingeschränkter Koronarreserve, wie z. B. bei Patienten mit koronarer Herzerkrankung (KHK), ist mit dem Auftreten eines Coronary-steal-Phänomens zu rechnen.

Renale Komplikationen sind dann zu erwarten, wenn die untere Schranke (MAP > 50 mm Hg) der Autoregulation unterschritten wird und der notwendige Filtrationsdruck nicht aufrechterhalten werden kann. Bei Verwendung zu hoher Dosen von Nitroprussidnatrium werden Intoxikationen mit z. T. letalen Verläufen beobachtet. Begründet werden diese fatalen Komplikationen durch eine Cyanidintoxikation. Die Cyanidionen entstehen beim Abbau der Substanz und sind potentiell toxisch. Die Toxizität resultiert aus einer Hemmung der Zellatmung mit nachfolgender metabolischer Azidose und dem Zelltod.

Nitroglyzerin

Anorganisches Nitrit, welches aus dem Nitroglyzerinabbau freigesetzt wird, verursacht eine Methämoglobinbildung. Erhöhte Methämoglobinspiegel konnten von verschiedenen Autoren nachgewiesen werden, jedoch waren diese in ihrer klinischen Wertigkeit jeweils nicht als relevant anzusehen. Bemerkenswert ist der Umstand, daß bei gleichzeitiger Anwendung von Nitroglyzerin und Pancuronium die Wirkung von Pancuronium verlängert werden kann.

Die aufgeführten spezifischen medikamentös bedingten Probleme sind in der Regel auf den Anwendungszeitraum der vasoaktiv wirkenden Medikamente bzw. der kontrollierten Hypotension (intraoperativ) beschränkt. Komplikationen, die aus Mangelperfusion einzelner Organsysteme erwachsen, können z. T. intraoperativ (myokardiale Ischämiezeichen), z. T. postoperativ (neurologische Defekte) evident werden.

19.2 Therapie

Das therapeutische Ziel bei einer Nitroprussidnatriumintoxikation besteht darin, die Cyanidionen zu binden und damit biologisch unwirksam zu machen. Verschiedene Methoden sind bisher empfohlen worden. So kann Hydroxocobalamin Cyanid zu Cyanocobalamin binden. Dieses ist atoxisch und wird leicht ausgeschieden. Die Dosierung beträgt 1 g/50 mg Nitroprussidnatrium.

Effektiver ist die Applikation von Natriumthiosulfat, welches Thiocyanat bildet. Die Applikation erfolgt in 300 mg Inkrementen bis zu einer Dosierung von 150 mg/kg KG. Die parallele Infusion dieser Substanzen zur Nitroprussidnatriuminfusion wird dabei empfohlen (Vesey und Cole 1975).

Reflextachykardien können ebenso wie Reboundphänomen und Hypertonien durch die parallele Applikation von β-Blockern vermieden werden (Marshall et al. 1981).

Komplikationen, die aus einer Organminderperfusion resultieren, korrelieren in hohem Ausmaß mit den entsprechenden Begleiterkrankungen der Patienten [KHK, transitorische ischämische Attacken (TIA), etc.]. Patienten mit solchen Begleiterkrankungen sind daher für die Durchführung einer künstlichen Hypotension nicht geeignet. Die Therapie solcher Komplikationen erfolgt symptomatisch, entsprechend für das jeweilig betroffene Organ. Anstiege des intrakraniellen Drucks, die aus der Verwendung der Vasodilatatoren resultieren, können z. T. durch eine kontrollierte Hyperventilation kompensiert werden. Dabei muß bedacht werden, daß zerebrale Minderperfusionen meist keine globalen, sondern lokale Probleme darstellen, da z. B. der Perfusionsdruck unter den Retraktoren nicht kalkulierbar ist.

19.3 Prävention

Als präventive Maßnahmen muß zur Vermeidung medikamentenspezifischer Komplikationen wie z. B. der Komplikation durch überhöhte Dosierung des Nitroprussidnatriums in erster Linie eine strikte Dosislimitierung verfolgt werden. 10 mg/kg KG/min dürfen dabei bei einer limitierenden Gesamtdosis von 0,5 mg/kg/h nicht überschritten werden. Eine begleitende Applikation des Antidots wird zur Vermeidung einer Cyanidintoxikation prophylaktisch empfohlen. Patienten, die eine rasche Tachyphylaxie zeigen, sind durch die erforderlichen steigenden Dosierungen für das Auftreten einer Intoxikation prädisponiert. Die Entwicklung einer metabolischen Azidose ist ein erstes sicheres Anzeichen einer solchen Intoxikation.

Alternative und/oder zusätzliche Maßnahmen zur Drucksenkung wie Volatilia, β-Blocker etc. sind dann anzuwenden.

> Patienten mit stenosierenden Gefäßerkrankungen, z. B. Patienten mit Koronarinsuffizienz, zerebralen Durchblutungsstörungen oder Hypertonie sind hochgefährdet, da die autoregulative Organperfusion gestört ist.

Eine Wertung und Zuordnung der Komplikation zur Methode ist nicht in jedem Fall eindeutig möglich. Die Zuordnung bei spezifischen medikamentenbedingten toxischen Reaktionen wie z. B. bei Nitroprussidnatrium- und der Zyanidintoxikation ist hingegen möglich und als vitale Bedrohung zu werten.

Die Zuordnung der u. U. katastrophalen zerebralen Folgen ist schwer, da oftmals das geschädigte Hirn zugleich das Operationsgebiet darstellt. Vergleichende psychometrische Studien an nicht zerebral operierten Patienten, bei denen die kontrollierte Hypotension zur Anwendung kam, ließen keine Unterschiede erkennen gegenüber Patienten, die nicht mit dieser spezifischen Technik versorgt wurden (Rollason et al. 1971).

Bei kardialen Risikopatienten ist eine Zuordnung der vital bedrohenden Komplikationen möglich, da entsprechende Befunde präoperativ in der Regel vorliegen.

Vorbestehende Hypertonie oder Karotisstenosen vermindern die Toleranzbreite der autoregulativen Durchblutung des Gehirns, so daß kritische Flußraten bei weit höheren Drücken als erwartet eintreten.

Literatur

Beecher HK, Todd DP (1954) A study of deaths associated with anesthesia and surgery based on a study of 599 500 anesthetics in 10 institutions 1948-1952 inclusive. Annals of Surgery 140:2
Dale RC, Schroeder ET (1976) Respiratory paralysis during treatment of hypertension with trimetaphan camsylate. Arch Intern Med 136:816
Eckenhoff JE, Enderby GEH, Larson A (1963) Pulmonary gas exchange during deliberate hypotension. Br J Anaesth 35:750
Enderby GEH (1961) A report on mortality and morbidity following 9107 hypotensive anaesthetics. Br J Anaesth 33:109
Enderby GEH (1985) Safe hypotensive anaesthesia. In: Enderby GEH (ed) Hypotensive anaesthesia. Churchill Livingstone Edinburgh, p 264
Green DW (1985) Cardiac and cerebral complications of deliberate hypotension. In: Enderby GEH (ed) Hypotensive anaesthesia. Churchill Livingstone Edinburgh, pp 236-261
Larson A (1964) Deliberate hypotension. Anesthesiology 25:682
Leigh JM, Tytler JA (1990) Admissions to the intensive care unit after complications of anaesthetic techniques over 10 years. II. The second 5 years. Anaesthesia 45:814-820
Little DM (1955) Induced hypotension during anesthesia and surgery. Anesthesiology 16:320-332
Marshall WK, Bedford RF, Arnold WP (1981) Effects of propanolol on the cardio vascular and renine-angiotensine systems during hypotension induced by sodium nitroprussid in humans. Anesthesiology 55:277
O'Shea PJ (1993) Induced Hypotension. In: Taylor TH, Major E (eds) Hazards and complications of anaesthesia. Churchill Livingstone, Edinburgh, pp 527-533
Rollason WN, Hough JM (1959) Some electrocardiographic studies during hypotensive anaesthesia. Br J Anaesth 31:66
Rollason WN, Dundas CR, Milue RG (1964) ECG and EEG changes during hypotensive anaesthesia. (Procedings of the 3rd World Congress of Anesthesiology 1:106)
Rollason WN, Robertson GS, Cordiner CM (1971) A comparison of mental function in relation to hypotensive and normotensive anaesthesia in the elderly. Br J Anaesth 43:561
Vesey CJ, Cole PV (1975) Nitroprussid and cyanide intoxication. Br J Anaesth 47:1115

20 Intubation

H.-J. Hartung

Die Intubation der Trachea kann eine Reihe von Komplikationen nach sich ziehen. Komplikationen, die in direktem Zusammenhang mit der Intubation auftreten, können erschwerte bzw. unmögliche Intubation, Aspiration, traumatische Schädigung, Reflexgeschehen und mechanisch technische Komplikationen sein.

20.1 Erschwerte bzw. unmögliche Intubation

Die erschwerte bis unmögliche Intubation wird in der Literatur mit einer Häufigkeit von bis zu 5% der zur Intubation vorgesehenen Patienten angegeben (Lutz et al. 1982; Langrehr et al. 1983).

In einer Untersuchung von 48 202 Patienten (Langrehr et al. 1983) werden die erschwerte Intubation mit 5%, die Blindintubation mit 0,02%, die unmögliche Intubation mit 0,05% und Tumorstenosen mit 0,28% angegeben.

In dieser Untersuchung ist dabei die erschwerte Intubation als eine Intubation definiert, die ohne weitere Maßnahme bzw. Hilfsmittel nicht durchführbar ist. Eine solche Definition ist selbstverständlich erheblich von der Erfahrung des intubierenden Arztes abhängig.

Bei der blinden Intubation ist der Glottiseingang nur unvollständig oder gar nicht einsehbar, die Intubation jedoch mehr oder weniger blind möglich.

Die unmögliche Intubation gelingt definitionsgemäß nur unter Zuhilfenahme von Fiberoptiken oder anderen invasiven Techniken.

In der folgenden Übersicht werden die am häufigsten vorkommenden Ursachen der Intubationsschwierigkeiten dargestellt. Die beiden ersten Gruppen bilden dabei mit 80% den Hauptanteil, wenngleich bei den übrigen Gruppen die Probleme der Intubation weitaus gravierender sind.

Das zeitliche Auftreten solcher Komplikationen beschränkt sich auf die Einleitungsphase der Anästhesie.

Die Diagnose „erschwerte Intubation" ist häufig eine Frage der Erfahrung und Übung. Der Erfahrene kann sich bei der schwierigen Intubation verschiedener Hilfsmittel bedienen, wie z.B. vertiefende Anästhesie, komplette Relaxation, optimierte Lagerung, Sellick-Handgriff und mandrinarmierte Tuben. Ist nur der dorsale Teil der Stimmritze einsehbar, so kann mit Hilfe eines runden und stumpfen Kunststoffmandrins, der die Tubusspitze überragt, vorsichtig der Kehlkopfeingang aufgefädelt und der Tubus über den Mandrin in die Trachea eingeführt werden.

> **Pathologisch-anatomische Ursachen für Schwierigkeiten bei der Endotrachealen Intubation**
> (aus Langrehr et al. 1983)
>
> 1. *Spielarten der Kopf-Hals-Anatomie:*
>   Adipositas, kurzer Hals, kleiner Mund, hochstehender Kehlkopf, Prognathie, Mikrognathie, Hasenzähne.
> 2. *Entzündlich-degenerative Veränderungen:*
>   Narbenstrikturen (Mund, Hals, Kieferwinkel), Epiglottitis, Laryngitis, Pharyngealabszeß, Arthritis-Ankylosis-Kiefergelenk, Halswirbelsäule (Spondylitis, M. Bechterew), Myositis ossificans, Sklerodermie, Amyloidose (Makroglossie), Polyarthritis rheumatica.
> 3. *Traumen:*
>   Kiefer-Halswirbelsäulen-Frakturen, retropharyngeale/laryngeale Hämatome, umfangreiche Gesichtsverletzungen, Zustand nach Kieferfrakturenfixation.
> 4. *Fehlbildungssyndrome:*
>   Prominenter Atlasbogen (nasal), atlantookzipitale Achondroplasie, Lippen-Kiefer-Gaumen-Spalten, Pierre-Robin-Syndrom, Akrozephalosyndaktylie (Apert-Syndrom), Arthrogryposis multiplex, infantiler Gigantismus (Beckwith), kraniale Synostosis (Carpenter), Hypothyreoidismus, Cri-du-chat-Syndrom, Down-syndrom, Mikrognathie (Edwards-Syndrom, Turner-Syndrom), Hypoplasia faciei (Goldenhar-Syndrom), Klippel-Feil-Syndrom.
> 5. *Tumoren:*
>   Epipharynx-, Larynx-, Kiefer-, Zungen-, Nasenraum-, Gaumen-, Halstumoren.

Keinesfalls dürfen für diese Manöver Metallmandrins verwendet werden, da dann Trachealperforationen möglich werden.

Bei den genannten Sichtverhältnissen kann selbstverständlich auch die blinde Intubation durch die Nase erfolgreich sein.

Die retrograde Kanülierung sollte auf ausgewählte seltene Spezialfälle beschränkt bleiben, da die Intubation mit fiberoptischen Geräten zunehmend in der Praxis an Bedeutung gewinnt. Dabei muß berücksichtigt werden, daß die fiberoptische Intubation insbesondere bei Problempatienten einiger Übung bedarf, um in diesen Situationen ohne Gefährdung des Patienten angewandt werden zu können.

Als Alternative, nichtinvasiv und komplikationsarm, bietet sich die Verwendung der Larynxmaske an.

Komplikationen, die durch eine Verzögerung der Intubation auftreten können, müssen durch entsprechende begleitende Maßnahmen unbedingt vermieden werden.

Zu den präventiven Maßnahmen einer Vermeidung von Intubationskomplikationen zählt die klinische Inspektion und Untersuchung des Patienten. Prominente lange Schneidezähne, ein kurzer dicker Hals, ventral gelegener Larynx oder Mißbildungen können als Hinweise auf mögliche Intubationsschwierigkeiten gewertet werden.

Die klinische Untersuchung beinhaltet die Prüfung der Beweglichkeit des Kiefers, des Kopfes, der Halswirbelsäule und des Larynx.

Röntgenologische Zeichen wie breite Mandibel im Kinnbereich, ein kurzer Ramus ascendens, eine kurze Distanz zwischen Okziput und dem 1. Halswirbel (C1) lassen eine mögliche schwierige Intubation erwarten.

In diesem Fall müssen vor der Intubation die entsprechenden Hilfsmittel inklusive der Bereitstellung des Fiberendoskops zur Verfügung stehen. Die Bereitstellung einer leistungsfähigken Absaugvorrichtung und einer entsprechenden Lagerung gehören ebenfalls zu den präventiven Maßnahmen. Eine Intubation in Lokalanästhesie am wachen Patienten kann hierbei das Risiko vermindern helfen.

> Zur Vermeidung lästiger Hypersalivationen bedarf es einer anticholinergen Prämedikation.

Vor der Intubation nach Einleitung einer Allgemeinanästhesie muß über eine suffiziente, d. h. dichtsitzende Maske präoxygeniert werden können.

> Der Patient muß nach Einleitung der Anästhesie, jedoch vor Relaxation zur Vermeidung von Katastrophen, bei welchen der Patient weder beatmet noch intubiert werden könnte, beatmet werden können.

Trotz aller Schwierigkeiten muß auf eine atraumatische Manipulation am Patienten geachtet werden, um Blutungen, Schwellungen oder mechanische Verletzungen oder gar Frakturen am Kehlkopf zu vermeiden. Eine Bewertung der Komplikation durch endotracheale Intubation ist mit den sekundären Folgen eng verbunden. Diese können bis zur vitalen Bedrohung des Patienten führen.

20.2 Aspiration

Die Aspiration von Mageninhalt oder anderem Fremdmaterial in die Trachea oder in die tieferen Atemwege ist eine gefürchtete Komplikation bei der Intubation. Die Häufigkeit dieser Komplikation wird in der Literatur unterschiedlich, und zwar in Abhängigkeit vom Patientenkollektiv angegeben 0,13% (Lutz et al. 1982) — 26% (Culver et al. 1951).

Die Ursachen der Aspiration sind im Abschn. „Aspiration" (S. 175) ausführlich dargestellt. Die Möglichkeit einer Aspiration ist keinesfalls an den Intubationsvorgang selbst gebunden. Sowohl vor der Intubation als auch lange nach der Intubation kann es zu einer Aspiration kommen.

Die Therapie der Aspiration beinhaltet die endoskopische Entfernung des Fremdkörpers bzw. das endoskopische Absaugen aspirierter Flüssigkeiten und eine antibiotische Therapie. Zusätzlich empfiehlt sich die Einleitung einer Respiratortherapie. Da die therapeutischen Möglichkeiten nur symptomatisch sein können und nicht kausal mit Ausnahme der Extraktion obstruierender massiver Fremdkörper, muß der Schwerpunkt der Bemühungen auf der Vermeidung einer Aspiration liegen. Eine Darstellung der entsprechenden Maßnahme ist im Abschn. „Aspiration" ausgeführt. Das Mendelson-Syndrom beinhaltet eine hohe Mortalität von 5–18% (Kirchner 1978).

20.3 Reflexgeschehen

Reaktionen, die im Rahmen des Intubationsvorgangs als Ausdruck efferenter Stimuli auftreten, werden als Reflexgeschehen beschrieben. Hierzu zählen die sympathikoadrenerge Aktivierung und die vagale Reaktion inklusive der Atemwegspasmen. Eine sympathikoadrenerge Aktivierung, welche sich klinisch als Blutdruckerhöhung, Herzfrequenzsteigerung sowie einer Neigung zu Arrhythmien manifestiert, findet sich nahezu regelmäßig während des Intubationsvorgangs bei zu flacher Narkoseeinleitung. Vagale Kreislaufreaktionen treten in der Regel häufiger auf (Barth 1974; Prys-Roberts et al. 1973).

Bei gesteigerter Reflextätigkeit der Atemwege, insbesondere bei disponierten Patienten, so z. B. bei Patienten mit chronisch obstruktiver Lungenerkrankung (COPD) ist mit Asthma bronchiale zu rechnen. Auch eine zu flache Narkoseeinleitung prädisponiert für eine gesteigerte Reflextätigkeit. Die Häufigkeit dieser Reaktion wird mit 0,49 % angegeben (Lutz et al. 1982).

Rezeptoren im Bereich der oberen Luftwege, des Pharynx, Larynx, des Zungengrundes und der Trachea verursachen bei entsprechender Stimulation und bei gleichzeitiger unzureichender Narkosetiefe eine sympathikoadrenerge Stimulation mit entsprechender kardiozirkulatorischer Folgereaktion.

Vagale Reflexe werden häufig gesehen, wenn gleichzeitig eine Hyperkarbie, Hypoxie oder Azidose vorliegt.

Atemwegsspasmen werden bevorzugt durch Fremdkörperreize an den oberen Luftwegen, wie z. B. Blut, Speichel oder Sekrete, insbesondere bei flacher Narkoseeinleitung ausgelöst. Eine Hypoxie und Hyperkarbie kann ebenfalls das Auftreten von Atemwegsspasmen häufiger werden lassen.

Die beschriebenen Reflexgeschehen können sowohl während der In- als auch während der Extubation auftreten.

Die Therapie besteht in einer ausreichenden Tiefe der Anästhesie, Relaxation, Normoventilation und adäquater Oxygenierung. Präventive Maßnahmen sind in der folgenden Übersicht beschrieben.

Blockade intubationsbedingter Kreislaufreaktionen (aus Pasch 1983)

1. *Narkoseart und -tiefe*
   Analgetika (Fentanyl > Morphin)
   Inhalationsnarkotika (Enfluran > Halothan?)

2. *Systemische Blockade*
   Xylocain
   Atropin
   α-Rezeptorenblocker (Phentolamin)
   β-Rezeptorenblocker
   Hydralazin
   Nitroprussidnatrium

3. *Oberflächen- und Lokalanästhesie*
   Mund- und Rachenspülung
   Mund- und Rachenspray
   Aerosol
   Laryngotracheale Injektion
      orotracheal
      transtracheal
   Blockade des N. laryngeus superior

Die Bedrohung des Patienten durch derartige Reflexmechanismen muß unter Beachtung der Organfunktionen bzw. bestehender Begleiterkrankungen, wie z. B. koronare Herzerkrankung, rekompensierte Herzinsuffizienz, etc. gesehen werden.

20.4 Traumatische Komplikationen

Verletzungen der oberen Luftwege werden als traumatische Komplikation verstanden. Hierzu zählen Lippenverletzungen, Zahnschäden, Schleimhauteinrisse in Mund oder Rachen, Larynx-, Trachea-, Bronchus-, Ösophagus- und Magentraumatisierungen.

Bei der nasotrachealen Intubation sind Verletzungen in der Nase wie Muschelinfraktion, Einbrüche in die Nebenhöhle, Septumperforation, Blutung und Perforation der hinteren Rachenwand möglich. Zusätzlich sind neurologische Folgeschäden der Intubation bei Abnormalitäten der Halswirbelsäule zu befürchten (Tabelle 20.1).

Tabelle 20.1. Sofort- und Frühkomplikationen der endotrachealen Intubation. (Aus Pasch 1983)

Komplikationstyp	Während der Intubation	Während der Tubusliegezeit	Während der Extubation
Traumatisch	Verletzungen im Bereich: Nase Lippen Zähne und Alveolarkamm Pharynx Larynx und Umgebung Trachea Ösophagus	Trachearuptur Bronchusruptur Pneumothorax Hautemphysem Blutung Entflammung	Verletzungen im Bereich Glottis Nase
Reflektorisch	Veränderungen im Bereich: Atemwege Herz/Kreislauf	Veränderungen im Bereich: Atemwege Herz/Kreislauf	Veränderungen im Bereich: Atemwege Herz/Kreislauf
Chemisch-mechanisch	Aspiration	Aspiration	Aspiration
Mechanisch-technisch	Obstruktion Leckage Diskonnektion	Obstruktion Leckage Diskonnektion	Schwierige Extubation

Als Folgeschäden müssen Verletzungen im Hypophyarynx mit dem Auftreten eines Emphysems bzw. eines Pneumothorax angesehen werden. Verletzungen der Trachea können Blutungen, bei Perforationen auch Abszeßbildungen nach sich ziehen.

Das Auftreten von traumatischen Schäden ist insgesamt nicht selten. Gewebs- und Zahnschäden werden mit einer Häufigkeit von 0,26% (Lutz et al. 1982) bzw. 0,007–0,687% (Blanc u. Trempley 1974; Hagelsten u. Marwitz 1971) angegeben Die Häufigkeit der Stimmbandschäden rangiert bei 0,1–1% (Ilberg 1979). Blutungen werden in 6–7% der Fälle gesehen (Körner 1969). Blutungen nach nasotrachealer Intubation hingegen können in bis zu 60% der Fälle auftreten. Eine Perforation der hinteren Rachenwand kann in bis zu 1,9% der Fälle auftreten (Hartung).

Die Häufigkeit funktioneller Schäden wird bei Schluckbeschwerden mit 21%, bei Halsschmerzen mit 24%, bei Heiserkeit mit 0,2–13,3% angegeben.

Intubationsschäden müssen am ehesten bei eiligen oder schwierigen Intubationen erwartet werden. Mangelnde Erfahrung und mangelnde Übung, grobe und unkritische Techniken, die die individuellen anatomischen Gegebenheiten vernachlässigen, müssen als Hauptursachen angesehen werden.

Die Verwendung falschen Instrumentariums bzw. die falsche Anwendung des Instrumentariums kann zu erheblichen Schäden führen. So kann z. B. die Verwendung starrer Führungsstäbe aus Metall zu Tracheaperforationen führen.

Rupturen eines Bronchus können durch Hochdruckcuffs bzw. eine falsche Blockungstechnik oder aber durch Zug am geblockten Tubus verursacht werden.

Magenrupturen werden nach einer Intubation des Ösophagus und anschließender Überblähung gesehen.

Bei einer inadäquaten Intubationstechnik kann es bei instabiler Halswirbelsäule oder entzündlichen (rheumatischen) Erkrankungen der Halswirbelsäule zu traumatischen Schäden kommen. Hierzu zählen Subluxationen der Halswirbelsäule bis hin zu Densfrakturen.

Die Therapie einer durch eine Intubation hervorgerufenen Blutung besteht in der lokalen Verabreichung vasokonstringierender bzw. schleimhautabschwellender Tropfen und in der Tamponade. Die Therapie eines Ödems bzw. eines Stridors besteht in der Inhalationstherapie mit abschwellenden Lösungen (Mikronephrin) und in der Verabreichung von systemischen Antiphlogistika, Kalzium und Kortikoiden.

Die Therapie der Heiserkeit besteht in der Schonung der Stimme und der Inhalation von Bepanthen.

Traumatische Schädigungen am Larynx erfordern eine differenzierte Beurteilung und Therapie durch den Hals-Nasen-Ohren-Arzt. Beim Auftreten eines Pneumothorax muß dieser drainiert werden.

Trachea-, Bronchus- und Ösophagusverletzungen müssen in der Regel operativ versorgt werden.

Die Prävention traumatischer Intubationsschäden besteht in der Anwendung einer adäquaten Intubationstechnik und in der Verwendung gewebefreundlichen thermoplastischen atraumatischen Materials.

Traumatische Komplikationen infolge Intubation können z. T. als nur störend gewertet werden, wie z. B. eine leichte Heiserkeit. Sie können aber auch lebensbedrohend sein, z. B. bei ödematösen Schwellungen der Glottis, bei Auftreten eines Pneumothorax oder retropharyngealen Abszessen mit konsekutiver Mediastinitis. Neurologische Komplikationen wie eine Querschnittsymptomatik infolge einer Intubation bei Patienten mit instabiler Halswirbelsäule stellen eine vitale Gefährdung des Patienten dar.

20.5 Mechanisch-technische Komplikationen

Die wesentlichsten mechanisch-technischen Komplikationen sind Tubusobstruktion, Leckagen und Diskonnektion.
Die Häufigkeit derartiger Störungen ist in Tabelle 20.2 dargestellt.

Tabelle 20.2. Aufschlüsselung der Häufigkeit von 140 Anästhesiezwischenfällen. (Nach Cooper et al. 1978)

Anästhesiezwischenfälle	n	[%]
Diskonnektionen	27	(19,3)
Versehentlicher Gasflowwechsel	22	(15,7)
Kanülenverwechslung	19	(13,6)
Gasversorgungsprobleme	15	(10,7)
Infusionsgerätediskonnektion	11	(7,9)
Laryngoskopversagen	11	(7,9)
Verfrühte Extubation	10	(7,1)
Atemgasschlauchverwechslung	9	(6,4)
Hypovolämie	9	(6,4)
Verlagerung des endotrachealen Tubus	7	(5,0)

Mit zunehmender Verwendung von Doppellumentuben zur selektiven Ventilation rückt auch die Unmöglichkeit einer seitengetrennten Ventilation mit einer Häufigkeit von 15% in den Vordergrund.

Als Gründe für eine Tubusobstruktion kommen Koagelsekret, eingetrocknetes Gleitmittel, Gewebsteile, Fremdkörper, an der Trachea anliegende Tubusöffnung, geknickter Tubus, Cuffhernien, Kompressionen des Tubus (Biß) oder Cuffhernien durch Volumenzunahme bei Lachgasdiffusion in Frage.

Eine unzureichende Cuffblockung, undichter Cuff bzw. undichtes Cuffventil sind ebenso wie undichte Schlauchverbindungen, poröse bzw. lecke Schläuche, undichte Kalkabsorbertöpfe, undichte Befeuchter und Störungen am Ventilsystem Gründe für das Auftreten einer Leckage.

Diskonnektionen sind grundsätzlich an sämtlichen Schlauchverbindungen möglich. Am häufigsten tritt eine Diskonnektion am Y-Stück der Schlauchverbindungen mit dem Tubus auf.

Ursachen für eine Dislokation sind die unzureichende Fixation des Tubus, so z. B. bei zahnlosen Patienten, oder ein Zug am Tubus bzw. eine Lagerung des Patienten, die zu einer nachfolgenden Lageveränderung des Tubus (besonders bei Doppellumentubus) führt. Eine Dislokation ist dabei sowohl endobronchial als auch pharyngeal möglich.

Ist eine solche Komplikation erkannt, muß diese z. B. durch Beseitigung der Obstruktion, ggf. Umintubation oder durch Korrektur der Tubusposition oder eine korrekte Blockung behoben werden.

Präventive Maßnahmen sind dabei die sorgfältige Positionierung und Fixierung des Tubus, die auskultatorische Blockung des Cuffs (z. B. mit einem Lachgas-Sauerstoff-Gemisch) und das sorgfältige Absaugen von Sekret.

Eine Korrektur der Kopfposition und die Sicherung des Tubus gegen Biß besonders in der Ausleitungsphase sind weitere präventive Maßnahmen. Die Sicherung der Konnektion durch sichere Konstruktionen (Federverschluß) und eine sorgfältige Alarmgrenzwerteinstellung des minimalen und maximalen Beatmungsdrucks bzw. des minimalen Atemminutenvolumens und der minimalen Sauerstoffkonzentration helfen weiter, solche Komplikationen zu vermeiden.

Komplikationen der Luftbrücke sind potentiell vital bedrohend. Sie stellen die häufigsten Zwischenfälle mit letalem Ausgang dar.

Literatur

Barth L (1974) Die Intubation heute. Anästhesiol Inform 15 : 275
Bernhard WN, Kotrell JE, Siwakumaran C, Partell K, Jost L, Turndorf H (1979) Adjustment of intracuff pressure to prevent aspiration. Anesthesiology 50 : 363
Blanc VF, Trempley NAG (1974) The complications of tracheal intubation: A new classification with review of the literature. Anesth Analg 53 : 202
Bonfields P (1983) Vorbereitende Maßnahmen bei erwarteter schwieriger Intubation. In: Rügheimer E (Hrsg) Intubation, Tracheotomie und bronchopulmonale Infektionen. Springer, Berlin Heidelberg New York Tokyo, S 34
Cooper JB, Newbower RS, Long CL, McPeek B (1978) Preventable anesthesia mishaps: A study of human factors. Anesthesiology 49 : 399
Culver GA, Makel HP, Beecher HK (1951) Frequency of aspiration of gastric contents by the lungs during anesthesia and surgery Ann Surg 133:289
Dudziak R (1983) Maske oder Intubation? Eine kritische Stellungnahme zur Indikation. In: Rügheimer E (Hrsg) Intubation, Tracheotomie und bronchopulmonale Infektionen. Springer, Berlin Heidelberg New York Tokyo, S 3
Flemming DC (1983) Hazards of tracheal intubation. In: Orkin FK, Cooperman LH (eds) Complications in anesthesiology. Lippincott, Philadelphia, pp 165
Hagelsten JO, Marwitz L (1971) Prophylaxe gegen Zahnschäden während der Anästhesie. Z Prakt Anästh 6 : 195
Hartung HJ, Osswald PM (1980) Die nasotracheale Intubation am nicht nüchternen wachen Patienten. Anästhesist 29 : 439
Hartung HJ, Osswald PM, Fossmann H (1980) Erfahrungen mit der nasotrachealen Intubation bei der Erstversorgung Gesichts- und Halsverbrannter. Anästh Intensivther Notfallmed 15 : 7
Hawkins DB, House JW (1974) Postoperative pneumothorax sekundary to hypopharyngeal perforation during anesthetic intubation. Ann Otol Rhinol Laryngol 83 : 556
llberg C (1979) Intubationsfolgeschäden. Dtsch Ärztebl 2 : 77
Kirchner E (1978) Notfälle und Aspirationsgefahr. Anästhesist 27 : 119
Körner M (1969) Die nasotracheale Intubation. Springer, Berlin Heidelberg New York
Langrehr D, Edens ET, Sia R (1983) Die schwierige Intubation. Anatomische Grundlagen, Techniken, Epidemiologie. In: Rügheimer E (Hrsg) Intubation, Tracheotomie und bronchopulmonale Infektionen. Springer, Berlin Heidelberg New York Tokyo, S 21
Lutz H, Osswald PM, Bender HJ (1982) Risiken der Anästhesie. Untersuchung bei 153 660 Anästhesieverläufen. Anästhesist 31 : 1
Majumdar B, Stevens RW, Obara LG (1982) Retropharyngeal abszess following tracheal intubation. Anesthesia 37 : 67
Pasch T (1983) Oro- und nasotracheale Intubation unter dem Aspekt sicherheitsverbessernder Maßnahmen. In: Rügheimer E (Hrsg) Intubation, Tracheotomie und bronchopulmonale Infektionen. Springer, Berlin Heidelberg New York Tokyo, S 9

Prys-Roberts C, Foex P, Bierro GP, Roberts JG (1973) Studies of anesthesia in relation to hypertension. 5. adrenergic betareceptor blockade. Br J Anesth 45 : 671
Reinhold P, Karoff CH, Dame WR (1981) Prophylaxe des Säure-Aspirations-Syndroms mittels Cimethidin. Anästh Intensivther Notfallmed 16 : 39
Rosenberg H (1983) Airway obstruction and causes of difficult intubation. In: Orkin FK,
Cooperman LH (eds) Complications of anesthesiology. Lippincott, Philadelphia, pp 125
Wedekind LV, Krier C (1993) Kehlkopfmaske — eine Übersicht 1983. Anaesthesiol Intensivmed Notfallmed Schmerzther 28 : 137–147
Wolff AP, Kuhn FA, Ogura JH (1972) Pharyngooesophageal perforation associated with rapid oral endotracheal intubation. Ann Otol Rhinol Laryngol 81 : 258

21 Perioperative dentale Komplikationen

W. Kröll

21.1 Einleitung

Zahnschäden sowie Weichteilverletzungen im Bereich der Mundhöhle zählen zu den häufigsten Komplikationen während einer Allgemeinanästhesie. Diese Verletzungen können während der Laryngoskopie auftreten, sie können jedoch auch dann entstehen, wenn der Patient während der Ausleitungsphase einer Narkose, unruhig und agitiert, auf den oropharyngealen Tubus beißt. Ungefähr 50 % all dieser Ereignisse treten, retrospektiv betrachtet, während schwieriger Intubationen oder bei Notfallintubationen auf, und die meisten der im Rahmen dieser Manöver beschädigten Zähne waren entweder bereits erkrankt oder restaurativ versorgt und somit in ihrer Festigkeit wesentlich beeinträchtigt (Burton et al. 1987; Lockart et al. 1986).

> Die Inzidenz perioperativer Zahnschäden beträgt 1 pro 1 000 Anästhesien.

Die *Inzidenz* dentaler, perioperativer Läsionen beträgt *9,9 pro 10 000 Anästhesien* (Burton et al.1987; Cohen et al. 1986; Derrington 1987). In den Vereinigten Staaten sind perioperative Läsionen des Zahnapparates auch die häufigste Ursache für Prozesse mit zumindest teilweise sehr hohen Regreßansprüchen (Palmer et al. 1987; Solazzi et al.1984).

Perioperative dentale Komplikationen stellen zwar keine lebensbedrohliche Situation dar; dies darf den Anästhesisten jedoch nicht darüber hinwegsehen lassen, daß beträchtliche Probleme hinsichtlich der Fehlentwicklung sowie der Fehlstellung des Zahnapparates, besonders im Kindesalter, die Folge derartiger Läsionen sein können. Es muß aber auch darauf hingewiesen werden, daß iatrogen induzierte Schäden am Zahnapparat ein wesentlicher Faktor für die Unzufriedenheit des Patienten mit der Anästhesie im allgemeinen sein können.

> Iatrogen induzierte Verletzungen der Zähne sind ein wesentlicher Faktor für die Unzufriedenheit von Patienten mit der Anästhesie.

21.2 Anatomie des Zahnes

Ein Zahn besteht aus 2 Teilen: *Krone* und *Wurzel(n)*; jedes dieser beiden Elemente wiederum ist aus 3 Schichten aufgebaut: Die innerste Schicht des Zahnes besteht aus Blutgefäßen und Nerven und wird als *Pulpa* bezeichnet; diese wird von einer Schicht umgeben, die die eigentliche Basisstruktur des Zahnes darstellt, dem *Dentin*. Im Bereich der Krone wird die 2. Schicht des Zahnes von einer härten *Emailschicht*, im Bereich der Wurzeln von einer wesentlich weicheren *Zementschicht*, dem Zahnschmelz umscheidet.

Als Periodontium werden die den Zahnapparat umgebenden Strukturen zusammengefaßt: Kieferknochen, periodontale Membran und Zahnfleisch (Wheeler 1974).

21.3 Zahnentwicklung

Von der Geburt bis zum 6. Lebensmonat sind Kinder zahnlos. Es muß jedoch mit Nachdruck darauf hingewiesen werden, daß auch die noch nicht duchgebrochenen Zahnanlagen, die in der Schleimhaut der Ober- und Unterkieferleiste liegen, durch Manipulationen im Bereich der Atemwege bleibend geschädigt werden können. Die physiologische Makroglossie in Relation zur Größe des kindlichen Unterkiefers erschwert zudem die Laryngoskopie und den Intubationsvorgang. Exzessiver Druck des Laryngoskopspatels auf die Kieferleiste sowie eine Langzeitintubation können der Grund für Entwicklungsstörungen der primären Dentition sein. Emailhypoplasien sowie Dislazerationen der Krone oder der Wurzeln sind als Defekte nach Langzeitbeatmung beschrieben (Angelos et al. 1989; Garber et al. 1983). Der Durchbruch der Milchzähne — die primäre Dentition — beginnt mit 6 Monaten und ist im Alter von 2 Jahren abgeschlossen. Ihre anatomische Struktur prädestiniert diese Zähne zu Läsionen während der Laryngoskopie. Vorzeitiger Verlust der Milchzähne kann zu Entwicklungsstörungen und Problemen beim Durchbruch des bleibenden Gebisses führen. Etwa im Alter von 5–6 Jahren werden die Milchzähne durch die bleibenden Zähne ersetzt. Diese Entwicklungsphase ist etwa mit dem 11. Lebensjahr beendet.

21.4 Komplikationen im Kindesalter

Eine traumatische Schädigung der Zahnanlagen des Neugeborenen während Laryngoskopie und Intubation können zu Läsionen und Infektionen dieser präformierten Zähne führen. Ein verfrühter Durchbruch sowie eine pathologische Zahnentwicklung wurden als Resultat dieser Schädigung beschrieben. Die physiologisch existente Makroglossie des Neugeborenen kann zusätzlich Anlaß für Weichteilverletzungen in dieser Altersstufe sein.

Schädigungen der Zähne der primären Dentition oder der Zahnanlagen der bleibenden Zähne bei Kindern zwischen 6 Monaten und 2 Jahren können zu Fehlokklusionen und pathologischer Entwicklung des bleibenden Gebisses führen. Zu große Druckentwicklung auf die Zähne des Milchgebisses während Laryngoskopie und orotachealer Intubation kann zu Frakturen der Wurzeln der primären Zähne führen. Die Resorption der Zahnwurzeln der Milchzähne beim Übergang von der primären zur sekundären Dentition gefährdet diese Zähne bei nur minimaler Druckausübung, da in diesen Fällen die Zahnkrone nur durch den umgebenden Weichteilapparat in ihrer Position gehalten wird. Eine exakte Befragung des Kindes oder der Eltern bezüglich lockerer Zähne bzw. eine Überprüfung der Mobilität derselben erscheint präoperativ empfehlenswert. Gelockerte Zähne sollten nach entsprechender Information der Erziehungsberechtigten entweder präoperativ oder nach Einleitung der Anästhesie, jedoch vor Durchführung der Laryngoskopie, durch einen Zahnarzt extrahiert werden (Burton et al. 1987; Garber et al. 1983; Wright et al. 1974).

Die Verwendung von Guedel-Tuben als Beißschutz stellt ebenfalls einen Faktor dar, der zu einer Verletzung der Zähne, besonders von gelockerten Schneidezähnen, Anlaß geben kann. Es wird daher empfohlen, solche Maßnahmen im Bereich der Schneide- und Eckzähne ggf. nicht vorzunehmen. Wird auf ein zusätzliches Offenhalten der Zahnreihen während einer Allgemeinanästhesie Wert gelegt, so eignen sich dafür Gummikeile und/oder Gazetupfer, die im Bereich der Molaren zu positionieren sind. Die Gefahr einer Verletzung dieser Zähne ist aufgrund physiologisch-funktioneller Besonderheiten im Vergleich zu den Vorderzähnen nicht gegeben.

Festsitzende und/oder abnehmbare Regulierungshilfen kommen im Kindesalter in zunehmender Häufigkeit vor und können Anlaß zu diversen Komplikationen sein. Es empfiehlt sich, bei festzustellender Behinderung der Intubation, solche Regulierungshilfen präoperativ durch den Zahnarzt entfernen zu lassen.

Es sollte jedem Anästhesisten bewußt sein, daß er auf die Milchzähne die gleiche Sorgfalt zu legen hat wie auf die bleibenden Zähne, da eine Läsion der primären Dentition bzw. ein vorzeitiger Verlust eines Milchzahnes zu Okklusionsschäden und Entwicklungstörungen der bleibenden Zähne führen kann.

21.5 Die bleibenden Zähne — Probleme beim Erwachsenen

Die Milchzähne werden durch die größeren permanenten Zähne ersetzt, wobei eine vollständige Dentition des Erwachsenen aus 32 Zähnen besteht; in vielen Fällen jedoch durchbrechen die 3. Molaren (Weisheitszähne) den Kieferkammknochen nicht oder erst verspätet.

Für die Bezeichnung der einzelnen Zähne des permanenten Gebisses existieren unterschiedliche Schemata. Welche Methode der Kennzeichnung eines Zahnes immer gewählt wird, für den Anästhesisten von wesentlicherer Bedeutung wird es sein, den erkrankten bzw. den ausgebrochenen Zahn zu identifizieren und dies entsprechend zu dokumentieren (Klein et al. 1980).

Dentale perioperative Probleme beim erwachsenen Patienten resultieren aus der physiologischen Stellung der Schneidezähne; normalerweise besteht ein Überbiß in der Okklusion, der die Schneidezähne zu Verletzungen während der Laryngoskopie und orotracheale Intubation prädisponiert.

21.6 Prädisponierende Faktoren

Es ist kaum zu erwarten, daß ein gesunder Zahn, der gleichzeitig auch von einem gesunden Periodontium umgeben ist, durch noch so große Kraftanwendung während der Laryngoskopie und/oder orotrachealen Intubation verletzt werden kann. Zahnverletzungen treten fast ausnahmslos nur bei bereits erkrankten Zähnen auf.

> Perioperative Zahnschäden treten fast ausnahmslos bei bereits erkrankten Zähnen auf.

Karies

Die häufigste Erkrankung des Zahnes ist die Zahnkaries. Als prädisponierende Faktoren sind mangelnde Zahnhygiene, die Zusammensetzung des Speichels, die Ernährung sowie Veränderungen der Mundhöhlenflora zu nennen. Bakterien, die an der Zahnoberfläche festhaften, produzieren Säuren und induzieren eine Dekalzifizierung und/oder eine Auflösung des Dentins und eine Unterminierung der Emailschicht. Wesentlicher Bestandteil der Behandlung von Karies ist die Entfernung der betroffenen Zahnregion sowie das Einbringen einer Zahnfüllung, welche entweder aus Amalgam oder einer Goldeinlage bestehen kann. Bei Vorderzähnen ist es üblich, eine der Zahnfarbe angepaßte Füllung aus Porzellan vorzunehmen. Die Füllung eines vorher kariösen Zahnes bedeutet keineswegs eine Stärkung der Zahnstruktur, sondern vielmehr eine Schwächung des Zahnapparates. Ausgedehnte Restaurationsarbeiten am Zahn prädisponieren diesen hinsichtlich einer Fraktur. Eine fortgeschrittene Karies mit Involvierung der Zahnpulpa erfordert eine Wurzelkanalbehandlung, die eine Entfernung der nervalen und vaskulären Strukturen des Zahnes notwendig macht und somit zu einem Absterben des Zahnes führt; in vielen Fällen werden solche Zähne mittels einer Krone behandelt (Clokie et al. 1989). Bei Vorliegen von Xerostomie (Sialoadenose), Mb. Mikulicz (Vergrößerung der Tränen-/und Speicheldrüsen) und dem Sjögren-Syndrom (Erkrankung des rheumatischen Formenkreises) ist ebenfalls an die Möglichkeit eines häufigeren Vorkommens von kariösen Veränderungen der Zähne zu denken und entsprechende Vorsicht geboten.

Erkrankungen des Periodontiums

Dabei handelt es sich um ein multifaktorielles Geschehen, bei welchem es zu einer schmerzlosen, jedoch irreversiblen, inflammatorischen Zerstörung des knöchernen und ligamentären Halteapparates der Zähne kommt. Als wesentlichstes ätiologisches Agens gelten proteolytische Bakterien. Zahnverluste nach dem 30. Lebensjahr werden sehr häufig durch eine periodontiale Erkrankung ausgelöst; dieses Krankheitsbild muß derzeit weltweit zu der verbreitetsten chronischen Erkrankung der Menschheit gezählt werden. Das therapeutische Management beschränkt sich auf eine exakte Mundhygiene, eine mechanische Kürettage existenter Schleimhauttaschen sowie chirugische Interventionen. Bei den meisten Zähnen, die perioperativ verlorengehen, bestehen ausgeprägte periodontiale Erkrankungsherde. Eine präoperative Beurteilung des Zustandes der Gingiva, der Zahnmobilität sowie evtl. bestehender Zahnsteinablagerungen sollten zur Routinebeurteilung des Patienten gehören und den Anästhesisten frühzeitig vor möglichen intraoperativen Komplikationen seitens des Zahnapparates vorwarnen (Carranza et al. 1984; Rosenberg 1989).

Dentinogenesis imperfecta

Dabei handelt es sich um eine dominant vererbte Erkrankung, welche durch eine Braunverfärbung des Dentins charakterisiert ist und mit schwerwiegenden strukturellen Veränderungen der Zähne vergesellschaftet ist. Eine Osteogenesis imperfecta und blaue Skleren sind weitere Charakteristika dieses Krankheitsbildes.

21.7 Mögliche perioperativ induzierte Verletzungsmuster der Zähne

Eine *traumatische Fraktur* eines Zahnes kann den Zahnschmelz, das Dentin, die Pulpa oder die Zahnwurzeln involvieren. Eine isolierte Fraktur des Zahnschmelzes wird kaum bemerkt und erfordert therapeutisch ausschließlich eine Glättung scharfer Kanten oder das Kitten der betroffenen Stelle durch das Auftragen eines zahnfarbenen Materials. Eine Zahnfraktur, die bis in die Dentinschicht reicht, manifestiert sich durch eine erhöhte Thermosensibilität des betroffenen Zahnes; sie erfordert bereits eine sehr extensive restaurative Tätigkeit. Zahnfrakturen, die bis in die Pulpa reichen, sind sehr schmerzhaft und machen eine entsprechende Wurzelkanalbehandlung sowie eine Versorgung mittels Krone notwendig. Frakturen der Zahnwurzeln lassen sich sehr schwer diagnostizieren und gehen häufig mit einer periodontialen Erkrankung einher; in den meisten Fällen umfaßt das therapeutische Management eine Extraktion der Zahnwurzel (Andreason 1981; Clokie et al. 1989).

Bei einer *Subluxation* handelt es sich um eine partielle Dislokation des Zahnes innerhalb des Aleolarknochens. Das therapeutische Vorgehen umfaßt eine Reposition des Zahnes in seine ursprüngliche Position, eine Stabilisierung des subluxierten Zahnes sowie eine entsprechende endodontische Behandlung (Andreason 1981).

Unter *Avulsion* wird die vollständige Entfernung des Zahnes aus seiner Position im Alevolarknochen verstanden. Die Schneidezähne im Oberkiefer sind während einer Laryngoskopie besonders gefährdet; dies in um so stärkerem Ausmaß, wenn gleichzeitig eine periodontiale Erkrankung vorliegt. Ausgebrochene Zähne oder Zahnfragmente müssen möglichst rasch lokalisiert und entfernt werden, um einer Aspiration und damit der Gefahr eines Lungenabzesses präventiv zu begegnen. Für ausgebrochene Zahnstrukturen besteht die Möglichkeit einer Reimplantation; wird ein derartiges Vorgehen in Erwägung gezogen, ist es unbedingt erforderlich, den Zahn sorgfältigst zu behandeln; er darf nur im Bereich der Krone berührt werden;

jeder manuelle Kontakt mit den Zahnwurzeln ist zu unterlassen. Das Vorhandensein ligamentärer Strukturen im Bereich der Zahnwurzeln erhöht die Chance einer erfolgreichen Implantation. Die Durchführung einer Implantation innerhalb der ersten 20 min nach erfolgter Avulsion erhöht die Möglichkeit eines erfolgreichen Einwachsens des Zahnes. Bis zum Zeitpunkt der Reimplantation sollte der Zahn entweder in einer Kochsalzlösung oder in kochsalzgetränkte Tupfer gelegt werden (Gallagher et al. 1979; Lind et al. 1982).

21.8 Prothetische Zahnersätze

Der Ersatz eines verlorenen Zahnes oder mehrerer Zähne kann durch eine der 4 grundlegenden Techniken erfolgen:

1) abnehmbarer partieller Zahnersatz,
2) konventionell fixierte Brücke,
3) Butterfly-Brücke oder
4) osteointegriertes Implantat.

Zu 1: Abnehmbare partielle Zahnersätze sind mittels einer Verankerung an der natürlichen Dentition befestigt. Diese können problemlos vor Beginn der Narkoseeinleitung entfernt werden. Eine Verletzung des den partiellen Zahnersatz tragenden Zahnes sollte tunlichst vermieden werden, da sonst der prothetische Zahnersatz unbrauchbar werden könnte (Rosenberg 1989).

Zu 2: Bei konventionell fixierten Brücken handelt es sich um eine Kombination zementierter Kronen an den verbleibenden Zähnen. Konventionelle Brückenzahnersätze können, besonders wenn sie im Bereich der vorderen Zähne fixiert sind oder wenn der tragende Zahn durch eine weiter fortschreitende Karies geschädigt ist, disloziert werden. Tritt eine Dislokation ein, muß dieser Zahnersatz umgehend entfernt und der exponierte Stützpfeiler geschützt werden; postoperativ lassen sich Kronen oder Brücken wiederum problemlos reinserieren (Clokie et al. 1989, Highton et al. 1987).

Zu 3: Großer Beliebtheit, besonders beim Ersatz der Vorderzähne, erfreut sich die sog. Butterflybrücke. Als Vorteile dieses Zahnersatzes sind die minimale Gefahr einer Verletzung des stützenden Zahnes sowie die Einfachheit der Fabrikation zu nennen. Butterflybrücken sind an den umgebenden Zähnen fixiert und können relativ leicht disloziert werden; diesem Zahnersatz fehlt somit die Stärke einer konventionellen Brücke (Clokie et al. 1989).

Zu 4: Knochenintegrierte Titanimplantate werden immer häufiger zum Ersatz eines einzelnen oder mehrerer fehlender Zähne oder eines ganzen Zahnbogens verwendet. Frakturen oder Dislokationen dieses Zahnersatzes treten meist an der Stelle auf, wo der prothetische Zahnersatz mit dem Implantat verbunden wird, oder aber im Bereich des Implantates selbst. Es ist für den Anästhesisten wichtig, über die Präsenz eines Implantates Bescheid zu wissen, da bei zu erwartender schwieriger Implantation der prothetische Zahnersatz durch einen Zahnarzt entfernt und postoperativ wieder eingesetzt werden kann (Branemark 1985).

21.9 Künstliches Gebiß

Bei vollständig zahnlosen Patienten werden künstliche Gebisse zum Ersatz eines Zahnbogens verwendet, diese bestehen aus einer Acrylbasis, auf der in den meisten Fällen die aus Porzellan geformten Zähne angebracht sind. Dieser künstliche Zahnersatz kann während Laryngoskopie und Intubation relativ leicht zerstört werden und sollte daher grundsätzlich vor der Durchführung einer Laryngoskopie entfernt werden. Es kann jedoch vorkommen, daß es durch den Verlust der eigenen Zähne zu einer deutlich ausgeprägten Atrophie des Knochens gekommen ist, der die temporäre Beatmung mit einer Maske wesentlich erschweren kann. In diesen Fällen scheint es angezeigt, das künstliche Gebiß während dieser Phase der Narkoseeinleitung in situ zu belassen und erst unmittelbar vor der Laryngoskopie zu entfernen (Gallagher et al. 1979; Rosenberg 1989).

21.10 Kosmetische Restaurationen

Zahnfüllungen mittels Porzellan erfreuen sich zunehmender Beliebtheit; bei dieser Technik wird die Dicke des Zahnschmelzes etwa auf die Hälfte reduziert (0,7 mm) und anschließend die Porzellanfüllung aufgebracht. Diese Art Zahnersatz kann sehr leicht zerspringen oder abbrechen. Die meisten dieser Zahnersätze finden sich im Bereich der maxillären Schneidezähne und können somit während einer Laryngoskopie leicht zerstört werden. Zunehmend häufiger werden bei kosmetisch orientierten Patienten auch Porzellankronen gefunden, die derselben Art von Zerstörung ausgesetzt sein können, wie Porzellanfüllungen eines geschädigten Zahnes (Clokie et al. 1989; Highton et al. 1987; Jordan 1986).

21.11 Zahnregulierungen

Während der Zeit der gemischten Dentition, aber auch im Erwachsenenalter; werden zunehmend häufiger Zahnregulierungen unterschiedlicher Art verwendet. Der größte Teil dieser Zahnregulierungen ist entfernbar und sollte präoperativ auch entfernt werden, da sie häufig Anlaß zur Verlegung der Atemwege sein können. Fixe Zahnregulierungen werden meist von kleinen Haken mit Gummibändern, die ebenfalls relativ leicht abbrechen und aspiriert werden können, in ihrer Position gehalten und sollten ebenfalls vor Narkoseeinleitung entfernt werden (Rosenberg 1989).

21.12 Dislokation der Mandibula

Eine Dislokation im Bereich des Temporomandibulargelenkes kann während der Laryngoskopie beim relaxierten Patienten bei zu exzessiver Kraftanwendung vorkommen. Im Rahmen der Dislokation tritt eine Subluxation des vorderen Processus condylaris in Relation zur Eminentia articularis auf. Eine Dislokation wird meist intraoperativ nicht bemerkt, macht sich jedoch postoperativ durch starke Schmerzen im Bereich der Temporalregion sowie der Unfähigkeit des Zahnreihenschlusses bemerkbar. Die Behandlung der Dislokation besteht in der Durchführung folgender Schritte:

1) Lagerung des Kopfes des aufrechtsitzenden Patienten gegen eine harte Unterlage.
2) Beide Daumen des Arztes werden im Bereich der mandibulären Molaren plaziert, die Finger jeder Hand befinden sich am Unterrand der Mandibula.
3) Nun wird durch die Daumen ein Druck nach kaudal derart ausgeübt, daß es den Kondylen möglich wird, wieder über die Eminentia in die Gelenkgrube zurückzugleiten.

Bei Durchführung dieser Reposition empfiehlt es sich, einen Beißkeil zwischen die Zähne zu legen (Rosenberg 1989; Sosis et al. 1987).

21.13 Gesichtsschädelverletzungen

Pathologische Veränderungen des Gesichtsschädels sowie Gelenkanomalien des Kiefergelenks stellen ebenfalls einen bedeutenden Faktor dar, der zu Läsionen der Zähne beitragen kann. Prognathie und Retrognathie sind wohl die häufigsten Ursachen, die eine Laryngoskopie und/oder Intubation erschweren können. Konfigurelle Veränderungen des Mandibular- und Maxillarbogens können eine Intubation unmöglich machen. Hyperplastische und/oder hypertrophe Veränderungen des Processus coronoideus mandibulae schränken die Beweglichkeit des Unterkiefers erheblich ein. Mobilitätsveränderungen des Kiefergelenks sind nach arthritischen und traumatischen Prozessen zu erwarten. Ein weiteres allseits bekanntes und bei der Intubation gefürchtetes Problem stellt der pyknische Patient mit kurzer, gedrungener Halskonfiguration dar (Garber et al. 1983; Stoelting 1992; Wright et al. 1974).

Schließlich können auch Weichteilverletzungen eine Laryngoskopie und/oder eine orotracheale Intubation komplizieren. Verletzungen von Lippen, weichem Gaumen und Wangenschleimhaut haben ihre Ursache in einer sorglosen Handhabung des Laryngoskopspatels. Ein exzessiver Krikoiddruck kann in seltenen Fällen zu einer transienten Läsion des N. lingualis führen. Taubheitsgefühl und vorübergehende fehlende Geschmacksempfindungen treten meist am 1. postoperativen Tag auf und verschwinden ohne jegliche therapeutische Intervention nach 1–4 Wochen (Garber et al. 1983; Wright et al. 1974).

> Jeder Patient sollte präoperativ über die Möglichkeit einer perioperativen Zahnschädigung hingewiesen werden.

21.14 Prävention perioperativer dentaler Schäden

Präoperativ ist es wichtig den Zahnstatus des Patienten exakt zu evaluieren und kariöse Schäden, eventuelle restaurative Eingriffe, die Mobilität der Zähne sowie die

Präsenz prothetischer Zahnersätze im Beurteilungsbogen des Patienten genau zu dokumentieren. Besteht präoperativ ein erhöhtes Risiko hinsichtlich einer perioperativen Schädigung bereits erkrankter Zähne, sollte eine Konsultation durch den Zahnarzt durchgeführt werden. Jeder Patient sollte über die Möglichkeit einer perioperativen Zahnschädigung informiert werden, und Patienten, bei denen ein entsprechend höheres Risiko aufgrund präexistenter Zahnerkrankungen und Restaurationen besteht, sollten auf dieses Risiko besonders hingewiesen werden. Eine exakte Dokumentation und die Aufklärung des Patienten hinsichtlich seines speziellen Risikos können in der Prävention postoperativer Regreßansprüche sehr hilfreich sein (Garber et al. 1983; Lockhart et al. 1986).

> Eine exakte Dokumentation des Zahnstatus sowie die Aufklärung des Patienten hinsichtlich eines speziellen Risikos können bei der Abwälzung von Regreßansprüchen sehr hilfreich sein.

Besondere Vorsicht ist während der Intubation geboten, wenn Faktoren vorliegen, die eine Laryngoskopie und Intubation a priori erschweren können: Retrognathie, vorstehende Schneidezähne im Oberkiefer und Situationen, die zu einer Einschränkung der Extension im Bereich des Atlantookzipitalgelenks sowie der Fähigkeit der Mundöffnung führen. Bei der Wahrscheinlichkeit einer schwierigen Intubation gilt es zu überlegen, ob nicht auf eine Intubation verzichtet werden kann und evtl. einer anderen Narkosetechnik der Vorzug zu geben ist (fiberoptisches Laryngoskop, Larynxmaske, Regionalanästhesie). Bei vorbestehender Wahrscheinlichkeit einer schwierigen Intubation erscheint es empfehlenswert, anstelle eines nicht-depolarisierenden Muskelrelaxans ein depolarisierendes Muskelrelaxans einzusetzen; die Relaxation mag nach Succinylcholin vollständiger und die Gefahr einer Zahnschädigung geringer sein als nach nichtdepolarisierenden Muskelrelaxanzien (Burton et al. 1987; Garber et al. 1983; Rosenberg 1989; Fisher 1972).

Zahlreiche Versuche wurden unternommen, um Zahnschäden während der Laryngoskopie und Intubation präventiv zu begegnen. Die Verwendung von Hilfsmaßnahmen zum Schutz der Zähne wird mancherorts empfohlen, wir lehnen sie aber ab, da sie ein Gefühl der falschen Sicherheit vermitteln. Bei Kraftanwendung während der Laryngoskopie kann es trotz dieser „Schutzmaßnahmen" zur Verletzung der Zähne kommen. Eine entsprechende Technik ohne wesentliche Druckausübung auf die Vorderzähne und Vorsicht sind zur Vermeidung perioperativer dentaler Probleme erforderlich (Aromaa et al. 1988; Lisman et al. 1981; Lockhart et al. 1986).

Ein wesentlicher Faktor in der Genese perioperativer dentaler Komplikationen ist die Verwendung eines Beißblocks in der postoperativen Phase. Im Bereich der einwurzeligen Schneidezähne bestehen Diskrepanzen hinsichtlich der Kraftübertragung vom Beißblock auf den Zahnbogen und die Achse der Schneidezähne; dieser Unterschied kann verantwortlich sein für dentale Schäden bei bereits vorgeschädigten Zähnen während der Aufwachphase. Ist tatsächlich ein Beißblock erforderlich, ist anzuraten, Gazetupfer im Bereich der mehrwurzeligen Prämolaren und Molaren zu positionieren; in diesem Bereich stimmt die Kraftübertragung auf den

Zahnbogen und die Zahnachse überein; einer Schädigung kann somit präventiv begegnet werden (Dornette et al. 1959).

> Ist es intraoperativ zu Schädigungen des Zahnapparates gekommen, sollte immer ein Zahnarzt zu Rate gezogen werden.

Ist es tatsächlich während einer Laryngoskopie und Intubation zu Zahnschäden gekommen, so muß dies im Anästhesieprotokoll festgehalten und umgehend ein zahnärztliches Konsilium durchgeführt werden. Außerdem ist der Patient über diese Komplikation zu informieren. Es ist zu erwarten, daß ein Patient, der präoperativ in taktvoller Weise über seinen Zahnstatus aufgeklärt und dem versichert wurde, daß der Anästhesist größte Vorsicht aufwenden würde, um einen Zahnschaden zu vermeiden, und bei dem es perioperativ tatsächlich zu einem Zahnschaden gekommen ist, vernünftig darauf reagieren wird (Garber et al. 1983).

Literatur

Andreason JO (1981) Traumatic injuries of the teeth. Saunders, Philadelphia
Angelos GM, Smith DR, Jorgenson R (1989) Oral complications associated with neonatal oral tracheal intubation: a critical review. Pediatr Dent 11:133–140
Aromaa U, Pensonen P, Linko K (1988) Difficulties with tooth protectors in endotracheal intubation. Acta Anesthesiol Scand 32:304–309
Branemark PI (1985) Tissue integrated protheses. Quintessenz Chicago
Burton JF, Baker AB (1987) Dental damage during anesthesia and surgery. Anesth Intensive Care 15:26–31
Carranza FA (1984) The tissues of the peridontium: the gingiva. In: Carranza FA (ed) Glickman's clinical peridontology. Saunders, Philadelphia
Clokie C, Metcalf I, Holland A (1989) Dental trauma in anesthesia. Can J Anesth 36:675–679
Cohen MM, Duncan PG, Pop WDP, Wolkenstein C (1986) A survey of 112000 anesthetics at one teaching hospital (1975–1983). Can Anesth Soc J 33:22–26
Derrington MC, Smith G (1987) A review of studies of anesthetic risk, morbidity and mortality. Br J Anesth 59:815–819
Dornette WHL, Hughes BH (1959) Care of the teeth during anesthesia. Anesth Analg 38:206–210
Fisher TL (1972) Teeth and the anesthetist. Can Med Assoc J 106:602–606
Gallagher DM, Milliken RA (1979) Dental considerations in clincal anesthesia. Anesthsiol Rev 6:30–35
Garber JG, Merlich A (1983) Dental complications. In: Orkin FK, Cooperman LH (eds) Complications in anesthesia. Lippincott, Philadelphia, pp 449–454
Highton R, Caputo AA (1987) A photoelastic study of stress on porcelain laminate preparation. J Prosthet Dent 58:157–161
Jordan RE (1986) Esthetic composite bonding techniques and material. Decker, Toronto
Klein SL (1980) A dental primer for anesthesiologists. Anesthsiol Rev 3:25–29
Lind GL, Spiegel EH, Munson ES (1982) Treatment of traumatic tooth avulsion. Anesth Analg 61:469–473
Lisman SR, Shepard NJ, Rosenberg MB (1981) A modified laryngoscope blade for dental protection. Anesthesiology 55:190–192
Lockhart PB, Feldbau EV, Gabel RA (1986) Dental complications during and after tracheal intubation. J Am Dent Assoc 112:480–484
Palmer RN (1987) Legal aspects of anesthesia. In: Taylor TH, Major E (eds) Hazards and complications of anesthesia. Churchill Livingstone, Edingburgh, pp 511–522

Rosenberg MB (1989) Anesthesia-induced dental injury. Int Anesthesiol Clin 27:120–124
Seow KW, Brown JP, Tudehope DI et al. (1984) Developmental defects in the primary dentition of low birthweight infants: adversive effects of laryngoscopy and prolonged endotracheal intubation. Pediatr Dent 6:28–32
Solazzi RW, Ward RJ (1984) The spectrum of medical liability cases. Int Anesthesiol Clin 22:43–47
Sosis M, Lazar S (1987) Jaw dislocation during general anesthesia. Can J Anesth. 34:407–409
Stoelting RK (1992) Endotracheal intubation. In: Miller RD (ed) Anesthesia. Churchill Livingstone, Edinburgh, pp 523–535
Wheeler RC (1974) Dental anatomy, physiology and occlusion. Toronto Lippincott
Wright MB, Manfield FFV (1974) Damage to teeth during adminstration of general anesthesia. Anesth Analg 53:405–409

22 Larynxmaske

H.-J. Hartung

1983 beschrieb Brain erstmalig die Larynxmaske, die zunächst in Großbritannien hohe Akzeptanz erfuhr. Auch in Deutschland konnte in den letzten Jahren eine zunehmende Verbreitung beobachtet werden.

Die Vorteile gegenüber der Gesichtsmaske bestehen insbesondere darin, daß der Anästhesist nicht manuell an den Kopf des Patienten fixiert ist und beide Hände frei hat.

Im Vergleich zur endotrachealen Intubation sind die Einfachheit der Plazierung, das atraumatische Einführen und die fehlende Mukosareizung der oberen Luftwege zu nennen.

Komplikationen resultieren aus der Nichtbeachtung der Kontraindikation und der Limitierung der Methode.

Eine absolute Dichtheit ist mit der Larynxmaske nicht zu erreichen, insbesondere dann nicht, wenn die Beatmungsdrücke 20–25 cm H_2O überschreiten. Vom Prinzip kann dieser Luftweg eine potentielle Aspiration nicht verhindern.

Aus diesen prinzipiellen Beschränkungen der Methode leiten sich folgende Kontraindikationen bzw. Komplikationen ab:

– *Aspirationsrisiko:*	bei nicht nüchternen Patienten, bei erhöhtem intragastralem Druck, bei Oberbaucheingriffen, in 6–9% der Fälle ragt der Ösophaguseingang in die Maske, Mageninsufflation bei hohen Beatmungsdrücken.
– *Leckagen:*	bei erhöhten Beatmungsdrücken, gleich welcher Genese.
– *Obstruktionen:*	bei extremer, isolierter Seitenlagerung des Kopfes Torquierung der Maske bei Säuglingen beschrieben. Uvulaödem, Epiglottisödem (sehr selten).
– *Fehllage:*	*Optimale* Lage der Maske nur in 13% der Fälle erreichbar, *ohne Relevanz* auf die Funktion; die Erfolgsquote einer regelrechten Ventilation beträgt 94–95%.
– *Laryngospasmus:*	Irritation des Kehlkopfes durch die Maske bei nicht ausreichender Narkosetiefe.

Die Larynxmaske bietet sich als Alternative besonders dann an, wenn sie als Möglichkeit angesehen wird, die Gesichtsmaske zu ersetzen. Die oben genannten Kontraindikationen sind streng zu beachten.

Literatur

Brain AIJ (1983) The laryngeal mask — a new concept in airway management. Br J Anaesth 55:801–855

Füllekrug BW, Pothmann W, Schulte am Esch J (1992) The laryngeal mask: fiberoptic detection of positioning and measurements of anaesthetic gas leakage. Anaesth Analg 74:101

Griffin RM, Hatcher IS (1990) Aspiration pneumonia and the laryngeal mask airway. Anaesthesia 45:1039–1040

Lee JJ (1985) Laryngeal mask and trauma to uvula. Anaesthesia 44:1014

Martin DW (1990) Kinking of the laryngeal mask airway in two children. Anaesthesia 45:488

Miller AC; Bickler P (1991) The laryngeal mask airway — An unusual complication. Anaesthesia 46:659–660

Payne J (1989) The use of the fiberoptic laryngoscope to confirm the position of the laryngeal mask. Anaesthesia 44:865

Wittmann PH; Wittmann FW (1991) Laryngeal mask and gastric dilatation. Anaesthesia 46:1083

23 Ventilation während der Anästhesie

L. Weller

Während der letzten Jahrzehnte erreichte die Anästhesie eine erhebliche Minderung des Narkoserisikos, besonders in Hinsicht auf schwerwiegende Komplikationen mit Todesfolge. Zwischen 1948 und 1952 wurde von einem Risiko von 1 zu 2680 berichtet (Beecher 1954). Heutzutage liegt das anästhesiebedingte Mortalitätsrisiko bei ca. 1:150000 (Buck 1987; Zeitlin 1989; Harrison 1990).

Schwerwiegende Zwischenfälle in Zusammenhang mit respiratorischen „Unfällen" stellen mit 27% bis 42% die größte Gruppe dar. Tod oder erhebliche zerebrale Schäden ereigneten sich in dieser Gruppe bei bis zu 85% der Patienten (Caplan et al. 1990).

Die meisten Zwischenfälle ereigneten sich während der Narkose bei ca. 75% der Patienten durch menschliches Versagen in allen operativen Disziplinen. Verminderte Aufmerksamkeit und Vigilanz, mangelhafte Sorgfalt und fehlender oder unvollständiger Gerätecheck waren die Hauptursachen für die durch eine insuffiziente Ventilation hervorgerufenen Zwischenfälle. Leckagen, Diskonnektionen und gerätetechnische Probleme an Ventilatoren und Verdampfern wurden häufig übersehen.

Ein besseres Monitoring (z. B. Kapnometrie, Oxymetrie) in Verbindung mit deren gewissenhaftem Einsatz durch die Anästhesisten hätten 72–82% aller schwerwiegenden Komplikationen verhindern können (Caplan et al. 1990; Chopra et al. 1992; Short et al. 1993).

23.1 Hypoxien

Schwerwiegende Zwischenfälle werden häufig durch die Verabreichung von Narkosegasgemischen mit vermindertem O_2-Anteil oder einer insuffizienten Ventilation verursacht. Menschliches Versagen, unbemerkte Atemwegsverlegungen durch Sekret, Abknicken oder Anliegen der Tubusspitze an der Trachealwand, falsche Technik beim endotrachealen Absaugen, unzureichendes Monitoring und gerätetechnische Fehler sind die häufigsten Ursachen.

Aus diesen Gründen müssen alle Geräte vor jeder Narkose anhand von Checklisten sorgfältig überprüft werden. Das schließt auch die Überprüfung der Gaszufuhr und des Beatmungssystems ein, um sicher zu stellen, daß die erforderlichen Narkosegaszusammensetzungen geliefert werden können, und um Undichtigkeiten aufzudecken.

Während der Narkose muß der Anästhesist fortlaufend seine Geräte und deren Monitoring (z. B. Alarmgrenzen) überwachen.

Bei der Benutzung von Gasflaschen sind die Geräte zur Druckanzeige häufig zu kontrollieren, um sicherzustellen, daß die erforderlichen Gasmengen abgegeben werden. Besondere Vorsicht ist dann geboten, wenn der Ventilator von derselben O_2-Flasche versorgt wird. Die Spindel im Strömungsmesser muß sich frei drehen können. Das Beatmungssystem sollte mit einem Monitoring für Narkosegasüberwachung, Kapnometrie und alle Ventilationsparameter ausgestattet sein. Diese gilt es v. a. während kontrollierter Beatmung genauso zu überwachen wie die für die Ventilation bedeutenden Maschinenbauteile des Ventilators selbst. Alarmeinrichtungen müssen routinemäßig eingesetzt und korrekt eingestellt werden.

Akustische Veränderungen werden zuerst bemerkt. Aus diesem Grunde bedarf es auch besonderer Vorsicht bei lauten intraoperativen Situationen.

Ein verändertes Beatmungsverhalten der Respiratorfunktion oder plötzlich auftretende Lecks können durch aufmerksames Hinhören entdeckt werden. Gerätebedingte Fehlfunktionen können durch ungewohnte Geräusche auf sich aufmerksam machen. Weiterhin sollte zur Vermeidung eines O_2-Mangels jeder Narkoseapparat mit einem Lachgassperrventil ausgestattet sein, welches automatisch bei einem Abfall des O_2-Drucks im Versorgungssystem unter 100 kpa die N_2O-Zufuhr unterbricht.

Zur Basisüberwachung der Beatmung gehört außerdem die kontinuierliche Messung der inspiratorischen O_2-Konzentration, so daß bei Unterschreiten eines vorgewählten Grenzbereichs ein akustisches, nicht abschaltbares Alarmzeichen ausgelöst wird.

Beim Gebrauch eines O_2-Mangelalarms muß trotzdem während der gesamten Anästhesie die direkte intensive Beobachtung des Patienten erfolgen.

Das Beatmungsmonitoring wird weiterhin durch die transkutane O_2-Messung und die Pulsoxymetrie ergänzt. Die Pulsoxymetrie ist ein einfach zu handhabendes Verfahren zur kontinuierlichen Messung der arteriellen O_2-Sättigung des Hämoglobins. Gerade in der Kinderanästhesie ist sie ein geeignetes Verfahren, um eine akute Hypoxämie sofort zu erkennen (Jennis 1987).

Durch Inspektion des Patienten läßt sich eine Zyanose der Haut bzw. der Schleimhäute rechtzeitig erkennen. Sie erlaubt die frühzeitige Differenzierung der lebensbedrohlichen zentralen Zyanose mit niedriger arterieller O_2-Spannung von der peripheren Zyanose mit Stagnation der kapillären Zirkulation (selten bei Polyzytämie). Lokale Ursachen wie Kälte, venöse Stauung oder reflektorische Vasokonstriktion können ebenso zur Zyanose führen und müssen in die differentialdiagnostischen Überlegungen einbezogen werden.

23.2 Hypoventilation bei Spontanatmung

Viele ältere Kinder können mit konventionellen Erwachsenenatemsystemen zureichend beatmet werden, doch für kleinere Kinder bedarf es anderer oder veränderter Systeme. Ein erhöhter Totraum kann z. T. durch kontrollierte Beatmung und erhöhte Atemzugvolumina kompensiert werden, doch unter Spontanatmung vergrößert die flache Atmung des Kleinkindes dieses Problem beträchtlich. Der apparative Widerstand bekommt besondere Bedeutung, wenn kleine Kinder spontan atmen (Brown u. Fisk 1985).

Untersuchungen unter Spontanatmung während Maskennarkosen haben gezeigt, daß Säuglinge im Gegensatz zu Erwachsenen die Atemfrequenz in der Regel um bis zu 40 % steigern, ohne jedoch das Atemzugvolumen nennenswert zu vergrößern, so daß trotz eines hohen Atemminutenvolumens die alveoläre Ventilation oft zu klein ist. Legt man der gemessenen mittleren Atemfrequenz und dem mittleren Atemminutenvolumen bei Säuglingen mit einem Körpergewicht von 3 kg eine normale CO_2-Produktion und die daraus resultierende alveolare Ventilation von 360 ml/min zugrunde, dann dürfte der Totraum insgesamt nur 8 ml betragen. Da man für den funktionellen Totraum mindestens 4 ml ansetzen muß, verbleiben für den apparativen Totraum bestenfalls noch einmal 4 ml. Dieser Wert läßt sich aber selbst bei günstigster Dimensionierung nicht einhalten. Daraus folgt bei Spontanatmung unter Masken-, ebenso wie unter Intubationsnarkose eine alveoläre Hypoventilation, die sich blutgasanalytisch in der Tat auch nachweisen läßt (Wawersik 1970).

Bei der Beatmung mit Spülgassystemen (Kuhn-System) besteht unter Spontanatmung zusätzlich die Gefahr der Hypoventilation durch die für diese Systeme typische Abhängigkeit der Rückatmung von der Relation zwischen der inspiratorischen Atemstromstärke und der Höhe des Frischgasflußes. Daraus ergibt sich auch die indirekte Abhängigkeit zwischen dem Frischgasflow und dem Atemminutenvolumen. Eine Rückatmung kann nur verhindert werden, wenn die Höhe des Frischgasflusses das 2,5- bis 3,0fache des Atemminutenvolumens beträgt.

Halboffene Kindersysteme mit Nichtrückatmungsventilen (z. B. Stephen-Slater-, Lewis-Leigh-, Shuman-, Frumin- oder auch Fink-Ventil) und modifizierte halbgeschlossene Erwachsenensysteme von Lewis und Rockow sind dagegen weitgehend rückatmungsfrei und unabhängig vom Frischgasfluß. Zur Überwachung der Spontanatmung oder Beatmung bietet sich die endexspiratorische CO_2-Messung an, solange sich die Ventilations-Perfusions-Verhältnisse der Lungen im Normbereich befinden und die Diffusion von CO_2 nicht gestört ist.

Technisch ergibt sich die Schwierigkeit bei manchen Geräten aus der Notwendigkeit, relativ große Gasvolumina zur CO_2-Analyse, v. a. bei kleinen Kindern, gewinnen zu müssen.

Die besten Meßergebnisse werden dann ermittelt, wenn auch für kleinste Atemhubvolumina bis zu 10 ml selbst bei höheren Atemfrequenzen exakte endexspiratorische CO_2-Konzentrationen gemessen werden (Altemeyer 1985). Ausreichende Absaugmengen, die besonders bei der Ventilation mit kleinem Atemhubvolumen zu enormen Störungen führen können, waren jedoch notwendig, um auch bei kleinerem Hubvolumen bis zu 30 ml und höheren Atemfrequenzen bis 50/min eine hinreichend genaue CO_2-Analyse zu gewährleisten.

Die aus der Hypoventilation resultierende Hyperkapnie ruft eine sympathoadrenerge Reaktion hervor. Myokardiale Kontraktilität, Schlagvolumen, Cardiac output und Herzfrequenz steigen ebenso wie der systolische und diastolische Blutdruck, obwohl CO_2 eine direkte dilatierende Wirkung auf periphere Arteriolen hat. Der Einfluß der Hyperkapnie auf das Blutdruckverhalten während der Anästhesie kann jedoch unter bestimmten Anästhesieverfahren (z. B. Halothan-, Isoflurananästhesie) abgeschwächt bzw. sogar aufgehoben sein.

Weitere Zeichen und Symptome einer Hyperkapnie können sich intraoperativ in Schluckauf, Schwitzen, Zittern, Erbrechen, Krämpfen, Mydriasis und Hautrötung im Sinne eines Flushs äußern.

Postoperativ können hyperkapnische Patienten über Kopfschmerzen, Übelkeit, Unruhe und Halluzinationen klagen.

Bei p_aCO_2-Werten über 80 mm Hg tritt bei den meisten Patienten Bewußtlosigkeit auf (Hillary 1983).

23.3 Hyperventilation

Die Gefahr der Hyperventilation mit deren Folgen auf den Säure-Basen-Haushalt bzw. der Minderperfusion bestimmter Organsysteme ergibt sich v. a. während der manuellen Ventilation, deren Überwachung bei größeren Kindern neben dem Stethoskop und intensiver Beobachtung auch des Monitorings der Ventilationsparameter bedarf. Da in dieser Altersgruppe die manuelle Ventilation in der Regel nur während der Narkoseein- und -ausleitungsphase, d. h. nur für kurze Zeiträume notwendig wird, ergibt sich hier, neben der Forderung, die vorhandenen Überwachungsmöglichkeiten intensiv einzusetzen, keine weitere Konsequenz.

Kleinkinder und Säuglinge jedoch werden auch während längeren Operationen beim Fehlen des geeigneten Beatmungsgeräts oder bei mangelhafter Adaptionsmöglichkeit des Geräts an das Kind manuell überwiegend mit halboffenen Spülgassystemen (z. B. Kuhn-System) ventiliert.

Die Beatmung ist in dieser Situation v. a. von der Erfahrung des Anästhesisten abhängig, wobei man sich aber immer vor Augen halten muß, daß Erfahrung eine sehr subjektive Größe ist, die z. T. nicht überprüfbar ist.

Untersuchungen haben gezeigt, daß in der Regel während manueller Ventilation von Säuglingen über ein Kuhn-System hyperventiliert wird, wobei die p_aCO_2-Werte im Mittel bei 32 mm/Hg lagen. Knapp 60 % lagen zwischen 20 und 30 mm Hg, wobei 12 % unter 20 mm Hg lagen. Hyperventilationen sind auch dann häufig, wenn bei maschineller Beatmung nach Nomogrammen das Atemminutenvolumen eingestellt wird.

Die Narkoseventilation im Kindesalter sollte neben der intensiven Überwachung, präkordialem Stethoskop, inspiratorischer O_2-Messung sowie Beatmungsdruckmessung mit Überdrucksicherung auch durch die endexspiratorische oder transkutane CO_2-Messung überwacht werden. Intermittierende Blutgasanalysen sollten zur exakten Überwachung bei länger dauernden Operationen selbstverständlich sein.

Dies um so mehr, da bei Verwendung kleinerer Zugvolumina der Totraum anteilmäßig zunimmt.

23.4 Tracheobronchiale Schleimhautläsionen mit Schädigung der Zilienaktivität

Ein Nachteil aller halboffenen Narkosesysteme, wie zum Beispiel der Spülgassystemen nach Kuhn, Ayse, Mapleson, Harrison, Jackson-Rees oder Bain sowie Spülgassystemen, die mit Nichtrückatmungsventilen ausgerüstet sind, von Leigh, Stephen-Slater, Lewis, Shuman, Ruben u. a. besteht darin, daß die Patienten hierbei mit relativ kalten und trockenen Narkosegasen beatmet werden. Bei einer Beatmungsdauer von mehr als 1 h führt dies zu nachweisbaren Veränderungen der Tracheobronchialschleimhaut, insbesondere wenn die relative Luftfeuchtigkeit unter 50 % liegt (Chalon et al. 1972; Sessler 1990). Diese Veränderungen können bei entsprechender Disposition oder zusätzlicher Traumatisierung bzw. Infektion entzündliche Veränderungen nach sich ziehen. Insbesondere bei Kindern kann es durch zusätzliche Viskositätsänderung des Sekrets zu einer Atemwegsobstruktion kommen mit allen Gefahren für die konsekutiv überblähten Lungenareale. Diese Komplikationen werden in einem späteren Abschnitt erläutert. Unabhängig davon kommt es bei Beatmung mit trockenen Narkosegasen zu erhöhten Flüssigkeitsverlusten über eine gesteigerte Perspiratio insensibilis, die immer von einem Wärmeverlust über den Entzug von Verdunstungswärme begleitet wird (Dick 1972; Graff u. Benson 1969; Rashad u. Benson 1967). Während der Flüssigkeitsverlust leicht durch eine Erhöhung der intraoperativen Zufuhr kompensiert werden kann, wirkt sich der Wärmeverlust gerade bei jungen Säuglingen im Rahmen der Beatmung mit halboffenen Narkosesystemen nachteilig aus, so daß empfohlen wird, bei Verwendung halboffener Narkosesysteme und einer Beatmungsdauer von mehr als 1 h temperaturregulierte Anfeuchter zu verwenden (Smith 1980). Im Gegensatz zu den halboffenen Systemen sollen bei den halbgeschlossenen Systemen mit CO_2-Absorption wie dem Kreissystem Feuchtigkeit und Wärme konserviert werden (Smith 1980). Dies wird durch die exotherme und H_2O-liefernde Reaktion bei der CO_2-Absorption am Atemkalk deutlich. Experimentelle Untersuchungen haben deutliche Unterschiede zwischen den einzelnen Beatmungssystemen gezeigt, wobei die niedrigste relative Feuchtigkeit in Inspiration bei den halboffenen Spülgas- oder Rückatmungssystemen zu finden war. Im Gegensatz dazu war die relative Feuchtigkeit im halbgeschlossenen Kreissystem um etwa das 4- bis 5fache höher und lag im Mittel bei 87 %.

Die Inspirationstemperatur gibt keine direkte Beziehung zur Höhe des Frischgasflusses und zeigt keine Abhängigkeit vom Beatmungssystem.

Die Befeuchtung des Beatmungsgases erfolgt über sog. Kaltvernebler (Injektor- oder Düsenvernebler, Ultraschallvernebler) und Warmvernebler. Letztere kommen überwiegend bei der Narkose- bzw. Langzeitventilation zum Einsatz, wenn keine Spülgassysteme benutzt werden. Sinnvoll eingesetzt werden sie nur, wenn die Temperatur unmittelbar am Tubus 37 °C beträgt *und monitorisiert wird*. So können nicht nur zu kalte Narkosegase die Ziliarfunktion beeinträchtigen, sondern auch zu hohe Temperaturen mit entsprechend hoher absoluter Luftfeuchtigkeit vermindern diese ebenso wie die funktionelle Residualkapazität und Compliance (Mercke 1975).

Um Systemen mit hohem Gasstrom, v. a. den Spülgassystemen, Wasser zuzuführen, können Vernebler vom Injektor- und Ultraschalltyp benutzt werden. Durch die Kondensation von Wassertropfen im Zuführschlauch sind die Injektorvernebler ohne Beheizung relativ ineffektiv.

Bei der Verwendung von den sehr effektiven Ultraschallverneblern muß das vernebelte Wasservolumen berücksichtigt werden, da eine starke Wasseraufnahme über die Atemwege bei hoher Verneblungsleistung möglich ist.

Allen Verneblern gemeinsam ist ihre Infektionsgefahr. Aseptisches Arbeiten und ein häufiger Wechsel des gesamten Schlauchsystems stellen die beste Infektionsprophylaxe dar. Zusätzlich ergeben sich durch den Wasserdampfniederschlag bei Warmverneblern innerhalb der Schläuche Probleme insofern, daß eingebrachte Meßfühler, wie z. B. die CO_2-Küvette, ebenfalls befeuchtet werden und so die Messungen verfälschen können.

Neben diesen apparativen Verfahren stehen auch „heat and moisture exchanger" (HME) zur Anfeuchtung der Atemgase zur Verfügung. HME ist die internationale Bezeichnung für Wärmeaustauscher nach dem Kondensationsprinzip, die weder Energie- noch Wasserzufuhr benötigen. Sie entziehen dem Ausatemgas Feuchtigkeit und führen sie dem Einatemgas wieder zu. Als preiswerte Einmalartikel sind sie einfach in der Handhabung und bieten einen ausreichenden Infektionsschutz (Steward 1976; Walker 1976). Die Erhöhungen der Beatmungsdrücke bzw. der Atemwegswiderstände waren minimal und ohne klinische Bedeutung (Fritz et al. 1984; Steward 1976; Walker 1976). Die Forderung, bei möglichst kleinem Totraumvolumen die Luftfeuchtigkeit in den Atemwegen auf über 70% zu halten, wird jedoch nur von wenigen HME erfüllt (Schröder et al. 1987)

23.5 Bronchopulmonale Infektionen nach Narkosebeatmung

Die Gassterilisation mit Äthylenoxid oder der Gebrauch von Einmalschläuchen ist momentan die gebräuchlichste Methode, sterile Beatmungsgeräte mit deren Zubehör zur Verfügung zu stellen. Sind diese Methoden jedoch nicht verfügbar, wird gelegentlich auch die Kaltsterilisation eingesetzt. Hierbei muß sehr sorgfältig darauf geachtet werden, daß die gesamte Oberfläche der Beatmungsschläuche vom Desinfektionsmittel erreicht wird. Nach dem Trocknen sollten die Schläuche in beheizten, trockenen und für die zugeführte Luft mit Filtern versehenen Räumen aufbewahrt werden.

Eine unzureichende Sterilisation führt zu Pneumonien (Pseudomonas), die durch Übertragung von Krankheitserregern von den Beatmungsschläuchen direkt auf die Atemwege der Patienten zustande kommen (Im et al. 1982).

Durch den Einsatz von Bakterienfilter in den Inspirations- und/oder Exspirationsschenkeln der Beatmungsgeräte sollen neben den Patienten auch die Beatmungsgeräte und die Umgebung vor Infektionen geschützt werden. Eingehende Untersuchungen konnten zeigen, daß neben der sehr effektiven Filtration auch kleinster Partikel wie Viren und Sporen die Filter zusätzlich eine optimale Feuchtigkeits- und Wärmeregulation gewährleisten (Ohgke et al. 1986). Besondere Aufmerksamkeit sollte beim Einsatz dieser Filter der vom Hersteller empfohlenen maximalen Betriebsdauer beigemessen werden. Bei länger dauerndem Gebrauch des Filters im Exspirationsschenkel kann es infolge von Feuchtigkeitsansammlungen zu einem gefährlichen Anstieg der Atemwegsdrücke kommen (Geyer et al. 1985).

23.6 Pneumothorax, Pneumomediastinum, subkutanes Emphysem

Lungenanomalien (Emphysemblasen) mit Überblähung der Alveolen, Lungenzysten oder die hyaline Membrankrankheit beim idiophatischen Atemnotsyndrom des Neugeborenen sowie Pneumonien können bei akzidenteller Überblähung bzw. hohen Beatmungsdrücken zur Aufrechterhaltung der Normoventilation zu einem Spontanpneumothorax führen.

Insbesondere besteht bei der manuellen Ventilation über Beatmungssysteme ohne Druckbegrenzung (z. B. Kuhn-System) durch subjektive Fehleinschätzung des Beatmungsdrucks die Gefahr der Alveolarruptur mit nachfolgendem Pneumothorax (Bizzle u. Kotas 1983).

Bei der mechanischen Ventilation sind Patienten v. a. bei PEEP-Beatmung gefährdet. Bei diesen Methoden liegen die Beatmungsspitzendrücke deutlich über den durch IMV bzw. kontinuierliche positive Druckatmung (CPAP) erreichten Werten (Mathru et al. 1983). Dieses Ergebnis gilt es besonders während der Narkoseausleitungsphase zu beachten. Starkes Husten oder Pressen kann in Verbindug mit CMV zur Alveolarruptur führen. Durch den Einsatz von IMV, CPAP oder manueller Beatmung mit einer Druckbegrenzung werden hohe Beatmungsdruckspitzen, hervorgerufen durch eine Asynchronie zwischen Patient und Ventilator, vermieden.

In der Regel verursachen geringe Mengen intrathorakaler Luft nur geringfügig ausgeprägte Symptome. Ein leichter Anstieg des zentralvenösen Drucks, geringfügige Auswirkungen auf den Gasaustausch durch einen erhöhten Rechts-links-Shunt, der Anstieg des Beatmungsdrucks sind neben den physikalischen Zeichen wie abgeschwächtes Atemgeräusch, hypersonorer Klopfschall und geringfügig eingeschränkte Thoraxexkursion die ersten Symptome. Vor allem bei kleinen Kindern, deren Körper oft von Abdecktüchern des Chirurgen bedeckt ist, sind die physikalischen Zeichen eines Pneumothorax oft schwer zu erkennen.

Eine vital bedrohliche Entwicklung ergibt sich dann, wenn ein nichtdiagnostizierter Pneumothorax durch Intubation und Beatmung zum Ventil- oder Spannungspneumothorax wird. Verantwortlich hierfür sind unerkannte Pleuraläsionen durch kurzzeitig vorangegangene Subklaviapunktion, Interkostalblockade, Rippenfrakturen, Tracheal- und Bronchusrupturen und Spontanrupturen infolge pulmonaler Veränderungen. Zu erwähnen sind hier auch Komplikationen infolge der supraklavikulären Plexusblockade bzw. infolge Punktion der V. jugularis interna. Sie führen mit einer Häufigkeit von 1 % zum Auftreten eines Pneumothorax.

Schwierigkeiten bei der Ventilation mit hohen Beatmungsdrücken, Verlagerung der Trachea im Jugulum, v. a. bei gleichzeitiger Zyanose und Bradykardie und Blutdruckabfall, können die dramatischen Symptome eines schweren Spannungspneumothorax darstellen.

Ein Teil jedes Beatmungsvolumens addiert sich zur bereits vorhandenen Luftmenge im Pleuraraum, die Kompression der Lunge schreitet fort, es entstehen Mediastinalverschiebungen, ggf. Mediastinalflattern, Verschlechterung der Ventilation auch der kontralateralen Seite, Behinderung des venösen Rückflusses und damit eine akute respiratorische und hämodynamische Insuffizienz. In dieser akuten Situation ist das sofortige Einstechen einer großlumigen Nadel in der Medioklavikularlinie im 2. oder 3. ICR oberhalb der Rippe lebensrettend.

Bei latent herzinsuffizienten Patienten ist zu beachten, daß bei zu rascher Entlastung durch die akute Steigerung des venösen Rückstroms eine manifeste Rechtsherzinsuffizienz mit tödlichen Rhythmusstörungen auftreten kann (Dick 1976). Hieraus ergibt sich die Notwendigkeit, vor der Narkoseeinleitung bei Verdacht auf Pneumothorax diesen auszuschließen bzw. durch entsprechende Drainage zu beheben. Außerdem muß jedes Beatmungsgerät mit einer drucklimitierenden Sicherheitsvorrichtung ausgerüstet sein. Insbesondere muß die maschinelle Beatmung von Neugeborenen und Säuglingen stets druckbegrenzt durchgeführt werden, wobei eine Überdruckgrenze von ca. 15 cm H_2O eingestellt wird, um einem Barotrauma vorzubeugen. Neben der Überdrucksicherung ist außerdem ein vollständiges Monitoring der Ventilationsparameter zu fordern, was heute für alle neuen Anästhesieventilatoren durch Gesetz vorgeschrieben ist. Hierdurch hat der Anästhesist die Möglichkeit, neben Diskonnektionen und Atemwegsobstruktionen alle Veränderungen der Lungencompliance und -resistance rechtzeitig zu erkennen.

Bei der Beatmung mit Spühlgassystemen wie dem Kuhn-System liegt die Gefahr des Barotraumas in der subjektiven Fehleinschätzung des Beatmungsdruckes durch den Anästhesisten. Das in Relation zum Volumen der Säuglingslunge große Volumen des Frischgasstromes kann bei mangelnder Aufmerksamkeit des Anästhesisten rasch zu einem gefährlichen Anstieg des Beatmungsdruckes führen. Hieraus ergibt sich die Forderung einer druckbegrenzten Beatmung bei Spühlgassystemen mittels Überdruckventil. Das Monitoring der Ventilationsparameter ist bei diesen Systemen nur mit speziellen Modifikationen durchführbar.

Insgesamt ist das Risiko eines Barotraumas während der Beatmung mit 0,5–20% zu veranschlagen.

23.7 High-frequency-jet-Ventilation (HFJV)

Ursachen

Die wesentlichen Ursachen für Komplikationen ergeben sich aus

- mangelnder Erfahrung im Umgang mit der Methode,
- fehlender Anfeuchtung,
- unzureichender CO_2-Elimination,
- Atelektasenbildung,
- Gastrapping bei chronisch-obstruktiver Lungenerkrankung,
- Mukosaschädigung.

Neben den Problemen, die sich bei der falsch indizierten Anwendung der HFJV bzw. der Anwendung bei mangelnder Erfahrung ergeben, kann die HFJV eine Reihe weiterer Komplikationsmöglichkeiten bieten.

Aus der fehlenden Anfeuchtung des Inspirationsgases bei High-frequency-jet-Ventilatoren resultieren dieselben Nachteile für die Tracheaschleimhaut und die Ziliartätigkeit wie sie schon bei der konventionellen Beatmung beschrieben wurden (Chalon et al. 1972; Sladen et al. 1984). Die Hauptindikation für die Anwendung der HFJV sehen wir in der Anästhesie bei diagnostischen und therapeutischen Eingriffen der oberen Atemwege, insbesondere in der Larynxchirurgie. Neben den bereits erwähnten Komplikationsmöglichkeiten sollte ganz besonders auf eine ungehinderte Exspirationsphase geachtet werden. Gegebenenfalls muß ein zweiter Katheter für eine unbehinderte Exspiration in die Trachea eingeführt werden (Scheck et al. 1989).

Bei intrathorakalen Eingriffen bietet die HFJV durch die weitgehende Immobilisation der Lunge dem Operateur eine große Arbeitserleichterung. Bei Manipulationen an der Lunge kommt es jedoch schnell zur Ausbildung von Atelektasen (Mutz et al. 1984). Auch ohne weitere Manipulation ist die Rückbildungsfähigkeit der Atelektasen bei weiterer HFJV verzögert bzw. aufgehoben (Murray et al. 1985). Bei einer Atelektasenbildung infolge Surfactantschädigung kann die HFJV ohne hohe inspiratorische Beatmungsdrücke selten eine ausreichende Oxygenierung gewährleisten (Kumar et al. 1984).

Die seitengetrennte Ventilation wird heute durch doppellumige Intubation, eine spezielle Form der trachealen und endobronchialen Intubation, ermöglicht. Dadurch ergibt sich die Möglichkeit der temporären Einlungenventilation, um bei intrathorakalen Eingriffen eine bessere Einsicht in das Operationsgebiet zu erhalten und eine leichtere, für den Patienten schonendere Operationstechnik zu ermöglichen.

Zusätzlich ergibt sich die Möglichkeit der Trennung der rechten und linken Lungenseite, um eine Verschleppung von Sekret, Blut oder Bakterien zu verhindern. Insgesamt kann man wohl die Auffassung vertreten, daß die Einlungenventilation für diesen Anwendungsbreich der HFJV überlegen ist.

Literatur

Altemeyer K-H (1985) Narkose- und Überwachungssysteme für die Kinderanästhesie. Springer, Berlin Heidelberg New York Tokyo (Anaesthesiologie und Intensivmedizin, Bd 170)

Beecher HK, Todd DP (1954) A study of deaths associated with anesthesia and surgery based on a study of 599 548 anesthesias in 10 institutions 1948–1952. Ann Surg 140:2–35

Bizzle TL, Kotas RV (1983) Positive pressure hand ventilation: potential errors in estimating inflation pressures. Pediatrics 72:122

Brown TCK, Fisk GC (1985) Kinderanästhesie mit Aspekten der Intensivbehandlung.Fischer, Stuttgart

Buck N, Devlin HB, Lunn JN (1987) The report of a confidential enquiry into perioperative deaths. The Nuffield Provincial Hospitals Trust and the Kings Fund, London

Caplan RA et al. (1990) Adverse respiratory events in anaesthesia: A closed claims analysis. Anesthesiology 72:828–833

Chalon J, Loew DAY, Malebranche J (1972) Effects of dry anaesthetic gases on tracheobronchial ciliated epithelium. Anesthesiology 37:338

Chopra V, Bovill JG, Spierdijk J, Koornneef F (1992) Reported significant observations during anesthesia. Br J Anaesth 68:13–17

Dick W (1972) Respiratorischer Flüssigkeits- und Wärmeverlust des Säuglings und Kleinkindes bei künstlicher Beatmung. Springer, Berlin Heidelberg New York (Anaesthesiologie und Wiederbelebung, Bd 62)

Dick W (1976) Respiratorische Notfälle als Anästhesierisiko. In: Ahnefeld FW, Bergmann H, Burri C, Dick W, Halmagys M, Rügheimder E (Hrsg) Der Risikopatient in der Anästhesie. Springer, Berlin Heidelberg New York (Klin. Anästhesie und Intensivmedizin, Bd 12, S 178)

Fritz KW, Osterhaus A, Seitz W, Lauchart W, Kirchner E (1984) „Künstliche Nase": Schutz des respiratorischen Epithels unter Beatmung. Klinikarzt 7

Geyer A, Goldschmied W, Koller W, Winter G (1985) Störung der Gerätefunktion bei Anbringung eines Bakterienfilters in den Exspirationsschenkel des Beatmungssystems. Anaesthesist 34:129

Graff TG, Benson DW (1969) Systematic and pulmonary changes with inhaled humid atmospherer. Anesthesiology 30:199

Harrison GG (1990) Death due to anesthesia at Groote Schuur Hospital, Cape Town 1956–1987. Part I: Incidence. South African Med J 77:412–415

Hausdörfer-Hagemann H, Dieckhoff F (1986) Die Messung des endexspiratorischen Kohlendioxid-Wertes in der Kinderanästhesie. Anaesthesist 35:335

Hillary Don MD (1983) Complications in anesthesiology, Chapter 13. Lippincott, Philadelphia, p 183

Im SWK, Fung JPH, So SY, Yu DYC (1982) Unusual dissemination of pseudomonads by ventilators. Anaesthesia 37:1074

Jennis MS, JL Peabody (1987) Pulse Oximetry: An Alternative Method For The Assessment Of Oxygenation In Newborn Infants. Pediatrics 79:524

Kirby RR (1991) Respiratory System. In: Gravenstein N (ed) Manual of complications during anaesthesia. Lippincott, New York London Sidney Tokio, pp 303–352

Kumar BS, Beney K, Jastremski M, Nieman G, Bredenberg C (1984) High frequency jet ventilation versus conventional ventilation after surfactant displacement in dogs. Crit Care Med 12/9:738

Lindahl S, Yates A, Hatch D (1987) Relationship between invasive and noninvasive measurements of gas exchange in anesthetized infants and children. Anesthesiology 66:168

Mathru M, Rao TLK, Venus B (1983) Ventilator-induced intermittent mandatory ventilation. Crit Mare Med 11:359

McEvedy B, McLeod M, Mulera M, Kirpalani H, Lerman J (1988) End-tidal, transcutanous and arterial pCO_2 measurements in critically ill neonates: a comparative study. Anesthesiology 69/1:112

Mercke U (1975) The influence of varying air humidity on mucociliary activity. Acta Otolaryngol 79:133–139

Murray IP, Carlson CA, Banner MJ, Modell JH (1985) Atelectasis and high frequency jet ventilation. Anesthesiology 63/3a:A553

Mutz N, Baum M, Benzer H, Koller W, Moritz E, Pauser G (1984) Intraoperative application of high frequency ventilation. Crit Care Med 12/9:800

Ohgke H, Mildner R (1986) Systemuntersuchung von PALL-Beatmungsfiltern. Mildner, Lübeck

Rashad KF, Benson DW (1967) Role of huminidity in prevention of hypothermia in infants and children. Anesth Analg 46:712

Scheck PA, Mallios C (1989) Intraoperative Anwendung der Hochfrequenzbeatmung in der Chirurgie der oberen Atemwege. Springer, Berlin Heidelberg New York Tokyo (Anästhesiologie und Intensivmedizin, Bd 219, S 43–51)

Schröder P-M, Frucht U, Ullrich C, Boenick U, König W (1987) Technische Untersuchung zur Frage der Wirksamkeit von Heat and Moisture Exchangers (HME). Biomed Technik 32:270

Sessler DI, Bissonnete B (1990) Humidification of inspired gas — reply. Anesthesiology 72:578–579

Short TG, O'Regan A, Lew J et al. (1993) Critical incident reporting in an anaesthetic department quality assurance programme. Anaesthesia 48/19:3–7

Zeitlin GL (1989) Possible decrease in mortality associated with anesthesia: U.S.A. Anesthesia 44:432–433

24 Schmerztherapie

W. Siegmund und P. M. Osswald

Es war schon immer die wichtigste Aufgabe des Arztes, Leiden vom Patienten abzuwenden oder zumindest zu lindern. So umfaßt der Kernbereich der anästhesiologischen Tätigkeit die Bekämpfung von Schmerzen.

Während diese Aufgabe mit den heute zur Verfügung stehenden Möglichkeiten apparativer und medikamentöser Art intraoperativ als weitgehend gelöst zu betrachten ist, wurde das Gebiet der postoperativen Analgesie bisher relativ stark vernachlässigt. Dies führt dazu, daß viele Patienten heute mehr Angst vor postoperativen Schmerzen als vor der Narkose haben.

Ursachen für diesen unbefriedigenden Umstand sind sicher ungeklärte Zuständigkeiten auf den Stationen, mangelndes pharmakologisches Verständnis und Unkenntnis der rechtlichen Situation, in vielen Fällen aber auch die mangelnde Bereitschaft, die Bedürfnisse des Patienten zu erfragen und bedarfsgerecht zu erfüllen. Dies erfordert sicherlich einen erheblichen Mehraufwand, der durch die Zufriedenheit des Patienten und die Verminderung schmerzbedingter Komplikationen belohnt wird.

Gerade in der modernen Medizin wird viel zu häufig übersehen, daß für die Zufriedenheit des Patienten die prä- und postoperative Betreuung mindestens so wichtig ist wie die Qualität des durchgeführten Eingriffs.

Hieraus leitet sich fachübergreifend die Notwendigkeit einer suffizienten postoperativen Analgesie ab:

> Eine adäquate postoperative Schmerztherapie läßt sich nur in Zusammenarbeit aller mit dem Patienten betrauten Fachrichtungen gewährleisten!

Der Anästhesist ist aufgrund seiner Ausbildung und täglichen Arbeit prädestiniert, die postoperative Schmerztherapie, die ja eine Fortsetzung der intraoperativen Analgesie darstellt, patientenadaptiert und in Abstimmung mit den anderen Fachrichtungen durchzuführen.

24.1 Physiologische und pathophysiologische Vorüberlegungen

Schmerz ist die natürliche Konsequenz einer Gewebsverletzung, wie sie bei jedem chirurgischen Eingriff stattfindet. So treten nach praktisch allen Operationen akute

Schmerzen unterschiedlicher Intensität auf, die in der frühen postoperativen Phase am stärksten sind und im weiteren Verlauf abnehmen. Bei unzureichender Behandlung des postoperativen Schmerzes (30–40 % der mit konventioneller postoperativer Schmerztherapie behandelten Patienten klagen über mittlere bis starke Schmerzen) kommt es zu einer Aktivitätssteigerung des adrenergen Nervensystems und Ausschüttung von Adrenalin und Noradrenalin. Gleichzeitig werden Gluko- und Mineralokortikoide, ADH und STH freigesetzt. Dies führt im kardiovaskulären System zu folgenden unerwünschten Veränderungen:

- Vasokonstriktion in der Peripherie und im Splanchnikusbereich:
  → Steigerung der Nachlast,
  → schlechte Gewebeoxygenierung mit der Gefahr schlechterer Wundheilung;
- Tachykardie und Hypertonie führen zur Steigerung des myokardialen O_2-Verbrauchs;
- Gefahr der Extrasystolie.

Zusätzlich kommt es zu folgenden humoralen Veränderungen:

- Zunahme von Blutvolumen und -viskosität mit der Folge einer Verschlechterung von Rheologie und Gewebeoxygenierung,
- Hyperglykämie,
- Laktatanstieg,
- Kaliumverlust.

Die schmerzbedingten Störungen von Organen und Organsystemen betreffen zusätzlich:

1) *Pulmonale Komplikationen:*
   - Unzureichende Ventilation → Ventilations-Perfusions-Störung → Hypoxie.
   - Ungenügendes Abhusten → Atelektasenbildung, Sekretverhalt, Gefahr der Pneumonie.
2) *Gastrointestinale Komplikationen:*
   Entstehen aufgrund einer reflektorischen Motilitätshemmung, wodurch sich Übelkeit und Erbrechen entwickeln. Bei Fortbestehen Gefahr eines postoperativen Ileus.
3) *Urologische Komplikationen:*
   Eine durch Schmerzen ausgelöste Hypomotilität der ableitenden Harnwege und der Blase kann zur Harnretention führen.
4) *Gefahr von Inaktivitätsatrophie der Muskulatur und von Gelenkversteifungen.*
5) *Thromboseneigung:*
   Entsteht durch schmerzbedingte Inaktivität infolge Viskositätszunahme, Steigerung von Fibrinolyse und Thrombozytenaggregation.
6) *Psychische Folgen:*
   - Angst vor weiteren Eingriffen,
   - Zerstörung des Vertrauensverhältnisses Arzt–Patient,
   - Gefahr der Chronifizierung.

Die Kenntnis dieser schmerzbedingten Gefahren läßt heute eine adäquate postoperative Schmerztherapie als dringend erforderlich erscheinen. Voraussetzung hierfür sind jedoch Kenntnisse in folgenden Bereichen:

1) Schmerzmechanismen,
2) den Schmerz beeinflussende Faktoren,
3) Kenntnis in der Pharmakologie der Analgetika und über Methoden der modernen Schmerztherapie.

Schmerzmechanismen

Als Folge einer Gewebeverletzung entstehen schmerzhafte Stimuli in spezifischen Nervenendigungen, den Nozizeptoren. Man kann 3 Rezeptortypen unterscheiden:

- mechanosensible Nozizeptoren: aktiviert durch starke mechanische Reize;
- thermosensible Nozizeptoren: reagieren auf Erwärmung der Haut über 45 °C;
- polymodale Nozizeptoren sprechen auf mehrere Reizarten — mechanische, thermische oder chemische — an. Es muß jedoch ein besonders intensiver Stimulus erfolgen.

Obwohl Nozizeptoren durch direkte Einwirkung aktiviert werden können, geschieht diese Aktivierung wesentlich häufiger durch die Freisetzung algetischer Substanzen (H^+- und K^+-Ionen, Histamin, Serotonin, Acetylcholin, Bradykinin, Prostaglandine) als Folge von Gewebereaktionen.

Die schmerzhaften Impulse werden von den Nozizeptoren über die dünnen, markhaltigen Fasern (Gruppe-III-Fasern) und die marklosen C-Fasern (Gruppe-IV-Fasern) zum Rückenmark geleitet und dort an exzitatorischen Synapsen auf Neurone des Hinterhorns umgeschaltet. Bei der Umschaltung schmerzhafter Stimuli sind als erregende Transmitter Glutamat, Substanz P, CGRP sowie andere Aminosäuren und Neuropeptide beteiligt. Sie werden aus den präsynaptischen Endigungen der afferenten Fasern freigesetzt und wirken auf postsynaptische Rezeptoren der spinalen Neurone ein.

Im Rückenmark wird die Information aus den Nozizeptoren zu motorischen und sympathischen Reflexen verarbeitet. Diese spinalen Reflexreaktionen bewirken einen ausgeprägten Anstieg des Skelettmuskeltonus, Abnahme der Compliance der Thoraxwand, Ausschüttung von katabolen Hormonen (Katecholamine, Kortison u.a.) und Steigerung der Atemtätigkeit. Andere bekannte Phänomene sind eine Wegziehreaktion oder eine lokale Durchblutungssteigerung.

Die Weiterleitung zum Gehirn erfolgt über Tractus spinothalamicus → Hirnstamm → Thalamus → Formatio reticularis. Von dort beginnen Projektionen in die Großhirnrinde. Voraussetzung für Schmerzempfindungen ist eine entsprechende Aktivität der Großhirnrinde.

Absteigende Kontrollsysteme liegen im zentralen Höhlengrau des Mittelhirns und in den Raphekernen. Sie bewirken eine Aktivitätsminderung zentraler nozizeptiver Systeme und auf diese Weise eine Schmerzdämpfung.

Mit den für die postoperative Schmerztherapie gebräuchlichen Analgetika läßt sich die Reizleitung auf verschiedenen Ebenen beeinflussen. Saure antiphlogistische antipyretische Analgetika (NSAID wie Acetylsalicylsäure, Indometachin, Diclofenac und viele andere) wirken über eine Unterdrückung der Prostaglandinsynthese aus Arachidonsäure. Phenazonderivate entfalten ihre analgetische Wirkung vermutlich im Hinterhorn des Rückenmarks, wo sie auf spinaler Ebene nozizeptive Afferenzen filtern und dadurch analgetisch wirken [11]. Auf der anderen Seite weisen diese Präparate geringe, klinisch aber möglicherweise bedeutsame relaxierende Effekte auf die glatte Muskulatur auf, die vor allem bei spastischen Schmerzen, wie z. B. Koliken, von Nutzen sein können. Sowohl NSAID wie Phenazonderivate hemmen die Weiterleitung nozizeptiver Informationen im ZNS.

Opioide wirken durch Bindung an Opioidrezeptoren im zentralen Nervensystem und in peripheren Organen. Durch eine Hyperpolarisation der Membran von postsynaptischen Neuronen wird die Auslösung eines Aktionspotentials erschwert und die synaptische Erregungsübertragung gehemmt. An den Endigungen der nozizeptiven Afferenzen depolarisieren sie die präsynaptischen Terminalen mit der Folge der verminderten Freisetzung erregender Übertragersubstanzen.

Lokalanästhetika unterbrechen die Nervenleitfähigkeit, indem sie den schnellen Natriumeinstrom in die Nervenzelle und damit die Auslösung eines Aktionspotentials verhindern.

Schmerzbeeinflussende Faktoren

Das individuelle Ausmaß von postoperativen Schmerzen wird durch folgende Faktoren beeinflußt:

- Operativer Eingriff (Tabelle 24.1).
- Der postoperative Schmerz wird auch durch die Dauer des Eingriffs und das Ausmaß der Gewebetraumatisierung entscheidend beeinflußt.
- Wahl des Anästhesieverfahrens [7].
- Der Analgetikabedarf nach Neuroleptanästhesien ist möglicherweise um 50 % geringer als nach Inhalationsanästhesien.
- Präoperative Aufklärung.
- Persönlichkeit des Patienten.
- Depressionen, Gefühle von Angst, Scham, Schuld, Hilflosigkeit oder Einsamkeit wirken schmerzverstärkend. Die früheren Erfahrungen des Patienten beeinflussen die postoperative Schmerzempfindung ebenso wie die Berichte anderer Patienten.

Tabelle 24.1. Verschiedene operative Eingriffe und die zu erwartenden durchschnittlichen postoperativen Schmerzen. (Aus Freye [9])

Operativer Eingriff	Schmerzhäufigkeit [%]		Schmerzdauer	
	mittel	schwer	Tage	von bis
Obere Baucheingriffe	30	60	3	2–6
Thorakotomien	30	65	4	2–7
Untere Baucheingriffe	35	45	2	1–4
Urologische Eingriffe	25	50	4	2–7
Extremitäteneingriffe	35	65	3	2–6

- Einhaltung eines adäquaten Verordnungsplanes.
- Ethnische, kulturelle und religiöse Faktoren.
- Lagerungsmaßnahmen, Krankengymnastik.

Zur Beurteilung der Effizienz schmerztherapeutischer Maßnahmen ist es wesentlich, den Schmerz, der ja immer ein subjektives Erlebnis darstellt, in seiner Intensität soweit wie möglich zu objektivieren. Zur Erfassung von Schmerzintensität und -qualität werden Analog- oder Kategorialskalen eingesetzt. Kategorialskalen ermöglichen es dem Patienten, Intensität und Art des Schmerzes anzugeben, z. B.:

0 = kein Schmerz,
1 = geringer Schmerz,
2 = mäßiger Schmerz,
3 = starker Schmerz,
4 = maximal vorstellbarer Schmerz.

Die bekannteste Analogskala ist die visuelle Analogskala (VAS): Hierbei kann der Patient auf einer Skala im Rechenschieberformat mit Hilfe eines Striches seinen Schmerz zwischen 0 (überhaupt kein Schmerz) und 100 (maximal vorstellbarer Schmerz) einstufen.

24.2 Konventionelle systemische Schmerztherapie

Standardsubstanzen in der postoperativen Schmerztherapie sind Opioide und antipyretisch wirkende Analgetika.

Opioide

Wirkweise

Opioide entfalten ihre Wirkung durch Bindung an Opioidrezeptoren im zentralen Nervensystem, v. a. im limbischen System, Thalamus, Hypothalamus, Striatum, Mittelhirn und Rückenmark. Zur Zeit werden mehrere Typen von Opioidrezeptoren unterschieden, die jeweils verschiedene Teilwirkungen vermitteln und sich hinsichtlich Affinität und intrinsischer Aktivität differenzieren lassen (Tabelle 24.2):

- Unter *Affinität* versteht man die Fähigkeit eines Opioids, sich an den Rezeptor zu binden und einen Komplex mit ihm zu bilden.
- *Intrinsische Aktivität* kennzeichnet die Fähigkeit dieses Komplexes, eine pharmakologische Wirkung hervorzurufen.
- *Agonisten* haben an einem Rezeptortyp eine hohe intrinsische Aktivität; die Affinität ist unterschiedlich.
- *Antagonisten* weisen eine hohe Affinität zum Rezeptor bei geringer oder fehlender intrinsischer Aktivität auf.

Tabelle 24.2. Opioidrezeptoren und durch sie vermittelte Wirkungen. (Aus Zenz u. Jurna [36])

Wirkung	μ	κ	ε	δ	σ
Analgesie					
– supraspinal	×		×	×	
– spinal	×	×		×	
Atemdepression	×				
Euphorie	×				
Dysphorie		×			×
Miosis	×	×			
Mydriasis					×
Obstipation	×				

Die Analgesie wird vornehmlich über μ-Rezeptoren, in geringerem Ausmaß über κ-Rezeptoren vermittelt.

Die durch Opioide vermittelte Analgesie ist weitgehend selektiv, d. h. andere Sinneswahrnehmungen bleiben unbeeinflußt. Der über C-Fasern geleitete, „langsame" Schmerz wird besser beeinflußt als der über $A_δ$-Fasern geleitete, „schnelle" Schmerz.

Positiv beeinflußt wird durch Opioide das emotionale Schmerzerlebnis: Der positive Einfluß auf Angst und Schmerzen erhöht die Toleranz gegenüber Schmerzen bei weitgehend unveränderter Schmerzperzeption.

Wegen der endlichen Zahl von Opioidbindungsstellen im Organismus zeigt sich in der Dosis-Wirkungs-Beziehung ein Ceilingeffekt, der dazu führt, daß eine weitere Dosiserhöhung nicht zu einer Zunahme der analgetischen Wirkung, möglicherweise aber zu unspezifischen Nebenwirkungen führt.

Eine Toleranzentwicklung spielt in der kurzen postoperativen Phase keine Rolle.

Nebenwirkungen

Atemdepression

Die zentral ausgelöste Atemdepression beruht auf einer Hemmung atemregulatorischer Zentren in Pons und Medulla oblongata mit verminderter Ansprechbarkeit auf den p_aCO_2.

Die Atemdepression ist dosisabhängig und nimmt bei steigender Dosierung in folgender Reihenfolge zu:

Bradypnoe mit Vergrößerung des Atemzugvolumens → Atmung nur durch Hypoxie und äußere Reize zu stimulieren → Kommandoatmung → komplette Apnoe.

Die Atemdepression ist direkt proportional der analgetischen Potenz eines Opioids. Verstärkend auf die Atemdepression wirken:
- Hemmung der Biotransformation in der Leber, z. B. bei gleichzeitiger Gabe von Psychopharmaka, Kontrazeptiva, Antiarrhythmika oder volatiler Anästhetika.
- Verdrängung aus der Eiweißbindung, z. B. durch Kumarinderivate.
- Hypoproteinämie.

- Azidose führt zu geringerer Eiweißbindung.
- Sedativa, Hypnotika, Alkohol und Neuroleptika können die Atemdepression potenzieren.

> Eine Atemdepression ist immer als Zeichen einer Überdosierung zu werten!

Die Atemdepression ist durch Antagonisten (z. B. Naloxon) oder Nalbuphin erfolgreich zu antagonisieren. Hierbei ist zu berücksichtigen, daß diese Substanzen nur eine kurze Halbwertzeit aufweisen und so nach einiger Zeit eine Remorphinisierung auftreten kann. Antagonisierte Patienten sollten daher unbedingt über mehrere Stunden intensiv überwacht werden.

Übelkeit und Erbrechen

Durch Einwirkung auf dopaminerge Rezeptoren in der chemosensitiven emetischen Triggerzone der Area postrema lösen Opioide relativ häufig Übelkeit und Erbrechen aus. Als prädisponierende Faktoren für postoperatives Erbrechen gelten [39]: Alter, Menses, Adipositas, Reisekrankheit oder postoperatives Erbrechen in der Anamnese, Angst, bestimmte operative Eingriffe (Laparoskopie, Schieloperationen, Eingriffe am Mittelohr). In diesen Fällen sollte eine Prophylaxe mit Phenothiazinen oder Droperidol in Erwägung gezogen werden, die besser wirksam zu sein scheinen als Metoclopramid. Therapeutisch werden die gleichen Medikamente angewandt; der Erfolg ist unsicher. Bei Fortführung der Opioidzufuhr oder Wechsel auf ein anderes Präparat kommt es häufig zu einem Nachlassen der Beschwerden. Dieses Phänomen ist möglicherweise auf eine Hemmung des motorischen Brechzentrums durch Opioide zurückzuführen.

Störungen der Funktion des Magen-Darm-Traktes

Durch Hemmung von Neuronen im Plexus myentericus, die für den Dehnungsreflex zuständig sind, und von Neuronen im Rückenmark, die die Fortbewegung des Darminhaltes kontrollieren, sowie Auslösung einer Kontraktion der glatten Muskulatur des Magen-Darm-Traktes kommt es zu einer Verminderung der Peristaltik und Erhöhung des Tonus in der Darmwand. Die glatte Muskulatur des Sphincter Oddi sowie der Gallenblase und -gänge kontrahieren sich unter dem Einfluß von Opioiden ebenfalls. Hierdurch kommt es zu einer Druckerhöhung in den Gallenwegen und einem erschwerten Abfluß von Pankreassekret (**cave**: Pankreatitis!).

Kardiovaskuläre Nebenwirkungen

Charakteristisch für Opioide ist eine über den Nucleus dorsalis n. vagi ausgelöste zentrale Bradykardie, die durch Atropin gut antagonisierbar ist. Über eine zentral ausgelöste Verminderung des Sympathikustonus kommt es zu einer opioidinduzierten Vasodilatation mit venösem Pooling des Blutes (**cave**: Hypovolämie!).

Präparatewahl

Generell ist davon auszugehen, daß alle Agonisten in äquipotenten und adäquaten Dosisbereichen vergleichbar wirksam sind (Tabelle 24.3).

Tabelle 24.3. Unterschiedliche analgetische Wirkstärke verschiedener Opioide, bezogen auf Morphin = 1. (Aus Freye [9])

Analgesie	Opioid	Wirkstärke
Sehr stark	Sufentanil	1000
	Fentanyl	100–300
	Alfentanil	40– 50
	Buprenorphin	10– 50
	Oxymorphon	12– 15
Stark	Butorphanol	8–11
	Hydromorphon	7–10
	Diamorphin	1–5
	Dextromoramid	2–4
	Racemorphan	2,5
	Levomethadon	2
	Methadon	1,5
	Isomethadon	1–1,3
	Piminodin	1
	Properidin	1
	Morphin	1
	Piritramid	0,7
Schwach	Nalbuphin	0,5–0,8
	Hydrokodein	0,35
	Pentazocin	0,3
	Kodein	0,2
	Pethidin	0,1
Sehr schwach	Tilidin	0,07–0,1
	Tramadol	0,05

Da speziell Agonisten/Antagonisten schon früh einen analgetischen Ceilingeffekt aufweisen, lassen sich von der Potenz keine Rückschlüsse auf die analgetische Effektivität ziehen.

Nach einer DGAI-Umfrage von 1987 [17] werden in Deutschland hauptsächlich Piritramid (28%), Buprenorphin (24%), Pentazocin (20%), Pethidin (13%) und Tramadol (10%) verwendet. Als interessante neuere Substanz hat seitdem Nalbuphin an Beliebtheit hinzugewonnen.

a) *Piritramid* (Dipidolor)
   Reiner Opioidagonist, analgetische Potenz 0,7.
   Dosierung:
   – intravenös: 0,1–0,15 mg/kg KG,
   – intramuskulär: 0,2–0,4 mg/kg KG.
   Mittlere Wirkungsdauer: 4–6 h.
   Vorteile: Nur selten Übelkeit und Erbrechen,
   – keine Histaminausschüttung
   – kaum Kreislaufwirkungen.
   Nachteile: Atemdepression wie bei Morphin.
b) *Pethidin* (Dolantin)
   Reiner Agonist, analgetische Potenz 0,1.
   Dosierung:
   – intravenös: 0,15–0,7 mg/kg KG,
   – intramuskulär: 0,5–1 mg/kg KG,
   – orale oder rektale Gabe wegen ausgeprägtem hepatischem „first pass effect" nicht empfehlenswert.
   Mittlere Wirkungsdauer: 2–4 h.
   Vorteile:
   – gut wirksam bei postoperativem Shivering,
   – keine Spasmen der glatten Muskulatur.
   Nachteile:
   – unerwünschte kardiale Nebenwirkungen (Blutdruckabfall, Tachykardie und Erhöhung des myokardialen O_2-Verbrauchs),
   – bei rascher i.v.-Gabe Gefahr des Bronchospasmus.
c) *Tramadol* (Tramal)
   Agonistische Potenz 0,05, antagonistische Potenz 0,002.
   Dosierung:
   – 1–1,5–2 mg/kg KG i.v., i.m. oder s.c.
   Mittlere Wirkungsdauer: 1–4 h.
   Vorteile:
   – geringe Gefahr der Atemdepression,
   – geringe kardiovaskuläre Nebenwirkungen,
   – kaum Suchtpotential → unterliegt nicht der Betäubungsmittelverordnung.
   Nachteile:
   – relativ häufig Übelkeit und Erbrechen,
   – als schwaches Analgetikum häufig unterdosiert (100 mg Tramadol = 5 mg Morphin),
   – oft nur in Kombination mit peripheren Analgetika wirksam.
d) *Pentazocin* (Fortral)
   Agonistische Potenz 0,4, antagonistische Potenz 0,04.
   Dosierung: 15–30 mg i.v. oder i.m.
   Mittlere Wirkungsdauer: 3–4 h.
   Vorteile:
   – geringe Obstipationsgefahr.
   Nachteile:
   – erhebliche Kreislaufnebenwirkungen (Blutdruckanstiege, auch im kleinen Kreislauf, Tachykardie, Steigerung des myokardialen O_2-Verbrauchs),
   – Dysphoriegefahr, gekennzeichnet durch Angst, Unruhe, Halluzinationen,
   – Atemdepression (20 mg Pentazocin = 10 mg Morphin),
   – Brechreiz,
   – Schwindelgefühle,
   – bei Opiatabhängigen Gefahr der Entzugsauslösung.
e) *Buprenorphin* (Temgesic)
   Agonistische Potenz 10–50, antagonistische Potenz 0,5.

Dosierung: 0,15–0,3 mg i.v. oder i.m.,
0,2–0,4 mg sublingual.
Mittlere Wirkungsdauer: 6–8 h.
Vorteile:
- lange Wirkungszeit,
- sublinguale Gabe möglich,
- geringe Obstipationsgefahr.

Nachteile:
- Atemdepression mit Naloxon oft kaum zu antagonisieren,
- zentrale Atemanaleptika wie Doxapram können evtl. die Atmung anregen,
- langsamer Wirkungseintritt (ca. 30 min nach i.m.-Gabe, bei i.v.-Applikation nach 10–20 min),
- relativ häufig Übelkeit,
- bei Opiatabhängigen Gefahr, Entzugssymptome auszulösen.

f) *Nalbuphin* (Nubain)
Agonistische Potenz 0,8, antagonistische Potenz 0,5.
Dosierung: 10–20 mg i.v. oder i.m.
Mittlere Wirkungsdauer: 3–6 h.
Vorteile:
- keine Herz-Kreislauf-Wirkungen,
- hebt die durch Opiatagonisten hervorgerufene Atemdepression auf, ohne ihre analgetische Wirkung zu beeinflussen,
- unterliegt nicht der Betäubungsmittelverordnung,
- Sedierung.

Nachteile:
- Atemdepression nur mit Naloxon antagonisierbar, nicht mit Nalorphin oder Levallorphan,
- nach Opiatnarkosen ist mit einer kurzzeitigen (bis 10 min) Schmerzinduktion zu rechnen [10].

Anwendung

Bei der konventionellen Anwendung von Opioiden zur postoperativen Schmerztherapie sollten folgende Grundsätze berücksichtigt werden:

1) *Nur die intravenöse Bolusinjektion erlaubt, die Dosis gegen die Wirkung zu titrieren.*
Bei intramuskulärer Gabe ist die Resorptionsgeschwindigkeit zu variabel (meist zu lang, v. a. bei regionaler Hypoperfusion, z. B. bei Hypovolämie oder Auskühlung).
2) Wenn der individuelle Bedarf des Patienten erkannt ist, kann die Erhaltungsbehandlung auch durch repetitive i.m.-Gaben in fixen Zeitabständen durchgeführt werden, wobei stets die Möglichkeit der Dosisadaptation offenbleiben muß.
3) Auch nach intramuskulärer Gabe besteht die Gefahr der tödlichen Atemdepression.
4) Medikamente aus der Gruppe der Agonisten dürfen nicht mit Substanzen aus der Gruppe der Agonisten/Antagonisten abwechselnd verabreicht oder gemischt werden.

5) Die zeitlich konstante Opioidapplikation soll einen konstanten Blutspiegel im Organismus aufrechterhalten mit dem Resultat einer gleichmäßigen Besetzung der Rezeptoren und einer anhaltenden Blockade schmerzhafter Afferenzen.
6) Eine Verordnung „nach Bedarf" führt meist zu einer unzureichenden Analgesie, da die Applikation meist deutlich verzögert erfolgt.

Antipyretisch wirkende Analgetika

Im Gegensatz zu den Opioiden beeinflussen diese Substanzen die Nozizeptoren im geschädigten Gewebe. Daneben weisen sie zentrale analgetische Effekte auf.
Pharmakologisch lassen sich 3 Stoffklassen unterscheiden:

- Derivate schwacher Carbonsäuren (Acetylsalicylsäure, NSAID),
- Pyrazolonderivate (Metamizol),
- Anilinderivate (Paracetamol).

Derivate schwacher Carbonsäuren

Acetylsalicylsäure und NSAID wurden bis vor kurzer Zeit als „periphere" Analgetika betrachtet, deren Wirkung darin besteht, daß sie die Synthese von Prostaglandin E_2 aus Arachidonsäure in geschädigtem Gewebe hemmen und so die Ausbildung nozizeptiver Aktionspotentiale verhindern. Hingegen wird die Bildung von Thromboxanen und Leukotrienen aus Arachidonsäure nicht unterdrückt. Ein Teil ihrer Wirkung resultiert auch aus ihrem lokalen antiphlogistischen Effekt, der die Nozizeptoren zusätzlich druckentlastet.

In den letzten Jahren wurde nachgewiesen, daß die NSAID ebenso wie die Opioide auch zentral analgetisch wirken können [13, 31]. Die Wirkung beruht auf einer Hemmung der Bildung von Prostaglandinen im Rückenmark, die bei einer Reizung nozizeptiver Afferenzen aus sensiblen Neuronen im Rückenmark freigesetzt werden.

Nebenwirkungen

Die Nebenwirkungen der NSAID beruhen auf der Prostaglandinsynthesehemmung.

Magen-Darm-Trakt:
Wegen der Hemmung der Bildung von Prostaglandinen, die eine Schutzfunktion für die Mukosa erfüllen, kommt es zu Magen-Darm-Beschwerden wie Magenschmerzen, Übelkeit, Magen-Darm-Blutung, Reaktivierung bzw. Neubildung von Ulzera.

Bronchialsystem:
Durch das unter Therapie entstehende Mißverhältnis von Prostaglandinen (relaxieren die Bronchialmuskulatur) zu Leukotrienen (wirken bronchokonstriktorisch) kann eine Bronchokonstriktion bis hin zum Asthmaanfall ausgelöst werden.

Niere:
Infolge der Hemmung der Prostaglandinsynthese kommt es zu einer Reduzierung der Nierendurchblutung und der glomerulären Filtrationsrate. Gefährdet sind Patienten mit kardiozirkulatorischen und renalen Vorerkrankungen.

Pyrazolonderivate

Für die postoperative Schmerztherapie spielt aus dieser Gruppe nur Metamizol eine Rolle. Im Vergleich zu den NSAID kommt es in analgetischer Dosierung nicht zu einer Hemmung der peripheren Prostaglandinsynthese. In jüngster Zeit wurde postuliert, daß Metamizol auf spinaler Ebene nozizeptive Afferenzen filtert und dadurch analgetisch wirkt [11]. Ergänzend dazu aktiviert Metamizol Hemmechanismen, die vom zentralen Höhlengrau ausgehen und dämpfend auf die synaptische Erregungsübertragung in Schmerzleitungsbahnen wirken. Zusätzlich weist Metamizol einen spasmolytischen Effekt auf die glatte Muskulatur auf, der bei spastischen Schmerzen, wie z. B. bei Koliken, von Vorteil sein könnte.

Nebenwirkungen

- Blutdruckabfälle bei schneller i.v.-Injektion sind vermutlich auf eine Relaxierung glatter Gefäßmuskelzellen zurückzuführen.
- In sehr seltenen Fällen kommt es zur Ausbildung einer Agranulozytose mit potentiell letalem Ausgang. Die normale Agranulozytoseinzidenz liegt bei 5:1 Mio., das Risiko wird durch die Applikation von Metamizol über 1–4 Tage verzwanzigfacht.

Paracetamol

Für Paracetamol wird eine Prostaglandinsynthesehemmung im ZNS als Wirkmechanismus postuliert [8]. Paracetamol wirkt analgetisch und antipyretisch, nicht hingegen antiphlogistisch. Möglicherweise wirkt Paracetamol zusätzlich stimmungsaufhellend, was den häufigen Mißbrauch miterklären könnte.

Nebenwirkungen

- Bei vorgeschädigter Leber besteht die Gefahr einer lebensbedrohlichen Leberzellschädigung, da dann vermehrt toxische Abbauprodukte (Benzochinonimine) anfallen. Kinder sind hierdurch weniger gefährdet.
- Das Risiko einer Agranulozytose ist gering.

Klinische Anwendung

Die Substanzen sind für die Monotherapie starker und sehr starker Schmerzen in der frühen postoperativen Phase nicht geeignet. In den letzten Jahren haben sich folgende Indikationen herauskristallisiert:

1) Postoperative Schmerztherapie nach kleinen Eingriffen (z. B. Kieferchirurgie).
2) Ambulante postoperative Schmerztherapie.
3) Im späteren Verlauf nach größeren Operationen.
4) In Kombination mit Opioiden kann deren Dosis deutlich reduziert werden.
   Hierdurch kann die Nebenwirkungsrate von Opioiden deutlich gesenkt werden, ohne daß bei der Analgesie Abstriche zu machen sind.

24.3 Lokal- und Regionalanästhesie

Therapeutische Nervenblockaden

Lokalanästhetika blockieren den schnellen Natriumeinstrom ins Zellinnere von Nervenfasern und unterdrücken so die Entstehung und Weiterleitung von Aktionspotentialen im Nervengewebe. Nach einer DGAI-Umfrage von 1987 [17] werden in Deutschland postoperativ folgende Amide verwendet:

- Bupivacain   84 %,
- Mepivacain   6 %,
- Prilocain   4 %,
- Etidocain   3 %,
- sonstige   3 %.

Die Einsatzmöglichkeiten von Lokal- und Regionalanästhesieverfahren zur postoperativen Schmerzbehandlung reichen von der einfachen Wundinfiltration bis zur kontinuierlichen Applikation über Katheter, die heute in fast allen Körperregionen gelegt werden können.

Wundinfiltration [3, 26]

In den letzten Jahren wurde in mehreren Studien nachgewiesen, daß nach Herniotomien das Ausspülen der Wunde mit Bupivacain 0,25 % vor Faszienschluß und Hautnaht eine zuverlässige Analgesie bewirkt. Wichtig ist, daß das Lokalanästhetikum 2 min einwirken kann, bevor es abgesaugt wird.

Aufwendigere Verfahren benutzen Katheter (Porto-Vac®), die vor der Hautnaht in die Wunde gelegt und über Bakterienfilter immer wieder angespült werden [30].

Wirkungsmechanismus:
a) Blockade der Nervenleitung,
b) Abtransport algetischer Mediatoren.

Dosierung:
- Erwachsene: 4stündlich 40 ml Bupivacain 0,25 %,
- Kinder: 4- bis 6stündlich 0,25 ml/kg KG Bupivacain 0,25 %,
- Alternativempfehlung [30]: 6stündlich 2 mg/kg KG Bupivacain 0,5 %.

Risiken:
- Gefahr der Wundinfektion,
- Wundheilungsstörungen (**cave:** Vasokonstriktorzusatz!).

Kontinuierliche Blockade des Plexus axillaris

Durch die Applikation eines Plastikkatheters (18 gg.) wird die Unterhaltung einer Plexusanästhesie über mehrere Tage ermöglicht.

Indikationen:
- Häufige Verbandswechsel.
- Schmerzhafte Gelenkmobilisationen.
- Kompartmentsyndrom nach Quetschungstrauma.
- Erfordernis einer permanenten Sympathikusblockade:
  - Replantation,
  - Gefäßrekonstruktion,
  - Zustand nach Erfrierung.

Präoperativ verabreichtes Bupivacain hat eine Wirkdauer von 8–10 h, Nachinjektionen mit 20 ml 0,5 %iger Lösung halten ca. 6–8 h an. Alternativ hierzu kommt eine kontinuierliche Infusion mit Bupivacain 0,25 % in Frage. Die Dosierung beträgt in diesem Fall 0,25 mg/kg KG/h.

Kontinuierlicher 3-in-1-Block des Plexus lumbalis

Durch Applikation eines 18-gg.-Katheters in die Faszienhülle des N. femoralis können zusätzlich noch der N. obturatorius und der N. cutaneus femoris lateralis ausgeschaltet werden.

Indikationen [6, 14, 28]:
- totalendoprothetische Operationen an der Hüfte,
- (offene) Knieeingriffe,
- Schenkelhalsfrakturen.

Besonders bei geplanter Frühmobilisation, v. a. nach Knieeingriffen, zeigen sich möglicherweise bessere Ergebnisse als nach konventioneller Schmerztherapie [6].

Die Dosierungsempfehlungen umfassen 30 ml Bupivacain 0,125–0,25 % [14] alle 8 h. Bei Anwendung einer Perfusortechnik wird die Bolusinjektion von 30 ml Bupivacain 0,25 % gefolgt von einer kontinuierlichen Infusion von 0,14 ml/kg KG/h Bupivacain 0,125 %.

Interkostalblockade

Interkostalblockaden werden seit vielen Jahren zur Schmerzbehandlung bei Thoraxtraumen (z. B. Rippenfrakturen) sowie nach Eingriffen im Thorax- und oberen Abdominalbereich empfohlen.

Der Vorteil dieser Methode ist eine zuverlässige Analgesie ohne wesentliche Sympathikusblockierung, Schwäche größerer Muskelgruppen, Sedierung oder Atemdepression.

Die Nachteile der intermittierenden Gabe von Lokalanästhetika umfassen das Risiko eines Pneumothorax (0,07–19 %) und die Gefahr systemisch-toxischer Reaktionen infolge der Verwendung hoher Lokalanästhetikadosierungen. Pro Nerv werden 3–5 ml 0,375- bis 0,5 %iges Bupivacain appliziert. Wegen der starken regionalen Durchblutung mit der Gefahr zu rascher Resorption sollte ein Vasokonstiktor zugemischt werden. Die Injektion sollte lateral der Paravertebralmuskulatur vorgenommen werden. Bei anatomisch genauer Applikation beträgt die durchschnittliche Wirkdauer 10 h.

Sollen ausgedehnte Bereiche anästhesiert werden, muß die Konzentration auf 0,25 % reduziert werden.

Interpleurale Analgesie

Bei diesem Verfahren wird mit Hilfe einer Tuohy-Nadel ein Epiduralkatheter in den interpleuralen Spalt plaziert. Durch Gabe eines langwirkenden Lokalanästhetikums (20 ml Bupivacain 0,5 %) entwickelt sich eine einseitige Analgesie ohne sensorische Blockade.

Indikationen:
- Oberbauch- und Thoraxeingriffe,
- Rippenserienfrakturen,
- Nephrektomien.

Nach Thorakotomien ist das Verfahren nicht so zuverlässig wie Interkostal- oder thorakale Periduralblockaden [1].

Die Wirkdauer beträgt 3–7 h. Die Bolusgabe ist der kontinuierlichen Infusion vorzuziehen, da bei dieser häufiger toxische Blutspiegel auftreten und oft die erforderliche Ausdehnung im Pleuraspalt nicht erreicht wird.

Mögliche Komplikation: Spannungspneumothorax.

Zusätzliche Verfahren in der pädiatrischen Anästhesie

Hier haben sich besonders bewährt:

1) Blockade der Nn. ilioinguinalis/iliohypogastricus bei Orchidopexie bzw. Herniotomie:
   Dosierung: Bupivacain 0,25 % 1–2 mg/kg KG.
2) Penisblockade bei Zirkumzisionen:
   Dosierung: 0,2 ml/kg KG Bupivacain 0,5 % ohne Adrenalin.
   Eine ähnlich gute postoperative Analgesie von 4–5 h Dauer gewährleistet eine topische Analgesie mit Lidocainsalbe 5 % oder Lidocaingel 2 %.

Kontinuierliche Periduralanästhesie

Allgemeine Überlegungen

Die Periduralanästhesie ist eine sehr effiziente Methode der postoperativen Schmerzbehandlung, die jedoch aufgrund mancher Risiken einer strengen Indikationsstellung bedarf.

Die für die postoperative Schmerztherapie relevanten Risiken der Periduralanästhesie umfassen:

- *Versehentliche Duraperforation*, evtl. erst nach einiger Zeit durch den liegenden Katheter.
- *Epidurales Hämatom* [21]: Besonders gefährdet sind Patienten, die mit Antikoagulanzien behandelt werden oder an Blutungskrankheiten leiden. Das Risiko einer Blutung wird durch mehrere frustrane Punktionsversuche deutlich erhöht. Ein Hämatom kann sich noch Stunden nach Ziehen des Katheters entwickeln.
Häufigstes Frühsymptom sind Schmerzen im Rücken mit, aber auch ohne Beinschmerzen oder Schwäche in den Beinen.
Diagnosestellung durch CT und Myelographie.
Die Prognose ist nur dann relativ gut, wenn innerhalb von 8 h nach Beginn der Symptome laminektomiert wird, ansonsten resultieren irreversible Schäden.
- *Epiduraler Abszeß* [15]: Häufigster Erreger ist Staphylococcus aureus (82%). Frühsymptome sind beschleunigte Blutsenkung, CRP-Erhöhung, Leukozytose, Fieber, Rötung und Druckschmerz an der Injektionsstelle.
Diagnosestellung durch CT und Myelographie.
Ein epiduraler Abszeß kann sich noch nach Monaten ausbilden!
Die Prognose ist insgesamt schlecht, auch nach Laminektomie resultieren in 50% der Fälle bleibende neurologische Schäden.
- *Medikamentenbedingte Komplikationen* werden bei den einzelnen Arzneimitteln abgehandelt.

Insgesamt sind diese Komplikationen selten, für den Patienten aber gravierend. Mit der Begründung, thorakale Periduralkatheter seien komplikationsträchtiger als lumbale, wurde dieses Verfahren von einigen Autoren als zu riskant abgelehnt [33]. Demgegenüber herrscht jedoch weitgehend Übereinstimmung, daß speziell bei Wahl eines paramedialen Zugangs das Risiko einer Verletzung des Rückenmarks äußerst gering ist. Die Gefahr eines epiduralen Hämatoms ist im Bereich der BWS nicht größer als im lumbalen Bereich.

Demgegenüber bietet der peridurale Applikationsweg einige theoretische Vorteile:

- Durch richtige Plazierung bietet sich die Möglichkeit der segmentalen Schmerzausschaltung. Hierdurch werden Zwerchfellbeweglichkeit und Sympathikustonus weniger beeinträchtigt. Die Möglichkeit des Abhustens bleibt besser erhalten.
- Nach Gefäßeingriffen wird die Durchblutung positiv beeinflußt.
- Positive Beeinflussung der Darmmotorik [24].

Wenn man sich zum Einsatz eines Periduralkatheters für die postoperative Schmerztherapie entscheidet, sollten folgende Überlegungen und Vorsichtsmaßnahmen getroffen werden:

1. Bietet die Periduralanästhesie beim vorgesehenen Eingriff Vorteile gegenüber herkömmlichen Analgesieverfahren? In mehreren Untersuchungen [12, 25] wurde nachgewiesen, daß bei peridularer Applikation von Bupivacain oder Opioiden die Analgesie in der unmittelbaren postoperativen Phase besser war.

Tabelle 24.4. Postoperative Morbidität und Mortalität. Vergleich einer Analgesie durch epidurale Opioide mit systemischer Analgesie. (Nach Yeager et al. [35] aus Zenz u. Jurna [36])

	Epidurale Opioide	Systemische Analgesie	Signifikanz
Mortalität (n)	0	4	$p = 0{,}04$
Morbidität (n):			
– Kardivaskuläre Nebenwirkung	4	13	$p = 0{,}007$
– Respiratorische Nebenwirkung	3	8	$p = > 0{,}05$
– Schwere Infektion	2	10	$p = 0{,}007$
– Reoperation	1	3	$p = > 0{,}05$
– Komplikationsrate	9/28	19/25	$p = 0{,}002$
Beatmungsdauer [h]	$7{,}1 \pm 10{,}1$	$81{,}8 \pm 186{,}1$	$p = 0{,}005$

Weitere Vorteile [12] waren ein geringerer Abfall der Vitalkapazität am 1. postoperativen Tag und ein höherer O_2-Partialdruck im Aufwachraum. Die postoperative Darmatonie ist in dieser Gruppe deutlich verkürzt, die Zahl von Blutdruckabfällen signifikant höher. Die Inzidenz postoperativer pulmonaler Komplikationen und die Länge des stationären Aufenthalts wurden nicht signifikant gesenkt. Demgegenüber beobachtete Yeager [35] bei Risikopatienten nach großen Operationen eine geringere Morbidität und Mortalität, wenn sie in Kombination von Epidural- und Allgemeinanästhesie operiert und postoperativ mit epiduralen Opioiden weiterbehandelt wurden (s. Tabelle 24.4).

2. Bietet ein thorakaler Katheter im Einzelfall Vorteile gegenüber einem lumbal applizierten?

3. Periduralkatheter sollten nur bei wachen Patienten gelegt werden, da nur so die neurologische Reaktion auf die Punktion hinreichend sicher beurteilt werden kann.

4. Bei Patienten mit Blutgerinnungsstörungen und Antikoagulantientherapie ist die Indikation besonders streng zu stellen. Dies gilt auch vor Eingriffen, bei denen intraoperativ Störungen der Gerinnung durch hohen Blutverlust oder höher dosierte Heparingabe zu erwarten sind.

5. Solange der Katheter liegt, sollte der Patient von geschultem Personal überwacht werden, um beim geringsten Verdacht auf eine neurologische Komplikation ohne Verzögerung intervenieren zu können.

6. Wegen der Gefahr der Kathetermigration ist vor jeder Medikamentenapplikation eine Testdosis erforderlich. Auch diese ist keine Garantie für eine korrekte Lage. Insbesondere intravasale Fehllagen können nicht sicher ausgeschlossen werden. Bei kontinuierlicher Medikamentenapplikation wird durch eine Fehllage in den meisten Fällen kein Druckalarm am Perfusor ausgelöst.

7. Eine Atemdepression nach epiduraler Opioidgabe kann noch nach 12 h auftreten.

Während die peridurale Applikation von Lokalanästhetika und Opioiden seit längerem gebräuchlich ist, wurde in letzter Zeit auch die Gabe von epiduralem Clonidin propagiert [4, 36].

Lokalanästhetika

Die peridurale Applikation von Lokalanästhetika ist eine effektive Methode der postoperativen Schmerzbehandlung, die eine segmentäre Schmerzausschaltung mit Abschwächung endokriner und biochemischer Schmerzreaktionen ermöglicht. Punktionsstelle und Blockumfang werden vom operativen Eingriff bestimmt (Tabelle 24.5).

Tabelle 24.5. Empfehlungen zur Durchführung einer Periduralanästhesie in Abhängigkeit vom operativen Eingriff. (Nach Lehmann [18])

	Zu blockierend Dermatome	Punktionsstelle
Thoraxchirurgie	Th 2–Th 9	Th 4–Th 6
Oberbauchchirurgie	Th 6–Th 12	Th 8–Th 10
Thorakoabdominelle Eingriffe	Th 4–Th 12	Th 7–Th 9
Unterbauch, Gefäßchirurgie	Th 8–L 2	Th 10–Th 12
Extremitäten	Th 12–L 5	L 2–L 3

Mittel der Wahl ist Bupivacain, da es eine lange Wirkungszeit ohne stärkere Beeinträchtigung der willkürlichen Muskulatur aufweist. Die Applikation kann durch intermittierende Bolusinjektionen oder durch kontinuierliche Infusion erfolgen.

a) Bolusinjektion
Bupivacain 0,25 % 5–20 ml alle 4–6 h.
Hierbei sollte mit einer kleinen Dosis begonnen und der Bedarf langsam ermittelt werden. Die Injektion nach festem Schema ist der Injektion nach Bedarf vorzuziehen.

b) Kontinuierliche Infusion
Bei kontinuierlicher Gabe treten weniger häufig Überdosierungen und Blutdruckabfälle auf, hingegen scheint das Risiko einer Tachyphylaxie höher zu sein.
  Empfehlenswert ist die Verwendung von höheren Volumina mit niedriger Konzentration. Der Infusion sollte immer eine Bolusinjektion (z. B. 5–10 ml Bupivacain 0,25 %) vorausgehen.

Empfohlene Dosierungen:
– Bupivacain 0,125 % 6–12 ml/h,
– Bupivacain 0,25 % 4–8 ml/h.

Bei unzureichender Analgesie können intermittierende Bolusgaben erforderlich werden (5–8 ml Bupivacain 0,25 % bzw. 0,5 %). Eine Tageshöchstdosis von 600 mg sollte nicht überschritten werden.

Peridurale Opioidanalgesie

Die peridurale Opioidgabe ist seit Jahren fest integrierter Bestandteil bei der Behandlung des Tumorschmerzes. Einen ähnlichen Stellenwert konnte das Verfahren in der Behandlung des postoperativen Schmerzes (noch) nicht erlangen.

Das Grundprinzip der periduralen Opioidgabe liegt darin, das Medikament nah an seiner Wirkungsstätte im Hinterhorn des Rückenmarks zu applizieren, um die Dosis reduzieren zu können. Der Opioidbedarf hängt hierbei ab von:

1) Größe des Moleküls: Kleinere Moleküle passieren die Dura leichter.
2) Lipidlöslichkeit: Lipophile Opioide (z. B. Buprenorphin) werden nach der Durapassage rasch ins Rückenmark aufgenommen und an Rezeptoren gebunden. Die entstehende Analgesie beschränkt sich auf Segmente im Bereich der Injektionsstelle. Im Gegensatz hierzu werden hydrophile Opioide (wie Morphin) nur langsam ins Rückenmark aufgenommen, ihre Konzentration im Liquor bleibt über längere Zeit hoch. Dies führt dazu, daß das Medikament in größerem Ausmaß nach rostral wandert. Diese Opioide sind bei lumbaler Applikation genauso wirkungsvoll wie bei thorakaler, sie weisen jedoch das Risiko einer späten Atemdepression auf.
3) Die Lage der Katheterspitze könnte bei Verwendung von Buprenorphin einen Einfluß auf die Effektivität zeigen. Bei Verwendung von Sufentanil, das ebenfalls stark lipophil ist, hat hingegen die Katheterlage keinen wesentlichen Einfluß auf die Analgesiequalität [29].
4) Alter des Patienten: Patienten über 60 Jahre haben einen erheblich geringeren Bedarf bei gleichzeitig höherer Gefahr der Atemdepression. Es empfiehlt sich, in dieser Altersgruppe mit 1–2 mg Morphin zu beginnen und die Zufuhr nur bei Bedarf vorsichtig zu steigern.

Nebenwirkungen der periduralen Opioidanalgesie umfassen Juckreiz, Übelkeit, Erbrechen, Harnverhalt und sind für den Patienten lästig, aber nicht bedrohlich. *Wesentlich gefährlicher ist das Risiko einer Atemdepression. Das Risiko liegt zwischen 0,6 und 0,8 %. Man unterscheidet zwischen einer frühen Form (nach 1–2 h) und einer späten Form (nach 6–12 h).* Die Frühform korrespondiert mit der systemischen Resorption des Opioids aus dem Epiduralraum, die Spätform beruht auf der rostralen Ausbreitung des Opioids im Liquor und Beeinträchtigung des Atemzentrums. Die meisten Berichte beschreiben eine graduelle Abnahme der Atemtätigkeit, die mit der rostralen Wanderung des Medikaments (betroffen ist v. a. Morphin) korrespondiert. Prädisponierend wirken höheres Alter, gleichzeitige Gabe von Sedativa oder zusätzlichen parenteralen Opioiden sowie höhere Opioiddosierungen.

Wegen der Gefahr der Atemdepression sollten peridurale Opioidanalgesien niemals auf Normalstationen durchgeführt werden, die Überwachung mit einem Atemmonitor erscheint angebracht bei:

– Risikopatienten über 60 Jahre,
– höheren Opioiddosierungen (> 5 mg Morphin).

Kombination von Lokalanästhetika und Opioiden

Diese Kombination verbindet die Vorteile beider Medikamentengruppen miteinander; die spezifischen Nebenwirkungen von Lokalanästhetika (Hypotension) und Opioiden (Juckreiz, Übelkeit und Atemdepression) treten seltener auf, da jedes Mittel für sich niedriger dosiert werden kann.

Die Gabe erfolgt bolusweise (z. B. 0,05 mg/kg KG Morphin mit 10 ml Bupivacain 0,125–0,25 %) oder kontinuierlich (Bupivacain 0,1 % mit Morphin 0,01 % 2–4 ml/h).

Für die Kombination sind die gleichen Vorsichtsmaßnahmen erforderlich wie für die Gabe der Einzelsubstanzen.

Clonidin

Clonidin ist ein α_2-Rezeptoragonist. Seine zentralen Effekte sind Sedierung, Anxiolyse, Analgesie, Senkung des Sympathikotonus und Steigerung des Vagotonus, periphere Effekte sind Vasokonstriktion, Hemmung der Darmmotilität sowie Hemmung der Freisetzung von Noradrenalin aus vegetativen Nervenendigungen [23]. Die analgetische Wirkung wird vermittelt durch eine Stimulation von α_2-Rezeptoren im Hinterhorn des Rückenmarks. Hierdurch wird die synaptische Übertragung der Erregung aus den nozizeptiven Afferenzen gehemmt [4].

Der Wirkungsbeginn ist nach 20 min, die Wirkdauer hängt von der Dosierung ab (2–5 µg/kg KG ca. 1 h, 6–10 µg/kg KG 4–5 h). Wegen der hohen Fettlöslichkeit ist eine wesentliche Ausdehnung nach rostral nicht zu erwarten.

Die epidurale Gabe von Clonidin ermöglicht eine signifikante Dosisreduzierung peridural zugeführter Opioide [4]. Neben einer Bolusapplikation ist die kontinuierliche Zufuhr von 0,02–0,04 mg/h nach vorheriger Bolusgabe von 0,1–0,3 mg möglich.

Nebenwirkungen:
1) Blutdruckabfall besonders bei Hypovolämie infolge zentraler Senkung des Sympathikustonus.
2) In höherer Dosierung (6–10 µg/kg KG) häufig Abfall von HZV und HF [23]. Die Herz-Kreislauf-Reaktionen treten innerhalb der ersten Stunde auf. Während dieser Zeit muß die Kreislaufsituation des Patienten adäquat überwacht werden.
3) Starke Sedierung.

24.4 PCA (patientenkontrollierte Analgesie)

Herkömmliche Verfahren der postoperativen Schmerztherapie weisen den Nachteil auf, daß sie das von Patient zu Patient ganz unterschiedliche Schmerzempfinden nicht ausreichend berücksichtigen und so keine optimale Balance zwischen Schmerzerleichterung und medikamenteninduzierten Nebenwirkungen erreichen.

Das Konzept der PCA geht davon aus, daß nur der Patient selbst seinen Bedarf an Analgetika beurteilen kann. Die PCA bietet dem Patienten die Möglichkeit, bei subjektivem Analgetikabedarf über eine mikroprozessorgesteuerte Infusionspumpe einen vom Arzt vorher festgelegten Bolus eines Opioids abzurufen. Die Injektion erfolgt intravenös oder epidural. Zusätzlich besteht noch die Möglichkeit, kontinuierlich eine Basisinfusion einer festgelegten Analgetikadosis zuzuführen. Die Zufuhr einer Basisinfusion hat keinen wesentlichen Einfluß auf die Opioidtagesdosis, senkt aber deutlich die Schmerzempfindung bei Mobilisierung des Patienten. Der Patient muß ebenso wie das Pflegepersonal in die Bedienung der Pumpe eingewiesen werden. Dies muß spätestens einen Tag vor der Operation erfolgen (s. Tabelle 24.6).

Zur Dosisfindung empfiehlt es sich zu berücksichtigen, daß der Analgetikabedarf in der frühen postoperativen Phase bis zu 5mal höher ist als später. Wenn bei einem Patienten z. B. eine Morphinzufuhr von 2,1 mg/h zur Erreichung einer minimal effektiven analgetischen Konzentration errechnet wird (70 kg; 29,6 µg/kg KG/h), sollte eine stündliche Maximaldosis vom 5fachen dieses Wertes festgelegt werden, um es dem Patienten in der Frühphase zu erlauben, seinen Analgetikabedarf zu titrieren. Die programmierbare Refraktärzeit sollte berücksichtigen, daß Opiate 5–10 min brauchen, bis sich ihre analgetische Wirkung einstellt. Die Berechnung des Einzelbolus ergibt sich aus festgelegter stündlicher Maximaldosis und Refraktärzeit, z. B.:

Stündliche Maximaldosis 10,5 mg,
Refraktärzeit 10 min → 6 Bolusgaben pro h möglich,
Bolus: 10,5 : 6 = 1,75 mg (s. Tabelle 24.6).

Tabelle 24.6. Postoperativer Analgetikaverbrauch bei PCA. (Aus Larsen [16])

Analgetikum	Demanddosis (µg)	Stündliche Maximaldosis (mg/h)	Verbrauch (µg/kg KG/h)
Sufentanil	6	0,04	0,10
Fentanyl	34	0,25	0,46
Buprenorphin	40	0,32	0,63
Alfentanil	212	1,50	4,96
Piritramid	1990	15,00	30,44
Morphin	1920	14,80	29,60
Nalbuphin	3846	28,50	117,52
Pentazocin	7930	60,00	135,57
Pethidin	9615	100,00	175,10
Tramadol	9615	100,00	203,12

Nebenwirkungen
Relativ häufig treten auf:
1) Übelkeit und Erbrechen (20–60%). Die Inzidenz läßt sich durch Beifügung von DHBP signifikant senken [34].
2) Schwitzen.
3) Juckreiz.
4) Müdigkeit und Minderung der Vigilanz sind oft ausgeprägter als bei herkömmlichen Verfahren.
5) Harnverhalt tritt häufiger auf, die postoperative Darmatonie wird verlängert.
6) Eine Atemdepression tritt trotz teilweise hoher Dosierungen selten auf, eine ausreichende Überwachung der Atemfunktion ist trotzdem unerläßlich.

Mit der PCA läßt sich beim Patienten ein hohes Maß an Akzeptanz und Zufriedenheit erreichen, obwohl durch peridurale Applikation von Opioiden möglicherweise eine tiefere Analgesie zu erreichen ist.

Tabelle 24.7. Analgesie und Akzeptanz bei 3 verschiedenen Methoden der postoperativen Schmerzbekämpfung. (Nach Palmer u. Kramer [22])

Parameter	Intramuskuläre Therapie [%]	PCA [%]	Epidurale Morphingabe [%]
Qualität der Analgesie			
Schmerzfrei	25	40	65
Geringe Schmerzen	55	60	30
Deutliche Schmerzen	10	0	0
Keine Schmerzminderung	10	0	5
Zufriedenheit (im Vergleich zu vorhergegangenem Eingriff)			
Deutliche Bevorzugung der jetzigen Analgesieform	25	90	65
Bevorzugung	30	10	30
Bevorzugung der i.m.-Gabe nach Bedarf	15	0	5
Keine besonderen Wünsche	15	0	0

24.5 Transdermale Applikation von Analgetika

Als neue Alternative zur postoperativen Schmerztherapie wurde vor einigen Jahren ein transdermales therapeutisches System zur kontinuierlichen Abgabe von Fentanyl entwickelt (Fentanyl-TTS).

Die transdermale Medikamentenapplikation verspricht folgende Vorteile [20]:

- prolongierte Wirkung von Substanzen mit kurzer Halbwertszeit,
- reduzierte Toxizität,
- verbesserte Effektivität,
- gesteigerte Compliance,
- Verhinderung des „first pass loss", z.B. bei Fentanyl,
- Resorption unabhängig von Umgebungsbedingungen.

Fentanyl-TTS wird in 9 verschiedenen Größen hergestellt, die Dosierung ist proportional zu der Anlagefläche. Die Medikamentenabgabe beträgt ungefähr 25 µg/h/10 cm^2.

Analgetisch wirksame Serumspiegel werden erst nach 8–12 h erreicht, die durchschnittliche Serumhalbwertszeit nach Entfernen des Pflasters beträgt 16–21 h [5]. In der Latenzzeit bis zum Einsetzen der analgetischen Wirkung müssen Analgetika in üblicher Dosierung verabreicht werden. Die postoperative Latenzzeit kann verkürzt werden, indem das Pflaster 2 h vor Operationsbeginn appliziert wird.

> Mit Fentanyl-TTS allein läßt sich keine ausreichend gute Analgesie nach größeren Eingriffen erreichen.

Nachteilig ist auch das häufigere Auftreten von Nebenwirkungen im Vergleich zu herkömmlichen Verfahren (s. Tabelle 24.8).

Tabelle 24.8. Durchschnittliches Auftreten der wichtigsten systemischen Nebenwirkungen unter Fentanyl-TTS-Therapie. (Aus Donner et al. [5])

	Gesamthäufigkeit der Nebenwirkung	95% Vertrauensintervall [%]
Atemdepression	6	3–9
Übelkeit	62	55–69
Sedierung	22	16–28
Harnretention	11	7–16
Kopfschmerzen	5	0–9
Schwindel	8	4–12
Erbrechen	26	18–35

24.6 Zusammenfassung

Für eine adäquate postoperative Schmerztherapie stehen ausreichend erprobte Methoden zur Verfügung. Welches Verfahren zur Anwendung kommt, sollte von verschiedenen Faktoren abhängig gemacht werden:

- Vertrautheit mit einem Verfahren oder Medikament,
- Größe und Topographie eines operativen Eingriffs,
- Möglichkeiten der postoperativen Überwachung,
- Wünsche des Patienten.

Keinesfalls sollte die Entscheidung über das Vorgehen bei der Behandlung des postoperativen Schmerzes auf die Schultern von Krankenschwestern abgeladen werden, wie dies leider immer noch oft der Fall ist.

Oberstes Ziel einer postoperativen Schmerztherapie ist die Zufriedenheit des Patienten, die sich nur durch eine vernünftige Rückkopplung zwischen Patient und Arzt erreichen läßt. Dies muß dazu führen, daß nicht der Patient in ein starres Schema gezwängt wird, sondern Verfahren und Dosierung den Bedürfnissen des Patienten angepaßt werden.

Literatur

1. Bachmann MB et al. (1990) Postoperative Analgesie nach Thorakotomien. In: Wulf H, Maier C (Hrsg) Intrapleurale Analgesie: Technik — Indikationen — Stellenwert eines neuen Analgesieverfahrens. Braun, Melsungen

2. Camu F, Lauwers MH, Verbessem D (1992) Incidence and etiology of postoperative nausea and vomiting. Eur J Anaesthesiol 9 [Suppl 6]: 25–31
3. Conroy JM, Othersen HB (1993) A Comparision of wound instillation and caudal block for analgesia following pediatric inguinal herniorrhaphy. J Pediatr Surg 28 (4): 565–567
4. Delauney MD et al. (1993) Epidural clonidine decreases postoperative requirements of epidural fentanyl. Reg Anaesth 18: 176–180
5. Donner B, Zenz M, Tryba M, Kurz-Müller K (1993) Fentanyl TTS zur postoperativen Schmerztherapie. Eine neue Alternative? Anaesthesist 42: 309–315
6. Edwards ND, Wright EM (1992) Continous low-dose 3-in-1 nerve blockade for postoperative pain relief after total knee replacement. Anaesth Analg 75 (2): 265–267
7. Ferrari HA et al. (1970) The relationship of the anaesthetic agent to postoperative requirements. South Med J 62: 1201 ff.
8. Flower RJ, Vane JR (1972) Inhibition of prostaglandin synthetase in brain explains the antipyretic activity of paracetamol. Nature New Biology 240: 410–411
9. Freye E (1990) Opioide in der Medizin, 2. Aufl. Springer, Berlin Heidelberg New York Tokyo
10. Freye E, Helle G (1988) Der Agonist-Antagonist Nalbuphin verlängert die gastrocoekale Transitzeit und induziert kurzfristig Schmerzen nach Neuroleptanästhesie mit Fentanyl. Anaesthesist 37: 440–445
11. He X et al. (1992) Effects of antipyretic analgesics on pain-related neurons of the spinal cord. In: Brune K, Santoro B (eds) Antipyretic analgesics: New insights. Birkhäuser, Basel Boston Berlin, pp 13–23
12. Jayr C, Thomas H, Rey A (1993) Postoperative pulmonary complications. Epidural analgesia using bupivacaine and opioids versus parenteral opioids. Anaesthesiology 78 (4): 666–676
13. Jurna I (1993) NSAR bei postoperativem Schmerz? Der Schmerz 7: 15–17
14. Kaiser H, HC Niesel, Klimpel L, Menge M (1986) Technik und Indikationen der kontinuierlichen 3-in-1-Blockade. Workshop Gießen 25./26. 4. 1986. In: Hempelmann G, Biscoping J (Hrsg) Regionalanästhesiologische Aspekte. I. Kontinuierliche Verfahren der Regionalanästhesie. Astra, Wedel, S 83–94
15. Kee WD, Jones MR (1992) Extradural abszess complicating extradural anaesthesia for caesarean sectio. Br J Anaesth 69 (6): 647–652
16. Larsen R (1994) Anästhesie, 4. Aufl. Urban & Schwarzenberg, München Wien Baltimore
17. Lehmann KA, Henn C (1987) Lage der postoperativen Schmerztherapie in der Bundesrepublik Deutschland. Ergebnisse einer Repräsentativumfrage. Anästhesist 36: 400 ff.
18. Lehmann KA (1988) Postoperative Schmerztherapie. Refresher-Kurs, Mannheim
19. Niesel HC (Hrsg) (1990) Regionalanästhesie — Lokalanästhesie — Regionale Schmerztherapie. Thieme, Stuttgart New York
20. Nimmo WS (1991) Transdermal therapeutic systems in clinical use: development and applications. In: Lehmann KA, Zech D (eds) Transdermal fentanyl. Springer, Berlin Heidelberg New York Tokyo, pp 8–13
21. Nolte H, Schmidt A (1992) Subdurale und epidurale Hämatome nach rückenmarksnahen Regionalanästhesien. Eine Literaturübersicht. Anaesthesist 41 (5): 276–284
22. Palmer CM, Kramer TH (1993) Postoperative Analgesia. In: Norris MC (ed) Obstetric anesthesia. Lippincott, Philadelphia, pp 717–762
23. Rockemann MG, Brinkmann A, Goertz A, Seeling W, Georgieff M (1994) Analgesie und Hämodynamik unter 8 µg/kg Clonidin epidural zur Schmerztherapie nach großen abdominellen Eingriffen. Anaesthesiol Intensivmed Notfallmed Schmerzther 29: 96–101
24. Scheinin B et al. (1987) The effect of bupivacaine and morphine on pain and bowel function after colonic surgery. Acta Anaesthesiol Scand 36: 161
25. Seeling W, Bothner U, Eifert B (1991) Patientenkontrollierte Analgesie versus Epiduralanästhesie mit Bupivacain oder Morphin nach großen abdominellen Eingriffen. Anaesthesist 30: 614 ff.
26. Spittal MJ, Hunter SJ (1992) A comparison of bupivacaine instillation and inguinal field block for control of pain after herniorrhaphy. Ann R Coll Surg 74 (2): 85–88
27. Stevens DS, Edwards WT (1991) Management of pain after thoracic surgery. In: Kaplan JA (ed) Thoracic anesthesia, 2nd edn. Churchill Livingstone, New York Edinburgh London, pp 563–582

28. Striebel HW, Wilker E (1993) Postoperative Schmerztherapie nach totalendoprothetischen Operationen an der Hüfte mittels kontinuierlicher 3-in-1-Blockade. Anaesthesiol Intensivmed Notfallmed Schmerzther 28:168–173
29. Swensen JD, Hullander RM (1994) A comparision of patient controlled epidural analgesia with sufentanil by lumbar versus thoracic route after thoracotomy. Anaesth Analg 78:215–218
30. Tiemann A, Bettermann A (1994) Die Wundperfusion mit Bupivacain zur Minderung des postoperativen Schmerzes nach elektiven abdominalchirurgischen Eingriffen. Der Schmerz 813:170–174
31. Urquhart E (1993) Central analgesic activity of nonsteroidal antiinflammatory drugs in human pain models. Semin Arthritis Rheum 23 (3):198–203
32. Watcha MF, White PF (1993) Postoperative nausea and vomiting. Its etiology, treatment, and prevention. Anesthesiology 78 (2):403–406
33. Weis KH (1994) Cave: Thorakale Katheter-Epiduralanästhesie zur postoperativen Schmerztherapie. Anaesth Intensivmed 35:202–203
34. Williams OA, Clarke FL (1993) Addition of droperidol to patient-controlled analgesia: effect on nausea and vomiting. Anaesthesia 48 (10):881–884
35. Yeager MP, Glass DD, Neff RK, Brinck-Johnsen T (1987) Epidural anesthesia and analgesia in righ risk surgical patients. Anesthesiology 66:729–736
36. Zenz M, Jurna I (Hrsg) (1993) Lehrbuch der Schmerztherapie. Grundlagen, Theorie und Praxis für Aus- und Weiterbildung. Wissenschaftliche Verlagsgesellschaft, Stuttgart

25 Lagerungsbedingte Komplikationen

H.-J. Hartung

Zu den lagerungsbedingten Komplikationen zählen in aller Regel Schäden peripherer Nerven mit konsekutiver funktioneller Läsion, Durchblutungsstörungen mit konsekutiver Gewebsläsion und die Begünstigung von venösen Luftembolien. Die Möglichkeit einer Luftbrückenverlegung durch die extreme Lagerung des Kopfes gegenüber der Halswirbelsäule kann weiter hierzu gerechnet werden.

Häufigkeitsstatistiken über das Vorkommen von lagerungsbedingten Komplikationen, die sich auf die Anzahl der durchgeführten Anästhesien beziehen, liegen von Müller-Vahl (1986) vor (Tabelle 25.1). 12,7 % aller anästhesiologisch bedingten Komplikationen müssen aber doch auf Lagerungsschäden zurückgeführt werden (Zierl 1979).

Tabelle 25.1. Schädigung peripherer Nerven durch Lagerung, Verband und Tourniquet. (Aus Müller-Vahl 1986)

Betroffene Nerven	Lagerung	Verband	Tourniquet
Plexus brachialis	13	–	–
N. radialis	4	–	–
N. femoralis	4	–	4
N. tibialis	–	3	–
N. peronaeus	7	14	–
Andere Nerven	8	2	2
Gesamt	36	19	6

Die Häufigkeit von Luftembolien in sitzender Position bei neurochirurgischen Eingriffen, insbesondere der hinteren Schädelgrube, beträgt zwischen 2,6 und 60 % (Tabelle 25.2).

Lagerungsschäden werden in erster Linie durch unsachgemäße Lagerung des Patienten bei gleichzeitig erloschenen Schutzreflexen während der Anästhesie verursacht. Eine unzureichende Polsterung oder extreme Lagerungsposition sind dabei die Hauptgründe.

Prädisponiert für solche Schäden sind Nerven, die in ihrem Verlauf über knöcherne Unterlagen ziehen und physiologischerweise schlecht gepolstert sind.

Der N. ulnaris ist im Bereich des medialen Ellenbogens, der N. radialis im Bereich des dorsalen und medialen Humerusschafts, der N. peronaeus über dem Fibula-

Tabelle 25.2. Häufigkeit von Luftembolien bei neurochirurgischen Eingriffen in sitzender Position. (Aus Krier u. Wiedemann 1978)

Autor und Jahr	[%]
Michenfelder et al. (1966)	2,6
Martin (1970)	15
Maroon u. Albin (1974)	29
Tateishi (1972)	40
Michenfelder u. Miller (1972)	46
Buckland u. Manners (1976)	58

köpfchen besonders gefährdet. Eine Zerrung oder Kompression des Plexus brachialis durch eine extreme Abduktion des Arms (>90°) oder durch falsch angepaßte Schulterstützen führt zu einer Läsion des Plexus brachialis.

Die häufigste Schädigung betrifft den N. ulnaris. Eine intraneurale Ischämie muß in Seitenlage und mit hochgebundenem oberem Arm (Lagerung für laterale Thorakotomie) befürchtet werden. Der N. facialis kann durch eine Kompression am Kieferwinkel bei einer falschen Technik des Maskenhaltens Druckschäden erleiden.

Schädigungen des N. tibialis anterior durch Plantarflexion des Fußes sieht man häufig bei Patienten in sitzender Position während der Anästhesie.

Schädigungen des N. tibialis posterior kommen durch anstoßende Fuß-Bein-Halterungen bei der Steinschnittlagerung vor.

Durchblutungsstörungen, die durch Druck infolge unzureichender Polsterung verursacht werden, können zu schmerzhaften Druckstellen bzw. zu Haut- und Gewebsnekrosen führen. Druckeinwirkungen auf das Auge können infolge Thrombosierung der Netzhautarterie zu einer Amaurose führen (**cave:** Bauchlage). Als Folge einer extremen Kopftieflage und einer dadurch bedingten kranialen Stauung können Lid- und Konjunktivalödeme sowie Netzhauteinblutungen beobachtet werden.

In Seiten- und Bauchlage des Patienten können die Ohren bzw. die Nase durch eine unsachgemäße Lagerung (Knickung oder Deviation) Schäden erleiden. Eine extreme Rotation oder Lateralflexion (Thorakotomie) im Bereich des Kopfs muß als Ursache für Durchblutungsstörungen im Versorgungsbereich der Vertebralarterien angesehen werden. Die Folge sind entsprechende postoperative neurologische Schäden.

Eine extreme Flexion bzw. Anteflexion des Kopfs gegenüber der Halswirbelsäule kann, insbesondere wenn keine knicksicheren Spiraltuben verwendet werden, zu einer Verlegung der Atemwege durch Abknicken des Tubus führen. Kreislaufreaktionen, insbesondere Hypotensionen in vollsitzender oder halbsitzender Position können ebenfalls zur zerebralen Ischämie führen.

Bei einer Steinschnitt- und/oder einer begleitenden Kopftieflagerung kann es durch Hochdrängen der Zwerchfelle bei entsprechend disponierten Patienten zu Beatmungsproblemen mit evtl. unzureichender Oxygenierung bzw. einem Blutdruckabfall kommen.

In Seitenlage können Veränderungen des Ventilations-Perfusions-Verhältnisses Hypoxämien zur Folge haben.

Die intraoperativ gesetzten Schäden treten in der postoperativen Phase auf, wenn der Patient nicht mehr in Narkose ist und über entsprechende Beschwerden klagt.

Eingetretene Schädigungen an den Nerven durch Druck lassen in der Regel nach Tagen bis Monaten eine spontane Heilung erwarten. Die Therapie besteht in unterstützenden physikalischen Maßnahmen.

Gewebsschäden bzw. Hautnekrosen infolge einer Mangeldurchblutung durch Druckeinwirkung können eine chirurgische Exzision und eine plastische Deckung erforderlich werden lassen. Beim Auftreten einer Luftembolie sind unverzüglich folgende Maßnahmen durchzuführen:

In erster Linie müssen die eröffneten Venen aufgesucht und verschlossen werden. Der Versuch, über einen zentralvenösen Katheter bereits eingedrungene Luft abzusaugen, muß unternommen werden. Wird die betroffene Vene nicht sofort gefunden, muß das Operationsgebiet mit physiologischer Kochsalzlösung überflutet werden. Alle anderen Maßnahmen sind von geringerer Bedeutung (s. folgende Übersicht).

Therapie der Luftembolie (aus Krier u. Wiedemann 1978)

Intraoperativ:
1. Jugularvenenkompression,
2. Aufsuchen und Verschließen der eröffneten Vene,
3. Aspiration der Luft über den zentralen Venenkatheter,
4. Abschalten der Lachgaszufuhr und Übergang auf reine O2-Beatmung,
5. PEEP-Beatmung,
6. kardiozirkulatorische Maßnahmen,
7. Reanimationsmaßnahmen.

Postoperativ:
1. Therapie des interstitiellen Lungenödems,
2. hyperbare Sauerstofftherapie.

Die Prävention von Lagerungsschäden setzt die Kenntnis der anatomischen und funktionellen Gegebenheiten des menschlichen Körpers voraus. Eine sorgfältige Polsterung der prädisponierten Körperteile und eine Vermeidung unphysiologischer Gelenkstellungen sind hierbei für die Sicherheit des Patienten erforderlich.

Präexistente Begleiterkrankungen können ebenfalls zu Lagerungsschäden disponieren, so z.B. der Diabetes mellitus, hämorrhagische Diathesen, Hypovolämie, Anämie und Arteriosklerose.

Besondere anästhesiologische Verfahren wie die künstliche Hypothermie, die künstliche Hypotension oder die Anlage eines Tourniquets erhöhen die Gefahr von Lagerungsschäden (Müller-Vahl 1986).

Lagerungsschäden sind für den Patienten unerhört belastend, da sie auch zu irreversiblen Dauerschäden (Visusstörungen, neurologische Ausfälle) mit erheblicher Minderung der Lebensqualität führen können.

Literatur

Britt BA, Joy N, Mackay NB (1983) Positioning trauma. In: Orkin FK, Cooperman LH (eds) Complications in anesthesiology. Lippincott, Philadelphia, p 646
Buckland RW, Manners JM (1976) Venous air embolism during neurosurgery. Anaesthesia 31:633
Kirby RR (1991) Respiratory system. In: Gravenstein N (ed) Manual of complications during anaesthesia. Lippincott, New York London Sidney Tokyo, pp 303–352
Krier C, Wiedemann K (1978) Luftembolie, eine Komplikation bei neurochirurgischen Eingriffen in sitzender Position. Prakt Anästh 13:386
Lee A (1978) Synopsis der Anästhesie. Fischer, Stuttgart, S 730
Lincoln JR, Sawyer HP (1961) Complications related to body positions during surgical procedures. Anesthesiology 22:800
Lutz H (1984a) Anästhesiologische Praxis. Springer, Berlin Heidelberg New York Tokyo, S 35
Lutz H (1984b) Anästhesiologische Praxis. Springer, Berlin Heidelberg New York Tokyo, S 159
Maroon JC, Albins MS (1974) Air embolism diagnosed by Doppler ultrasound. Anesth Analg 45:390
Michenfelder JD, Terry HR, Daw EF, Miller RH (1966) Air embolism during neurosurgery. A new method of treatment. Anesth Analg 45:390
Michenfelder JD, Ross HM, Groneert GA (1972) Evaluation of an ultrasonic device (Doppler) for the diagnosis of venous air embolism. Anesthesiology 36:164
Miller GR, Camp PE (1979) Postoperative ulnar neuropathy. JAMA 242:1636
Müller-Vahl H (1986) Mono-Neuropathien durch ärztliche Maßnahmen. Dtsch Ärztebl 30/4:178
Parks BJ (1957) Postoperative peripheral neuropathies. Surgery 74/3:348
Tateishi H (1972) Prospective study of air embolism. Br J Anaesth 44:1306
Zierl O (1979) Schäden durch Lagerung des Patienten. Anästh Intensivmed, S 175

26 Tourniquet

H.-J. Hartung

In der Chirurgie der Extremitäten werden operative Eingriffe häufig in sog. Blutleere durchgeführt. Nach Auswickeln der Extremität durch eine Esmarch-Binde wird durch eine pneumatische Druckmanschette die betreffende Extremität von der Zirkulation abgeschnitten und damit eine Blutleere erzeugt.

Die Komplikationen dieses Verfahrens können einmal lokal die jeweilige Extremität, zum anderen auch den gesamten Organismus betreffen.

26.1 Lokale Komplikationen

Die tolerable Ischämiezeit für eine Extremität wird empirisch auf 2 h festgelegt. Wird diese Zeit überschritten, sind neurologische, funktionelle und morphologische Schäden zu befürchten. Häufigkeitsstatistiken über tourniquetbedingte lokale Schäden liegen vor (Müller-Vahl 1986; s. Tabelle 25.1, S. 407)

Lokale Schäden sind in der Regel ein Ausdruck zu langer Ischämiezeit. Nach tierexperimentellen Untersuchungen beläuft sich die Ischämietoleranz der Skelettmuskulatur auf 3-4 h. Darüber hinaus können Schäden durch die pneumatische Manschette selbst gesetzt werden, wenn diese an der Extremität falsch angelegt bzw. wenn der Überdruck zu hoch eingestellt ist.

Diese Komplikationen werden in der direkten postoperativen Periode bekannt, soweit sie funktionelle Schäden wie z. B. eine eingeschränkte motorische Funktion oder einen Gewebsuntergang betreffen.

Die Therapie besteht in der Herstellung einer optimalen Perfusion der entsprechenden Extremität durch Vermeidung z. B. von Hypotensionen und in einer Verbesserung der Rheologie, so z. B. durch die Verwendung von Thrombozytenaggregationshemmern. Eine Sympathikolyse durch Nervenblockaden wird ebenfalls erfolgreich eingesetzt.

Die Prävention solcher Komplikationen besteht in erster Linie in einer Einhaltung der empirisch festgelegten Ischämietoleranzgrenze von 2 h und in einer adäquaten Perfusion der betreffenden Extremitäten in der postoperativen Phase. Weiter zählt hierzu eine exakte Lagerung der Manschette entweder am proximalen Humerus bzw. Femur und die Einstellung eines Drucks in der oberen Extremität von 300 mm Hg[1] bzw. an der unteren Extremität von 500 mm Hg oder wenigstens 100 mm Hg über dem systolischen Blutdruck des Patienten.

---
[1] 1 mmHg = 133,322 Pa.

Das Risiko einer Schädigung bei Einhaltung dieser Maßnahmen kann als vernachlässigbar gering angesehen werden. Die Methode der Blutleere einer Extremität ist etabliert und bei Vermeidung postoperativer Low-flow-Zustände sicher.

26.2 Systemische Komplikationen

Als systemische Komplikationen müssen Folgeveränderungen im Systemkreislauf, insbesondere nach Eröffnung des Tourniquets, betrachtet werden. In extremen Fällen kann ein sog. Tourniquetschock produziert werden, wenn nach einer übersteigerten Ischämiezeit die Zirkulation wieder freigegeben wird. Solche Fälle sind aber bisher nur unter tierexperimentellen Bedingungen beschrieben worden.

Nach Wiedereröffnung der Zirkulation kommt es zu einer metabolischen Azidose mit einer Erniedrigung des pH-Werts sowie einem Anstieg von Laktat und Pyruvat.

Oftmals wird ein Anstieg des endexspiratorischen CO_2-Gehaltes gemessen, der Veränderungen des intrakraniellen Druckes verursachen kann.

Hypotensionen nach Eröffnen des betreffenden Strombahngebiets sind bei einem Tourniquet an der unteren Extremität häufig. Eine intraoperative hypertensive Reaktion wird bei etwa 11 % der Patienten beobachtet.

Thromboembolische Ereignisse nach Tourniquetischämie sieht man bei Anwendung an den unteren Extremitäten.

Während der Ischämiezeit wird der Stoffwechsel der Muskulatur anaerob fortgesetzt. Hierbei kommt es zu einer Anhäufung saurer Metabolite, die nach Einschwemmung in den Systemkreislauf die genannten Störungen des Säure-Basen-Haushalts verursachen.

Nach Eröffnung der Strombahn kommt es zu einer Verminderung des Gefäßwiderstandes und zu einer, insbesondere bei älteren Patienten, relevanten hypotensiven Reaktion.

Nach etwa 45 min Ischämiezeit sind Hypertensionen häufig zu beobachten. Als Ursache werden Schmerzafferenzen diskutiert, die über nichtmyelinisierte, sehr langsam leitende C-Fasern weitergeführt werden und so zu dieser Blutdruckreaktion führen.

Dieser langsame Schmerz ist normalerweise durch die schnell leitenden Aδ-Fasern gehemmt. Durch den Tourniquet werden die Aδ-Fasern geblockt, so daß durch die wegfallende Hemmwirkung des schnellen Schmerzes die C-Afferenzen zum Tragen kommen.

Während suffizienter regionaler Anästhesieverfahren ist dieses Phänomen ebenfalls zu beobachten.

Die Ursache möglicher thromboembolischer Komplikationen wird in einer Stase bzw. in Low-flow-Zuständen und der begleitenden Azidose gesehen.

Die Therapie der systemischen Komplikationen erfolgt symptomatisch (Volumensubstitution, ggf. Pufferung).

Der Torniquet ist kontraindiziert bei einer Sichelzellerkrankung.

Die systemischen Komplikationen nach einer Tourniquetischämie sind in der Regel passager und werden insbesondere bei entsprechenden präventiven Maßnahmen problemlos toleriert. Eine Ausnahme bilden die vital gefährdenden thromboembolischen Ereignisse.

Literatur

Conaty KR, Klemm MS (1989) Severe Increase of intracranial pressure after deflation of a pneumatic tourniquet. Anesthesiology 71:294–295
Kaufmann RD, Walts LF (1982) Tourniquet induced hypertension. Br J Anaesth 54:333
Müller-Vahl H (1986) Mono-Neuropathien durch ärztliche Maßnahmen. Dtsch Ärztebl 30/4:178

# Teil D: Physiologische Besonderheiten

27 Schwangerschaft und Geburtshilfe

ULRIKE MUTH

Schwangerschaft geht mit einer Reihe physiologischer Veränderungen einher, die ein erhöhtes Narkoserisiko bedingen (Sachs 1989). Sie betreffen das kardiozirkulatorische, das respiratorische und das gastrointestinale System. Auch anatomische Veränderungen und geänderte Gerinnungsparameter haben Anästhesierelevanz.

Für eine adäquate Anästhesie ist es wichtig, daß der Anästhesist diese Veränderungen kennt und mit ihnen umzugehen weiß. Daneben hat er bei einzelnen Schwangeren auch pathophysiologische Veränderungen zu berücksichtigen. Ebenso sollte er einige Grundkenntnisse über die Physiologie des Fetus kennen.

Ignoriert er diese Veränderungen, steigert er die Wahrscheinlichkeit für eine Komplikation (Morgan 1987).

27.1 Physiologische Veränderungen des kardiozirkulatorischen Systems

Während der Schwangerschaft kommt es zu einer Wasserretention. Ab der 13. Schwangerschaftswoche nimmt die extravaskuläre Flüssigkeit zu, der Überschuß beträgt bis zum Geburtstermin etwa 1,5 l. Diese zusätzliche extravaskuläre Flüssigkeit verteilt sich im gesamten Körper, wobei sich der Hauptteil in den unteren Extremitäten anlagert. Dies ist ein kombinierter Effekt von Schwerkraft, Vasodilatation und des im Becken erschwerten venösen Rückflusses. Trotz dieser lokalen Wasseransammlung muß es nicht notwendigerweise zu tastbaren Beinödemen kommen. Gleichzeitig mit dem Wasser wird Natrium retiniert, welches vornehmlich im extrazellulären Kompartiment akkumuliert. Für die Wasser- sowie Natriumretention sind wahrscheinlich Steroide plazentaren Ursprungs verantwortlich.

Das Blutvolumen nimmt um ca. 40% zu, wobei das Plasmavolumen mehr ansteigt als die Zellmasse. Das Plasmavolumen nimmt ab der 6. Schwangerschaftswoche bis zur 33. bzw 36. Woche um ca. 50%, bei Multigravida um 55-60% zu. Die Zahl der roten Blutkörperchen beginnt Ende der 8. Woche anzusteigen und erhöht sich um ca. 30%. Wird während der Schwangerschaft keine Substitutionstherapie mit Eisen durchgeführt, ist die Zunahme der Erythrozyten wahrscheinlich geringer

Die Diskrepanz im Ausmaß des Plasmavolumen- und des Erythrozytenanstigs führt zu einer Hämodilution, welche ihr Maximum um die 30.-34. Schwangerschaftswoche erreicht hat und bis zum Geburtstermin bestehen bleibt. Diese Vorgänge erklären die physiologische Anämie der Schwangerschaft (s. Abb. 27.1 sowie die folgende Übersicht). Erst ein Hb-Wert unter 11 g% ist bei der Schwangeren als Anämie zu werten (MacFadyen 1985; Crawford 1984; Cohen 1983).

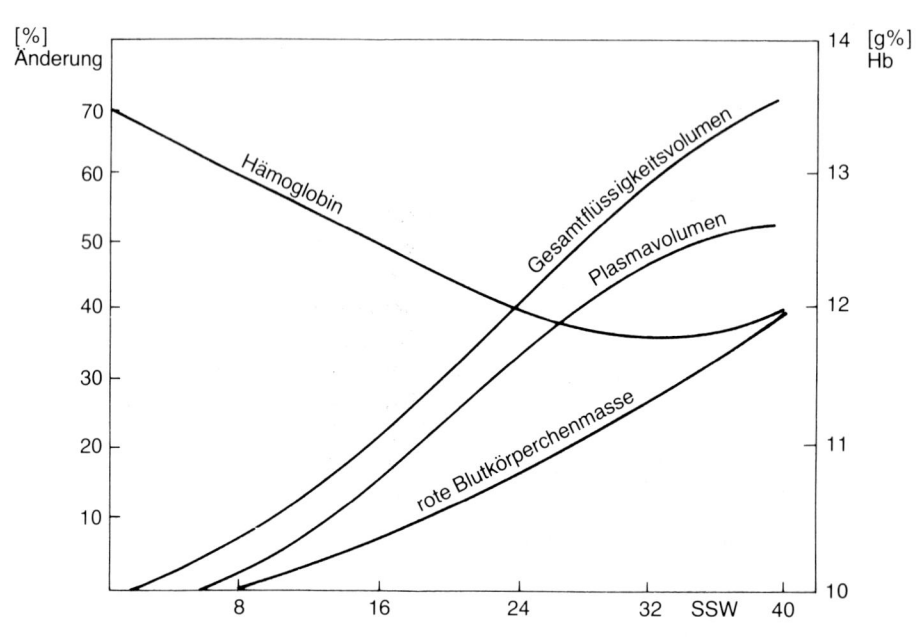

Abb. 27.1. Prozentuale Verlaufsveränderungen von Gesamtflüssigkeitsvolumen, Plasmavolumen, Anteil der roten blutkörperchen und Hämatokritwert während der Schwangerschaft. (Nach Crawford 1984)

Hämatologische Veränderungen während der Schwangerschaft

- Anstieg des Plasmavolumens (6.–33. (–36.) Schwangerschaftswoche) um ca. 50% (Multigravida 55–60%).
- Zunahme der roten Blutkörperchen (Beginn am Ende der 8. Schwangerschaftswoche) um ca. 30%.
- Größtes Ausmaß der Hämodilution in der 30.–34. Schwangerschaftswoche:
  - Erythrozyten 3,8 Mio./ml,
  - Hämoglobin 12,8 g%,
  - Hämatokrit 35%,
  - Anstieg des totalen Blutvolumens um ca. 40%.

Weiterhin ist eine milde Leukozytose mit einem Anstieg der neutrophilen Granulozyten nachweisbar, die wahrscheinlich auf eine östrogene Stimulation zurückzuführen ist. Gelegentlich kommt es auch zu einer deutlichen Leukozytose bis in die unmittelbare postpartale Periode.

Das Plasmaprotein sinkt verdünnungsbedingt um ca. 1 g/100 ml, das Serumalbumin um ca. 20% von 4,5 auf 3,4 g/100 ml ab, damit auch der kolloidosmotische Druck.

Während der normalen Schwangerschaft verändert sich die Homöostase im Gerinnungssystem im Sinne einer Hyperkoagulabilität. Einerseits steigen die Faktoren VII, VIII und X langsam an und der Fibringehalt verdoppelt sich. Andererseits steigt das Potential der fibrinolytischen Aktivität u. a. durch einen Anstieg des Plasminogens. Die Konzentration der Plasminogenaktivatoren ist jedoch wiederum erniedrigt, die Konzentration der Fibrinolyseinhibitoren (α_1-Antitrypsin und α_1-Makroglobulin) erhöht. Eine Annäherung an das ursprüngliche Gleichgewicht stellt der allmähliche Konzentrationsanstieg der fibrinabbauenden Produkte mit fortschreitender Schwangerschaft dar. Diese Veränderungen sind als Schutzmechanismen bei geburtsbedingten Blutungen zu verstehen. Daraus resultiert aber auch ein erhöhtes Risiko thromboembolischer Komplikationen (MacFadyen 1985; Cohen 1983).

Bei der klinischen Untersuchung der gesunden Schwangeren findet man ein gering vergrößertes Herz und aufgrund des erhöhten Blutflusses einen lauten 1. Herzton, eine weniger deutliche Spaltung des 2. Herztons und ein frühes oder mitteldiastolisches Geräusch am linken Sternalrand.

Der Zwerchfellhochstand führt dazu, daß das Herz höher tritt und rotiert. Diese veränderte Position stellt sich auch im EKG dar. Ektopien treten während der Schwangerschaft mit einer höheren Frequenz auf, haben aber selten eine klinische Relevanz.

Das Herzminutenvolumen nimmt insgesamt um etwa 45% zu. Dies ist zu 15% auf die Erhöhung der Herzfrequenz und zu 30% auf die Erhöhung des Schlagvolumens zurückzuführen. Auch die Kontraktilität des Herzmuskels nimmt zu. Diese Veränderungen beginnen bereits kurz nach der Konzeption und sind in der 12. SSW schon deutlich (Capless 1989). Der periphere Gefäßwiderstand ist bereits in der 8. SSW um ca. 30% erniedrigt. Ursache ist die Gefäßquerschnittsverbreiterung infolge des hinzukommenden uteroplazentaren Strombettes und die gestagen- bzw. prostacyclinverminderte Gefäßweitstellung. Besonders ausgeprägt ist die Abnahme des peripheren Widerstandes im 2. Trimenon. Zusammen mit der Abnahme der Blutviskosität bedeutet dies eine Verringerung der Nachlast. Charakteristisch für die Schwangerschaft ist der erniedrigte venöse Gefäßtonus.

Aufgrund der Widerstandsabnahme fällt während der ersten 6 Monate der systolische Blutdruck ab. Durch die Erhöhung des Herzminutenvolumens ist der Abfall des systolischen Blutdrucks allerdings weniger ausgeprägt als der des diastolischen, welcher sein Minimum ungefähr um die 24. SSW erreicht (Abb. 27.2).

In einer unkomplizierten Schwangerschaft liegt der arterielle Blutdruck niemals über den Werten der Nichtschwangeren. Lediglich unter der Geburt steigt der Blutdruck an. Insbesondere in der Austreibungsperiode ist mit jeder Uteruskontraktion ein deutlicher Blutdruckanstieg zu verzeichnen. Die Ursache dafür ist einerseits die schmerzbedingte Katecholaminausschüttung, andererseits das erhöhte venöse Blutangebot, welches durch die Kontraktion des Myometriums aus dem Uterus herausgepreßt wird und zu einer Erhöhung des Herzzeitvolumens bis zu 40% verglichen mit Werten vor Wehenbeginn beiträgt.

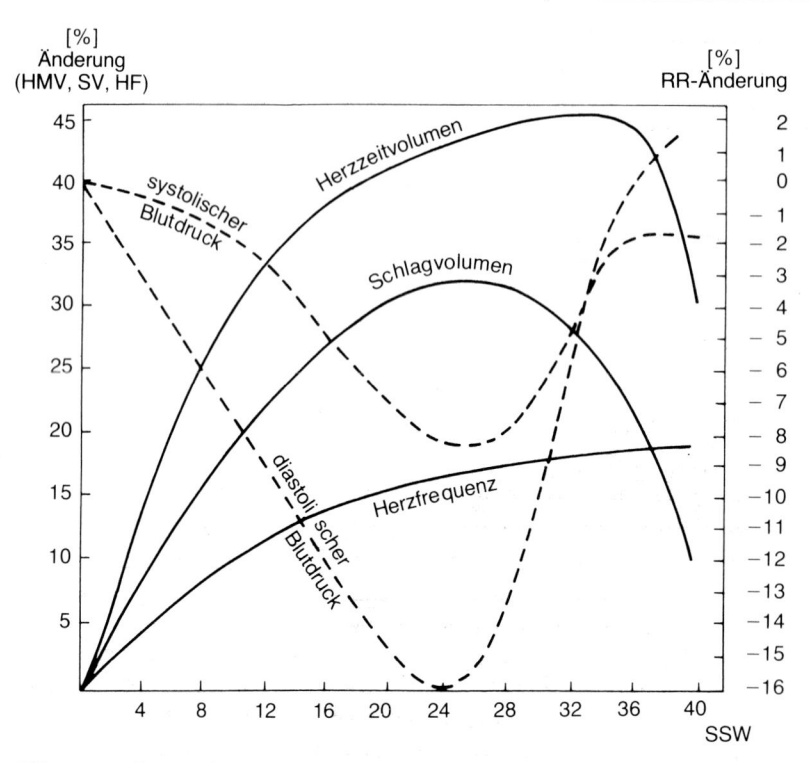

Abb. 27.2. Schematische Darstellung der prozentualen Veränderungen verschiedener kardiodynamischer Größen unter Voraussetzung folgender Normwerte: Herzzeitvolumen (*HMV*) 4,5 l/min, Herzfrequenz (*HF*) 70/min, Schlagvolumen (*SV*) 64 ml, arterieller Blutdruck (*RR*) 120/70 mm Hg. (Nach Crawford 1984)

Liegen – außer in der Geburtsphase – höhere Blutdruckwerte vor, handelt es sich um einen Hypertonus. Man muß hierbei an den Formenkreis der Eklampsie denken. Die Blutdruckerhöhungen können dann bei entsprechenden Stimuli, insbesondere ohne ausreichende Analgesie, bedrohliche Ausmaße annehmen.

Messungen des zentralvenösen Drucks ergeben unterschiedliche Werte, je nachdem in welchem Trimenon sich die Schwangere befindet. Es werden Werte zwischen 2 und 9 cm H_2O gemessen (Crawford 1984). Diese Werte spiegeln die Abhängigkeit des venösen Rückflusses von Größe und Lage des Uterus hinsichtlich der V. cava inferior wider.

Während der Wehen steigt der zentralvenöse Druck um 5–6 cm H_2O durch den vorübergehenden Blutvolumenanstieg im großen Kreislauf an. Pressen unter der Geburt erhöht ebenso wie Oxytozininfusionen den zentralvenösen Druck.

Keine Veränderung erfahrt der pulmonalarterielle Druck, während der pulmonale Blutfluß erhöht ist. In Thoraxröntgenaufnahmen sind Anzeichen einer erhöhten pulmonalen Gefäßzeichnung zu finden, was mit dem Anstieg des Herzminutenvolumens korrespondiert. Ein erhöhter pulmonalvaskulärer Widerstand, wie er beim Eisenmenger-Syndrom existiert, kann in der Schwangerschaft zu einer schnellen Verschlechterung des klinischen Zustands führen. Eine Veränderung ist an der Haut festzustellen. Sie wird stärker durchblutet, die Vermehrung der Kapillargefäße ist deutlich und sie sind dilatiert (warme Haut, Hitzeintoleranz). Gelegentlich sind die Nasenschleimhäute angeschwollen, auch Nasenbluten kommt vor.

Die vielfachen Veränderungen im kardiozirkulatorischen System sind Ausdruck des erhöhten Bedarfs im mütterlichen und fetalen Metabolismus. Neben der Erhöhung des HZV und der durch die Viskositätsabnahme gesteigerten Rheologie verbessern insbesondere die Vasodilatation bzw. die überall bestehende Tendenz hierzu die Durchblutung.

27.2 Kompressionssyndrom von V. cava inferior und Aorta abdominalis

Das Durchschnittsgewicht des normalen. nichtgraviden Uterus beträgt 45–80 g. Am Geburtstermin ist das Eigengewicht des Uterus auf ca. 1100 g und das Gesamtgewicht mit Inhalt (Fetus, Plazenta, Amnionflüssigkeit) auf ca. 6000 g angestiegen.

Insbesondere während der letzten Wochen der Schwangerschaft kann der Uterus abhängig von seiner intraabdominalen Lage die Aorta abdominalis und die V. cava inferior komprimieren. Zu diesem Phänomen kommt es v. a. bei der Hochschwangeren in Rückenlage, es kann aber bereits ab der 20. SSW auftreten. Als Folge davon ist der venöse Rückfluß zum Herzen vermindert, Herzzeitvolumen und femoralarterieller Blutdruck sind erniedrigt.

Die Häufigkeit der aortokavalen Kompression beträgt 1–11,2%. In Untersuchungen ließ sich beobachten, daß das Schlag- und das Herzzeitvolumen in der rechtslateralen Position am niedrigsten, in der linkslateralen am höchsten und in der Mittellage zwischen den beiden Extremen lagen (Phillips 1981; Milsom 1984; Abb. 27.3). Bei der Lagerung der Schwangeren ist daher auf eine Linksseitenlage zu achten.

Nur bei wenigen, ca. 10% der Hochschwangeren bewirkt die V.-cava-Kompression einen Blutdruckabfall oder sogar eine ausgeprägte Hypotension, evtl. mit Folgen für den Feten. Die Mehrzahl der Schwangeren verfügt über Kompensationsmechanismen. Einer davon ist eine Erhöhung des Sympathikotonus. Über die Erhöhung des Gefäßwiderstandes, auch der Herzfrequenz, kompensiert er den erniedrigten venösen Rückfluß zum Herzen und hält damit das HZV und den Blutdruck aufrecht.

Der andere Kompensationsmechanismus ist die Ausbildung von Kollateralkreisläufen bzw. die Rückführung venösen Blutes über alternative Wege. Diese sind das paravertebrale Venengeflecht und die Periduralvenen, die das Blut zur V. azygos leiten. Über die V. azygos strömt das Blut über die V. cava superior zum rechten Herzen.

Man muß jedoch davon ausgehen, daß zusätzliche Störfaktoren recht rasch solche Kompensationsmechanismen überfordern. Umgekehrt kann eine Störung im Bereich des kardiovaskulären Systems nicht in dem üblichen Ausmaß kompensiert werden, da die Kompression der V. cava inferior die Kompensationsmechanismen behindert. Zu den Störungen zählen alle die Faktoren, die zur Hypovolämie führen,

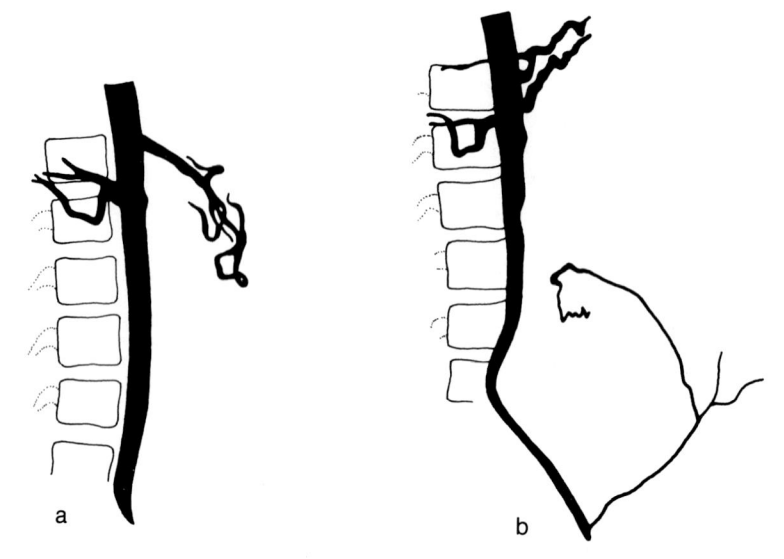

Abb. 27.3 a, b. Schema des seitlichen Angiogramms zweier Frauen in Rückenlage. Bei der nichtschwangeren Frau (**a**) sieht man einen klaren Spalt zwischen der Wirbelsäule und der Aorta (zu beachten ist die gleiche Weite der Aorta in beiden Bildern). Bei der schwangeren, nahe am Termin stehenden Frau (**b**) ist die Aorta in dorsaler Richtung, auf die Wirbelsäule übergreifend verlegt. Die Aorta hat sich der lumbalen Lordose genähert

wie Blutverlust, geringe Flüssigkeitsaufnahme und starkes Schwitzen, Vasodilatation, Sympathikusblockade (vergl. Regionalanästhesie) und andere Faktoren, die eine ausgeprägte Reduktion des Herzzeitvolumens hervorrufen.

Besteht eine kompensierte Hypovolämie, so führt eine aortokavale Kompression zu einer ausgeprägten Hypotension, wenn die schwangere Frau sich gerade auf den Rücken legt und dadurch der Uterus die V. cava komprimiert.

Bereits die Kompression allein der Aorta abdominalis birgt ein Risiko für den Fetus. Der Uterus komprimiert die Aorta v. a. in Höhe des 4. und 5. Lendenwirbelkörpers, da dies der prominenteste Teil der Lendenlordose ist. Dies führt bei ca. 60% der Schwangeren zu einer Hypotension unterhalb der komprimierten Zone. Hier gehen die uterinen Gefäße von den internen Iliakalgefäßen ab. Eine verminderte Durchblutung des Uterus, evtl. mit fetaler Depression und Asphyxie ist die Folge.

Noch schlechter wird der intervillöse Raum perfundiert, wenn sowohl die Aorta abdominalis als auch die V. cava inferior komprimiert werden. Dann ist der Druck und Blutfluß der uterinen Arterien erniedrigt und auch der Rückfluß über die uterinen Venen behindert, dadurch ist der arteriovenöse Druckgradient deutlich erniedrigt.

Zu den präventiven Maßnahmen gehört die Beachtung der Lage der Patientin; diese sollte auf dem Rücken liegen, um ca. 15° nach links geneigt, d.h. der Operationstisch muß links etwas tiefer als rechts stehen. Gegebenenfalls kann auch der Uterus manuell von den großen Gefäßen zur Seite weggeschoben werden oder unter die rechte Hälfte der Patientin ein Keil gelegt werden.

Eine etwa bestehende Hypovolämie muß vor Einleitung eines Anästhesieverfahrens korrigiert werden. Es empfiehlt sich hierzu die Infusion von Elektrolytlösungen. Bei regionalen Anästhesieverfahren können u. U. mehr als 1 l kristalloide Lösungen erforderlich werden. Alternativ können geringe Mengen kolloidaler Lösungen verabreicht werden. Ist die Möglichkeit der zentralvenösen Druckmessung gegeben, so sollte man sich an einem ZVD von 6–8 cm H_2O orientieren.

Ist der Blutdruck bei einer normotensiven Schwangeren systolisch unter 100 mm Hg oder bei einer hypertensiven Schwangeren um 20–30 % abgefallen, sollte er wieder angehoben werden. Sind Linksverlagerung und Flüssigkeitssubstitution ausreichend erfolgt und gelingt es nicht, damit in kurzer Zeit normotensive Werte zu erreichen, werden Sympathikomimetika eingesetzt. Da α-adrenerge Sympathikomimetika eine vasokonstriktive Wirkung auf die Uterusgefäße haben, sind β-adrenerge Sympathikomimetika vorzuziehen.

In der angloamerikanischen Literatur wird zur Blutdrucksteigerung Ephedrin, welches zunächst repetitiv zu geben ist, empfohlen. In Deutschland ist es jedoch nicht im Handel, so daß hier z. B. Akrinor verabreicht werden kann. Dieses Medikament setzt sich aus Theoadrenalin und Cafedrin zusammen. Die vasokonstriktorische Wirkung ist hauptsächlich auf die Metaboliten Noradrenalin und Ephedrin zurückzuführen (Petroianu 1994).

Um zusätzliche gefährdende Faktoren auszuschließen, ist insbesondere in den Perioden ausgeprägter Hypotension auf eine ausreichende Oxygenierung zu achten. Eine Hyperventilation ist hierbei allerdings zu vermeiden.

Wenn nicht präventiv bereits geschehen, muß spätestens zur Behandlung einer Hypotension durch Lagerung oder durch manuelle Verlagerung des Uterus die Kompression der V. cava beseitigt werden. Ansonsten kann trotz Beseitigung der Hypovolämie durch Flüssigkeitszufuhr der Blutdruck nicht angehoben werden. Wird man in einer solchen Situation weiterhin unkritisch Flüssigkeit substituieren, wird das Blutvolumen im Herz-Kreislauf-System überhöht. Nach Entbindung und nach Entlastung der V. cava inferior wird es dann zu einem überhöhten Anstieg des Blutdrucks kommen, wobei diese Hypervolämie je nach Menge und Wahl der infundierten Lösungen auch zu dramatischen Herz-Kreislauf-Komplikationen führen kann (z. B. Lungenödem, zerebrovaskuläre Komplikationen; Philipps 1981).

27.3 Präeklampsie, Eklampsie, HELLP-Syndrom

Die Präeklampsie ist die häufigste Komplikation einer Schwangerschaft. Sie beträgt 1,5–2,6 %, bei Zwillingsgeburten 30–50 % (Saftlas 1991) und sie ist in 12–22 % Todesursache (Barrier 1983). Sie tritt in der 2. Hälfte der Schwangerschaft auf und ist häufig vergesellschaftet mit Herkunft aus sozialen Unterschichten, Erstgravidität, Mehrlingsschwangerschaften, Diabetes mellitus und Hydramnion (Knörr 1989). Sie ist durch folgende Symptome gekennzeichnet:

– Hypertonie,
– periphere Ödeme,
– Proteinurie (0,3 g/l oder mehr in 24 h).

Die Ödeme, die als wichtiges klinisches Zeichen betrachtet wurden, sind heute nicht mehr von Bedeutung, da sie keinen prognostischen Wert besitzen.

Eine Hypertonie in der Schwangerschaft liegt bei folgenden Blutdruckwerten vor: RR diastolisch mindestens 90 mm Hg oder Druckanstieg von 15 mm Hg über den Normalwert bzw. RR systolisch mindestens 140 mm Hg oder Druckanstieg von 30 mm Hg über den Normalwert.

Im Gegensatz zur leichten Verlaufsform der Präeklampsie ist diese dann schwer einzustufen, wenn eines der folgenden Symptome auftritt:

- RR systolisch 160 mm Hg oder höher,
- RR diastolisch 120 mm Hg oder höher,
- Proteinurie von 5 g oder mehr in 24 h,
- Oligurie von weniger als 500 ml in 24 h,
- zentrale Symptome wie Kopfschmerzen, Verwirrtheit, Sehstörungen,
- Lungenödem, Zyanose,
- Oberbauchschmerzen.

Die Eklampsie ist eine schwere Verlaufsform der Präeklampsie mit tonisch-klonischen Krämpfen. Sie tritt in den meisten Fällen um den Geburtstermin auf. Die mütterliche Mortalität beträgt 6–10 %, die des Kindes bis 20 % (Patt 1987).

Bestand eine Hypertonie bereits vor der Schwangerschaft, so handelt es sich um eine aufgepfropfte Präeklampsie/Eklampsie.

Eine seltene Form der Präeklampsie ist das HELLP-Syndrom. Es ist durch die Symptomentrias Hämolyse, Leberfunktionsstörungen mit erhöhten Leberwerten und Thrombozytopenie gekennzeichnet (Plötz 1989). Unter den Patienten mit schwerer Präeklampsie/Eklampsie entwickeln 4–12 % ein HELLP-Syndrom. Die perinatale Mortalität ist mit 12–60 % sehr hoch (Rath 1988; Sibai 1986).

Die Ätiologie der Präeklampsie ist nicht endgültig geklärt. Wahrscheinlich spielen Vasokonstriktion und immunvaskuläre Veränderungen in den uteroplazentaren Arterien, welche zur Mikroangiopathie und einer generalisierten Störung der Mikrozirkulation mit Erhöhung des totalen peripheren Widerstandes führen, eine zentrale Rolle (Cunningham 1989). Elektronenmikroskopische Untersuchungen zeigten Endothelläsionen, gefolgt von Fibrinablagerungen in den uteroplazentaren Blutgefäßen, Nierenrinde und anderen Organen (De Wolf 1989). Möglich wäre eine genetisch bedingte HLA-Inkompatibilität, die mit dem Auftreten von Autoantikörpern korreliert und eine Immunvaskulitis in den uterinen Arterien der schwangeren Frauen zur Folge hätte (Friedmann 1988). Weiterhin besteht ein Ungleichgewicht von vasokonstringierendem Thromboxan und vasodilatierendem Prostacyclin. Gegenüber gesunden Schwangeren ist das Angiotensinogen deutlich erhöht. Es führt zur Freisetzung von Renin und Aldosteron (Goldkrand 1986) mit hypertonen Blutdruckwerten im Gefolge.

Pathophysiologisch imponiert bereits in der frühen Schwangerschaft ein erhöhtes HZV verglichen mit dem von gesunden Frauen (Easterling 1990). Zunächst bleibt der periphere Widerstand infolge der durch Erniedrigung der sympathischen Aktivität bedingten Vasodilatation konstant. Erst später kommt es zur Erhöhung des Gefäßwiderstandes und zu generalisierten Mikrozirkulationsstörungen (Anderson 1986; Ferris 1988). Die Bilder sind variabel, einmal liegt ein erhöhtes HZV und ein erhöhter vaskulärer Widerstand vor oder ein anderes Mal ein umgekehrtes Verhältnis von HZV und erhöhtem vaskulärem Widerstand vergesellschaftlicht mit intravaskulärem Volumenverlust bei hyperdynamer Kreislaufsituation (Clark 1986; Groenendijk 1984). Verminderte uteroplazentare Perfusion und Hypoperfusion der Organe mit Gewebshypoxie sind die Folge. Durch Proteinverlust über die Niere, vielleicht auch durch verminderte Bildung in der Leber besteht eine Hypoalbuminämie und damit eine Verminderung des kolloidosmotischen Drucks. Zusammen haben alle diese Faktoren eine intravasale Volumenverarmung, interstitielle Flüssigkeitsansammlung, Hämokonzentration und Viskositätserhöhung des Blutes zur Folge.

Die Gerinnungsstörungen zeigen sich in einer Verlängerung der partiellen Thrombinzeit (PTT) und Prothrombinzeit (PTZ) und einer meist durch Verbrauch verursachten erniedrigten Thrombozytenzahl mit erhöhter Blutungszeit. Eine sehr dramatische Komplikation ist die disseminierte intravasale Gerinnung mit Verbrauchskoagulopathie.

In der Lunge bewirkt der Abfall des kolloidosmotischen Drucks eine interstitielle Flüssigkeitsansammlung mit Abfall des arteriellen O_2-Partialdrucks. Im Bereich der oberen Luftwege kann sich die Intubation bei ausgeprägtem Larynxödem und wegen Blutungen schwierig gestalten.

Neben der generalisierten Vasokonstriktion liegt eine erhöhte Ansprechbarkeit auf blutdrucksteigernde Substanzen vor. Aufgrund der durch die Vasokonstriktion bedingten erhöhten Nachlast kann es zur Linksherzinsuffizienz und Lungenödem kommen.

Die Durchblutung der Niere, die GFR und die Harnausscheidung können vermindert sein. Die vermehrte Permeabilität der glomerulären Kapillaren bewirkt die Proteinurie, das frühe Symptom der Gestose. In seltenen Fällen kann ein Nierenversagen mit Nekrosen der Nierenrinde auftreten. Trotz Oligurie sind Diuretika nicht indiziert. Eher verbessert Flüssigkeitszufuhr die Nierenfunktion.

Beim HELLP-Syndrom, dieser schweren Verlaufsform der Präeklampsie, finden sich als Ausdruck der Leberschädigung erhöhte Enzyme, ein verzögerter Metabolismus von pharmakologischen Substanzen, und die Plasmacholinesterase ist noch mehr erniedrigt als bei der gesunden Schwangeren. Klinisch imponiert in ca. 90 % der Fälle ein rechtsseitiger Oberbauchschmerz als Folge einer akuten Leberschwellung (Rathgeber 1990). Die Durchblutungsstörungen können zu ischämischen Nekrosen, auch zu großen Infarkten führen. Intrahepatische Blutungen sind ein Ergebnis der Gerinnungsstörungen. Treten subkapsuläre Hämorrhagien auf, so können sie eine Organruptur, dies allerdings selten, zur Folge haben.

Folgen der gestörten zerebralen Mikrozirkulation sind Kopfschmerzen, Sehstörungen, eingeschränkter Bewußtseinszustand bis hin zum Koma, Übererregbarkeit mit Hyperreflexie und generalisierten Krampfanfällen sowie Hirnblutungen. Schwerste Komplikation ist die mütterliche Mortalität. Um die Überregbarkeit des ZNS zu dämpfen, ist eine intravenöse oder intramuskuläre Gabe von Magnesiumsulfat üblich.

Die Widerstandserhöhung der uterinen Blutgefäße führt zur Beeinträchtigung der uteroplazentaren Funktion und Retardierung der fetalen Entwicklung. Sowohl die spontane Uterusaktivität als auch die Reaktion auf Oxytozin sind gesteigert und häufig treten frühzeitig Wehen auf. Oftmals kommt es auch zur Frühgeburt.

Die Therapie der Präklampsie ist die Entbindung. Gewöhnlich kommt es innerhalb von 24 h nach Entbindung zu einer deutlichen Besserung des Zustands. Die anästhesiologischen Maßnahmen hängen vom Stadium und Art der Gestose, der Dauer, der Schwangerschaft und der Reife des Fetus ab.

Ist eine vaginale Entbindung möglich, so ist darauf zu achten, daß die Blutdruckwerte nicht exzessiv ansteigen und eine ausreichende Durchblutung der Plazenta vorhanden ist. Zur Analgesie ist ein regionales Verfahren zu erwägen, sofern die Gerinnungsparameter dies erlauben (Stoelting 1992). Dem Schweregrad der Präklampsie muß das Monitoring angemessen sein. In schweren Fällen werden ausgedehnte Laboruntersuchungen, zentrale Venenkatheter, arterielle Blutdruckmessung und pulmonales Katheter erforderlich. Die Urinausscheidung und der ZVD zeigen den Volumenmangel der präklamptischen Frau an. Eine Rehydrierung führt zu einer Vermehrung der Harnausscheidung, Abnahme des Systemkreislaufwiderstandes und Verbesserung des Herzindex. Sie beinhaltet jedoch auch eine Erhöhung des Risikos für ein Lungenödem, insbesondere wenn in der postpartalen Phase der ZVD ansteigt. Zu empfehlen ist eine Wasser- und Elektrolytzufuhr von 125 ml/h bzw. 300 ml/h bei Wehentätigkeit. Auch kolloidale Substanzen sind günstig, da sie den kolloidosmotischen Druck anheben. Sie können jedoch bei Thrombozytopathien kontraindiziert sein.

Bei einer Regionalanästhesie ist das Risiko eines gravierenden Blutdruckabfalls geringer als bei der gesunden Schwangeren, dies, weil die periphere Widerstandserhöhung nicht auf einer Erhöhung der sympathischen Aktivität, die durch eine Regionalanästhesie blockiert werden würde, beruht.

Als präventive Flüssigkeitszufuhr vor dem regionalen Verfahren werden 500 ml Elektrolytlösung bei Wehentätigkeit und vaginaler Entbindung, 1000 ml bei Sectio caesarea empfohlen. Bei Patientinnen mit nur leichter Präklampsie oder solchen mit aufgepfropfter Präklampsie ist eine größere Flüssigkeitszufuhr nötig, etwa 1000 ml bzw. 2000 ml bei Sectio. Kommt es trotzdem zu einem Blutdruckabfall, so dürfen Antihypotonika wie Akrinor oder Ephedrin nur sehr vorsichtig in kleinen Dosen gegeben werden, da das Ansprechen auf Vasopressoren verstärkt ist.

In der Allgemeinanästhesie sind die Patientinnen, insbesondere bei der Narkoseeinleitung und Intubation, aber auch bei zu flacher Narkose durch einen übermäßigen Blutdruckanstieg gefährdet. Als Ziel bei der Blutdrucksenkung werden diastolische Werte von 100–120 mm Hg und systolische Werte von 140–160 mm Hg als ausreichend betrachtet, dies, weil die Blutdrucksenkung in Anbetracht der schlechten Plazentadurchblutung und gestörten zerebralen Autoregulation nur sehr vorsichtig erfolgen kann. Ein ideales Antihypertensivum sollte beides verbessern. Empfohlen werden Clonidin, Labetalol (Puchstein 1983; Mabie 1987), Dihydralazin und Nifedipin (Walters 1984).

Schwere Gerinnungsstörungen machen die sofortige Entbindung erforderlich. Wenn präoperativ die Thrombozytenkonzentration geringer als 30000–50000/mm^3 ist, muß substituiert werden. Frischplasma ist bei plasmatischen Gerinnungsstörungen indiziert. Eine AT-III-Substitution sollte bei Werten <75% erwogen werden (Tilsner 1988; Kuhn 1981).

Die Gabe von Magnesiumsulfat 4–6 g/Tag dämpft die zerebrale Übererregbarkeit und verbessert die Plazentadurchblutung über eine Relaxation des Uterus. Magnesiumionen hemmen die Freisetzung von Acetylcholin an den motorischen Endplatten und in den cholinergen Synapsen des autonomen Nervensystems. Die Wirkung auf die motorische Endplatte ist von besonderem Interesse für die Allgemeinanästhesie, weil bei Einleitung die Gefahr der Regurgitation und Respiration größer ist als ohne Magnesiumvorbehandlung. Weiterhin sind mögliche Interaktionen zwischen Magnesium und Antihypertensiva, Narkotika und Muskelrelaxanzien zu bedenken. Eine vorsichtige Anwendung der Muskelrelaxanzien ist erforderlich, um einen Relaxansüberhang zu vermeiden (Gutsche 1988).

Der therapeutische Spiegel liegt bei 2–3 mmol/l. Toxische Spiegel über 5 mmol verursachen respiratorische Insuffizienz und Herzstillstand. Magnesium kann mit Kalzium antagonisiert werden.

27.4 Anästhesierelevante Nebenwirkungen von schwangerschaftsspezifischen Medikamenten

In der Geburtshilfe werden Medikamente zur Beeinflussung des Uterustonus und der Uterusmotilität eingesetzt, d. h zur Behandlung von atonischen Blutungen, zur Geburtseinleitung und Steigerung der Wehentätigkeit oder zur Wehenhemmung der Tokolyse. Diese Substanzen haben u. a. auch kardiovaskuläre Nebenwirkungen, die vom Anästhesisten entsprechend zuzuordnen sind, um falsche Maßnahmen aufgrund von Fehleinschätzungen zu vermeiden.

In Tabelle 27.1 sind die wichtigsten Medikamente und ihre Nebenwirkungen dargestellt. Diese Nebenwirkungen werden von der gesunden Schwangeren gut toleriert, können aber bei einer Risikopatientin oder auch durch zusätzliche Faktoren zu hämodynamischen Problemen führen.

Eine vital bedrohliche Komplikation unter Medikation mit β_2-Agonisten zur Tokolyse ist das Lungenödem. Zusätzliche gefährdende Faktoren sind eine Gestose,

Tabelle 27.1. Anästhesierelevante Nebenwirkungen der wichtigsten schwangerschaftsspezifischen Medikamente

β_2-Agonisten (Fenoterol)	Schwitzen, Erbrechen, HF ↑, HZV ↑, RR ↓, Natrium- und H_2O-Retention, Glukose ↑, Kalium ↓, Sensibilisierung auf Halothan, Darmatonie
Prostaglandine $PGF_{2\alpha}$ und PGE_2 (Dinoproston)	Vasokonstriktion, HF ↑, SV ↑, Druckerhöhung in der A. pulmonalis, Bronchokonstriktion
Methylergometrin	Schwitzen, Kopfschmerzen, Schwindel, RR ↑, HF ↑, HF ↓, Vasokonstriktion
	Verstärkte vasokonstriktive Wirkung bei gleichzeitiger Anwendung von Sympathomimetika in Kombination mit Oxytozin und Hochdruckkrisen mit zerebralem Ödem möglich
Magnesium	Vasodilatation, Störung der muskulären Erregbarkeit, Wirkungsverstärkung von Muskelrelaxanzien

ein Hydramnion, Mehrlingsschwangerschaft, vorbestehende Herz-Kreislauf-, Nieren- oder Lungenerkrankung, Magnesiumgabe oder Kortikosteroidbehandlung, die zur fetalen Lungenreifung dienen soll.

Das maximale Risiko für das Lungenödem besteht 24–72 h nach Therapiebeginn (Grospietsch 1985). Eine Überwachung der Patientin ist allerdings von Therapiebeginn bis 6 Tage postpartal indiziert. Eine lückenhafte Überwachung steigert das Risiko einer unerkannten Hypoxie mit nachfolgenden kardialen und zerebralen Schäden (Turner 1986).

Für die Ätiologie spielen die durch β_2-Stimulation bedingten Veränderungen eine Rolle: u. a. kommt es durch Aktivierung des Renin-Angiotensin-Aldosteron-Systems und Erhöhung des ADH-Spiegels zu einer verstärkten Natrium- und Wasserretention und Rückgang der Urinausscheidung. In der Lunge ist der Druck der A. pulmonalis, welcher mit dem erhöhten HZV korreliert, erhöht, der pulmonale Gefäßwiderstand ist erniedrigt. Diese Effekte begünstigen eine interstitielle Flüssigkeitsansammlung. Eine inadäquate intravenöse Flüssigkeitszufuhr kann auslösender Faktor sein.

Für die Anästhesieführung sind von Bedeutung:
- Die Infusionstherapie hat restriktiv zu erfolgen.
- Peridural- und Spinalanästhesie sowie DHB verstärken die β-mimetisch bedingte Vasodilatation und können zu erheblichen Blutdruckabfällen führen.
- Bei Anwendung von Halothan ist mit Herzrhythmusstörungen und sogar Kammerflimmern zu rechnen.
- Postpartale Uterusatonie und Blutungen werden begünstigt.
- β_2-Agonisten können zu einer fetalen Tachykardie und zum Verlust der Herzschlagvariabilität führen.
- Intra- und postoperativ ist auf einen ungestörten Gasaustausch sowie eine ausreichende Diurese zu achten.
- Engmaschige postoperative Überwachung ist erforderlich.

27.5 Physiologische Veränderungen des respiratorischen Systems

Keine der physiologischen Veränderungen in der Schwangerschaft ist so ausgeprägt wie die der Atmung. Die Hyperventilation ist eine charakteristische Begleiterscheinung, die bereits in den ersten Wochen der Schwangerschaft festzustellen ist. Das Atemminutenvolumen steigt um 50 % an. Die Ursache dafür ist ein veränderter respiratorischer Kontrollmechanismus des Zentralnervensystems. Wahrscheinlich ist der erhöhte Progesteronspiegel dafür verantwortlich. Angriffspunkte des Progesterons sind die höheren Zentren des Zentralnervensystems oder das Atemzentrum direkt. Eventuell hat Progesteron auch eine Wirkung am Glomus caroticum (Novy 1967; Zwillich 1978).

Die Hyperventilation hat bereits ab der 12. SSW einen Abfall der mütterlichen arteriellen CO_2-Spannung um ungefähr 8–10 mm Hg zur Folge. Dieser auf ca. 32 mm Hg erniedrigte CO_2-Partialdruck wird durch die Chemorezeptoren als normal erkannt und konstant gehalten (MacFadyen 1985).

Die Erhöhung des Atemminutenvolumens beruht zum kleineren Teil auf Erhöhung der Atemfrequenz um 10–15%, zum größeren Teil auf einem Anstieg des Atemzugvolumens um 40%. Dadurch ist der Anteil des physiologischen Totraums am Atemminutenvolumen erniedrigt. Die alveoläre Ventilation ist damit um 70% deutlich erhöht. Dies ist besonders eindrucksvoll, da sie den Anstieg des Körpergewichts (ca. 20%), der Oberfläche (ca. 9%) und des O_2-Verbrauchs (ca. 10–20%) weit überschreitet. Die arterielle O_2-Spannung ist aufgrund der Hyperventilation leicht erhöht auf Werte von 106–108 mm Hg (Cohen 1983).

Der arterielle CO_2-Partialdruck beträgt ca. 32 mm Hg. Diese respiratorische Alkalose wird über die Niere mittels einer vermehrten Bikarbonatausscheidung kompensiert. Wegen des Abfalls des Standardbikarbonats verfügt die Schwangere über eine geringere Pufferkapazität, was eine erhöhte Empfindlichkeit gegenüber einer Azidose zur Folge hat. Die respiratorische Alkalose wird jedoch nicht voll kompensiert, so daß ein pH-Wert von 7,44 charakteristisch ist für das mütterliche arterielle Blut.

Der niedrige mütterliche CO_2-Partialdruck erlaubt einen Transfer des CO_2 vom fetalen zum mütterlichen Blut und hält so den fetalen CO_2-Partialdruck auf einer tolerablen Höhe.

Die häufige Klage der Schwangeren über Atemlosigkeit kann leichter mit Veränderungen des p_aCO_2 als mit der veränderten Atmung erklärt werden. Diese Atembeschwerden werden in der Mitte der Schwangerschaft am stärksten empfunden.

Mit Fortschreiten der Schwangerschaft verdrängt der größer werdende Uterus das Zwerchfell zunehmend nach kranial. Die Rippenstellung wird abgeflacht und der Brustkorbumfang nimmt dadurch um etwa 5–7 cm zu. Die abdominale Atmung vermindert sich zugunsten eines thorakalen Atemtyps. Unverändert bleibt daher die Vitalkapazität. Die Verdrängung des Zwerchfells nach oben bedingt jedoch eine Erniedrigung des Residualvolumens. Die Steigerung des Atemzugvolumens geht v. a. auf Kosten des exspiratorischen Reservevolumens. Erniedrigung des Residualvolumens und des exspiratorischen Reservevolumens sind verantwortlich für die Abnahme der funktionellen Residualkapazität (FRC), die bis zum Geburtstermin etwa 20% beträgt.

Das „closing volume" (CV) ist das Lungenvolumen, bei welchem sich terminale Luftwege während der Exspiration zu schließen beginnen, oder umgekehrt ausgedrückt, es ist dasjenige während der Exspiration noch in der Lunge verbleibende Volumen, das nicht mehr ausreicht, den Großteil der Alveolen offen zu halten. CV bleibt während der Schwangerschaft normalerweise gleich. Da jedoch die FRC durch physiologische und anatomische Veränderungen abgenommen hat, kann nun jeder zusätzliche Faktor, der die FRC weiter erniedrigt, zu einer Verminderung der normalerweise erhöhten pO_2-Werte auf Normalwerte oder sogar zu hypoxischen Werten führen. Solche Faktoren sind Adipositas, Allgemeinanästhesie, die Trendelenburg-Lagerung, fortgeschrittenes Alter oder bronchopulmonale Erkrankungen.

Eine weitere Folge des Zwerchfellhochstands und Zunahme des anteroposterioren transversalen Durchmessers des Brustkorbs ist die Abnahme der Brustkorbcompliance. Sie ist am Geburtstermin deutlich niedriger als in der frühen Schwangerschaft oder bei der nichtschwangeren Frau. Bei gleichbleibender Lungencompliance ist also die totale Lungencompliance erniedrigt und erhöht damit die

Atemarbeit. Bereits kurz nach der Entbindung nimmt die Thoraxcompliance wieder ursprüngliche Werte an.

Der Atemwegswiderstand wird geringer und bewirkt eine 50%ige Abnahme des totalen pulmonalen Widerstands. Wahrscheinlich ist dies ein Effekt des Progesterons auf den Muskeltonus der Bronchiolen.

Der O_2-Verbrauch steigt im Verlauf der Schwangerschaft um 10–20% an. Diese Veränderungen sind auf den Bedarf der wachsenden fetoplazentaren Einheit zurückzuführen, des gesteigerten Metabolismus und der erhöhten kardialen und respiratorischen Arbeit.

Während der Geburt steigern Wehen und schmerzbedingte Katecholaminausschüttung den O_2-Bedarf weiterhin bis zu 100%.

Bei einer Narkose ist das An- und Abfluten von Inhalationsanästhetika beschleunigt. Aufgrund der erniedrigten funktionellen Residualkapazität wird das inhalierte Gas in der Lunge weniger verdünnt, es wird somit eine höhere alveoläre Konzentration in kürzerer Zeit erreicht. Ein weiterer Faktor ist die erhöhte alveoläre Ventilation, durch die eine größere Menge Inhalationsanästhetikum in der Zeiteinheit in die Alveolen befördert wird. Dem entgegen wirkt zwar die Erhöhung des Herzminutenvolumens, wodurch mehr Inhalationsanästhetikum aus der Alveole entfernt wird, und damit ist der Anstieg der alveolären Konzentration verzögert. Die Effekte der Respiration überwiegen jedoch die der Zirkulation, so daß eine tiefere Inhalationsnarkose schneller erreicht wird als bei der Nichtschwangeren. Es findet sich außerdem eine Erniedrigung des MAC-Wertes um 25–40%, was wahrscheinlich durch eine vermehrte Speicherung von Endomorphinen im Körper der Schwangeren verursacht wird (Marx 1975; Palahniuk 1984; Conklin 1988).

Bei einer Intubationsnarkose sind die physiologischen Veränderungen der Ventilation der schwangeren Frau zu beachten.

27.6 Hypoxie, Hyperkapnie, Hypokapnie

Während der Geburt nimmt das Atemminutenvolumen abhängig von Frequenz und Stärke der Wehen zu. Angst, insbesondere jedoch Schmerzen, stimulieren das Atemzentrum und vermehren die Ventilation weiterhin. In Einzelfällen kann sie weit über den Bedarf hinaus gehen. Es wurden Atemfrequenzen von 60 und 70/min und Atemzugvolumina bis zu 2250 ml gemessen (Fischer 1968). Andere Untersucher fanden Atemzugvolumina zwischen 1040 ml und 3020 ml (Crawford 1968). Korrespondierend wurde ein Abfall des arteriellen CO_2-Partialdrucks bis auf 25 oder sogar 16 mm Hg gemessen.

Der ausgeprägte arterielle CO_2-Abfall bewirkt häufig, daß während einer Wehenpause bei fehlendem Schmerzstimulus der über den CO_2-Partialdruck gesteuerte Atemantrieb nicht mehr ausreicht. Intermittierende Hypoxien in den Wehenpausen sind die Folge.

Der in der Geburtsphase ohnehin erhöhte O_2-Verbrauch wird, durch die über das erforderliche Maß hinausgehende Atemarbeit, weiter gesteigert.

Die Hypokapnie führt zur Konstriktion der zerebralen und uteroplazentaren Gefäße und damit zu einer Abnahme des Blutflusses. Die Alkalose verschiebt die O_2-

Dissoziationskurve nach links und verschlechtert die Abgabe des Sauerstoffs von der Mutter zum Fetus. Die durch die unphysiologische Hyperventilation bedingte Hypokapnie und intermittierende Hypoxie können also einen O_2-Mangel beim Fetus bedingen. Günstig wirkt sich in solchen Fällen eine Periduralanästhesie aus, da sie dem Schmerz entgegenwirkt (Hägerdal 1983).

Bei der Intubationsnarkose kann es durch inadäquate Einstellung am Beatmungsgerät zu einer Hyperventilation kommen. Die positive Druckbeatmung vermindert über eine Erhöhung des intrathorakalen Drucks den venösen Rückfluß zum Herzen und damit das Herzminutenvolumen. Bei durch eine Hypokapnie bedingter Konstriktion der uteroplazentaren Gefäße kann sich dieser Faktor weiter auf den uteroplazentaren Blutfluß auswirken

Die Kombination Hypoxie und Hyperkapnie kann bei der Narkose neben falscher Einstellung am Beatmungsgerät durch prolongierte Apnoe, z. B. bei der Intubation, oder durch eine Obstruktion der Atemwege entstehen. Im Gegensatz zur Nichtschwangeren entwickelt sich bei der Schwangeren im Falle eines Atemstillstands eine Hypoxie deutlich schneller. Verantwortlich hierfür ist die erniedrigte funktionelle Residualkapazität und der ab dem 2. Trimenon um ca. 20 % erhöhte O_2-Verbrauch. Weitere Faktoren sind die Neigung zu Mikroatelektasenbildungen und die Erniedrigung der HZV in Rückenlage, falls es zur Kompression der V. cava inferior gekommen ist. Es konnte gemessen werden, daß bereits in 1 min der O_2-Partialdruck bei der apnoisch anästhesierten Schwangeren um 80 mm Hg abfällt (Cohen 1983).

Vor Einleitung zur Intubationsnarkose ist daher eine Präoxygenierung über 3–4 min ggf. mittels mehrerer tiefer Atemzüge, möglichst über einer dicht sitzenden Maske, besonders wichtig. Positive Wirkung der verminderten FRC ist hingegen bei der Schwangeren, daß zusammen mit dem gesteigerten Atemminutenvolumen eine ausreichende Präoxygenierung schneller und besser zu erreichen ist als bei der Nichtschwangeren. Längere apnoische Phasen (< 30 s) sind unbedingt zu vermeiden (Conklin 1988).

Messungen des O_2-Gehalts im Blut aus dem fetalen Skalp haben eine signifikante Korrelation mit dem O_2-Gehalt der Mutter ergeben (Crawford 1984). Eine mütterliche Hyperoxie verbessert die fetalen O_2-Reserven und den fetalen Säure-Basen-Haushalt. Allgemein wird eine O_2-Konzentration von 50–70 % zur Durchführung einer Allgemeinanästhesie empfohlen (Marx 1983; Justius 1984). Ist der Fetus gefährdet bzw. besteht eine fetale Indikation zur Sectio caesarea, so sollte mit 100 %igem Sauerstoff bis zur Entwicklung des Kindes beatmet werden.

Aus den genannten Gründen empfiehlt sich bei der Schwangeren neben dem Einsatz eines Kapnographen in Allgemeinanästhesie die Anwendung eines Pulsoxymeters.

27.7 Anästhesiebedingte mütterliche Mortalität

Der anästhesiebedingte Anteil der mütterlichen Mortalität betrug 2,7–13 %, wobei in den Jahren 1985 bis 1990 ein Abfall der anästhesiebedingten Mortalitätsrate zu verzeichnen war (Confidential enquiries into maternal death in England und Wales

1952–1991; Sachs 1989; May 1994). Die Anästhesie stellt die dritthäufigste mütterliche Todesursache nach Lungenembolien und hypertensiven Erkrankungen dar (Morgan 1987). Die überwiegende Mehrzahl anästhesiebezogener mütterlicher Todesfälle ereignet sich bei der notfallmäßig durchzuführenden Sectio caesarea (Barrier 1983; Dick 1985; Morgan 1987). Die meisten Komplikationen ereignen sich in der Zeit zwischen Einleitung der Allgemeinanästhesie bis zur Intubation. Aspiration, Intubationsschwierigkeit/fehlgeschlagene Intubationsversuche bzw. nicht erkannte Fehlintubation, gefolgt von Hypoxie und Herzkreislaufstillstand, sind die hauptsächlichen Ursachen der anästhesiebezogenen mütterlichen Mortalität. Fast 50 % der Aspirationen sind vergesellschaftet mit Intubationsschwierigkeiten (Gibbs 1986; Turnbell 1986; Malan 1988).

27.8 Intubation

Die Häufigkeit der schwierigen Intubation in der Geburtshilfe liegt bei etwa 5 % (Gibbs 1986) und ist etwa 10mal höher als bei der nichtgeburtshilflichen Anästhesie (Samsson 1987).

Durch die in der Spätschwangerschaft veränderte Thoraxkonfiguration hat sich das Sternum nach anterokranial verlagert. Ist die Frau außerdem noch übergewichtig, wie es bei Patientinnen, bei denen eine Indikation zur Sectio caesarea gestellt ist, häufig der Fall ist, trifft man meist diese Situation an: Ein kurzer Nacken und eine breite große Brust erschweren die Einführung des Laryngoskops und das Einstellen des Larynx.

Die Schleimhäute des Nasen-Rachen-Bereichs, des Kehlkopfs und der Trachea werden seit Beginn der Schwangerschaft vermehrt durchblutet. Bereits kleine Verletzungen bei der Laryngoskopie können Blutungen verursachen, die die Sicht unter der Intubation erschweren. Gelegentlich liegen auch Schwellungen im Bereich des Kehlkopfs vor. Insbesondere bei Patientinnen mit Präklampsie können ausgeprägte Ödeme der Stimmbänder bzw. des gesamten Laryngopharynx die Intubation sehr schwierig gestalten und die Einführung nur eines dünnen Tubus erlauben.

Präventive Maßnahmen fangen an beim „geistig darauf vorbereitet sein", daß die Intubation schwierig oder gar unmöglich wird. Keinesfalls darf auch eine noch so dringende Indikation zur hektischen oder übersichtslosen Narkoseeinleitung führen. Nach einer sorgfältigen Lagerung der Patientin und Bereitstellung auch eines langen Spatels für das Laryngoskop hat eine gründliche bzw. ausreichend lange Präoxygenierung der Patientin zu erfolgen. Die Dosierung des Induktionsnarkotikums sollte nicht zu knapp gewählt sein, um eine ausreichende Anästhesietiefe zu erreichen. Die Wirkung des Muskelrelaxans, bei dem es sich um ein kurzwirkendes handeln sollte (Mokriski 1988), muß abgewartet werden. Die Gefahr einer Regurgitation und Aspiration wird vergrößert, wenn die Laryngoskopie vor dem vollen Wirkungseintritt des Relaxans begonnen wird. Auch sind nur bei vollständiger Relaxation optimale Bedingungen für die Laryngoskopie und Intubation gegeben. Häufig wird der Krikoiddruck nach Sellick als absolutes Muß zur Intubation bei der Schwangeren angeführt. Voraussetzung ist jedoch, daß die Anästhesieassistenz die korrekte und effektive Durchführung des Krikoiddrucks beherrscht, denn eine unsachgemäße Handhabung behindert die Sicht und das Einführen des Tubus und stellt einen zusätzlichen Risikofaktor dar.

Der zweithäufigste hypoxiebedingte Todesfall ist die ösophageale Intubation (Cotton 1985). Aus diesem Grund ist es von großer Wichtigkeit, daß die Lage des Tubus kontrolliert und er korrekt plaziert wird, bevor der Gynäkologe mit irgendeiner operativen Maßnahme beginnt.

Gelingt die Intubation nicht, so hat auf jeden Fall die Ventilation Vorrang vor der Sorge vor der Aspiration bei der Maskenbeatmung.

> Die Patientin stirbt nicht an der Fehlintubation, sondern an der Hypoxie (Scott 1986). Bevor die Patientin hypoxisch wird, muß maskenbeatmet werden, bis die Spontanatmung wieder einsetzt.

Kann die Narkose wegen dringender Indikation nicht verschoben werden, bis Hilfe eintrifft oder andere Maßnahmen wie z. B. ein regionales Verfahren ergriffen werden können, muß die Narkose unter Spontanatmung ggf. mit einer assistierten Maskenbeatmung ohne Muskelrelaxierung durchgeführt werden.

27.9 Gastrointestinale Veränderungen – Aspiration

Neben hypoxisch bedingtem Herzstillstand ist die in Zusammenhang mit einer Narkose auftretende Aspiration von saurem Mageninhalt Ursache für die häufigsten anästhesiebezogenen mütterlichen Todesfälle (nach Schwender 1990; Cotton 1985; May 1994; Gibbs 1986).

Die Aspiration ist bei der Schwangeren ein spezielles Risiko, weil 1) die Magenentleerung verzögert ist, 2) die Regurgitation begünstigt wird und 3) eine Magensekretionssteigerung vorliegt.

Die schwangerschaftsbedingte Verlagerung des Pylorus, Streß durch Angst, Schmerz und Anstrengung, Opioidanalgetika sowie der Effekt des hohen Progesteronspiegels vermindern die gastrointestinale Motilität und damit die Entleerung des Magens. Gastrin, welches als das potenteste Stimulans der Magensaftproduktion gilt, wird in der Plazenta gebildet. Dieses, der peripartale Streß und Schmerz bewirken eine erhöhte, wie auch eine besonders saure Nüchternsekretion. In mehr als 50 % der Fälle liegt der pH-Wert des Mageninhalts unter 2,5.

Hormonelle und anatomische Veränderungen bewirken eine Erniedrigung des unteren Ösophagussphinkters. Der Druck des graviden Uterus verursacht eine Distorsion des Magens und vermindert die Schräge der gastroösophagealen Verbindung. Dies setzt die Wirksamkeit des Sphinkters herab und erleichtert den Reflux.

Diese Kombination aus saurem Magensaft-pH-Wert, vermehrtem Mageninhalt und erniedrigtem Tonus des unteren Ösophagussphinkters bei erhöhtem intragastralem Druck begründet das bei der Narkoseeinleitung hohe Risiko des Erbrechens, der Aspiration und der Pneumonie.

Eine Prävention der Aspiration stellt bereits das entsprechende „Gefahrenbewußtsein" des Anästhesisten dar (s. Kap. 20.2 „Aspiration").

> Jede zur Narkose anstehende geburtshilfliche Patientin ist als aspirationsgefährdet zu betrachten.

> Jede Frau mit fortgeschrittener Schwangerschaft gilt als „nicht nüchtern".

Unabhängig von der Länge der Nahrungskarenz sind Schwangere aufgrund dieser Veränderungen ab dem 2. Trimenon als „nicht nüchtern" zu betrachten. Selbstverständlich erhöhen Nahrungsaufnahme kurze Zeit vor Narkoseeinleitung und Sedativa und Analgetika, die zu einer zusätzlichen Verzögerung der Magenentleerung beitragen, das Regurgigations- und Aspirationsrisiko. Außerdem haben Patientinnen mit einer langen Fastenperiode und adipöse Gebärende eine erhöhte Magensaftproduktion.

Neben entsprechender Lagerung der Patientin – hierbei reichen die Empfehlungen von der 40°-Seiten-Kopftieflage bis zur steilen Anti-Trendelenburg-Position – erfolgt eine „Crusheinleitung", möglichst mit Krikoiddruck nach Sellick. Patientinnen, die ein regionales Verfahren erhalten, dürfen nicht tief sediert werden.

Die Aspiration von Mageninhalt bei schwangeren Frauen und die nachfolgenden pulmonalen Erkrankungen wurden erstmals von Mendelsohn 1946 beschrieben und analysiert. Schwere pulmonale Erkrankungen sind die Folge, wenn das Aspirationsvolumen 0,4 ml/kg KG überschreitet und der pH-Wert niedriger als 2,5 ist (Coombs 1983). Die Mortalität nach Aspiration beträgt bis zu 70 %.

Um das Risiko der Pneumonie nach Aspiration zu vermindern, ist es wünschenswert, den pH-Wert des Mageninhalts auf Werte über 2,5 anzuheben und das Volumen zu reduzieren. Die Verminderung der Azidität kann mittels 2 Methoden erreicht werden: Neutralisierung des Magensaftes und Verminderung der Magensäuresekretion.

Zur Neutralisierung des Magensaftes dienen verschiedene Antazida. Bei ihrer Untersuchung konnte jedoch festgestellt werden, daß teilchenhaltige Antazida nach Aspiration selbst das Lungenparenchym schädigen. Diese sind daher ungeeignet. Mittel der Wahl ist 0,3 molares Natriumzitrat, ein klares Antazidum. Die oral zu verabreichende Menge beträgt 10–20 ml wenige Minuten bis maximal 50 min vor Einleitung der Anästhesie. Als Nachteil der Antazidatherapie kann der Anstieg des intragastralen Volumens gewertet werden.

Mit H_2-Antagonisten läßt sich die basale und nächtliche Magensäuresekretion vermindern. Gut untersucht ist der H_2-Rezeptorantagonist Cimetidin, der imstande ist, den pH-Wert des Magens in 90–100 % der Fälle auf über 2,5 anzuheben. Sein Wirkungseintritt erfolgt nach 1 h. Die Einzeldosis beträgt 300–400 mg p.o. oder i.v. Naturgemäß hat der H_2-Antagonist, keinen Effekt auf das bereits im Magen vorhandene Volumen und seiner Säure (Tessler 1988).

Der neuere H_2-Blocker Ranitidin zeichnet sich durch weniger Nebenwirkungen und längere Wirkdauer aus. Die Einzeldosis beträgt 150–300 mg p.o. oder 50 mg i.v., die Wirkung tritt nach 1 h ein und hält etwa 8 h an (Tordoff 1990).

Auch Omeprazol ist vor der Narkose zur Hemmung der Magensäureproduktion geeignet. Seine Dosierung beträgt 40 mg abends und morgens oder morgens 80 mg bis 2 h vor der Op. Günstig ist auch die Kombination mit Metoclopramid (Orr 1993; Ewart 1990). Bei einem Teil der Patientinnen tritt die gewünschte Wirkung jedoch nicht ausreichend ein und ihr Risiko im Falle einer Aspiration ist nach wie vor hoch (Bouly 1993).

Metoclopramid ist ein Dopaminantagonist, der die Verweildauer des Mageninhaltes verkürzt, dadurch daß er die Magenmotilität steigert und gleichzeitig den Pylorus relaxiert. Hinzu kommt eine Tonussteigerung des unteren ösophagealen Sphinkters und eine antiemetische Wirkung. Allerdings sind neurologische Nebenwirkungen wie extrapyramidalmotorische Störungen möglich und es ist leicht plazentagängig, wobei hinsichtlich seiner möglichen Nebenwirkungen auf das Neugeborene wenig bekannt ist.

Eine schwangere Patientin soll erst extubiert werden, wenn sie wieder sichere Schutzreflexe hat.

Bereits 8 h postpartal kann mit einer Normalisierung des gastralen pH-Wertes und der Volumenverhältnisse im Magen gerechnet werden (Phillips 1981; Landauer 1981).

27.10 Komplikationen in der Anästhesie bei Eingriffen in der Frühschwangerschaft

Bei der Durchführung eines Anästhesieverfahrens während der Frühschwangerschaft muß sowohl die Sicherheit der Mutter als auch die des Fetus in Rechnung gestellt werden. Die Mechanismen, die zu einer intrauterinen fetalen Asphyxie in der Frühschwangerschaft führen, sind die gleichen wie am Geburtstermin. Die physiologischen Veränderungen sind entsprechend dem Zeitpunkt der Schwangerschaft unterschiedlich ausgeprägt.

Die Verabreichung von Medikamenten, so auch von Anästhetika, beinhaltet die Gefahr der Teratogenität im weitesten Sinne. Die meisten üblicherweise gebrauchten Anästhetika und Medikamente zur Prämedikation sind bei einigen Tierarten als teratogen bekannt, beim Menschen ist jedoch die Teratogenität der Anästhetika nicht bewiesen. Bis jetzt war die Zahl der Frauen, die sich einer Anästhesie während der Schwangerschaft unterzogen, zu klein, um endgültig sagen zu können, daß Anästhetika nicht teratogen sind. Aus diesem Grund sollte ein elektiver Eingriff auf einen Zeitpunkt nach der Entbindung verschoben werden. Günstig ist dabei der Zeitpunkt 6 Wochen nach der Entbindung, da sich bis dahin auch die physiologischen Veränderungen der Schwangerschaft zurückgebildet haben (Bradley 1983).

Bedingt dringliche Eingriffe sollten nach Möglichkeit in das 2. oder 3. Trimenon verschoben werden, da im 1. Trimenon die Organogenese besonders sensibel für die Induktion kindlicher Fehlbildungen ist.

Eine reproduktive Dysfunktion (Abortus oder Frühgeburt) ist bei jenen Frauen häufiger, die während ihrer Schwangerschaft eine Operation hatten. Eine Relation zu einem besonderen Anästhetikum konnte nicht nachgewiesen werden. Man nimmt an, daß eine Beziehung zum Stimulus der Operation (z. B. Manipulation am Uterus, Zug am Peritoneum) besteht (Shnider 1981; Mokriski 1988).

27.11 Uterine Atonie

Normalerweise liegt der Blutverlust bei der vaginalen Entbindung zwischen 200 und 500 ml. Schwere Blutverluste vor der Geburt sind auf eine Placenta praevia oder eine Abruptio placentae zurückzuführen, wobei hierbei auch mit nicht sichtbaren Blutverlusten zu rechnen ist. Die Blutverluste bei der Sectio caesarea bewegen sich zwischen 300 und 3000 ml, die Regel sind 500–1000 ml (Crawford 1984; Cohen 1983; Churchill-Davidson 1984). Sind die Blutverluste von durchschnittlicher Höhe, so ist die Mutter geschützt, einerseits durch das in der Schwangerschaft erhöhte Blutvolumen, andererseits durch die Autotransfusion von der uteroplazentaren Zirkulation. Diese erfolgt, sobald das Kind entwickelt ist und der Uterus sich wieder kontrahiert hat.

Eine Depression der uterinen Kontraktilität, im vollen Ausmaß die uterine Atonie, erhöht den Blutverlust und gefährdet je nach Ausmaß die Mutter. Zur Abnahme der uterinen Aktivität führen u. a. Progesteron, systemische Hypotension, Azidose und β-adrenerge Stimulatoren. Starke Schmerzen führen zu einer unkoordinierten Aktivität des Uterus. Zu den stärksten Relaxanzien des Myometriums zählen die Inhalationsnarkotika, neben Äther und Chloroform die bei uns gebräuchlichen Anästhetika Halothan, Enfluran und Isofluran. Über die Anwendung von Desfluran und Sevofluran bei der schwangeren Frau liegen keine ausreichenden Erfahrungen vor. Es kann jedoch vermutet werden, daß sie ebenfalls eine uterusrelaxierende Wirkung haben.

Auch in Gegenwart von hohen Dosen Oxytozin wirken Halothan und Enfluran noch uterusrelaxierend. Diese Reduktion von Uterustonus und -kontraktilität ist konzentrationsabhängig und erfolgt sowohl im schwangeren als auch im nichtschwangeren Zustand. Einen besonderen Stellenwert erlangt dieses Verhalten durch die kritische postpartale Einschränkung der Kontraktionsbereitschaft des entleerten Uterus, in deren Folge es zu größeren Blutverlusten kommen kann. Bemerkenswert ist auch, daß dieser Einfluß der Inhalationsnarkotika auf den Uterustonus noch anhält, wenn die Patientin bereits wach ist.

Während einige Autoren bereits bei der sparsamen Verwendung von Halothan, nämlich 0,5 Vol.-% im Rahmen einer Abortausräumung, eine Zunahme der Blutverluste um das 3- bis 4fache nachweisen konnten (Landauer 1981), stimmen andere Autoren überein, daß Dosierungen von 0,2–0,5 % Halothan, 0,6–1,0 % Enfluran oder 0,75 % Isofluran normalerweise keine vermehrte Blutung infolge uteriner Atonie hervorrufen (Crawford 1984; Gutsche 1978; Phillips 1981b; Alon 1983; Ezzat 1985).

Die Depression der uterinen Aktivität kann allerdings auch ein gewünschter und therapeutisch genutzter Effekt werden, z. B. um die Häufigkeit vorzeitiger Wehen zu reduzieren, tetanischen uterinen Kontraktionen zu entgegnen oder um uterine

Manipulationen zur Extraktion eines 2. Zwillings oder einer retinierten Plazenta zu erleichtern (Gutsche 1978). Ketamin, welches in höherer Dosierung (1-3 mg/kg KG i.v.) eine dosisabhängige Erhöhung des basalen Tonus und Erhöhung der Stärke der Uteruskontraktion bewirkt, ist in solchen Situationen nachteilig.

27.12 Regionalanästhesieverfahren in der Schwangerschaft

Periduralanästhesie

Kontraindikationen und Komplikationen der Periduralanästhesie sind bei der schwangeren Frau im Prinzip die gleichen wie bei der nichtschwangeren Patientin. Jedoch führen anatomische und physiologische Veränderungen in der Schwangerschaft zu einigen Besonderheiten.

Durapunktion – postspinaler Kopfschmerz

Die schwangerschaftsbedingte Vasodilatation wird im Periduralraum durch größere, gut durchblutete Venen repräsentiert. Zusammen mit der hormonell bedingten zunehmenden Wassereinlagerung verursacht dies eine Verkleinerung des restlichen periduralen Raums. Unter der Geburt erhöht die Druckwirkung der Uteruskontraktionen zusätzlich den Rückstau im venösen System, so daß die Blutfülle des periduralen Venengeflechts noch größer wird.

Diese Faktoren erschweren das Auffinden des Periduralraums und erhöhen die Inzidenz der damit verbundenen Komplikationen. Die Häufigkeit der unbeabsichtigten Durapunktion bei der Periduralanästhesie wird bei sehr erfahrenen Anästhesisten mit 0,2 % als Durchschnitt und im Extremfall mit bis 30 % angegeben (Cotton 1985; Gielen 1989). Die Durapunktion erfolgt mit der Nadel, selten mit dem Katheter. Bei akzidenteller Durapunktion müssen Nadel und Katheter entfernt werden und im nebenliegenden Segment erneut versucht werden, den Periduralraum aufzufinden.

Es besteht nun einerseits die Gefahr, daß versehentlich größere Mengen Lokalanästhetika intrathekal injiziert werden (s. Teil B „Regionale Verfahren"), andererseits besteht die Möglichkeit, daß es zu spinalen Kopfschmerzen kommt. Diese Kopfschmerzen sind frontal oder okzipital lokalisiert, gelegentlich wird auch über einen steifen Nacken geklagt. Die Häufigkeit postspinaler Kopfschmerzen nach Durapunktion korreliert eng mit der Größe des Lochs, welches in die Dura gesetzt wurde, und somit mit der Stärke der Punktionsnadel.

Bei schwangeren Frauen ist die Inzidenz der Kopfschmerzen nach Durapunktion deutlich höher als bei nichtschwangeren Frauen (Thornberry 1988; Ross 1992; Cesarini 1990). Nach Crawford (1994) litten etwa 70 % der Patientinnen, bei denen eine Durapunktion mit der Epiduralnadel oder dem Epiduralkatheter erfolgt war, unter den klassischen Kopfschmerzen, insbesondere dann, wenn keine Behandlung in Form von Flüssigkeitszufuhr und Bettruhe durchgeführt wurde.

Die Ursache des postspinalen Kopfschmerzes wird in dem kontinuierlichen, leichten Liquorverlust aus der Punktionsstelle gesehen. Wehen und Pressen unter der Geburt bewirken einen Druckanstieg und erhöhen den Liquorverlust (vgl. Teil B „Regionale Verfahren").

Häufig tritt der postspinale Kopfschmerz erst am Tag nach der Geburt auf und hält ca. 3–5 Tage an, selten länger als 1 Woche. Eine normale Flüssigkeitsaufnahme, sei es peroral oder intravenös, ist die Voraussetzung für eine gute Hydratation. Sie ist erforderlich, da die Kopfschmerzen so lange anhalten, wie der Verlust der zerebrospinalen Flüssigkeit größer ist als ihre Produktion. Maßnahmen, die das Druckgefälle an der Dura reduzieren, wie Trendelenburg-Lagerung oder Tragen einer Bauchbinde, werden selten von der Patientin länger toleriert und ihre Wirksamkeit ist nicht sicher.

Wenn bei diesen oft auch positionsabhängigen Kopfschmerzen eine symptomatische Therapie mit Analgetika, wie z. B. Aspirin oder Ibuprofen, nicht ausreicht, kann ein Blutpatch vorgenommen werden. Unter streng aseptischen Bedingungen werden ca. 10 ml Blut, welches aus einer Armvene der Patientin entnommen worden ist, in den Intervertebralspalt, in dem vormals die Punktion erfolgt ist, epidural injiziert. Dadurch kommt es zu einem Verschluß des Duralochs. Diese Behandlung ist sehr erfolgreich. Oft verschwinden die Kopfschmerzen auf Anhieb, bei ca. 90 % andauernd. Falls die Kopfschmerzen wieder auftreten sollten, hilft in ca. 95 % der Fälle ein 2. Blutpatch. Risiken und Komplikationen des Blutpatchs sind Rückenschmerzen für 1–2 Tage, Parästhesien während der Injektion, Fieber und Infektion (Ezzat 1985; Gielen 1989; Valerie 1993).

Venenpunktion

Die Punktion einer Epiduralvene erfolgt entweder beim Vorschieben der Periduralnadel oder, dies häufiger, beim Vorschieben des Periduralkatheters. Die stärkere venöse Durchblutung des Epiduralraums erhöht die Häufigkeit der Venenpunktion in der Schwangerschaft von normalerweise 2,8 % auf 8 % (Cotton 1985). Da sich während einer uterinen Kontraktion die Venen zusätzlich vergrößern, sollten die Punktion und das Einführen des Katheters in den Periduralraum nur während eines kontraktionsfreien Intervalls erfolgen. Mit Injektion von 10 ml NaCl-Lösung in den Epiduralspalt vor Einführen des Katheters wird das Risiko der Gefäßverletzung etwas vermindert.

Tritt nach erfolgreichem Auffinden des Periduralraums Blut aus der Nadel, sollte das Stilett in die Nadel eingeführt und einige Minuten abgewartet werden. Ist eine epidurale Vene verletzt worden, kommt die Blutung in diesen Minuten des Wartens zum Stillstand, so daß der Katheter dann eingeführt werden kann. Blutet es weiter, ist davon auszugehen, daß die Nadel intravenös plaziert ist und entfernt werden muß. Da sich nun ein Hämatom bilden kann, ist die Identifikation des Periduralraums an dieser Stelle sehr erschwert, ein erneuter Versuch sollte in einem angrenzenden Segment unternommen werden.

Blockadeausbreitung

Die Größenzunahme der epiduralen Venen erniedrigt die physikalische Kapazität im Epiduralspalt und erhöht damit die Ausbreitung der epidural verabreichten Medikamente. Diese werden wegen des vergrößerten Venenplexus gut absorbiert. Die verlangsamte Kapillarzirkulation in den Meningen kann wiederum die Absorption von epidural wie auch von intrathekal verabreichten Substanzen prolongieren und sich auf die Dauer der Analgesie auswirken. Die beiden Faktoren erfordern eine Dosisreduktion der Lokalanästhetika um 25 % (Müller-Holve 1985).

> Da während der Uteruskontraktion aufgrund des periduralen Druckanstiegs die Ausbreitung der Anästhetika extrem hoch werden kann, ist nach Injektion der Testdosis die Hauptdosis in einer Wehenpause zu geben.

Auch bei Beachten dieser Regel ist bei der schwangeren Frau das Risiko der nichtkalkulierbaren hohen Ausbreitung des Sensibilitätsverlusts und des Ausfalls der Motorik erhöht.

Neben den bekannten Komplikationen einer hohen Ausbreitung (s. Teil B „Regionale Verfahren") wie RR-Abfall, Bradykardie usw. wurden bei der Schwangeren als Folge einer extrem hohen, teilweise über unerklärliche Wege gehenden Ausbreitung des Lokalanästhetikums ein Horner-Syndrom beobachtet. Auch eine Blockade des N. trigeminus wurde beschrieben (Sprung 1991).

Bei der vaginalen Entbindung ist für eine optimale Analgesie während des ersten Teils des Geburtsvorgangs, bei dem die Uteruskontraktion und die Dilatation der Zervix Schmerzen bereiten, eine Blockade der Segmente $Th_{10}-L_1$ erforderlich. Für den zweiten Teil wird eine Blockade von S_2-S_4 benötigt, da die Dehnung und das Ziehen an der Faszie, der Haut und dem subkutanen Gewebe und der Druck auf die perinealen Muskeln den Hauptanteil der Schmerzen verursachen (Cohen 1983). Eine signifikante arterielle Hypotension oder Beeinträchtigung der Atmung sind bei dieser Ausbreitung nicht zu erwarten (Abb. 27.4).

Zur vaginalen Entbindung hat sich Bupivacain zum bevorzugten Anästhetikum entwickelt, da es in Konzentrationen von 0,125 % bis 0,5 % eine hervorragende sensorische Analgesie ohne tiefe muskuläre Blockade bewirken kann. Die Anwendung von höheren Konzentrationen scheint jedoch mehrere Nachteile mit sich zu bringen:

– stärkerer Blutdruckabfall als Ergebnis einer ausgeprägten Sympathikusblockade
– stärkere motorische Blockade (vgl. S. 440 u. 441).

Der erste Bolus des Lokalanästhetikums sollte 10 ml nicht überschreiten. Einige Autoren empfehlen, das Lokalanästhetikum nach Gabe der Testdosis 3- bis 5-ml-weise zu verabreichen und so die Höhe der Ausbreitung auszutitrieren. Diese fraktionierte Gabe wäre außerdem ein zusätzlicher Sicherheitsfaktor für den Fall, daß positive Zeichen für eine möglicherweise subarachnoidale oder intravaskuläre Lage nach einer Testdosis fehlten. Nach Eintritt einer adäquaten Anästhesie kann eine kontinuierliche epidurale Infusion erfolgen, so daß die Höhe der Analgesie bis Th_{10} erhalten bleibt (Vertommen 1989; Conklin 1988).

Die Sectio caesarea erfordert einen Verlust der Sensibilität bis mindestens Th_4. Dies führt allerdings zu einer hohen Sympathikusblockade und einer deutlich höheren motorischen Blockade. Die Höhe der motorischen Blockade (Th_4-Th_{10})

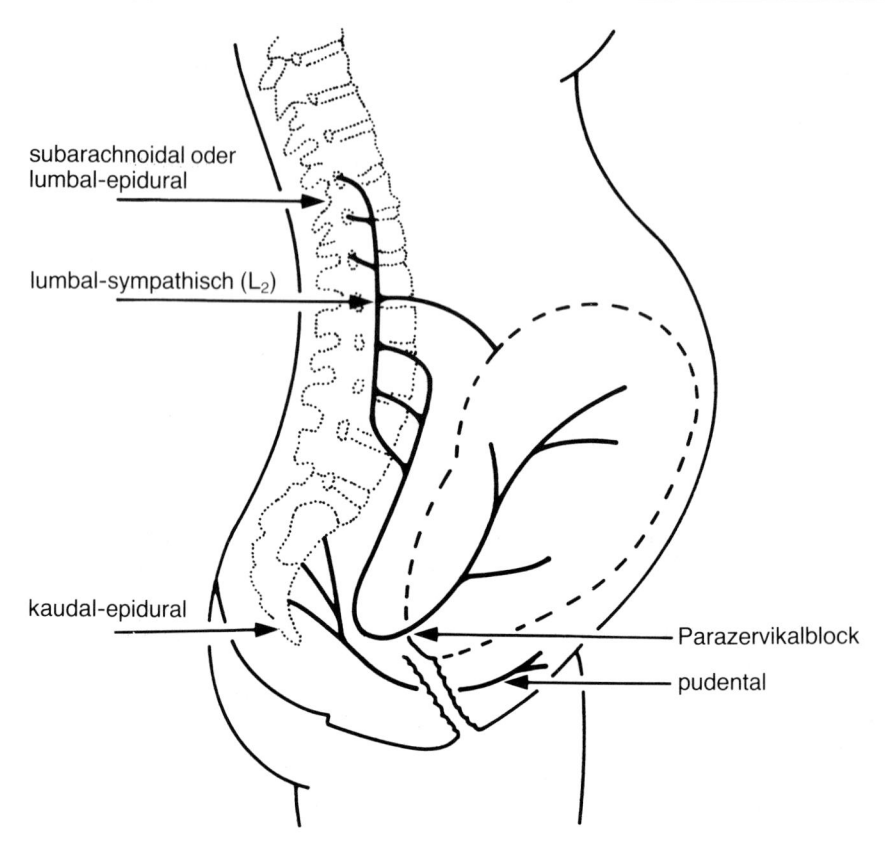

Abb. 27.4. Schmerzbahnen der Wehen mit geeigneten Leitungsübertragungstechniken von Nervenblockaden

kann bei einer Schwangeren schneller zu respiratorischen Schwierigkeiten führen als bei einer Nichtschwangeren. Dies ist auf die funktionellen Veränderungen der Ventilation und der Anatomie des Thorax zurückzuführen. Patientinnen mit schwacher Atemmuskulatur sollten deshalb nicht für die hohe regionale Blockade vorgesehen werden.

Empfehlungen für die PDA zur Sectio sind z. B. zunächst 10–12 ml Bupivacain 0,5 % in sitzender Position einzuspritzen. Nach 15 min ist die Höhe der Blockade zu überprüfen. Für jedes fehlende, unblockierte Segment werden 1,5 ml zugegeben (Cotton 1985). Andere Empfehlung: 12–18 ml Mepivacain 2 %, Lidocain 2 %, bei Patientinnen unter 50 kg Körpergewicht oder unter 1,50 m Körpergröße nur 10 ml.

Unvollständige Analgesie

Das Ziel der totalen Schmerzfreiheit für die vaginale Entbindung wird selten erreicht. Dies hat seine Ursache darin, daß die zur aktiven Entbindung nötige Muskelaktivität aufrechterhalten werden soll. Zur Anästhesie werden deshalb niedrige Konzentrationen des Lokalanästhetikums gewählt und die Dosierung erfolgt zurückhaltender.

Oftmals wird jedoch der Epiduralblock zu spät gesetzt. Die Geburt ist bereits weit fortgeschritten bzw. setzt sich unvermeidbar schnell in Gang, so daß in diesem Fall die Periduralanästhesie nicht mehr wirksam werden kann. Daraus ergibt sich die Notwendigkeit, das Analgesieverfahren rechtzeitig zu planen und durchzuführen.

Weitere Ursachen einer inadäquaten Analgesie sind unblockierte Segmente oder ein unilateraler Block. Unblockierte Segmente stellen sich gewöhnlich als Schmerz in der Leiste oder über der Blase dar und werden während der Uteruskontraktionen schlimmer. Abhilfe schafft zeitweise die Injektion von 3-4 ml des gleichen, jedoch höher konzentrierten Lokalanästhetikums oder ggf. auch eines anderen Lokalanästhetikums durch den Katheter. Bleibt danach der Erfolg aus, kann man versuchen, mit einer Infiltration im Bereich des schmerzenden Gebiets die Analgesie zu vervollständigen.

Zu einer unilateralen Blockade kommt es in 8-20% der Fälle. Da vermutlich eine laterale Lage des Katheters die Ursache ist, wird dieser 1-2 cm zurückgezogen und eine erneute Injektion des Lokalanästhetikums vorgenommen. Wird auch hiermit keine bilaterale Blockade erreicht, muß die Periduralanästhesie in einem angrenzenden Segment wiederholt werden.

Tritt eine Blockade nur im Bereich eines einzelnen Nerven auf, so ist die Injektion des Lokalanästhetikums aufgrund einer Fehllage des Katheters in den Paravertebralraum erfolgt. Auch in diesem Fall wird der Katheter zunächst eine kurze Strecke, ca. 2 cm, zurückgezogen und mit einer erneuten Injektion versucht, eine ausreichende Analgesie zu erzielen.

Häufig und unangenehm ist die unzureichende Beseitigung tiefer Rückenschmerzen, die auf eine persistierende okzipitoposteriore Position des fetalen Kopfes und/oder ein flaches Os sacrum zurückzuführen ist. Die Schwangere fühlt den Schmerz in der Tiefe des Os sacrum. Er kann während der Uteruskontraktion intensiver werden oder gleichbleibend stark vorhanden sein.Der Schmerz wird verursacht durch den Druck des Uterus auf den hinteren Teil des Beckens einschließlich des lumbosakralen Plexus. Bei wiederholten zusätzlichen Verabreichungen des Lokalanästhetikums zur Linderung dieses Schmerzes ist darauf zu achten, daß nicht die zulässige Gesamtmenge von Lokalanästhetika überschritten wird, um der Gefahr einer toxischen Reaktion zu entgehen.

Bei der lumbalen Periduralanästhesie kommt es lediglich in injektionsnahen Segmenten zu einer annähernden Sättigung durch das Lokalanästhetikum, während die sakralen und thorakalen Segmente mit dem Abstand zum Injektionsort abnehmende Blockierungsqualitäten aufweisen. Dies ist auch in der abnehmenden Wirkungsdauer zu erkennen. So können trotz scheinbar ausreichender segmentaler Ausbreitung nach den Hauttests stärkere Reize schmerzhaft empfunden werden oder bei Verlust auch dieser Wahrnehmung als Zeichen einer dennoch vorhandenen Nervenleitung Übelkeit und Erbrechen ausgelöst werden (Rietbrock 1981). Neben Manipulationen des Operateurs am Peritoneum viscerale bei der Sectio werden Übelkeit und Erbrechen auch durch hypotensive Perioden oder durch das Medikament Ergometrin ausgelöst.

Verzögerung der Entbindung

Neben den Vorteilen, die eine Analgesie mittels Epiduralanästhesie in der Geburtshilfe hat, werden folgende Nachteile diskutiert:

- Verlängerung der Eröffnungsphase,
- Verlängerung der Austreibungsphase,
- Haltungs- und Einstellungsanomalien,
- vermehrt operative Entbindungen,
- Einschränkung der Eigenaktivität der Gebärenden.

Die Angaben über die Auswirkungen auf die Uterusaktivität sind unterschiedlich. Meistens wird auf eine Hemmung der Wehentätigkeit in der Eröffnungsphase hingewiesen. Es kommt dabei zu einer vorübergehenden Abnahme der Intensität der einzelnen Wehen bei unveränderter Wehenfrequenz (Rabe 1976). Neben der Verlängerung der Eröffungsphase sind besonders die Beeinträchtigung der Austreibungsphase und als Folge davon eine erhöhte Frequenz von operativen vaginalen Entbindungen als wesentlicher Nachteil der epiduralen Anästhesie angeführt worden (Schneider 1983).

Die Austreibungsphase der normalen Geburt ist gekennzeichnet durch einen ersten Abschnitt, in dem der vorangehende Teil oder auch die Leitstelle am kindlichen Köpfchen sich einstellt, das Köpfchen sich dreht und zugleich in den Geburtskanal tiefer eintritt. Entscheidend für den Mechanismus der Einstellung und Rotation ist der Tonus der Beckenmuskulatur. Der Beckenboden wird in erster Linie von der kräftigen, trichterförmigen Gestalt der Muskelplatte des M. levator ani gebildet, der durch seinen Muskeltonus einen Widerstand für das im Geburtskanal tiefer tretende Köpfchen darstellt und somit die maximale Flexion wie auch die Drehung der kleinen Fontanelle nach vorn induziert. Bei Verlust des Tonus des M. levator ani bleiben die optimale Einstellung und Rotation aus, und es kommt vermehrt zu Einstellungs- und Haltungsanomalien im Sinne des tieferen Querstands oder der hinteren Hinterhauptslage. Nach erfolgter Einstellung, Rotation und Tiefertreten des Köpfchens folgt der zweite Abschnitt der Austreibungsphase, der durch das aktive Mitpressen der Gebärenden gekennzeichnet ist. Die Preßphase kann durch eine Störung sowohl der sensorischen wie auch der motorischen Bahnen des für das aktive Mitpressen erforderlichen Reflexbogens beeinträchtigt werden. Eine solche Beeinträchtigung der Austreibungsphase erfolgt durch die Epiduralanästhesie in Abhängigkeit von dem verwendeten Medikament, der Dosierung sowie der Form der Verabreichung (Cohen 1983; Müller-Holve 1985; Alon 1983; Rietbrock 1981).

Ein Großteil der beschriebenen Nachteile kann durch die Anwendung niedrig konzentrierter Lösungen reduziert werden und aus diesem Grund werden Konzentrationen von 0,375%, 0,25% bis zu 0,125% Bupivacain gegeben. Damit kann jedoch oft insbesondere in den späten Stadien der Geburt keine adäquate Analgesie erzielt werden. Versuche, stattdessen mit einer klinisch akzeptablen Dosis eines Opioids epidural gegeben eine effektive Analgesie zu bewirken, schlugen fehl. Außerdem kam es zu Nebenwirkungen wie Juckreiz, Übelkeit, Erbrechen, Müdigkeit, Harnretention und der Gefahr der späten Atemdepression.

Eine gute Analgesie mit geringer motorischer Blockade und längerer Wirkdauer wird mit der Kombination einer kleinen Dosis eines Lokalanästhetikums mit einem Opiat erzielt (Naulty 1990). Als Opiat hat sich Fentanyl bewährt. In entsprechenden Studien (Chestnut 1988) konnten keine nachteiligen Auswirkungen des Fentanyls auf den Fetus oder das Neugeborene, ebenso keine mütterliche Atemdepression gesehen werden. Gute Erfahrungen sind auch mit Sufentanil gemacht worden (Russel 1993; Vertommen 1991; Valerie 1993; Cohen 1988).

Zur vaginalen Entbindung empfiehlt Vertommen (1989) nach Verabreichung einer geeigneten Testdosis, ggf. mit 15 mg Adrenalin, den Beginn der Blockade mit 10 ml 0,125%igem oder 0,25%igem Bupivacain mit 50 µg Fentanyl. Nach Erreichen der adäquaten Analgesie wird mit einer initialen Infusion von 0,0625- bis 0,125%igem Bupivacain mit 1 µg/ml Fentanyl, 8–12 ml/h, fortgefahren. Eine stündliche Überwachung der sensorischen Höhe und der Tiefe der Analgesie hat zu erfolgen. Die Infusionsrate wird nach oben oder unten entsprechend der Höhe der sensorischen Blockade eingestellt. Eine Konzentrationserhöhung des Lokalanästhetikums erfolgt, wenn die Blockade nicht tief genug ist. Zur Überwachung der motorischen Blockade soll die Fähigkeit der Patientin, ihre Beine anzuheben, jede halbe Stunde überprüft werden.

Hypotension

Eine schwerwiegende Komplikation bei der Peridural- und Spinalanästhesie ist die Hypotension. Die durch eine hohe Ausbreitung der Nervenblockade bewirkte ausgedehnte Sympathikolyse führt zur Weitstellung der Gefäße und erniedrigtem venösem Rückfluß. Dehydratation, V.-cava-Kompressionssyndrom und Blutungen sind Faktoren, die für sich allein bereits zu einem Blutdruckabfall führen können. Treffen solche Faktoren mit einer spinal oder peridural bedingten Hypotension zusammen, so kann das Ausmaß der Hypotension gefährliche Maße annehmen.

Neben den Risiken für die Mutter beinhaltet eine Hypotension auch Risiken für den Fetus. Die mit dem Blutdruckabfall gekoppelte Einschränkung der Uterusdurchblutung führt zu einer Verminderung der fetalen O_2-Versorgung.

Bei der rückenmarknahen Anästhesie soll eine ausreichende Prähydratation eine Hypotension verhindern oder zumindest ihre Auswirkung mildern. Es wird empfohlen, 1–2 l bzw. 15 ml/kg/KG einer ausgeglichenen Elektrolytlösung innerhalb von 20 min zu infundieren. Alternativ können auch kleinere Mengen von kolloidalen Substanzen [Polygelatine, Hydroxyäthylstärke (HÄS)] oder 5%iges Albumin infundiert werden. Diese Prähydratation vor Einsetzen der Blockade senkt die Häufigkeit der Hypotension von 15 auf 1%) (Cotton 1985; Conklin 1988; Mokriski 1988). Lediglich bei Patientinnen unter Tokolyse sollte diese Prähydratation nicht erfolgen, da hier das Risiko einer Flüssigkeitsüberladung und eines Lungenödems größer ist als das der Hypotension.

Kommt es trotz dieser Maßnahmen zu einem rapiden und deutlichen Blutdruckabfall, ist die Gabe von Sympathikomimetika wie z. B. Ephedrin oder Akrinor angezeigt.

Da die aortokavale Kompression die häufigste Ursache für eine Hypotension bei der Gebärenden ist, ist die Linksseitenlage zur Entlastung der V. cava vom graviden Uterus eine weitere wichtige prophylaktische Maßnahme.

Bei Prävention und Therapie der Hypotension ist folgendes zu beachten: Wenn die autonome Blockade allmählich nachläßt und der Vasomotorentonus sich wieder erholt, erniedrigt sich die vaskuläre Kapazität. Wurden nun zur Prähydratation kolloidale Substanzen verwendet, so können diese wesentlich schlechter als Elektrolytlösungen die Zirkulation verlassen. Das heißt, sie werden langsamer, als die zunehmende Reduktion der venösen Kapazität es erforderlich macht, ausgeschieden. In diesen Fällen resultiert daraus eine relative Überladung der Zirkulation. Auch eine länger als die Vasomotorenblockade anhaltende Wirkung eines Sympathikomimetikums bewirkt eine Tendenz zur Hypertension insbesondere dann, wenn repetitive Dosen erforderlich waren.

Liegt bei der Schwangeren eine Organfunktionsstörung vor, die eine akute Zunahme des intravasalen Volumens nicht tolerieren läßt, wie z. B. eine Herzerkrankung oder eine chronische Anämie, kann eine momentane relative Flüssigkeitsüberladung schwerwiegende Folgen haben.

Depression des Fetus

Da Lokalanästhetika bei Periduralanästhesie aus dem mütterlichen Blutkreislauf auch in den fetalen Blutkreislauf übertreten, ist bei Wahl und Dosierung des Lokalanästhetikums zu beachten, daß zu hohe fetale Blutspiegel Intoxikationserscheinungen beim Fetus hervorrufen können (vgl. Abschn. „Fetale Depression", S. 448 ff.).

Spinalanästhesie

Die Indikationen für eine Spinalanästhesie sind ähnlich wie für eine Periduralanästhesie. Neben der Sectio caesarea ist sie gut geeignet für Operationen mit vaginalem Zugang wie Cerclage, operative vaginale Entbindung, manuelle Lösung der Plazenta usw.

Zur Schmerztherapie während der Wehen können Opioide mit der Spinalanästhesie bzw. der kontinuierlichen Spinalanästhesie mit Katheter angewandt werden (Camann 1993; Hurley 1990; Valerie 1993).

Der niedrige spinale Block, der Sattelblock, bewirkt eine vaginale und perineale Analgesie, die der des Pudendusblocks ähnelt.

Ähnlich der PDA ist auch bei der Spinalanästhesie das Risiko für eine Hypotension, für postspinale Kopfschmerzen und einer zu hohen Blockadeausbreitung größer als bei der Nichtschwangeren.

Hypotension

Eine Spinalanästhesie kann rasch durchgeführt werden und die Blockadewirkung setzt schnell ein. Sie ist somit gegenüber der Periduralanästhesie von Vorteil, wenn ein rascher Einsatz der Analgesie erforderlich ist. Nur ungefähr 10% der Lokalanästhetikamenge, die für die epidurale Blockade nötig ist, sind für die Spinalanästhesie erforderlich.

Der rasche Wirkungseintritt hat jedoch auch Nachteile. Der schnelle Einsatz einer ausgedehnten Vasomotorenblockade läßt wenig Zeit für die Kompensation einer absoluten oder relativen Hypovolämie, zumal die Kompensationsmechanismen bei der schwangeren Frau durch die allgemeine Gefäßweitstellung und ggf. durch die Kompression der V. cava sowieso beeinträchtigt sind. Die Hypotension fällt daher oftmals dramatischer aus als bei der Periduralanästhesie. Übelkeit und Erbrechen der Mutter und Depression des Neugeborenen sind das Ergebnis der hypotensiven Episode. Ausreichende Prähydratation mit Elektrolytlösung oder kolloidalen Lösungen und die Linksseitenlage sind unbedingte Voraussetzung für die Spinalanästhesie.

Da trotz dieser Vorbereitungen bei elektiver Sectio caesarea in Spinalanästhesie in 80% der Fälle eine mütterliche Hypotension auftritt, sollte bereits bei einem Blutdruck von 80% des Ausgangswerts ein Bolus Ephedrin bzw. eine Tropfinfusion mit Ephedrin gegeben werden (Crawford 1984).

Hohe Blockadeausbreitung

Eine zu hohe Ausbreitung der Spinalanästhesie beinhaltet neben dem größeren Risiko einer schwereren Hypotension die Gefahr eines totalen spinalen Blocks und der Apnoe mit Bewußtlosigkeit.

Die Gebärende benötigt wegen der geringen Kapazität des intrathekalen Raums für die Spinalanästhesie eine um 30% geringere Lokalanästhetikamenge als die Nichtschwangere. Die Injektion während einer Wehe ist zu vermeiden, da unter diesen Umständen eine übermäßige Ausbreitung provoziert werden könnte. Bei Verwendung hyperbarer Lösungen läßt sich die Ausbreitung entsprechend dem Operationsbereich recht gut steuern (Conklin 1988).

Parazervikale Nervenblockade

Die parazervikale Blockade stellt die transvaginale Form der Leitungsanästhesie durch Injektion des Lokalanästhetikums über das seitliche Scheidengewölbe links und rechts in das parazervikale Gewebe dar. Sie unterbindet den Dehnungsschmerz des Gebärmutterhalses und den Schmerz der uterinen Kontraktion in der mittleren und späten Phase der Eröffnungsperiode. Eine erfolgreiche Ausschaltung der Schmerzen im ersten Teil der Geburt wird in 50–90% der Fälle erreicht.

Bei der parazervikalen Blockade sind gehäuft fetale Komplikationen und zahlreiche neonatale Todesfälle beschrieben worden. Dies ist auf den direkten und indirekten Einfluß des Lokalanästhetikums auf den Fetus zurückzuführen (Crawford 1984).

Im reichen Venenplexus wird das Lokalanästhetikum sehr gut resorbiert. Der Einfluß des Medikaments auf den Fetus nach Plazentapassage ist von der übergetretenen Menge und der Höhe des kindlichen Blutspiegels abhängig. Die häufig beschriebene, einige Minuten nach Anwendung der Blockade einsetzende fetale

Bradykardie und Hypoxie (selten länger als 15 min andauernd) werden als Folge der direkten Einwirkung des Lokalanästhetikums auf den Fetus angesehen. Über die fetale Bradykardie, die mitunter ziemlich schwer ausfallen kann, wird bei 2–7 % aller Feten, die mit dieser Anästhesieform entbunden werden, berichtet.

Wirkungen des Lokalanästhetikums auf die uterinen Blutgefäße bestehen in Vasokonstriktion und in einer Verminderung des uteroplazentaren Blutflusses. Weitere Komplikationen führen zum schnellen Übertritt des Lokalanästhetikums zum Fetus:

- Einstich in das seitliche Scheidengewölbe erfolgt zu tief,
- versehentliche Injektion in das untere Uterinsegment,
- versehentliche Injektion in eine Arterie oder Vene,
- versehentliche Injektion in eine tiefsitzende Plazenta,
- Infusion des Lokalanästhetikums über die A. uterina direkt in den intervillösen Raum und in die fetale Zirkulation.

In einer überregionalen europäischen Studie wurde eine ausgeprägte Mortalitätsrate festgestellt. Die kindliche Mortalität nach der Durchführung einer parazervikalen Blockade mit Bupivacain rangierte bei 0,16 % verglichen mit einer Mortalitätsrate von 0,03 % bei Verwendung von Mepivacain (Shnider 1970; Tafeen 1968; Freeman 1972).

Für die Mutter bestehen bei intravaskulärer Injektion Komplikationsmöglichkeiten in Form von Schwindel, Ohrensausen und Krämpfen. Die Vorbeugung besteht in einer Injektion ohne Druck auf das Scheidengewölbe, welches die Wahrscheinlichkeit der intravaskulären Injektion reduziert. Die Injektion in die Nähe der Sakralnerven fuhrt zur Anästhesie des Beins. Blutungen aus dem Scheidengewölbe nach Injektion führen zu einem Hämatom. Ein Blutdruckabfall tritt nur in Zusammenhang mit dem V.-cava-Kompressionssyndrom auf.

Für eine sichere Durchführung der Parazervikalblockade wird empfohlen, die Dosierung der Lokalanästhetika nach Möglichkeit niedrig zu halten. Hinzu kommt die Notwendigkeit, die fetale Herzfrequenz kontinuierlich zu überwachen. Das Auftreten einer fetalen Bradykardie muß den Arzt veranlassen, eine mögliche fetale Kreislaufdepression und Azidose ins Auge zu fassen. Eine mäßige nichtprogressive Bradykardie bedarf keiner besonderen Therapie außer einer sorgfältigen Beobachtung, wobei man allerdings für eine kardiopulmonale Reanimation gerüstet sein sollte.

Pudendale Nervenblockade

Mittels Anästhesie des N. pudendus wird eine perineale Anästhesie in Höhe der Spina ischiadica für die Austreibungs- und Preßperiode erreicht. Der N. pudendus besteht aus Anteilen des 3. und 4. Sakralnerven.
In ca. 5 % der Fälle entstehen durch komplette oder teilweise Ausschaltung des N. ischiadicus sensorische und motorische Ausfälle im Bereich der unteren Extremitäten. Diese Folgezustände bilden sich schnell zurück. Weitere Komplikationen können in einer Abszeßbildung bestehen, insbesondere wenn das Rektum durchsto-

chen und eine Injektion gesetzt wurde (0,06%). Eine intravaskuläre Injektion und eine Überdosierung sind weitere Komplikationen. Als Injektionsvolumen werden 35 ml benötigt, so daß die Lösung für eine pudendale Blockade eine Konzentration von 1% nicht überschreiten sollte. Ein Nichteinsetzen der Analgesie oder eine nicht ausreichende Analgesie macht eine lokale Infiltration oder andere lokale Verfahren wie Sattelblock, Epiduralanästhesie usw. nötig.

27.13 Fetus

Ergebnisse der Münchner Perinatalstudie (Selbmann 1977; Selbmann 1980), die 26 geburtshilfliche Kliniken umfassen, zeigen, daß operativ entbundene Kinder zumindest kurzfristig ein signifikant schlechteres Abschneiden als die natürlich zur Welt gekommenen Kinder haben. So boten u.a. die 1-, 5- und 10-min-Werte des heute nur noch als grobes Raster anzusehenden Apgar-Schemas nach operativer Geburtsbeendigung etwa 3- bis 4mal so häufig Werte unter 7 als bei Normalentbindungen.

Daß bereits die Narkose selbst und ihre Dauer komplikationsträchtige Faktoren für das Kind darstellen, zeigt sich in den Zusammenhängen zwischen Anästhesiedauer und Apgar-Werten. Möglicherweise ist die Anästhesiedauer auch Ausdruck des Schweregrades der Komplikation, die zu einer operativen Entbindung geführt hat. Daher ist die Anästhesiedauer auch eine Folge der präexistenten Beeinträchtigung der Mutter und/oder des Fetus und nicht nur Ursache derselben.

So weisen Kinder, bei denen das Intervall zwischen Narkoseeinleitung und Abnabelung nur kurz ist, sehr viel bessere Vitalfunktionen auf als solche, deren Entbindung längere Zeit in Anspruch nimmt. Ein zeitabhängig vermehrter diaplazentarer Übertritt von Anästhetika, die Länge des Intervalls zwischen Inzision ins Myometrium und vollständiger Entbindung des Kindes und eine streßinduzierte Katecholaminaktivierung mit signifikantem Abfall der Uterusdurchblutung sind die Ursache dafür und führen zu einer zunehmenden Störung des kindlichen Wohlbefindens, die bei einem kranken Fetus noch ausgeprägter sind.

> Führen bereits eine komplikationslose Narkose und Entbindung bzw. Sectio zu einer Beeinträchtigung des Kindes, so können Komplikationen bei der Mutter zu schwerer Kreislaufdepression führen.

Zum Verständnis der Ursachen, der Behandlung und der möglichen Prävention anästhesiebedingter fetaler Depression ist die Kenntnis der fetalen Physiologie Voraussetzung.

Plazentarer Transport von Anästhetika – medikamenteninduzierte Depression

Der Austausch von Pharmaka findet zwischen Mutter, Fetus und Fruchtwasser statt. Die Volumina der Kompartimente von Mutter und Fetus stehen am Geburtstermin im Verhältnis 17:1. Dieser Unterschied bedingt, daß nach einer Bolusinjektion von Arzneimitteln toxische Konzentrationen im Fetus weit eher erreicht werden als bei der Mutter.

Der Stoffaustausch findet über die Plazenta und die Nabelschnur statt. Sauerstoff, Nährstoffe und Medikamente werden über die Umbilikalvene zum Fetus transportiert. Kreislaufstörungen der Mutter führen zu einer Abnahme des plazentaren Transfers all dieser Substanzen in Richtung Fetus.

Bei Fetus und Neugeborenem bestehen erhebliche Unterschiede im Kreislauf. Beim Fetus fließen etwa 50% des Umbilikalvenenblutes durch die fetale Leber, die restlichen 50% münden unter Umgehen der Leber durch den Ductus venosus direkt in die V. cava inferior. Da also ein Teil der Medikamente zunächst die fetale Leber passiert, bevor sie das fetale Gewebe erreichen, soll der fetalen Leber eine gewisse Schutzfunktion zukommen. Sie muß allerdings wegen des kleinen Lebervolumens als gering eingeschätzt werden. Eine weitere Verdünnung erfährt die Medikamentenkonzentration, wenn das Blut der Umbilikalvenen mit venösem Blut des fetalen Gastrointestinaltraktes, der unteren Extremität und letztlich der Lungen vermischt wird (Abb. 27.5).

Aus diesem speziellen Verteilungsmuster der fetalen Zirkulation resultiert ein verzögerter Ausgleich zwischen fetalem Gewebe und Blut bzw. ein verzögertes Anfluten von Substanzen in das fetale Gewebe. Dies stellt sich durch einen persistierenden Konzentrationsgradienten der Medikamente zwischen Umbilikalvene und -arterie dar. Ebenso folgt daraus: Je höher die Gewebelöslichkeit eines Medikamentes ist, desto niedriger ist sein Konzentrationsanstieg in der Umbilikalarterie.

Am besten läßt sich dies am Beispiel der Inhalationsanästhetika demonstrieren, da für diese Stoffe weder Plazenta noch fetale Leber eine Barriere darstellen. Infolge des parallel geschalteten fetalen Kreislaufs erfahren die mütterlichen Konzentrationen an 2 Orten eine Verdünnung: in der Plazenta durch Equilibrierung von mütterlichem Blut mit dem Nabelschnurvenenblut und im Herzen bzw. in den großen Gefäßen durch Vermischung von Nabelschnurvenenblut mit dem Blut aus dem fetalen Gewebe.

Unter Voraussetzung der gleichen Durchblutung der Plazenta auf der mütterlichen und auf der fetalen Seite sind die Aufnahme des Anästhetikums in die Gewebe und die Abflutung aus dem Gewebe des Fetus um das 3fache im Vergleich zur Mutter verzögert. Entsprechend sind unabhängig von den physikochemischen Eigenschaften des Narkotikums die Zeitkonstanten zur Equilibrierung der Konzentrationen bzw. der Partialdrücke in den fetalen Geweben um das 3fache größer als die entsprechenden Zeitkonstanten der Mutter. Eine Einschränkung der uterinen Durchblutung führt immer zu einer weiteren Verzögerung der Anflutung.

Schneller, als aufgrund dieser Faktoren zu erwarten wäre, kann allerdings eine Erhöhung des fetalen O_2-Partialdrucks erreicht werden Die O_2-Bindung im fetalen Gewebe ist nämlich sehr klein, so daß eine Equilibrierung des Sauerstoffs im fetalen

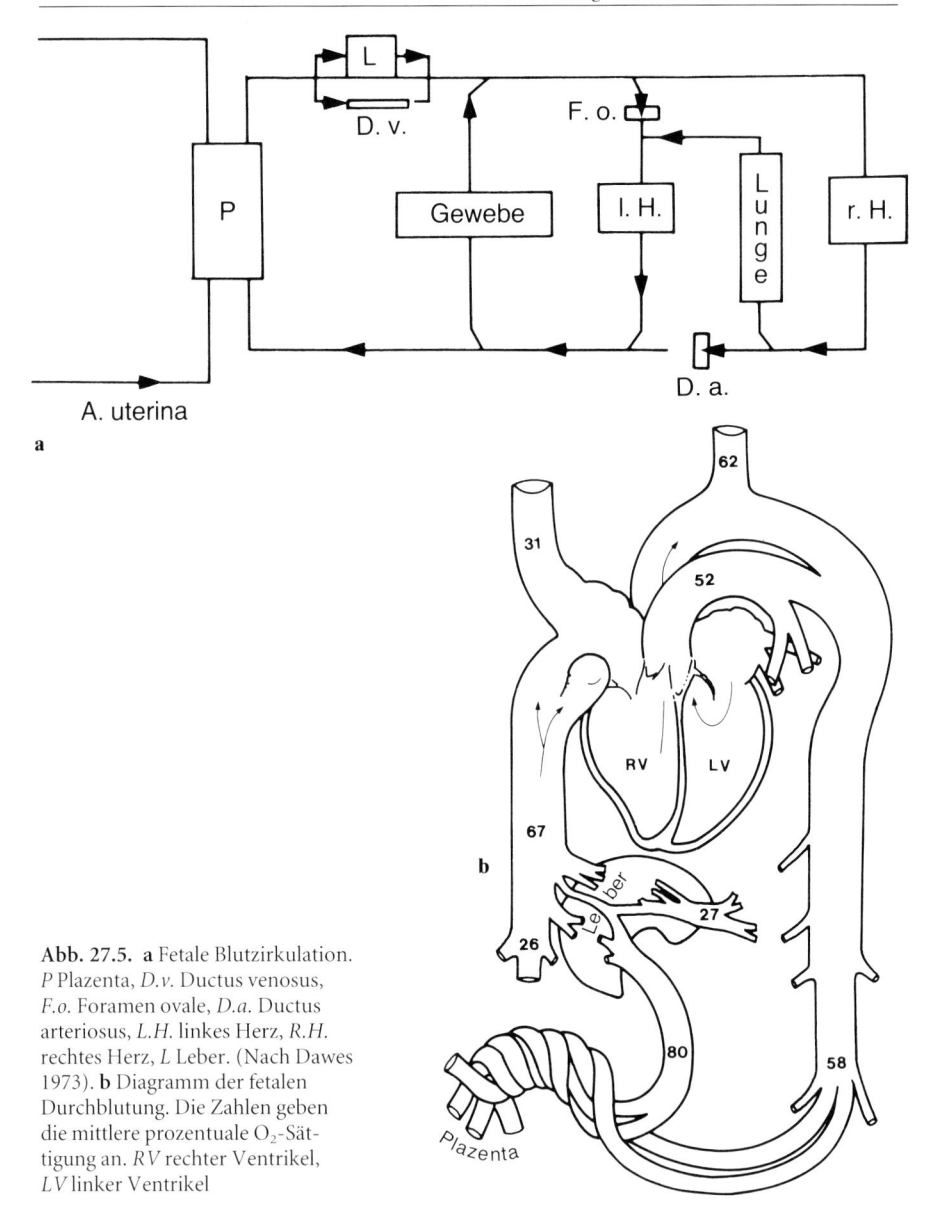

Abb. 27.5. a Fetale Blutzirkulation. *P* Plazenta, *D.v.* Ductus venosus, *F.o.* Foramen ovale, *D.a.* Ductus arteriosus, *L.H.* linkes Herz, *R.H.* rechtes Herz, *L* Leber. (Nach Dawes 1973). **b** Diagramm der fetalen Durchblutung. Die Zahlen geben die mittlere prozentuale O_2-Sättigung an. *RV* rechter Ventrikel, *LV* linker Ventrikel

Blut mit fetalem Gewebe schnell erreicht wird. Entsprechend kann die kurzfristige Gabe von reinem Sauerstoff an die Mutter während der Sectio in Inhalationsanästhesie vor Abnabelung sehr schnell den O_2-Partialdruck des fetalen Blutes erhöhen.

Das Abfluten von N_2O aus dem fetalen Gewebe ist sofort nach der Abnabelung unvollständig. Sofern bei der Narkose N_2O eingesetzt worden ist, bedeutet dies, daß jedes durch Sectio entbundene Neugeborene bei guten Apgar-Werten zunächst

Sauerstoff über die Maske zu erhalten hat, um eine Diffusionshypoxie zu vermeiden.

Der Stoffaustausch durch die Plazenta erfolgt durch die physikochemischen Mechanismen, die den Durchtritt der Stoffe im Bereich der Membran selbst modifizieren. Diese Mechanismen sind: einfache Diffusion, beschleunigte Diffusion, aktiver Transport und Pinozytose.

Weitere Faktoren, welche die Verteilung von Medikamenten zwischen mütterlichem und fetalem Gewebe beeinflussen, sind Lipidlöslichkeit bzw. Wasserlöslichkeit, Ionisationsgrad bzw. pK_a-Wert, Eiweißbindung, Molekulargewicht und Konzentrationsgradient. Gestationsalter, pathophysiologische, genetische und umweltbedingte Einflüsse führen zu individuellen Unterschieden in der Beziehung zwischen Dosis und Stärke der Wirkung bzw. Geschwindigkeit des Wirkverlustes bei Mutter und Fetus und bewirken eine hohe Variabilität plazentarer Transportvorgänge (s. folgende Übersicht).

Determinanten der plazentaren Transportvorgänge von Arzneimitteln			
	Parameter		*Transport*
Chemisch-Physikalische Eigenschaften eines Pharmakons	Fettlöslichkeit	↑	↑
	Dissoziationsgrad	↑	↓
	Eiweißbindung	↑	↓
	Molekülgröße	↑	↓
Dosierung und Applikationsart	Konzentrationsgradient	↑	↑
Plazentaeigenschaften	Durchblutung	↓	↓
	Alter	↑	(↓)
	Arzneimittelmetabolismus	↑	(↓)

Die Transportrate eines Pharmakons ist mit zunehmender Fettlöslichkeit erhöht, mit Zunahme von Dissoziationsgrad, Eiweißbindung und Molekulargröße erniedrigt.

Die einzelnen physikochemischen Eigenschaften beeinflussen in unterschiedlichem Ausmaß die Passage durch die Plazenta. So hat die Lipidflüssigkeit einen höheren Stellenwert als die Eiweißbindung und, auch wenn der Konzentrationsgradient zwischen der mütterlichen und der fetalen Plazentaseite nach einer intravenösen Bolusinjektion am höchsten ist, ist während einer Wehe nur mit einem geringen Übertritt des Pharmakons zu rechnen, da die Diffusionsrate auch durch die Plazentadurchblutung und durch die Vorgänge in der Austauschfläche beeinflußt wird.

Nach Überwinden der plazentaren Barriere wird entsprechend den physikochemischen Eigenschaften die jeweilige Substanz an Blut- und Gewebebestandteile gebunden. Diffusion und Bindung der Medikamente an Eiweiß können durch fetale Asphyxie, Hypotonie und Azidose erheblich gestört werden.

So erhöht z. B. die fetale Azidose den Transfer von Lokalanästhetika über die Plazenta, da bei schwach alkalisch reagierenden Lokalanästhetika pH-Wertdifferenz und Dissoziationsgrad die Geschwindigkeit des Transfers zwischen mütterlicher und fetaler Seite bestimmen (Abb. 27.6).

Die höheren fetalen Gewebespiegel von Lokalanästhetika im Gehirn und Herzmuskulatur unter Hypoxie und Azidose beruhen auf 3 Mechanismen:

1) Beschleunigung der maternofetalen Diffusion in Abhängigkeit vom pH-Wertgradienten.
2) Verkleinerung des Gesamtverteilungsraums des fetalen Gewebes, da unter diesen Bedingungen der Blutfluß in der Plazenta, zum fetalen Gehirn, Herz und Nebennieren erhöht ist zu Lasten der Durchblutung von Lungen, Nieren und Milz.
3) Absinken des fetalen Albumingehalts im Schock mit Erhöhung des freien Anteils an Lokalanästhetika und beschleunigte Aufnahme in die gut durchbluteten Gewebe.

Inhalationsanästhetika wie N_2O, Halothan, Enfluran und Isofluran kreuzen die Plazenta. Der Grad der fetalen Depression steht in enger Beziehung zur Gesamtmenge des verwendeten Anästhetikums. Dabei müssen die eingeatmete Konzentration und die Zeit der Verabreichung in Rechnung gestellt werden. Folglich nehmen die kindlichen Blut- und Gewebespiegel mit der Entbindungs- und damit auch mit der Narkosedauer zu.

Subanästhetische Konzentrationen (50% N_2O, 0,2–0,5% Halothan, 0,6–1% Enfluran oder 0,75% Isofluran) führen zu keiner Depression des Fetus, wenn die Zeit zwischen Narkoseeinleitung und Entwicklung des Kindes nicht den Rahmen des Üblichen sprengt, der mit bis zu 25 min angesetzt werden kann (Phillips 1981). Für

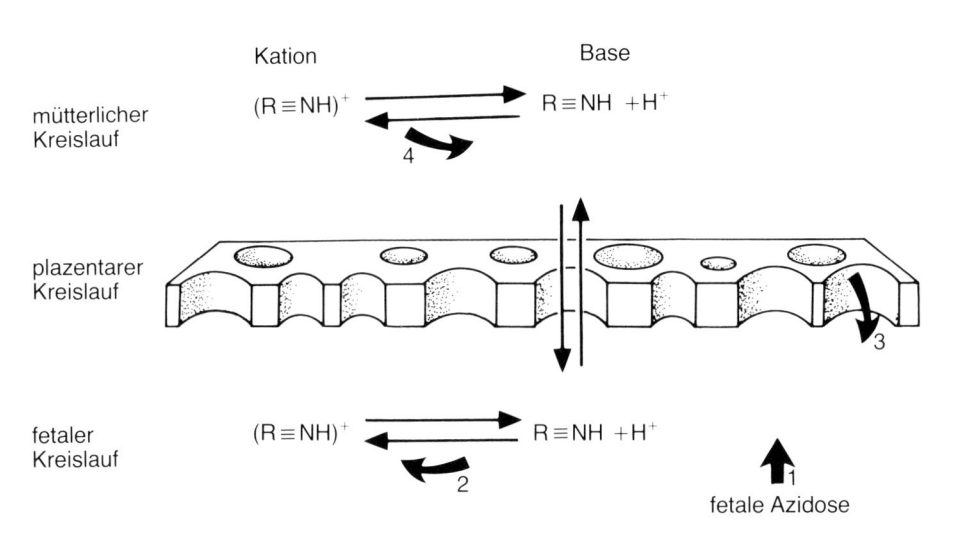

Abb. 27.6. Eine fetale Azidose erhöht den Transfer der Lokalanästhetika durch die Plazenta. Das Dissoziationsgleichgewicht der Lokalanästhetika im Fetus ist nach links abgedriftet. Driftet das Dissoziationsgleichgewicht im mütterlichen Kreislauf nach rechts, werden mehr basische Anästhetika auf den Fetus übertragen. (Nach Albright 1978)

die neueren Inhalationsanästhetika Desfluran und Sevofluran liegen noch keine ausreichenden Erfahrungen mit Anwendungen bei schwangeren Frauen vor. Es ist aber anzunehmen, daß es sich bei diesen Medikamenten ebenso verhält. Eine durch Inhalationsanästhetika induzierte Depression des Fetus kann durch assistierte Ventilation über eine O_2-Maske behoben werden. Eine postpartale O_2-Gabe hat wegen der Gefahr der Diffusionshypoxie zu erfolgen.

Thiopental ist gut fettlöslich und passiert sehr rasch die Plazenta. Innerhalb von 2–3 min erreicht die Thiopentalkonzentration in der A. wie auch in der V. umbilicalis ihren Spitzenwert. Um die verminderte plazentare Durchblutung während der Wehen auszunutzen, sollte der Injektionszeitpunkt, soweit möglich, mit dem Wehenbeginn zusammenfallen. Thiopental unterliegt einer raschen Verteilung im Feten. Ein Teil des Medikamentes, welches die Plazenta gekreuzt hat, unterliegt einem First-pass-Effekt in der fetalen Leber. Dadurch wird der Anteil, der das fetale Gehirn erreicht, etwas geringer. Thiopental hat auf das Neugeborene in Dosen von 4 mg/kg ideales Schwangerschaftsgewicht keinen nachteiligen Effekt, es deprimiert das Neugeborene erst, wenn größere Dosen (8 mg/kg KG verwendet wurden (Phillips 1981; Landauer 1981; Douglas 1993).

Ketamin, ein exzellentes Analgetikum, passiert rasch die Plazenta. Es hat nur einen begrenzten Einsatz in der Geburtshilfe wie zur Narkoseeinleitung. Dosierungen von mehr als 1 mg/kg KG zeigen eine deutliche Depression des Neugeborenen und eine Skelettmuskelrigidität, die eine evtl. notwendige Wiederbelebung ziemlich schwierig gestaltet (Phillips 1981). Weiterhin ist bei höheren Dosierungen mit Komplikationen zu rechnen, die aus der uterustonisierenden Eigenschaft erwachsen können. Untersuchungen, bei denen nur 0,25 mg/kg KG Ketamin verwendet wurden, zeigten keine nachteiligen Wirkungen auf den Fetus (Shnider 1981).

Propofol, welches rasch die Plazenta passiert, kann sowohl zur Anästhesieeinleitung mit 2 mg/kg KG als auch zur intravenösen Anästhesie mit ca. 6 mg/kg KG verwendet werden. Im Vergleich zu Thiopental soll es nach der Intubation seltener zu hypertensiven Blutdruckwerten kommen. Während einige Autoren Propofol als gute Alternative zu Thiopental sehen, beschreiben andere, daß insbesondere nach prolongierten Propofolinfusionen bis zur Entwicklung des Kindes die Apgar-Werte zwar befriedigend, aber etwas schlechter als nach Thiopental seien (Celleno 1993; Kanto 1990; Gin 1990; Zamora 1994; Douglas 1993).

Etomidat hat den Nachteil, daß es die Streßantwort des Organismus nur ungenügend zu dämpfen vermag, so daß eine hieraus resultierende Beeinträchtigung des Kindes möglich wäre.

Diazepam und Midazolam werden zur Narkoseeinleitung und zur Sedation der Mutter verwendet. Beide Medikamente passieren rasch die Plazenta und bewirken insbesondere nach intravenöser Gabe eine Hypotonie und Hypothermie bei Neugeborenen.

Prinzipiell kann jedes *Opiat*, welches der gebärenden Frau gegeben wird, eine Atemdepression der Neugeborenen verursachen. Der Säugling reagiert empfindlicher auf die zentral nervöse Wirkung des Opiats. Das Neugeborene hat weniger Myelin im Gehirn und einen höheren zerebralen Blutfluß als der Erwachsene. Auch die Proteinbindung und die Mechanismen der Atmungskontrolle unterscheiden sich von denen des Erwachsenen (Morselli 1980). Opiate passieren nach intravenöser Gabe rasch die Plazenta und obwohl sie heute sicher antagonisierbar sind, gelten sie bis zur Abnabelung des Kindes als kontraindiziert. Die epidurale Anwendung kleiner Dosen, meist in Kombination mit Lokalanästhetika, hat jedoch keine nachteiligen Wirkungen auf den Fetus (Cohen 1988; Capogna 1989; Ezzat 1992).

Wegen ihres hohen Ionisationsgrades und niedrigen Fettlöslichkeit durchqueren *nicht-depolarisierende Muskelrelaxanzien* nur schwer die Plazenta. Die fetalen Blutkonzentrationen betragen 5–20% der mütterlichen Blutkonzentration (Douglas 1993). Wird bis zur Entwicklung des Kindes die Relaxation mit dem rasch anflutenden Succinylcholin vorgenommen und ggf. durch entsprechende Repetitionsdosen aufrechterhalten, erweist sich der schwangerschaftstypische Abfall der Serumcholinesterase als Vorteil. Die notwendige Gesamtmenge kann relativ niedrig gehalten werden. Bei hohen Dosierungen kann es infolge der vagotropen Wirkung des Succinylcholins zu Bradykardien und zu einer Abnahme des Herzminutenvolumens kommen.

Liegt bei der Mutter eine atypische Serumcholinesterase vor und wird die übliche klinische Dosis von Succinylcholin (1–3 mg/kg KG) zur Relaxierung während einer Narkose verabreicht, kann sie zu einer Apnoe des Neugeborenen führen, sofern hier ebenfalls ein Mangel an Cholinesteraseaktivität vorliegt.

Die Regionalanästhesie (vgl. Teil B „Regionale Verfahren") wird i. allg. als die sicherste Methode zur schmerzlosen Entbindung genannt. Dennoch können die *Lokalanästhetika* auch gewisse deprimierende Wirkungen zeigen. Das Medikament gelangt entweder über den mütterlichen Kreislauf oder durch direkte Injektion zum Fetus. Neugeborene mit einer solchen Komplikation zeigen systemische Wirkungen einer kardiovaskulären und zentralnervösen Depression. Die Konzentration im mütterlichen Blut hängt ab von dem Injektionsweg, der Dosis, der Metabolisierungsrate und der Häufigkeit der Injektion. Nach epiduraler Injektion sind die höchsten mütterlichen Blutspiegel nach 10 min erreicht, die höchsten fetalen Blutspiegel weitere 10 min später. Bei der Spinalanästhesie gibt es keine relevanten Blutspiegel.

Lokalanästhetika sind schwache Basen mit einer Dissoziationskonstante zwischen 7,7 und 9. Deshalb liegen sie zum größten Teil nichtionisiert vor. Dies bedeutet, daß der Transport durch die Plazenta ziemlich frei erfolgt. Alle Lokalanästhetika sind lipidlöslich, wobei jedoch das Ausmaß der Lipidlöslichkeit bei den einzelnen Lokalanästhetika variiert. Sie sind relativ kleine Moleküle. So sind die Faktoren, die den plazentaren Transport beeinflussen, die Konzentration des Lokalanästhetikums im mütterlichen Blut und das Ausmaß, mit welchem dieses Medikament an die mütterlichen Proteine gebunden wird. Bupivacain und Etidocain unterscheiden sich von den übrigen Lokalanästhetika durch die höhere Fettlöslichkeit und die höhere Bindung an Plasmaproteine. Sie passieren die Plazenta in geringerem Ausmaß als z. B. Lidocain und Mepivacain.

Eine fetale Azidose erhöht den Transfer von Lokalanästhetika über die Plazenta. Das Dissoziationsgleichgewicht des Lokalanästhetikums im Fetus verschiebt sich nach links, und dies erniedrigt den Anteil verfügbarer Basen des Lokalanästhetikums.

Da das Dissoziationsgleichgewicht im mütterlichen Blut nach rechts verschoben ist, wird der Transfer der Base des Lokalanästhetikums größer. In der Asphyxie entstehen durch den niedrigen fetalen pH-Wert ungewöhnlich hohe fetale Blutspiegel von Lokalanästhetika (s. Abb. 27.6).

Die Metabolisationsrate des Lokalanästhetikums hängt von seiner Struktur ab. Procain und Chlorprocain werden schnell durch die mütterliche Pseudocholinesterase abgebaut, so daß nur sehr selten hohe Blutspiegel bei der Mutter erreicht werden. Daher ist eine fetale Toxizität durch diese Medikamente ungewöhnlich. Medikamente mit Amidstrukturen werden jedoch langsam durch die hepatischen mikrosomalen Enzyme metabolisiert, und wiederholte Injektionen haben ein Ansteigen der Blutspiegel und damit auch ein Ansteigen der fetalen Blutspiegel zur Folge.

Die höchsten mütterlichen Blutspiegel resultieren aus einer intravaskulären Injektion von Lokalanästhetika. Beim Fetus bewirken sie eine deprimierende Wirkung auf das kardiovaskuläre System. Insbesondere bei Injektionen in sehr blutreiche Regionen, wie es bei der parazervikalen Blockade der Fall ist, ist die Gefahr der intravaskulären Injektion hoch.

Depression durch verminderte fetoplazentare Durchblutung

Die uteroplazentare Durchblutung um den Geburtstermin beträgt ca. 600 ml/min. Die uteroplazentaren Arterien haben hauptsächlich α-adrenerge Rezeptoren. Jedes Ereignis, welches den zentralvenösen oder systemischen Blutdruck erniedrigt, bewirkt eine Katecholaminausschüttung. Die Sympathikusstimulation führt zu Konstriktion der uterinen Arterien, wodurch der Blutfluß zur Plazenta erniedrigt wird. Aufgrund dieser Vasokonstriktion kann trotz gleichbleibendem mütterlichem Blutdruck die uteroplazentare Durchblutung abnehmen.

Am Geburtstermin sind die uteroplazentaren Blutgefäße maximal weit gestellt. Daher hängt in diesem Fall der uterine Blutfluß direkt vom mütterlichen Blutdruck ab. Weiterhin interferieren Veränderungen des intrauterinen Drucks und das Muster der Uteruskontraktionen mit der Plazentadurchblutung (Douglas 1993). Zu einem Blutdruckabfall kann es z. B. durch Hypovolämie oder durch negativ inotrope Wirkung der Anästhetika kommen, d.h. nach Einleitung einer Allgemeinanästhesie, nach Setzen einer Spinal- oder Epiduralanästhesie oder durch größere Blutverluste. Inzidenz und Ausmaß der Hypotension bei der rückenmarknahen Regionalanästhesie sind abhängig von der Ausbreitung der Blockade.

Zusätzlicher ausschlaggebender Faktor für eine Hypotension ist die aortokavale Kompression (vgl. S. 444). Der Druck des graviden Uterus auf die V. cava führt zu inadäquatem venösem Rückfluß, Verminderung des Schlagvolumens und vermindertem effektivem zirkulierendem Blutvolumen. Auch wenn die kompensatorische Erhöhung des Sympathikotonus einen Blutdruckabfall verhindert, wird trotz Normotonie die uteroplazentare Durchblutung durch die Gefäßwiderstandserhöhung und durch den direkten Druck auf die Gefäße vermindert.

> Aus einer ausgeprägten Hypotension resultiert eine fetale Asphyxie (fetale Hypoxie und Hyperkapnie). Es muß mit einer fetalen Depression gerechnet werden, wenn der mütterliche Blutdruck um mehr als 25 % abfällt.

Eine Kompression der Aorta ohne wesentliche Kompression der V. cava kann zu einer Mangeldurchblutung der Plazenta ohne Blutdruckabfall führen

Veränderungen des uterinen Drucks und Musters der Uteruskontraktionen können einerseits durch Medikamente wie Oxytocin, andererseits durch eine erschwerte Wehentätigkeit verursacht werden. Die Perfusion des Uterus und der Plazenta nimmt bei zunehmendem intramyometrialem Druck ab. Die Applikation verschiedener Vasopressoren, insbesondere mit reiner α-mimetischer Wirkung, führt ebenfalls zu einer Abnahme des uterinen Blutflusses.

Nach Einleitung zur Allgemeinanästhesie kommt es zu einer Erniedrigung des intervillösen Blutflusses. Neben dem Übertritt von Anästhetika zum Fetus ist dies ein weiterer Faktor für die Beeinträchtigung des Neugeborenen nach einer Sectio. Noch ausschlaggebender als die Zeit der Narkose ist das Intervall zwischen Inzision ins Myometrium und Entbindung des Kindes. Es wird postuliert, daß unter der Allgemeinanästhesie eine Stimulation des Uterus zu einer Erniedrigung des uterinen Blutflusses führt. Wahrscheinlich bewirkt die Manipulation am Uterus – anders als während einer rückenmarknahen Anästhesie – eine Reflexvasokonstriktion der das Myometrium überquerenden Gefäße. Das Ergebnis ist eine beträchtliche Erniedrigung der Perfusion auf der plazentaren Seite (Crawford 1984). Wenn dieses Intervall relativ kurz ist (<90 s), ist es unwahrscheinlich, daß sich der Säure-Basen-Status des Neugeborenen oder sein klinisches Zustandsbild im Vergleich zu natürlich Neugeborenen verschlechtert haben. Ansonsten besteht eine direkte Korrelation zwischen neonataler Depression und Dauer des Intervalls. Wird dagegen eine Spinal- oder Epiduralanästhesie durchgeführt, hat eine lange Entwicklungszeit keine Deprimierung zur Folge, sofern keine hypotensive Periode aufgetreten ist.

Ähnliche Mechanismen hat die streßinduzierte Katecholaminausschüttung bei zu oberflächlicher Anästhesie, die zu einem signifikanten Abfall der Uterusdurchblutung führen.

Depression durch Hypoxie und Hyperventilation der Mutter

Die fetale Oxygenation hängt vom O_2-Gehalt des mütterlichen Blutes unter der Entbindung ab. Ist die Mutter hypoxisch, wird der Fetus inadäquat mit Sauerstoff versorgt.

Ein ausreichender fetaler Gasaustausch wird – von sowohl qualitativ als auch quantitativ verändertem Hämoglobin einmal abgesehen – im wesentlichen erst dadurch möglich, daß die O_2-Dissoziationskurve des Kindes so weit nach links verschoben ist, daß sein O_2-Bedarf von durchschnittlich 7 ml/kg durch den hieraus resultierenden Sättigungsgradienten gedeckt wird (Abb. 27.7). Aus diesem Grund müssen alle Faktoren, die zu einer Abnahme des fetomaternalen Sättigungsgradienten führen, berücksichtigt und sorgfältig vermieden werden. Eine über den natürlichen Bedarf hinausgehende Hyperventilation der Mutter (vgl. S. 375) führt zu einer unphysiologischen Erniedrigung des mütterlichen p_aCO_2, die ihrerseits durch

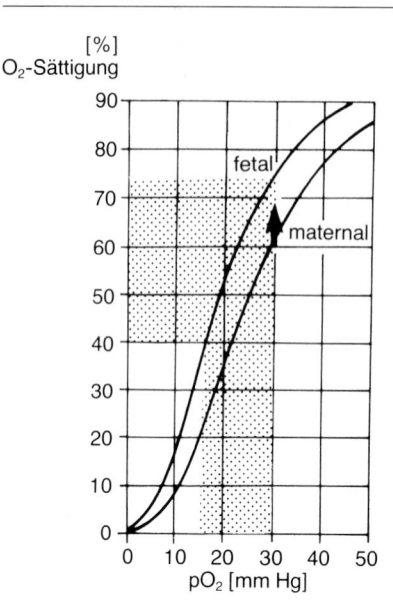

Abb. 27.7. Lage von mütterlicher und fetaler Sauerstoffdissoziationskurve. Man beachte den für die kindliche Oxygenierung entscheidenden Sättigungsgradienten. (Nach Bonica 1972)

eine kritische Linksverschiebung der O_2-Bindungskurve, Abnahme des fetoplazentaren Blutflusses, Minderung des mütterlichen Herzminutenvolumens sowie die Begünstigung von Rhythmusstörungen zu einer gefährlichen Beeinträchtigung der kindlichen O_2-Versorgung führt. Hypoxie und zunehmende metabolische Azidose beim Kind sind die Folge. Als direkte klinische Folge imponieren signifikant schlechtere Apgar-Werte und ein verzögertes Ingangkommen der Spontanatmung (Crawford 1984; Cohen 1983; Marx 1975; Churchill-Davidson 1984).

Durch die kontrollierte Beatmung kommt es zu einer vorwiegend mechanisch bedingten Abnahme der Uterusdurchblutung um etwa ein Viertel, die auch bei Normalisierung des Partialdrucks weiterhin bestehen bleibt.

27.14 Medikamentenapplikation in der Schwangerschaft (Liste)

Arzneimittel während der Schwangerschaft
Zusammengestellt von Dr. J. Fränz, Oberursel.

Nebenwirkungen von Arzneimitteln können sich in der Schwangerschaft auf den Embryo bzw. Feten wesentlich gravierender auswirken als auf den Erwachsenen. Es kann zu embryonalem Tod, Fehlbildungen und Differenzierungsstörungen kommen. Arzneimittel können auch den Geburtsvorgang stören. Stoffwechselstörungen in Feten wie auch pränatal induzierte metabolische Störungen der Neugeborenen können ebenfalls durch Medikamente verursacht werden.
In der vorliegenden Tabelle ist eine **Auswahl von Wirkstoffen** aufgeführt, für die embryo-/fetotoxische Nebenwirkungen nachgewiesen wurden oder sehr wahrscheinlich sind. Details finden sich auf den angegebenen Textseiten des Buches.
Mit 1, 2, 3 sind die Schwangerschaftsdrittel bezeichnet, für die ein besonderes Risiko gilt.

27 Schwangerschaft und Geburtshilfe 457

Wirkstoff	Schwangerschaftsdrittel	Text-Seite	Wirkstoff	Schwangerschaftsdrittel	Text-Seite
Acenocoumarol (CH)	1, 2, 3	78	Gentamicin	1, 2, 3	65
Acetazolamid	2, 3	115	Glibenclamid	1, 2, 3	70
Acitretin	1, 2, 3	89	Glibornurid	1, 2, 3	70
Alfacalcidol	1, 2, 3	131	Gliclazid	1, 2, 3	70
Aloe	2, 3	86	Glipizid	1, 2, 3	70
Aloin	2, 3	86	Gliquidon	1, 2, 3	70
Altretamin	1, 2, 3	132	Glisoxepid	1, 2, 3	70
Amidotrizoesäure	1, 2, 3	92	Goldkeratinkomplex	1, 2, 3	59
Amikacin	1, 2, 3	65	Hydroxycarbamid	1, 2, 3	133
Aminomethylbenzoesäure	2, 3	75	Hydroxychloroquin	1, 2, 3	59
Amiodaron	1, 2, 3	62	Idarubicin	1, 2, 3	133
Amsacrin	1, 2	132	Idoxuridin	1, 2, 3	90
Ancrod	1, 2, 3	95	Ifosfamid	1, 2, 3	133
Anistreplase	1, 2	96	Intrauterinpessare	1, 2, 3	100
Asparaginase	1, 2, 3	132	Iodamid (CH)	1, 2, 3	92
Auranofin	1, 2, 3	59	Iodoxaminsäure	1, 2, 3	92
Aurothioglukose	1, 2, 3	59	Ioglicinsäure (CH)	1, 2, 3	92
Azathioprin	1, 2, 3	104	Iohexol	1, 2, 3	92
Benzthiazid (CH)	1, 2, 3	93	Iopamidol	1, 2, 3	92
Bethanechol	1, 2, 3	87	Iopansäure (CH)	1, 2, 3	92
Bleomycin	1, 2, 3	132	Iopentol	1, 2, 3	92
Busulfan	2, 3	132	Iopodate	1, 2, 3	92
Cadexomer-Iod	2, 3	91	Iopromid	1, 2, 3	92
Carbamazepin	1, 2, 3	73	Iopydol	1, 2, 3	92
Carbimazol	1, 2, 3	121	Iopydon	1, 2, 3	92
Carboplatin	1, 2, 3	132	Iotalaminsäure	1, 2, 3	92
Carmustin	1, 2, 3	132	Iotrolan	1, 2, 3	92
Chinarinde, Chinin	1, 3	87	Iotroxinsäure	1, 2, 3	92
Chlorambucil	1, 2, 3	132	Ioversol	1, 2, 3	92
Chlormethin (CH)	1, 2, 3	132	Ioxaglinsäure	1, 2, 3	92
Chloroquin	1, 2, 3	59	Ioxitalaminsäure	1, 2, 3	92
Chlorpropamid (CH)	1, 2, 3	70	Isotretinoin	1, 2, 3	90
Cisplatin	1, 2, 3	132	Liothyronin	1, 2, 3	121
Clioquinol	2, 3	91	Lithium	1, 2, 3	130
Clodronsäure	1, 2, 3	114	Lomustin	1, 2, 3	133
Colchicin	1, 2, 3	60	Lovastin	1, 2, 3	108
Colecalciferol	1, 2, 3	131	Mefloquin	1, 2, 3	67
Colestyramin	1, 2, 3	108	Melphalan	1, 2, 3	133
Colistin	1, 2, 3	65	Mercaptopurin	1, 2, 3	133
Cyclophosphamid	1, 2, 3	132	Mesuximid	1, 2, 3	75
Cytarabin	1, 2, 3	132	Metacyclin (CH)	2, 3	66
Dacarbazin	1, 2, 3	132	Methotrexat	1, 2, 3	133
Dactinomycin	1, 2, 3	132	Methylergometrin	2, 3	99
Daunorubicin	1, 2, 3	132	Minocyclin	2, 3	66
Disulfiram	1, 2, 3	95	Misoprostol	2, 3	109
Doxorubicin	1, 2, 3	132	Mitomycin	1, 2, 3	133
Doxycyclin	2, 3	66	Mitoxantron	1, 2, 3	133
Epirubicin	1, 2, 3	132	Neomycin	1, 2, 3	65
Ergometrin	2, 3	99	Netilmicin	1, 2, 3	65
Ergotamin	2, 3	111	Nimustin	1, 2, 3	133
Ethadion (CH)	1, 2, 3	74	Oxytetracyclin	2, 3	66
Ethosuximid	1, 2, 3	75	Pamidronsäure	1, 2, 3	114
Etidronsäure	1, 2, 3	114	Penicillamin	1	58
Etoposid	1, 2, 3	132	Pheneturid (CH)	1, 2, 3	75
Fluorouracil	1, 2, 3	133	Phenoxybenzamin	1, 2, 3	130
			Phenprocoumon	1, 2, 3	78

Wirkstoff	Schwangerschaftsdrittel	Text-Seite	Wirkstoff	Schwangerschaftsdrittel	Text-Seite
Phenytoin	1, 2, 3	72	Thiamazol	1, 2, 3	121
Plicamycin	1, 2, 3	133	Thiotepa	1, 2, 3	133
Polymyxin B	1, 2, 3	65	Tioguanin	1, 2, 3	133
Polyvidon-Iod	2, 3	91	Tobramycin	1, 2, 3	65
Pravastatin	1, 2, 3	108	Tolazamid	1, 2, 3	70
Prednimustin	1, 2, 3	133	Tolbutamid	1, 2, 3	70
Procarbazin	1, 2, 3	133	Tranexamsäure	2, 3	75
Retinol	1, 2, 3	132	Treosulfan	1, 2, 3	133
Ribaverin (CH)	1, 2, 3	68	Trofosfamid	1, 2, 3	133
Rolitetracyclin	2, 3	66	Urokinase	1, 2	96
Simvastatin	1, 2, 3	108	Valproinsäure	1, 2, 3	74
Somatropin	1, 2, 3	103	Vinblastin	1, 2, 3	133
Streptokinase	1, 2	96	Vincristin	1, 2, 3	133
Streptomycin	1, 2, 3	65	Vindesin	1, 2, 3	133
Teniposid	1, 2, 3	133	Wacholder	1, 2, 3	110
Tetracyclin	2, 3	66	Warfarin	1, 2, 3	78

© Wissenschaftliche Verlagsgesellschaft mbH Stuttgart 1995

Übersichtskarte Arzneimittel während der Stillzeit
Zusammengestellt von Prof. Dr. med. A. Windorfer jun., Hannover

Fast alle Arzneimittel treten aus dem mütterlichen Blut in die Muttermilch über.
Da einige dem gestillten Kind gefährlich werden, können wir in der folgenden Tabelle eine Kurzbeurteilung der Arzneimittel gegeben. Die Ziffern bedeuten dabei: 1 = Keine Gefährdung des Säuglings anzunehmen, 2 = Stillen kann fortgesetzt werden, gute Beobachtung des Säuglings notwendig, 3 = Stillverbot oder Absetzen des Medikamentes, 2–3 = Kein Stillverbot bei einmaliger Gabe, Stillverbot bei wiederholter Therapie.

Arzneimittel	Beurteilung	Arzneimittel	Beurteilung	Arzneimittel	Beurteilung
Acenoucoumarol	1	Carbimazol	2	Ciclosporin	3
Acetazolamid	1	Cascara	3	Cimetidin	3
Acetylsalicylsäure	2	Cascaroside	3	Cisplatin	3
Aciclovir	2	Cefadroxil	2	Clemastin	3
Acitretin	3	Cefalexin	2	Clindamycin	3
Agar Agar	1	Cefalotin	2	Clonazepam	3
Aluminiumhydroxid	1	Cefazolin	1	Clonidin	3
Aluminiumoxid	1	Cefmetazol	1	Codein	2–3
Amidotrizoat	1	Cefonicid	1	Coffein	2
Amikacin	1	Cefoperazon	1	Cyclophosphamid	3
Aminoglykoside	1	Cefotaxim	1	Cycloserin	2
Amitriptylin	2	Cefotiam	1	Cyproteronacetat	3
Amoxapin	3	Cefoxitin	1	Dantron	3
Amoxicillin	2	Cefradin	2	Dapson	1
Amphetamin	3	Cefroxadin	1	Diazepam	2
Ampicillin	2	Ceftazidin	2	Dicoumarol	1
Atenolol	2	Cephaloridin	1	Digoxin	2
Atropin	3	Cephalotin	2	Dihydrostreptomycin	1
Aztreonam	1	Chinidin	2	Diltiazem	3
Bacampicillin	1	Chloralhydrat	2	Dimethoxyphenypenicillin	1
Baclofen	1	Chloramphenicol	3	Disopyramid	2
Butorphanol	1	Chloroquin	1	Domperidon	1
Calciumcarbonat	1	Chlorothiazid	2	Doxepin	3
Captopril	1	Chlorpromazin	3	Doxorubicin	3
Carbamazepin	2	Chlortalidon	3	Doxycyclin	2–3
Carbenicillin	2	Chlortetracyclin	2–3	Epicillin	2

27 Schwangerschaft und Geburtshilfe

Arzneimittel	Beurteilung	Arzneimittel	Beurteilung	Arzneimittel	Beurteilung
Ergotamin	2	Medroxyprogesteron-acetat	3	Phosphat 32	3
Erythromycin	3	Mefenaminsäure	1	Piroxicam	1
Estradiol	2	Mefloquin	2–3	Prazepam	2
Ethambutol	2	Mepindolol 2		Praziquantel	1
Ethanol	2–3	Metaclazepam 1		Prednisolon	2
Ethinylestradiol	1	Methadon 3		Prednison	2
Ethosuximid	2	Methicillin 3		Primidon	2
Ethylbiscoumacetat	3	Methimazol 3		Procainamid	2
Etofenamat	1	Methotrexat 3		Propoxyphen	2
Fenoterol	1	Methylcellulose 1		Propranolol	2
Flecainid	2	Methyldopa 1		Propylthiouracil	2
Flufenaminsäure	1	Methylergometrin	1	Propyphenazon	3
Flunitrazepam	1	Metoclopramid	3	Pyrazinamid	1
Fluorid	1	Metoprolol	2	Pyridoxin	1
Flurbiprofen	1	Metrizamid	1	Pyrimethamin	2
Flupentixol	3	Metronidazol	2	Ranitidin	3
Fluvoxamin	2	Mexiletin	2	Reserpin	2
Folsäure	1	Mezlocillin	1	Rifampicin	2
Furosemid	1	Midazolam	2–3	Salazosulfapyridin	1
Gallium 67	3	Minoxidil	3	Salbutamol	1
Gentamicin	1	Moclobemid	1	Senna	3
Gold	3	Morphin	2–3	Sennoside	3
Haloperidol	1	Moxalactam	2	Sotalol	2
Halothan	3	N-Desmethyldoxepin	3	Spironolacton	1
Heparin	1	Nadolol	2	Streptomycin	2
Hexachlorcyclohexan (Lindan)	3	Nalbuphin	2	Sulfamethoxazol	3
Hydralazin	2	Nalidixinsäure	2	Sulfapyridin	3
Hydrochlorothiazid	2	Naproxen	1	Sulfonamide	3
Hydroxychloroquin	3	Natriumbicarbonat	3	Suprofen	1
Ibuprofen	1	Natriumsulfat	1	Technetium 99	2–3
Imipramin	2	Nifedipin	2	Technetium 99 DTPA Aerosol	3
Indium 111	1	Nikotin	2	Terbutalin	2
Indometacin	2	Nitrendipin	2	Tetracyclin	2–3
Iod 125	3	Nitrofurantoin	2	Tetrahydrocannabinol	3
Iodid	3	Norethisteronenantat	1	Theobromin	2
Isoniazid	2	Nortriptylin	3	Theophyllin	3
Josamycin	2	Noscapin	1	Thiamphenicol	3
Kanamycin	2	Novobiocin	3	Ticarcillin	1
Ketofifen	2	Orciprenalin	1	Timolol	2
Labetalol	3	Oxprenolol	2	Tinidazol	3
Latamoxef	2	Oxytetracyclin	2–3	Tolbutamid	2
Leinsamen	1	Para-Aminosalicylsäure	2	Tolmetin	1
Levonorgestrel	1	Paracetamol	2	Trazodon	2
Lidocain		Penicillin G	1	Trimethoprim	3
Lincomycin	3	Pentoxifyllin	1	Triprolidin	2
Lithium	3	Pethidin	2–3	Valproinsäure	2
Loratidin		Phenacetin	2	Verapamil	2
Lorazepam	1	Phenindion	3	Vitamin D 2	1
Lormetazepam	1	Phenobarbital	2	Warfarin	1
Magnesiumhydroxid	1	Phenolphthalein	3	Zuclopenthixol	3
Magnesiumoxid	1	Phenylbutazon	3	Zopiclin	2–3
Marihuana	3	Phenytoin	2	Zolpidem	2

Diese Karte enthält Informationen aus der 4. Auflage des Buches „Kleinebrecht, Fränz, Windorfer, Arzneimittel während der Schwangerschaft und Stillzeit", Wissenschaftliche Verlagsgesellschaft, Stuttgart. Detailinformation siehe in diesem Buch.

© Wissenschaftliche Verlagsgesellschaft mbH Stuttgart 1995

Literatur

Alon G (1983) Epiduralanästhesie in der Geburtshilfe. Juri, Zürich
Albright GA (1978) Anesthesia in obstetrics: Maternal, fetal, and neonatal aspects. Addison-Wesley, Menlo Park, p 116
Andersen APD, Wanscher MCS, Hüttel MS (1986) Postspinaler Kopfschmerz. Reg Anaesth 9:15–17
Anderson G, Sibai B (1986) Hypertension in pregnancy. In: Gabbe S, Niebyl J, Simpson J (eds) Obstetrics: Normal and problem pregnancies. Churchill Livingstone, New York, pp 819–863
Attia RR, Ebeid AM, Fischer JE, Goudsouzian NG (1982) Maternal, fetal and placental gastric concentrations. Anaesthesia 37:18
Barrier G (1983) Anesthesia and maternal mortality in France. In: Vickers MD, Lunn JN (eds) Mortality in anesthesia. Proceedings European Academy of Anaesthesiology. Springer, Berlin Heidelberg New York, pp 45–48
Battaglia FC, Meschia G, Makowski EL et al. (1968) The effect of maternal oxygen inhalation upon fetal oxygenation. J Clin Invest 47:544–548
Beck L, Martin K (1970) Hazards associated with paracervical block in obstetrics. Ger Med Mon 15:81–89
Birnbach PS, Johnson MD, Hurley RJ (1988) Epidural anesthesia in preeclampsia. ASRA News 1:2–3
Bonica JJ (1972)Principles and practice of obstetrical analgesia and anesthesia. Davis, Philadelphia
Bouly A, Nathan N, Feiss P (1993) Comparison of omeprazole with cimetidine for prophylaxis of acid aspiration in elective surgery. Eur J Anaesthesiol 10 (3):209–213
Camann WR, Minztner BH, Denney RA, Datta S (1993) Intrathecal sufentanil for labour analgesia. Effects of added epinephrine. Anesthesiology 78:870–874
Capeless EL, Clapp JF (1989) When do cardiovascular parameters return to their preception values? Am J Obstet Gynecol 165:883
Capogna G, Celleno D, Tomassetti M (1989) Maternal analgesia and neonatal effects of epidural sufentanil for Cesarean section. Reg Anesth 14:282–287
Celleno D, Capogna G, Emanuelli M, Varrassi G, Muratori F, Constantino P, Sebastini M (1993) Which induction for cesarean section? A comparison of thiopental sodium, propofol and midazolam. J Clin Anesth 5:284–288
Cesarini M, Torrielli R, Lahaye F et al. (1990) Sprotte needle for intrathecal anaesthesia for caesarian section: Incidence of postdural puncture headache. Anaesthesia 45:656–658
Clark SL, Cotton DB (1988) Clinical indications for pulmonary artery catheterization in the patient with severe preeclampsia. Am J Obstet Gynecol 158:453–458
Cohen SE (1983) Why is the pregnant patient different? American Society of Anaesthesiologists, Philadelphia
Cohen SE, Tan S, White PF (1988) Sufentanil analgesia following cesarean section: Epidural versus intravenous administration. Anesthesiology 68:29–34
Cohen SN, Olson WA (1970) Drugs that depress the newborn infant. Pediatr Clin North Am 17:835–847
Conklin KA (1988) Anästhesie bei Sectio caesarea. In:Craig DS, Gravenstein JS et al. (Hrsg) Klinische Anästhesie. Current reviews, Bd 6, Kap 14. Akademische Druck- und Verlagsanstalt, Graz, S 3–8
Coombs DW (1983) Aspiration pneumonia prophylaxis. Anesth Analg 62:1055–1058
Cotton BR (1985) Obstetric Anaesthesia. In: Smith G, Aitkenhead AR (eds) Textbook of anaesthesia, Chapter 31. Churchill Livingstone, Edinburgh, pp 407–419
Crawford JS (1979) Experience with spinal analgesia in a British obstetric unit. Br J Anaesth 51:531
Crawford JS (1984) Principles & practice of obstetric anaesthesia. Blackwell Scientific Publications, Oxford
Crawford JS, Tunstall ME (1968) Notes on respiratory performende during labour. Br J Anaesth 40:612
Cunningham F, MacDonald P, Grant N (1989) Hypertensive disorders in pregnancy. In: Williams obstetrics, 18th edn. Appleton & Lange, Norwalk, pp 654–694
Dawes GS (1973) A theoretical analysis of fetal drug equilibration. In: Boréus LO (ed) Fetal pharmacology. Raven Press, New York, p 381

De Wolf F, Robertson WB, Brosens I (1975) The ultrastructure of acute atherosia in hypertensive pregnancy. Am J Obstet Gynecol 123:164
Douglas MJ (1993) Perinatal physiology and pharmacology. In: Norris MC (ed) Obstetric anesthesia. Lippincott, Philadelphia, p 125
Drage JS, Kennedy C, Berendes H et al. (1966) The Apgar score as an index of infant morbidity. A report from the Collaborative Study of Cerebral Palsy. Dev Med Child Neurol 8:141–148
Easterling TR, Benedetti TJ (1989) Preeclampsia: A hyperdynamic disease model. Am J Obstet Gynecol 160 (6):1447–1453
Ewart MC, Yau G, Gin, T, Kotur CF, Oh TE (1990) A comparison of the effects of omeprazole and ranitidine on gastric secretion in women undergoing elective caesarean section. Anaesthesia 45 (7):572–630
Ezzat IA (1985) Neue Aspekte in der geburtshilflichen Anästhesie. In: Craig DS, Gravenstein JS et al. (Hrsg) Klinische Anästhesie. Current reviews, Bd 3. Akademische Druck- und Verlagsanstalt, Graz
Ferris T (1988) Toxemia and hypertension. In: Burrow G, Ferris T (eds) Medical complications during pregnancy. Saunders, Philadelphia, pp 1–33
Fisher A, Prys-Roberts C (1968) Maternal pulmonary gas exchange. Anaesthesia 23:350
Freeman RK, Gutierrez NA, Ray ML et al. (1972) Fetal cardiac response to paracervical block anaesthesia. Part I. Am J Obstet Gynecol 110:583–591
Friedman SA (1988) Preeclampsia: a review of the role of prostaglandins. Obstet Gynecol 71:122
Gibbs CP (1986) Gastric aspiration: prevention and treatment. Clin Anesthesiol 4:47–52
Gielen M (1989) Post dural puncture headache: a review. Reg Anesth 14:101–106
Gin T, Gregory MA, Oh TE (1990) The haemodynamic effects of propofol and thiopentone for induction of caesarean section. Anaesth Intensive Care 18:175–199
Goldkrand JW, Fuentes AM (1986) The relation of angiotensin-converting enzyme to the pregnancy induced hypertension-preeclampsia syndrome. Am J Obstet Gynecol 154 (4):792–800
Groenendijk R, Trimbos JBMJ, Wallenburg HCS (1984) Hemodynamic measurements in preeclampsia. Preliminary observations. Am J Obstet Gynecol 150 (3):232–236
Grospietsch G, Kuhn W (1985) Lungenödem während beta-sympathomimetischer Therapie in der Schwangerschaft. Dtsch Ärztebl 82:2099–2103
Gutsche BB (1978) Maternal analgesia and anesthesia for vaginal delivery. American Society of Anaesthesiologists, Philadelphia
Gutsche BB, Samuels PS (1988) Anästhesiologisches Management bei fetaler Unreife und Frühgeburt. In: Craig DS, Gravenstein JS et al. (Hrsg) Klinische Anästhesie. Current reviews, Bd 6, Kap 7. Akademische Druck- und Verlagsanstalt, Graz, S 3–9
Hägerdal M, Morgan CW, Sumner AE, Gutsche BB (1983) Minute ventilation and oxygen consumption during labor with epidural analgesia. Anesthesiology 59:425
Hamer-Hodges RJ (1963) General anesthesia for operative obstetries. The obstetrician anaesthesist, and the paediatrician. MacMillan, New York, pp 43–45
Hurley RJ, Johnson MD (1990) Spinal opioids in the management of obstetric pain. J Pain Symptom Manage 5:146–153
Johnson WL, Winter WW, Eng M, Bonica JJ, Hunter CA (1972) Effect of pudendal, spinal and peridural block anesthesia on the second stage of labour. Am J Obstet Gynecol 113:166
Jouppila R, Jouppila P, Karinen SM, Hallmen A (1979) Segmental epidural analgesia in labour: Related to the progress of labour, fetal malposition and instrumental delivery. Acta Obstet Gynecol Scand 58:135
Justins DM (1984) Anaesthesia for Obstetrics. In: Churchill-Davidson (ed) A practice of anesthesia, Chapter 40. Lloyd-Luke, London, p 1056
Kaesemann H (1981) Erfahrungen mit der Single-Shot-Periduralanästhesie in der Geburtshilfe. Z Geburtshilfe Perinatol 185:53
Kleinebrecht J, Franz J (1986) Übersichtskarte. Arzneimittel während der Schwangerschaft. Wissenschaftliche Verlagsgesellschaft mbH, Stuttgart
Knörr K, Knörr-Gärtner H, Bellers FK, Lauritzen C (1989) Geburtshilfe und Gynäkologie. Physiologie und Pathologie der Reproduktion. Springer, Berlin Heidelberg New York Tokyo, S 330–340
Kuhn H (1981) Störung der Hämostase. In: Martius G (Hrsg) Lehrbuch der Geburtshilfe, Thieme, Stuttgart

Landauer B (1981) Probleme der Kaiserschnittnarkose – Versuch einer Standortbestimmung. Anästh Intensivmed 376:12

Lumley J, Renon T, Newman W et al. (1969) Hyperventilation in obstetrics. Am J Obstet Gynecol 103:847–851

Mabie WC, Gonzales AR, Sibai BM, Ammon EA (1987) A comparative trial of labetalol and hydralazine in the acute management of severe hypertension complicating pregnancy. Obstet Gynecol 70:328–333

MacFadyen UM (1985) Maternal and neonatal physiology. In: Smith G, Aitkenhead AR (eds) Textbook of Anaesthesia, Chapter 6. Churchill Livingstone, Edinburgh, pp 101–112

Malan TP, Johnson MD (1988) The difficult airway in obstetric anesthesia: Techniques for airway management and the role of regional anesthesia. J.Clin Anesth 1:105–110

Marx GF (1975) Physiology of pregnancy. American Society of Anaesthesiologists, Philadelphia

Marx GF (1983) Management of the high-risk patient. American Society of Anaesthesiologists, Philadelphia

Marx GF, Mateo CV (1971) Effects of different oxygen concentrations during general anaesthesia for elective cesarean section. Can Anaesth Soc J 18:587–593

Marx GH, Cosmi EZ, Wollman SB (1969) Biochemical status and clinical condition of mother and infant at cesarean section. Anesth Analg 48:986–994

May AE (1994) The confidential enquiry into maternal deaths 1988–1990. Br J Anaesth 73:129–131

Milsom I, Forssman L (1984) Factors influencing aortocaval compression in late pregnancy. Am J Obstet Gynecol 148:764

Mokriski BK, Malinow AM (1988) Anästhesie bei schwangeren Patientinnen. In: Craig DS, Gravenstein JS et al. (Hrsg) Klinische Anästhesie. Current reviews, Kap 6. Akademische Druck- und Verlagsanstalt, Graz, S 23

Morselli PL, Franco-Morselli R, Bossi L (1980) Clinical pharmacokinetics in newborns and infants, age-related differences and therapeutic implications. Clin Pharmacokinet 5:485

Morgan M (1987) Anaesthetic contribution to maternal mortality. Br J Anaesth 59:842

Moya F, Smith BE (1962) Spinal anesthesia for cesarean section: Clinical and biochemical studies of effects on maternal physiology. JAMA 179:609–622

Moya F, Morishima HO, Shnider SM et al. (1969) Influence of maternal hyperventilation on the newborn infant. Am J Obstet Gynecol 91:76–82, 1965

Müller-Holve W, Niesel HChr, Schulte-Steinberg O (1985) In: Astra Chemicals GmbH (Hrsg) Regionalanästhesie. Fischer, Stuttgart, pp 148–151

Naulty JS (1990) Continous infusion of local anesthetics and narcotics for epidural analgesia in the management of labor. Int Anesthesiol Clin 28:17–24

Novy MJ, Edwards MJ (1967) Respiratory problems in pregnancy. Am J Obstet Gynecol 99:1024

Orr DA, Bill KM, Gillon KR, Wilson CM, Fogarty DJ, Moore J (1993) Effects of omeprazole, with and without metoclopramide, in elective obstetric anaesthesia. Anaesthesia 48 (2):114–119

Patt RB, Frost EAM (1987) Präeklampsie (Schwangerschaftsinduzierte Hypertonie). In: Craig DS, Gravenstein JS et al. (Hrsg) Klinische Anästhesie. Current reviews, Bd 5, Kap 10. Akademische Druck- und Verlagsanstalt, Graz, S 2–9

Palahniuk RJ, Shnider SM, Eger EI (1974) Pregnancy decreases the requirements for inhaled anesthestic agents. Anesthesiology 41:82

Petroianu G, Osswald PM, Brunnengräber R (1994) Klinische Pharmakologie für Anästhesisten, Kap 5. Chapman & Hall, Weinheim, S 68

Phillips OC (1983) Aorto-caval compression. In: Orkin FK, Cooperman LH (eds) Complications in anesthesiology. Lippincott, Philadelphia, pp 533–537

Phillips OC (1983) Uterine atony. In: Orkin FK, Cooperman LH (eds) Complications in anesthesiology. Lippincott, Philadelphia, pp 538–540

Plötz J, Krone HA (1989) Das HELLP-Syndrom – eine seltene Form der Präeklampsie. Anästhesist 38:32–35

Potter N, Mac Donald RD (1971) Obstetric consequences of epidural analgesia in nulliparous patients. Lancet 1:1031

Puchstein C, van Aken H, Anger C, Look N (1983) Der Gebrauch neuer Hypotensiva in der perioperativen Phase. In: Lawin P, van Aken H (Hrsg) Hämodynamik in der perioperativen Phase. INA, Bd 46. Thieme, Stuttgart

Rabe N, Belfrage P (1976) Epidural analgesia in labour. Influence on uterine activity and fetal rate. Acta Obstet Gynecol Scand 55:305

Rath W, Loos W, Kuhn W, Graeff H (1988) Die Bedeutung der frühzeitigen Labordiagnostik für das geburtshilfliche Vorgehen bei schweren Gestosen und HELLP-Syndrom. Geburtshilfe Frauenheilkd 48:127-133

Rathgeber J, Rath W, Wieding JU (1990) Anästhesiologische und intensivmedizinische Aspekte der schweren Präeklampsie mit HELLP-Syndrom. Anästh Intensivther Notfallmed 25:206

Report on Confidential Enquiries into maternal deaths in England and Wales 1979-1987 (199) Departement of health and social sevices, London

Rietbrock I (1981) Plazentarer Transport von Anästhetika. Anästh Intensivmed 11:337-342

Ross BK, Chadwick HS, Mancuso JJ, Benedetti C (1992) Sprotte needle for obstetric anesthesia: Decreased incidence of post dural puncture headache. Reg Anesth 17:29-33

Russell R, Reynolds F (1993) Epidural infusions for nulliparous women in labour. A randomised double-blind comparison of fentanyl/bupivacaine and sufentanil/bupivacaine. Anaesthesia 48:856-861

Sachs BP, Oriol NE, Ostheimer GW et al. (1989) Anesthestic-related maternal mortality, 1954 to 1985. J Clin Anesth 5:333-338

Saftlas AF, Olson DR, Franks AL, Atrash HK, Prokas R (1991) Epidemiology of preeclampsia and eclampsia in the United States, 1976-1986. Am J Obstet Gynecol 163:460-465

Samsson GLT, Young JRB (1987) Difficult intubation: a retrospective study. Anaesthesia 42:487

Schneider H (1983) Epiduralanästhesie in der Geburtshilfe: Luxus oder Bedürfnis. In: Alon E (Hrsg) Epiduralanästhesie in der Geburtshilfe. Juris Druck + Verlag AG, Zürich, S 7-22

Schneider KTM (1989) Anästhesiologisch relevante Veränderungen in der Schwangerschaft bei Mutter und Fetus. 30:263-268

Schwender D, Pollwein B, Peter K (1990) Geburtshilfliche Anästhesie und mütterliche Mortalität. Anästh Intensivmed 31:291-297

Scott DB (1986) Endotrachal intubation, friend or foe? BMJ 292:157

Selbmann HK, Brach M, Höfling HJ, Jonas R, Schreiber MA, Überla K (1977) Münchner Perinatal-Studie 1975. Deutscher Ärzteverlag, Köln

Selbmann HK, Brach M, Elser H, Holzmann K, Johannigmann J, Riegel K (1980) Münchner Perinatalstudie 1975-1977. Deutscher Ärzteverlag, Köln

Selwyn-Crawford S (1984) Principles and practice of obstetric anesthesia. Blackwell, Oxford

Shnider AM, Levinson G (1981) Obstetric Anesthesia. In: Miller RD (ed) Anesthesia. Churchill Livingstone, Edinburgh, p 1133

Shnider SM, Asling JH, Holl JW et al. (1970) Paracervical block anesthesia in obstetrics. I. Fetal complications and neonatal morbidity. Am J Obstet Gynecol 107:619-626

Sibai BM, Taslimi MM, El-Nazer A, Amon E, Mabie WC, Ryan GM (1986) Maternal-perinatal outcome associated with the syndrome of hemolysis, elevated liver enzymes, and low platelets in severe preeclamsia-eclampsia. Am J Obstet Gynecol 155:501-509

Smith BE (1968) Anesthetic complications in the delivery room. Ill Med J 133:33-37

Smith G, Aitkenhead AR (1985) Textbook of anesthesia. Churchill Livingstone, Edinburgh

Sprotte G (1981) Die Bedeutung regionaler Anästhesieverfahren bei geburtshilflichen Eingriffen. Anästh Intensivmed 348:11

Spung J, Haddox JD, Maitra-D'cruze AM (1991) Horner's syndrome and trigeminal nerve palsy following epidural anaesthesia for obstetrics. Can J Anaesth 38:767-771

Stoelting RK, Dierdorf SF, Mc Cammon RL (1992) Anästhesie und Vorerkrankungen. Fischer, Stuttgart, S 608-658

Sundell H, Garrot J, Blankenship WJ et al. (1971) Studies on infants with type H respiratory distress syndrome. J Pediatr 78:754-764

Tafeen CH, Freedmann HL, Harris H (1968) Combined continuous paracervical and continued pudendal nerve block anesthesia in labor. Am J Obstet Gynecol 100:55-61

Tay HS, Chin HH (1978) Acid aspiration during laparascopy. Anaesth Intensive Care 6:134

Tessler MJ, Biehl DR (1988) Das Mendelson-Syndrom. Aspirationspneumonie bei der Gebärenden. In: Craig DS, Gravebstein JS et al. (Hrsg) Klinische Anästhesie. Current reviews, Bd 6, Kap 17. Akademische Druck- und Verlagsanstalt, Graz, S 3-8

Thornberry EA, Thomas TA (1988) Posture and post-spinal headache. Br J Anaesth 60:195-197

Thornberry EA, Thomas TA (1988) Posture and post-spinal headache: A controlled trial in 80 obstetric patients. Br J Anaesth 60:195-197

Tilsner V (1988) Perioperative Gerinnungsstörungen In: Just OH, Krier C (Hrsg) Hämostase in Anästhesie und Intensivmedizin. Springer, Berlin Heidelberg New York Tokyo

Tordoff SG, Sweeny BP (1990) Acid aspiration prophylaxis in 288 obstetric departments in the United Kingdom. 45:776

Turnbull AC, Tindall VR, Robson G, Dawson IMP, Cloake EP, Ashley JSA (1986) Report on confidential enquiries into maternal deaths in England and Wales 1979-1981. Her majestys's stationery office, London, pp 85-87

Turner E, Rathgeber J, Kittel E, Graspietsch G, Brown U (1986) Fenoterol (Partusisten®) - assoziiertes Lungenödem. Anaesthesist 35:258-260

Valerie A, Arkoosh VA (1993) Continous spinal analgesie and Anesthesia in obstetrics. Reg Anesth 18:402-405

Vertommen JD, Shnider SM (1989) Verfeinerung der Epiduralanästhesie bei der Geburt. In: Craig DS, Gravenstein JS et al. (Hrsg) Klinische Anästhesie. Current reviews, Bd 7, Kap 12. Akademische Druck- und Verlagsanstalt, Graz, S 3-8

Vertommen JD, Van Aken H, Vandermeulen E, Vangerven M, Devlieger H, Van Assche AF, Shnider SM (1991) Maternal and neonatal effects of adding epidural Sufentanil to 0,5% Bupivacaine for caesarean delivery. J Clin Anesth 3:371-376

Walters BNJ, Redman CWG (1984) Treatment of severe pregnancy associated hypertension with the calcium antagonist nifedipine. Br J Obstet Gynecol 91:330-336

Windorfer A jun (1986) Übersichtskarte. Arzneimittel während der Stillzeit. Wissenschaftliche Verlagsgesellschaft mbH, Stuttgart

Zwillich CW, Natalino MR, Sutton FD, Weil JV (1978) Effects on progesterone on chemosensitivity in normal man. J Clin Invest 92:262

28 Neugeborenes und Kleinkind

J. S. Kontokollias und P. M. Osswald

28.1 Allgemeine Vorbemerkungen

Anatomische Besonderheiten, die für den Anästhesisten von Bedeutung sind, beziehen sich auf

- Venenpunktion,
- Intubation,
- Ventilation,
- Veränderung des Rückenmarks im Hinblick auf regionale Anästhesieverfahren.

Die Techniken der intravenösen Applikation von Medikamenten oder Infusionen werden durch 2 Faktoren wesentlich beeinflußt:

- die Notwendigkeit, kleinste Medikamentenmengen und Flüssigkeitsmengen exakt zu berechnen,
- die Schwierigkeiten bei der Punktion der Gefäße.

Zu den Besonderheiten bei der Intubation zählen anatomische Besonderheiten wie

- ein relativ großer Kopf, ein kurzer Hals,
- ein vergrößerter Kieferwinkel,
- ein kleiner Mund, eine große Zunge,
- U-förmige Epiglottis (Abb. 28.1),
- hochliegender Larynx (C3–C4), der zusätzlich nach vorne gebogen ist (Abb. 28.2),
- kurze Trachea; Neugeborenen: Larynxcarina 4 cm.

Durch mehr konzentrisch verlaufende Rippen ist die transversale Ausdehnung des Thorax im Vergleich zur Ausdehnung des Thorax von Erwachsenen weniger gut möglich so daß das Zwerchfell für die Ventilation in seiner Bedeutung zunimmt (vergl. hierzu Abb. 28.10 b).

> Eine Überblähung des Abdomens kann schneller als beim Erwachsenen eine mechanisch bedingte respiratorische Insuffizienz nach sich ziehen.

Die Veränderungen des Rückenmarks gewinnen beim Einsatz regionaler Anästhesieverfahren an Bedeutung wenn man berücksichtigt daß beim 12 Wochen alten Fe-

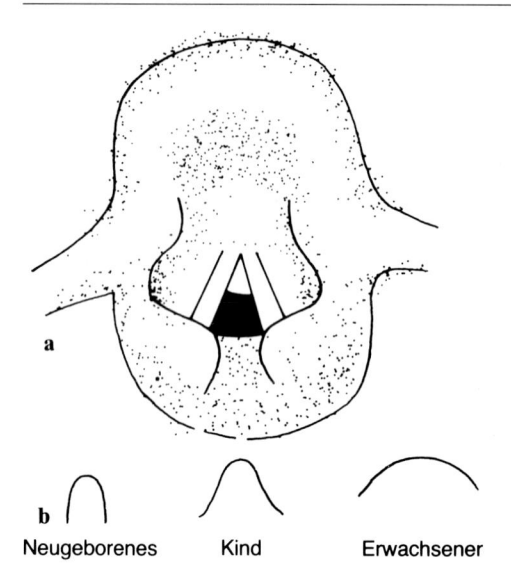

Abb. 28.1. a Zu den anatomischen Besonderheiten bei Neugeborenen gehört die U-förmige Epiglottis. **b** Veränderungen der Epiglottis mit dem Alter

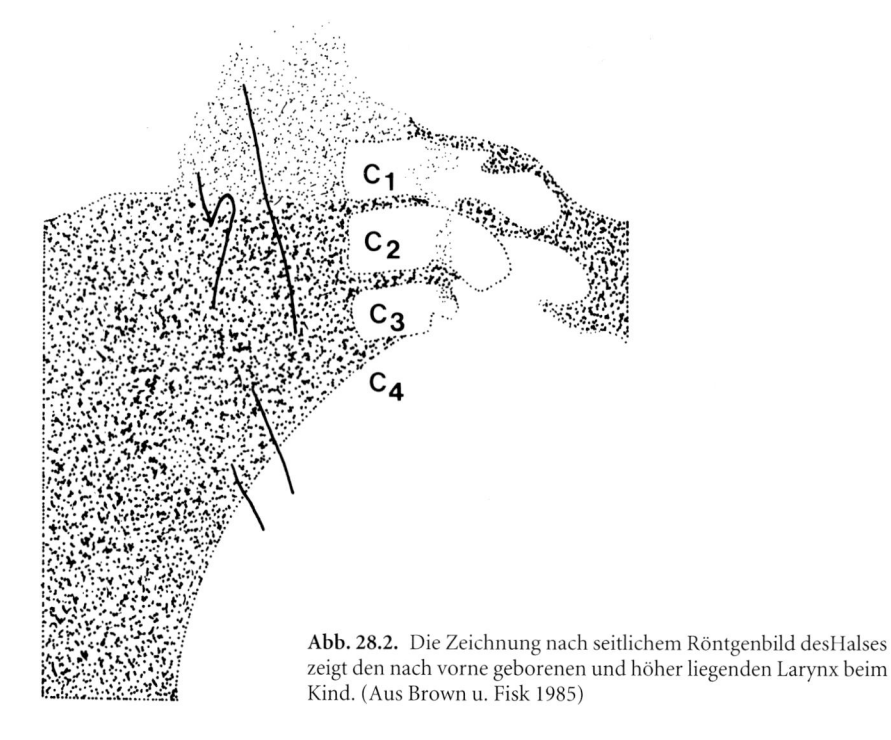

Neugeborenes   Kind   Erwachsener

Abb. 28.2. Die Zeichnung nach seitlichem Röntgenbild des Halses zeigt den nach vorne geborenen und höher liegenden Larynx beim Kind. (Aus Brown u. Fisk 1985)

tus das Rückenmark noch bis zum Steißbein reicht, bei der Geburt bis in Höhe L3 und beim Erwachsenen nur noch bis in Höhe L1–L2.

Physiologisch relevante Besonderheiten bestehen in Veränderungen physiologischer Größen mit dem Alter. Dazu zählen Veränderungen an

- Blutdruck (Abb. 28.3),
- Herzfrequenz (Abb. 28.4),
- Hämoglobingehalt (Abb. 28.5),
- arteriellem O_2-Partialdruck (Abb. 28.6),
- glomerulärer Filtrationsrate (Abb. 28.7),
- Wärmeregulation,
- Verhältnis Körpergewicht/ Extravasalraum/Blutvolumen,
- Ventilation.

Abb. 28.3. Verhalten des Systemdrucks in Abhängigkeit vom Lebensalter. (Nach Nadas 1972)

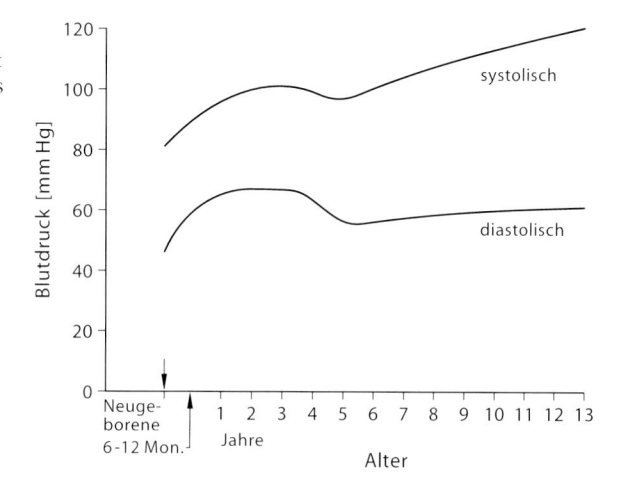

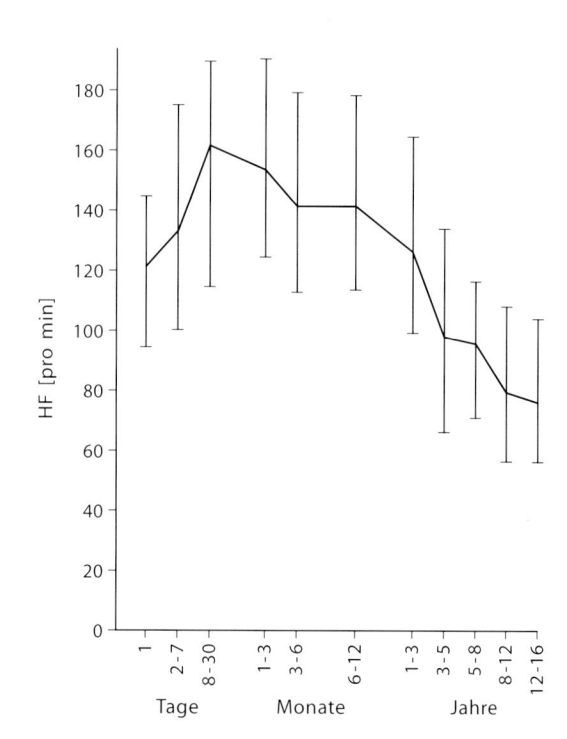

Abb. 28.4. Verhalten der Herzfrequenz in Abhängigkeit vom Lebensalter. (Nach Shinebourne 1974)

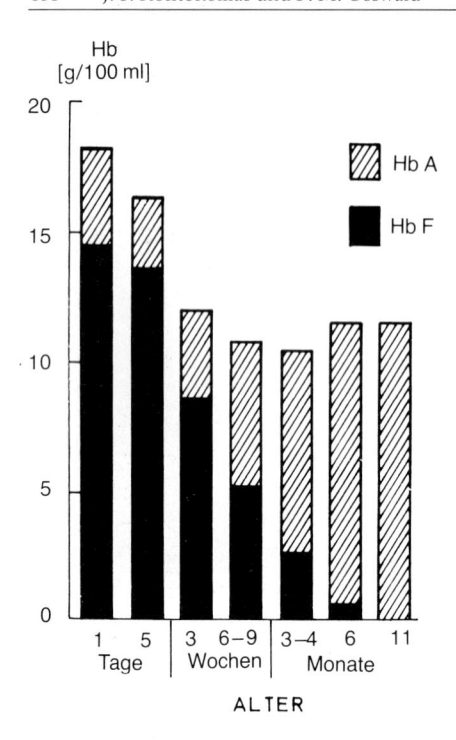

Abb. 28.5. Hb-Gehalt pro 100 ml Blut und prozentuale Verteilung von *Hb A* (adultes Hämoglobin und *Hb F* (fetales Hämoglobin) in Abhängigkeit vom Lebensalter. (Nach Brown 1985)

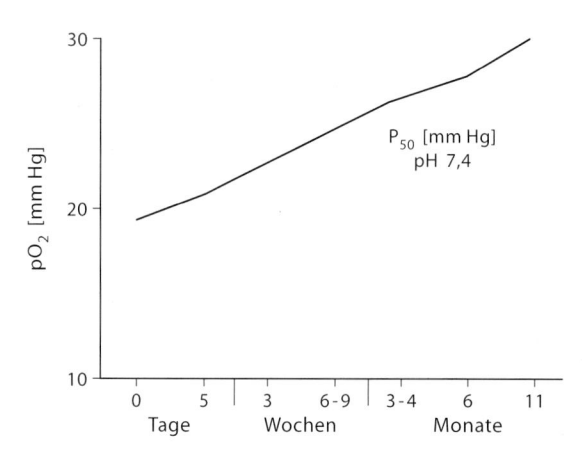

Abb. 28.6. Veränderungen von P_{50} während der ersten Wochen nach der Geburt (P_{50} O_2-Spannung, bei der die Sättigung des Hämoglobins mit Sauerstoff 50% beträgt. Standardbedingungen: pH 7,4, pCO_2 40 mm Hg, Temperatur 37 °C)

28.2 Anatomische oder physiologische Besonderheiten einzelner Organsysteme

Arrhythmien

Bei Säuglingen ist die Bradykardie (Neugeborenes <120/min oder <30% vom Ausgangswert über 5 min) eine fast geläufige Antwort auf eine Hypoxie oder auf

Abb. 28.7. Veränderungen der glomerulären Filtrationsrate (*GFR*) mit dem Alter (auf eine Körperoberfläche von 1,73 m² standardisiert)

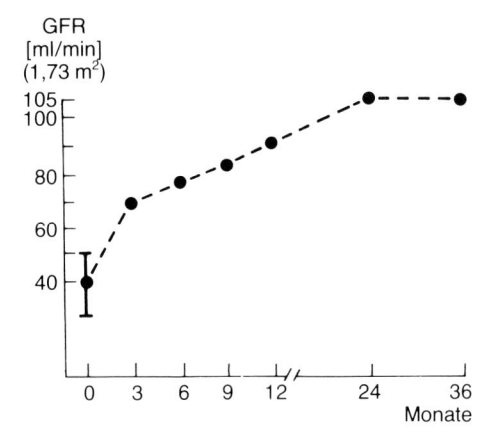

eine Medikamentenüberdosierung (Halothan, Succinylcholin). Ebenso kommt es bei einem Zug an den Augenmuskeln, bei Tonsillektomie oder intrathorakalen Manipulationen an den mediastinalen Gefäßen zu bradykarden Rhythmusstörungen. Nicht selten reagieren Neugeborene nach akutem Blutverlust (Anämie) mit bradykarden Phasen.

> Auch wenn es manchmal geboten ist, zur Verhütung solch schwerer Bradykardien Atropin zu verabreichen, ist es außerordentlich wichtig, die Ursache einer Bradykardie zu erkennen, um sicher zu sein, daß weder eine Hypoxie noch eine Obstruktion vorliegt.

In solchen Fällen ist es selbstverständlich besser, auf jeden Fall die Ursache zu beseitigen als Atropin zu verabreichen.

Die Sinustachykardie (Neugeborenes >160/min über 5 min) ist während der Anästhesie von Kindern häufig. Es ist in der Regel schwierig, differentialdiagnostisch zu unterscheiden, ob die Tachykardie während einer zu flachen Anästhesieführung durch eine chirurgische Stimulation bedingt ist oder ob sie andere Ursachen hat. Oft werden bigeminusähnliche Bilder nach ungenügender Ventilation während der Narkose beobachtet.

Wandernde Vorhofschrittmacher mit Knotenrhythmus sind die häufigsten Arrhythmieformen während der Anästhesie bei Kindern. Andere Arrhythmieformen, insbesondere ventrikuläre Extrasystolen, sind beim Fehlen präexistenter Herzerkrankungen eher selten.

Reanimation des Neugeborenen

Herzstillstände beim Neugeborenen treten, ungeachtet ihrer Ursache, in einer Häufigkeit von 1,7 % auf. Komplikationen der Ventilation und der Intubation sind häufiger (Ventilation 5,1 %, Intubation 2,2 %).

Die Kenntnis fetaler physiologischer Besonderheiten ist Voraussetzung für eine wirksame Reanimation des Neugeborenen (Gregory 1975). Hierzu zählen hämodynamische Veränderungen, die für den funktionellen Verschluß des Foramen ovale notwendig sind (Abb. 28.8).

Nach der Geburt kommt es als Antwort auf ein Ansteigen des Sauerstoffspiegels zu einem funktionellen Verschluß des Ductus arteriosus. Hypothermie, Hypoxie und Azidose in der frühen neonatalen Periode führen zu einem vermehrten pulmonalvaskulären Widerstand und zu einer pulmonalen Hypertension. Ist der pulmonalarterielle Druck größer als der Aortendruck, resultiert daraus ein Rechts-Links-Shunt durch das Foramen ovale und den Ductus arteriosus mit konsekutiver Hypoxämie und metabolischer Azidose als Charakteristika für das Syndrom der persistierenden fetalen Zirkulation.

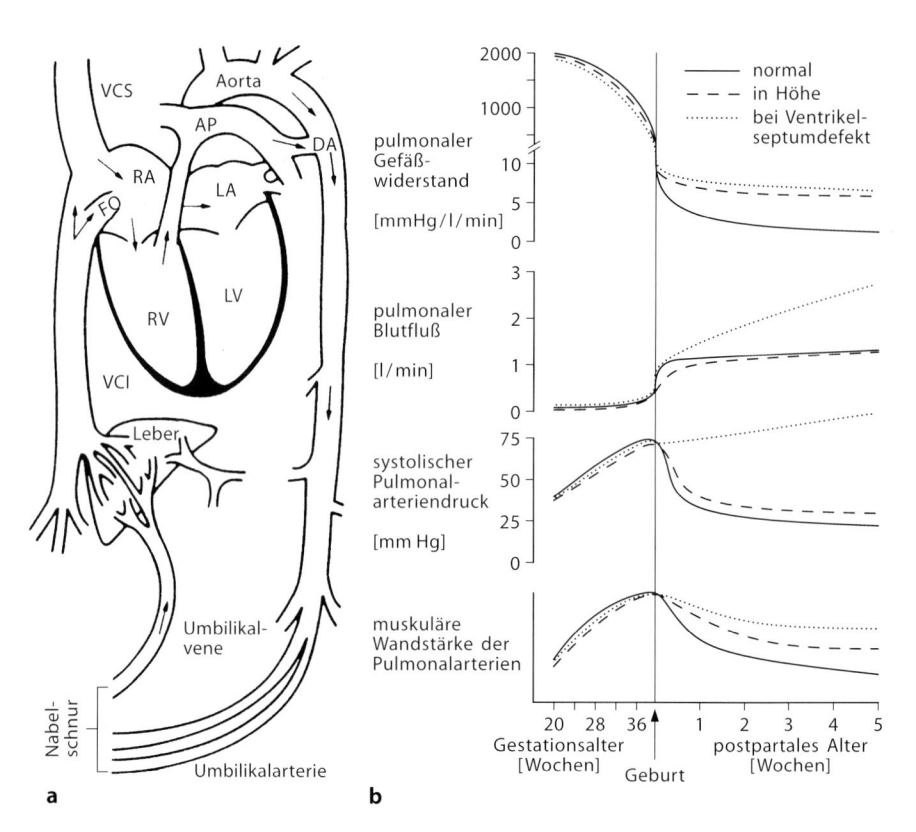

Abb. 28.8. a Diagramm der fetalen Zirkulation und der Kreislaufveränderungen nach der Geburt. *1* Öffnen der Lungengefäße mit Beginn der Respiration; *2* Verschluß der Umbilikalgefäße; *3* Verschluß des Foramen ovale bei Anstieg des linken Vorhofdrucks über den rechten Vorhofdruck; *4* Verschluß des Ductus arteriosus bei Abfall des pulmonalarteriellen Widerstandes. *VCS* V. cava superior, *AP* A. pulmonalis, *VCI* V. cava inferior, *RA* rechtes Atrium, *LA* linkes Atrium, *DA* Ductus arteriosus, *FO* Foramen ovale, *RV* rechter Ventrikel, *LV* linker Ventrikel. **b** Perinatale Änderungen des Lungenkreislaufs. S. Seite 471, Abb. 28.8 c

28 Neugeborenes und Kleinkind   471

| | P-V-Diagramm | Alveolen, Kapillaren Lymphgefäße | Ductus arteriosus | Foramen ovale |

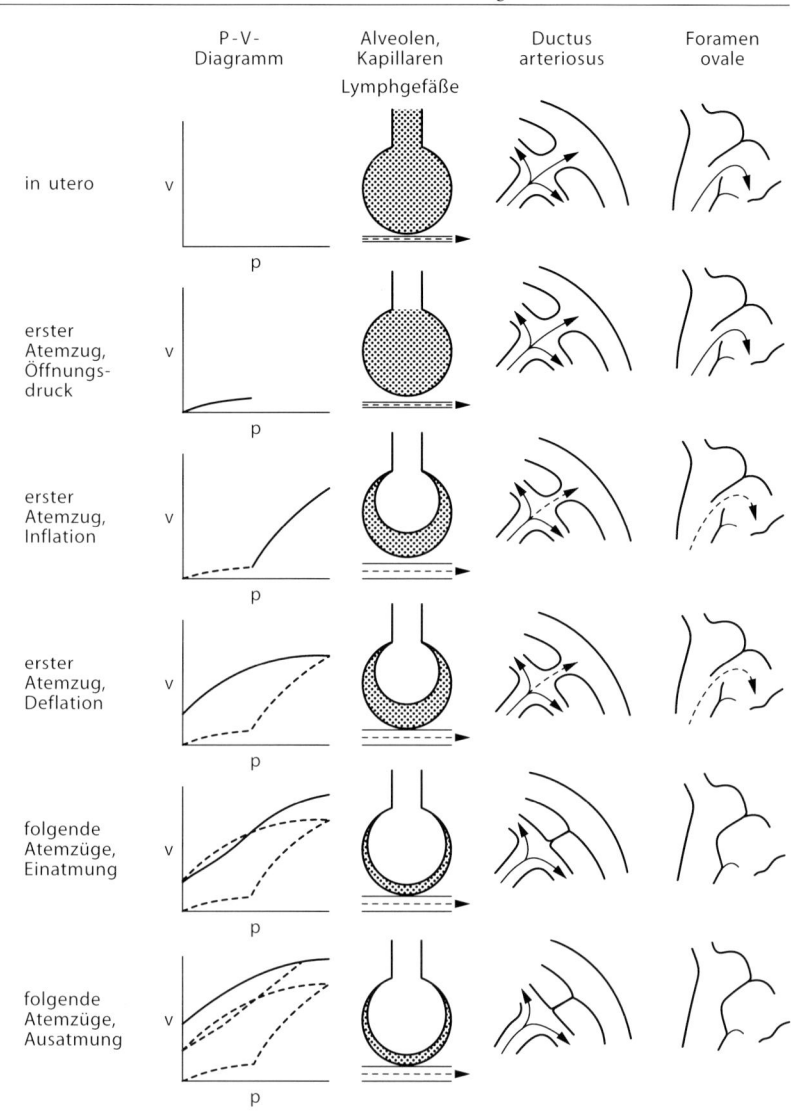

Abb. 28.8. c Änderungen der Ventilation unter der Geburt. *P*: Druck, *V*: Volumen

Während der vaginalen Entbindung wird der Brustkorb des Neugeborenen im Scheidenkanal und im Ausgang des kleinen Beckens zusammengepreßt. Hierdurch wird Flüssigkeit (Plasmafiltrat) von den Lungen über das lymphatische System und die Kapillaren abgepreßt. Frühreife Neugeborene und Kinder, die durch Sectio caesarea entwickelt werden, haben in der Regel einen größeren Flüssigkeitsgehalt in der Lunge als Kinder, die vaginal entbunden werden, und sind so eher für eine respiratorische Insuffizienz prädisponiert. Die Spontanatmung setzt üblicherweise innerhalb 1 min ein. Eine rhythmische Atemtätigkeit etabliert sich innerhalb von 2–10 min nach der Geburt. Das sog. Auspressen der Lungen durch den Scheidenkanal fördert die Blähung der Lunge. Azidose, Hypoxie und Hyperkapnie reizen das Atemzentrum und führen zu einer rhythmischen Atemtätigkeit. Andere Stimuli sind Kälte, Berührung und das Abklemmen der Nabelschnur.

Das inspiratorische Volumen des ersten Atemzugs bewegt sich zwischen 20 und 75 ml, danach beträgt das Zugvolumen des Neugeborenen 15–20 ml. Die funktionelle Residualkapazität etabliert sich ebenfalls während der ersten Minuten nach der Geburt.

Wenn das Neugeborene auskühlt, steigert es seinen O_2-Verbrauch und seine metabolische Aktivität. Die neutrale Umgebungstemperatur beträgt 32–34 °C für Neugeborene. Bei dieser Temperatur ist die metabolische Aktivität (und der O_2-Verbrauch) minimal.

> Ein minimaler O_2-Verbrauch liegt dann vor, wann der Gradient zwischen der Haut und der Umgebungstemperatur weniger als 1,5 °C beträgt.

Wird das Kind in einer kalten Umgebung im Kreißsaal entbunden, hat es einen enormen Wärmeverlust, da das Neugeborene von der Amnionflüssigkeit her noch naß ist und eine relativ große Körperoberfläche besitzt (Dahm u. James 1972). Bei deprimierten oder unreifen Neugeborenen kann ein Wärmestrahler zur Aufrechterhaltung der Körpertemperatur nützlich sein.

> Der Wärmestrahler darf den Zugang zum Patienten während der Reanimation nicht erschweren.

> Die Durchführung der Reanimation des Neugeborenen folgt den gleichen ABC-Regeln wie die Reanimation beim Erwachsenen (Todres u. Rogers 1975; Abb. 28.9).

> Nach der Geburt des Kopfes wird der Oropharynx bereits vor dem ersten Atemzug abgesaugt, solange der Brustkorb noch im Scheidenkanal eingeschlossen ist. So kann eine Aspiration von Schleim verhindert werden.

Nach der Entbindung des Kindes und nach Abklemmen der Nabelschnur muß das Neugeborene in eine warme Umgebung gebracht werden, wobei darauf zu achten ist, daß das Neugeborene in eine 20°-Kopftieflage gebracht wird, um eine Drainage des im Oropharynx befindlichen flüssigen Materials zu gewährleisten. Darüber hinaus empfiehlt sich auch eine leichte Seitenlagerung des Kopfes. Diese ermöglicht eine Ansammlung von Sekreten an einer Stelle des Oropharynx.

Die Reinigung des Oropharynx erfolgt dann mit Absaugkathetern. Es empfiehlt sich die intermittierende nasopharyngeale Methode des Absaugens, um uner-

> **Ursachen einer neonatalen Depression**
>
> 1. Mütterliche Faktoren:
>   - kardiopulmonale Probleme (Hypotension, Hypoxie, arterielle uterine Vasokonstriktion, Anämie, myokardiale Erkrankungen, Klappenerkrankungen, Hypertension),
>   - Infektion (inkl. Chorioamnionitis)
>   - Nierenerkrankungen,
>   - Diabetes mellitus,
>   - Fettsucht,
>   - Schilddrüsenerkrankungen (Hyperthyreose, Hypothyreose),
>   - Toxämie (Übertragung),
>   - schwierige Entbindung (Mißverhältnis zwischen Kindskopf und Becken),
>   - mangelnde uterine Aktivität,
>   - traumatische Entbindung,
>   - intrauterine Manipulation,
>   - Placenta praevia,
>   - Plazentavorfall;
>   - Medikamente, die während der Entbindung verabreicht werden (Narkotika, Barbiturate, Tranquilizer, Sedativa, Inhalationsanästhetika, Lokalanästhetika).
> 2. Fetale Faktoren:
>   - mangelnde Reife,
>   - kongenitale Mißbildungen,
>   - Nabelschnurvorfall,
>   - intrauterine Infektion,
>   - Mekoniumaspiration,
>   - Schockzustände,
>   - Hypothermie.

wünschte Herzrhythmusstörungen durch Stimulation afferenter Vagusfasern im hinteren Pharynx beim normalerweise vagotonen Neugeborenen zu vermeiden (Cordero u. Hon 1971). Andererseits, um eine Verletzung der Nasenschleimhaut während des nasopharyngealen Absaugens zu vermeiden, empfiehlt es sich, dünne, kleinlumige Katheter zu verwenden.

Die zur Reanimation erforderlichen Medikamente werden üblicherweise über die Umbilikalvene oder über einen umbilikalen Venenkatheter appliziert.

> Bei der Punktion der Umbilikalvene muß darauf geachtet werden, daß sie nicht mehr als 2 cm tief punktiert wird, um eine Kanülierung größerer Lebergefäße zu vermeiden.

Für die arterielle Blutgaskontrolle bzw. zur Messung des arteriellen Blutdrucks kann die Umbilikalarterie katheterisiert werden. Bei Azidose, Hypoxie oder Hyperkapnie ist es allerdings oftmals nicht möglich, die Umbilikalarterie infolge maximaler Vasokonstriktion zu kanülieren.

Die Medikamente der ersten Wahl bei der Reanimation von Neugeborenen sind:
- Natriumbikarbonat 1 mmol/kg KG einer 0,45 mmol/ml-Lösung,
- 10 %ige Dextrose in Wasser 100 ml/kg KG/24 h,

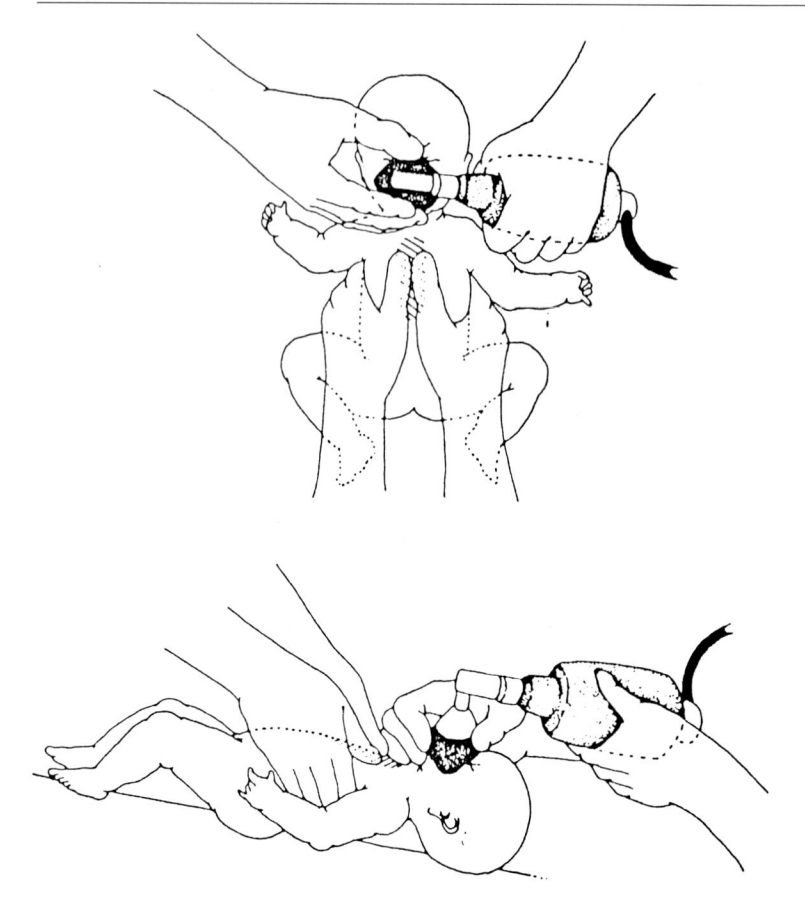

Abb. 28.9. Technik der geschlossenen Herzmassage beim Kind

– Epinephrin 0,01–0,05 mg/kg KG i.v. oder 0,1 mg/kg KG intratracheal,
– Naloxon 0,01 mg/kg KG (Evans et al. 1976; Gerhardt et al. 1977).

Risikofaktoren neonataler Hypotension und eines Schockzustands sind:
– niedriges Geburtsgewicht (<2500 g),
– Sepsis (Mutter),
– Zwillings- bzw. Mehrfachschwangerschaft,
– Nabelschnurvorfall,
– akute plazentare Blutung.

Klinische Zeichen einer Hypovolämie beim Neugeborenen sind:
– Blässe und Tachykardie (>175 Schläge/min),
– abfallender systolischer Blutdruck,
– abfallende Urinausscheidung (<1 ml/kg KG/h innerhalb der ersten Stunden nach der Entbindung).

Zur Behandlung des hypotensiven hypovolämischen Neugeborenen empfehlen sich folgende Lösungen:
- frisches heparinisiertes Vollblut von der Plazenta 20 ml/kg KG,
- frisches Erwachsenenvollblut 20 ml/kg KG,
- Fresh-frozen-Plasma 20 ml/kg KG,
- salzarmes Albumin 1 g/kg KG,
- Ringer-Lösung 20 ml/kg KG,
- halbmolare Salzlösung 20 ml/kg KG mit oder ohne Dextrose, je nachdem ob energiereiche Lösungen erforderlich sind oder nicht;
- Dextran kann eine Blutungsneigung verstärken und sollte beim Neugeborenen im Kreislaufschock nicht angewandt werden.

Die Hypoxie in utero kann aus einer Passage von Mekonium durch den Fetus resultieren.

> Kinder, die unter mekoniumhaltiger Amnionflüssigkeit geboren werden, müssen unverzüglich tracheal abgesaugt werden. Nur so kann eine signifikant niedere Morbidität und Mortalitätsrate erzielt werden.

Ebenso kann durch Absaugen des Pharynx unter der Geburt, solange der Thorax des Kindes noch im Vaginalkanal liegt, eine Mekoniumaspiration wirksam verhindert werden (Ting u. Brady 1975). Besonders bewährt hat sich hier der sog. Mukusextractor (Abb. 28.10a).

Eine Reihe schwer asphyktischer Neugeborener hat bereits in utero Mekonium aspiriert. Diese Kinder entwickeln nach der Geburt ein schweres Mekoniumaspirationssyndrom und bedürfen in der Regel einer aggressiven Therapie, so z.B. der künstlichen Beatmung und einer Thoraxphysiotherapie (Carson et al. 1976).

Die Behandlung der Mekoniumaspiration beinhaltet
- Reinigung von Oro- und Nasopharynx bereits unter der Geburt (nach Entwicklung des Kopfes) (Abb. 28.10a),
- unverzüglich nach der Entbindung Intubation sowie Bronchial- und Trachealtoilette,
- sorgfältige Überwachung der Herztöne und der Herzfrequenz während der Bronchialtoilette, da die Stimulation des hinteren Oropharynx Bradykardien hervorrufen kann,
- intermittierende positive Druckbeatmung mit 100% Sauerstoff bis zur Normalisierung der Blutgaswerte.

Wärmeregulation

Neugeborene produzieren Wärme durch eine Steigerung der metabolischen Aktivierung des braunen Fettes. Anderen Formen der Wärmeerzeugung wie z.B. Kältezittern sind bei Neugeborenen in den ersten Lebenstagen nicht entwickelt. Der An-

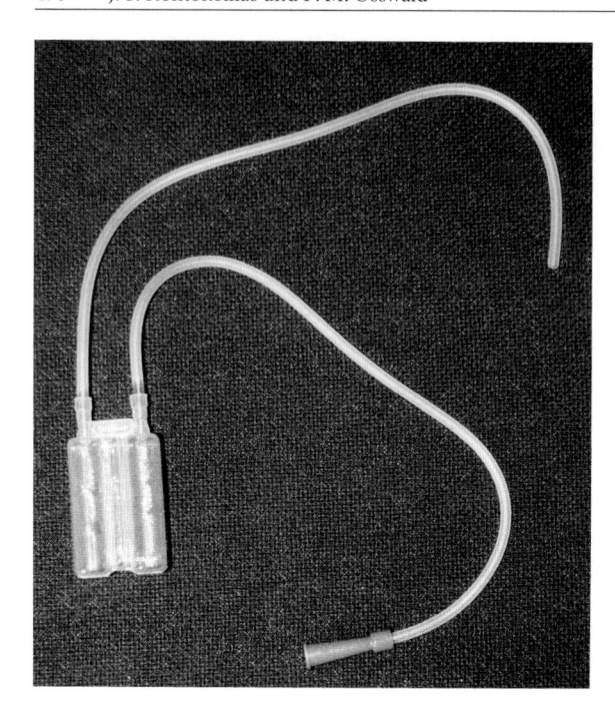

Abb. 28.10 a. Zweikammerabsauger zum Absaugen des Pharyns beim Kind unter der Geburt. Zum Einmalgebrauch steril verpackt. Katheter aus durchsichtigem, weichem, atoxischem Material. *Unten:* Mundstück zur Erzeugung des Sogs durch den Geburtshelfer. *Oben:* Katheterspitze mit endständigem Loch

stieg des Metabolismus von braunem Fett geht mit einem Anstieg der Durchblutung des braunen Fettes einher, die fast 25 % des Herzzeitvolumens ausmacht. Für diesen Vorgang wird viel Sauerstoff verbraucht, so daß bei ungünstigen Bedingungen wie Dyspnoe, Ateminsuffizienz, Hypoglykämie und Sedierung eine Hypoxie entstehen kann.

> Der Mechanismus der Wärmeregulierung wird während der Anästhesie unterdrückt.

Einige volatile Anästhetika führen überdies zu Vasodilatation mit erhöhtem Wärmeverlust. Zur Auskühlung des Kindes kommt es während großflächiger operativer Eingriffe bei Umgebungstemperaturen in Operationssälen von 20 °C und weniger. Solche externen Kältebelastungen kann der Säugling nicht ausgleichen und deshalb muß er vor Wärmeverlusten geschützt werden. Lagern des Kindes auf thermostatisch kontrollierter Wärmematte sowie Abdecken und Verwendung von Heizstrahlern, besonders während der Narkoseeinleitung und Vorbereitung des Kindes auf die Operation, können Wärmeverluste minimieren. Die Körpertemperatur soll am besten kontinuierlich durch nasopharyngeale, ösophageale oder rektale Sonden kontrolliert werden.

Zur Vermeidung einer Auskühlung während der Narkose und Operation sollte:
– die Raumtemperatur im Operationssaal hochgehalten,
– das Kind auf eine Wärmematte gelagert,

- Extremitäten und Schädel in Watte gewickelt,
- die Hautdesinfektion mit angewärmter Lösung vorgenommen und
- Infusionslösungen und Blut angewärmt werden.

Hypoventilation

Beim Neugeborenen wird die Hypoventilation bei Narkoseeinleitung, in der postoperativen Phase und beim Atemnotsyndrom (ANS) gesehen. Die Hypoventilation ist durch einen $p_aCO_2 > 40$ mm Hg definiert. Häufig wird die Hypoventilation von einer Hypoxämie begleitet. Bei einem Neugeborenen, bei dem noch eine offene Kommunikation zwischen dem pulmonalen und dem systemischen Kreislauf besteht, hängt die Richtung des Blutflusses durch den Ductus arteriosus und das Foramen ovale von den Druckgradienten der beiden Kreisläufe ab. Normalerweise ist der Blutstrom von links nach rechts gerichtet.

Das pulmonale Gefäßsystem reagiert äußerst sensibel auf Veränderungen des pH-Wertes und des p_aCO_2. Beim Auftreten einer Azidose oder einer Hypoventilation kommt es zu einem Rechts-links-Shunt mit nachfolgender Hypoxämie (vgl. Abschn. „Reanimation des Neugeborenen"; S. 469 ff.).

Als Ursachen einer Hypoventilation kommen in Frage:
- obere Luftwegsobstruktion,
- untere Luftwegsobstruktion,
- „respiratory distress syndrome",
- zentrale Depression,
- Relaxanzienüberhang.

Die häufigste Ursache für eine obere Luftwegsobstruktion ist die Ansammlung von Sekret im Nasen-Rachen-Raum. Die Beseitigung dieses Sekrets gehört zur initialen Therapie beim Auftreten einer Hypoventilation.

Andere mögliche Ursachen einer oberen Luftwegsobstruktion sind:
- Choanalstenose und Atresie,
- kongenitale Anomalien (Pierre-Robin-Syndrom, Häufigkeit 1 : 50000; oder Treacher-Collins-Syndrom: Unterkieferhypoplasie, Makrostomie, Wolfsrachen),
- kongenitale Anomalien der Trachea,
- kongenitale Tumoren des Nasen-Rachen-Raums (z. B. linguale Schilddrüse).

Stenose oder Atresie der Choanen können durch Sondieren mit dem Absaugkatheter entdeckt werden. Bei einer bilateralen Choanalatresie muß eine operative Korrektur noch während der Neugeborenenzeit erfolgen.

Das Pierre-Robin-Syndrom ist durch eine Unterkieferhypoplasie mit medianer Gaumenspalte und Glossoptosis charakterisiert. Solche Neugeborene zeigen besonders in aufrechter Position eine Luftwegsobstruktion, da dann die Zunge den Pharynx verschließt. Eine entsprechende Lagerung des Kindes nach vorn ist in der akuten Situation hilfreich.

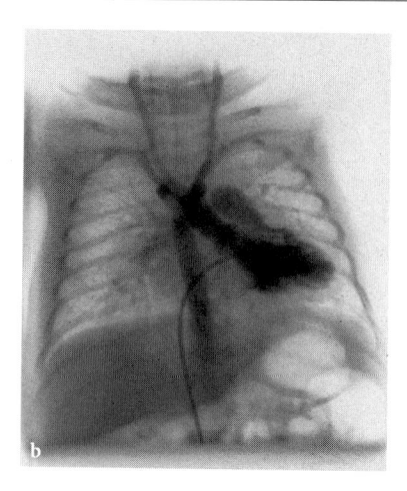

Abb. 28.10b. N. K., w., 6 Tage alt. Seit der Geburt ateminsuffizient mit intermittierend auftretender hochgradiger Zyanose und apnoischen Krisen. Ösophagographie: Verdacht eines Gefäßrings. Angiokardiographie: doppelter Aortenbogen bei schwächerem rechtsseitigem Ast. Die Stenose der Trachea ist mittels eines nasotracheal eingeführten Tubus gerade überwindbar. (Aus Kontokollias 1974). Beachte die horizontale Stellung der Rippen. Eine Erweiterung des Thorax durch Hebung der Rippen wie im Erwachsenenalter ist nicht möglich

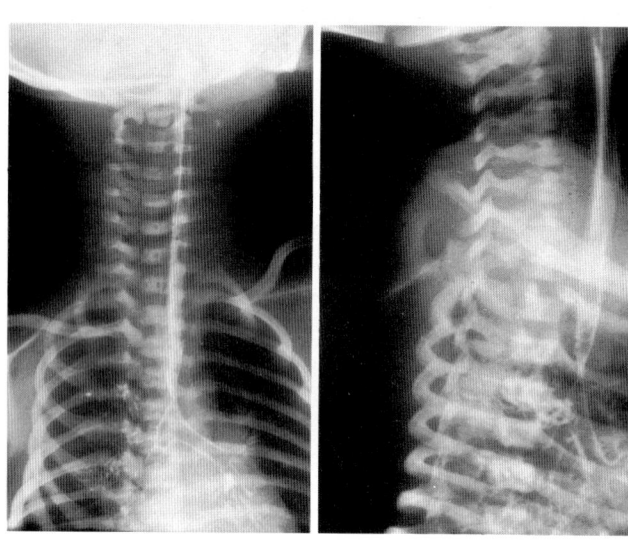

Abb. 28.10c. Trachealstenose als isolierte kongenitale Organanomalie bei einem 18 Tage alten Säugling. Der tracheographische Befund zeigt 1 cm oberhalb der Carina eine extreme sanduhrförmige Stenose, die klinisch mit einer schweren Ateminsuffizienz einhergeht.
Aufnahme: *linker Teil* der Abbildung im a.-p.-Strahlengang, *rechter Teil* im transversalen Strahlengang. (Aus Kontokollias 1974)

Kongenitale Anomalien der Trachea beinhalten Stimmbandlähmungen, Neoplasmen oder Gefäßmißbildungen, z. B. doppelter Aortenbogen (Abb. 28.10b). Veränderungen des Tracheaknorpels können ebenfalls das neonatale Tracheallumen einengen (Tracheomalazie, isolierte Trachealstenose; Abb. 28.10c). Die Kinder zeigen dann einen massiven Stridor, Dyspnoe, Tachypnoe oder eine Zyanose. Die Diagnose wird in der Regel bronchoskopisch gestellt. Die Therapie besteht zunächst in der Schaffung einer künstlichen Luftbrücke, so z. B. durch die endotracheale Intubation oder aber, wenn eine längere Luftbrücke erforderlich ist, durch die Tracheotomie und operative Korrektur.

Die untere Luftwegsobstruktion wird durch eine kongenitale Zwerchfellhernie mit Translokation von abdominellen Organen in den Thorax hervorgerufen. Beim Neugeborenen führt sie zu einer schweren Hypoventilation. In den meisten Fällen handelt es sich hierbei um eine linksseitige Zwerchfellhernie. Die Symptomatik tritt bei der Mehrzahl der kleinen Patienten innerhalb der ersten 72 h nach der Geburt auf. Ein entsprechender Auskultationsbefund und charakteristische Veränderungen im Röntgenbild führen zur Diagnose. Die unverzügliche chirurgische Intervention ist angezeigt (Abb. 28.10 d, e). Andere Ursachen einer Insuffizienz der unteren Atemwege bei Neugeborenen (Kontokollias 1974) sind:

- interstitielle Blutungen der Lunge,
- angeborenes Emphysem,
- angeborene Lungenzyste mit Ventilmechanismus.

Die häufigste Ursache einer Hypoventilation des Neugeborenen ist das „respiratory distress syndrome" (RDS). Das RDS wird als eine Erkrankung der Frühgeborenen ebenso wie unreifen und reifen (!) Neugeborenen, speziell Neugeborenen, die durch Sectio caesarea entbunden werden, oder bei Neugeborenen diabetischer Mütter, bei denen die Produktion des fetalen Surfactant vermindert ist, gesehen. Die Symptome des „respiratory distress syndrome" sind eine erschwerte Exspiration und eine Tachypnoe. Das Thoraxröntgenbild zeigt typischerweise eine diffuse feine Granulierung über allen Lungenabschnitten

Die Therapie besteht in O_2-Gabe, Intubation, CPAP („continuous positive airway pressure") oder künstlicher Beatmung mit positiv-endexspiratorischen Drücken (PEEP) und Surfactantapplikation.

Der Surfactant wird gegebenenfalls mehrfach nach der Erstdosis intratracheal instilliert mittels einer Sonde, z. B. Magensonde (Schranz 1993).

Das RDS war bis zur Etablierung der Surfactantbehandlung die Hauptursache der perinatalen Mortalität (Morley 1991). Die Mortalität betrug noch vor wenigen Jahren 30–50%. Es ist in der Zwischenzeit gelungen, in entsprechenden Intensiveinheiten und Zentren durch eine konsequente Therapie die Mortalitätsrate auf weniger als 15% zu senken.

Eine medikamentenbedingte zentrale Depression mit konsekutiver Hypoventilation kann durch folgende Medikamente ausgelöst werden:

- Barbiturate,
- Narkotika,
- Inhalationsanästhetika,
- Opiate.

Kinder, die noch unter der Einwirkung von Barbituraten, Inhalationsanästhetika oder anderen Anästhetika nach Schnittentbindung stehen, müssen assistiert beatmet werden, bis die Medikamente umverteilt, ausgeschieden oder aber abgebaut sind (Cross u. Oppe 1952). Naloxon ist in der Therapie solcher medikamentenbedingter Hypoventilationen wirksam.

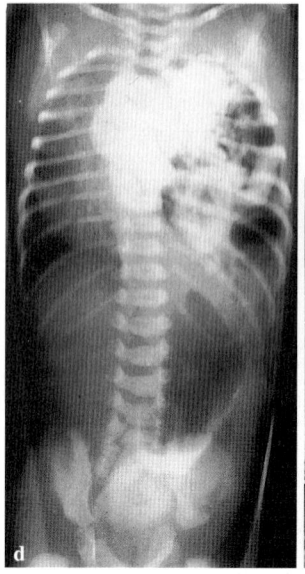

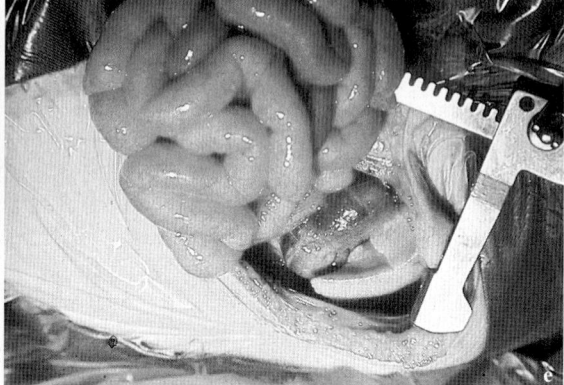

Abb. 28.10 d. T. E., männliches Neugeborenes. Ateminsuffizienz mit schwerer Zyanose, Erstickungsanfall: O_2-Beatmung nach Intubation. Röntgenübersicht: Angeborene Zwerchfellhernie mit Verlagerung der Bauchorgane in der linken Thoraxhälfte. Therapie: sofortige Thorakotomie linke Seite (s. auch Abb. 28.10 e)

Abb. 28.10 e. Operationsstatus des neugeborenen Kindes in Abb. 28.10 d während der Thorakotomie

> Neugeborene mit zentraler Depression haben im Gegensatz zu Neugeborenen mit einer Luftwegsobstruktion eine langsame, flache Atmung.

Ein Relaxanzienüberhang in der postoperativen Phase kann ebenso eine Hypoventilation beim Neugeborenen hervorrufen. Hierbei besteht eine große individuelle Breite in der Sensitivität, mit der Neugeborene gegenüber Erwachsenen auf Relaxanzien reagieren. Der Unterschied kann bis zur 4fachen Dosis des Relaxans betragen (Stead 1955; Lim et al. 1964; Churchill-Davidson u. Wise 1964; Long u. Bachmann 1967; Walts u. Dillon 1969).

Bekanntermaßen reagieren Neugeborene weitaus sensibler auf eine unzureichende Antagonisierung von Muskelrelaxanzien, da das „closing volume" der Luftwege beim Neugeborenen hoch ist und die Atemmuskulatur des Kindes weitaus sensibler gegenüber Muskelrelaxanzien ist als die Atemmuskulatur beim Erwachsenen (Bennett et al. 1975).

Alle nichtdepolarisierenden Muskelrelaxanzien, die beim Neugeborenen und Kleinkind zur Anwendung kommen, sollten grundsätzlich mit Anticholinesterasehemmern antagonisiert werden

Apnoe des Neugeborenen

Die Atemtätigkeit des Frühgeborenen kann durch Perioden einer Apnoe bis zu 3 s oder mehr unterbrochen werden. Dieses Phänomen findet man bei 30–45 % aller frühgeborenen Kinder. Dauert die neonatale Apnoe 20 s oder länger, kann sie mit einer Zyanose oder einer Bradykardie einhergehen (Rigatto u. Brady 1972; Gabriel et al. 1976)

Es gibt eine Reihe verschiedener Ursachen für die neonatale Apnoe:
- Hypothermie,
- hyperaktive kardiorespiratorische Reflexe,
- verminderte Aktivität des medullären Atemzentrums.

Verschiedene Techniken wurden zur Behandlung der Apnoe von Frühgeborenen empfohlen.

Wenn die Hypoxämie als Ursache einer Apnoe in Betracht kommt, besteht die Therapie in einer Erhöhung der inspiratorischen Sauerstoffkonzentration bzw. in der Intubation mit CPAP oder der künstlichen Beatmung (Cross et al. 1960). Die Anwendung von Sauerstoff ist allerdings nicht ganz ohne Risiken für die Neugeborenen. Die retrolentale Fibroplasie muß in diesem Zusammenhang als Komplikation einer Sauerstofftherapie genannt werden. Die intermittierende Kontrolle der arteriellen Blutgase ist angezeigt.

Niedere kontinuierliche positive Atemwegsdrück (CPAP) können eine Hypoxämie verhindern und die Häufigkeit des Auftretens einer Apnoe herabsetzen.

Reflexe, von denen bekannt ist, daß sie eine Apnoe hervorrufen können, müssen vermieden werden. Dazu zählen das Absaugen des Nasopharynx oder die Verwendung von Sonden zur O_2-Applikation oder die Überblähung während der künstlichen manuellen Beatmung (Cross et al. 1960; Cardero u. Hon 1971).

Das Gesicht ist im Ausbreitungsgebiet des Trigeminus sehr kälteempfindlich. So können warme Stimuli eine Apnoe verhindern helfen. Das Neugeborene sollte dann am besten in einer neutralen Umgebungstemperatur liegen (Daily et al. 1969).

Die Apnoe kann ebenfalls mit Sepsis, metabolischen Veränderungen oder mit einer Überdosierung von Narkotika verbunden sein. Die Therapie besteht dann in der Behandlung der Ursache.

Obwohl die Mechanismen nicht ganz klar sind, wird eine Anhebung der cAMP-Aktivität empfohlen. Als Dosis werden Euphyllin 5,5 mg/kg KG per os, gefolgt von einer Repetitionsdosis von 1,1 mg/kg KG alle 8 h per os, angegeben (Kattwinkel 1977).

Pneumothorax

Abnormitäten der Lunge, die mit einer Überblähung der Alveolen oder mit Lungenzysten einhergehen, können während der Anästhesie zu einem spontanen Pneumothorax führen, insbesondere dann, wenn das Neugeborene oder Kleinkind unter der Intubation hustet oder wenn zu hohe Zugvolumina während der künstlichen Beatmung appliziert werden.

Bei normalen, gesunden Lungen kann bei Anwendung hoher Gasflüsse im Atemsystem, so z. B. auch beim T-Stück, durch eine akzidentelle Überblähung der Lungen ein Pneumothorax auftreten (Verschluß des Ausatemschenkels des T-Stücks, Abknicken des abführenden Atemschlauchs).

> Bei einer Überblähung der Alveolen infolge Abnormalitäten der Lunge oder durch eine akzidentelle Überblähung muß der Anästhesist mit dem Auftreten eines Pneumothorax rechnen.

Die physikalischen Zeichen eines Pneumothorax sind während der Operation eines Neugeborenen während der künstlichen Beatmung außerordentlich schwierig zu erkennen, da der Körper in der Regel durch die sterilen Abdecktücher nahezu vollständig verdeckt ist.

Schwierigkeiten bei der Inspiration das Auftreten von Zyanose und Bradykardie können einen schweren Spannungspneumothorax anzeigen. Dabei kommt es bei zu spät erkannten oder unbehandelten Pneumothoraces zu einer „Luxierung" des Herzens mit Abknickung der cavae und vermindertem bzw. aufgehobenem Rückfluß des Blutes zum Herzen (Abb. 28.10f). Abgeschwächte Atemgeräusche, besonders wenn sie einseitig auftreten, weisen ebenfalls auf einen Pneumothorax hin. Differentialdiagnostisch muß auch an eine einseitige Intubation gedacht werden.

Veränderungen der mit dem präkordialen Stethoskop auskultierten Herztöne können als Zeichen einer Verschiebung des Mediastinums gewertet werden.

> Das Auftreten eines akuten Spannungspneumothorax ist eine lebensbedrohliche Situation, in der das Anfertigen eines Thoraxröntgenbildes zur Sicherung der Diagnose nachteilig ist. Die sofortige Punktion des Thorax mit einer Kanüle ist in dieser Situation essentiell.

Es empfiehlt sich dazu die Verwendung einer normalen 16-gg.-Plastikkanüle, ggf. unter Verwendung eines Dreiwegehahns.

Bei kontinuierlichem Luftausstrom aus einem Leck in der Lunge muß eine Thoraxdrainage mit Wasserschloß angelegt werden.

Die akute obere Luftwegsobstruktion beim Kind

Häufig wird der Anästhesist in die Behandlung der kritischen Situation einer oberen Luftwegsobstruktion beim Kind involviert. Die optimale Behandlung kindlicher Luftwegsprobleme erfordert eine exakte Kenntnis der Anatomie der oberen Luft-

Abb. 28.10 f. Ausbildung eines Spannungspneumothorax links bei einem 14 Monate alten Jungen. Verdrängung des Mediastinums auf die Gegenseite mit schwerer Einschränkung des Gasaustausches (klinisch: nicht wahrnehmbare Atemgeräusche, schwere Zyanose) und Kopression bzw. „Luxation" des Herzens mit Abknickung der großen Gefäße (klinisch: periphere Pulslosigkeit, Bradykardie)

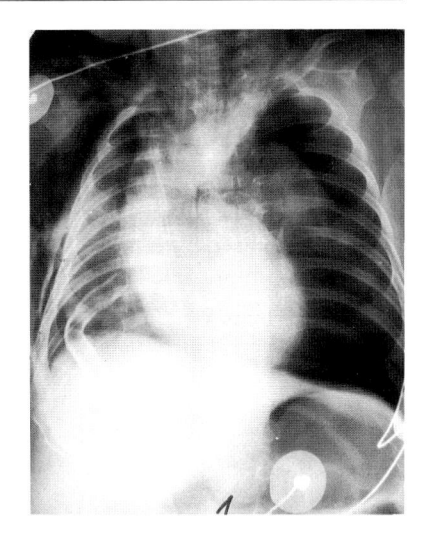

wege und der Physiologie bzw. Pathophysiologie der häufigsten Ursachen einer Luftwegsobstruktion (Downes u. Goldberg 1978).

Bereits vor mehr als 100 Jahren wurde die obere Luftwegsobstruktion als eine der möglichen Ursachen eines plötzlichen Kindstodes erkannt. Andreas Vesalius beschreibt bereits 1543 in seinem bekannten Werk zur menschlichen Anatomie „*De humani corporis fabrica*" die Technik der Tracheotomie und die Insufflation der Lungen mit Luft. Auch heutzutage noch haben sowohl die Tracheotomie als auch die nasotracheale Intubation eine entscheidende Bedeutung in der Behandlung von Problemen der oberen Luftwege beim Kleinkind und beim Neugeborenen.

Die anatomische Beziehung zwischen den oberen Luftwegen beim Neugeborenen und bei Kleinkindern unterscheidet sich in zahlreichen Dingen von den Luftwegen der Erwachsenen. Nasen, Mandibeln und Pharynx sind relativ kleiner, die Zunge ist relativ größer als beim Erwachsenen (Abb. 28.11).

Der kindliche Larynx ist gegenüber dem des Erwachsenen in Relation kleiner, sein Durchmesser beträgt 14 mm. Der Durchmesser des subglottischen Areals wird mit 6 mm (5–7 mm) angegeben. Mithin stellt diese Region von lateral her begrenzt bzw. eingeengt durch den Ringknorpel den engsten Anteil des kindlichen Larynx dar (Moffat 1967). Unterstellen wir jedoch einen annäherungsweise runden Querschnitt, so ergibt sich ein Flächeninhalt des subglottischen Areals bei einem Schleimhautödem von nur 1 mm Dicke eine Einschränkung seines Lumens um 57% (Flächeninhalt des Querschnittes in Annäherung = $r^2 \cdot x \cdot \pi$). Ein Ödem von 2 mm Dicke würde bei einer Lumenreduzierung um 88,6% zur Erstickung führen. Verständlich, daß jede Schleimhautschwellung in diesem Bereich einen klinisch manifesten Stridor verursachen kann. Verglichen mit seiner Stellung gegenüber dem 4. Halswirbel beim Erwachsenen liegt der kindliche Larynx mehr nach vorne und zum Kopf hin, gegenüber dem 3. Halswirbel (Abb. 28.2, Abb. 28.11 a).

Die Epiglottis ist anders als beim Erwachsenen vorzugsweise U-förmig geformt (Abb. 28.1). Larynx und Schildknorpel sind eher trichterartig verjüngt, der Durch-

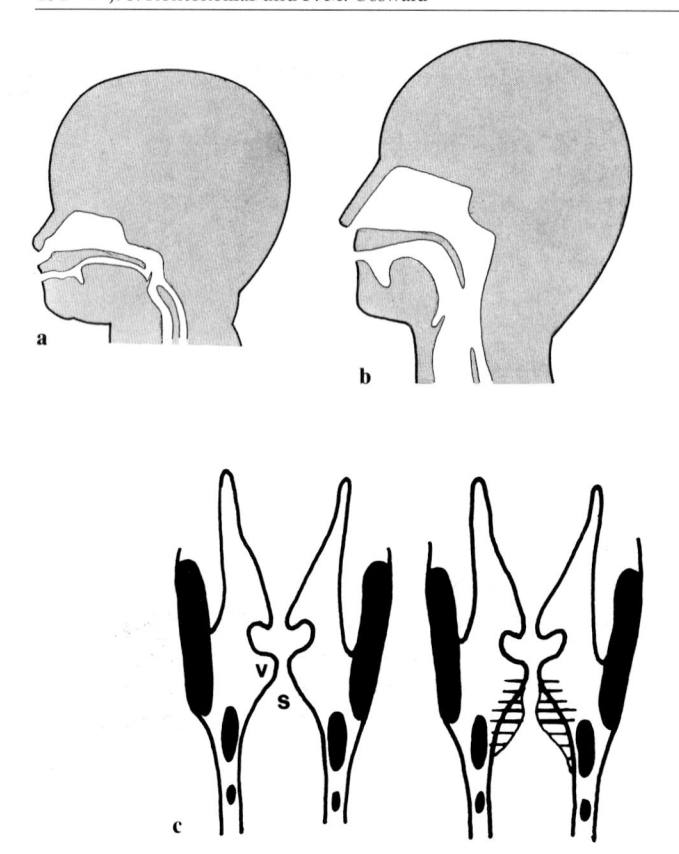

Abb. 28.11. a Anatomie der oberen Luftwege beim Kind. Die prinzipiellen Unterschiede zum Erwachsenen sind im Text beschrieben. **b** Sagittalschnitt durch den Kopf eines Neugeborenen (*links*) und eines Erwachsenen (*rechts*). Man erkennt den topographisch-anatomischen Hochstand der Epiglottis und des Kehlkopfeingangs bei Neugeborenen. **c** Schnitt durch den Larynx, ventrale Hälfte (Epiglottisebene nicht dargestellt). *Links:* oberhalb der Plicae vocales (*v*) der Ventriculus laryngis sowie Plicae ventriculares. *S* subglottischer Raum. *Schwarz:* Lamina cartilaginis thyreoidis (*oben*), Cartilago cricoidea (*Mitte*) und Cartilago trachealis I (*unten*). *Rechte Seite schraffiert:* Ödembereich (Pseudokrupp). (Aus Kontokollias 1985)

messer des Krikoidknorpels ist kleiner als der der Glottis. Diese Charakteristika bleiben etwa bis zum 6. Lebensjahr bestehen.

Histologisch besteht die Schleimhaut der kindlichen Trachea in erster Linie aus säulenförmigem Flimmerepithel. Die Schlagrichtung der Zilien ist so ausgerichtet, daß Schleim und Zelldetritus von den unteren Luftwegen zum Larynx nach oben befördert werden.

> Bereits geringe Schwellungen oder Sekretansammlungen in den Atemwegen können bei Kleinkindern zu einer erheblichen Obstruktion führen.

Die Schleimhaut der Trachea kann durch verschiedene Faktoren in ihrer Funktion beeinträchtigt werden, so z. B. durch die Verwendung von Inhalationsanästhetika während der Anästhesie oder bei der Behandlung einer Ateminsuffizienz (mechanische Ventilation). Inhalierte trockene Gase trocknen die Schleimhaut aus. Dies führt zu einer ansteigenden Viskosität des mukösen Schleimhautfilms und zu einer Veränderung der Ziliarbewegung (Chalon et al. 1972). Dadurch kann es zu einer Ansammlung von Sekret in den unteren Abschnitten der Trachea und der Bronchien kommen.

> Eine schwere systemische Dehydratation kann ähnliche Veränderungen hervorrufen.

Infektionen der oberen Luftwege mit Entzündung und Ödem der Trachealschleimhaut können ebenfalls die Ziliarfunktion beeinträchtigen und die Viskosität des Schleims erhöhen (Chalon et al. 1972). Fremdkörper, z. B. der endotracheale Tubus, führen zu einer Paralyse der Zilien in einem mehr als 1 cm langen Abschnitt distal des Tubusendes. Dies erklärt die häufig gesehene ringförmige Ansammlung von Sekret an der Tubusspitze

> Häufiges grundloses Absaugen mit endotrachealen Kathetern kann zur Schädigung der Zilien sowie zu einer Ansammlung von Sekret führen.

Diese Veränderungen können durch eine sorgfältige Handhabung der beschriebenen Techniken und durch Anfeuchtung des eingeatmeten Gases sowie durch eine Auswahl entsprechender Trachealtuben in ihren nachteiligen Auswirkungen vermindert werden.

Trachealtuben mit „high pressure cuffs" können zu Nekrosen der Trachealschleimhaut an den Druckstellen führen. Es kommt dann zu einer Zerstörung der Basalmembran des Schleimhautepithels mit tiefen Ulzerationen, Fibrosen und Stenosen. Säuglinge und Neugeborene sollen daher überhaupt nur in Ausnahmefällen mit einem Tubus mit Cuff intubiert werden. Cufflose Tuben bieten eine Sicherheit gegen Überblähung und cuffbedingte Wandschäden.

Die Vielfältigkeit der Ätiologie zeigt die differentialdiagnostische Übersicht des kindlichen Stridors.

Das Stridorgeräusch der verschiedenen Schweregrade kann sowohl während der Einatmung als auch nur während der Ausatmungsphase bzw. während des gesamten Atemvorgangs hörbar sein. Entsprechend interpretiert deutet der Stridor auf Affektionen im Bereich des Larynx, der Trachea bzw. der kleineren Luftwege hin (s. Übersicht Interpretation und Schweregrad des Stridors).

Hierdurch kann bereits präklinisch eine eingrenzende Verdachtsdiagnose geäußert werden, die gezielte therapeutische Konsequenzen mit sich bringt (Kontokollias 1985). Dazu müssen die klinischen Zeichen des 3. Schweregrades unbedingt mitberücksichtigt werden (s. Übersicht Klinische Zeichen des schweren kindlichen Stridors).

Differentialdiagnostik des kindlichen Stridors

1. Nasal: Choanalatresie, Polypen, Rachenmandelhyperplasie.
2. Makroglossie.
3. Mikroretrogenie (mandibulare Hypoplasie) mit Glossoptose: Pierre-Robin-Syndrom und Treacher-Collins-Syndrom.
4. Lange, schlaffe Epiglottis bzw. schlaffe aryepiglottische Falten: intermittierende Verlegung des Larynxeingangs.
5. Abduktorenlähmung (Postikuslähmung): geburtstraumatisch, Diphtherie.
6. Kretinismus, Mongolismus: Hyperplasie der laryngotrachealen Schleimhaut.
7. Laryngomalazie: sog. infantiler Larynx.
8. Trachealstenose: kongenital, Gefäßanomalie, traumatisch.
9. Tumoren der Atemwege oder ihrer Nachbarorgane.
10. Tracheomalazie.
11. Glottisödem, Glottisspasmus, Laryngospasmus.
12. Fremdkörperaspiration.
13. Kruppsyndrom, Epiglottitis.
14. Trauma, Larynxfraktur, Inhalationstrauma.
15. Stimmbandlähmung.

Die häufigsten Ursachen eines Stridors sind die

- Laryngotracheobronchitis (Pseudokrupp),
- Epiglottitis,
- Fremdkörperaspiration.

Eine seltene Komplikation stellen unerkannte und unerwartete Episoden einer akuten oberen Luftwegsobstruktion im Schlaf („obstructive sleep apnea") dar, die zum Tod führen können (Kravath et al. 1980).

Stridor: Interpretation und Schweregrad

Interpretation:
- Stridor während Inspiration:
  Affektionen der oberen Luftwege.
- Stridor während Exspiration:
  Affektionen kleiner und kleinster Luftwege.
- Stridor während in- und Exspiration:
  Stenose, Fremdkörper in den oberen Luftwegen bis zur Bifurkation.

Schweregrad (unter Ruhebedingungen):
1. Stridor hörbar nur durch Auskultation (Stethoskop).
2. Stridor deutlich hörbar (ohne Stethoskop).
3. Stridor laut hörbar: Unruhe, stark verlängertes Inspirium, Einziehungen, Atemnot.

Die *Laryngotracheobronchitis* (die in der Regel von einer oberen Luftwegsinfektion begleitet ist) führt in einem Zeitraum von 6–48 h zu einem inspiratorischen Stridor, der sich in seltenen Fällen zu einer lebensbedrohlichen Situation auswachsen kann. Da der Pseudokrupp eine Affektion des subglottischen Raums ist, beginnt der Anfall sehr oft mit Husten (Bellhusten), während dieses Syndrom bei *Epiglottitis* gänz-

Klinische Zeichen des schweren kindlichen Stridors
1. Phase der Kompensation: – rosiges Aussehen, – Nasenflügelatmen, – supra- und infrasternale Einziehungen, – interkostale Einziehungen, – Tachypnoe, Unruhe. 2. Phase der Dekompensation: – Zyanose, Blässe/Graufärbung. 3. Präterminale Phase: – Apathie, Stridor leise (!), Bradypnoe, Bradyaardie.

lich fehlt. Die abgrenzende Diagnose ist durch eine einfache Inspektion des Rachenraums mit oder manchmal auch ohne die Hilfe eines Spatels leicht möglich, da die Epiglottis nicht selten groteske Ausmaße erreichen kann (Abb. 28.11 d). Die Epiglottis wird in solchen Fällen oft 10mal größer als die Norm (Smalhout 1979). Es empfiehlt sich, die Inspektion im Rachenraum unter klinischen Bedingungen durchzuführen; im Anschluß daran muß die frühzeitige Intubation durchgeführt werden. Zur kindlichen Anatomie der oberen Luftwege s. folgende Übersicht.

Anatomische Besonderheiten des Kindes im Bereich der oberen Luftwege	
1. Große Zunge:	– Verlegung des Larynxeingangs bei Glossoptose (Bewußtlosigkeit, Narkose), – erschwerte Sicht bei Intubation.
2. Große Epiglottis:	– Larynxeingang schwerer zugänglich.
3. Larynx topografisch-anatomisch höher:	– starke Krümmung des Luftwegs im Pharynxbereich.
4. Subglottische Enge.	

Im Gegensatz zu Pseudokrupp entwickelt sich bei der Epiglottitis charakteristischerweise die gesamte Symptomatik innerhalb von weniger als 6 h (Cantrell et al. 1978). Die Kinder setzen sich meistens schon von allein in eine aufrechte Position. Der Tod infolge Asphyxie kann innerhalb weniger Stunden eintreten. Zum Vergleich der beiden Erkrankungen s. die folgende Übersicht.

Das *subglottische Ödem* sieht man in der Regel nach einer endotrachealen Intubation oder nach einer Bronchoskopie, so z. B. im Rahmen einer Reanimation, bei Durchführung einer Anästhesie oder diagnostischen Maßnahmen. Das allergische subglottische Ödem findet man sehr häufig bei Kindern mit schweren atopischen Zuständen. Eine seltene Komplikation ist das kombinierte Auftreten eines Lungenödems zusammen mit einem intensiven Laryngospasmus während oder nach einer Anästhesie.

Die *Diphtherie* als Ursache einer akuten Luftwegsobstruktion wird noch häufig in unterentwickelten Ländern gesehen und führt dort nicht selten durch Bildung von Pseudomembranen im Bereich von Glottis und Subglottis immer noch zu lebensbedrohlichen Zuständen.

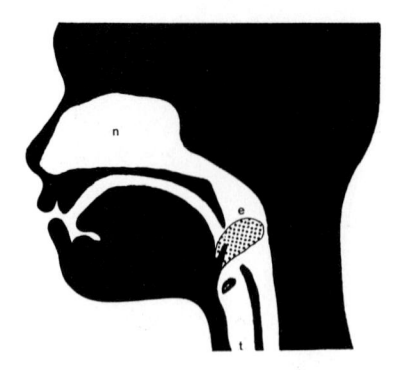

Abb. 28.11 d. Sagittalschnitt durch den Kopf des Kindes (*n* Nasenraum, *e* Epiglottis, *t* Trachea). *Punktiert:* geschwollene Epiglottis. Die Epiglottis erreicht durch die Schwellung oft die 10fache Größe der Norm und kann den Larynxeingang vollständig verlegen. (Aus Kontokollias 1994)

Pseudokrupp und Epiglottitis im Vergleich		
	Pseudokrupp	Epiglottitis
Epidemiologie		
1. Ursache:	vorwiegend viral	bakteriell
2. Vorkommen:	häufig	selten
3. Jahreszeit:	Herbst und Winter	Herbst und Winter
4. Tageszeit:	abends und nachts	unabhängig von der Tageszeit
5. Altersgipfel:	2 Jahre (6 Monate–5 Jahre)	2–3 Jahre
Klinik		
1. Prodromi und klinische Manifestation:	laute Atmung, Heiserkeit (kann fehlen), Bellhusten	leise Atmung sog. „hot potato voice" kein Husten Speichelfluß, Dysphagie Fieber, toxisches Bild
2. Beginn:	schleichend	plötzlich
3. Allgemeinzustand:	gut	ausgeprägtes Krankheitsgefühl
4. Verhalten:	unruhig, ängstlich	ruhig, auf Atmung konzentriert ängstlich
5. Atmung:	Tachypnoe, laut, nach Luft ringend	Normopnoe leise auf Atmung konzentriert
6. Stridor:	Inspirium	Inspirium, auch Exspirium, bei sehr großer Epiglottis
7. Hautfärbung bei Dekompensation:	zyanotisch	blaß-grau
8. Diagnose (= Inspektion): (= Röntgenbild):	Epiglottis: unauffällig normal	Epiglottis: stark vergrößert, gerötet große Epiglottis

Nach *Einatmung von Gasen und Rauch* oder bei Bränden entwickelt sich bei Kleinkindern und Neugeborenen leicht ein Ödem im Bereich der Subglottis und der Trachea mit schweren Schleimhautschädigungen.

Ein Stridor nach einem *Trauma* am Kopf oder am Hals kann ein Zeichen einer Larynxfraktur oder einer ausgeprägten Bindegewebsverletzung im Bereich der Luftwege sein.

Lähmungen der Stimmbänder, speziell wenn sie mit Luftwegsinfektionen einhergehen, können ebenso lebensbedrohliche Luftwegsobstruktionen hervorrufen. Die häufigste Ursache einer Stimmbandlähmung ist das Arnold-Chiari-Syndrom.

Die Diagnose der oberen Luftwegsobstruktion und die Beurteilung ihres Schweregrades können z. B. nach einem Score erfolgen (Tabelle 28.1). Die Bestimmung der Ursache einer solchen Luftwegsobstruktion erfordert eine sehr sorgfältige Untersuchung von Nase, Oropharynx, Thorax und Hals einschließlich einer Röntgenaufnahme des Thorax.

> Beim Vorliegen einer oberen Luftwegsobstruktion müssen die Kinder sofort erhöhte O_2-Konzentrationen appliziert bekommen. Eine anhaltende Hypoxämie führt zu Herzstillstand, neurologischen Schäden und letztlich zum Tod.

Die Untersuchung des Oropharynx beim Kind muß sehr sorgfältig durchgeführt werden und gelingt am sichersten mit dem Laryngoskop. Dabei ist es notwendig, daß intermittierend Sauerstoff verabreicht wird und die Untersuchung nicht zu lange dauert.

> Die Bereitstellung von Intubationsbesteck und Beatmungsmöglichkeiten ist unbedingte Voraussetzung.

Das therapeutische Vorgehen bei Pseudokrupp und Epiglottitis zeigt im Vergleich die folgende Übersicht.

Therapeutische Prinzipien des Pseudokrupp und der akuten Epiglottitis im Vergleich		
Therapiemaßnahmen	Pseudokrupp	Epiglottitis
1. O_2-Gabe:	angezeigt	angezeigt
2. Sedierung:	obligatorisch (Chloralhydrat, Promethazin, Diazepam)	keine
3. Luftanfeuchtung:	obligatorisch	keine
4. Glukokortikoide:	lokale Applikation (Dexamethason)	keine
5. Antibiotika:	keine	sofort
6. Intubation:	nur bei Dekompensation	obligatorisch (bei sicherer Diagnose)
7. Extubation:	nach 24–72 h, bei Perpetuierung der Symptomatik Reintubation, nach ca. 4 Tagen Extubation	nach Abschwellung der Epiglottis (Inspektion)
8. Rezidive:	häufig	keine

Tabelle 28.1. Scoringsystem zur Beurteilung der oberen Luftwegsobstruktion

Symptome	Score		
	0	1	2
• Stridor	Nicht	Inspiratorisch exspiratorisch	Inspiratorisch und
• Husten	Nicht	Heiserkeit	Bellhusten
• Einziehungen und Nasenflügelatmen	Nicht	Große suprasternale Einziehungen	Große und suprasternale, subkostale, interkostale Einziehungen
• Zyanose	Nicht	Bei Raumluft	Bei 40% O_2
• Inspiratorische Atemgeräusche	Normal	Rauhes, zischendes Rasselgeräusch	Verzögert

Die Sedierung der Kinder bei Pseudokrupp stellt eine echte therapeutische Maßnahme dar. Bei forcierter Spontanatmung entsteht im Bereich der Stenose ein gegenüber der Umgebung negativer Druckgradient, der die Situation nur noch verschlimmert.

Darüber hinaus entsteht hier eine stark turbulente Strömung. Eine Sedierung führt bei niedrigeren Strömungsgeschwindigkeiten zu einer Minderung der turbulenten Strömung, der starken prä- und poststenotischen Druckdifferenz und somit zur Abnahme des Widerstands, was die Atemarbeit erheblich erleichtert (Comroe et al. 1968).

Die initiale Therapie bei der oberen Luftwegsobstruktion besteht in der Verabreichung von Sauerstoff. Sekret in Nase und Oropharynx muß abgesaugt werden. Eine orale Flüssigkeitsaufnahme muß unbedingt verhindert werden. Der Flüssigkeitsbedarf zur Vermeidung einer Dehydratation wird parenteral gedeckt.

Die Befeuchtung des eingeatmeten Sauerstoffs und die systemische Hydratation helfen, die Sekretion im Bereich des Larynx und der Trachea zu verbessern. Die notfallmäßig durchgeführte Tracheotomie ist mit einer hohen Mortalitäts- und Morbilitätsrate verbunden und tritt gegenüber der primären orotrachealen Intubation in den Hintergrund.

Indikationen für die Intubation beim Neugeborenen (Allen u. Steven 1965) sind:
– die lebensbedrohliche obere Luftwegsobstruktion,
– das akute Lungenversagen,
– Anästhesie und Relaxation.

Beim Vorliegen einer Laryngotracheobronchitis empfiehlt sich die Anwendung von Aerosolen mit vasokonstriktorisch wirkenden Medikamenten (Chang u. Levinson 1972). Diese können ein Abschwellen subglottischer Ödeme bewirken und erübrigen sehr häufig die endotracheale Intubation.

Bei Kindern mit Krupp kann die Wirksamkeit durch gleichzeitige Anwendung einer intermittierenden positiven Druckbeatmung verbessert werden (Westley et al. 1978).

Auf jeden Fall muß bei einem Anhalten der Symptomatik über mehrere Stunden die endotracheale Intubation erfolgen. Die Anwendung einer Aerosoltherapie bei Kindern mit Krupp auf ambulanter Basis ist nicht empfehlenswert.

Die Wirksamkeit systemischer Kortikoidgaben bei der Behandlung der Laryngotracheobronchitis wird kontrovers diskutiert.

Die Epiglottitis gilt als schwere, den Gesamtorganismus toxisch beeinträchtigende Erkrankung. Sie führt unbehandelt in über 8% der Fälle zum Erstickungstod (Johnson et al 1974), nach anderen Autoren sogar bis zu 50% (Töllner 1981; Wemmer 1985). Deshalb ist die abgrenzende Differenzierung zum Pseudokrupp und die rechtzeitige Diagnose notwendig. Die frühzeitige Intubation wird unumgänglich, weil sie sicher vor einem fatalen Ausgang schützt (Blanc et al. 1977; Weinberg 1984^; Kontokollias 1990). Der Pseudokrupp gilt hingegen als eine relativ gutartige Erkrankung. Nur in seltenen Fällen wird eine Intubation und intensivmedizinische Behandlung notwendig (Tabelle 28.2).

Kinder, die nur angelegentlich Symptome wie Dysphagie und einen milden Stridor aufzeigen, müssen sehr sorgfältig auf einer pädiatrischen Intensivstation beobachtet werden.

Die *Fremdkörperaspiration* kann ein problematisches Ereignis sein. Über $^2/_3$ dieser Ereignisse betreffen Kinder (Doesel 1969). Das Prädilektionsalter ist das 1.–3. Lebensjahr. Fremdkörper gelangen häufiger in den rechten Stammbronchus. Der plötzlich einsetzende heftige Husten im Augenblick der Aspiration eines Fremdkörpers ist das Kardinalsymptom. Stridor, Atemnot und Zyanose kommt in den meisten Fällen dazu. Diese klinische Symptomatik ist abhängig vom Alter des Kindes und von der Form und Größe des Fremdkörpers – Faktoren, die letztlich Sitz und Art der Stenose determinieren. Die Symptomatik kann sich verschlechtern und zu asphyktischen Anfällen mit Bronchospasmus bzw. Laryngospasmus führen oder es tritt rasch eine klinische „Erholung" ein. Im letzteren Fall stehen Nachfolge-

Tabelle 28.2. Gegenüberstellung von 365 Pseudokruppkindern und 15 Epiglottitiskindern. Alle Epiglottitispatienten wurden intensiv behandelt und überwacht. 14 wurden sofort nach Diagnosestellung unter Narkosebedingungen komplikationslos nasotracheal intubiert. (Nach Kontokollias 1994)

	Epiglottitis (n = 15)	*Pseudokrupp* (n = 365)
Intubiert	14 (93%)	6 (1,6%)
Tracheotomiert	1	0
Alter (Jahre)	2,8	2,1
Beatmet	2 (13%)	0
Intubationsdauer (Tage)	1,7	2,6
Reintubation	0	1
Intensivüberwachung	15 (100%)	15 (4,1%)
Überwachungsdauer (Tage)	3,1	2

krankheiten im Vordergrund: Atelektasen, Pneumonien oder bei Ventilmechanismus Überblähung der abhängigen Lungenareale.

Bei einer lebensbedrohlichen Luftwegsobstruktion beim Kleinkind durch Speisereste oder Fremdkörper im Larynx oder den oberen Luftwegen besteht die Behandlung zunächst in einem heftigen Druck auf das Epigastrium (Heimlich-Manöver) mit abruptem Ansteigen des subdiaphragmatischen Druckes (Heimlich 1975).

In den Fällen, in denen eine Fremdkörperaspiration bekannt ist oder der Verdacht einer Fremdkörperaspiration besteht, muß bronchoskopiert werden. O_2-Gabe ist zunächst die Therapie der Wahl. Die frühe orotracheale Intubation sollte solange wie möglich vermieden werden, weil der Tubus die Fremdkörper weiter in die Tiefe schieben kann. Verschließt der Fremdkörper die Trachea, sind sofortige Intubation und O_2-Beatmung angezeigt in der Hoffnung, daß der orotracheale Tubus den Fremdkörper aus der Trachea in einen Hauptbronchus verschiebt, so daß wenigstens die Ventilation der gegenüberliegenden Lungenseite möglich ist, bis die Bronchoskopie durchgeführt werden kann. Panikhandlungen ärztlicherseits, die im Rahmen des Notdienstes prähospital oder auch in der Erstphase der Versorgung in der Klinik entstehen, können großen Schaden anrichten (Abb. 28.11 e, f).

Fremdkörperingestion: Fremdkörper im Ösophagus können zur akuten Lebensgefahr werden, wenn sie den Ösophagus an der Stelle der physiologischen Enge

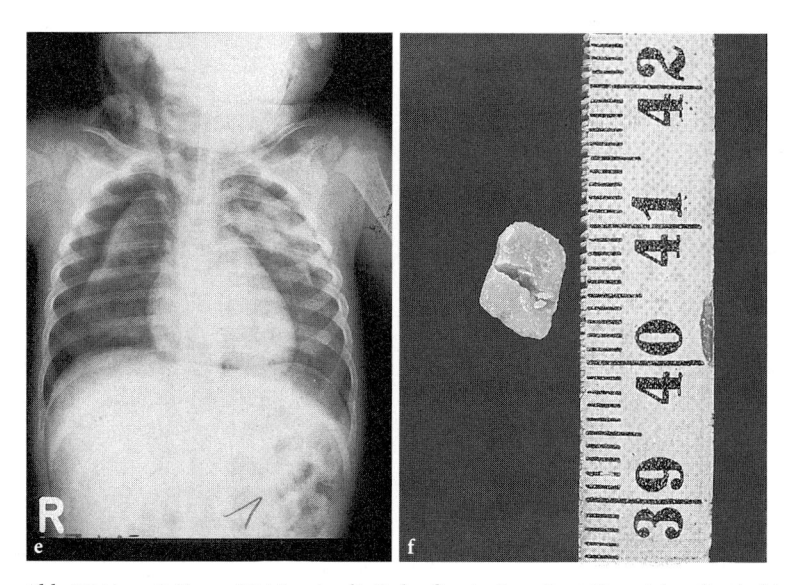

Abb. 28.11. e P. T., w., 24 Monate alt, Erdnußaspiration. Es stellten sich sofort heftiger Husten, Atemnot und schwere Zyanose ein. Es wurde ein schwerer Bronchospasmus auskultiert. Intubation und Beatmung mit Atembeutel für Erwachsene (Kapazität 1500 ml). Infolge frustraner Betätigung des Atembeutels (AZV über das 10fache der Norm) Barotrauma mit doppelseitigem Pneumothorax und Mediastinalemphysem, durch Drainagen entlastet, Bronchoskopie (s. Abb. 28.11f). **f.** Bronchoskopisch entfernte Erdnuß aus dem distalen Ende des rechten Stammbronchus des Kindes in Abb. 28.11e). (Aus Kontokollias 1987)

(Höhe des Ringknorpels, der Bifurkation, des Hiatus) völlig verschließen. Bei den Fremdkörpern handelt es sich sehr häufig um Münzen, aber auch um Stecknadeln, Holz- und Plastikstücke von Spielzeug etc. Die Symptome sind Würgereiz, Erbrechen bei Nahrungsaufnahme, evtl. Brustschmerz und Atemstörung durch Druck auf die oberen Luftwege. Ein solcher Fremdkörper kann bei Säuglingen übersehen werden, weil flüssige Nahrung die Enge passieren kann (Mediastinitisgefahr).

Münzen und andere Fremdkörper im Ösophagus müssen in Narkose endoskopisch entfernt werden (Stringer 1991). Eine notfallmäßige Endoskopie ist jedoch nur bei Erstickungsgefahr indiziert (Steiner 1980). Die Diagnose wird durch eine Röntgenaufnahme des Thorax gestellt. Bei Ingestionsverdacht, aber negativem Röntgenbefund ist eine endoskopische Abklärung notwendig.

In einem Kollektiv von 9 Kindern zwischen 1,5 und 6 Jahren mit einer Münzingestion im oberen Drittel des Ösophagus konnte nach Intubation und Narkose bei 7 Kindern die Münze mittels einer Magill-Zange durch den Anästhesisten leicht entfernt werden {Abb. 28.11 g). Bei 2 Kindern mußte endoskopiert werden. Es ist deshalb angebracht, nach Intubation und Beatmung des Kindes eine Inspektion des Oropharynx und besonders der Pars laryngea pharyngis mit dem Laryngoskop durchzuführen und einen sichtbaren Fremdkörper mittels einer Zange zu entfernen.

28.3 Spezielle Techniken

Intubation beim Neugeborenen und Kleinkind

Die Differentialdiagnose der Komplikationen beim intubierten Neugeborenen ist in der Kinderanästhesie außerordentlich wichtig. Die Ursache muß unbedingt erkannt werden, um schwere Komplikationen in der Folge zu vermeiden. Differentialdiagnostisch kommen in Betracht:

- ein Abknicken des Tubus üblicherweise im Pharynx oder aber an der Stelle, an der der Tubus mit dem Atemschlauch konnektiert ist,
- Kompression des Tubus (diese sieht man häufig während der Anästhesie bei Tonsillektomien, insbesondere dann, wenn ein zu schmales Zungenblatt als Mundsperre verwendet wird),
- das Anliegen der Abschrägung der Tubusspitze an der Tracheawand mit Luftwegsobstruktion (diese Komplikation wird häufig gesehen, wenn bei Verwendung eines Oxford-Tubus der Hals gebeugt wird; diese Tuben haben die Abschrägung unten).
- Aufliegen der Tubusspitze auf der Carina (Schleimhautverletzungen, Ulzera),
- Intubation eines Hauptbronchus (Abb. 28.11 h); diese Komplikation ist häufig bei Kindern, da die Trachea von Neugeborenen nur 4 cm lang ist, der Tubus wiederum paßt in den rechten Stammbronchus, da dieser ein bißchen breiter ist und in der direkten Fortsetzung zur Trachea liegt). Hinzu kommt, daß die Abschrägung des Tubus üblicherweise ebenfalls auf der rechten Seite des Tubus ist,
- Tubusverlegung mit Sekret, Blut oder adenoidem Gewebe bei nasotrachealer Passage (Abb. 28.11 i).

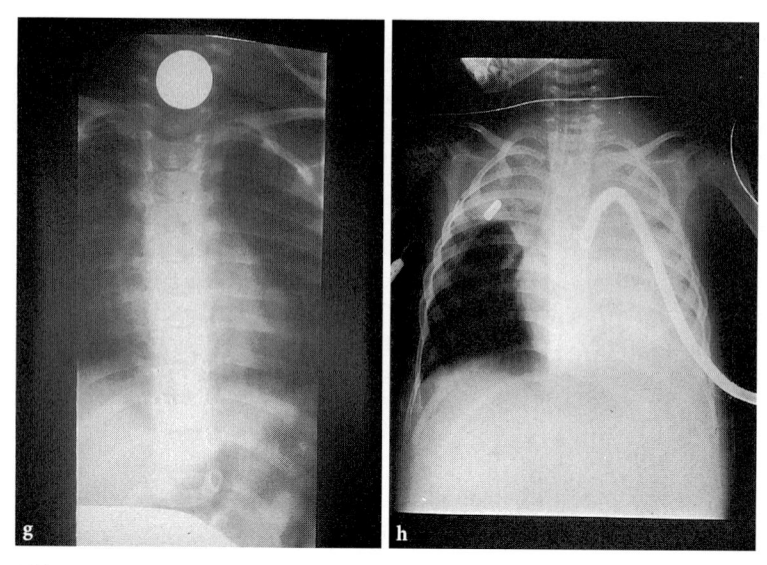

Abb. 28.11. g M. S., w., 2,5 Jahre alt. Röntgenübersicht: verschluckte Münze (Zehnpfennigstück) deutlich sichtbar im Pars laryngea pharyngis in der Höhe des Ringknorpels. Nach Narkoseeinleitung und Intubation Entfernung der Münze mittels einer Magill-Zange durch den Anästhesisten. **h** P. F., w., Röntgenthoraxaufnahme nach Thorakotomie eines 4jährigen Kindes. Einseitige Intubation in den rechten Hauptbronchus. Der rechte Oberlappenbronchus zweigt kurz nach der Bifurkation ab. Er kann deshalb leicht durch den Endotrachealtubus verlegt werden. In der Abbildung sind die linke Lunge und der Oberlappen der rechten Lunge nicht belüftet. Überblähte Mittel- und Unterlappenareale der rechten Lunge

– pulmonale Ursachen, so z. B. bei Spannungspneumothorax. Ein Pneumothorax ist eine seltene Komplikation, wenn während der Durchführung der Anästhesie bei der Beatmung hohe Drücke zur Anwendung kommen. Die gelegentliche Obstruktion des Ausatemschenkels eines T-Stücks führt zu hohen intrathorakalen Drücken und kann einen Pneumothorax verursachen. Eine solche Komplikation macht die Drainage mit einem interkostalen Katheter (Pleuradrainage) erforderlich.
– Eine erhöhte Rigidität der Thoraxwandmuskulatur wird gelegentlich bei zu flacher Inhalationsanästhesie, speziell wenn eine Stimulation sensibler Regionen des Larynx oder der Carina hinzukommt, gesehen. Die Therapie besteht in einer Vertiefung der Anästhesie,
– ösophageale Intubation mit Überblähung des Magens und konsekutiver Hypoxie.

Ein Bronchospasmus wird bei intubierten asthmatischen Kindern gesehen, wenn diese eine zu flache Anästhesie erhalten. Diese Diagnose darf nur per exclusionem gestellt werden. Therapeutisch kommt die intravenöse Gabe von Bronchiospasmin und Theophyllin in Frage, Hydrokortison ist ebenfalls wirksam, hat aber einen außerordentlich langsamen Wirkungseintritt.

Die Vertiefung der Anästhesie mit Halothan ist ebenso hilfreich wie die Anwendung von β_2-Stimulanzien. Allerdings sollte darauf geachtet werden, daß Isoprenalin oder Adrenalin nicht gleichzeitig mit Halothan verabreicht werden (Rhythmusstörungen).

Abb. 28.11 i. Vollständige Verlegung der Spitze eines Nasotrachealtubus in einer Länge von nahezu 1 cm durch einen Gewebeschleimpfropfen bei mangelhafter „Tubuspflege". Intubationsdauer des Kindes 14 h. Das asphyktische Kind konnte durch die Extubation gerettet werden

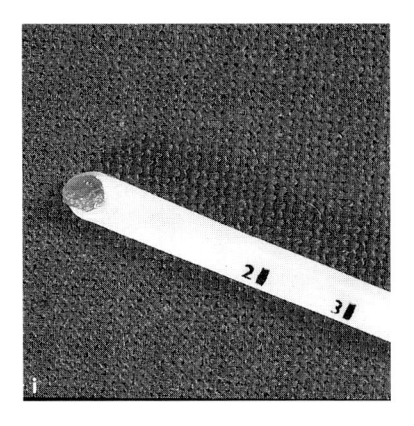

Beim Vorliegen einer Ösophagusatresie mit Fistelbildung (tracheoösophageale Fistel) kann die Anwendung hoher inspiratorischer Beatmungsdrücke zu einer Überblähung des Magens führen. Dabei muß darauf geachtet werden, daß der Tubus nicht in die Fistel vorgeschoben wird.

> Das Auftreten einer Bradykardie und das Auftreten von Arrhythmien durch die Gabe von Succinylcholin werden während einer Hypoxie oder einer Hyperkarbie verstärkt.

Zu den genannten Komplikationen muß noch die Infektion als eine der größten Risiken gezählt werden. Die Verletzung der Schleimhaut der Trachea, insbesondere auch durch fehlerhafte Aspiration mit dem Katheter oder durch nicht einwandfrei aseptische Absaugtechniken, sorgen für eine hohe Infektionsrate der Trachea durch pathogene Bakterien (Bush 1963). Die Infektionsrate kann durch folgende Maßnahmen reduziert werden:

- sorgfältiges Waschen der Hände mit bakterioziden Substanzen vor und nach Untersuchung des Kindes (vor Bronchialtoilette!),
- Vermeidung von Kreuzinfektionen durch ausreichende personelle Besetzung pädiatrischer Intensivstationen,
- strikte aseptische Praxis bei der Durchführung der Bronchialtoilette (Konnektoren, Katheter),
- Verwendung steriler Ausrüstung,
- sorgfältige Pflege der Haut.

Die prolongierte nasotracheale Intubation kann zu einer subglottischen Stenose mit granulomatösen Veränderungen und Ulzerationen in der Schleimhaut führen (Striker et al. 1967). Fibrotische Verwachsungen im Larynx und in der Trachea sind nicht selten. Subglottische Stenosen finden sich bei 3-6 % der Kleinkinder und Kinder, die länger als 24 h nasotracheal intubiert waren. Subglottische Stenosen oder Granulome wurden von verschiedenen Untersuchern in 50 % der Fälle schwerer Laryngotracheitis gesehen. Andere Untersucher haben eine geringe Häufigkeit dieser Komplikationen gefunden. Die Durchführung der nasotrachealen Intubation bei 40 Kindern mit akuter Epiglottitis führte nur in 2 Fällen zur Bildung eines Granuloms ohne subglottische Stenose.

Die Häufigkeit solcher Komplikationen variiert mit dem Schweregrad der vorliegenden Erkrankung und der Dauer der Intubation. Nach anderen Autoren spielt die Dauer der Intubation eine weniger zentrale Rolle (Kunze 1975; Abb. 28.11j). Eine Erklärung für diese diskrepanten Beobachtungen gibt es noch nicht.

Die Durchführung einer Tracheotomie kann bei akzidenteller Inzision der vorderen Pleurakuppel durch einen Pneumothorax kompliziert werden. Ebenso kann durch ein Leck der vorderen Trachealwand oder durch eine bronchiale Intubation ein Pneumothorax hervorgerufen werden.

Postoperative Komplikationen einer Tracheotomie sind Wundinfektionen, Blutung aus der Tracheostomawunde, überschießende Granulationen an der Tracheostomawunde, und am trachealen Ende des Trachealtubus können diese Granulationen zu einer Trachealstenose führen. Arrosionen arterieller Gefäße durch Metallkanülen können gelegentlich zu fatalen Blutungen führen. Nach Kanülierung kann eine Instabilität der Tracheawand im Bereich des Tracheostomas oder aber eine Luftwegsobstruktion durch Proliferation und Granulation des Gewebes am kopfwärtigen Rand des Tracheostomas als Komplikation auftreten. Eine Trachealstenose ist dann selten, wenn die Tracheatuben nicht geblockt waren.

Das endotracheale Absaugen zeigt einige potentielle Komplikationsmöglichkeiten. Dazu zählen Apnoe und Bradykardie, ganz besonders dann, wenn der Vorgang des Absaugens länger als 15–20 s andauert.

Eine 5–10 s andauernde Periode endotrachealen Absaugens führt in 50 % der Fälle zu einer Abnahme der Compliance und des Zugvolumens.

Diese Abnormalitäten können sehr rasch durch Beatmung der Kinder mit einigen wenigen Atemzügen, die ungefähr 25 % größer sind als zu Beginn der Therapie, kompensiert werden.

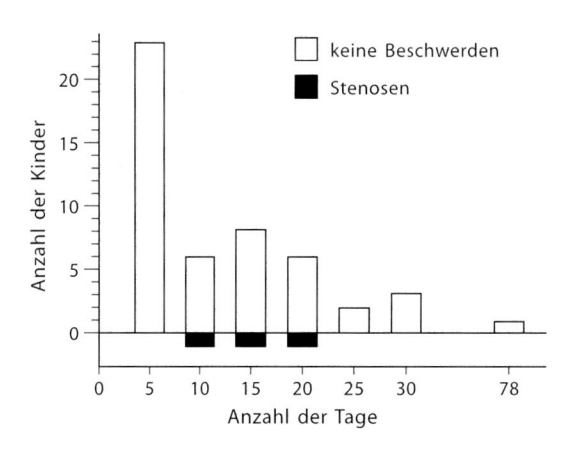

Abb. 28.11j. Spätfolgen nach Langzeitintubation bei Säuglingen und Kindern. Aus der Abbildung ist die Zahl der langzeitintubierten Kinder (n = 49 = 100 %) und die Dauer der Intubation in Tagen ersichtlich. Spätschäden (6,1 %) traten bei 3 Kindern, davon 2 subglottische Stenosen (4,0 %), nach einer Intubationsdauer zwischen 5 und 20 Tagen auf. Diese Spätfolgen korrelieren nicht direkt mit der Dauer der Intubation. (Nach Kunze et al. 1975)

Folgende Routinemaßnahmen empfehlen sich zur endotrachealen Absaugung:
- 0,25–0,5 ml einer physiologischen Kochsalzlösung oder 0,25 ml Bepanthenlösung sollen in den Tubus instilliert werden. Anschließend Beatmung des Kindes über 60 s. Durch die Benetzung der Tubusinnenwand können Schleim, Gewebsteile etc. nicht leicht an der Wand haften. Dadurch wird die Gefahr der Tubusverlegung geringer,
- der Kopf muß auf die Seite gelegt werden, und dann erfolgt die Diskonnexion des Tubus,
- ein steriler Absaugkatheter wird mit sterilen Handschuhen durch den Tubus in die Trachea ohne Anwendung von Gewalt eingeführt,
- kein Absaugen während der Einführung des Katheters!
- Der Katheter wird dann 0,5 cm zurückgezogen, um das Ansaugen von Lungengewebe zu vermeiden,
- Saugen unter Zurückziehen des Katheters über 5 s,
- Anschluß des endotrachealen Tubus an die Atemschläuche und Beatmung des Kindes über 1–2 min mit einem um etwa 25 % erhöhten Atemzugvolumen,
- Lagerung des Kopfes auf die gegenüberliegende Seite und Wiederholung des ganzen Vorgangs.

Durch die Lagerung des Kopfes auf die rechte oder linke Seite wird ein Einführen des Absaugkatheters in den gegenüberliegenden Hauptbronchus erreicht. Bei Verwendung eines Tubenkonnektors kann durch einen erhöhten O_2-Fluß der Abfall des p_aO_2 während des Saugens reduziert werden.

Komplikationen nach Extubation

Bei der Narkoseausleitung gilt:

> Keine Extubation im Exzitationsstadium!

In diesem Stadium besteht wegen der hohen Reflexbereitschaft die Gefahr des Laryngospasmus.

Während des Extubationsvorganges selbst darf bei Neugeborenen und Säuglingen nicht abgesaugt werden, weil sich hierdurch Atelektasen bilden können. Der Tubus wird unter leichtem Blähen oder während der Inspiration gezogen. Das Kind soll dabei mit reinem Sauerstoff versorgt werden. Ein solches Vorgehen zwingt das Kind zum Ausatmen und beugt einem Laryngospasmus vor. Nach der Extubation wird das Kind in Seitenlage gebracht.

Folgende Komplikationen können unmittelbar nach Extubation auftreten:
- Laryngospasmus,
- Erbrechen,
- Stridor.

Bei Verwendung eines in seinem Durchmesser zu großen Tubus kommt es bei Säuglingen und Kleinkindern nach der Extubation oft zu einem Stridor. Nicht selten bestehen bei diesen Kindern in der Anamnese Pseudokruppanfälle. Möglicherweise haben diese Kinder eine angeborene Enge des subglottischen Areals mit zum Teil hyperplastischer Schleimhaut und hoher Infektanfälligkeit, wie z. B. bei Kindern mit Down-Syndrom (Mongolismus). Bei Kindern, bei denen zum Zeitpunkt der Intubation eine virale Infektion der oberen Luftwege besteht, kann es ebenfalls zu einem solchen Stridor kommen.

Die meisten Fälle von Extubationsstridor sind einer konservativen Therapie mit O_2-Gabe, Luftanfeuchtung und gegebenenfalls Vernebelung mit Adrenalinrazemat leicht zugänglich. Die Ursache des Stridors ist meistens ein reaktives Ödem der Schleimhaut und des darunterliegenden lockeren Bindegewebes des subglottischen Bereichs. Das Ödem entwickelt sich aufgrund der Kompression der Schleimhaut durch einen zu großen Tubus. Es kommt post extubationem zu einer reaktiven Schwellung. Kommt es zu persistierenden Obstruktionen bzw. zur Dekompensation der Atmung mit Hypoxie und Hyperkapnie, sollte mit einem Tubus von kleinem Durchmesser, der noch einen ausreichenden Gasaustausch und eine ausreichende Absaugung erlaubt, reintubiert werden

Ursachen des Stridors nach Extubation sind:
- zu großer Endotrachealtubus (reaktive Schwellung),
- Reizwirkung auf die Schleimhaut durch Kontamination mit Desinfektionsmitteln etc.,
- Pseudokruppanamnese,
- Down-Syndrom,
- bestehende Infektionen der oberen Luftwege.

Das beatmete Neugeborene

Diagnostik und Therapie von Komplikationen bei einem beatmeten Neugeborenen erfordern eine exakte Kenntnis der Vorgänge während Schwangerschaft und Geburt und machen Überlegungen über das Geburtsgewicht, das Alter und die komplexen Interaktionen zwischen Atemkontrolle, pulmonalem Gasaustausch, Kreislaufregulation, Temperaturregulation, Stoffwechsel und Säure-Basen-Haushalt notwendig.

Das reife Neugeborene antwortet, ebenso wie der Erwachsene, auf ein Ansteigen der CO_2-Konzentration im Blut mit einem Anstieg der alveolären Ventilation. In den ersten 3 Tagen nach der Geburt kann eine milde Hypoxämie eine vorübergehende Atemdepression auslösen. Aber bereits beim 10 Tage alten Neugeborenen besteht die Antwort auf eine Hypoxämie in einer Steigerung des Minutenvolumens, so wie dies auch beim Erwachsenen gesehen wird.

Das adäquate Blähen der Lunge nach der Geburt initiert den Wechsel vom fetalen Kreislauf (pulmonaler Kreislauf und systemischer Kreislauf) zum sog. Erwachsenenkreislauf. Durch die Belüftung der Alveolen kommt es zu einem raschen Abfall des pulmonalvaskulären Widerstandes und zu einem Ansteigen des intrapulmonalen Blutflusses. Dieses führt zu einem Ansteigen des linken Vorhofdrucks und zu einem Abfall des rechten Vorhofdrucks und damit zu einem funktionellen Verschluß des Foramen ovale. Der anatomische Verschluß des Ductus arteriosus und des Foramen ovale erfolgt üblicherweise während Wochen nach der Geburt.

Eine arterielle Hypoxämie und/oder eine arterielle Azidose und Hyperkapnie führen zu nachfolgenden Veränderungen:

- Vasokonstriktion der pulmonalen Strombahn mit einem Anstieg des pulmonalarteriellen Drucks und einer Reduktion des pulmonalkapillären Blutflusses,
- arterielle Hypotension,
- Dilatation des Ductus arteriosus Botalli,
- Abfall des linken Vorhofdrucks und Anstieg des rechten Vorhofdrucks,
- Rechts-links-Shunt durch den Ductus arteriosus und das Foramen ovale.

Durch diese Mechanismen werden die auslösenden Ursachen, Hypoxämie und Azidose, weiter verstärkt.

Die hohen Hämoglobinkonzentrationen und die mehr als 70%ige Konzentration von Fetalhämoglobin erleichtert den Sauerstofftransport beim Fetus und beim Neugeborenen. Die Linksverschiebung der Dissoziationskurve des fetalen Hämoglobins resultiert aus der höheren Sauerstoffsättigung bei niedrigeren p_aO_2-Spiegeln bei ansteigender Sauerstoffaufnahme in der Lunge und vergleichsweise weniger wirksamen Beladung des Gewebes mit Sauerstoff. Eine quantitative Interaktion des Hämoglobins und des 2,3-Diphosphorglycerats (2,3-DPG) in den Erythrozyten reguliert die Affinität des Sauerstoffs für Hämoglobin. Die Linksverschiebung der Sauerstoffdissoziationskurve beim Neugeborenen kann durch Störungen, Fetalhämoglobin 2,3-DPG zu binden, verstärkt werden. Frühreife Neugeborene, speziell solche mit Azidose, zeigen eine reduzierte erythrozytäre 2,3-DPG-Konzentration sowie eine inkonstante Sauerstoffabgabe im Gewebe (Tabelle 28.3).

Während der ersten Stunden nach der Geburt hat das Neugeborene Zug- und Lungenvolumina, die, bezogen auf das Körpergewicht, den Volumina des Erwachsenen entsprechen. Das Zugvolumen beträgt ungefähr 6 ml/kg KG und der Totraumanteil am Atemzugvolumen (V_D/V_T) 0,3. Die Lungencompliance, bezogen auf die funktionelle Residualkapazität, ist die gleiche wie beim Erwachsenen. Die Com-

Tabelle 28.3. Variation des P_{50}[a] mit dem Alter

Alter	P_{50} [mm Hg]	Fetales Hämoglobin [%]	2,3-DPG [nmol/ml Erythrozyten]
1 Tag	19,4	77	5433
5 Tage	20,6	76	6580
3 Wochen	22,7	70	5378
6–9 Wochen	24,4	52	5560
3–4 Monate	26,5	23	5819
6 Monate	27,8	47	5086
8–11 Monate	30,3	16	7381

[a] O_2-Spannung, bei der die Sättigung des Hämoglobins mit Sauerstoff 50% beträgt. Standardbedingungen: pH 7,4, pCO_2 40 mm Hg, Temperatur 37°C.

pliance der Thoraxwand liegt bei Neugeborenen mit 0,58 ml/cm H_2O/kg KG deutlich höher als bei Erwachsenen (0,07 ml/cm H_2O/kg KG). Der Thorax der Neugeborenen ist damit weicher und das Lungengewebe gegenüber Kompression (Kollaps) oder Überblähung anfälliger als bei Erwachsenen. Der Luftwegswiderstand ist ungefähr 10mal größer als beim Erwachsenen. Die Atemarbeit ist aber dennoch mit der des Erwachsenen vergleichbar, da die Gasflüsse in den Luftwegen proportional kleiner sind (Tabelle 28.4).

In der postnatalen Lunge müssen die Alveolen am Ende der Exspiration offen sein. Dieses wird durch das Vorhandensein des oberflächenaktiven Phospholipids (Surfactant) ermöglicht.

Die Surfactantbildung beginnt bereits in der 24. Schwangerschaftswoche und endet in der 35. Schwangerschaftswoche. Die Synthese dieser Substanz erfordert eine adäquate Durchblutung der Lunge.

Die häufigste Störung einer Lezithinsynthese der menschlichen Lunge beruht auf einer Störung des Phosphocholintransferasesystems. Ein anderer pathophysiologischer Mechanismus kann die Produktion von Palmitoyl-Myristoyl-Lezithin sein, welcher ungefähr in der 24. Schwangerschaftswoche abläuft (Gluck u. Kulovich 1973).

Der O_2-Verbrauch des normalen Neugeborenen (7 ml/kg KG/min Erwachsene: 3,5 ml/kg KG/min) steigt mit dem Temperaturgradienten zwischen Hauttemperatur und Umgebungstemperatur an (Gradient $>4\,°C$; Abb. 28.12).

Setzt man das Neugeborene einer Raumtemperatur von 21 °C im Operationssaal aus, so wird das normalgewichtige Neugeborene seinen O_2-Verbrauch verdoppeln. Der O_2-Verbrauch ist dann normal, wenn die Umgebungstemperatur der Hauttemperatur des Neugeborenen entspricht (Adamsons u. Towell 1965). Dem normalerweise gegenüber Erwachsenen erhöhten O_2-Verbrauch des Neugeborenen entspricht die höhere alveoläre Ventilation: 125 ml/kg KG/min gegenüber 60 ml/kg KG/min beim Erwachsenen.

> Wenn das Kind nicht in der Lage ist, seine alveoläre Ventilation und seine O_2-Aufnahme zu steigern, kann ein solcher Kältestreß zu einer Unterversorgung des Gewebes mit Sauerstoff führen (Stern et al. 1965; Buetow u. Klein 1964).

Tabelle 28.4. Lungenfunktion bei normalen Neugeborenen und bei Erwachsenen

Lungenfunktionen	Neugeborenes (3,0 kg)	Erwachsener (70 kg)
V_T	20	500
V_D/V_T	0,3	0,3
Vitalkapazität [ml]	120	4000
Funktionelle Residualkapazität [ml]	80	3000
Totale Lungenkapazität [ml]	160	6000
C_L [ml/cm H_2O]	6	185
C_L/FRC	0,05	0,05
$R_{aw} \left[\dfrac{cm\,H_2O}{l/s} \right]$	30	3

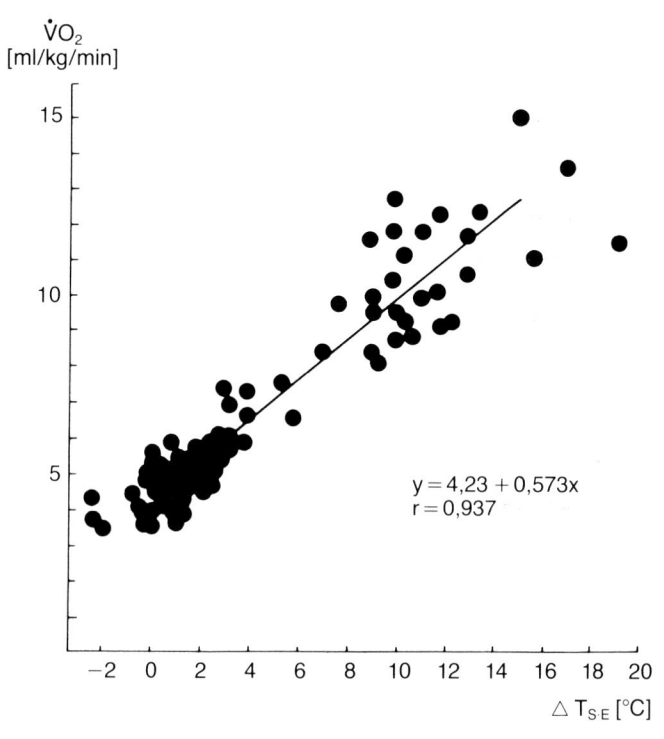

Abb. 28.12. Abhängigkeit des O_2-Verbrauchs ($\dot{V}O_2$) vom Temperaturgradienten zwischen Haut und Umgebung (ΔT_{S-E}) beim Neugeborenen

Die wesentlichsten Faktoren, die zu Störungen des O_2-Verbrauchs und der CO_2-Produktion im Gewebe führen, sind

- eine Zunahme der Körpertemperatur,
- der Unterkühlungsvorgang,
- spontane Aktivitäten.

> Eine nichtrespiratorische (metabolische) Azidose mit exzessiver Laktatproduktion und Anoxie des Gewebes unter der Geburt kann nach der Geburt noch einige Stunden anhalten, insbesondere dann, wenn sich eine normale Ventilation und normale Kreislaufverhältnisse nicht zügig etablieren können (Koch u. Wendel 1968).

Der Schutz des Neugeborenen gegen Virusinfektionen und bakterielle Erkrankungen beruht auf den Antikörpern (IgG), die das Neugeborene von der Mutter übertragen bekommen hat. Allerdings können verschiedene mütterliche Antikörper, so z. B. solche der IgM-Fraktion der Immunglobuline, die für ganz bestimmte gramnegative Bakterien verantwortlich sind, die Plazenta nicht passieren, so daß sie dem

Neugeborenen in der unmittelbar postnatalen Periode nicht zur Verfügung stehen. Daraus resultiert, daß das Neugeborene besonders für gramnegative Infektionen und respiratorische Probleme, die mit einer Sepsis verbunden sein können, anfällig ist.

Die Ursachen einer gestörten Ventilation beim Neugeborenen sind in der folgenden Übersicht zusammengestellt.

Ursachen einer abnormen Ventilation beim Neugeborenen

1. Obere Luftwegsobstruktion
   - Sekrete oder Mekonium in den Luftwegen
   - Choanale Atresie
   - Stimmbandlähmung
   - Laryngeale Membran
   - Trachealstenose
   - Ringförmige Verdickung der Gefäße
   - Neoplasma
2. Respiratorische Insuffizienz
   - Atemnotsyndrom („respiratory distress syndrome")
   - Schwere Asphyxie
   - Pneumomediastinum
   - Pneumothorax
   - Mekoniumaspiration
   - Pneumonie
   - Hyperviskosität (Hämatokrit >65%)
   - Diaphragmatische Hernie
   - Tracheoösophageale Fistel
   - Kongenitale Herzerkrankung
   - Fetaler Hydrops mit Lungenödem
   - Paralyse des N. phrenicus
   - Lobäres Emphysem
   - Apnoische Episoden, periodische Atmung
   - Frühgeburt
   - Hypothermie
   - Schwere Asphyxie
   - Mütterlich applizierte Sedativa und Narkotika
   - Hypoglykämie ZNS-Blutung
   - Septikämie
3. Verschledenes
   - Pulmonäle Hypoplasie oder Agenesie
   - Schluckstörung
   - Neuromuskuläre Fehisteuerungen (z. B. Myasthenia gravis)

Eine ausführliche Anamnese und physikalische Untersuchung ermöglichen zusammen mit einem Thoraxröntgenbild in der Mehrzahl der Fälle die Diagnosestellung einer Ventilationsstörung.

Die akute respiratorische Insuffizienz mit einem insuffizienten Gasaustausch stellt eine absolut lebensbedrohliche Situation dar. Die Kriterien für die Diagnose einer akuten respiratorischen Insuffizienz unterliegen in Abhängigkeit ihrer Ätiologie gewissen Schwankungen.

Bei Kindern mit einem „respiratory distress syndrome" (RDS; Nelson 1970), deren Geburtsgewicht nahezu regelmäßig unter 2500 g liegt, sind die Kriterien der akuten respiratorischen Insuffizienz:

- apnoische Episoden,
- p_aO_2 <50 mm Hg bei 90% Sauerstoff,
- p_aCO_2 >70 mm Hg.

Beim Neugeborenen mit zyanotischer kongenitaler Herzerkrankung sind die Kriterien der respiratorischen Insuffizienz in der postoperativen Phase:

- apnoische Episoden,
- p_aO_2 < 100 mm Hg bei 90 % Sauerstoff,
- p_aCO_2 > 50 mm Hg.

Die häufigste Ursache der respiratorischen Insuffizienz beim Neugeborenen ist das „respiratory distress syndrome". Das idiopathische „respiratory distress syndrome" (hyalines Membranensyndrom) führt bei Kindern mit einem Geburtsgewicht unter 2500 g sehr häufig zum Tode.

Kinder mit „respiratory distress syndrome" zeigen üblicherweise folgende Änderungen:

- Mangel an alveolärem Surfactant,
- niedrige Lungencompliance,
- erhöhte Atemarbeit,
- Atelektasen,
- Erhöhung des intrapulmonalen Shunts,
- Konstriktion des pulmonalen Gefäßbettes mit Abnahme des pulmonalkapillären Blutflusses,
- Rechts-links-Shunt durch das Foramen ovale und den Ductus arteriosus,
- systemische arterielle Hypotension,
- schwere arterielle Hypoxämie,
- Hyperkapnie,
- Laktatazidose.

Die häufigsten kardiopulmonalen Komplikationen beatmeter Neugeborener sind:

- Pneumothorax,
- Pneumomediastinum,
- Atelektase,
- gramnegative Pneumonie.

Bei jedem respiratorbedürftigen Neugeborenen, das eine Bradykardie und eine Zyanose entwickelt, besteht die Gefahr eines Spannungspneumothorax. Eine solche Komplikation erfordert die unverzügliche Punktion mit einer Nadel (20-gg.-Plastikkanüle) in den 3. Zwischenrippenraum in Höhe der vorderen Axillarlinie am besten nach Präparation unter Sicht. Bei Aspiration von Luft aus dem extrapleuralen Raum muß die Einlage einer Thoraxdrainage mit Anlegen eines Wasserschlosses unter Umständen mit kontinuierlicher Saugung erfolgen.

Neugeborene, die mit mehr als 70 % Sauerstoff der Inspirationsluft über einen längeren Zeitraum künstlich beatmet werden, können eine interstitielle pulmonale Fibrose mit zahlreichen Veränderungen und Störungen des Gasaustausches entwickeln. Dieses Syndrom ist als bronchopulmonale Dysplasie bekannt.

Bei Frühgeborenen mit niedrigem Geburtsgewicht (unter 1800 g) kann eine erhöhte arterielle Sauerstoffspannung zu einer sekundären retinalen Ischämie und retrolentaler Fibroplasie führen. Die Häufigkeit dieser Erkrankung korreliert mit der Abnahme des Geburtsgewichts und mit dem Gestationsalter.

Kinder, die weniger als 1200 g wiegen, entwickeln sehr häufig eine retrolentale Fibroplasie und sollten aus diesem Grund auch bei einer arteriellen Sauerstoffspannung von 65–75 mm Hg gehalten werden. Arterielle Sauerstoffpartialdrücke von mehr als 100 mm Hg für nur wenige Stunden können bei diesen Kindern zu einer schweren retrolentalen Fibroplasie führen. Hierbei ist der Wert des p_aO_2 und nicht der Wert der Sättigung entscheidend (bzw. O_2-Konzentration in der Einatmungsluft).

Es wird aber auch hin und wieder von Fällen mit retrolentaler Fibroplasie bei Kindern mit niedrigem Geburtsgewicht berichtet, die niemals höhere O_2-Konzentrationen als Raumluft erhalten haben.

Nach Ausbildung des Vollbildes einer retrolentalen Fibroplasie muß in 30% der Fälle mit Erblindung gerechnet werden.

Die wesentlichen Ursachen der Mortalität von Neugeborenen, die beatmet werden, sind intraventrikuläre Hirnblutungen und das Auftreten einer gramnegativen Sepsis. Darüber hinaus führen Koagulopathien, speziell disseminierte intravaskuläre Koagulopathien, und Hypoxämien bei untergewichtigen Kindern mit „respiratory distress syndrome" zu Blutungen im zentralnervösen System (Hathway 1970).

Bei den therapeutischen Überlegungen darf nicht übersehen werden, daß eine Verbesserung der Überlebensaussichten von dem rechtzeitigen Beginn einer entsprechenden intensivmedizinischen Therapie in den ersten 24 h abhängt.

Faktoren, die in der postanästhetischen Periode zum Auftreten einer akuten respiratorischen Insuffizienz prädisponieren, sind:

- niedriges Geburtsgewicht,
- frühreifes Neugeborenes,
- schwere kardiopulmonale Erkrankungen,
- Zwerchfellhernie,
- tracheoösophageale Fistel,
- Omphalozele,
- kongenitale Herzerkrankungen.

Nach Diagnosestellung einer akuten respiratorischen Insuffizienz muß augenblicklich dafür gesorgt werden, daß ein adäquater pulmonaler Gasaustausch aufrecht erhalten wird. Dazu zählen die elementaren Maßnahmen der Intensivtherapie:

- endotracheale Intubation,
- kontinuierlicher positiver Luftwegsdruck (CPAP),
- kontrollierte Beatmung,
- Bronchialtoilette,
- Physiotherapie.

Die O_2-Konzentration der Inspirationsluft muß einem adäquaten arteriellen O_2-Partialdruck angepaßt werden (*cave:* retrolentale Fibroplasie).

Komplikationen, die durch die Beatmung selbst auftreten können, sind:

- Veränderungen von Lungencompliance und Resistance,
- kleine, jedoch außerordentlich wichtige Verluste des Zugvolumens durch nichtentdeckte Lecks im Patientensystem des Respirators.

28.4 Genetisch determinierte Veränderungen beim Kind

Es gibt eine Reihe genetisch determinierter Veränderungen, die für die Anästhesie von Bedeutung sind und zu Komplikationen führen können. Dazu zählen:

- Verminderung der Cholinesterase,
- maligne Hyperpyrexie,
- akute intermittierende Porphyrie,
- Glukose-6-phosphat-Dehydrogenase-Mangel (G-6-PDH-Mangel).

Succinylcholin wird normalerweise sehr rasch von der Plasmacholinesterase hydrolysiert. Eine länger anhaltende Lähmung kann durch niedrige Plasmacholinesterasespiegel, insbesondere bei Lebererkrankungen, gefunden werden. Hierbei handelt es sich um ein Enzym, das die Plasmacholinesterase inhibiert. Diese Inhibition der homozygoten atypischen Cholinesterase wird zu ungefähr 16–25 % gefunden. Die Inhibition des Enzyms bei heterozygoten Individuen bewegt sich zwischen 50 und 65 %. Die Häufigkeit von homozygoten atypischen Genen in der Bevölkerung wird mit 1:2000 bis 1:2400 angegeben. Die Häufigkeit von heterozygoten Genen wird mit ungefähr 2–4 % angegeben, wobei bevölkerungsspezifische Veränderungen bekannt sind (7 % Tschechoslowakei, 1 % Australien). Procain und andere Lokalanästhetika werden ebenfalls durch die Pseudocholinesterase hydrolysiert. Eine verlängerte Wirkung dieser Medikamente kann bei der Verminderung der Cholinesterase gesehen werden.

Die „maligne Hyperpyrexie" ist eine schwere und gefährliche Komplikation, die sich während der Anästhesie entwickeln kann. Sie gilt als lebensbedrohliche Situation und erfordert eine sofortige Therapie (vgl. Teil E, Kap. 39, „Maligne Hyperthermie")

> Die Reduktion der Mortalität nach dem Auftreten einer malignen Hyperpyrexie hängt in hohem Maße von der frühen Entdeckung dieses Syndroms und der konsequenten und aggressiven Behandlung dieser Fälle ab.

Die genetisch determinierte „akute intermittierende Form der Porphyrie" ist für den Anästhesisten von Bedeutung, da diese durch Barbiturate und Sulfonamide ausgelöst werden kann. Kinder erkranken selten, Frauen mehr als Männer. Bei Erwachsenen liegt die weltweite Inzidenz bei 1:100000. Die Erkrankung besteht latent, bis eine Noxe die Synthese der δ-Aminolävulinsäure, die den ersten Schritt in der Porphyrinbiosynthese kontrolliert, erhöht. Eine erhöhte Aktivität dieses Enzyms führt zu einer exzessiven Produktion des Porphyrins mit der Entwicklung neurologischer Symptome wie Lähmung und gelegentlich auch zu einer respiratorischen Insuffizienz.

Die Symptome sind zurückzuführen auf einen Demyelinisierungsprozeß des zentralen, peripheren und autonomen Nervensystems. Bei solchen Patienten sind besonders Barbiturate, aber auch andere Narkotika wie Etomidat, Ketamin, Benzdiazepine und volatine Anästhetika nicht angezeigt. Erlaubt sind hingegen N_2O, Opioide (Fentanyl, Rapifen), Dehydrobenzperidol und Disoprivan. Als Relaxans empfiehlt sich Atracurium. Die Biotransformation von Halothan wird durch verschiedene Faktoren wie Enzyminduktion oder durch genetische Veränderungen beeinflußt.

Die Glukose-6-Phosphatdehydrogenase ist ein Enzym zentraler Bedeutung im Pentosephosphatzyklus der Erythrozyten. Ein sehr wichtiges Produkt dieses Zyklus ist das reduzierte Nicotinamidadenin-dinucleotid-phosphat (NADPH). Es entsteht aus der Glutathionreduktase, um das Erythrozytenglutathion (GSSG) in den reduzierten Zustand (GSH) zu führen. Erythrozyten-GSH ist ein wichtiger Abwehrmechanismus bei der Detoxifikation freier Radikale und schützt Globin vor oxidativer Schädigung.

Der Glukose-6-phosphatdehydrogenase-Mangel der roten Blutkörperchen ist häufig von einer medikamenteninduzierten Hämolyse (nichtsphärozytische hämolytische Anämie) begleitet. So können verschiedene Medikamente eine Hämolyse, insbesondere der roten Blutkörperchen, verursachen. Solche Medikamente können sein:

- Antimalariamittel,
- Antipyretika,
- Analgetika,
- synthetisches Vitamin K,
- Nitrofurane.

Die üblicherweise für die Anästhesie verwendeten Medikamente wurden bisher nicht als auslösende Medikamente einer solchen Hämolyse beschrieben.

28.5 Überdosierung von Lokalanästhetika

Unabhängig davon, ob Lokalanästhetika zur Oberflächenapplikation, zur lokalen Infiltration oder für regionale Blockaden verwendet werden, stellt die Überdosierung stets eine ernstzunehmende Komplikation dar.

Solange es keine brauchbaren Informationen über die Toxizität von Lokalanästhetika bei Kindern im Vergleich zur Toxizität bei Erwachsenen gibt, muß aus Sicherheitsgründen die Dosierung dieser Medikamente im selben Dosisbereich pro kg KG limitiert werden, wie dies für Erwachsene empfohlen wird. Die Wahrscheinlichkeit einer gesteigerten Empfindlichkeit bei Neugeborenen, v. a. bei Frühgeborenen, muß dabei im Auge behalten werden. Das Toxizitätsrisiko hängt von der systemischen Resorption ab und ist daher am größten, wenn es zu versehentlicher intravaskulärer Injektion kommt.

Eine Überdosierung von Lokalanästhetika kann sich in Form von Konvulsionen, Bewußtseinstrübung und Atemdepression oder kardiovaskulärer Depression zeigen.

Krämpfe müssen sofort behandelt werden. Neben der Gabe von Sauerstoff und der Freihaltung der Atemwege gilt als wirksamste Therapie die Gabe einer initialen Dosis eines Barbiturates: Thiopental in einer Dosierung von 2,5 mg/kg KG oder Methohexital 1 ml/kg KG intravenös. Ebenso kann Diazepam (0,05 mg/kg KG) verabreicht werden.

Welche Maßnahme man auch immer ergreift, um die Krämpfe unter Kontrolle zu bekommen, sie sind immer mit einer Atemdepression verbunden.

Bradykardien und Kreislaufdepressionen können eine Behandlung unter wohlüberlegtem Einsatz von Atropin und/oder inotropen Substanzen bei entsprechender Überwachung erfordern. Ergänzend erfolgt die intravenöse Verabreichung von Flüssigkeiten.

28.6 Anästhesie des schwerkranken Neugeborenen und spezifischer operativer Eingriff

Bei der Planung einer Anästhesie eines Neugeborenen oder Kleinkindes müssen bei der Erwägung potentieller Risiken und Komplikationen neben den spezifischen pathologischen Bedingungen und ihren systemischen Auswirkungen die durch den jeweils vorgesehenen operativen Eingriff bedingten Besonderheiten in Rechnung gestellt werden.

Der vorgesehene operative Eingriff und die zugrundeliegende Erkrankung geben einige Hinweise, in welchem Bereich mit Problemen gerechnet werden muß; so z. B. hat ein Kind mit Pylorusstenose und häufigem Erbrechen in der Regel einen Verlust an Wasserstoffionen und Chloridionen. Ein Kaliumverlust ist z. T. auch wieder mit einer Alkalose verknüpft, insbesondere dann, wenn Wasserstoffionen gespart werden, und Kalium im Austausch für Natrium im distalen Tubulus der Niere vermehrt ausgeschieden wird. Ein solches Kind ist in der Regel dehydriert, und die Flüssigkeitssubstitution muß gleichzeitig eine Korrektur der Elektrolyte beinhalten, so z. B. die Gabe von Natriumchlorid, Kaliumchlorid und Wasser (Oh 1976).

Andere aus dem speziellen operativen Eingriff erwachsende Komplikationsmöglichkeiten können sein:

- Blutverlust,
- gleichzeitiges Vorhandensein von kongenitalen Defekten,
- Besonderheiten, die sich durch die Lagerung des Kindes während der Operation ergeben,
- spezifische Indikationen für Monitoring oder spezielle Kathetertechniken.

Die häufigsten Beziehungen zwischen operativem Eingriff und möglichen anästhesiologischen Komplikationen sind in der folgenden Übersicht zusammengestellt.

Zur Beurteilung der Adaptation eines Neugeborenen ist die Erhebung einer Reihe von Befunden notwendig. Der Vergleich des Gestationsalters mit dem Geburtsgewicht erlaubt die rasche Identifikation des untergewichtigen Neugeborenen, welches zum Ausschluß einer Reihe von Erkrankungen untersucht werden muß. Untergewichtige Neugeborene sind häufig Träger einer intrauterinen Infektion. Sie weisen ein erhöhtes Risiko an angeborenen Anomalien oder Erkrankungen einschließlich Herzerkrankungen auf. Die Lungenfunktion kann mittels physikalischer Untersuchung, Thoraxröntgen sowie Bestimmung der arteriellen Blutgase bei bekannter inspiratorischer Sauerstoffkonzentration beurteilt werden.

Operative Eingriffe und anästhesiologische Probleme	
Erkrankung	*Probleme*

Luftwegsobstruktion
  Choanale Atresie
  Pierre-Robin-Syndrom
  Neoplasma
  Larynxstenose
	Atemstillstand
	Aspiration
	Pneumothorax

Zwerchfellhernie	Asphyxie, Schock Lungenhypoplasie Magenatonie Herzfehler Pneumothorax zu kleines Abdomen
Ösophagusatresie, Tracheoösophagealfistel	Pneumonie Bronchorrhö Herzfehler gestörte Lungenmechanik
Lobäres Emphysem	Mediastinalverschiebung Herzversagen Schock Lungenödem
Omphalozele, Gastroschisis	Hypothermie, Azidose Schock, Asphyxie Hypovolämie Herzfehler
Darmatresie Pylorusstenose	Regurgitation Dehydratation Aspiration Elektrolytentgleisung
Gastrointestinale Perforation, Peritonitis, Sepsis Invagination	Hypovolämie Schock Paralyse Aspiration Hypoventilation
Hernia incarcerata Analatresie Megakolon Sakrokokzygeales Teratom	Flüssigkeitsverlust Okkulter Blutverlust Blutverlust (speziell okkult) Lagerungsprobleme Hypothermie

Die ausreichende Planung einer Anästhesie bei Neugeborenen und jungen Säuglingen erfordert präoperativ die Kenntnis der jeweiligen pathologischen Situation und ihrer systemischen Auswirkungen, die Kenntnis des möglichen Blutverlustes sowie des Vorhandenseins begleitender Erkrankungen oder Mißbildungen. Spezielle Erfordernisse, wie die Lagerung des Patienten während der Operation, müssen mit dem Chirurgen vorher abgesprochen werden.

Eine Übersicht über die häufigsten Erkrankungen, welche eine chirurgische Behandlung im Säuglingsalter notwendig machen, sind in der Übersicht den speziellen anästhesiologischen Problemen gegenübergestellt (s. S. 378).

Unterschiedliche Meinungen bestehen hinsichtlich der Auswahl des günstigsten Operationszeitpunkts nach der Entbindung zur frühen chirurgischen Korrektur. Für eine unverzügliche Operation sprechen der Vorteil der frühen Korrektur, eine Verbesserung der physiologischen Bedingungen zu erzielen, das Fehlen systemischer Infektionen vor Beginn der Operation und die relativ hohe Hämoglobinkonzentration.

Für eine verzögerte chirurgische Korrektur über 24 h nach der Entbindung spricht, daß sich die Kinder von einer möglichen primären Asphyxie unter der Geburt und dem Streß, der durch die Veränderungen der Temperatur hervorgerufen wird, erholen können. Ebenso haben Kreislauf und Atmung Gelegenheit, sich in dieser Zeit zu stabilisieren. Es bleibt genügend Raum zur Beobachtung, falls sich andere Anomalien manifestieren sollten. Eine definitive Entscheidung, wann der bestmögliche Zeitpunkt einer frühen operativen Korrektur ist, kann nicht gegeben werden und muß im individuellen Fall entschieden werden. Die fehlende Reife physiologischer Reaktionen beim unreifen Neugeborenen stellt einen potentiellen Faktor von Komplikationen in der perioperativen Periode dar.

Die Vorbereitung des kranken Säuglings zum Transport in ein geeignetes Behandlungszentrum oder in den Operationssaal zielt auf eine Stabilisierung des kardiopulmonalen Systems, der Körpertemperatur, der metabolischen Funktion einschließlich der Korrektur der Geburtsasphyxie und der Versorgung mit ausreichenden Energiesubstraten, um den unmittelbaren Stoffwechselbedarf decken zu können.

> Das unreife Kind zeigt signifikante Anfälligkeiten seiner respiratorischen Funktionen bis zum Ende seines 1. Lebensjahres.

> Ein überstürzter Transport eines Neugeborenen oder eine voreilige Operation auf Kosten der Zeit für eine gründliche Stabilisierung kann nur eine Erhöhung von Morbidität und Mortalität bedeuten.

Anomalien, die mit einer Verschlechterung der physiologischen Bedingungen einhergehen, wie z. B. eine Zwerchfellhernie, müssen natürlich augenblicklich operativ angegangen werden, wohingegen eine Anomalie des Dickdarms eine Operation erst nach 24 h oder sogar noch später erforderlich macht.

> Bei angeborener Zwerchfellhernie führen pulmonale Hypoplasie und persistierender fetaler Kreislauf zu Azidose, Hyperkapnie und Hypoxämie.

Die Vorbereitungen bestehen in der Stabilisation der vitalen Funktionen (s. folgende Übersicht), so z.B. des kardiopulmonalen Systems, der Körpertemperatur und der Stoffwechselfunktion nach einer möglicherweise stattgehabten Asphyxie.

Stabilisation der vitalen Funktionen

Freier Luftweg
Sauerstoff – p_aO_2 50–75 mm Hg
Entlüftung bzw. Entleerung des Magens
Aufwärmen bis 37°C (rektal), 36°C (Haut)
Anlegen eines intravenösen Zugangs
   Plastikkanüle
   Venae sectio
Korrigieren der Azidose bei pH <7,30
Beatmen bei p_aCO_2 >60 mm Hg
Therapie der Dehydratation
   Nicht meßbare Verluste
   Andere Verluste
Therapie der Hypovolämie – Ringer-Laktat, Albumin, Erythrozyten, Gesamtblut
Therapie der Hypoglycämie (<30 mg/dl) – 25% Glukose in Wasser
Atropin – 0,04 mg/kg KG i.v. (<4 kg)

Gleichermaßen rückt auch hier eine adäquate Flüssigkeitssubstitution in den Vordergrund (s. Übersicht).

Flüssigkeits- und Blutsubstitution

Erhaltungsbedarf:
   5–10% Glukose in 0,2% physiologischer Kochsalzlösung mit 4 ml/kg KG/h
Plasmaersatz:
   10–20 ml/kg KG 5% Albumin (ALB) in Ringer-Laktatlösung (RL)
Blutersatz:
   physiologisches Blutvolumen = 80–90 ml/kg KG
   angestrebter Hämatokrit = 40% (ALB/RL)
   Ersatz: 10–20 ml/kg KG von 5% oder Plasmaprotein
Verluste über 20 ml/kg KG durch Vollblut ersetzen
Technik:
   Verwendung warmer Infusate (Blut)
   Verwendung geeichter Infusionspumpen

Zu den Vorbereitungen zählen eine sorgfältige Reinigung des Pharynx von Sekreten. Eine vorliegende Obstruktion der oberen Luftwege kann am besten durch die sofortige orotracheale Intubation behandelt werden. Tabelle 28.5 gibt eine Übersicht über die geeigneten Größen und Typen von Endotrachealtuben für diese Altersklasse. Ein eben noch mit dem Stethoskop in der Nähe des Tubus hörbares Leckgeräusch bei einem Beatmungsdruck von etwa 20–30 mm Hg[1] zeigt einen ausreichenden, aber nicht exzessiv dichten Sitz des Tubus an. Die inspiratorische O_2-Konzentration sollte so gewählt werden, daß ein dem Alter angepaßter O_2-Partialdruck (p_aO_2) erreicht wird.

Beim Neugeborenen erreicht ein p_aO_2 von 50–70 mm Hg eine Reduktion des pulmonalen Gefäßwiderstandes auf ein Minimum und fördert so die kardiopulmonale

---

[1] 1 mm Hg = 133,322 Pa.

Tabelle 28.5. Gebräuchliche Größen von Endotrachealtuben

Alter des Kindes	Innendurchmesser [mm]	Ansatz [mm]	Mindestlänge (oral) [cm]
Frühgeborenes	2,0–2,5	3,0	10–11
Reifgeborenes bis 3 Monate	3,0	3,0	11–12
3–7 Monate	3,5	4,0	13–14
6–12 Monate	4,0	4,0	14–15
1–2 Jahre	4,5	4,0	15

Bemerkung: Wir empfehlen dünnwandige thermoplastische cufflose Plastiktuben.

Adaptation. Ein p_aO_2 über 70 mm Hg erhöht hingegen das potentielle Risiko einer retrolentalen Fibroplasie von Neugeborenen bei einem Alter unter 45 Wochen postkonzeptionell.

Die Entlastung des Magens senkt das Risiko einer Regurgitation und damit das Risiko einer Aspiration.

Insensible und renale Flüssigkeitsverluste müssen vor und während der Narkose ersetzt werden. Dies kann 2–3 h lang zu einem Bedarf von etwa 8–12 ml/kg KG/h führen. Patienten, bei welchen eine Hypovolämie infolge Sequestration von eiweißreichen Flüssigkeiten in das Intestinallumen oder andere Kompartimente vorliegt, benötigen eine Infusion von etwa 10–20 ml/kg KG/h von 5%igem Humanalbumin oder Plasmaprotein, um ein ausreichendes zirkulierendes Blutvolumen zu gewährleisten.

> Anästhesietodesfälle im 1. Lebensjahrzehnt sind überproportional hoch.

Bei der Anästhesie von Neugeborenen und Kleinkindern können viel häufiger als beim Erwachsenen Bedingungen auftreten, die zu einer raschen Veränderung bzw. Verschlechterung führen, ohne daß diese vorher durch frühzeitige Warnzeichen erkennbar gewesen wären. Aus diesem Grund muß in Abhängigkeit vom jeweiligen Zustand des Neugeborenen und Kleinkindes in die Planung des operativen Eingriffs auch die Auswahl des entsprechenden Monitorings mit einkalkuliert werden (s. folgende Übersicht).

Das minimale Monitoring für alle Kinder während einer Allgemeinanästhesie sollte beinhalten:

- präkordiales oder Ösophagusstethoskop,
- Blutdruckmessung (noninvasiv),
- EKG,
- Körpertemperatur (rektal, ösophageal, nasopharyngeal),
- Bestimmung des Temperaturgradienten.

Bei Kindern unter einem Jahr empfiehlt sich zur Messung des systemischen arteriellen Drucks die Verwendung eines Doppler-Transducers anstelle der konventionellen auskultatorischen Meßmethode mit dem Stethoskop, da die Korotkow-Töne, insbesondere bei Drücken unter 40 mm Hg, schlecht zu hören sind.

Monitoring	
Überwachte Größen	Methoden/Instrumente
Atemgeräusche Herzgeräusche	Präkordiales, ösophageales Stethoskop
EKG	Ableitung II
Systemisch-arterieller Druck	Kindermanschette Oszillometer Doppler-Transducer
Arterienkatheter	Radial Temporal
Zentraler Venenkatheter	Umbilikalvene Interjugular
Temperatur	Rektal Ösophageal Nasopharyngeal
Ventilation	Atemgeräusche Atemwegsdruck F_iO_2, P_aO_2 p_aCO_2
Blutverlust	Kleinvolumige Absauggefäße Wiegen der Tupfer Verlaufkontrolle des Hämatokrits
Urinmenge	1–2 ml/kg KG/h Minimum

Bei der nichtinvasiven automatischen Blutdruckmessung können beim Neugeborenen und beim Säugling Ulnarisschädigungen auftreten (Sy 1981) bzw. kann es zu einer Venostase kommen (Betts 1981). Aus den beschriebenen Komplikationsmöglichkeiten ergeben sich folgende Vorsichtsmaßnahmen:

- möglichst proximale Anlage des Cuffs,
- Anlage des zuführenden Schlauches fern vom N. ulnaris,
- Meßintervall $\geq$ 5 min.

Die Einlage einer Plastikkanüle in die A. radialis oder ulnaris (22 gg.) zur invasiven Blutdruckmessung unterliegt heute bei Kindern keiner höheren Komplikationsrate als beim Erwachsenen. Allerdings muß berücksichtigt werden, daß die genannten Arterien bei Kindern näher am Kreislauf liegen als beim Erwachsenen. Sollte sich aus einer zuvor einwandfrei liegenden arteriellen Kanüle kein Blut mehr aspirieren lassen, darf auf keinen Fall versucht werden, diese Kanüle manuell zu spülen, um das Loslösen von Blutpfropfen zu vermeiden. Dabei können Drücke bis zu 1000 mm Hg entstehen (Smith-Wright et al. 1984). Bei der Verwendung kontinuierlicher Spülsysteme kann es bei Versagen zu einem plötzlichen Flüssigkeitseinstrom und zur akuten Volumenüberladung kommen!

Bei der Anlage der EKG-Elektroden muß berücksichtigt werden, daß aufgrund des schmaleren Thorax die Klebeelektroden enger nebeneinander liegen und daß es so zu Veränderungen der Ableitungsqualität kommen kann (Überhöhung der T-Welle, Identifikation der T-Welle als QRS-Komplex).

Bei der Verwendung eines Kapnographen kann es wegen veränderter Totraumverhältnisse zu Fehleinschätzungen des p_aCO_2 (Unterschätzung) kommen. Bei gleichzeitiger Aufzeichnung des Kurvenprofils können Fehlinterpretationen verhindert werden. Die sitzende Position der Kinder bei der subokzipitalen Kraniotomie beinhaltet die Gefahr der Luftembolie. Zur frühzeitigen Erkennung einer eintretenden Luftembolie empfiehlt sich eine Überwachung mit einer Doppler-Ultraschalleinheit, V.-cava-Katheter und Kapnographie (s. Kap. 34 „Luftembolie", S. 606).

Kinder mit schweren kongenitalen Mißbildungen haben im ersten Jahr eine Mortalität von 0,3%.

Der Erfolg einer operativen Therapie wird augenscheinlich, wenn man berücksichtigt, daß Kinder mit einer Ösophagusatresie und tracheoösophagealen Fisteln vor 40 Jahren eine 100%ige Mortalität hatten (Graff et al. 1964; Wegman 1976; Koop et al. 1974).

Eine der wichtigsten Komplikationen eines operativen Eingriffs ist die Möglichkeit einer nichterwarteten Blutung.

Mit einer schweren Blutung ist zu rechnen, wenn es aus relativ großen Gefäßen (Arterien oder Venen) blutet oder wenn in einem gefäßreichen oder infizierten Gewebe operiert werden muß.

> Es ist wichtig, sich auf unvorhergesehene Blutungen einzurichten. Dazu zählt die Anlage ausreichend stabiler venöser Zugänge.

Gerade in Grenzsituationen, in denen es zu einer unerwarteten plötzlichen Blutung kommt, muß davon ausgegangen werden, daß die peripheren Venen, die ohnehin beim Neugeborenen oder Kleinkind schwieriger zu punktieren sind als beim Erwachsenen, kollabieren und für eine Punktion nicht zur Verfügung stehen. So kann dann u. U. die sofortige Punktion eines zentralvenösen Gefäßes erforderlich werden. Notfallmäßig kann auch während einer Laparotomie oder Thorakotomie bei Babys eine zentrale Vene durch den Chirurgen mit einer 18-gg.-Nadel punktiert werden.

Eine ausreichende Menge von Flüssigkeit, so z. B. auch Plasmaexpander (in Abhängigkeit vom Alter) und ausgekreuzte Blutkonserven, muß bereitgehalten werden (Furman et al. 1975).

Kleinkinder und Kinder sind bei Erkrankungen besonders durch eine Dehydratation gefährdet. Die wichtigsten auslösenden Faktoren sind:

- Erbrechen und Durchfälle,
- ungenügende Flüssigkeitszufuhr,
- abnorme Flüssigkeitsverluste in Körperhöhlen,
- Fieber,
- Diuretikatherapie.

Die Zeichen der Dehydratation sind weitgehend von ihrem Ausmaß abhängig:

- verminderter Hautturgor, trockene Schleimhäute,
- eingesunkene Fontanelle,
- blasse, graue oder gefleckte Haut,

- verminderte Urinausscheidung,
- Gewichtsverluste,
- Herzfrequenzanstieg, später Blutdruckabfall.

> Bei ungenügender Flüssigkeitszufuhr und erhöhten Verlusten tritt bei Neugeborenen und Kleinkindern wegen des hohen Flüssigkeitsbedarfs und des Unvermögens der Niere, den Urin zu konzentrieren, rasch eine bedrohliche Dehydratation ein (Tabelle 28.6).

Tabelle 28.6. Normalwerte von Flüssigkeitsvolumina

Flüssigkeitsvolumina	Normalwerte	
	1–30 Tage	1–24 Monate
Harnvolumen [ml/kg KG/h]	1–4	2–4
Harnosmolarität [mosm/l]	100–600	50–1400
Extrazelluläres Volumen [%/KG]	42	34
Blutvolumen [%/KG]	80–90	75

Besonderer Wert ist darauf zu legen, das Blut vor Beginn der Transfusion aufzuwärmen.

Veränderungen der Blutgerinnung können auch für schwere und unerwartete Blutungen während eines operativen Eingriffs verantwortlich gemacht werden. In der Regel sind aber solche Veränderungen bereits vor der Operation bekannt und können weiter abgeklärt werden.

Außergewöhnliche Blutungsneigungen, mit denen man nicht gerechnet hat, findet man sehr häufig bei schweren Infektionen oder bei langdauerndem hypovolämischem Schockzustand. Die akute Therapie besteht dann in der Substitution von Frischplasma bzw. Frischblut. Wichtig ist, daß alle Blutproben zur Diagnostik der Gerinnungsstörung entnommen sind, bevor mit der Substitution von Gerinnungsfaktoren begonnen wird.

In manchen Fällen kann auch die Anwendung von Heparin zum Stopp einer intravaskulären Gerinnungsstörung führen. Eine solche Therapie sollte aber Spezialfällen nach Gerinnungsstatus vorbehalten bleiben. Daneben müssen mögliche Ursachen einer DJC (disseminierte intravasale Koagulopathie) angegangen werden, und eine Veränderung von AT III (ca. 70 %) muß ausgeschlossen werden.

Auch an dieser Stelle sei noch einmal darauf verwiesen, daß ein adäquates Monitoring für die Einschätzung und das Erkennen der Auswirkungen schwerer Blutungen außerordentlich wichtig ist.

28.7 Neugeborenes und Kleinkind im Aufwachraum

Postoperative Probleme können durch folgende Umstände entstehen:

- Schmerz, Analgesie,
- Hypoxie,
- Übelkeit und Erbrechen,
- Temperaturveränderungen,
- Zittern,
- Hypovolämie, Hypotension,
- kardiovaskuläre Komplikationen (Bradykardie).

Das Auftreten postoperativer Schmerzen ist häufig und hängt in seiner Intensität von dem individuellen Empfinden des Kindes ab.

Eine angemessene analgetische Therapie ist in der Regel indiziert, wobei insbesondere darauf zu achten ist, daß es zu keiner Überdosierung mit nachteiligen Auswirkungen auf die Atmung und den Kreislauf kommt.

Eine Hypoxie ist im Aufwachraum ein häufiges Problem. Sie kann verursacht sein durch

- Atemdepression,
- Luftwegsobstruktion mit Stridor,
- Hypoventilation (vgl. entsprechende Kapitel).

Es gibt eine Reihe von Faktoren, die den p_aO_2 herabsetzen. In der Regel genügt es, die Inspirationsluft dann mit Sauerstoff anzureichern.

Eine strenge Indikation zur postoperativen O_2-Applikation besteht nach bzw. bei

- Thoraxchirurgie,
- großer Abdominalchirurgie,
- intrakranieller Chirurgie,
- bewußtlosem Kind, gleichzeitig Hypoventilation,
- zentraler Zyanose,
- erhöhtem O_2-Bedarf (Fieber, Zittern, erhöhter Muskeltonus).

Zurückhaltung in der O_2-Applikation ist bei Frühgeborenen geboten, da bei diesen die Gefahr einer retrolentalen Fibroplasie bei längerdauernden O_2-Applikationen besteht (Betts et al. 1977).

Sauerstoff kann über eine O_2-Maske wirksam angeboten werden. Nasale Katheter sind weniger wirksam, da hiermit der inspiratorische O_2-Gehalt nicht über 40 % angehoben werden kann. Bei Kleinkindern können hohe Flows die Gefahr einer Magenüberblähung in sich bergen (submuköses Emphysem im Bereich der Nase).

Die Obstruktion der oberen Luftwege kann durch Zurückfallen der Zunge zustande kommen. Gerade Kinder, die im Aufwachraum noch unter dem Einfluß der Narkose stehen, neigen zum Auftreten eines Laryngospasmus. Andere Ursachen sind ein Ödem im Larynxbereich, das sich in der Regel durch einen Stridor ankündigt, oder aber Blutkoagel und Fremdkörper im Pharynx.

Die Therapie besteht im einfachsten Fall in einer spezifischen Lagerung zur Korrektur des Unterkiefers und der Zunge, im sorgfältigen Absaugen des Nasen-Rachen-Raums, in der Sicherung der Atemwege durch Rachentuben oder im Notfall in Reintubation, Beatmung und O_2-Applikation.

Die Hypoventilation kann durch einen Überhang der Anästhetika oder durch unzureichende Antagonisierung der Muskelrelaxanzien hervorgerufen werden. Schmerzen im oberen Bereich des Abdomens oder im Thoraxbereich können ebenfalls zu einem Anstieg des p_aCO_2 führen.

Wird diese Hypoventilation durch Analgetika hervorgerufen, so kann sie durch Antagonisierung, z. B. mit Naloxon, gebessert werden.

Eine inadäquate Antagonisierung der Muskelrelaxanzien ist dann wahrscheinlich, wenn die Bewegungen der Kinder unkoordiniert sind. Hier kann ein Nervenstimulator diagnostische Klarheit bringen (Ali et al. 1970). Die Therapie bestünde dann in einer zusätzlichen Gabe von Atropin und Prostigmin.

Eine länger anhaltende Apnoe infolge von Succinylcholinanwendung kann bei genetisch bedingtem abnormem Cholinesterasemangel vorkommen.

Diese Patienten müssen postoperativ so lange beatmet werden, bis das Succinylcholin hydrolysiert ist. Dabei darf nicht vergessen werden, daß diese Kinder der weiteren Sedierung bedürfen (Diazepam o. ä.).

Übelkeit und Erbrechen sind häufige Probleme nach einer Anästhesie. Sie werden in den ersten 18–24 h mit einer Häufigkeit von 20–30% gesehen. Verschiedene Faktoren beeinflussen die Häufigkeit:

- Alter (bei Kindern im Alter von 5–7 Jahren häufiger, am niedrigsten bei Neugeborenen),
- Geschlecht (vor der Pubertät bestehen keine geschlechtsspezifischen Unterschiede, nach der Pubertät findet man Übelkeit und Erbrechen häufiger bei Mädchen),
- Dauer der Operation (die Häufigkeit steigt mit der Länge der Operation an),
- verwendete Anästhetika (nach Halothan wird eine Übelkeit häufiger gesehen als nach Enfluran),
- Verwendung von Analgetika,
- Lokalisation der Operation (bei Operationen an Ohr, Auge und Oberbauch findet man häufiger Übelkeit),
- Manipulationen an den Kindern in der postoperativen Phase können auch ursächlich für das Auftreten von Erbrechen verantwortlich sein,
- die postoperative Gabe von Analgetika kann ebenfalls ein Erbrechen auslösen.

Das Erbrechen ist dann als gefährliche Komplikation zu werten, wenn die Gefahr der Aspiration bei mangelnden Larynxreflexen im Rahmen der Narkoseein- und -ausleitung besteht. In solchen Fällen empfiehlt es sich, die Kinder auf die Seite zu legen und mit großlumigen Kathetern den Rachenraum abzusaugen.

> Bei Verdacht auf Aspiration sollte das Kind sofort auskultiert werden ein ein Thoraxröntgenbild angefertigt werden.

Das Problem besteht in der Aspiration sauren Mageninhalts, das zu einem Mendelson-Syndrom führen kann. Die Aspiration von solidem Material kann zu einer Obstruktion der Luftwege führen. Die Diagnose bzw. der Ausschluß eines Mendelson-Syndroms ist u. U. unsicher bzw. bedarf längerer Zeit.

Die Messung der Temperatur im Aufwachraum ist wichtig, um rechtzeitig Hyperpyrexien oder auch ein Auskühlen der Kinder erkennen zu können. Kinder mit Untertemperatur zeigen in der Regel eine Vasokonstriktion, Hypoventilation und erwachen viel langsamer aus der Narkose. Allerdings kann eine Vasokonstriktion bei Säuglingen ausbleiben. Der Sauerstoffbedarf wird ansteigen, wenn die Temperatur ansteigt. Die Kinder müssen gewärmt werden, bevor sie aus dem Aufwachraum verlegt werden.

Muskelzittern ist dann häufig, wenn die Kinder eine niedrige Körpertemperatur im Aufwachraum zeigen. Dies ist häufig nach Halothananästhesien. In diesen Fällen muß auch mit einem Ansteigen des Sauerstoffverbrauchs gerechnet werden.

Eine Hypotension kann mit einer Blutung, einem inadäquaten Blutersatz, einer Transfusionsreaktion, einer mangelnden Flüssigkeitstherapie oder auch als Ursache einer Hyperventilation, Hypoxie oder Überdosierung von Anästhetika gesehen werden.

Die Hypertension hat ihre Ursachen in einer CO_2-Retention, in Schmerzen oder als Frühzeichen bei Ansteigen des intrakraniellen Drucks bei neurochirurgischen Patienten.

Dysrhythmien, die sich im Aufwachraum zeigen, legen den Verdacht einer Hypoventilation nahe.

28.8 Versehentliche intraarterielle Injektion bei Kindern (vgl. Teil E, Kap. 35 „Interaktionen und unerwünschte Nebenwirkungen, Abschn. „Barbiturate")

Falls i.v.-Anästhetika z.B. Thiopental oder Methohexital oder auch Etomidat intraarteriell injiziert werden, kann dies einen Vasospasmus und eine Thrombosierung verursachen, welche zu Ischämie und manchmal zur Nekrose des umgebenden Gewebes führt. Dieser Zwischenfall läßt sich aufgrund des akuten Schmerzes und des Weißwerdens der Haut erkennen.

Die Kanüle muß in der Arterie liegenbleiben.

Zu den Behandlungsmaßnahmen gehören:
- Verdünnung des Medikaments mittels Durchspülung der Arterie mit 0,9%iger NaCl-Lösung,
- Injektion einer kleinen Menge verdünnten Heparins in die Arterie, nötigenfalls gefolgt von einer vollen Heparinisierungsdosis, um einer Thrombosierung vorzubeugen,
- Aufhebung des Spasmus durch einen Vasodilator (Nitroprussidnatrium 0,01 mg/kg KG, Papavarin 0,5 mg/kg KG),
- Schmerzbekämpfung durch Injektion von Procain (0,2 ml/kg KG) einer 0,5%igen Lösung oder mittels einer geeigneten regionalen Nervenblockade (**cave:** Vollheparinisierung), die gleichzeitig auch zur Gefäßerweiterung führen kann,
- Warmhalten der betroffenen Extremität.

Literatur

Adamsons K, Towell ME (1965) Thermal homeostasis in the fetus and newborn. Anesthesiology 26:531–548

Ali HH, Uhing JE, Gray C (1970) Stimulus frequency in the detection of neuromuscular block in humans. Br J Anaesth 42:967–977

Allen TH, Steven IN (1965) Prolonged endotracheal intubation in infants and children. Br J Anaesth 37:566–573

Amengor Y, Kontokollias J-S, Burchardi H, Evers K (1976) Tracheoskopische Befunde nach Langzeitintubation. Journées com. soc. suisse d'anesth. réanimat. et soc. suisse méd, intens., Montreux

Bennett EJ, Ramamurthy S, Dalal FY et al. (1975) Pancuronium and the neonate. Br J Anaesth 47:75

Betts EK, Hazard of automatic noninvasive BP monitoring. Anesthesiology 55:717–718

Betts EK, Downes JJ, Schaffer D et al. (1977) Retrolental fibroplasia and oxygen administration during general anesthesia. Anesthesiology 47:472–484

Blanc VF, Weber ML, Leduc C et al. (1977) Akute Epiglottis in children: Management of 27 consecutive cases with nasotracheal intubation with spezial emphasic on anaesthetic consideration. Can Anaesth Soc J 24:1–6

Brown TCK, Fisk GC (1985) Kinderanästhesie. Gustav Fischer Verlag, Stuttgart

Buetow KC, Klein SW (1964) Effect of maintenance of „normal" skin temperature on survival of infants or low birth weight. Pediatries 34:163–170

Bush GH (1963) Tracheobronchial suction in infants and children. Br J Anaesth 35:322–326

Cantrell RW, Bell RA, Morioka WT (1978) Acute epiglottitis: Intubation vs. tracheostomy. Laryngoscopy 88:994–1005

Cardero L, Hon E (1971) Neonatal bradycardia following nasopharyngeal stimulation. J Pediatr 78:441

Carson BS, Losey RW, Bowes WA et al. (1976) Combined obstetric and pediatric approach to prevent meconium aspiration syndroms. Am J Obstet Gynecol 126:712–715

Chalon J, Loew DAY, Malebranche J (1972) Effects of dry anesthetic gases on tracheobronchial ciliated epithelium. Anesthesiology 37:338–343

Chang N, Levison II (1972) The effect of a nebulized bronchodilator administered with or without intermittent positive pressure breathing on ventilatory function in children with cystic fibrosis and asthma. Am Rev Respir Dis 106:867–872

Churchill-Davidson HC, Wise RP (1965) The response of the newborn infant to muscle relaxants. Can Anaesth Soc J 11:1

Comroe JH et al. (1968) Die Lunge. Schattauer, Stuttgart New York

Cordero L, Hon EH (1971) Neonatal bradycardia following nasopharyngeal stimulation. J Pediatr 78:441–447

Cross KW, Oppe TE (1952) The effect of inhalation of high and low concentrations of oxygen on the respiration of the premature infant. J Physiol (Lond) 117:38

Cross KW, Klaus M, Tooley WH et al. (1960) The response of the newborn baby to inflation of the lungs. J Physiol (Lond) 151:551

Dahm LS, James LS (1972) Newborn temperature and calculated heat loss in the delivery room. Pediatrics 49:504–513

Daily WJR, Klause JH, Meyer HBP (1969) Apnea in premature infants: Monitoring incidence, heart rate changes and effect of environmental temperature. Pediatrics 43:510

Downes JJ, Goldberg AL (1978) Airway management, mechanical ventilation, and cardiopulmonary resuscitation. In: Scarpelli E, Auld PAM (eds) Pulmonary disease in the fetus, newborn, and child. Lea and Febiger, Philadelphia, pp 124–131

Evans JM, Hogg MJ, Rosen M (1976) Reversal of narcotic depression in the neonate by naloxone. Br Med J 11:1098–1100

Fitzgibbons D (1981) Malignant hyperthermia following preoperative oral administration of dantrolene. Anesthesiology 54:7–75

Furman EB, Roman DG, Lemmer LAS et al. (1975) Specific therapy in water, electrolyte and blood-volume replacement during pediatric surgery. Anesthesiology 42:187–193
Gabriel M, Albani M, Schulte FJ (1976) Apneic spells and sleep states in preterm infants. Pediatrics 57:142
Gerhardt T, Bancalari E, Cohen H et al. (1977) Use of naloxone to reverse narcotic respiratory depression in the newborn infant. J Pediatr 90:1009–1012
Gluck L, Kulovich MV (1973) Fetal lung development-current concepts. Pediatr Clin North Am 20:367–379
Graff TD, Phillips OC, Bendson DW et al. (1964) Baltimore anesthesia study committee: Factors in pediatric anesthesia mortality. Anesth Analg 43:407–414
Gregory GA (1975) Resuscitation of the newborn. Anesthesiology 43:225–237
Hathway WE (1970) Coagulation problems in the newborn infant. Pediatr Clin North Am 17:929–942
Heimlich HJ (1975) A life-saving maneuver to prevent food-choking. JAMA 234:398–401
Johnson GK, Sullivan JL, Bishof LA (1974) Acute epiglottis. Review of 55 cases and suggested protocol. Arch Otolaryngol 100:333–338
Kattwinkel J (1977) Neonatal apnea: Pathogenesis and therapy. J Pediatr 90:342
Koch G, Wendel II (1968) Adjustment of arterial blood gases and acid base balance in the normal newborn infant during the first week of life. Biol Neonate 12:136–161
Kontokollias J-S, Stoffregen J (1974) Diagnose und Differentialdiagnose der kongenitalen Organstenosen der Trachea. Z Kinderchir 14:27–32
Kontokollias J-S, Cengel N, Oguz N (1985) Der Pseudokrupp-Anfall – ein Beitrag zur aktuellen Problematik. Anästh Intensivmed 26:339–342
Kontokollias J-S, Jastroch U, Cengel N, Mussafiropulos A (1987) Das Problem der Fremdkörperaspiration im Kindesalter. Rettungsdienst 10:666–668
Kontokollias J-S, Cengel N (1990) Obstruktive Infekte der oberen Atemwege im Kindesalter – Pseudokrupp und Epiglottis. Rettungsdienst 13:217–222
Kontokollias J-S, Regensburger D (Hrsg) (1994) Arzt im Rettungsdienst, 2. Aufl. Stumpf & Kossendey, Edewecht
Koop CE, Schanaufer L, Broennle AM (1974) Esophageal atresia and tracheoesophageal fistula: Supportive measures that affect survival. Pediatrics 54:558–564
Kravath R, Pollak C, Borowiecki B, Weitzman E (1980) Obstructive sleep apnea and death associated with surgical correction of velopharyngeal incompetence. J Pediatr 96:645–648
Kunze R, Kontokollias J-S, Burchardi H, Evers K (1975) Spätfolgen nach Langzeitintubation bei Säuglingen und Kleinkindern. Z Kinderchir 17:120–128
Lim HS, Davenport HT, Robson JG (1964) The response of infants and children to muscle relaxants. Anesthesiology 25:161
Long G. Bachman L (1967) Neuromuscular blockade by d-tubocurarine in children. Anesthesiology 23:723
Moffat DB (1967) Anatomische Grundlagen der Thoraxanästhesie. In: Mushin WW (Hrsg) Thoraxanästhesie. VEB Verlag Volk und Gesundheit, Berlin. (Zitiert nach RE Scammon.)
Morley CJ (1991) Surfactant treatment for premature babies – a review of clinical trial. Arch Dis Child 66:445–450
Murphy AL, Conlay L, Ryan JF, Roberts JT (1984) Malignant hyperthermia during a prolonged anesthetic for reattachment of a limb. Anesthesiology 60:149–150
Nadas AS, Fyler DC (1972) Pediatric cardiology, 3. edn. Saunders, Philadelphia, p 665
Nelson NM (1970) On the etiology of hyaline membrane disease. Pediatr Clin North Am 17:943–965
Oh W (1976) Disorders of fluid and electrolytes in newborn infants. Pediatr Clin North Am 23:601–609
Rigatto H, Brady JP (1972) Periodic breathing and apnea in preterm infants. I. Evidence of hypoventilation possibly due to central respiratory depression. Pediatrics 50:202
Schranz D (1993) Pädiatrische Intensivtherapie. Fischer, Stuttgart New York Jena
Shinebourne EA (1974) In: Davis JA, Dobbing J, Heinemann W (eds) Scientific foundations of paediatrics. Lloyd-Luke LTD, London, p 208
Smalhout B (1979) Das dyspnoische Kind. Dr. Karl Thomae, Biberach

Smith-Wright DL, Green TP, Lock JE et al. (1984) Complications of vascular catheterization in critically ill children. Crit Care Med 12:1015–1017

Stead AL (1955) The responses of the newborn infant to muscle relaxants. Br J Anaesth 27:124

Stern L, Lees MA, Leduc J (1965) Environmental temperature, oxygen consumption, and catecholamine excretion in newborn infants. Pediatrics 36:367–373

Steiner W, Rösch W (1980) Notfälle infolge Verschlucken von Fremdkörpern. Notfallmedizin 6:607–621

Striker TW, Stool S, Downes JJ (1967) Prolonged nasotracheal intubation in infants and children. Arch Otolaryngol 85:210–213

Stinger MD, Capps SNJ (1991) Rationalising the management of swallowed coins in children. BMJ 302:1321–1322

Sy WP (1981) Ulnar nerve palsy possibly related to use of automatically cycled blood pressure cuff. Anesth Analg 60:687–688

Töllner U (1981) Akute Atemnotzustände bei Kleinkindern. Rettungssanitäter 8:281–283

Ting P, Brady JP (1975) Tracheal suction in meconium aspiration. Am J Obstet Gynecol 122:767–771

Todres ID, Rogers MC (1975) Methods of external cardiac massage in the newborn infant. J Pediatr 86:781–782

Walts LF, Dillon JB (1969) The response of newborns to succinylcholine and d-tubocurarine. Anesthesiology 31:35

Wanner A (1977) Clinical aspects of mucociliary transport. Am Rev Respir Dis 116:73–125

Wegman ME (1976) Annual summary of vital statistics 1975. Pediatrics 58:793–799

Weinberg S, Nekajo M, Rad M (1984) Airway management in children with bacterial tracheitis. Anesth Analg 63:860–864

Wemmer U (1985) Das Krupp-Syndrom. Diagnostik Intensivmedizin 10:12–18

Westley CR, Cupp EK, Brooks JG (1978) Nebulized racemic epinephrine by IPPB for the treatment of croup – a double blind study. Am J Dis Child 132:485–487

29 Alte Patienten

A. Angrés und P. M. Osswald

29.1 Allgemeine Risikofaktoren

In den westlichen Industrienationen hat die Lebenserwartung durch die Fortschritte in Gesundkeitsvorsorge und medizinischer Behandlung in diesem Jahrhundert erheblich zugenommen. Frauen werden im Durchschnitt 78 Jahre alt, Männer 74 Jahre. Mehr als die Hälfte dieser Patienten wird vor ihrem Tod in der 6. oder 7. Lebensdekade operiert, so daß der Anästhesist in zunehmendem Maße mit den spezifischen Problemen dieser Altersgruppe konfrontiert wird.

Während 1970 das mittlere Lebensalter der Bevölkerung in Nordamerika und in Europa 28 Jahre betrug, waren 9,8 % der Bevölkerung älter als 65 Jahre. 1981 betrug das mittlere Lebensalter der Bevölkerung 30 Jahre, es wird für das Jahr 2030 auf 40 Jahre geschätzt. Für die gleiche Zeit kann erwartet werden, daß sich der Anteil der Bevölkerung, der älter als 65 Jahre ist, auf 16 % erhöht. Wir müssen also davon ausgehen, daß die Zahl der Patienten im fortgeschrittenen Lebensalter und damit auch die Zahl operativer Eingriffe in diesem Lebensabschnitt weiter zunimmt (Werning et al. 1990).

Die Art des operativen Eingriffs steht mit dem Alter in Zusammenhang. Mit zunehmendem Alter steigt der Anteil der orthopädischen Eingriffe stark an und stellt nach 90 Jahren fast 60 % aller Eingriffe dar. Bis zu 75 Jahren handelt es sich meistens um Endoprothesenchirurgie der Hüfte und um Schenkelhalsnagelungen. In anderen Fachrichtungen, etwa der abdominellen Chirurgie, der Urologie, der Augenchirurgie und der kardiovaskulären Chirurgie (bzw. Schrittmacherimplantation), ist der Anteil gleichartig oder ein wenig höher als bei den unter 60jährigen Patienten. Dagegen sinkt die Zahl der Eingriffe in HNO und Gynäkologie stark ab.

Die operative Mortalität bei alten Patienten beträgt für elektive Eingriffe etwa 5 %, für Notfalloperationen hingegen, abhängig von der Art des Eingriffs und den zugehörigen Komplikationen, etwa 10 %. Die anästhesiebedingte Mortalität beträgt etwa 2 % und liegt damit weit höher als bei jüngeren Patienten.

Hohe Mortalitätsraten werden nach folgenden Operationen gefunden:

- abdominelle Chirurgie,
- thorakale Eingriffe,
- Eingriffe an den großen Gefäßen,
- notfallmäßig vorgenommene Operationen.

Unter den abdominellen Eingriffen haben Wunddehiszens, explorative Laparotomien bei inoperablen Leiden, Ösophagusresektionen, pereforierte Magenulzera und Aortenrupturen die höchste Mortalitätsrate.

Ganz allgemein kann davon ausgegangen werden, daß der ältere Patient Komplikationen weniger toleriert als der junge Patient unter vergleichbaren operativen Bedingungen.

Die ASA-Klassifikation wird nicht vom Patientenalter beeinflußt, sondern von den Begleiterkrankungen. Bei 200 000 untersuchten Anästhesien in Frankreich korrelierte die Inzidenz von Komplikationen mit der ASA-Klassifikation (Tiret et al. 1986). 1979 fanden Djokovic u. Halley-Whyte bei 500 über 80 Jahre alten Patienten eine perioperative Mortalität, die signifikant mit dem ASA-Status anstieg. Die Letalität von über 90jährigen beträgt 31% (Link 1985). Im höheren Lebensalter liegt das Risiko eines Herzstillstandes während der Anästhesie und in den ersten 24 postoperativen Stunden bei 6,4% gegenüber 1,2% bei den unter 60jährigen Patienten (Otteni et al. 1985). Bis zu 90 Jahren sind nichtanästhesiebedingte Herzstillstände 2- bis 3mal häufiger als anästhesiebedingte. Für über 90jährige Patienten sind sie nahezu 6mal häufiger (Otteni et al. 1985). Die Häufigkeit von Herzstillständen ungeachtet ihrer Ursache, liegen bei über 90jährigen Patienten bei 1,8% (Link 1985).

Limitierende Faktoren sind die zum Zeitpunkt der Operation bestehenden Komplikationsmöglichkeiten des respiratorischen Systems und des Herz-Kreislauf-Systems. In einer Studie mit 1000 über 81 Jahre alten Patienten hat Stephen 1984 gefunden, daß 78% der Untersuchten kardiovaskuläre Vorerkrankungen einschließlich Arteriosklerose und Hypertension mitbringen.

Nicht das Alter allein, sondern die das Alter begleitenden Erkrankungen und Organveränderungen machen den alten Menschen zum Risikopatienten.

Verschiedene Untersucher haben sich damit beschäftigt, spezifische Risikofaktoren, die das Auftreten von Komplikationen erwarten lassen, zu finden (Goldmann et al. 1977). Dabei fällt auf, daß weder das Alter an sich noch die Durchführung des Anästhesieverfahrens einen signifikanten Einfluß auf das Auftreten von Komplikationen haben, sondern daß vielmehr die mit dem Alter einhergehenden spezifischen Veränderungen des Organismus dafür verantwortlich zu machen sind.

29.2 Pharmakokinetische Veränderungen

Eine veränderte Pharmakokinetik beim alten Patienten ruft eine Reihe potentieller und komplexer Medikamenteninteraktionen hervor, so z.B. unerklärliche therapeutische Wirkungen und Dosierungsprobleme (Richey u. Bender 1977; Ritschel 1976; Triggs u. Nation 1975). Dazu gehören die Beeinflussung der gastrointestinalen Absorption durch Veränderungen der Magensäureproduktion, Veränderungen der Darmmotilität und eine mit zunehmendem Alter abnehmende intestinale Perfusion.

Solche Veränderungen bewirken eine Veränderung der Medikamentenaufnahme. Eine beschleunigte Aufnahme der Medikamente führt zu einer überschießenden Wirkung. Inadäquate Blutspiegel können zu verminderten Medikamentenwirkungen führen.

Die intravenöse oder intramuskuläre Aufnahme und Verteilung von Medikamenten in die Gewebe sind in der Regel beim alten Patienten nicht verändert. Allerdings kann eine Zunahme des Körperfettgehalts bei gleichzeitiger Abnahme der Muskelmasse zu einer verzögerten Umverteilung und zu einer langsameren Aufsättigung der Gewebe führen. Daraus resultiert ein größeres Verteilungsvolumen für Medikamente, die eine hohe Fettlöslichkeit haben. Dieses erhöhte Verteilungsvolumen ist dann auch die Ursache einer verlängerten Halbwertszeit, so z. B. für Diazepam.

Die Plasmaproteinbindung ist oft herabgesetzt. Sie ist dafür verantwortlich zu machen, daß der Spiegel des freien Anteils einer Substanz im Plasma ansteigt. Ein typisches Beispiel hierfür ist Meperidin (Mather et al. 1975).

Der Metabolismus verschiedener Substanzen kann durch eine verminderte Leberdurchblutung oder aber durch eine Abnahme der hepatischen Enzymaktivität erklärt werden. Die verzögerte renale Ausscheidung von Metaboliten oder nichtmetabolisierten Medikamenten und Substanzen kann auch durch eine Abnahme der Nierendurchblutung hervorgerufen werden. Insgesamt ist eine Veränderung der Nierenfunktion für Veränderungen des Dosis-Wirkungs-Verhältnisses verschiedener Substanzen, so z. B. von Antibiotika oder Glykosiden, verantwortlich zu machen.

Ebenfalls mit dem Alter können sich die Rezeptorfunktionen verändern. Die Gesamtzahl der Rezeptoren nimmt parallel mit der Reduktion der Körpermasse ab. Daraus resultiert in der Regel eine Zunahme der Medikamentenhalbwertszeit, die, wenn sie mit einer Abnahme der Nierenfunktion zusammen auftritt, zu einer raschen Akkumulation, insbesondere bei repetitiver Applikation, führt.

> Beim alten Patienten ist die Überwachung der Medikamentenblutspiegel, sofern entsprechende Techniken vorhanden sind, wichtig. Es ist allgemein anerkannt, daß bei geriatrischen verglichen mit jungen Patienten eine Reduktion der Anästhetikadosis vorgenommen werden muß.

29.3 Besonderheiten einzelner Organsysteme

Bei den physiologischen Veränderungen im Rahmen des Alters muß zwischen einer allgemeinen Reduktion der Organreserven und dem eigentlichen Altersprozeß unterschieden werden. Diese Überlegung muß im Mittelpunkt bei der anästhesiologischen Betreuung geriatrischer Patienten stehen.

Wir sind in der Lage, einige pathologische Veränderungen zu kontrollieren, zu stoppen oder therapeutisch anzugeben, aber wir können nicht die altersbedingten

Veränderungen, die mit der Abnahme der physiologischen Reserven einhergehen und zu einer Abnahme von Kompensationsfähigkeiten und Toleranz von Komplikationen führen, kompensieren.

Lunge

Die mechanischen Eigenschaften der Lunge und die Wirksamkeit des Gasaustausches nehmen mit dem Alter ab. Der knöcherne Thorax wird steifer, die Knorpel kalzifizieren, das Gefäßsystem in der Lunge fibrosiert, und das parenchymale Gewebe degeneriert. Die Abnahme der Perfusion führt zu einer verzögerten Erholungsphase nach Gewebeverletzungen. Die elastischen Eigenschaften sind ebenso wie die Gesamtoberfläche, die für den Gasaustausch zur Verfügung steht, reduziert. Die Atemmuskulatur ist im Alter leichter ermüdbar.

Die statische Compliance und die Luftwegsresistance ändern sich in der Regel mit dem Alter wenig. Die Vitalkapazität, das forcierte exspiratorische Volumen innerhalb 1 s (FEV_1) und die Peak-flow-Rate sind reduziert. Der physiologische Totraum nimmt zu.

Residualvolumen und funktionelle Residualkapazität (FRK) steigen bei einer gleichzeitigen Zunahme des Quotienten von Residualvolumen und totaler Lungenkapazität (RV/TK) an.

Die arteriellen O_2-Partialdrücke (p_aO_2) nehmen bei Raumluftatmung mit dem Alter ab (Wahba 1975; Abb. 29.1). Dies alles führt zu einer ungleichen Verteilung des Ventilations-Perfusions-Verhältnisses und zu einem Ansteigen des alveoloarteriellen O_2-Gradienten ($D_{Aa}O_2$).

Im Alter von 20 Jahren beträgt die nichtforcierte maximale Ventilation ca. 100 l/min. Dies ist 12- bis 15mal mehr, als für die basalen metabolischen Leistungen

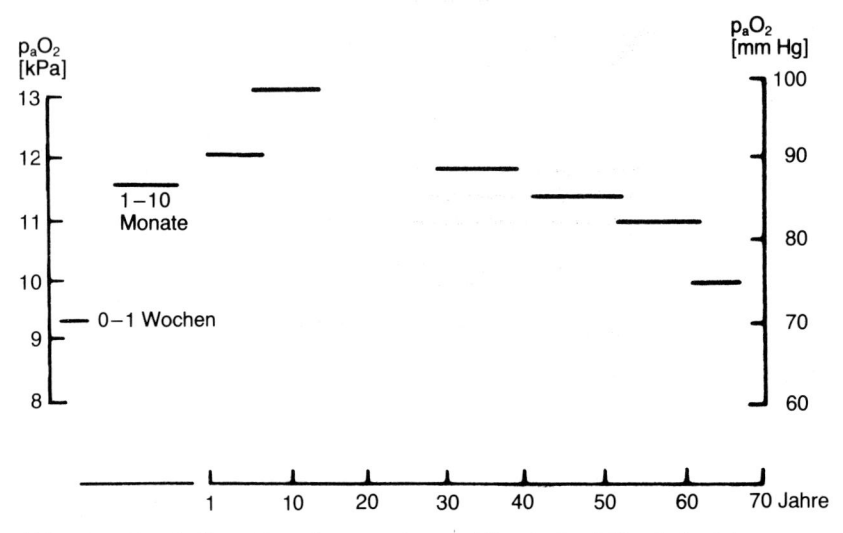

Abb. 29.1. Altersbedingte Veränderungen des arteriellen O_2-Partialdrucks (p_aO_2)

benötigt wird. Es besteht also eine erhebliche Reserve. Mit 80 Jahren liegt dieser Wert nur noch bei ca. 30–40 l/min und ca. 7mal mehr als benötigt für die basale Metabolie (Smith 1986). Diese vorhandene Reserve ist gegenüber den jungen Patienten um fast 50% reduziert. Streß, Hypothermie und Kältezittern erfordern eine erhöhte Metabolismusrate. Die Atemmechanik ist erheblich eingeschränkt, insbesondere bei abdominalen und thorakalen Eingriffen. Die reduzierte Reserve ist schnell aufgebraucht. Zusätzlich besteht schon bei gesunden geriatrischen Patienten eine verminderte Antwortfähigkeit auf Hypoxie und Hyperkapnie (Kronenberg u. Drage 1973).

In der frühen postoperativen Phase ist das Risiko einer respiratorischen Insuffizienz bei älteren Personen insofern erhöht, als im Vergleich zu jüngeren Patienten mit einer erheblich verlängerten Atemdepression gerechnet werden muß.

Aus vorgenannten Gründen müssen ältere Patienten nach Operation und Narkose weitaus kritischer überwacht werden als jüngere.

> Die protektiven Mechanismen gegen Hypoxie und Hyperkapnie sind bei älteren Patienten in ihrer Effektivität deutlich reduziert.

Kardiovaskuläres System

Die wichtigsten altersbedingten Veränderungen, die für die Anästhesie von Bedeutung sind, finden im kardiovaskulären System statt.

In Tabelle 29.1 sind diese Veränderungen dargestellt.

Die Zunahme des Blutdrucks mit dem Alter ist seit langem bekannt. Die adaptive Kapazität des kardiovaskulären Systems beim alten Patienten ist begrenzt, und die Fähigkeiten der Autoregulation nehmen ab. Häufig findet sich eine physiologische Vagotonie, die Aktivität der Barorezeptoren nimmt mit dem Alter ab. Dennoch findet man häufig einen hyperaktiven Karotissinusreflex.

Die Veränderungen in der peripheren Zirkulation zeigen sich mit zunehmendem Alter in der Regel in einer Abnahme kompensatorischer autonomer Reaktionen auf streßbedingte Faktoren oder auch in einer Abnahme des zirkulierenden Blutvolumens bei gleichzeitig ansteigendem periphervaskulärem Widerstand. Die gleichen Veränderungen treten gerade infolge eines Wärmeverlustes in kalten Operations-

Tabelle 29.1. Altersbedingte Veränderungen im kardiovaskulären System

Bezeichnung	Veränderung
Maximaler koronarer Blutfluß	↓
Cardiac index	↓
Herzruhefrequenz	—
Maximale Herzfrequenz	↓
Peripherer Gefäßwiderstand	↑
Systolischer Blutdruck	↑
Ejektionsfraktion	↓

sälen auf. Die Abnahme der Kreislaufzeit kann Komplikationen bei der Einleitung der Anästhesie mit intravenösen Substanzen beinhalten.

Der Cardiac index in Ruhe nimmt mit dem Alter ab.

Die Veränderungen von Afterload und Preload sind bei fehlender koronarer Herzerkrankung und Herzinsuffizienz häufiger als die Veränderungen der Kontraktilität.

> Eine vorbestehende Hypovolämie bei unzureichend vorbereiteten älteren Patienten mit einer ebenfalls vorbestehenden Hypertonie führt zu intraoperativen Kreislaufproblemen. Diese Patienten haben eine verminderte Toleranz gegenüber operations- oder beatmungstechnisch bedingten Druckveränderungen im Thorax und gegenüber schnell auftretenden Blutverlusten.

Niere

Degenerative Veränderungen der Niere haben früh einen Einfluß auf die Nierendurchblutung. Diese nimmt progressiv, ungefähr um 1,5 % pro Jahr ab. Daraus resultiert eine 40- bis 50 %ige Abnahme der Nierendurchblutung zwischen dem 25. und dem 65. Lebensjahr.

Man findet mit dem Alter eine lineare Abnahme der Kreatininclearance. Wegen der gleichzeitigen Abnahme der Kreatininausscheidung (Abnahme der Muskelmasse) bleibt das Serumkreatinin in der Regel konstant, so daß man bei älteren Patienten lediglich eine leichte Erhöhung des Serumkreatinins finden kann. Die Messung des Serumkreatinins läßt keine fundierte Beurteilung der renalen Funktion bei geriatrischen Patienten zu. Ein wichtiger und aussagefähiger Parameter ist hingegen die Bestimmung der Kreatininclearance.

Nach Hicks et al. (1981) beträgt die Kreatininclearance ab der 7. Lebensdekade nur noch ca. 65 % gegenüber dem Ausgangswert im Alter von 20 Jahren.

Die glomeruläre Filtrationsrate (GFR) hingegen nimmt zusammen mit dem renalen Plasmaflow abrupt ab. Die Verschlechterung der Nierenrindendurchblutung kommt durch eine Veränderung der Verteilung des Blutflusses von der Nierenrinde zum Nierenmark zustande. Dies bedingt eine Abnahme der Konzentrationsleistung der Niere.

Die Funktionen des proximalen Tubus bleiben in der Regel unverändert, die des distalen Tubulus verändern sich aufgrund der abnehmenden Säureausscheidung. Insgesamt wird ein größeres Urinvolumen notwendig, um die obligatorischen Stoffe auszuscheiden. Das Urinvolumen sollte 1 ml/kg KG/h betragen.

Nervensystem

Ältere Patienten sind aufgrund einer häufig auftretenden Verschlechterung der Leistung ihrer Sinnesorgane, so z. B. des Gehörs und der Sehschärfe, in der Kommunikation behindert. Daraus resultieren Schwierigkeiten bei der Kontrolle ihrer Umgebung. Häufig findet man eine Affektinkontinenz, die dem Untersucher Schwierigkeiten bei der Beurteilung verschiedener Probleme bereitet.

Organische Hirnsyndrome mit Desorientierung und zerebraler Leistungsschwäche sind auf eine Verminderung der Hirndurchblutung bei sklerosierten Gehirngefäßen zurückzuführen.

Die Koordinationsfähigkeit kann durch Abnahme der Leitungsgeschwindigkeit der peripheren Nerven reduziert sein. Die Möglichkeit einer vertebrobasilären arteriellen Insuffizienz sollte beim Reklinieren des Kopfes z. B. bei der endotrachealen Intubation beachtet werden.

29.4 Präoperative Begleiterkrankungen

Hypertonie

Patienten, die im Rahmen ihrer antihypertensiven Therapie Diuretika erhalten, zeigen Veränderungen ihres Gesamtkörperkaliums. Es besteht eine enge Beziehung zwischen Herzzeitvolumen und Serumkaliumspiegel (Abb. 29.2).
Man kann davon ausgehen, daß die Bestimmungen des aktuellen Serumkaliumspiegels in der Regel zu einer Unterschätzung dieses Problems führen. Das Auftreten von kardialen Arrhythmien ist bei der Anwendung von Succinylcholin im Rahmen der endotrachealen Intubation möglich.

> Die präoperative Kaliumsubstitution muß mit der nötigen Konsequenz erfolgen.

Angina pectoris

Patienten, die zur Dauermedikation β-Blocker erhalten, sind während der Anästhesie dadurch gefährdet, daß ihre kardiozirkulatorische Kompensationsfähigkeit ein-

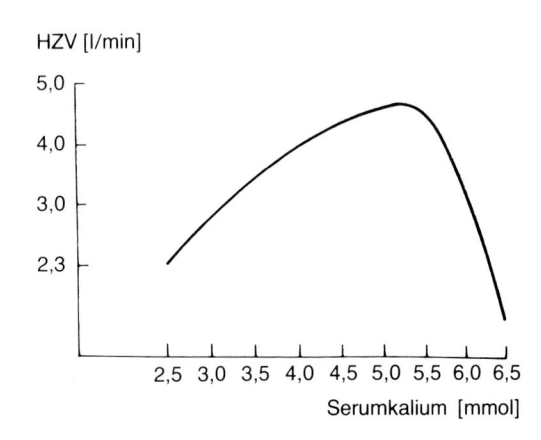

Abb. 29.2. Altersbedingte Veränderungen des arteriellen O_2-Partialdrucks (p_aO_2)

geschränkt ist. So können u. U. sich anbahnende Veränderungen des Herz-Kreislauf-Systems nicht rechtzeitig erkannt werden.

Bei einem abrupten Absetzen der β-Blocker besteht die Gefahr einer Infarzierung oder aber einer Verschlechterung der koronaren Durchblutung.

Bei der intraoperativen Applikation von Nitroglyzerin muß bedacht werden, daß Nitroglyzerin größere Auswirkungen auf das Preload als auf das Afterload hat. Die gleichzeitige Applikation von Nitroglyzerin bei Patienten mit nur unzureichend aufgefülltem intravasalem Volumen kann zu einer akuten Herzinsuffizienz führen.

Herzinsuffizienz

Patienten mit großem Herzen bei chronisch kompensierter Herzinsuffizienz haben gegenüber Blutdruckveränderungen oder Veränderungen des Blutvolumens eine verminderte Kompensationsfähigkeit. Der rechte und der linke Ventrikel können unterschiedlich auf Veränderungen des Preloads (Volumenveränderung) oder des Afterloads (Druckveränderungen) reagieren. Zusätzliche Überwachungsmaßnahmen, wie die Bestimmung des zentralvenösen Drucks, die Bestimmung des pulmonalvaskulären Okklusionsdrucks (PCWP) oder des Cardiac index, sind dann wertvolle diagnostische Überwachungsmaßnahmen, die es dem Anästhesisten erlauben, kardiale Dekompensationszeichen rechtzeitig zu erkennen und adäquat zu therapieren.

Arrhythmien

Das Auftreten von Arrhythmien beim alten Patienten ist häufig Anzeichen einer koronaren Herzerkrankung, die intra- oder postoperativ zu gefährlichen Herzrhythmusstörungen führen kann. Supraventrikuläre Extrasystolen sind häufig Zeichen einer begleitenden chronischen pulmonalen Erkrankung und können in ein Vorhofflimmern übergehen. Die prophylaktische Digitalisierung ist in der Regel wenig hilfreich.

Wenn in der Anamnese paroxysmale Vorhoftachykardien bekannt sind, muß der Anästhesist mit der Möglichkeit lebensbedrohlicher Dysrhythmien unter Narkoseeinleitung oder während der Führung einer Allgemeinanästhesie rechnen. Eine in diesem Zusammenhang durchgeführte Karotismassage kann dabei randständige Plaques dislozieren. Die Stimulation des okulokardialen Reflexes führt beim alten Patienten nicht selten zur Asystolie.

Die pathologische Bedeutung ventrikulärer Extrasystolen wird unterschiedlich bewertet. Ein Ansteigen der Häufigkeit ventrikulärer Extrasystolen oder eine Veränderung des ektopischen Fokus kann ein Hinweis auf eine bisher nicht erkannte Herzinsuffizienz oder auf einen asymptomatischen Myokardinfarkt sein.

Ein atrioventrikulärer Block, ein totaler Ausfall des Sinusknotens oder eine Sinusbradykardie sind häufig Zeichen eines Sick-sinus-Syndroms, welches eine Schrittmacherimplantation notwendig macht.

Bei einem bifaszikulären Block ist ein temporärer Schrittmacher nur dann indiziert, wenn das PR-Intervall verlängert ist oder wenn gleichzeitig eine akute Ischämie vorliegt (Pastore et al. 1978).

Digitalisierte Patienten können während der Anästhesie, insbesondere bei Hyperventilation, z. T. refraktäre Arrhythmien zeigen.

Chronische Lungenerkrankung

Die Möglichkeit, mittels einfacher Meßmethoden am Krankenbett die Lungenfunktion zu bestimmen, erlaubt eine exakte präoperative Einschätzung der funktionellen Reserven. Damit können Funktionseinschränkungen der Lunge rechtzeitig einer Therapie zugeführt werden und die pulmonale Komplikationsrate gesenkt werden.

Häufig besteht eine restriktive Ventilationsstörung mit Rarifizierung der Alveolen.

Medikamentenanamnese

Alte Patienten nehmen in der Regel sehr viele Medikamente ein. Gleichzeitig findet sich häufig eine Tendenz, die Medikamente unregelmäßig einzunehmen oder gar ihre Einnahme zu verwechseln oder zu vergessen.
Die Komplikationsmöglichkeiten, die sich aus der häufigen, z. T. auch irregulären Einnahme von Medikamenten ergeben können, sind in der folgenden Übersicht zusammengestellt.

Medikamente	*Komplikationen bei unregelmäßiger Einnahme*
• Digitalis, Diuretika	Hypokaliämie
• Steroide	Abhängigkeit
• Sedativa, Tranquilizer	Abhängigkeit
• Alkohol	Abhängigkeit (Delirium tremens), Lebererkrankungen
• Trizyklische Antidepressiva	Beeinflussung der myokardialen Leitfähigkeit, Arrhythmien nach Relaxansgabe
• Ecothiopatiodid (Augentropfen)	Pseudocholinesterasehemmung
• Lithium	Vorhofarrhythmien, Interaktionen mit Muskelrelaxanzien
• Antibiotika (z. B. Gentamicin)	Interaktionen mit Muskelrelaxanzien

29.5 Durchführung der Anästhesie

Allgemeinanästhesie

Die verzögerte Kreislaufzeit älterer Patienten kann leicht dazu verleiten, die Gabe der intravenösen Anästhetika bei der Einleitung zur Allgemeinanästhesie zu erhöhen. Es ist unbedingt erforderlich, eine ausreichende Zeit zur Beobachtung der vollen Medikamentenwirkung in Rechnung zu stellen.

Bei älteren Patienten findet man häufig eine Hypovolämie, da das Kreislaufsystem oft nicht in der Lage ist, die an sich unphysiologischen Medikamentenwirkungen auf das Herz-Kreislauf-System zu kompensieren. Die klassische Einleitung mit Thiopental und Succinylcholin kann folglich gerade beim alten Patienten unerwünschte Blutdruckveränderungen und unerwünschte Änderungen der Herzfrequenz hervorrufen.

Unter der Laryngoskopie kommt es häufig zu einer Hypertonie und zu ventrikulären Extrasystolen mit einer nachfolgenden hypertensiven Phase vor Beginn des operativen Eingriffs. Die topische Lokalanästhesie zur Laryngoskopie bei gleichzeitiger intratrachealer Applikation eines Lokalanästhetikums ist zur Vermeidung solcher Kreislaufreaktionen außerordentlich wertvoll.

Da viele ältere Patienten häufig mit Diuretika behandelt werden, kommen sie mit einer Hypokaliämie und einer metabolischen Alkalose in den Operationssaal. Eine zusätzliche Hyperventilation während der Anästhesie kann eine Verschlechterung der myokardialen Leistungsfähigkeit über eine veränderte koronare Durchblutung hervorrufen. Genauso kann die i.v.-Applikation alkalisierender Lösungen die vorbestehende Hypokaliämie verstärken oder aber normale Serumkaliumspiegel herabsetzen. Dies beinhaltet die Gefahr intraoperativer Arrhythmien. Besonders zum Tragen kommt dies, wenn die Patienten zusätzlich digitalisiert sind.

Eine ausreichende Kaliumsubstitution (präoperativ), die weitestgehende Vermeidung alkalisierender Infusionslösungen und ein engmaschiges Monitoring der Ventilation, um eine Hypokapnie zu vermeiden, sind in dieser Situation wertvoll.

Besonderheiten bei der Intubation

Die Luftwege des alten Patienten zeigen charakteristischerweise verschiedene typische Veränderungen. So findet sich mit zunehmendem Alter eine Aktivitätsabnahme protektiver Luftwegsreflexe (Pontoppidan u. Beecher 1975). Häufig sind ältere Patienten zahnlos und weisen typische anatomische Veränderungen des Kiefers auf. Hinzu kommt eine Rückbildung des periodontalen Bindegewebes. Diese Faktoren führen zu einer erschwerten Maskenbeatmung mit der Möglichkeit, erhebliche Luftmengen ösophageal zu insufflieren. Eine gleichzeitig bestehende Hiatushernie begünstigt die Regurgitation von Mageninhalt.

Die Übersicht zeigt anatomische Besonderheiten, die das anästhesiologische Vorgehen bei älteren Patienten erschweren und zu Komplikationen führen können.

Altersbedingte Besonderheiten bei der Intubation

1. Unvollständiges oder fehlendes Gebiß,
2. lockere oder einzeln stehende Zähne,
3. eingeschränkte Beweglichkeit von Kopf und Hals bei zervikaler Arthritis,
4. Hiatushernie mit gesteigerter Regurgitationsmöglichkeit,
5. abgeschwächte Schutzreflexe in den oberen Atemwegen.

> Regurgitation und Aspiration sind beim alten Patienten durch anatomische Besonderheiten begünstigt.

Jeder geriatrische Patient, der eine akute intraabdominelle Erkrankung hat, sollte unabhängig von der tatsächlichen Nahrungskarenzzeit so behandelt werden, als sei er nicht nüchtern. Eine Magensonde kann zwar helfen, vorhandene Flüssigkeit aus dem Magen abzuziehen, sie bietet aber keinen sicheren Schutz gegen eine Aspiration.

> Eine rasche Sicherung der Luftwege durch endotracheale Intubation ist für alte Patienten wichtig.

Degenerative Veränderungen des hinteren membranösen Anteils der Trachea können im Rahmen einer schnell erfolgenden Intubation relativ häufiger zu Tracheaschäden führen als bei jüngeren Patienten. Auch das Legen einer Magensonde birgt erhebliche Risiken für Verletzungen im Pharynx bis hin zu Perforationen des Ösophagus in das Mediastinum oder unter Umständen in die Trachea.

Regionale Anästhesieverfahren

Die Regionalanästhesie kann sehr wirkungsvoll bei folgenden Operationen eingesetzt werden:

- transurethrale Resektion der Prostata (TURP),
- urogenitale oder gynäkologische Eingriffe,
- Herniotomie,
- Operationen an der Hüfte,
- Operationen an den Extremitäten.

Die Spinalanästhesie schafft ausgezeichnete Operationsbedingungen gerade für Eingriffe an der Hüfte.

Häufig findet man eine Bradykardie nach Eintreten der Sympathikusblockade, da die sympathische Kontrolle aufgrund einer Ischämie des sinuatrialen Knotens fehlen kann. Die Sympathikolyse führt zu einer Einschränkung der kardiovaskulären Reaktion nach einem Blutverlust, so daß es zu nichtkalkulierbaren Veränderungen des Herzzeitvolumens kommen kann.

Vorteilhaft bei der Durchführung der Regionalanästhesie ist, daß der Patient wach ist und daß akute Veränderungen, wie pektanginöse Anfälle oder zerebrale Veränderungen, sofort erkannt werden können.

Mangelnde Kooperation, insbesondere wenn der Eingriff lange dauert und der Patient zu frieren beginnt, kann eine zusätzliche Sedation erforderlich machen. Diese führt gelegentlich zu Verwirrtheitszuständen mit einer nicht mehr zu kontrollierenden Erregung des Patienten. Er wird unkooperativ, desorientiert und sieht die Notwendigkeit, still zu liegen, nicht mehr ein.

Überwachungsmaßnahmen

Die kontinuierliche Überwachung des Herzrhythmus ist wichtig. Die Ableitung des Elektrokardiogramms mit der Möglichkeit, das EKG aufzeichnen zu können, ist empfehlenswert. Die Verwendung einer modifzierten V_5-Ableitung kann schneller als die konventionellen Ableitungen auf eine sich entwickelnde Ischämie hinweisen. Die Bestimmung der Körpertemperatur ist ebenfalls wichtig, nicht zuletzt auch, um die Bestimmung der Blutgase exakter zu gestalten.

Die einzig wirksame Methode, den Wärmeverlust eines alten Patienten während der Operation zu verhindern, besteht in der Heizung des Operationssaals auf Temperaturen zwischen 21 und 24 °C. Ist dies nicht der Fall, ist ein Absinken der Körpertemperatur auf 33–34 °C nicht selten.

Die Überprüfung des kollateralen Kreislaufs vor der Punktion der Handarterien ist bei alten Patienten besonders wichtig, da sie aufgrund der Zunahme peripher vaskulärer Veränderungen häufig Komplikationen zeigen können.

Die senile Atrophie des Bindegewebes und die Abnahme der Hautelastizität machen die Haut gegenüber Pflaster oder Elektroden verletzlicher.

Bei der Punktion der V. jugularis interna zur Einführung eines zentralvenösen Katheters ist es wichtig, die Punktion der A. carotis zu vermeiden da ein Hämatom oder die Loslösung eines Plaques zu verheerenden Folgen für die zerebrale Durchblutung führen können.

Ältere Patienten, die an einer koronaren Herzerkrankung, Hypertonie oder Herzinsuffizienz leiden, können unterschiedliche Leistungen des linken und rechten Ventrikels aufzeigen.

Das Einlegen eines Blasenkatheters erlaubt die Bestimmung der Stundenurinportion. Dabei muß bedacht werden, daß ältere Patienten häufig chronische urogenitale Infekte haben oder an einer Prostatahypertrophie leiden. Im individuellen Fall müssen die Risiken gegeneinander abgewogen werden. Arthritische Veränderungen im Lumbosakralgelenk oder im Hüftgelenk (Vorhandensein von Prothesen) können die Steinschnittlagerung unmöglich werden lassen.

Unmittelbar postoperative Periode

Die unmittelbar postoperative Periode ist durch eine potentielle Instabilität des Kreislaufs gekennzeichnet, da die Überwachung in der Regel transportbedingt unvollständig ist. Eine ausreichende O_2-Zufuhr ist hier unbedingt erforderlich.

Eine narkotikabedingte Atemdepression kann die Wirkung der intravenösen Gabe von Naloxon überdauern, so daß es zu einem zweiten Peak einer Atemdepression ohne signifikante Veränderungen des p_aCO_2 im Aufwachraum kommen kann (Tabelle 29.2). Radioimmunassaytechniken haben gezeigt, daß Fentanyl auch noch 6 h nach intravenöser Injektion in einer weiten Streubreite im Serum nachgewiesen werden kann. Dies führt zu der Forderung, daß ältere Patienten, die größere Dosen Fentanyl während der Anästhesie erhielten, längere Zeit im Aufwachraum verbleiben müssen.

Die intravenöse Gabe von Naloxon kann zu einer Hypertonie und zu Arrhythmien führen.

Es ist außerordentlich wichtig, die Patienten (wenn der operative Eingriff es zuläßt), so früh wie möglich in eine sitzende Position zu bringen. Physiotherapeutische Maßnahmen müssen bereits in dieser Zeit beginnen.

Tabelle 29.2. pH-, p_aCO_2- und p_aO_2-Normwerte und deren Abweichungen

Meßgrößen		Normwerte und Abweichungen
pH	(Konzentration freier Wasserstoffionen im arteriellen Blut	7,35–7,45 normal > 7,45 Alkalose < 7,35 Azidose
p_aCO_2	(CO_2-Partialdruck im arteriellen Blut)	35–45 mm Hg normal < 35 mm Hg alveoläre Hyperventilation > 45 mm Hg alveoläre Hypoventilation
p_aO_2	(O_2-Partialdruck im arteriellen Blut)	80–100 mm Hg normal bei Raumluft > 600 mm Hg normal bei $F_1O_2 = 1$ < 60 mm Hg erfordert einen Anstieg des HZV zur Sicherstellung eines adäquaten O_2-Transports

Beim wachen Patienten kann die Behandlung einer anhaltenden Hypertonie notwendig werden. Bei der Anwendung von Nitrolingual muß hier auf einen ausreichenden Volumenersatz geachtet werden, da Nitrolingual bevorzugt das Preload beeinflußt und bei gleichzeitiger Hypovolämie zu einer akuten Herzinsuffizienz führen kann. Der Einsatz von Nitroprussidnatrium kann zur Entwicklung einer metabolischen Azidose führen.

Weitere Komplikationsmöglichkeiten sind:
- Tachykardie,
- Unruhezustände,
- Hb-Abfall (Nachblutung),
- Elektrolytverschiebungen,
- Temperaturveränderungen,
- Relaxanzienüberhang,
- Veränderung der Flüssigkeitsbilanz.

Da die Ursachen der vielfältigen Komplikationsmöglichkeiten beim alten Patienten unterschiedlicher Natur sind (z. T. altersbedingte physiologische Veränderungen), ist das Auftreten daraus resultierender Komplikationen in der gesamten perioperativen Phase möglich.

Insbesondere die durch die pharmakokinetischen und anatomischen Besonderheiten des alten Patienten möglichen Komplikationen fallen vorwiegend in den Bereich der Narkoseeinleitung. Die durch veränderte Organfunktionen bedingten Komplikationen können sowohl während der Narkoseeinleitung als auch während der Narkoseführung und während der unmittelbar postoperativen Periode auftreten.

Der alte Patient ist während der gesamten perioperativen Zeit aufgrund spezifischer altersbedingter physiologischer, pharmakologischer und anatomischer Veränderungen besonders gefährdet.

Präventive Maßnahmen zur Vermeidung von Komplikationen beim alten Patienten setzen das Verständnis der altersbedingten Veränderungen voraus. Dabei muß, wie eingangs beschrieben, klar unterschieden werden, inwieweit die vorliegenden Störungen, die zum Auftreten von Komplikationen führen, durch eingetretene Veränderungen im Laufe des Lebens entstanden sind bzw. inwieweit diese Veränderungen eher altersunabhängig und krankheitsbedingt sind.

Bei Kenntnis dieser Besonderheiten ergibt sich die Prävention und auch der therapeutische Ansatz aus der jeweiligen Situation und ist somit auch nicht mehr altersspezifisch, so daß hier auf die entsprechenden Kapitel dieses Buches bzw. auf allgemeine therapeutische Prinzipien verwiesen werden kann.

Die insgesamt doch höhere Störanfälligkeit der Organe und Organsysteme des alten Patienten machen eine engmaschige Überwachung mit evtl. zusätzlichen, sonst nicht routinemäßig verwendeten Überwachungsmethoden erforderlich.

Literatur

Djokovic JL, Hedley-Whyte J (1979) Prediction of outcome of surgery and anesthesia in patients over 80. JAMA 242:2301–2306
Goldman L et al. (1977) Multifactorial index of cardiac risk in noncardiac surgical procedures. N Engl J Med 297::845–850
Hicks R, Dysken MW, Davis JM et al. (1981) The pharmacokinetics of psychotropic medication in the elderly. A review. J Clin Psychiatr 42:374–377
Kronenberg RS, Drage GW (1973) Attenuation of the ventilatory and heart rate responses to hypoxia and hypercapnia with aging in normal man. J Clin Invest 52:1812–1819
Lauven PM, Krier C, Stoeckel H (1989) Anästhesie und der periatrische Patient. Anesth Intensiv Ther Notfallmed 24:75
Link J (1985) Das Anästhesierisiko – Komplikationen, Herzstillstände und Todesfälle. Edition Medizin, Weinheim
Mather LE et al. (1975) Meperidine kinetics in man. Clin Pharmacol Ther 17:21–30
Osswald PM et al. (1987) Komplikationen der Anästhesie bei Patienten im höheren Lebensalter. Anaethesist 36:292
Otteni JC, Calon B, Pottecker T, Galani M, Tierret L (1985) Komplikationen der Anästhesie im höheren Lebensalter. Anesth Intensivmed 26:297–301
Pastore J, Yurchak P, Janis K et al. (1978) The risk of advanced heart block in surgical patients with right bundle branch block and left axis deviation. Circulation 57:677–680
Pollock AV, Evans M (1987) Major abdominal operations on patients aged 80 and over: Am Qualit Brit Med J 295:1522
Pontoppidan H, Beecher HK (1960) Progressive loss of protective reflexes in the airway with the advance of age. JAMA 174:2209–2213
Richey DP, Bender AD (1977) Pharmacokinetic consequences of aging. Annu Rev Toxicol 17:49–65

Ritschel WA (1976) Pharmacokinetic approach to drug dosing in the aged. J Am Geriatr Soc 24:344–354
Schomcker P, Unertl K (1990) Epidemiologie des Alters aus anästhesiologischer Sicht. Anesth Intensivmed 31:8–13
Smith TC (1986) Respiratory effects of aging. Seamin Anesth 5:14–17
Stephen C (1984) The risk of anesthesia and surgery in the geriatric patient. In: Kechel SE (ed) Anaesthesia and the geriatric patient. Grune & Stratton, New York, pp 231–235
Tiret L, Desmonts JM, Hatton F et al. (1986) Complications associated with aneaesthesia – a prospective survey in France. Can Anaesth Soc J 33:336–343
TriggS EJ, Nation RL (1975) Pharmacokinetics in the aged. J Pharmacokinet Biopharm 3:387–418
Wahba W (1975) Body build (age) and preoperative arterial oxygen tension. Can Anaesth Soc J 22:653–658
Werning P, Böttrer H, Just OH (1990) Altersphysiologische Aspekte und ihre Relevanz für die Anästhesie. Anesth Intensivmed 31:1–7

30 Traumatisierte Patienten

I. Hornke und P. M. Osswald

Häufig ist der Anästhesist mit Patienten konfrontiert, die aufgrund einer akuten Erkrankung oder eines erlittenen Traumas sofortiger Therapie bedürfen. Dies gilt gleichermaßen im OP und Schockraum, im Notarztdienst, wie auf der Intensivstation. Viele dieser Patienten sind neben der eigentlichen Schädigung aufgrund einer Verletzung oder Erkrankung durch das Krankheitsbild des Schocks bedroht.

Im folgenden soll daher auf das Krankheitsbild des traumatisch-hämorrhagischen Schocks ebenso eingegangen werden wie auf die frühe klinische Versorgung von Trauma- und Verbrennungspatienten.

Schock

Als Schock werden ätiologisch und pathophysiologisch sehr unterschiedliche Zustände beschrieben, die sich allerdings im Krankheitsverlauf in der gemeinsamen Endstrecke des Multiorganversagens gleichen, sofern es nicht zu einer Remission des Schockzustandes kommt (Chernow u. Minh Le Nguyen 1994). Für alle Schockzustände, gleich welcher Ursache, gilt:

> Der Schock ist eine Zirkulationsstörung mit akuter ungenügender O_2-Versorgung des Gewebes, konsekutiven Veränderungen des Zellstoffwechsels und deren deletären Folgen für den Organismus.

Die Ursache für diesen Zustand liegt in einer kapillaren Minderperfusion, hervorgerufen von einer krisenhaften Senkung des Herzzeitvolumens und/oder einer Verteilungsstörung des Blutflusses.

> Allen Formen des Schocks gemeinsam ist der Zustand arterieller Hypotension sowie die Endstrecke im durch Mikrozirkulationsstörungen der Gewebe ausgelösten Multiorganversagen.

Klinischen Gesichtspunkten folgend hat sich die Einteilung von Schockzuständen nach ihrer Ätiologie durchgesetzt:
- hypovolämisch-hämorrhagischer Schock,
- kardiogener Schock,

- septisch-toxischer Schock,
- anaphylaktischer Schock,
- neurogener Schock,
- endokriner/metabolischer Schock.

Diese Einteilung wird allerdings der Dynamik des Schockgeschehens nicht gerecht und ermöglicht allenfalls eine Hilfestellung für das Verständnis der pathophysiologischen Abläufe in der Frühphase des Schocks. Keinesfalls darf übersehen werden, daß einem Schockzustand mehr als ein Faktor zugrundeliegen kann: als Beispiel kann der septische Schock gelten, bei dem zumeist gleichzeitig eine myokardiale Insuffizienz sowie ein relativer Volumenmangel besteht.

Traumatisch-hämorrhagischer Schock

Im klinischen Alltag betreut der Anästhesist häufig Patienten, die infolge eines erlittenen Traumas einen traumatisch-hämorrhagischen Schock entwickelt haben. Die Gefahr der Folgeschäden im Sinne des Multiorganversagens geht dabei offensichtlich nicht vom erlittenen Blutverlust allein aus. Das zeigt sich häufig bei solchen Patienten, die z. B. aufgrund einer isolierten Gefäßverletzung einen schweren Blutverlust erlitten haben, aber bei adäquater und zügiger Volumensubstitution und Blutstillung innerhalb weniger Tage wiederhergestellt sein können. Patienten, die einen ausgedehnten Weichteilschaden kombiniert mit Volumenmangel erleiden, sind hingegen einem hohen Risiko für Komplikationen (wie ARDS, ANV, Sepsis, SIRS, Leberversagen, DIC etc.) ausgesetzt, dies gilt auch für rasch und effizient behandelte Patienten (Sturm et al. 1991). Für den mit der Versorgung von traumatisierten Patienten befaßten Arzt (Notarzt, Anästhesist, Chirurg etc.) ist es daher notwendig, über die pathophysiologischen Grundzüge des sich entwickelnden Schockgeschehens orientiert zu sein.

30.1 Pathophysiologische Grundzüge des Schockgeschehens

Tritt infolge einer drastischen Abnahme des HZV (z. B. durch Herzversagen oder Volumenmangel) oder einer funktionellen Shuntbildung (z. B. beim septischen Schock) ein deutlicher *Abfall des arteriellen Drucks* ein, so werden Kompensationsmechanismen zur Aufrechterhaltung des Systemdruckes aktiviert (Chernow et al. 1984).

In diesem Stadium der *Kompensation* erfolgt zunächst eine reflektorische Aktivierung des sympathoadrenergen Systems mit neuronaler und humoraler Stimulation. Diese beinhaltet eine massive Freisetzung von Katecholaminen sowie eine gesteigerte Freisetzung von ADH, Renin, Angiotensin II, Kortisol, Aldosteron und vasoaktiven Prostaglandinen. Durch arterielle und venöse Vasokonstriktion und Steigerung der Herzarbeit (Kontraktilität und Frequenz) wird der Druckabfall zunächst aufgefangen. Die arterielle Vasokonstriktion zieht eine Drosselung der Gewebeperfusion in organspezifischem Ausmaß (α_1-Rezeptorendichte) nach sich.

So werden z. B. Splanchnikus-, Nieren-, Haut- und Muskeldurchblutung zugunsten der Perfusion von Vitalorganen (Herz, Gehirn) reduziert (*Zentralisation*). Diese Phase des Schockgeschehens kann man modellhaft als passagere Ganzkörperischämie verstehen. Findet in dieser Phase des Krankheitsverlaufes eine schnelle Beseitigung der Schockursache statt und erfolgt hierdurch wieder schnell eine adäquate O_2-Versorgung aller Organe, so beendet dies den Schockzustand ohne Folgen für den Gesamtorganismus. Das Ausmaß der Kompensationsreaktionen und der Schockintensität beim hypovolämischen Schock ist abhängig vom Verlust des zirkulierenden Blutvolumens (Runciman u. Skowronski 1984; Nicholls u. Cullen 1988; Phillips et al. 1994; Tabelle 30.1).

Hält der Zustand der Zentralisation über einen längeren Zeitraum an oder reicht er gar zur Stabilisierung des systemischen Blutdruckes nicht aus, dann kommt es zum Versagen der Kompensationsmechanismen. Die Reduktion der Gewebeperfusion mit konsekutiver lokaler Hypoxie ist der Ausgangspunkt für die vielfältigen Reaktionen des Organismus, die den Schockzustand im folgenden perpetuieren und zur *Dekompensation* führen. Kommt es beim hypovolämischen Schock zu einem anhaltenden Blutverlust ohne adäquate Therapie, so tritt der baldige Tod durch Verblutung ein. Setzt die angemessene Therapie erst verzögert ein oder kann sie den schädigenden Mechanismus nicht hinreichend ausschalten, dann resultiert aus der anhaltenden lokalen Ischämie zunächst eine Schädigung von Kapillarendothelzellen (Anderson u. Harken 1990; Schlag et al. 1991; Redl et al. 1993).

Der Untergang von Endothelzellen zieht den Anstoß einer Entzündungsreaktion sowie eine *kapilläre Leckage* nach sich. Es kommt zu einer Flüssigkeitssequestration in den interzellulären Raum mit weiterem Verlust von intravasaler Flüssigkeit. Die freigesetzten Entzündungsmediatoren (z. B. Interleukin 1, 2 und 6, Interferon-γ, TNF, PAF, PMN-Elastase, Leukotriene, Thromboxane und Prostaglandine, C3a, C5a) und Toxine führen neben einer sich ausbildenden Laktatazidose zu einem *Versagen der Vasomotion*, ebenso wie sie eine *Reduktion der Myokardkontraktilität* hervorrufen (Anderson et al. 1990; Redl et al. 1993; Deitch und Mancini 1993). Diese typischerweise nachweisbare *Myokarddepression* ist neben der vermutlichen toxischen Schädigung auch durch ein Myokardödem und sub-

Tabelle 30.1. Schockgrade und deren Charakteristik, Abhängigkeit vom Volumenverlust. (Nach Guthrie 1989)

Parameter	Grad I	Grad II	Grad III	Grad IV
Blutverlust [ml]	<750	750–1500	1500–2000	>2000
Blutverlust [%]	< 15	15–30	30–40	> 40
Herzfrequenz [/min]	<100	≥100	>120	> 140
Systolischer Blutdruck [mm Hg]	Normal	Normal	Erniedrigt	Erniedrigt
Pulsqualität	Normal	Erniedrigt	Erniedrigt	Erniedrigt
Nagelbettreperfusion	Normal	Verzögert	Verzögert	Verzögert
Atemfrequenz [/min]	14–20	20–30	30–50	≥35
Diurese [ml/h]	>30	20–30	5–15	Minimal
Bewußtseinszustand	leicht erregt, ängstlich	erregt, ängstlich	Verwirrt	Benommen

endokardiale Ischämien hervorgerufen, sie verstärken den bestehenden Schockzustand weiter.

Die nun stattfindende *Reperfusion* der passager minderperfundierten Gewebe löst eine systemische Einschwemmung der freigesetzten Mediatoren und Toxine aus und führt zu einer verstärkten Entzündungsreaktion im wieder angemessen durchbluteten Gewebe sowie in der als Filterorgan dienenden Lungenstrombahn; ebenso kommt es zu einer generalisierten Aktivierung des Gerinnungs- und Fibrinolysesystems (McMillen et al. 1993). Die Folge des angestoßenen Schockgeschehens ist also eine generalisierte Entzündungsreaktion des Organismus (SIRS). Als zentraler Mechanismus gilt dabei die Leukozytenadhärenz an Kapillarendothelzellen (Redl et al. 1993). Neben der Gewebeischämie infolge der Vasokonstriktion und Hypotonie hat daher auch das Ausmaß der Gewebeschädigung (Nekrose und Demaskierung von Gewebethromboplastin) durch das auslösende Trauma eine hervorragende Bedeutung für den Verlauf des Schockgeschehens (Sturm et al. 1991).

> Die ischämische Schädigung der Endothelzellen ist neben ausgedehnten Weichteilverletzungen der Schlüsselreiz zur Aktivierung sowohl der humoralen wie der zellulären Immunantwort, der Gerinnungs- und Fibrinolysekaskaden sowie des Kallikrein-Kinin-Systems und Arachidonsäurestoffwechsels.

Eine häufig nachzuweisende Störung während des Schocks ist die *disseminierte intravasale Koagulopathie (DIC)*. Bei gleichzeitig angestoßener Fibrinolyse- und Gerinnungskaskade kommt es zu einem Verbrauch an Gerinnungsfaktoren und Thrombozyten. Dies zieht eine weitere Störung der Mikrozirkulation sowie eine erhöhte Blutungsneigung nach sich. Besonders ausgeprägt zeigt sich dieses Phänomen bei massiver Freisetzung von thrombogenem Material z.B. im septischen Schock, bei ausgedehnten Gewebeverletzungen oder auch nach signifikanten Fruchtwasserembolien. Die gerinnungsphysiologischen Laboruntersuchungen zeigen im Vollbild der DIC eine reduzierte Plättchenzahl und Fibrinogenspiegel, eine verlängerte partielle Thromboplastinzeit, Prothrombinzeit und Reptilasezeit sowie Fibrinspaltprodukte; der sensibelste Laborparameter ist der immunologische Nachweis von Thrombin-Antithrombin-Komplexen (Duda u. Tryba 1993).

Fast regelhaft kann als Komplikation aller Schockformen eine unspezifische Entzündungsreaktion des Lungenparenchyms beobachtet werden, dieses typische Bild wird als Schocklunge oder *ARDS* („adult respiratory distress syndrome") bzw. als akute respiratorische Insuffizienz oder posttraumatische pulmonale Insuffizienz bezeichnet (Snider 1990; Campbell u. Cone 1991; Bernard et al. 1994).

Neben einer direkten Schädigung des Lungenparenchyms infolge des Traumas greifen durch Zelluntergang und Immunantwort freigesetzte Proteasen kapilläre bzw. alveoläre Endothelzellen sowie den Surfactantfilm an, nachfolgend kommt es zur Ausbildung von Mikroatelektasen. Der pulmonale Kreislaufabschnitt ist hierbei als Filter für alle aus der Peripherie eingeschwemmten schädigenden Noxen zu verstehen und zeichnet sich durch eine hohe Präsenz von endothelständigen Makrophagen aus. Diese werden infolge der allgemeinen Immunantwort aktiviert und führen selbst zu einer weiteren Schädigung der Lungengefäß- und Alveolarendothelien (Windsor et al. 1993). Wegen der erhöhten Kapillarpermeabilität kommt es zu einer interstitiellen Flüssigkeitssequestration; eine erhöhte Koagulabilität und Plättchenaktivierung führen zu Mikroembolisationen (Frostell 1993; Hasegawa et al. 1994). Es zeigt sich sehr früh im Verlauf des ARDS ein Anstieg des pulmonalen Gefäßwiderstandes (Jolin u. Bjertnaes 1991).

Mit einer Latenz von Stunden bis Tagen kommt es dann zur respiratorischen Insuffizienz mit Atemnot, reduzierter Compliance und einer Hypoxämie. Bei radiologischer Untersuchung des Thorax (konventionelles Thoraxröntgen und Thorax-CT) zeigt sich in der Initialphase außer einer diskreten Verbreiterung und unscharfen Begrenzung der hilusnahen Gefäße noch keine Veränderung. Erst später ist zunächst ein interstitielles, dann ein alveoläres Ödem nachweisbar. Im weiteren Verlauf entwickelt sich ein struktureller Umbau des Lungenparenchyms im Sinne einer Fibrose (Elsasser u. Perruchoud 1991). Gleichförmige Verläufe finden sich auch bei Patienten nach massiven Bluttransfusionen, Fettembolien, Aspirationen sauren Mageninhalts, isoliertem Schädel-Hirn-Trauma, Opiatüberdosierung oder mit einer disseminierten intravasalen Koagulopathie anderer Genese. Sehr häufig wird der Verlauf des eigentlichen ARDS von einer bakteriellen Superinfektion im Sinne einer Bronchopneumonie noch verschlechtert.

Im Rahmen der Perfusionsreduktion im Splanchnikusbereich kommt es zu hypoxischen Zellschädigungen v. a. im apikalen Kapillarstromgebiet der Mikrovilli im *Darm*. Durch den Untergang der Mukosazellen sowie die generell gesteigerte Membranpermeabilität wird die natürliche Barriere für Darmkeime und deren Endotoxine verletzt. Es kommt zu einem Einstrom derselben in den portalen Kreislauf sowie in das Lymphsystem. Die in der Leber stattfindende Elimination dieser Noxen ist schnell erschöpft und wird durch eine verminderte O_2-Versorgung der Leberzellen weiter eingeschränkt. Daher kommt es im weiteren Verlauf neben einem partiellen oder kompletten Leberfunktionsausfall zur systemischen *Bakteriämie und Endotoxinämie*, die durch weitere Aktivierung der Entzündungsreaktionen, insbesondere des Gerinnungssystems, das Schockgeschehen mit unterhält (Baker et al. 1988; Temmesfeld-Wollbrück et al. 1994). Besteht der Schockzustand weiter, kann es zum paralytischen Ileus und zu gastrointestinalen Blutungen kommen, die den Verlauf weiter verschlechtern.

> Der Darm hat im Verlauf des Schockgeschehens die Rolle eines Motors und bahnt den Weg zum Multiorganversagen.

Das Nierenparenchym reagiert ebenfalls sehr sensibel auf die im Schock reduzierte Perfusion sowie auf die Überflutung mit freigesetzten Mediatoren und Toxinen. Überschreitet die Zeitdauer der Hypotonie ein gewisses Mindestmaß oder perpetuiert sich das Schockgeschehen im Rahmen der oben beschriebenen Veränderungen, dann kommt es zu einem *akuten Nierenversagen* v. a. durch hypoxisch bedingte Tubuluszellnekrosen und glomeruläre Veränderungen durch ablaufende Immunreaktionen. Neben der Ischämie haben dabei auch humorale Faktoren wie die Veränderungen der Renin- und Angiotensinspiegel sowie freigesetzte Prostaglandine und ADH eine pathogenetische Bedeutung.

Dieser einmal angestoßene Ablauf des Schockgeschehens unterhält und steigert sich ohne adäquate Behandlung selbst und wird durch die eigentliche Grunderkrankung oder das Trauma weiter verstärkt. Die eintretenden Veränderungen und Komplikationen steigern und bedingen sich gegenseitig. So führt dieser Ablauf, sofern er sich nicht unterbrechen läßt, zur Sepsis sowie zum *Multiorganversagen* (ANV, ARDS, Herzinsuffizienz, Leberversagen, DIC, gastrointestinale Blutung), infolge dessen der Tod des Patienten eintritt (Meakins 1990).

Die Sepsis des Traumapatienten und das posttraumatische Multiorganversagen haben auch heute noch eine Mortalität von über 50% (Phadke u. Jiandani 1993). Diese läßt sich auch mit aufwendigen Methoden bisher nur wenig beeinflussen. Daher ist die Kenntnis der oben aufgeführten pathophysiologischen Grundlagen von besonderer Bedeutung, um die absolute Notwendigkeit einer frühzeitigen Einleitung von suffizienten therapeutischen und prophylaktischen Maßnahmen zu erkennen. Nur durch eine frühe und vorausschauende Therapie des Schockpatienten kann die Entwicklung der erwähnten Komplikationen weitgehend verhindert werden, die sich, sind sie einmal aufgetreten, einer therapeutischen Beeinflussung leider weitgehend entziehen (Waydhas et al. 1992). Hieraus folgt:

> Wichtigstes und erstes Therapieziel bei allen Patienten mit (drohendem) Schock ist die rasche Wiederherstellung einer hinreichenden O_2-Versorgung der Gewebe durch optimierte Oxygenierung und Gewebeperfusion.

Um dieses Therapieziel zu erreichen, stehen folgende *Behandlungsmethoden* zur Verfügung (Sturm et al. 1991; Van der Linden 1995):

- Therapie der verursachenden Störung (Blutung, Herzinsuffzienz, Sepsis, etc.),
- verbesserte Oxygenierung (O_2-Insufflation oder Beatmung),
- Optimierung der Vorlast (Volumensubstitution oder Vasodilatanzien beim kardiogenen Schock),
- Streßreduktion (bedarfsgerechte Analgesie),
- Verbesserung der myokardialen Kontraktilität (Katecholamine, Sauerstoff),
- (Herabsetzen der Nachlast),
- adjuvante Therapie von anderen Organfunktionsstörungen.

Neue Therapieansätze

Um die Erfolge bei der Behandlung von Schockpatienten zu verbessern, werden derzeit v.a. 3 Aspekte des Geschehens fokussiert: immunologische Aspekte des Ablaufs von Ischämie, Reperfusion und Weichteiltrauma bzw. Endotoxinliberation, optimierte Volumentherapie, selektive Perfusionsverbesserung im Splanchnikusgebiet.

Ein therapeutisch bereits umsetzbarer Weg ist die initiale Applikation einer hypertonen-hyperonkotischen Infusionslösung. Dieses Prinzip der *„small volume recuscitation"* zielt auf eine sehr schnelle Verbesserung der Mikro- und Makrozirkulation. Dabei werden 7,5- bis 10%ige NaCl- oder Natriumacetatlösungen mit oder ohne HAES bzw. Dextran als Kurzinfusion (3–5 min bei Bedarf als Druckinfusion) i.v. oder intraossär in einer Dosierung von 4–6 ml/kg KG zugeführt. In der aktuellen Literatur scheint 7,5% NaCl/10% HAES 200/0,5 bevorzugt zu werden (Meier-Hellmann 1994). Nach der Applikation dieser Lösungen kommt es zur Reduktion des Endothelödems, Mobilisation extravasaler Flüssigkeit und verbesserter Fluidität, darüber hinaus zeigen sich positiv-inotrope Effekte, eine verbesserte arterioläre Vasomotion und eine geringere Inzidenz der intestinalen bakteriellen Translokation (Kröll 1994). Auch ein traumatisch hervorgerufener erhöhter Hirndruck läßt sich unter dem Einsatz dieser Lösungen senken (Schürer 1992). Für den klinischen Einsatz erscheint es wichtig, die Dosierungsgrenze nicht zu überschreiten, keine Wiederholungsgaben zu applizieren und die übliche Schocktherapie unverändert zu praktizieren. Anschließend an die Applikation wird eine normale Flüssigkeitssubstitution durchgeführt. Hier wird also nicht die herkömmliche Volumentherapie ersetzt, sondern augmentiert und in ihrem Wirkungseintritt beschleunigt. Dieser Therapieansatz ist im Tierversuch und in klinischen Studien bereits weitgehend validiert; seine Überlegenheit bezüglich des Überlebens von Traumapatienten gegenüber der bisher in Europa üblichen Volumensubstitution mit künstlichen Kolloiden und kristalloiden Lösungen in Kombination unter den hier praktizierten Rettungsmaßnahmen und Strukturvorgaben ist allerdings bisher noch nicht belegt.

Neben diesem Versuch, die Reperfusion zu beschleunigen, findet eine wissenschaftliche Fokussierung auf die immunologischen Aspekte des Schockgeschehens und des Multiorganversagens statt. Sowohl der Einsatz von Kortikoiden ist erprobt worden, als auch die Applikation von IgM-Präparaten oder die Senkung der PGF_2-Synthese durch Cyclooxygenasehemmstoffe, weiterhin die Substitution von IL-2 bzw. Interferon-γ oder die Elimination von aktivierten Komplementfaktoren (C3a, C5a) durch Hämofiltration. Alle diese Verfahren konnten bisher ihre klinische Wirksamkeit noch nicht hinreichend unter Beweis stellen. Kortikoide in hoher Dosierung führen sogar über eine höhere Sepsisrate zu schlechteren Ergebnissen (Bone et al. 1987). Im Stadium der Tierversuche befinden sich Ansätze mit monoklonalen AK z.B. gegen Leukozytenrezeptoren (CD 18) sowie mit einem künstlichen löslichen Komplementrezeptor (CR 1 = CD 35), die durch Verhinderung der Komplement-Rezeptor-Bindung an der Leukozytenoberfläche die Aktivierung der zellulären Immunreaktion reduzieren oder verhindern sollen (Deitch u. Mancini 1993; McMillen et al. 1993). Gleiches gilt für die Therapieansätze mit Radikalfängern wie Allopurinol oder Peroxiddismutase (rhSOD; Redl et al. 1993).

Um die Translokation von Keimen und Endotoxinen aus dem Intestinum zu verhindern sowie um die Häufigkeit von beatmungsassoziierten Pneumonien zu senken, wird teilweise eine selektive Darmdekontamination praktiziert, die allerdings keine nachweisbaren Verbesserungen im Überleben der Patienten zeigen kann (Potgieter u. Hammond 1995; Gastinne et al. 1992).

30.2 Schwerverletzte Patienten

Eng verbunden mit dem Krankheitsbild des Schocks ist das vielschichtige Krankengut der schwerverletzten Patienten. In den Industriestaaten sind Unfälle die häufigste Todesursache der unter 45jährigen Bevölkerung. Verletzungsmechanismen, die zu solchen Folgen führen, sind v. a. Unfälle im Straßenverkehr (ca. 70%), im Produktionsbetrieb (ca. 10%) und Freizeitunfälle (z. B. durch Sport) sowie Suizidversuche (je ca.7%; Champion et al. 1990; Böddeker et al. 1993). Während vor der Etablierung des weitgehend flächendeckend auf hohem Standard arbeitenden Rettungsdienstes eine große Zahl der Verletzten die klinische Versorgung nicht mehr lebend erreichten, hat sich dieses Bild heute gewandelt.

> Todesfälle nach schwerwiegender Traumatisierung treten typischerweise in ca. 50% der Fälle innerhalb der ersten 30–60 min nach dem Unfallereignis ein („sofortiger Tod"), weitere 30% in den folgenden 2–6 h („früher Tod"), die verbleibenden 20% in den folgenden 2–6 Wochen („später Tod").

Diese 3 Verlaufsformen nach lebensbedrohlichen Verletzungen zeigen sich infolge verschiedener Todesursachen: der sofortige Tod ist zumeist direkte Folge schwerster Verletzungen der großen Gefäße oder des zentralen Nervensystems, der frühe Tod tritt hauptsächlich infolge unbeherrschter Verletzungen und deren Folgen ein (z. B. unstillbare Blutung, Bronchialabrisse u. ä.), zum späten Tod kommt es im weiteren Verlauf zunächst (<2 Wochen) durch ein unbeherrschtes Einzelorganversagen (z. B. ARDS) oder später (>2 Wochen) durch ein sich entwickelndes Multiorganversagen (Sturm et al. 1991; Lawin u. Prien 1992).

Während die Mortalität durch den sofortigen Tod wohl fast ausschließlich durch präventive Maßnahmen weiter zu senken ist und auch die therapeutische Beeinflußbarkeit des frühen Unfalltodes als begrenzt erscheint, ist die Häufigkeit eines sich entwickelnden Multiorganversagens durch eine aggressive und frühzeitig beginnende Therapie des Unfallpatienten nachweislich zu senken.

Polytrauma

In der Auseinandersetzung mit der offensichtlich so wichtigen Primärversorgung von Schwerverletzten („major trauma") ist es sinnvoll, 2 Gruppen von Patienten zu unterscheiden: zum einen Patienten, die eine isolierte Verletzung erlitten haben, die per se lebensbedrohliche Auswirkungen zeigt (Barytrauma oder „severely traumatized patient"), andererseits mehrfachverletzte Unfallopfer, die im Schrifttum als Polytrauma oder „multiple injured patient" bezeichnet werden.

> Das Polytrauma ist eine gleichzeitig entstandene Verletzung mehrerer Körperregionen oder Organsysteme, die als Einzelverletzung oder in ihrer Kombination lebensbedrohlich ist (Tscherne et al. 1987).

Dabei treten immer wieder typische Verletzungsmuster auf, diese unterscheiden sich je nach Population. In Europa überwiegen die stumpfen Schädigungsmechanismen mit einem sehr großen Anteil an Verkehrsunfällen. Die Häufigkeit der Einzelverletzungen ist in allen europäischen Veröffentlichungen vergleichbar, nur für die Thoraxbeteiligung zeigt sich eine Streuung von 30–65%.

Verletzungsmuster bei Polytrauma (nach Schweiberer et al. 1984; Lauterjung et al. 1987; Böddeker et al. 1993)

Polytraumatisierte haben im Mittel ca. 6–8 Einzelverletzungen.

Einzelverletzungen im Gesamtkollektiv [%]		Häufige Verletzungskombinationen [%]	
Extremitätenfrakturen	ca. 80	SHT + Thorax + Extremitäten	28
Schädel-Hirn-Trauma (SHT)	ca. 75	SHT + Extremitäten	22
Abdominaltrauma	37	SHT + Abdomen + Thorax + Extremitäten	16,5
Thoraxtrauma	30–65	SHT + Abdomen + Extrmeitäten	6,5
Beckenfrakturen	21	SHT + Thorax	6,3
Wirbelsäulenverletzungen	14	Thorax + Extremitäten	5,2

Die Gesamtletalität infolge eines Polytraumas wird mit Zahlen zwischen 9 und 48% angegeben. Bei Beachtung der Polytraumadefinition liegt die Letalität des Polytraumas sicherlich aktuell zwischen 20 und 30% der klinisch versorgten Patienten (Böddeker et al. 1993). Das Gefährdungspotential, das von den unterschiedlichen Kombinationsverletzungen ausgeht, spiegelt sich in einer deutlich unterschiedlichen Sterblichkeit wieder. Aus einer Studie mit 828 Patienten (Lauterjung et al. 1987) stammen die folgenden Zahlen:

Gesamtletalität 19,9% (n=165/828).			
Thorax + SHT	32,7%	Thorax + SHT + Extremitäten	16,7%
Thorax + Abdomen + SHT + Extremitäten	30,6%	Extremitäten + SHT	14,8%
Thorax + Abdomen + SHT	29,7%	Thorax + Extremitäten	13,9%
Abdomen + SHT	22,2%	Extremitäten	13,4%
Thorax + Abdomen + Extremitäten	20%	Thorax + Abdomen	12,5%
Abdomen + SHT + Extrmeitäten	18,5%	Abdomen + Extremitäten	8,7%

Diese Zahlen sind nur begrenzt aussagefähig, ihre Kenntnis ermöglicht dem behandelnden Arzt aber zumindest eine grobe Einschätzung der Gefährdung aus dem Verletzungsbild sowie die gezielte Suche nach häufigen Verletzungen.

30.3 Grundregeln zur Primärversorgung von Traumapatienten

Während singuläre Verletzungen einer einzeitigen Therapie zugeführt werden können, besteht die besondere Herausforderung in der Versorgung von Polytraumatisierten in der gezielten, zeitgerechten und auf den Zustand des Patienten zugeschnittenen interdisziplinären Versorgung der simultan vorliegenden Verletzungen. Je reibungsarmer und zielgerichteter diese abläuft, desto größer ist die Chance des Patienten, mit möglichst geringen Residuen zu überleben. Dabei wird der Ablauf der klinischen Rettungsmaßnahmen erschwert durch den ungünstigen Zeitpunkt der meisten Traumaereignisse (nachts und am Wochenende, reduzierte Personalresourcen) und durch den Zeitdruck, unter dem gravierende diagnostische und therapeutische Entscheidungen zu fällen sind.

Sowohl aus der klinische Erfahrung als auch durch Studien ist klar belegbar, daß Patienten die größten Überlebenschancen dann haben, wenn sie sehr frühzeitig einer klinischen Definitivversorgung zugeführt werden, die streng strukturiert mit einem speziell geschulten Team stattfindet (Townsend et al. 1993; Kane et al. 1992; Smith 1990). Neben den Empfehlungen (Tscherne et al. 1987; Schweiberer et al. 1987; Waydhas et al. 1994) aus dem deutschsprachigen Raum hat sich in den letzten Jahren das aus den USA stammende Programm des Advanced Trauma Life Support (ATLS) als klinischer Versorgungsstandard über den gesamten anglo-amerikanischen Sprachraum hinaus etabliert (Collicott 1992)

> Die Versorgung in der Initialphase nach dem Trauma ist der wesentlichste Scheidepunkt für den weiteren Krankheitsverlauf des Patienten, der Zeitraum der ersten Stunde nach dem Trauma wird daher auch als „golden hour of trauma" bezeichnet (Trunkey 1983).

Eine verzögerte oder unterlassene Therapie zu diesem Zeitpunkt führt zu einer erhöhten Sterblichkeit des Patienten (Herrmann et al. 1987;Lawin u. Prien 1992). Fast regelhaft läßt es der Allgemeinzustand von Polytraumapatienten nicht zu, alle aufgetretenen Verletzungen initial definitiv zu versorgen. Daher enthalten die o. g. Empfehlungen Vorschläge für eine situations- und patientenzustandsadaptierte etappenweise Diagnostik und Therapie; die Versorgungsschritte der Schemata entsprechen sich weitgehend.

Versorgungsphasen des Polytraumas (nach Wolff et al. 1978)

1. Reanimationsphase = Sicherung der Vitalfunktionen und Primärdiagnostik.
2. Erste Operationsphase = Versorgung lebensbedrohlicher Verletzungen.
3. Stabilisierungsphase = Wiederherstellung der Homöostase, Stabilisierung der Hämodynamik und respiratorischen Funktionen.
4. Zweite (evtl. dritte) Operationsphase = Definitivversorgung und Rekonstruktion.
6. Rehabilitationsphase = Wiedererlangung der Organfunktionen.

Reanimationsphase

Die Reanimationsphase beginnt mit der rettungsdienstlichen Versorgung und wird im Schockraum weitergeführt, sie geht nahtlos über in die erste Operationsphase. Zumindest in diesem Zeitraum muß die interdisziplinäre Betreuung des Patienten

> nach einem systematischen und exakt definierten Protokoll durch ein eingespieltes Team mit klar zugeteilten Aufgabenbereichen unter Leitung eines besonders erfahrenen Chirurgen oder Anästhesisten ablaufen.

Ein solches Traumateam sollte minimal 6 Personen (3 Ärzte, 2 Pflegekräfte, 1 Röntgen-MTA) umfassen. Für die optimale Versorgung eines Schwerstverletzten wird in Traumazentren üblicherweise ein primäres Behandlungsteam von ca. 8–10 Personen eingesetzt. Die benötigten Ausrüstungsgegenstände und Merkmale eines erforderlichen Schockraumes sind in der nachfolgenden Übersicht aufgelistet (vgl. hierzu Schweiberer et al. 1987; Tscherne et al. 1987; Nicholls u. Cullen 1988; Waydhas et al. 1994).

Schockraumausrüstung

- Lage: zentral, räumliche Nähe zu Rettungsdienstanfahrt, Labor, OP, CT, Angiographie,
- Größe: minimal 25–30 m².
- Medizinische Ausrüstung fest: Narkosebeatmungsgerät komplett mit Gasversorgung (Luft, O_2, Vakuum, N_2O), Absaugung, Narkosegasabsaugung, Atemwegsmonitoring etc., Vitaldatenmonitor, Röntgengerät in Deckenstativ, Op.-Leuchte, Wärmeschrank für Infusionslösungen, Röntgendemonstrationsschirm, fakultativ: Notfallaborgerät (BGA, Hb, Hkt, Na, K)
- Medizinische Ausrüstung mobil: höhenverstellbare, fahrbare und röntgenfähige Schockraumliege, Sonogerät, EKG-Gerät, Transportbeatmungsgerät, netzunabhängiger Monitor, Perfusoren (2–4 Stück), Intubationsbesteck, Halskrausen, Schaufeltrage, Infusionsständer, Blutwärmer, Druckinfusionsgeräte, Op.-Sauger, Fiberbronchoskop mit Lichtquelle und Zubehör, Notfallkoffer (für Transportbegleitung), (Cellsaver?), (Antischockhose?).
- Medizinisches Verbrauchsmaterial: Infusionen (inklusive Bestecke, Braunülen etc.), Decken, Verbandmaterial, Magensonden, Endotrachealtuben (Doppellumenkatheter), Notfall- und Narkosemedikamente, Kleiderscheren, Reflexhammer, (Forgarty-Katheter).
- Komplette Materialsets[a] für: Anlage von Pleuradrainagen (inklusive Heimlich-Ventile), Venae sectio, ZVK-Anlage (mehrlumig), arterielle Kanülierung / blutige Druckmessung, RHK-Schleuse (+ RHK), Blasenkatheter (transurethral/suprapubisch), Nottracheotomie/Koniotomie, Notthorakotomie, Notlaparotomie Peritoneallavage.
- Logistische Ausstattung: Uhr, Telefon, (Fax), Organisationsschema, Flußdiagramme, wichtige Telefonnummern, Protokolle, Waschbecken, gute Beleuchtung, gute Temperierung, Röntgenschürzen in ausreichender Zahl.
- Sonstige Voraussetzungen: Hausdienst für Chirurgie und Anästhesie sowie mindestens Röntgen-MTA, 24-h-Labor, leistungsfähiges Blutdepot am Haus, Angiographie- und CT-Bereitschaft.

[a] Die Vorhaltung fertiger Materialsets für alle wichtigen Maßnahmen im Schockraum hilft Zeit und Arbeitskraft einzusparen!

Aufgrund der entscheidenden Bedeutung dieser Versorgungsphase für den Patienten und der besonderen Verantwortung des Anästhesisten sollen hier die grundlegenden Handlungsrichtlinien in der Frühphase der Polytraumaversorgung dargestellt werden (Herrmann et al. 1987; Tscherne et al. 1987; Schweiberer et al. 1987; Waydhas et al. 1994).

Die Reanimationsphase läßt sich nach Schweiberer (1987) unterteilen in: *lebensrettende Sofortmaßnahmen, lebensrettende Sofortoperationen und Stabilisierungsphase mit erster Diagnostik*, sie sollte nach spätestens 2 (-3) h abgeschlossen sein.

Neben den nachfolgend dargestellten Grundzügen des Versorgungsablaufs gelten grundsätzlich wichtige Regeln für schwerverletzte Patienten:

- Der Patient ist schwerer verletzt, als beim ersten Anschein erkennbar.
- Die Einschätzung der Verletzungsschwere richtet sich nicht nach dem zunächst erkennbaren Verletzungsmuster, sondern nach der Einschätzung des Gewaltausmaßes beim Unfallgeschehen (Sturz aus großer Höhe, Überrollung, Rasanztrauma).
- Der Zustand des Patienten verschlechtert sich bis zum Gegenbeweis.
- Die Rücknahme einer begonnenen Maximaltherapie ist für den Patienten ungefährlich, eine Therapieverzögerung hingegen lebensgefährlich.
- Der Patient wird bis zum Gegenbeweis behandelt, als hätte er eine instabile HWS-Fraktur.
- Patienten mit bestimmten Verletzungsmustern (relevante Verletzung einer Körperhöhle + Fraktur langer Röhrenknochen, schwere Verletzung einer Körperhöhle oder relevante Verletzung zweier Körperhöhlen u.ä.) sind im traumatisch-hämorrhagischen Schockzustand, auch wenn dieser noch nicht nachweisbar ist.
- Je kürzer das symptomfreie Intervall, desto gravierender und ausgedehnter ist der Primärschaden und die davon ausgehende Gefährdung.
- Jeder Traumapatient muß vollständig entkleidet und vollständig klinisch untersucht werden.

Die häufigsten und schwerwiegendsten Fehler der klinischen Initialphase sind die Unterschätzung des Verletzungsausmaßes sowie der zögerliche Beginn der angemessenen Therapie.

30.4 Sofortdiagnostik

Bei Eintreffen des Patienten im Schockraum findet eine Einschätzung der akuten Vitalbedrohung für den Patienten statt, dies geschieht durch Augenschein und einfache manuelle Untersuchungen.

Sind akute Vitalbedrohungen festgestellt worden, werden diese ohne Zögern behandelt.

- *Intubation und Beatmung* bei respiratorischer Insuffizienz oder tiefer Bewußtlosigkeit, sowie bei Verdacht auf oder offensichtlichem Thoraxtrauma und bei erkennbarem schwerem Verletzungsmuster.
- Anlage einer *großlumigen Pleuradrainage* bei klinischem Verdacht auf Pneumothorax ohne weitere Diagnostik evtl. nach vorheriger Probepunktion mit einer großlumigen Venenverweilkanüle.

Diagnostik: erster Blick		
1. *Vitalfunktionen:*	ABC-Kontrolle	
	Atmung:	Atemstillstand?, Dyspnoe?, Zyanose?
	Bewußtsein:	Ansprechbar?, Schmerzreaktionen?, Schutzreflexe?
	Circulation:	Karotispuls?, Radialispuls?, Blutdruck?, Kapillarfüllung?
2. *Verletzungsmuster:*	Basischeck	
	Massive Blutungen:	Große Wunden?, Arterienverletzung?
	Schädel/ZNS:	Glasgow-Koma-Skala, Pupillenstatus, erhebliche Verletzung
	Thorax:	Instabilität?, Kompressionsschmerz?, offene Verletzung?, Prellmarken?
	Abdomen:	Becken instabil?, Prellmarken?, offene Verletzungen?, Bauchdecken?
	Extremitäten:	Spontanbewegungen?, sichere Frakturzeichen?, Weichteilverletzungen?, (distale Pulse?)

- Beginn einer *schnellen Volumenzufuhr* (2-3 l Kristalloide in 15-30 min) über mehrere großlumige periphere Venenzugänge.
- Bei Herz-Kreislauf-Stillstand: Beginn einer *Herz-Lungen-Wiederbelebung* mit allen üblichen Maßnahmen.
- *Blutstillung starkblutender Wunden* mittels manueller Kompression, Druckverband (nur in Ausnahmefällen: Gefäßklemmen).

30.5 Lebensrettende Sofortoperationen

Besteht ein Anhalt für eine *Massenblutung* ($\geq$ 150 ml/min) mit hämodynamischer Instabilität unter suffizienter Volumenzufuhr im Abdomen (aufgetriebene, gespannte Bauchdecken, Prellmarken, Frakturen der 5.-11. Rippen) oder im Thorax (schwere, nichtsistierende Blutung aus der Pleuradrainage: > 1500 ml initial), so ist die sofortige *Notlaparotomie oder Notthorakotomie* zur chirurgischen Blutstillung ohne weitere apparative Diagnostik indiziert (Haarmann 1993).

Besteht keine Indikation zu einer Sofortoperation und kommt es unter massiver Volumensubstitution nicht zu einer Stabilisierung der Kreislaufsituation, so erfolgt jetzt gezielt der *Ausschluß eines (Spannungs-)peumothorax* (auch bei liegender Pleuradrainage!) durch Auskultation, Perkussion und evtl. sofortiges Thoraxröntgen a.p. (ohne Verzögerung). Ein evtl. nachgewiesener Spannungspneumothorax wird umgehend durch eine (weitere) Pleuradrainage versorgt. Bestehen die Anzeichen der Einflußstauung bei suffizienter Drainage fort, so erfolgt unter dem Verdacht der *Perikardtamponade* die primäre Entlastung derselben mittels Perikardpunktion.

Hat aufgrund der primären Einschätzung des Patienten noch keine Intubation stattgefunden und die Beatmungstherapie begonnen, erfolgt zum Abschluß dieser Behandlungsphase erneut die Überprüfung der Beatmungs- und Intubationsindikation. Ausgedehnte Verletzungsmuster und bestimmte Verletzungskombinationen sowie eine eingeschränkte Vigilanz erfordern die prophylaktische Intubation und Beatmung, schwere Thoraxverletzungen oder Schädel-Hirn-Traumen mit Glasgow-Koma-Skalapunkte < 8 erfordern diese Maßnahmen ebenso.

30.6 Stabilisierungsphase mit Erstdiagnostik

Nach behobener akuter Vitalgefährdung erfolgt eine *standardisierte rasche Diagnostik* der 4 wichtigen Organregionen: Schädel, Thorax, Abdomen (inklusive Becken) und Extremitäten. Dabei werden gegebenfalls die Indikationen für *dringende Frühoperationen* mit lebens- und organerhaltendem Ziel gestellt, *Versorgungsprioritäten* festgelegt und die *Operationsfähigkeit* für diese Eingriffe hergestellt.

Das Diagnostikschema dieser Phase umfaßt neben einer gründlichen *klinischen Untersuchung* des vollständig entkleideten Patienten (Schädel, Thorax, Arme, Abdomen, Becken, Beine, Wirbelsäule, Neurostatus) zunächst Röntgenuntersuchungen in folgender Reihenfolge: Thorax a.p., HWS seitlich, Becken a.p. sowie eine anschließende *Abdominalsonographie* und/oder Abdominallavage. Hier sei besonders darauf hingewiesen, daß eine seitliche HWS-Aufnahme eine zervikale Wirbelsäulenverletzung nicht ausschließen, sie aber häufig nachweisen kann (Cohn et al. 1991).

Die Basisdiagnostik von Thorax und Abdomen hat nach Sicherung der Vitalfunktionen absolute Priorität, die Fragestellung dabei ist auf die Indikation zur dringlichen Laparotomie oder Thorakotomie zur Blutstillung gerichtet.

Die therapeutischen Maßnahmen in dieser Phase umfassen neben der Fortführung der begonnenen Volumensubstitution (mit Kristalloiden und künstlichen Kolloiden) und Beatmungstherapie (CMV, $F_iO_2 = 1,0$, PEEP = +500 Pa, VT = 10 ml/kgKG, Frequenz = 12–14/min) die Erweiterung der Monitoring- und Zugangsmöglichkeiten sowie eine erste Blutentnahme für Laborbestimmungen. Ebenso werden Frakturen ohne Zeitverlust reponiert und ruhiggestellt sowie offene Wunden zumindest vorläufig versorgt, ohne dabei die Stabilisierungsmaßnahmen oder die vordringliche Diagnostik zu behindern.

Die wesentliche Zielgröße der Volumensubstitution ist neben einer Stabilisierung der Kreislaufparameter (MAP > 80 mmHg, HF < 100 min^{-1}, ZVD = 16–22 cm H$_2$O) v. a. eine ausreichenden Diurese (ca. 30 ml/30 min).

Transfusion von Blutbestandteilen

Die Indikation für eine Transfusion von Blutkomponenten (Erythrozytenkonzentrate, FFP, Thrombozytenkonzentrate, Gerinnungsfaktoren) wird stufenweise gestellt (s. auch Kap. 15 „Transfusion von Blut und Blutderivaten").

Wie bereits zuvor dargestellt, ist bei Patienten nach hohen Blutverlusten das oberste Therapieziel die hinreichende Volumensubstitution sowie die optimierte Oxygenierung. Erst an zweiter Stelle steht die Forderung nach Wiederherstellung der Bluthomöostase. Die anzustrebenden Zielgrößen für den Ersatz von Erythrozyten sind nicht als statisch zu verstehen: für junge und zuvor gesunde Traumapatienten sollte ein Hb von 9–11 g/dl sowie ein HK von 27–33 % bis zum Ende der Primärversorgung erreicht werden. Spätestens ab Unterschreiten eines HK von 20 % sowie eines Hb von 6,5 g/dl besteht die absolute Indikation zur Transfusion von Eryhrozytenkonzentraten beim Polytraumatisierten (Herrmann et al. 1987; Singbartl et al. 1993; Van der Linden 1995).

Empfehlungen aus Traumazentren sehen bei einem Aufnahme-Hb von < 11 g/dl die schnellstmögliche Bereitstellung und Applikation von 5 Erythrozytenkonzentraten vor, diese sollten nach spätestens 30 min verfügbar sein. Ist der initiale Hb < 8,5 g/dl, so wird eine Bereitstellung von 10 Erythrozytenkonzentraten gefordert (Tscherne et al. 1987). Die Verabreichung ungekreuzter blutgruppengleicher Konserven sollte immer dann erwogen werden, wenn massive Blutungen nicht unverzüglich gestillt werden können *und* der Hb bei Aufnahme bereits unter 10 g/dl beträgt. O-rh-negative Erythrozytenkonzentrate als Universalkonserven sind nur in besonderen Ausnahmefällen indiziert.

Die Indikation für eine Applikation von FFP ist in dieser Versorgungsphase recht großzügig zu stellen (ca. 1 Einheit FFP pro 5 Erythrozytenkonzentrate). Vorrang hat allerdings die Substitution von Kristalloiden, künstlichen Kolloiden und Erythrozyten.

Verfahren zur *autologen Transfusion* (Cell-Saver® u. ä.) werden kontrovers beurteilt (Dzik u. Sherburne 1990). Sinnvoll erscheint der Einsatz bei großen Gefäßverletzungen und thorakalen Blutungen sowie bei ausgedehnten Osteosynthesen geschlossener Frakturen. Bei abdominellen Verletzungen ist der Einsatz so lange nicht zu empfehlen, bis eine Hohlorganverletzung mit bakterieller Kontamination definitiv ausgeschlossen ist (Singbartl et al. 1993).

Zu applizierende Blutkonserven (autologe wie homologe) müssen trotz des vorhandenen Zeitdrucks ebenso wie Infusionslösungen angewärmt werden, am besten geschieht das mit einem leistungsfähigen Durchflußwärmer (Phillips et al. 1994).

Monitoring, intravenöse Zugangswege

In der frühen Phase der Polytraumaversorgung sind als Minimalstandards des Monitorings neben EKG, RR-Messung Atemwegsdrucküberwachung und Messung des Atemminutenvolumens zu fordern sowie die Überwachung der Urinausscheidung. Alle weiteren Überwachungsparameter (s. nachfolgende Übersicht) sollten zwingend erfaßt werden, sobald es der Ablauf der Patientenversorgung zuläßt. Die Anlage eines zentralvenösen Katheters (ZVK) ist erstrebenswert, darf aber den Versorgungsablauf in seinem Fortgang nicht verzögern. Normale Katheter sind darüber hinaus zur schnellen Volumenapplikation nicht geeignet. Sind in peripheren Venen ausreichende großlumige Zugänge nicht plazierbar, erfordert dies entweder die Anlage eines großlumigen ZVK oder Freilegung einer Vene. Als großlumige

Zugänge können neben speziell hierfür entwickelten Modellen sowohl Dialysekatheter (Shaldon-Katheter) als auch Einführungsbestecke für Pulmonaliskatheter (sog. Schleusen) verwendet werden. Für die Anlage eines ZVK in die V. jugularis interna oder die V. subclavia empfiehlt sich bei bereits liegender Pleuradrainage, soweit die Verletzungen dies zulassen, die drainierte Körperseite. Ein dabei praktikables Verfahren ist die simultane Anlage eines ZVK und einer RHK-Schleuse mit einem Abstand von ca. 2–4 cm in dem gleichen Gefäß mittels Seldinger-Technik (zuerst beide Drähte nacheinander mit 2 Punktionen plazieren, anschließend die Katheter in üblicher Weise einführen).

Monitoring, Zugangswege, Laborparameter

- Obligates Monitoring: EKG, Blutdruck (automatische unblutige Messung), Pulsoxymetrie.
- Erweitertes Monitoring: ZVD, Urinmenge und -beschaffenheit, direkte arterielle Blutdruckmessung, Kapnometrie, Oxymetrie (F_IO_2), Körperkerntemperatur, P_{AW}, V_T.
- Fakultatives Monitoring: Pulmonalarterielle Drücke, Herzzeitvolumen.
- Venöse Zugänge: 2–3 großlumige periphere Katheter, 1 (mehrlumiger) ZVK, Einführungsschleuse für Rechtsherzkatheter[a], evtl. Rechtsherzkatheter.
- Arterielle Zugänge: 1 möglichst peripherer Zugang (A. radialis oder A. brachialis).
- Sonstiges: Blasenkatheter, Magensonde, (Pleuradrainagen).
- Obligate Laborbestimmungen: Hb, Hkt, Blutgasanalyse, Säure-Basen-Haushalt, Kalium, Blutgruppe (Wiederholung: kleines Blutbild, BGA in den ersten 2 h in 30-min-Abständen).
- Erweiterte Laborparameter: kleines Blutbild, Gerinnung (PTZ, PTT, TZ, AT III, Fibrinogen, FM/FSP), Elektrolyte, Albumin, LDH, GOT, GPT, γ-GT, Amylase, Lipase, Blutzucker, CRP, Laktat, PMN-Elastase, CK, CK-MB, Harnstatus Kreatinin.

[a] Dient einer schnellen Applikation großer Infusionsvolumen.

Erst nach abgeschlossener Akutdiagnostik von Abdomen und Thorax und der klar ausgeschlossenen Indikation zur dringenden Laparotomie oder Thorakotomie zum Zweck der Blutstillung erfolgt die definitive Diagnostik der übrigen Körperregionen (Herrmann 1987). Dabei hat die CT-Untersuchung des Schädels an dieser Stelle eine wichtige Schlüsselrolle. Bei klinischem Anhalt für eine massive Hirndrucksteigerung und/oder eine ausgedehnte intrakranielle Blutung darf diese jedoch die sofortige Druckentlastung durch eine osteoklastische Trepanation (auch durch den Traumatologen oder Allgemeinchirurgen) nicht verzögern.

> Der CT-Nachweis sowie die neurochirurgische Behandlung einer intrakraniellen Blutung steht immer hinter einer dringlich indizierten Laparotomie oder Thorakotomie zur Blutungskontrolle zurück.

> Bestehen allerdings klinische Anzeichen von Hirndruck (Pupillendifferenzen, Störungen der Pupillenmotorik, Streckkrämpfe u. ä.), dann muß sich die chirurgische Therapie der abdominellen und thorakalen Verletzungen auf den kleinstmöglichen definitiven Versorgungseingriff beschränken (z. B. keine organerhaltenden Versuche bei Milzruptur).

Indikationen für CCT-Untersuchungen

Eine kraniale Computertomographie ist indiziert bei:

- Bewußtlosigkeit mit GCS < 8 Punkte,
- neurologischer Herdsymptomatik,
- offenem Schädel-Hirn-Trauma,
- klinisch-neurologischer Zustandsverschlechterung
- röntgenologischen Schädelfrakturen,
- posttraumatischen Krampfanfällen

Die weitere Diagnostik umfaßt radiologische Untersuchungen der LWS und BWS a.p. und seitlich, Schädel a.p., seitlich und halbaxial nach Towne, HWS a.p., Denszielaufnahme (Schweighofer et al. 1992) sowie die fakultativen Röntgenuntersuchungen der Extremitäten bei klinischem Anhalt für deren Verletzung. Bei gezielten Fragestellungen (v. a. Aortenruptur oder -dissektion, unstillbare intraabdominelle Blutungen) sollte auch die Angiographie zur Klärung genutzt werden. Ebenso muß bei Beckenverletzungen mit Hämaturie und sonographisch nachgewiesener Nierenverletzung eine i.v.-Urographie angefertigt werden.

Scoresysteme als Hilfsmittel zur Patienteneinschätzung

Im Rahmen dieser Primärversorgung sollte so früh wie möglich, allerdings immer vor den dringlich indizierten Eingriffen, eine Schwereeinschätzung des Verletzungsmusters mit einem validierten Meßsystem stattfinden; dies dient v. a. der kritischen Überprüfung der eigenen Einschätzung der Verletzungsschwere (Tscherne et al. 1987). Dazu empfiehlt es sich, entsprechende Protokolle zur Erinnerung und Dokumentation zu bevorraten. Am weitesten verbreitet ist der Injury Severity Score (ISS; Baker et al. 1974; Copes et al. 1988) sowie im deutschsprachigen Raum der Polytraumaschlüssel (PTS; Oestern et al. 1985). Diese Instrumente ermöglichen neben der kritischen Würdigung der eigenen Einschätzung des Patientenstatus die approximative Abschätzung der Prognose (Schuster u. Dick 1994; Bein u. Taeger 1993). Für letztgenannte Fragestellung erscheint die TRISS-Methode das geeignetste Instrumentarium zu bieten (Boyd et al. 1987).

Besondere Bedeutung kommt der frühen Erkennung von Hochrisikopatienten durch diese Scores zu (Bein u. Unertl 1993). Die Kenntnis dieser Scoringsysteme einschließlich ihrer Aussagekraft läßt auch eine Kontrolle der ergriffenen Maßnahmenintensität zu und erlaubt das operative Vorgehen besser einzuschätzen (Priorität: Organ- bzw. Gliedmaßenerhaltung oder Überlebenssicherung). Für das anästhesiologische Vorgehen ist z. B. relevant, daß Patienten mit einem PTS-Wert von III–IV zwingend beatmet werden müssen, um deren Überlebenschancen zu verbessern (Tscherne et al. 1987). Voraussetzung für die Aussagekraft der Scores ist allerdings eine intensive Kenntnis des verwendeten Systems, da sich eine deutliche untersucherabhängige Varianz in der Patientenbewertung zeigt (Waydhas et al. 1992).

Exemplarisch wird hier der PTS dargestellt. Ebenso können außerdem gültige Zustandscores verwendet werden (z. B. SAPS o. APACHE II/III).

Hannoveraner Polytrauma-Schlüssel

A. Region Schädel: PTSS		B. Region Thorax: PTST	
GCS 15–13 Punkte	4	Sternumfraktur, Rippenfrakturen (1–3)	2
GCS 8–12 Punkte	8	Rippenserienfrakturen einseitig	5
GCS 3–7 Punkte	12	Rippenserienfrakturen beidseitig	10
Mittelgesichtsfraktur	2	Hämato-, Pneumothorax	2
Schwere Mittelgesichtsfraktur	4	Lungenkontusion einseitig	7
		Lungenkontusion beidseitig	9
GCS = Glasgow-Coma-Skala (s. unten)		Instabiler Thorax zusätzlich	3
		Thorakale Aortenruptur	7
C. Region Abdomen: PTSA		D. Region Wirbelsäule-Becken: PTSB	
Isolierte Milzruptur	9	Einfache Beckenfraktur	3
(Schwere) Milz- und Leberruptur	(18) 13	Kombinierte Beckenfraktur	9
(Ausgedehnte Leberruptur)	(18) 13	Beckenfraktur mit Urogenitalbeteiligung	12
Darm, Mesenterium	9	Wirbelfraktur	3
Niere, Pankreas	9	Wirbelfraktur mit Querschnitt	3
		Beckenquetschung	15
E. Region Extremitäten: PTSE		F. Alterseinfluß	
Zentrale Hüftluxationsfraktur	12	≤ 39 Jahre	0
Oberschenkelfraktur einfach	8	40–49 Jahre	1
Oberschenkelstück oder Trümmerfraktur	12	50–54 Jahre	2
Unterschenkelfraktur	4	55–59 Jahre	3
Kniebinnenscheibe, Patellafraktur	2	60–64 Jahre	5
Sprunggelenkfraktur	2	65–69 Jahre	8
Oberarmfraktur, Schulterfraktur	4	70–74 Jahre	13
Ellenbogenfraktur, Unterarmfraktur	2	≥ 75 Jahre	21
Gefäßverletzung zentral Ellenbogen/Knie	8		
Gefäßverletzung distal Ellenbogen/Knie	4	*PTS-Gruppen:* *Punktzahl*	*Letalität*
Amputation Oberschenkel/Oberarm	12	Gruppe I 1–11	Bis 10 %
Amputation Unterschenkel/Unterarm	8	Gruppe II 12–30	Bis 25 %
Je 2- und 3gradige offene Frakturen	4	Gruppe III 31–49	Bis 50 %
Große Weichteilquetschung	2	Gruppe IV ≥ 50	Bis 75 %

Der mit Abstand wichtigste Score für die traumatologische Notfallmedizin ist die Glasgow-Koma-Skala, sie geht auch in andere Scoringsysteme als Teilparameter mit ein, daher wird sie hier dargestellt (Teasdale et al. 1974; Knudson et al. 1988; Cunitz 1995).

Verlaufskontrollen während der Primärversorgung

Völlig unabhängig von einem instrumentalisierten Scoring des Traumapatienten muß der Anästhesist während des gesamten Verlaufs der Primärversorgung immer

Glasgow-Koma-Skala					
Augenöffnen		Beste motorische Antwort		Verbale Reaktion	
		Auf Aufforderung	6		
		Gezielte Schmerzabwehr	5	Orientiert	5
Spontan	4	Ungezielte Schmerzabwehr	4	Verwirrt	4
Auf Aufforderung	3	Beugt auf Schmerzreiz	3	Inadäquat	3
Auf Schmerz	2	Streckt auf Schmerzreiz	2	Unverständlich	2
Keine Reaktion	1	Keine Reaktion	1	Keine Reaktion	1
Wert A:	1–4	Wert B:	1–6	Wert C:	1–5
Glasgow-Koma-Skala = Summe A + B + C					

wieder den Zustand des Patienten kritisch überprüfen, um neu auftretende Komplikationen oder Befundverschlechterungen rechtzeitig zu erkennen. Die Folge muß eine angemessene Änderung des Therapieplanes sein, die einer neu entstehenden Vitalbedrohung Rechnung trägt. Im Zweifelsfall muß bei einer drastischen Befundverschlechterung wieder nach den eingangs bereits abgefragten Bedrohungen geforscht werden: starke Blutung, (Spannungs)peumothorax und Perikardtamponade, die jederzeit nachträglich auftreten können. Besonders bedeutsam ist dies auch für die Verlaufskontrolle des Schädel-Hirn-Traumas und dessen Operationswürdigkeit als dringlicher Eingriff (regelmäßige Pupillenkontrollen).

> Die Primärversorgung ist abgeschlossen, wenn eine akute Vitalgefährdung behoben, lebens- und organerhaltende Eingriffe beendet sind und ein abschließendes Bild über die Verletzungen erhoben ist, sie endet mit der Übergabe des Patienten an die Intensivstation.

30.7 Spezielle Aspekte der Polytraumaversorgung

Atemwegssicherung

Eine wesentliche Herausforderung für den Anästhesisten ist die Sicherung der Atemwege beim Polytraumatisieren, da erhebliche Erschwernisse das Vorgehen beeinflussen:

1) Die Entscheidungen für die Intubation, für die Einleitung der Beatmungstherapie und deren Umsetzung finden unter erheblichem Zeitdruck und gleichzeitig mit anderen Maßnahmen statt.
2) Die Patienten sind regelhaft als nicht nüchtern anzusehen.
3) Wegen einer zu vermutenden HWS-Instabilität ist die endotracheale Intubation grundsätzlich nur unter Anwendung von zusätzlichen Vorsichtsmaßnahmen durchzuführen.

4) Bei Mittelgesichtsverletzungen sind durch Blutung und Deformierung die Sichtverhältnisse bis zu maximal erschwert.

Um diesen Schwierigkeiten zu begegnen, sollten die im folgenden dargestellten Leitlinien Beachtung finden (Nicholls u. Cullen 1988; Mulder 1992; Prien 1992).

Die Indikationsstellung für die Intubation und Beatmung des Verletzten erfolgt großzügig und frühzeitig, dabei findet das zu erwartende Verletzungsmuster sowie der Unfallmechanismus besondere Berücksichtigung. Neben Störungen der Vigilanz stellen schwere Schockzustände und Thoraxtraumen die wichtigsten Indikationen dar. Die Intubation hat als sogenannte Blitz- oder Sturzeinleitung zu erfolgen, eine Alternative stellt in Einzelfällen die fiberbronchoskopische Wachintubation dar. Die blindnasale Intubation ist wegen einer möglicherweise bestehenden Verletzung der Schädelbasis eher als kontraindiziert anzusehen, gleiches gilt für die transnasale Applikation einer Magensonde. Die Anwendung des Sellick-Manövers (Krikoiddruck) kann beim Vorliegen einer instabilen HWS-Fraktur möglicherweise eine Frakturstückdislokation nach sich ziehen.

Zur Sicherung einer evtl. bestehenden HWS-Instabilität muß auch während des Intubationsvorgangs die Ruhigstellung der HWS aufrecht erhalten bleiben. Eine bereits angelegte Halskrause sollte nur entfernt werden, falls zuvor die Intubation nicht gelingt (nach erfolgter Intubation sofort wieder anlegen). Durch die erzwungene Bewegungseinschränkung wird die Sicht auf die Stimmritze bei der konventionellen Laryngoskopie erschwert; zumeist ist die konventionelle Intubation jedoch bei angelegter Halskrause möglich. Wird die Halskrause zur Intubation entfernt oder ist sie bis zu diesem Zeitpunkt noch nicht appliziert, ist die manuelle Ruhigstellung durch eine Hilfsperson obligat. Hierzu wird der Schädel manuell unter geringer Extension in Neutralstellung fixiert.

Für die Beherrschung dieser z. T. schwierigen Situationen sollte der Anästhesist daher auf Erfahrungen in der Anwendung alternativer Techniken wie fiberoptische transnasale und transorale Intubation, retrograde Intubation, Koniotomie, Nottracheotomie, (blinde transnasale Wachintubation) zurückgreifen können.

Komplikationen der Überdruckbeatmung

Mit Beginn der Überdruckbeatmung besteht bei Thoraxtraumen mit Verletzung sowohl des Bronchialsystems als auch von Lungenvenen die Gefahr einer Luftembolie, ebenso kann bereits nach wenigen Atemzügen ein vorher nichtrelevanter Pneumothorax zum Spannungspneumothorax werden und mit hohem Atemwegsdruck Tachykardie, oberer Einflußstauung und Hypotonie dekompensieren (Prien 1992).

Schnittstelle zwischen Rettungsdienst und Klinik

Häufig erreichen Polytraumapatienten bereits gut rettungsdienstlich versorgt die Klinik. Eine kurze, klar strukturierte Übergabe des Notarztes an die weiterbehandelnden Kollegen ist von beiden Seiten zu gewährleisten, ein Notarztprotokoll zur

Dokumentation ist ebenfalls zwingend zu fordern. Eine Vorabinformation der Klinik über die Ankunft eines Polytraumapatienten mit stichwortartiger Beschreibung des Verletzungsmusters ermöglicht die erhebliche Verkürzung von Vorlaufzeiten vor diagnostischen und therapeutischen Maßnahmen.

Um Reibungsverluste zu vermeiden, sollten weiterbehandelnde Klinikärzte zwingend über die Handhabung der im Rettungsdienstbereich gebräuchlichen Ausrüstungsgegenstände, wie Schaufeltrage, Vakuummatratze, Halskrausen (unterschiedliche Modelle) und Antischockhose (MAST), informiert sein.

Der in den USA weitverbreitete Einsatz dieser *Antischockhosen* hat hier keine Nachahmung gefunden und wird kontrovers diskutiert (Thomas et al. 1986). Als kurzfristige Maßnahme gleichzeitig mit der Volumensubstitution bei Patienten mit nicht meßbarem Blutdruck (< 50 mm Hg) bis zur Kreislaufrekompensation erscheinen sie uns gerechtfertigt (Cayten et al. 1993); praktische Erfahrungen mit MAST haben wir bisher nicht sammeln können. Die als Problem angesehenen Risiken für Kompartmentsyndrome der unteren Extremitäten und die eingeschränkte Compliance der Lunge unter abdominaler Kompression erscheinen uns in dieser Situation nicht als bedeutsam, zumal in den amerikanischen Studien über sehr geringe Komplikationsraten berichtet wird (Thomas et al. 1990). Bei penetrierenden Thoraxtraumen ist der Einsatz der MAST nachweislich nicht sinnvoll (Mattox et al. 1989). Ob die Anwendung des Verfahrens allerdings unter unseren Bedingungen einen positiven Effekt für den Krankheitsverlauf hat, ist bisher nicht geklärt.

Anästhesieführung

Für die *Anästhesieführung* bei Polytraumapatienten sind verschiedene Aspekte zu beachten, um narkosebedingte Zustandsverschlechterungen zu vermeiden oder zumindest frühzeitig zu erkennen. Die eingesetzten Substanzen (Hypnotika, Opioide und Muskelrelaxanzien) sind v. a. bei hämodynamisch instabilen Patienten nur in reduzierter Dosierung einzusetzen. Für die Narkoseinduktion erscheint Etomidat am besten geeignet zu sein; es kann bei Patienten mit Schädel-Hirn-Trauma eingesetzt werden und zeigt auch beim hypovolämischen Patienten noch eine relativ geringe kreislaufdepressive Wirkung; Ketamin sollte beim Patienten mit erwartetem oder bestehendem SHT nicht eingesetzt werden. Barbiturate können ebenfalls verwendet werden, hierbei ist allerdings besonders auf deren z. T. massive kreislaufdepressive Nebenwirkung zu achten (Cunitz u. Wortmann 1993). Weiterhin sollte bei der Dosierung der Anästhetika bedacht werden, daß ein erheblicher Teil der Traumapatienten alkoholisiert ist. N_2O sollte zumindest initial nicht verwendet werden, da es durch Diffusion in einen möglicherweise bestehenden Pneumothorax diesen zu einem Spannungspneumothorax überführen kann und es den Hirndruck ebenso steigert wie Halothan oder Enfluran (sowie Isofluran; Nicholls u. Cullen 1988). Für die Narkosefortführung bei diesen Patienten eignen sich daher v. a. intravenöse Verfahren mit dem Einsatz von Opioiden kombiniert mit Benzodiazepinen oder Propofol (Singbartl et al. 1993). Vor allem Patienten, die wegen erheblicher hämodynamischer Instabilität zunächst ohne oder mit nur sehr geringer Anästhetikazufuhr versorgt werden müssen, zeigen später trotz Hypotonie, Hypothermie, Alkoholisierung etc. häufig Erinnerungen an intraoperative Ereignisse, diesem sollte durch eine Anästhesievertiefung zum frühestmöglichen Zeitpunkt Rechnung getragen werden. Der prophylaktische Einsatz z. B. von Midazolam (1–3 mg) sollte erwogen werden.

Zumeist besteht bereits früh eine *Hypokaliämie*, die möglicherweise Folge der hohen Katecholaminfreisetzung ist; eine baldige Substitution nach Kontrolle der Serumkonzentration ist angezeigt (Shin et al. 1986).

Die Applikation von Katecholaminen wird sehr unterschiedlich gehandhabt. Der Einsatz von Dobutamin oder Dopexamin zur Steigerung des Herzzeitvolumens sowie zur Perfusionsverbesserung im Splanchnikusgebiet wird teilweise praktiziert (Dobb 1995). Indikationen für die Katecholaminapplikation bestehen nach unserer Auffassung nur bei nachgewiesener Herzinsuffizienz (Echokardiographie, RHK) sowie für Dopamin oder Dopexamin in Nierendosis. Kommt es nach ausreichender Volumensubstitution mit hinreichend hohem ZVD nicht zur ausreichenden Diurese, sollte eine Stimulation mit einem Schleifendiuretikum und/oder einem Osmodiuretikum versucht werden.

Im Verlauf einer häufig mehrere Stunden dauernden Primärversorgung eines Polytraumapatienten kommt es regelhaft zur *Hypothermie*. Dies ist eindeutig als Komplikation zu werten, da die nachteiligen Effekte der Hypothermie z. B. mit Gerinnungsstörungen deutlich überwiegen (Nicholls u. Cullen 1988). Dem Monitoring der Körperkerntemperatur sowie dem aktiven Erhalt bzw. Wiederherstellung der Körpertemperatur kommt eine besondere Bedeutung zu. Dies kann erreicht werden durch Vermeidung von Wärmeverlusten (Decken), Verwendung von Wärmematten, Heizstrahlern, Warmluftgebläsen (z. B. Warmtouch® oder BairHugger®) sowie durch den Einsatz von Infusionswärmern, dabei müssen die üblichen Vorsichtsmaßnahmen zur Vermeidung von Verbrennungen beachtet werden. Weiterhin ist der Einsatz von Atemgasheizungen bei diesen Patienten zu erwägen.

30.8 Synopsis der Einzelverletzungen

Schädel-Hirn-Trauma

Sehr häufig (ca. 70–80%) ist mit einem schweren Polytrauma auch ein höhergradiges Schädel-Hirn-Trauma verbunden (Böddeker et al. 1993; Zink et al. 1991)

> Schwerste Schädel-Hirn-Traumen ohne relevante Begleitverletzungen stellen eine Rarität dar, ebenso sind ausgedehnte Mehrfachverletzungen zumeist mit einem SHT vergesellschaftet.

Durch Kontusion, gefolgt von Einblutung und Ödem, epi- oder subdurale Hämatome mit Verdrängung sowie durch subarachnoidale Blutungen kommt es zu unterschiedlichen Ausprägungen einer Hirnschädigung mit Bewußtseinseinschränkung oder -verlust. Neben diesen sog. primären Schädigungen führen sekundäre Schädigungsmechanismen wie Hypoxie, Ischämie, Hyperglykämie und Azidose zu weiteren Hirnfunktionsstörungen (Karimi 1992; Cunitz 1995; Hans 1995). Dabei ist der Verletzte v. a. durch die intrakranielle Drucksteigerung, hervorgerufen von Ödem und Blutung, bedroht, da diese durch Perfusionsminderung eine zerebrale Hypoxie verursachen. Der Verlauf des SHT bestimmt neben Frühkomplikationen weitgehend die Prognose des Polytraumatisierten (Champion et al. 1990).

Wichtigste Initialmaßnahmen sind neben Kreislaufstabilisierung mittels Volumenapplikation die Oberkörperhochlage (ca. 15–20°), eine optimierte Oxygenierung und milde Hyperventilation (Ziel: p_aCO_2 ca. 35 mm Hg) unter adäquater Sedierung und Analgesie sowie ein aufmerksames klinisches Monitoring von Hirndruckzeichen und der GCS (Strebel 1994; Cunitz 1995). Hieraus läßt sich die Notwendigkeit einer frühen und großzügigen Indikationsstellung zur Intubation und Beatmung des SHT-Patienten ableiten (Hans 1995). Wichtig erscheint darüber hinaus die schnelle Wiederherstellung der Bluthomöostase mit einem normalen Serumnatrium und normaler Osmolarität. Kortikoide scheinen weder zu schaden noch das Hirnödem wesentlich zu beeinflussen (Karimi 1992; Strebel 1994).

Maßnahmen, die den venösen Abfluß aus dem kranialen Stromgebiet reduzieren, sind kontraindiziert: hoher PEEP (maximal 500 Pa), Kopftieflagerung sowie die feste Anlage einer flexiblen Halskrause vom Typ der Schanz-Krawatte. Daher sollten nur halbstarre Immobilisatoren (z. B. Stifneck® oder Nec-Loc®) eingesetzt werden, die keine Weichteilkompression verursachen. Nachteilige Effekte einer Katheterisierung der Vv. jugulares internae werden ebenfalls diskutiert, erscheinen aber eher zweitrangig.

Die Wahl der Medikamente zur Narkoseführung ist eingeschränkt. So sollten alle volatilen Anästhetika sowie N_2O nicht zum Einsatz kommen. Ketamin ist unter Hyperventilation zwar einsetzbar, bleibt aber Medikament der zweiten Wahl beim Polytraumatisierten mit SHT. Dies gilt auch z. Z. noch unter Berücksichtigung der neueren tierexperimentellen Untersuchungen zu möglichen zerebroprotektiven Eigenschaften von Ketamin (Werner 1994). Barbiturate oder Etomidat scheinen als Standardsubstanzen zur Narkoseinduktion dieser Patienten besonders geeignet zu sein, ebenso können Propofol oder Benzodiazepine zur weiteren Narkoseführung eingesetzt werden. Die hochpotenten Analgetika Fentanyl, Alfentanil und Sufentanil scheinen unbedenklich verwendbar zu sein (Cunitz 1995).

Alle bewußtlosen Polytraumapatienten und Patienten mit neurologischer Symptomatik müssen im Rahmen der erweiterten Primärdiagnostik einer CCT unterzogen werden. Besteht eine Blutung oder ein Ödem, ist die Indikation zur Überwachung des intrakraniellen Hirndrucks gegeben (Zink u. Samii 1991; Hans 1995).

Indikationen für eine epidurale Messung des Hirndruckes beim Traumapatienten:
- alle Bewußtlosen mit Schädel-Hirn-Traumen Grad II–IV (primäre Bewußtlosigkeit > 1 h),
- neurochirurgisch operierte Patienten, deren Befund eine längere Bewußtlosigkeit erwarten läßt,
- Patienten, bei denen lange Eingriffe geplant sind oder die aus anderer Indikation einer Beatmungstherapie mit Analgosedierung für einen längeren Zeitraum bedürfen,
- Überwachung einer medikamentösen Hirndrucksenkung.

Die Versorgung einer intrakraniellen Raumforderung ist in der Regel ein Eingriff der zweiten Operationsphase, nur ein akutes epidurales Hämatom mit Zeichen des Hirndrucks ist eine sofortige Op.-Indikation, dann allerdings ohne weitere Verzögerung (CT) mit einer ähnlichen Dringlichkeit wie die Versorgung einer Massenblutung.

Indikationen für neurochirurgische Früheingriffe

Indikationen für einen neurochirurgischen Früheingriff ergeben sich aus folgenden Befunden:
- raumfordernde Blutungen (epi- und subdural sowie intrazerebral),
- direkt offene Hirnverletzungen,
- Kalottenimpressionsfrakturen mit Raumforderung (Impression tiefer als einfache Kalottenstärke),
- Kombinationsverletzungen mit intrakranieller Raumforderung.

Keinesfalls darf es zu Notfallverlegungen in ein neurochirurgisches Zentrum kommen, ohne daß gesichert ist, daß der Patient nicht durch abdominelle oder thorakale Verletzungen lebensbedroht ist. Darüber hinaus muß eine weitgehende Sicherung der Vitalfunktionen stattgefunden haben und durch sachgemäße Betreuung während des Transportes ein zusätzliches Transporttrauma sicher vermieden werden (Varney et al. 1990).

Rückenmarkverletzungen

Wirbelsäulenverletzungen kommen meist durch Rasanztraumen zustande (ca. 50% durch Verkehrsunfälle); sie betreffen deutlich häufiger Männer als Frauen und die Patienten sind in 80% jünger als 40 Jahre. In 40% der Fälle betreffen die Läsionen das Halsmark (Werba et al. 1989). Durch den Unfallmechanismus bedingt sind ca. 50% der Wirbelsäulenverletzten polytraumatisiert (Lampl et al. 1990).

Die Rückenmarkschädigungen werden unterschieden in hohe (oberhalb Th_5/Th_6) und untere Verletzungen (unterhalb Th_5/Th_6), sowie in komplette und inkomplette. Patienten mit hohen und kompletten Läsionen zeigen zumeist das Vollbild der neurologischen Zustandsbeschreibung des spinalen Schocks mit vollständigem Ausfall sowohl der motorischen und sensiblen als auch der sensorischen und reflektorischen Qualitäten (schlaffe Lähmung mit Anästhesie und vegetativer Dysregulation in der Frühphase). Häufig kommt es bei entsprechender Höhe der Läsion zur Ateminsuffizienz durch fehlende motorische Kraft (Wegfall der Bauchmuskulatur für die Exspiration und der Interkostalmuskulatur in Abhängigkeit von des Schädigungshöhe). Eine initial nicht bestehende Ateminsuffizienz kann durch Erschöpfung, ein sich ausdehnendes Marködem sowie durch eine atemdepressive Wirkung sezernierter Endorphine entstehen. In der Frühphase nach isolierten hohen Rückenmarktraumen wird häufig eine kurze hypertone Phase gesehen, die in einen neurogenen Schock mit Bradykardie und Hypotonie übergeht. Die verlorengegangene Autoregulation macht die Kreislaufsituation des Paraplegikers in höchstem Maße instabil und extrem lagerungsabhängig, weiterhin kann der Patient Volumenverluste nicht mehr kompensieren.

Die wichtigste Initialtherapie des Wirbelsäulenverletzten besteht in der rechtzeitigen Beatmungstherapie und der angemessenen Volumentherapie, die die Kreislaufsituation rekompensiert, ohne eine Volumenüberladung des Patienten zu erreichen (Werba et al. 1989; Lampl et al. 1990). Hier könnte der routinemäßige Einsatz der MAST von Vorteil sein. Nur für Patienten mit traumatischen Querschnittsläsionen hat sich bisher der hochdosierte Einsatz von Kortikoiden (insbesondere Methylprednisolon) als wirksam erwiesen. Osmotherapeutika oder eine prophylaktische Hyperventilation zeigten keine deutlichen Effekte.

Ausschließlich bei inkompletten Läsionen, die in ihrer Ausdehnung fortschreiten, sowie bei ausgedehnten Instabilitäten, die eine weitere Intensivtherapie und Rehabilitation unmöglich machen, besteht eine Indikation für eine dringliche operative Versorgung durch Dekompression bzw. Stabilisation (Boddeker et al. 1993). Im Rahmen der Polytraumaversorgung gilt vor allem:

> Sekundäre Rückenmarkschädigungen durch Umlagerungen und Pflegemaßnahmen sowie Op.-Lagerung müssen strikt verhindert werden.

Dazu empfiehlt sich z. B. auch der innerklinische Einsatz einer Schaufeltrage zur Umlagerung und für Pflegemaßnahmen.

Im angloamerikanischen Sprachraum wird die zuvor noch nicht anderweitig immobilisierte HWS im Rahmen der klinischen Erstversorgung durch Unter- und Umpolsterung mit kleinen Sandsäcken sowie durch Fixierung des Kopfes mittels Klett- oder Klebebändern auf der Unterlage immobilisiert (Podolsky et al. 1983). Nur die kombinierte Anwendung von harter Halskrause und Vakuummatratze scheint eine hinreichend stabile Immobilisation zu gewährleisten.

Bei Verletzungen der HWS oder der oberen thorakalen Wirbelsäule sollte eine elektive Intubation bei ausgeschlossener Schädelbasisfraktur als blinde nasotracheale oder fiberbronchoskopische Wachintubation erfolgen. Nur bei Kindern und unruhigen Patienten scheint die Narkoseeinleitung vor der Intubation weitere Schäden zu verhindern; auf die entsprechenden Maßnahmen wie In-line-Fixierung, Lagerung für die Intubation sowie die Anlage einer Halskrause nach der Intubation bzw. vor einer fiberbronchoskopischen oder Blindintubation muß dabei besonders geachtet werden (Übersicht bei Werba et al. 1989).

> Außer in der Phase der Initialversorgung dürfen Paraplegiker kein Succinylcholin erhalten, da es zu einer lebensbedrohlichen Hyperkaliämie kommen kann.

Thoraxtrauma

Isolierte Traumen des Thorax und seiner Organe sind eher selten, die Inzidenz von derartigen Verletzungen im Rahmen eines Polytraumas ist allerdings in den letzten

Jahren gestiegen. Von besonderer Bedeutung ist das Thoraxtrauma wegen seines erheblichen Einflusses auf die Sterblichkeit von Polytraumatisierten (Lauterjung et al. 1987). Die überwiegende Mehrzahl aller Thoraxtraumen sind Folgen stumpfer Verletzungsmechanismen. Unterschieden werden Thoraxwandverletzungen (offen und geschlossen), Verletzungen des Lungenparenchyms und der Atemwege sowie die eher seltenen Verletzungen der großen Gefäße und des Herzens oder die traumatische Zwerchfellruptur. Eine aktuelle Übersicht zum Thoraxtrauma findet sich bei Castelli et al. 1995).

Thoraxverletzungen (nach Inthorn u. Huf 1992; Kantartzis et al. 1993)

- Wandinstabilität (Rippenserienfrakturen),
- offener und geschlossener Pneumothorax,
- Spannungspneumothorax,
- Hämatothorax,
- Zwerchfellruptur (Enterothorax),
- Lungenkontusionen,
- Perikardzerreißung mit Herzluxation,
- Mediastinalemphysem bei zentralen Verletzungen des Bronchialsystems (Tracheal- oder Bronchialabriß),
- Perikardtamponade,
- Pulmonalgefäßverletzungen,
- Aortenruptur und Verletzung der V. cava superior inklusive deren Äste,
- Herzkontusion,
- Herzbinnenverletzung (Papillarmuskelabriß, Klappeneinriß).

Wie zuvor dargestellt, stellen Spannungspneumothorax und Perikardtamponade akut lebensbedrohliche Zustände dar, die sofortiger Therapie bedürfen. Ebenso müssen Massenblutungen aus thorakalen Gefäßen einer lebensrettenden Operation zugeführt werden. Auch die möglichen Komplikationen bei Beatmungsbeginn sind zuvor dargestellt worden.

Ein signifikanter Pneumothorax sowie jeder nicht sicher ausgeschlossene Pneumothorax unter Beatmung und jeder Hämatothorax stellt eine Indikation für die Anlage einer Pleuradrainage dar (Castelli et al. 1995). Kommt es bei einem Hämatothorax zu einem Blutverlust von mehr als 1500–2000 ml initial oder zu einer anhaltenden Blutung mit mehr als 150–200 ml/h aus dem Drain, besteht die Indikation zur Thorakotomie zur Blutstillung, eine persistierende Lungenfistel mit einem Volumen von ca. 40% des Tidalvolumens bedarf ebenso einer chirurgischen Versorgung (Tscherne et al. 1987; Inthorn u. Huf 1992; Kantartzis et al. 1993).

Kommt es unter Beatmung zur raschen Ausbildung eines Mediastinalemphysems mit Hals- und Gesichtsemphysem, Zyanose, Tachykardie und Blutdruckabfall, das sich unter Pleuradrainage weiter verschlechtert, dann besteht mit hoher Wahrscheinlichkeit eine zentrale Verletzung des Bronchialsystems. Zumeist ist die Ruptur ca. 2,5 cm oberhalb der Carina lokalisiert. Die Therapie besteht in einer sofortigen kollaren Mediastinotomie zur Entlastung sowie in der bronchoskopischen Suche der Rupturlokalisation. Zur Sicherung der Atemwege empfiehlt sich dann die seitengetrennte Beatmung bei Hauptbronchusverletzungen bzw. die Passage der Trachealverletzung mit dem Tubus, anschließend erfolgt die chirurgische Versorgung. Bei einem hohen kompletten Trachealabriß hilft wahrscheinlich nur die Präparation des (in den Mediastinalraum gezogenen) Trachealstumpfes und dessen Intubation, sofern dem so Verletzten überhaupt zu helfen ist.

Neben diesen makroskopisch bereits faßbaren Verletzungen der Atemorgane kommt der Lungenkontusion eine erhebliche Bedeutung für die Letalität nach einem Polytrauma zu (Regel et al. 1988; David et al. 1993). Solche Kontusionen führen bereits initial zu einem verschlechterten Gasaustausch sowie zu einer erhöhten Inzidenz an manifestem ARDS. Da diese Veränderungen häufig zu einem frühen Zeitpunkt nach dem Trauma nicht oder nur schwer nachweisbar sind (Thoraxröntgen, CT, Bronchoskopie) und der Verlauf durch eine frühzeitige Beatmung positiv beeinflußt werden kann, ist diese bereits bei einem begründeten Verdacht stets indiziert (Regel et al. 1987).

Verletzungen des Herzen mit Ruptur eines Ventrikels werden normalerweise nicht überlebt, perforierende Traumen eines Vorhofes können mit hohem Blutverlust überlebt werden, wenn gleichzeitig eine Perikardverletzung die Ausbildung einer ausgeprägten Perikardtamponade verhindert. Die häufigste Schädigung des Herzen bei Thoraxtraumen besteht in einer Myokardkontusion: es zeigt sich eine Myokardinsuffizienz, eine vorübergehende Neigung zu ventrikulären Herzrhythmusstörungen, Überleitungsstörungen, häufig nachweisbare ST-Streckenveränderungen und eine passagere Erhöhung der Myokardenzyme CK-MB sowie Troponin-T. Eine kausale Therapie besteht nicht, die üblichen Maßnahmen bei bedrohlichen Rhythmusstörungen müssen ebenso ergriffen werden wie bekannte Maßnahmen zur Rekompensation des insuffizienten Herzen. Zur Einschätzung des Schädigungsausmaßes hat sich neben der mehrfachen EKG-Ableitung und der wiederholten Enzymbestimmung die transösophageale Echokardiographie besonders bewährt.

Eine Aortenruptur findet zumeist im Isthmusbereich statt und imponiert dann häufig klinisch durch ein Pseudokoarktationssyndrom mit hohem Blutdruck im rechten Arm und einer deutlichen Blutdruckdifferenz zum linken Arm und den Beinen. Im Thoraxröntgen wird ein verbreitertes oberes Mediastinum nachgewiesen, das aortopulmonale Fenster ist verstrichen, Ösophagus und Trachea sind zumeist nach rechts verlagert. Die Aortenruptur ist häufig Folge eines Dezelerationstraumas mit typischen Verletzungen am Thorax: Sternumfraktur, Rippenserienfraktur links und Hämatothorax links. Die Verdachtsdiagnose der traumatischen thorakalen Aortenruptur oder -dissektion wird durch Kontrastmittel-CT des Thorax oder durch eine transfemorale Aortographie gesichert. Die operative Versorgung erfolgt unter kardiopulmonalem Bypass. Der Eingriff steht einer abdominellen Blutung und einem schweren Schädelhirntrauma an Dringlichkeit nach. Die primär gedeckte Rupturstelle kann jederzeit perforieren und führt dann zum Verbluten in die Thoraxhöhle. Da unter Sedation und Blutdruckkontrolle das Perforationsrisiko begrenzt zu sein scheint, besteht ohne Blutung keine Indikation zur Sofortoperation (Inthorn u. Huf 1992).

Besteht aus keiner anderen Indikation eine Notwendigkeit zur Intubation und Beatmung, dann ist bei einer Rippenserienfraktur der größte Gewinn für den Patienten durch eine gute Analgesie zu erreichen, bei systemischer Applikation von Opioiden ist das Therapieziel nicht die absolute Schmerzfreiheit, sondern tiefe und suffiziente Atemexkursionen. Mittels Periduralanästhesie werden die besten Erfolge erzielt (Senkung der Komplikationsrate und der Letalität; Wisner 1990).

Abdominalverletzungen

Sowohl durch stumpfe als auch durch penetrierende Schädigungsmechanismen entstehen Verletzungen der Abdominalorgane. Im europäischen Raum überwiegen bei weitem die stumpfen Traumen, zumeist im Rahmen von Mehrfachverletzungen (Lauterjung et al. 1987). Die dabei auftretenden Verletzungen sind neben Zerreißungen von Leber, Milz, Pankreas und Nieren Einrisse ins Mesenterium mit Blutungen aus den Mesenterialgefäßen, Dünndarmläsionen, Gefäßverletzungen im Retroperitonealraum (abdominelle Aorta, Iliakalgefäße, V. cava inferior und Nierengefäße) sowie Quetschungen oder Zerreißung der Ureteren und der Blase. Bei hinteren dislozierten Beckenfrakturen kommt es zu profusen Blutungen aus dem präsakralen Plexus. Alle diese Verletzungen kommen sowohl einzeln als auch in Kombination vor. Von besonderer Bedrohlichkeit sind arterielle Blutungen in die freie Bauchhöhle und ausgedehnte Zerreißungen der Leber mit nahezu unstillbaren Blutungen aus den Lebervenen.

Häufigkeiten von intraabdominellen Organverletzungen beim stumpfen Bauchtrauma (nach Keferstein 1992)					
– Milz	30%,	– Niere	10%,	– Leber	18%,
– Mesenterium	10%,	– Magen/Darm	12%,	– Pankreas	4%.

Das wesentliche Problem der Versorgung von Abdominalverletzungen besteht in der zeitkritischen und sicheren Diagnostik von intraabdominellen Verletzungen beim häufig bewußtlosen oder anästhesierten Patienten. Äußere Zeichen wie Prellmarken, Frakturen der unteren Rippen, Gurtmale oder gespannte Bauchdecken sind keinesfalls gut verwertbare Indikatoren für die Schwere einer intraabdominellen Verletzung (Lauterjung et al. 1987).

Daher müssen alle Polytraumatisierten, die nicht ansprechbar sind, gründlichst auf abdominelle Verletzungen hin untersucht werden. Die hierzu vorrangig genutzte Methode der Sonographie bedarf einer großen Erfahrung des Untersuchers, erreicht aber unter dieser Vorraussetzung eine hohe Zuverlässigkeit (Schnarkowski et al. 1992). Trotzdem wird in der Literatur auch heute noch die Rolle der diagnostischen peritonealen Lavage als „golden standard" der abdominellen Traumadiagnostik betont, zumal die Komplikationsraten sehr gering sind. Sonographie und Lavage sollten bei Unsicherheiten als sich ergänzende Verfahren angesehen werden, anstatt sich gegenseitig auszuschließen. So kann nur mit der Sonographie eine Verletzung oder Blutung im Retroperitoneum nachgewiesen werden, eine Hohlorganverletzung weist hingegen zumeist nur die Lavage nach (Haarmann 1993; Nast-Kolb et al. 1993; Reith et al. 1993). Ergänzende Untersuchungen sind Angiographien, i.v.-Urographie und CT, sie sollten nur bei kreislaufstabilen Patienten erwogen werden (Nast-Kolb et al. 1993).

> Besteht bei einer abdominellen Verletzung eine hämodynamische Instabilität unter angemessener Volumensubstitution, so stellt dies stets eine Indikation zur sofortigen explorativen Laparotomie dar.

Bei jeder Laparotomie eines Polytraumapatienten sollte gezielt nach den häufigen Organverletzungen gesucht werden, ebenso muß das Zwerchfell genau inspiziert werden, um Zwerchfellrupturen nicht zu übersehen (Keferstein 1992). Organerhaltende Operationsverfahren bei Milzrupturen erscheinen z. B. bei Patienten der Gruppe III und IV des PTS nicht gerechtfertigt, diese Patienten profitieren mehr von einer schnellen Blutstillung und einer verkürzten Op.-Dauer. Schwerste Leberverletzungen mit zunächst unstillbaren Blutungen dürfen zunächst mit einer Bauchtuchtamponade versorgt werden, die definitive Operation sollte dann innerhalb von 48 h stattfinden (Lauterjung et al. 1987; Keferstein 1992). Hohlorganverletzungen müssen nicht so akut versorgt werden wie Blutungen in Abdomen oder Thorax, eine frühe Versorgung senkt allerdings die postoperativen Komplikationsraten (Nast-Kolb et al. 1993).

Neben den Verletzungen des Peritonealraumes und des oberen und mittleren Retroperitoneums stellen komplexe Beckenverletzungen eine wesentliche Gefährdung für den Unfallpatienten dar. Dabei besteht die Hauptgefahr nicht in der eigentlichen Beckenfraktur, sondern in den Begleitverletzungen der Weichteile, Gefäße, Nerven und inneren Organe (Pohlemann et al. 1992). Ziel der Therapie ist die rasche Blutstillung bei relevanten Blutungen sowie die Wiederherstellung der Beckenringstabilität und die Versorgung der Begleitverletzungen (Bosch et al. 1992).

> Wesentlichste Kriterien zur Beurteilung von komplexen Beckenfrakturen ist die Kreislaufstabilität sowie die Stabilität des Beckenringes, insbesondere des dorsalen Abschnittes.

Massive Traumen des Beckens wie Überrolltraumen oder dorsal instabile Frakturen bei volumenrefraktärer Kreislaufinsuffizienz bedürfen der sofortigen Laparotomie zur Blutstillung mit anschließender osteosynthetischer Stabilisierung.

Extremitätenverletzungen

Fast alle Polytraumatisierten erleiden auch Extremitätenverletzungen (ca. 80%; Böddeker et al. 1993). Diese Verletzungen reichen von einfachen Frakturen über offene z. T. Mehrfragmentfrakturen der langen Röhrenknochen bis zu traumatischen Amputationen. Über die Versorgung dieser Verletzungen ist immer nur interdisziplinär zu entscheiden, da das Vorgehen stets neben der Einzelverletzung in hohem Maße vom Gesamtzustand des Patienten bestimmt wird (Nast-Kolb 1986). Grundsätzlich sollte eine Frühversorgung von Frakturen der langen Röhrenknochen angestrebt werden. Dies gilt besonders bei solchen mit Gefäßverletzung oder 2- bis 3gradigen offenen Frakturen (Josten et al. 1993) Dabei sind bei Patienten mit einem Polytrauma mit Schweregrad III–IV (PTS) extremitätenerhaltende Op.-Versuche nur gerechtfertigt, wenn sie zügig vollzogen werden können, keine vordringlichen Maßnahmen behindert werden und sich unter der Operation der Zustand des Patienten nicht verschlechtert. Die Frühstabilisierung von Frakturen der langen Röhrenknochen ist aber auch wegen deren systemischen Auswirkungen auf den Verlauf eines ARDS und den Notwendigkeiten der weiteren Intensivtherapie dringend anzustreben (Sturm et al. 1991).

> Im Zweifel gilt der Grundsatz: „Life before limb."

Die Reposition von Frakturen (auch offenen) und Luxationen soll bereits während der Reanimationsphase stattfinden, eine bereits verbundene Wunde einer offenen Fraktur muß bis in den OP im Verband belassen werden. Wann immer möglich sollten auch geschlossene Oberschenkelschaftfrakturen in der Frühphase osteosynthetisch versorgt werden (Buchardi u. Sydow 1990).

Singuläre Amputationsverletzungen bei nicht hypovolämischen Patienten werden bevorzugt unter Regionalanästhesieverfahren versorgt, die entstehende Sympathikolyse ist wertvoll für die verbesserte Perfusion der replantierten Gliedmaße, darüber hinaus besteht weniger die Gefahr einer Replantatschädigung durch unwillkürliche Bewegungen in der Aufwachphase.

Gesichtsverletzungen

Verletzungen des Gesichts und der Halsweichteile im Rahmen des Polytraumas gefährden den Patienten v.a. durch zusätzlich erschwertes Airwaymanagement. Deformation, Ödem, Hämatom und Blutung erschweren häufig schon früh die orale Intubation unter Sicht.

> In der Regel wird die Verletzungsschwere unterschätzt, und die Intubation gestaltet sich schwieriger als zunächst erwartet.

Bei ausgedehnten Verletzungen ist die frühe Intubation aus prophylaktischen Erwägungen angebracht. Soll zu einem späteren Zeitpunkt eine elektive Intubation erfolgen, empfiehlt sich die fiberbronchoskopisch gestützte Durchführung oder die orale Laryngoskopie unter topischer Lokalanästhesie und leichter Sedierung beim wachen Patienten. Eine transnasale Blindintubation erfordert zuvor den radiologischen Ausschluß einer Schädelbasisfraktur.

Augenverletzungen

Gelegentlich bestehen bei Polytraumatisierten auch Augenverletzungen. Kam es zu einer Perforation, sollten alle Zustände vermieden werden, die den Augeninnendruck steigen lassen: Husten und Pressen sowie arterielle Hypertonie, möglicherweise als Folgen zu flache Narkoseführung. Auch vor mechanischem Druck muß der Bulbus bewahrt werden. Bei derartigen Verletzungen ist der Einsatz von Succinylcholin als Relaxans strikt kontraindiziert, da es zu einer erheblichen Steigerung des Augeninnendrucks führt.

In der Phase der Narkoseausleitung besteht ein Konflikt zwischen dem Gebot der Wachextubation des nichtnüchternen Patienten zur Aspirationsverhütung und dem Wunsch des Ophtalmochirurgen nach strikter Vermeidung von Hustenstößen. Bei den heute üblichen Techniken der reparierenden Augenchirurgie ist die Gefahr einer hustenbedingten Disruption als vergleichsweise gering einzustufen, daher besitzt aus anästhesiologischer Sicht die Vermeidung einer Aspiration eine höhere Priorität.

30.9 Verbrennungskrankheit

Die Verbrennungskrankheit ist durch eine Kombination mehrerer schwerer Funktionsstörungen gekennzeichnet. Die Verbrennung oder Verbrühung der Haut, die auch als das größte Organ des Körpers gesehen werden kann, führt zu Veränderungen der Thermoregulation, der Flüssigkeits- und Elektrolythomöostase und zu einem Verlust der natürlichen Abwehrmechanismen gegenüber bakteriellen Infektionen. Selbst wenn die Verbrennungskrankheit nur gering ausgeprägt ist, führt sie zu systemischen Veränderungen (Demling u. LaLonde 1990; Köller u. König 1991; Tredget u. Ming Yu 1992):

- Abnahme des Herzzeitvolumens,
- Veränderungen der Gefäßintegrität,
- Verlust größerer Mengen Flüssigkeit (durch Sequestration und Verdunstung),
- Hypothermie durch Verdunstung,
- Verlust von Eiweiß und Elektrolyten,
- Stoffwechselerhöhung auf das 2- bis 3fache der Norm bis zu mehreren Wochen,
- Abnahme der Lungenfunktion bis zur respiratorischen Insuffizienz.

Die Ausprägung der Allgemeinreaktion ist dabei im wesentlichen von der Ausdehnung und Schwere der Verbrennung abhängig (Steen 1993).

Thermische Verletzungen werden nach ihrer Schwere in 4 Grade unterteilt:

Verbrennungsgrade

Grad I: Hautrötung, Schwellung und Schmerzen,
Grad II: Blasenbildung, Verlust der Hautkontinuität,
Grad III: Verbrennung aller 3 Hautschichten, Verlust des Schmerzempfindens,
Grad IV: tiefgreifende Verkohlung.

Die flächenhafte Ausdehnung der Verbrennung ist einer der wichtigsten Parameter für die Entscheidungen weiterer Therapieschritte: Die Ausdehnung läßt die Prognose abschätzen, hilft über die Indikation zur Verlegung in ein Brandverletztenzentrum zu entscheiden und erleichtert die Entscheidung für eine aggressive Therapie in der Frühphase, in der es den Patienten zunächst noch recht gut gehen kann. Auch diese Patienten sind im besonderen Maße durch die Schockfolge des Multiorganversagens bedroht.

Körperoberfläche (Neunerregel)			
Körperregion	*Erwachsene*	*Schulkinder* (6.–10. Lebensjahr)	*Säuglinge* (1. Lebensjahr)
Kopf und Hals	9 % KOF	16 % KOF	20 % KOF
Stamm (ventral/dorsal)	2·18 KOF	2·17 KOF	2·17 KOF
Arme	2· 9 KOF	2· 9 KOF	2· 9 KOF
Beine	2·18 KOF	2·16 KOF	2·14 KOF

Zur Abschätzung der betroffenen Körperoberfläche ist es notwendig, den Patienten entkleidet von allen Seiten zu untersuchen, hierdurch kann auch vermieden werden, daß wichtige Begleitverletzungen übersehen werden. Patienten mit Verbrennungen Grad II und höhergradigen Verbrennungen von mehr als 15 % der Körperoberfläche bedürfen zumindest initial der Intensivbehandlung, Kinder schon bei geringerer Ausdehnung. Patienten mit Verbrennungen, die 25 % überschreiten, tiefen Verbrennungen der Genitalien, Hände oder des Gesichts und Polytraumapatienten mit schweren Verbrennungen sollten nach einer Stabilisierung in ein Spezialzentrum verlegt werden, Kinder unter 5 Jahren bereits bei einem Ausmaß von mehr als 10 % (Steen 1993).

Die klinische Primärversorgung des Verbrennungspatienten umfaßt die Sicherung der Vitalfunktionen, die lokale Wundbehandlung durch Kühlung und sterile Wundabdeckung, eine ausreichende Analgesie sowie eine bilanzierte und kalkulierte Infusionsbehandlung. Das dafür zumeist angewandte Schema von Baxter sieht die Infusion von kristalloiden Lösungen in Abhängigkeit von der verbrannten Körperoberfläche vor. Die Infusionsbehandlung sollte zunächst über periphere Zugänge begonnen werden, dabei ist ein Punktionsort mit unverbrannter Haut zu bevorzugen. Zwecks Bilanzierung ist ein Blasenkatheter zwingend indiziert. Befindet sich der Patient im manifesten Schockzustand, so muß die Infusionsmenge nach ZVD-Kontrolle und Diurese gesteigert werden.

Baxter-Formel zur Berechnung des Infusionsbedarfs (nach Scheulen u. Nunster 1982)

Verbrannte Körperoberfläche Grad II–IV in % · 4 = ml Infusionslösung/24 h, dabei wird maximal mit 50 % verbrannter KOF gerechnet. In den ersten 8 h erhält der Patient die Hälfte der errechneten Menge, in den folgenden 16 h den Rest.

Eine Indikation zur Beatmung besteht bei allen großflächigen Verbrennungen, Verdacht auf oder nachgewiesenem Inhalationstrauma, Gesichtsverbrennungen, zirkulären Verbrennungen des Thorax sowie bei respiratorischer Insuffizienz anderer Ursache. Ein Inhalationstrauma als Begleitverletzung der Oberflächenverbrennung beeinflußt wesentlich die Sterblichkeit, es wird diagnostisch durch Bronchoskopie gesichert und in seinem Ausmaß eingeschätzt. Die Intubation sollte immer mit einem möglichst großlumigen Tubus mit Niederdruckcuff erfolgen, um die spätere Bronchoskopie zu ermöglichen, sowie einen Tubuswechsel zu vermeiden. Bei entsprechender Exposition ist an die inhalative Vergiftung mit Cyanid oder CO zu denken.

Aufgrund des schmalen Durchmessers der kindlichen Luftwege ist die Indikation zur frühen prophylaktischen Intubation beim geringstem Verdacht auf ein Inhalationstrauma zu stellen.

Besonders zu beachten sind die Besonderheiten bei Verbrennungen durch elektrischen Strom: bei relativ kleinen oberflächlichen Verbrennungswunden ist der tiefe Weichteilschaden in seiner Ausdehnung nicht einzuschätzen, die myokardiale Schädigung führt zu einer unterschiedlich ausgeprägten Herzinsuffizienz und zur Anfälligkeit für Herzrhythmusstörungen. Gelegentlich kommt es infolge der strominduzierten supramaximalen Muskelkontraktionen zu Frakturen von Wirbelkörpern oder langen Röhrenknochen sowie gelegentlich auch zu Rupturen von Hohlorganen. Nach diesen Verletzungen sollte gezielt gesucht werden.

Häufige Komplikationen im weiteren Krankheitsverlauf sind neben den Schockfolgen Nierenversagen und ARDS, auch Sepsis, Wundinfekte und mit großer Regelmäßigkeit obere Gastrointestinalblutungen (sog. Curlinggeschwüre). Bereits ca. 24 h nach dem Trauma kommt es bei vielen Patienten zur Ausbildung einer hyperdynamen Kreislaufsituation, die den differenzierten Einsatz von Volumenapplikation und Katecholamintherapie erforderlich machen kann (Gueugniaud u. Bertin-Maghit 1995). Eine weitere spezifische Störung infolge von Verbrennungen ist die mit einer Häufigkeit von ca. 10 % auftretende Verbrennungsenzephalopathie mit Halluzinationen, deliranten Zuständen, Krampfanfällen und Veränderungen der Persönlichkeitsstruktur.

Eine Tracheotomie beim Schwerverbrannten ist nur indiziert, wenn mit anderen Mitteln eine Intubation nicht gelingt, da sie bei Patienten mit großen Verbrennungsarealen mit einer deutlich erhöhten Letalität einhergeht.

Im Verlauf der Verbrennungskrankheit werden oftmals Narkosen für Wundversorgungen, Faszienspaltungen o. ä. notwendig, dabei hat sich in vielen Zentren Ketamin als Medikament der ersten Wahl etabliert. Diese Eingriffe gehen häufig mit erheblichen Blutverlusten einher und erfordern vielfach die Transfusion von Blutbestandteilen.

Succinylcholin ist nach mehr als 24 h nach dem Verbrennungsgeschehen absolut kontraindiziert; die Gefahr für einen exzessiven Kaliumanstieg nach Succinylcholinapplikation tritt normalerweise nach 5–14 Tagen auf und kann bis zu mehreren Monaten anhalten.

Literatur

Anderson BO, Harken AH (1990) Multiple organ failure: Inflammatory priming and activation sequences promote autologous tissue injury. J Trauma 30 [Suppl] : S44–S49

Baker JW, Deitch EA, Berg RD et al. (1988) Hemorrhagic shock induces bacterial translocation from the gut. J Trauma 28 : 896–906

Bakers SP, O'Neil B, Haddon W et al. (1979) The injury severity score: A method of describing patients with multiple injuries and evaluating emergency care. J Trauma 14 : 187 ff.

Bein T, Taeger K (1993) Score-Systeme in der Notfallmedizin. Anaesthesiol Intensivmed Notfallmed Schmerzther 28:222–227

Bein T, Unertl K (1993) Möglichkeiten und Grenzen von Score-Systemen in der Intensivmedizin. Anaesthesiol Intensivmed Notfallmed Schmerzther 28:476–483

Bernard GR, Artigas A, Brigham KL et al. (1994) The American-European Consensus Conference on ARDS. Definitions, mechanisms, relevant outcomes, and clinical trial coordination. Am J Respir Crit Care Med 149:818–824

Böddeker W, Reith HB, Smektala R et al (1993) Analyse der polytraumatisierten Patienten von 1981 bis 1991. In: Kozuschek W, Reith HB (Hrsg) Das Polytrauma – Diagnostik, Therapie. Karger, Freiburg, S 6–17

Böddeker W, Reith HB, Hegelmaier C et al. (1993) Operative Versorgung von Wirbelfrakturen an der Brust- und Lendenwirbelsäule mit dem Fixateur interne. In: Kozuschek W, Reith HB (Hrsg) Das Polytrauma – Diagnostik, Therapie. Karger, Freiburg, S 296–305

Bone RC, Fisher CJ jr, Clemmer TP et al. (1987) A controlled clinical trial of high-dose methylprednisolone in the treatment of severe sepsis and septic shock. N Engl J Med 307:653–658

Bosch U, Pohlemann T, Haas N et al. (1992) Klassifikation und Management des komplexen Beckentraumas. Unfallchirurg 95:189–196

Buchardi H, Sydow M (1990) Organversagen bei Polytraumapatienten. Einfluß einer frühen Osteosynthese von Frakturen auf Komplikationen. Anästhesiol Intensivmed Notfallmed Schmerzther 25:198–203

Campbell GS, Cone JB (1991) Am J Surg 161:239–242

Castelli I, Schläpfer R, Stulz R (1995) Das Thoraxtrauma. Anaesthesist 44:513–530

Cayten CG, Berendt BM, Byrne DW et al. (1993) A study of pneumatic antishock garments in severely hypotensive trauma patients. J Trauma 34:728–735

Champion HR, Copes WS, Sacco WJ et al. (1990) The major trauma outcome study: establishing national norms for trauma care. J Trauma 30:1356–1365

Chernow B, Lake CR, Barton M et al. (1984) Sympathetic nervous system sensitivity to hemorrhagic hypotension in the subhuman primate. J Trauma 24:229–232

Chernow B, Minh Le Nguyen JR (1994) Shock: pathophysiology and pharmacotherapy. In: Refresher Courses in Anesthesiology, vol. 22. The American Society of Anesthesiologists, New York, pp 87–99

Cohn SM, Lyle WG, Linden CH et al. (1991) Exclusion of cervical spine injury: a prospective study. J Trauma 31:570–574

Collicott PE (1992) Advanced Trauma Life Support (ATLS): Past, present, future – 16th Stone Lecture, American Trauma Society. J Trauma 33:749–753

Copes WS, Champion HR, Sacco WJ et al. (1988) The injury severity score revisited. J Trauma 28:69–77

Cunitz G (1995) Die Erstversorgung des Schädel-Hirn-Trauma-Patienten. Anaesthesist 44:369–391

Cunitz G, Wortmann D (1993) Anästhesiologische Probleme in der Notaufnahme. In: Kozuschek W, Reith HB (Hrsg) Das Polytrauma – Diagnostik, Therapie. Karger, Freiburg, S 90–97

Dávid A, Walz M, Ekkernkamp A (1993) Präklinische Versorgung von Thoraxverletzungen beim Polytraumatisierten. In: Kozuschek W, Reith HB (Hrsg) Das Polytrauma – Diagnostik, Therapie. Karger, Freiburg, S 30–38

Deitch EA, Mancini MC (1993) Complement receptors in shock and transplantation. Arch Surg 28:1222–1226

Demling RH, LaLonde C (1990) Identification and modifications of the pulmonary and systemic inflammatory and biochemical changes caused by a skin burn. J Trauma [Suppl] 30:S57–S62

Dobb GJ (1995) Prevention of secondary organ damage. Curr Opin Anaesth 8:119–125

Duda T, Tryba M (1993) Gerinnungstörungen beim Polytraumatisierten. In: Kozuschek W, Reith HB (Hrsg) Das Polytrauma – Diagnostik, Therapie. Karger, Freiburg, S 380–389

Dzik W, Sherburne B (1993) Intraoperative blood salvage: Medical controversies. Tranfus Med Rev 4:208–235

Elsasser S, Perruchoud AP (1991) Mediatoren und ARDS. Schweiz Med Wochenschr 121:1530–1537

Frostell CG (1993) Lung permeability and other pathophysiological lung problems in Shock. Acta Anaesthesiol Scand [Suppl] 98:11–13

Gastinne H, Wolff M, Delatour F et al. (1992) A controlled trial in intensive care units of selective decontamination of the digestive tract with nonabsorbable antibiotics. N Engl J Med 326: 594–599

Gueugniaud PY, Bertin-Maghit M (1995) Burn Therapy. Curr Opin Anaesth 8:187–192

Guthrie D (ed) (1989) Shock. In: Guthrin D (ed) Advanced trauma life support course for physicians, rev. edn. American College of Surgeons, Chicago, pp 57–88

Haarmann W (1993) Dringliche Diagnostik und Eingriffe in der Notaufnahme. In: Kozuschek W, Reith HB (Hrsg) Das Polytrauma – Diagnostik, Therapie. Karger, Basel, S 98–104

Hans P (1995) Acute management of the head-trauma patient. Curr Opin Anaesth 8:163–167

Hasegawa N, Husari AW, Hart WT et al. (1994) Role of the coagulation system in ARDS. Chest 105:268–277

Herrmann J, Joka T, Schmitt-Neuerburg KP et al. (1987) Überlegungen zur Behandlung der Massenblutung nach Trauma. Unfallchirurg 90:373–379

Inthorn D, Huf R (1992) Das Thoraxtrauma beim Mehrfachverletzten. Anästhesiol Intensivmed Notfallmed Schmerzther 27:498–501

Jolin A, Bjertnaes L (1991) Hypoxic pulmonary vasoconstriction in the adult respiratory distress syndrome. Acta Anaesthesiol Scand [Suppl] 95:40–54

Josten C, Clasbrummel B, Muhr G (1993) Primäre Versorgung von Extremitätenverletzungen. In: Kozuschek W, Reith HB (Hrsg) Das Polytrauma – Diagnostik, Therapie. Karger, Freiburg, S 177–183

Kane G, Wheeler NC, Cook S et al. (1992) Impact of the Los Angeles county Trauma system on the survival of seriously injured patients. J Trauma 32:576–583

Kantartzis M, van den Driesch P, Varney M et al. (1993) Thoraxchirurgische Aspekte beim Polytrauma. In: Kozuschek W, Reith HB (Hrsg) Das Polytrauma – Diagnostik, Therapie. Karger, Freiburg, S 284–290

Karimi-Nejad A, Richard KE (1992) Schädel-Hirn-Trauma: Sekundäre Hirnschädigungen. Anästhesiol Intensivmed Notfallmed Schmerzther 27:492–497

Keferstein RD (1992) Abdominaltrauma. Anästhesiol Intensivmed Notfallmed Schmerzther 27:501–505

Knudson P, Frecceri CA, DeLateur SA (1988) Improving the field triage of major trauma victims. J Trauma 28:602–606

Köller M, König W (1991) Immunpathologie des Verbrennungstraumas. Dtsch Med Wochenschr 116:67–73

Kröll W, Pölz W, Schimetta W (1994) „Small volume resuscitation" – Eröffnen sich damit neue Möglichkeiten in der Behandlung des hypovolämischen Schocks? Wien Klin Wochenschr 106:8–14

Lampl L, Helm M, Birkenmaier H (1990) Die traumatische Querschnittslähmung – Problematik der präklinischen Erstversorgung. Wehrmed Monatsschr 34:103–109

Lauterjung KL, Hofmann GO, Mittlmeier T et al. (1987) Thorax- und Abdominalverletzungen beim Polytrauma. Chirurg 58:641 ff.

Lawin P, Prien T (1992) Der schwerverletzte Patient (Editorial). Anästhesiol Intensivmed Notfallmed Schmerzther 27:488

Mattox KL, Bickell W, Pepe PE et al. (1989) Prospective MAST Study in 911 Patients. J Trauma 29:1104–1112

McMillen MA, Huribal M, Sumpio B (1993) Common pathway of endothelial-leukocyte interaction in shock, ischemia and reperfusion. Am J surg 166:557–562

Meakins JL (1990) Etiology of multiple organ failure. J Trauma [Suppl] 30:S165–S168

Meier-Hellmann A, Reinhart K (1994) Hypertone Lösungen in der Notfallmedizin. Intensivmedizin 31:130–136

Mulder DS, Marelli D (1992) The 1991 Fraser Gurd Lecture: Evolution of airway control in the management of injured patients. J Trauma 33:856–862

Nast-Kolb D, Keßler S, Duswald KH et al. (1986) Extremitätenverletzungen polytraumatisierter Patienten: stufengerechte Behandlung. Unfallchirurg 89:149–154

Nast-Kolb D, Waydhas C, Kastl S et al. (1993) Stellenwert der Abdominalverletzung für den Verlauf des Polytraumatisierten. Chirurg 64:552–559

Nicholls BJ, Cullen BF (1988) Anesthesia for trauma. J Clin Anesth 1:115–129

Oestern HJ, Tscherne H, Sturm J et al. (1985) Klassifizierung der Verletzungsschwere. Unfallchirurg 88:465 ff.
Phadke AY, Jiandani PG (1993) Multiple system organ failure: a study of outcome. J Assoc Physiciens Indiana 41 (8):498–499
Phillips GR, Kauder DR, Schwab CW (1994) Massive blood los in trauma patients: The benefit and dangers of transfusion therapy. Postgrad Med 95:61–72
Pohlemann T, Gänsslen A, Kiessling B et al. (1992) Indikationsstellung und Osteosynthesetechniken am Beckenring. Unfallchirurg 95:197–209
Potgieter PD, Hammond JML (1995) Selective decontamination of the digestive tract. Curr Opin Anaesth 8:114–118
Prien T (1992) Anästhesiologische Aspekte beim Polytrauma. Anästhesiol Intensivmed Notfallmed Schmerzther 27:489–492
Regel H, Sturm JA, Neumann C et al. (1987) Bronchoskopie der Lungenkontusion bei schwerem Thoraxtrauma. Unfallchirurg 90:20–26
Regel H, Sturm JA, Friedl HP et al. (1988) Die Bedeutung der Lungenkontusion für die Letalität nach Polytrauma. Chirurg 59:771–776
Redl H, Gasser H, Schlag G et al. (1993) Involvement of Oxygen Radicals in Shock Related Cell Injury. Br Med Bull 49:556–565
Reith HB, Hegelmaier C, Smektala R et al. (1993) Diagnostik des stumpfen Bauchtraumas beim polytraumatisierten Patienten. In: Kozuschek W, Reith HB (Hrsg) Das Polytrauma – Diagnostik, Therapie. Karger, Freiburg, S 113–119
Runciman WB, Skowronski GA (1984) The pathophysiology of hemorrhagic shock. Anaesth Intensive Care 12:206–211
Scheulen JJ, Munster AM (1982) The parkland-formula in patients with burns and inhalation injury. J Trauma 22:869–871
Schlag G, Redl H, Hallstrom S (1991) The cell in shock: The origin of multiple organ failure. Resuscitation 21:137–180
Schnarkowski P, Brecht-Krauß D, Goldmann A et al. (1992) Die Abdominalsonographie in der Primärdiagnostik des stumpfen Bauchtraumas. Ultraschall in Medizin 13:102–105
Schürer L, Dautermann C, Härtl R et al. (1992) Therapie des hämorrhagischen Schocks mit kleinen Volumina hyperton-hyperonkotischer NaCl-Dextranlösung – Auswirkungen auf das Gehirn. Anästhesiol Intensivmed Notfallmed Schmerzther 27:209–217
Schuster HP, Dick W (1994) Scoresysteme in der Notfallmedizin? Anaesthesist 43:30–35
Schweiberer L, Nast-Kolb D, Duswald KH et al. (1987) Das Polytrauma – Behandlung nach dem diagnostischen und therapeutischen Stufenplan. Unfallchirurg 90:529–538
Schweighofer F, Grechenig W, Passler JM et al. (1992) Radiologische Diagnostik der Halswirbelsäulenverletzungen. Unfallchirurg 95:288–291
Shin B, MacKenzie CF, Helrich M (1986) Hypokalemia in trauma patients. Anesthesiology 65:90–92
Singbartl G, Frankenberg C, Schleinzer W (1993) Simultane Operationen und strukturierte Versorgung: Anästhesiologische Probleme und Möglichkeiten der autologen Transfusion. In: Kozuschek W, Reith HB (Hrsg) Das Polytrauma – Diagnostik, Therapie. Karger, Freiburg, S 126–139
Smith JS, Martin LF, Young WW et al. (1990) Do trauma centers improve outcome over non-trauma centers: The evaluation of regional trauma care using discharge abstract data and patient management categories. J Trauma 30:1533–1538
Snider MT (1990) Adult respiratory distress syndrome in the trauma patient. Crit Care Clin 6:103–110
Steen M (1993) Präklinische Diagnostik und Erstversorgung bei Notfallpatienten mit Verbrennungen. Notfallmedizin 19:17–23
Strebel S (1994) Therapie des Hirndrucks. Anaesthesist 43:405–240
Sturm JA, Regel G, Tscherne H (1991) Der traumatisch-hämorrhagische Schock. Chirurg 62:774–782
Teasdale G, Jennett B (1974) Assessment of coma and impaired consciousness: a practical scale. Lancet 2:81–84
Temmesfeld-Wollbrück B, Olschewski H, Walmrath D et al. (1994) Schockbedingte Darmveränderungen beim Multiorganversagen: pathophysiologische, diagnostische und therapeutische Aspekte. Intensivmedizin 31:359–375

Thomas A, Dieing W, Schäfer HP et al. (1986) Brauchen wir in Deutschland die Anti-Schock-Hose im Rettungsdienst? Rettungsdienst 9:4-9
Thomas A, Dieing w, Bock KH (1990) Der integrierte Einsatz der Antischockhose bei der präklinischen und innerklinischen Schockbekämpfung. Der Notarzt 6:15-22
Townsend RN, Clark R, Ramenofsky ML et al. (1993) ATLS-based videotape trauma resuscitation review: Education and outcome. J Trauma 34:133
Tredget EE, Ming Yu Y (1992) The metabolic effects of thermal injury. World J Surg 16:68-79
Trunkey DD (1983) Trauma. Sci Am 249:20ff.
Tscherne H, Regel G, Sturm JA et al. (1987) Schweregrad und Prioritäten bei Mehrfachverletzungen. Chirurg 58:631-640
Van der Linden P (1995) Anaesthesia for the patient with hypovolemic shock. Curr Opin Anaesth 8:181-186
Varney M, Becker H, Röher HD (1990) Zur Primärtherapie von Polytraumatisierten und Gründen für die Frühverlegung in ein Schwerpunktkrankenhaus. Chirurg 61:595-599
Waydhas C, Nast-Kolb D, Jochum M et al. (1992) Inflammatory mediators, infection, sepsis and multiple organ failure after severe trauma. Arch Surg 127:460-467
Waydhas C, Nast-Kolb D, Trupka A et al. (1992) Traumascores: Reproduzierbarkeit und Zuverlässigkeit. Unfallchirurg 95:67-70
Waydhas C, Nast-Kolb D, Kanz KG (1994) Schockraum-Algorithmus. Langenbecks Arch Chir [Suppl]:1140-1148
Werba A, Hertz H, Spiss CK (1980) Die traumatische Querschnittsläsion: Eine interdisziplinäre Herausforderung – eine Synopsis der frühen Traumaphase. Anaesthesist 38:503-509
Werner G (1994) Ketamin ist beim Schädel-Hirn-Trauma kontraindiziert – Faktum oder Fiktion? Anästhesiol Intensivmed Notfallmed Schmerzther 29:430-432
Windsor AC, Mullen PG, Fowler AA et al. (1993) Role of the Neutrophil in Adult Respiratory Distress Syndrome.. Br J Surg 80:10-17
Wisner DH (1990) A stepwise logistic regression analysis of factors affecting morbidity and mortality after thoracic trauma: Effect of epidural analgesia. J Trauma 30:799-804
Wolff G, Dittmann M, Frede KE (1978) Klinische Versorgung des Polytraumatisierten. Chirurg 49:737-744
Zink PM, Samii M (1991) Die Diagnostik und operative Behandlung des Schädel-Hirn-Traumas im Rahmen der Polytraumaversorgung. Unfallchirurg 94:122-128

31 Intensivtherapiepflichtige Patienten im OP

I. Hornke und P. M. Osswald

Auch der nicht intensivmedizinisch tätige Anästhesist wird regelmäßig mit der Betreuung von Intensivpatienten konfrontiert, wenn diese von ihm während Transporten oder im OP versorgt werden.

Operationen von Intensivpatienten sind entweder geplante Eingriffe wie „Second-look-Laparotomien", wiederherstellende Operationen nach Polytrauma, Tracheotomien etc. oder andererseits Notfalloperationen bei Blutungen oder Gefäßverschlüssen sowie dringliche Eingriffe bei Ileus, abdominellen Organperforationen oder Abszessen.

Bei dringlichen Eingriffen und Notfalleingriffen droht dem Patienten Gefahr durch einen Informationsverlust zwischen der Intensivstation und dem OP sowie eine evtl. nicht ausreichende Vorbereitung auf den Eingriff. Die Durchführung der Narkosen bei Intensivpatienten unter Beteiligung eines Arztes der Intensivstation hat sich bewährt, um dies zu vermeiden.

Während des Transportes wird oftmals eine deutliche Einschränkung des Monitorings hingenommen, ebenso sind die Beatmungsmuster der meisten Transportbeatmungsgeräte sehr begrenzt. Das EKG sowie eine blutige oder unblutige Blutdruckmessung und die O_2-Sättigung sind als Überwachungsparameter für beatmungspflichtige Patienten mindestens zu fordern. Weiterhin ist die Fortführung einer kontinuierlichen Medikamentenapplikation z. B. von Katecholaminen, Insulin und Heparin etc. bei gegebener Indikation notwendig.

Im Operationssaal ist eine EKG-Überwachung wie auf der Station zu gewährleisten, ebenso eine direkte Blutdrucküberwachung sowohl mittels arteriellem Katheter als auch über einen bereits liegenden RHK. Dessen kontinuierliche Überwachung ist zwingend notwendig, um eine spontane Wedge-Position zu erkennen und somit beheben zu können. Die Nierenfunktion wird über die Sammlung und Protokollierung des Harnvolumens festgestellt.

Anästhesieverfahren

Nahezu alle gängigen Induktionsanästhetika eignen sich auch für den Einsatz beim Intensivpatienten; am besten untersucht ist Thiopental, das zumindest in reduzierter Dosierung bei fast allen Patienten angewendet werden kann. Die üblichen Vorzüge und Probleme der einzelnen Substanzen können in den entsprechenden Monographien nachgelesen werden. Unter den Muskelrelaxanzien hat Succinylcholin wegen seiner kurzen Anschlagzeit auch beim Intensivpatienten noch seine Berechtigung. Wo eine Blitzintubation nicht zwingend erforderlich ist, sollte es allerdings eher gemieden werden, zumal es bei bestehenden Hyperkaliämien durch weitere Kaliumfreisetzung eine Gefährdung darstellt. Auch immobilisierte Patienten ohne vorbestehende Hyperkaliämie können hierdurch gefährdet werden. Die mittellangwirksamen Substanzen Atracurium und Vecuronium sowie das länger wirksame Pancuronium erscheinen uns für diese Patientengut besonders geeignet, zumal die Eliminationswege allgemein bekannt sind und eine auf eventuelle Nieren- oder Leberfunktionsstörung abgestimmte Auswahl und Dosierung daher möglich ist. Da aufgrund der bestehenden Veränderung der Verteilungsräume eine Kalkulation der Relaxanswirkung kaum möglich ist, wird die neuromuskuläre Überwachung als wichtig erachtet.

Der Einsatz von N_2O wird allgemein eher vermieden, da es bei Langzeitexposition eine Hemmung der Leukopoese hervorruft sowie in luftgefüllte Hohlräume diffundiert und somit deren weitere Distension (Darm) verursacht.

> Die Beatmungstherapie im OP sollte mit den gleichen Einstellungen wie auf Station weitergeführt werden, insbesondere sollte der F_iO_2 und der PEEP unverändert eingestellt werden.

Eine notwendige Volumentherapie muß sich in Kenntnis des Gesamtzustandes und der Laborwerte (kolloidosmotischer Druck, Elektrolytkonzentration, Hb, Gesamteiweiß oder Albumin) nach den Bedürfnissen des Patienten richten, anstatt einem starren Schema zu folgen.

Zusätzliche Maßnahmen

Die Temperatursteuerung und -erhaltung bei Intensivpatienten ist zumeist weitgehend gestört; infektbedingt oder medikamenteninduziert bestehen häufig Hyperthermien. Durch Volumenzufahr, Auskühlung und Verdunstungskälte kann es zur Hypothermie kommen. Diese Temperaturerniedrigung kann durch den Einsatz von Wärmematten, -decken und Infusionswärmern deutlich vermindert werden. Streng nach Bedarf sollten Störungen des Säure-Basen-Haushalts, des Kohlenhydratstoffwechsels sowie Mangelzustände von Gerinnungsfaktoren zur Substitution führen. Finden im OP Wundrevisionen, Probelaparotomien oder sonstige Sekundäreingriffe statt, sollte aus allen Wundgebieten und eröffneten Körperhöhlen Abstriche entnommen werden, um eine kontrollierte und kalkulierte Antibiotikatherapie nach mikrobiologischer Untersuchung zu ermöglichen.

Neben dem eingangs dargestellten Informationsverlust von der Intensivstation zum OP ist derselbe in entgegengesetzter Richtung ebenso zu vermeiden. Hierzu sind schriftliche Aufzeichnungen über vollzogene Prozeduren erforderlich, die notwendige Handlungsanweisungen für die postoperative Phase zwingend enthalten sollten.

Literatur

Übersicht bei: Lackner F (1994) Der Intensivpatient im Operationssaal. Anästhesiol Intensivmed Notfallmed Schmerzther 29:264–268

32 Thrombose

A. Lorentz

Thrombotische Komplikationen stellen in der operativen Medizin ein erhebliches Problem dar. Sie treten häufig auf und können eine lebensbedrohliche Lungenembolie verursachen. Bei mehr als 30% aller operierten Erwachsenen tritt ohne Thromboembolieprophylaxe eine tiefe Beinvenenthrombose auf, bei etwa 5% der Patienten kommt es zu einer Lungenembolie, und bei 0,1–1% verläuft diese Lungenembolie tödlich. Auch das postthrombotische Syndrom, das in der Regel erst einige Jahre nach der Thrombose auftritt, hat durch seinen rezidivierenden Verlauf erheblichen Krankheitswert. Thrombosen und Embolien sollte deshalb in der perioperativen Situation konsequent vorgebeugt, wenn sie auftreten, sollten sie konsequent behandelt werden. Die prä- und intraoperative Thromboseprophylaxe und die Notfall- und Intensivtherapie der Lungenembolie fallen in den Arbeitsbereich des Anästhesisten.

32.1 Pathogenese

Die meisten pathogenetischen Faktoren lassen sich nach wie vor in die Virchow-Trias

- Stase,
- Wandschädigung,
- Hyperkoagulabilität einordnen.

Eine Stase entsteht durch die Immobilisierung des Patienten, aber auch durch eine zeitweise Hypovolämie, eine Herzinsuffizienz, ein postthrombotisches Syndrom. Eine Wandschädigung kommt v.a. bei Eingriffen an der unteren Extremität und bei Unterbaucheingriffen in Betracht. Eine Hyperkoagulabilität ist u.a. bedingt durch die postoperativ erhöhte Adhäsions- und Aggregationsneigung der Thrombozyten und die Aktivierung der Gerinnungskaskade durch Gewebsthrombokinase und Kontaktaktivierung.

32.2 Prädisponierende Faktoren für venöse Thrombosen

Konstitutionelle Faktoren

Alter

Die Häufigkeit postoperativer Thrombosen (Abb. 32.1) und Embolien nimmt mit dem Alter kontinuierlich zu (Werthemann u. Rutishauser 1955; Schaub et al. 1975; Bergqvist et al. 1993; Clark-Pearson 1993; Hirsch 1991).

Abb. 32.1. Postoperative Thrombose-
häufigkeit in Beziehung zum Alter.
(Nach Schaub et al. 1975)

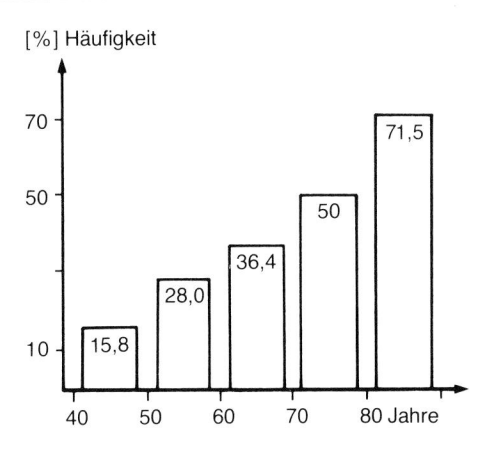

Geschlecht

Im Gegensatz zu früheren (Werthemann u. Rutishauser 1955) weisen neuere Untersuchungen einen deutlichen Geschlechtsunterschied nicht aus (Schaub et al. 1975; Brandjes et al. 1990).

Übergewicht

Das Übergewicht an sich scheint von geringem Einfluß zu sein, es ist jedoch häufig mit anderen thrombosefördernden Faktoren (Varikosis, Mangel an körperlicher Aktivität, Diabetes u.a.) vergesellschaftet (Schaub et al. 1975; Koller 1983; Clark-Pearson 1993).

Schwangerschaft

In der Schwangerschaft ist das thromboserisiko erheblich erhöht. Operative Eingriffe – etwa eine Schnittentbindung – vergrößern dieses Risiko zusätzlich (Hohl u. Gruber 1983; Tausch-van-Horn et al. 1992).

Prädisponierende Krankheiten

Früher durchgemachte Thrombosen und Embolien können ein Hinweis auf vorbestehende anatomische Veränderungen oder Anomalien des Gerinnungssystems sein.

Venenerkrankungen

Bei einer vorbestehenden chronischen venösen Insuffizienz mit oder ohne Varikosis treten Thrombosen etwa doppelt so häufig auf wie bei Patienten ohne solche Erkrankungen (Schaub et al. 1975; Kumar et al. 1993).

Immobilisierung

Langdauernde Immobilisierung führt beim größten Teil der Patienten zu Trombosen. Sowohl bei entsprechenden unfallchirurgischen Patienten wie bei Patienten mit Hemi-, Para- und Teraplegien lassen sich nach 1–2 Wochen in 50–80% tiefe Beinvenenthrombosen nachweisen (Sevitt 1969; McCarthy et al. 1977). Bereits die Immobilisierung eines Beines durch einen Gips führt ohne Prophylaxe bei rund 15% der Patienten zu tiefen Beinvenenthrombosen (Kujath et al. 1993; Kock et al. 1993).

Maligne Tumoren

Manche malignen Tumoren erhöhen die Thrombosegefährdung deutlich, v.a. viszerale Karzinome von Pankreas, Magen, Kolon, Rektum, Lunge und Gallenwegen. Hierfür wird eine Abgabe von Substanzen in das Blut verantwortlich gemacht, die das Gerinnungssystem aktivieren (Pineo et al. 1974; Schaub et al. 1975; Weber u. Nagel 1976; Koller 1985; Rahr u. Soerensen 1992; Clark-Pearson 1993). Auch bei einem Teil der Leukämien scheinen aus den Leukozyten solche Substanzen freigesetzt zu werden (Gralnick u. Abrell 1973).

Infektionskrankheiten

Thrombosen bei Infektionskrankheiten entstehen durch

- lokale Entzündung (Gewebsschädigung, Exsudation von Plasma, Zerfall von Bakterien und Leukozyten, Freisetzung von Gewebsthrombokinasen und proteolytischen Enzymen).
- eine systemische Wirkung der aktivierten Gerinnungsfaktoren und Komplexen des Immunsystems,
- eine Bakteriämie mit Absiedlung und der Entstehung septischer Thrombophlebitiden.

Herzkrankheiten

Eine bestehende Herzinsuffizienz führt zu Strömungsverlangsamung und ist ein wichtiger Risikofaktor (Dexter 1969; Dexter u. Dalen 1978).

Hämatologische Krankheiten

Polyzythämien und Polyglobulien

Patienten mit diesen Erkrankungen weisen eine erhöhte Thromboseinzidenz infolge der erhöhten Blutviskosität auf. Bei der Polycythaemia vera trägt auch die hohe Thrombozytenzahl dazu bei (Fitts et al. 1960; Pearson u. Wetherley-Mein 1978).

Thrombozythämie und Thrombozytose

Bei Thrombozytenzahlen über $400000/mm^3$ nimmt die Thromboseneigung zu (Pearson und Wetherley-Mein 1978; Marbert 1983). Dies erklärt eine häufigere

Thromboseinzidenz nach Splenektomie. Bei den myeloproliferativen Syndromen kommt zu der erhöhten Thrombozytenzahl eine stark vermehrte Tendenz zur Spontanaggregation hinzu (Koller 1983).

Serumhyperviskositätssyndrom (Makroglobulinämie Waldenström, multiples Myelom)

Paroxysmale nächtliche Hämoglobinurie (Marchiafava-Syndrom)

Bei beiden Erkrankungen besteht ein erhöhtes Thromboserisiko.

Dehydration und Kreislaufschock

Ursachen für die Thromboseentstehung bei Dehydratation sind die erhöhte Blutviskosität durch den erhöhten Hämatokrit und das verminderte intravasale Volumen mit entsprechender Strömungsverlangsamung. Die Thromboseneigung in Schocksituationen beruht beim hypovolämischen und kardiogenen Schock im wesentlichen auf der verminderten Strömungsgeschwindigkeit des Blutes, beim septisch-toxischen und beim anaphylaktischen Schock spielen zusätzliche Faktoren eine Rolle (Aktivierung des Gerinnungs- und Komplementsystems, Endotoxine; Koller 1983).

Nephrotisches Syndrom

Ein nephrotisches Syndrom erhöht das Thromboembolierisiko in Abhängigkeit von der Grunderkrankung. Die erhöhte Thromboseneigung resultiert hauptsächlich aus gesteigerter Thrombozytenaggregation und dem Verlust von niedermolekularen Inhibitoren des Gerinnungssystems, v. a. von AT III. Auch erhöhte Konzentrationen der Gerinnungsfaktoren, insbesondere von Fibrinogen, und eine verminderte Plasminogenkonzentration können dazu beitragen. Eine Behandlung mit Diuretika kann die Thrombosebereitschaft zusätzlich vergrößern, sofern sie zu einer Erhöhung des Hämatokrits und damit der Viskosität des Blutes führt. Besonders gefährdet sind Patienten mit einem Serumalbumingehalt unter 2 g/dl und solche mit einer membranösen Nephropathie (Cameron 1984).

Medikamentös bedingte Thromboseprädisposition

Orale Kontrazeptiva

Der Östrogenanteil in oralen Kontrazeptiva führt zu ähnlichen Veränderungen des Gerinnungssystems wie eine Schwangerschaft (Erhöhung der Vitamin-K-abhängigen Faktoren, Aktivierung des Gerinnungsvorgangs, Verminderung des AT III und der fibrinolytischen Aktivität; Koller 1983; Hirsch und Salzmann 1987). Bei den heute verwendeten niedrigen Dosen (< 50 µg Östrogen) ist das zusätzliche Risiko gering (Stubbefield 1989; Comp u. Zacur 1993), aber nicht vernachlässigbar (Piper u. Matthias 1989). Dies gilt vor allem, wenn zusätzliche Risikofaktoren bestehen (Tausch van Horn et al. 1992).

Antagonisten von Antikoagulanzien, Antifibrinolytika

Protamin

Die Gabe von Protamin verursacht in der Regel eine Hyperkoagulabilität und damit eine erhöhte Thromboseneigung. Es sollte deshalb nur bei schweren Blutungen eingesetzt werden, wenn ein Abklingen der Heparinwirkung nicht abgewartet werden kann.

Vitamin K

Auch bei einer hochdosierten Vitamin-K-Gabe bei Patienten, die unter einer Cumarintherapie stehen, treten thromboembolische Komplikationen auf. Es sollte deshalb ebenfalls nur bei bedrohlichen Blutungen und nur in kleinen Dosen verabreicht werden.

Antifibrinolytika

ε-Aminocapronsäure, Tranexamsäure und Aprotinin vergrößern die Gefahr thromboembolischer Komplikationen.

Operation, Trauma, Schwangerschaft

Operation

Das Auftreten postoperativer thromboembolischer Komplikationen ist von der Dauer und der Art der durchgeführten Operation abhängig. Mit der Dauer der Operation nimmt die Zeit der Immobilisierung und des lagerungsbedingten Staseeffekts, aber auch das Ausmaß der Traumatisierung von Gewebe und Gefäßen mit einer entsprechenden Aktivierung des Gerinnungssystems zu. Am höchsten gefährdet sind Patienten mit hüftgelenknahen Frakturen, die ohne Prophylaxe eine Häufigkeit tiefer Beinvenenthrombosen zwischen 60 und 83 % aufweisen. Bei Totalendoprothesen des Hüftgelenks, Eingriffen am Kolon und am Magen, bei transvesikalen Prostatektomien und bei Thorakotomien lassen sich bei rund der Hälfte der Patienten postoperativ tiefe Beinvenenthrombosen nachweisen. Aber auch in der Neurochirurgie ist das Thromboserisiko hoch. Geringe Thrombosearten finden sich bei kleineren Unterbaucheingriffen, Cholezystektomien und transurethralen Prostataresektionen (Hedlung 1975; Mayo et al. 1971; Kakkar 1972; Sise et al. 1972; Joffe 1975; Schaub et al. 1975; von Aarburg u. Gruber 1978; Cerrato et al. 1978; Jackman et al. 1978; Bergqvist et al. 1993). Bei gynäkologischen Operationen ist die Thromboserate relativ niedrig (Bonnar u. Walsh 1972; Baillard et al. 1973; Ruckley u. McIntyre 1975; McCarthy et al. 1974).

Trauma

Auch die posttraumatische Situation ist in besonderem Maß durch Thromboembolien gefährdet. So weisen Patienten mit hüftgelenknahen Frakturen, aber auch Patienten mit Verletzungen an Kopf und Thorax oder mit Verbrennungen eine hohe Thromboserate auf (von Aarburg u. Kober 1978; Koller 1983; Kumar et al. 1993).

Anästhesie

Nach Operationen in Leitungsanästhesie treten weniger Thrombosen auf, als nach Operationen in Allgemeinanästhesie (Bergqvist et al. 1993). Dies gilt insbesondere für die Implantation von Hüftgelenkendoprothesen und Versorgung von Schenkelhalsfrakturen (Modig et al. 1980; Thoburn et al. 1980; Modig et al. 1983; McKenzie u. Loach 1986).

Schwangerschaft, Wochenbett

Nach der Geburt liegt die Thrombosebereitschaft noch 3- bis 5mal höher als in der Schwangerschaft, in der bereits ein erhöhtes Thromboserisiko besteht (Inman u. Vessey 1968; Hoffmann 1991). Zur puerperalen Thromboseneigung tragen Gerinnungsprozesse nach Ablösung der Plazenta und die rasche postpartale Korrektur der physiologischen Hämodilution während der Schwangerschaft bei (Ludwig 1983).

> Perioperativ besteht ein besonders hohes Thromboserisiko bei
> - Thromboembolien in der Vorgeschichte,
> - Varikosis, chronisch-venöser Insuffizienz,
> - hohem Lebensalter,
> - Herzinsuffizienz,
> - bestehenden Infektionen,
> - langdauernden Eingriffen,
> - langdauernder Immobilisierung,
> - malignen Tumoren,
> - hüftgelenknahen Frakturen und Hüftgelenkendoprothesen,
> - Eingriffen an Kolon und Magen,
> - Thorakotomien,
> - transvesikalen Prostatektomien.

Prädisposition zur Thrombose aufgrund von Laborbefunden

Die Bedeutung von pathologischen Befunden im Gerinnungslabor in bezug auf erhöhte Thrombosebereitschaft ist wenig gesichert. Eine Aussage darüber, wie hoch das Thromboserisiko bei einem oder mehreren Veränderungen im hämostatischen System ist, ist bisher nicht möglich. Von den Befunden des Routinelabors sollten folgende Konstellationen als Hinweis für eine erhöhte Thrombosebereitschaft gewertet werden:
- gesteigerte Gerinnungsbereitschaft: Quick-Wert hoch, Fibrinogen hoch. PTT auffallend kurz (<25 s);

- aktive Gerinnungs- und Fibrinolyseprozesse: Fibrinspaltprodukte hoch oder Fibrinspaltprodukte erhöht und PTT kurz;
- ungenügende Hemmung der Gerinnungskaskade: Antithrombin-III-Aktivität niedrig ($<70\%$);
- erhöhte Thrombosegefahr durch korpuskuläre Elemente des Blutes: Thrombozytenzahl $>400000/mm^3$, Hämatokrit >50 (Marbert 1983).

Eindeutig erhöht ist das Thromboserisiko bei kongenitalem Mangel an AT III, Protein C und Protein S. Auch bei erworbenem AT-III-Mangel durch Leberzirrhose oder bei nephrotischem Syndrom besteht ein erhöhtes Thromboserisiko (Hoffmann 1991; Harenberg 1994).

32.3 Diagnose der tiefen Beinvenenthrombose

Bei der *klinischen Diagnose* stehen die lokalen Symptome Zyanose, Schwellung und Schmerz im Vordergrund. Allgemeinsymptome wie ansteigende Pulsfrequenz und Temperaturerhöhungen können hinzukommen. Beschwerden in den Beinen und Schmerzempfindungen im Bereich der klassischen Druckpunkte (Fußsohlenschmerz nach Payr, Wadenschmerz nach Homan) treten jedoch meist erst dann auf, wenn der Thrombus zum Verschluß eines Gefäßabschnitts oder zu einer aseptischen Entzündung geführt hat. Die frühe Diagnose einer tiefen Beinvenenthrombose ist mit klinischen Methoden nicht möglich, auch zu späteren Zeitpunkten ist sie mit einer hohen Fehlerquote belastet (Kappert 1976). Einfacher ist die Diagnose bei einem akuten Beginn der tiefen Bein- bzw. Beckenvenenthrombose, wie sie v. a. bei proximaler Lokalisation auftritt. Hierbei entwickeln sich die lokalen Symptome innerhalb von Stunden. Die Phlegmasia coerulea dolens ist eine seltene, hochakute Verlaufsform, bei der es zur vollständigen Thrombosierung der tiefen Venen und – durch das sich ausbildende subfasziale Ödem – zusätzlich zu einer arteriellen Durchblutungsstörung kommt.

Der „golden standard" für die Diagnose einer Beinvenenthrombose ist die *Phlebographie*. Sie ermöglicht es, die genaue Lokalisation und Ausdehnung der Thrombose zu erfassen. Sie kann allerdings in Einzelfällen auch Thrombosen auslösen.

Die Routinediagnostik wird inzwischen mit dem Duplex- oder dem Triplex-*Dopplergerät* durchgeführt, die eine hohe Sensitivität und Spezifität aufweisen (Langsfeld et al. 1987; Persson et al. 1989). Zum Screening am Krankenbett ist auch ein einfaches Dopplergerät hilfreich, dessen Sensitivität nur etwas niedriger, dessen Spezifität allerdings deutlich niedriger liegt.

> Die klinische Diagnose einer tiefen Beinvenenthrombose ist zu einem frühen Zeitpunkt nicht möglich, später ist sie mit einer hohen Fehlerquote belastet.

32.4 Therapie

Die Therapie der tiefen Beinvenenthrombose hat zwei Behandlungsziele: die Verhinderung einer Lungenembolie und die Verhinderung eines postthrombotischen Syndroms.

Es stehen drei Behandlungsmöglichkeiten zur Verfügung:

- Thrombolyse,
- Antikoagulation,
- Thrombektomie.

Fibrinolyse

Das Ziel der Fibrinolysetherapie ist es, den Thrombus aufzulösen und die Durchgängigkeit des Venensystems wiederherzustellen. Hierzu wird Streptokinase, Urokinase oder rekombinanter menschlicher Gewebeplasminogenaktivator (rt-PA) verwendet. Die Fibrinolyse ist indiziert, wenn die Thrombose nicht länger als 7 (maximal 14 Tage) besteht und phlebographisch gesichert ist. Nebenwirkungen, insbesondere Blutungen, sind häufiger als bei der Therapie mit Antikoagulanzien.

Angestrebt wird eine individuelle *Dosierung*, die auf der Streptokinasetoleranz basiert. Ist eine Bestimmung des Antistreptokinasetiters nicht möglich, so wird die Behandlung mit 250 000 I. E. in 20 min i.v. begonnen und mit 100 000 I. E./h weitergeführt. Sie richtet sich im weiteren Verlauf nach der Plasmathrombinzeit, die 2- bis 3fach verlängert sein soll. Die Fibrinogenkonzentration sollte unter 80–100 mg/dl liegen. Sowohl eine Über- wie eine Unterdosierung kann zu Blutungen führen. Blutungen treten bei 35 % der behandelten Patienten auf und sind damit etwa doppelt so häufig wie bei der Heparintherapie. Daraus ergeben sich die meisten Kontraindikationen (s. folgende Übersicht). Bei bedrohlichen Blutungen kommt als Ant-

---

Kontraindikationen gegen eine Fibrinolysetherapie (nach Duckert u. Marbet 1983; Heinrich u. Klink 1984)

Absolute:
- Hypertonie (>200 mm Hg systolisch), schwere Hypertonien, auch wenn sie gut eingestellt sind (hypertensive Enzephalopathie),
- zerebrovaskulärer Insult,
- Blutungen an inneren Organen,
- kurz zurückliegende Operationen und Arterienpunktionen (außer A. radialis, A. brachialis) (<10–12 Tage),
- Gravidität bis zur 17. Woche,
- kurz zurückliegende Geburt (<6 Tage),
- hämorrhagische Diathesen (mit Ausnahme einer Verbrauchskoagulopathie),
- floride Tuberkulose.

Relative:
- Streptokokkeninfekt bzw. Streptokinasebehandlung in den letzten 6 Monaten (gilt nur für Streptokinase),
- floride Endokarditis,
- Vitien mit Vorhofflimmern bzw. -flattern wegen der Gefahr der Mobilisation von Vorhofthromben,
- schwere vaskulär bedingte Augenhintergrundsveränderungen,
- Alter >70 Jahre,
- Hepathopathie,
- Niereninsuffizienz.

agonist Aprotinin, ggf. in Verbindung mit ε-Aminocapronsäure oder Tranexamsäure, in Frage (Duckert u. Marbet 1983; Meissner et al. 1993).

Therapieschemata für Urokinase und rt-PA sind im Kap. „Lungenembolie" enthalten.

Antikoagulation mit Heparin

Standard-Heparin

Das Ziel der Antikoagulation ist es, ein Wachstum von Thromben zu verhindern und dadurch für die körpereigene Fibrinolyse bessere Voraussetzungen zu schaffen. Heparin wirkt über die Bildung eines Inhibitorkomplexes mit verschiedenen Serumeiweißen, insbesondere dem Antithrombin III. Der AT-III-Heparinkomplex hemmt die aktivierten Faktoren XIIa, XIa, IXa, Xa und Thrombin. Es werden 5000–10 000 I. E. i.v. und als Erhaltungsdosis 20 000–40 000 I. E. über 24 h gegeben – gelegentlich sind auch höhere Dosen notwendig. Angestrebt wird eine 2- bis 3fache Verlängerung der partiellen Thromboplastinzeit.

Die Heparintherapie wird 7–10 Tage fortgeführt. In dieser Zeit ist der Thrombus in der Regel organisiert und mit der Venenwand verwachsen. Im Anschluß daran wird 3–6 Monate mit oralen Antikoagulanzien behandelt (Biland 1983a, b).

Bei Bestehen von Kontraindikationen gegen eine Heparintherapie (s. folgende Übersicht) kommen auch Antiphlogistika, Acetylsalicylsäure und Dextran in Frage.

Kontraindikationen gegen eine Antikoagulation mit Heparin

Absolute:
- maligne Hypertonie (>200 systolisch, 120 diastolisch),
- floride Magen-Darm-Ulzera,
- kurze Zeit zurückliegender chirurgischer Eingriff,
- hämorrhagische Diathesen.

Relative:
- Endocarditis lenta,
- fortgeschrittene Gefäßsklerose,
- Hämaturie,
- Hepatopathie.

Niedermolekulares Heparin

Auch niedermolekulare Heparine werden zur Behandlung von tiefen Beinvenenthrombosen und Lungenembolien eingesetzt (Holm et al. 1986). Die zweimalige subkutane Gabe von Fragmin® (100 bis 120 anti-Xa U pro kg Körpergewicht) pro Tag ergab vergleichbare Erfolge wie die Standardtherapie mit kontinuierlich intravenös verabreichtem unfraktioniertem Heparin (Fareed et al. 1994).

Fraxiparin® in einer Dosierung von 255 anti-Xa U/kg KG war bei zweimaliger subkutaner Gabe der i.v.-Gabe von unfraktioniertem Heparin überlegen (Duvoux 1991).

Thrombektomie

Die venöse Thrombektomie wird v.a. bei einer Thrombose im Femoralisbereich angewandt. Sie ist aber auch bei anderer Lokalisation die Methode erster Wahl, wenn Kontraindikationen gegen eine Thrombolyse vorliegen. Die Gefahr einer Rethrombisierung ist allerdings hoch.

Die Thromben werden mit Ballonkathetern nach Fogarty entfernt. Auch die Thrombektomie hat in den ersten Tagen nach der Bildung des Thrombus die höchste Erfolgsrate.

Zusätzliche Therapie

Bei allen Therapieformen wird versucht, den venösen Rückfluß durch Hochlagern der Beine und einen Kompressionsverband zu verbessern. Der Patient wird i. allg. zwischen 5 und 10 Tagen immobilisiert, aber auch bei frühzeitiger Mobilisation scheinen nicht mehr Lungenembolien aufzutreten.

32.5 Prophylaxe der tiefen Venenthrombose

Physikalische Methoden

Bei bettlägerigen Patienten tritt postoperativ eine Strömungsverlangsamung in den Beinvenen auf (Friman-Dahl 1935; Mies u. Oppelt 1961). Mit den physikalischen Methoden der Thromboseprophylaxe wird versucht, diese „Stase" zu beheben.

Eine deutliche Strömungsbeschleunigung ist nachgewiesen für

- das Hochlagern der Beine bzw. Unterschenkel,
- Fußgymnastik mit Aktivierung der Wadenmuskelpumpe,
- sog. Thromboseprophylaxestrümpfe.

An technischen Hilfsmitteln sind Tretfahrräder, elektrische Wadenstimulation und eine intermittierende pneumatische Kompression der Wade durch eine aufblasbare Gummimanschette entwickelt worden. Für die Thromboseprophylaxestrümpfe und die mechanischen bzw. elektrischen Hilfsmittel ist eine thromboseprophylaktische Wirkung belegt, eine Reduzierung tödlich verlaufender Lungenembolien nicht gesichert.

Physikalische Methoden sollten nur in Verbindung mit einer wirksamen medikamentösen Thromboseprophylaxe angewendet werden (May 1981; Gruber 1983a, b).

Medikamentöse Prophylaxe

Zur medikamentösen Prophylaxe stehen Standard-Heparin, niedermolekulares Heparin, Cumarine und Dextran zur Verfügung.

Standard-Heparin

Bei einer Low-dose-Heparintherapie werden 5000 I. E. Heparin s.c. in 8stündigem (bis 12stündigem) Abstand appliziert. Die Prophylaxe wird 2 h präoperativ begonnen. Für die Heparinprophylaxe ist eine hohe Wirksamkeit nachgewiesen (Matt u. Gruber 1977; Kakkar 1978; Bergqvist 1979; Gruber et al. 1980b; Gruber 1981). Schwere intra- und postoperative Blutungen kommen gegenüber Kontrollgruppen nicht häufiger vor, mit einer größeren Zahl von Wundhämatomen muß aber gerechnet werden (Hohl et al. 1978; Seglias u. Gruber 1979).

Das Kombinationspräparat Heparin-Dihydergot hat in einzelnen Fällen zu schweren vasospastischen Komplikationen (z. T. mit tödlichem Ausgang) geführt, so daß inzwischen in einer Nutzen-Risiko-Abwägung in der Regel gegen diese Therapie entschieden wird. In Deutschland ist das Präparat zur Thromboseprophylaxe nicht mehr zugelassen.

Niedermolekulares Heparin

Niedermolekulare Heparinpräparate weisen eine praktisch hundertprozentige Bioverfügbarkeit auf (unfraktioniertes Heparin: 15–25 %) (Bars et al. 1985; Frydman et al. 1988). Die Herstellung durch Depolymerisation liefert abhängig vom Herstellungsprozeß chemisch und pharmakologisch unterschiedliche Präparate, so daß jedes Präparat als eigenes Medikament betrachtet werden muß, für das die Effektivität für eine bestimmte Indikation ebenso wie die optimale Dosierung belegt werden muß (Fareed et al. 1993).

Die antithrombotische Wirkung niedermolekularer Heparine überdauert deutlich die meßbaren plasmatischen Veränderungen (Hemmung des Faktor Xa und Faktor IIa der Gerinnungskaskade), die nach 4–6 h nicht mehr nachweisbar sind. Eine antithrombotische Wirkung der niedermolekularen Heparine nach subkutaner Injektion ist für 24 h gesichert. Sie beruht u. a. auf einer Wirkung des niedermolekuaren Heparins an zellulären Oberflächen der Blutgefäße und der Blutkörperchen (Fareed et al. 1993).

Verschiedene Studien, die niedermolekulares Heparin mit unfraktioniertem Heparin zur perioperativen Thromboseprophylaxe vergleichen, belegen, daß mit niedermolekularem Heparin eine sichere und wirksame Thromboseprophylaxe durchgeführt werden kann (Fareed et al. 1993; Jorgensen et al. 1993; European Fraxiparin Study Group 1988). Der Vorteil der niedermolekularen Heparinpräparate liegt vor allem darin, daß die Injektionen nur einmal täglich durchgeführt werden müssen (O'Brien et al. 1994; Bergqvist u. Matzsch 1993). Begonnen wird in der Regel 12 h präoperativ.

In der Hüftgelenkchirurgie, in der ohne Prophylaxe bis zu 50 % der Patienten tiefe Beinvenenthrombosen entwickeln, zeigt niedermolekulares Heparin eine mit unfraktioniertem Heparin bzw. Dextran 70 vergleichbare oder bessere Wirkung. Allerdings sind die Befunde nicht ganz einheitlich (Jorgensen et al. 1993; Colwell et al. 1994). Dies mag darauf zurückzuführen sein, daß für die niedermolekularen Heparine noch nicht für jedes Präparat die optimale Dosierung gefunden worden ist. In den meisten operativen Bereichen wird allerdings der Low-dose-Heparinprophylaxe der Vorzug gegeben.

Niedermolekulares Heparin		
JNN (WHO)	Handelsname	Hersteller
Nadroparin-Calcium	Fraxiparin®	Sanofi, Paris
Dalteparin-Natrium	Fragmin®	Kabi Vitrum, Stockholm
Enoxaparin-Natrium	Clexane®	Rhône-Poulenc Rorer, Paris
CH 8140	Embolex®, Mono Embolex®	Sandoz AG, Nürnberg
Reviparin-Natrium	Clivaparin®	Knoll AG, Ludwigshafen

Cumarine

Cumarine hemmen die Synthese der Faktoren VII, IX und X in der Leber. Eine ausreichende Gerinnungshemmung besteht erst nach Tagen; die Cumarine müssen deshalb bereits präoperativ gegeben werden. Sie müssen so hoch dosiert werden, daß eine deutliche Gerinnungsverzögerung besteht. Die Wirkung der Cumarinderivate als Thromboseprophylaxe ist unumstritten (Merli 1993). Sie haben sich jedoch wegen der langsam einsetzenden Wirkung, der Notwendigkeit regelmäßiger Laborkontrollen und der verstärkten Blutungsneigung nicht allgemein durchsetzen können (Harris et al. 1974; Sturm u. Gruber 1974).

Dextran

Die hypervolämische oder isovolämische Hämodilution durch Dextran führt zu einer Herabsetzung der Blutviskosität durch Verminderung des Hämatokrits (s. Kap. „Präoperative Eigenblutspende, Hämodilation und Autotransfusion"). Entsprechend dem zunehmenden Herzzeitvolumen ist auch die venöse Durchblutung gesteigert. Als weitere Faktoren spielen die Verminderung der Thrombozytenaggregation und eine verbesserte Spontanlyse des Thrombus eine Rolle (Gruber 1983a, b; von Aarburg u. Gruber et al. 1978).

Sowohl Dextran 70 wie Dextran 40 verringern die Häufigkeit von Thrombosen und tödlichen Lungenembolien in der Allgemeinchirurgie (Gruber et al. 1977; Hutter et al. 1976; Gruber 1981), in der Urologie (Becker u. Schampi 1973; Hedlund 1975), in der Gynäkologie (Bonnar u. Walsh 1972; Davidson et al. 1972; McCarthy et al. 1974; Hohl 1983) wie auch in der Orthopädie und der Unfallchirurgie (Steinmann et al. 1975; Hutter et al. 1976; von Aarburg u. Gruber 1978; Bergqvist et al. 1979; Bergqvist u. Hallböök 1980; Gruber 1982). Insbesondere bei der Hüftgelenkchirurgie, transvesikulärer Prostatektomie und Sectio caesarea ist die Wirkung des Dextrans gut dokumentiert.

Therapieschemata für Dextran: Nach Narkoseeinleitung und Haptengabe (20 ml Promit®), 500 ml Dextran 70, am Abend des Operationstages weitere 500 ml und am Morgen des ersten postoperativen Tages erneut 500 ml Dextran. Der thromboseprophylaktische Effekt besteht eine Woche (Steinmann et al. 1975). Ein alternatives Schema ist die Gabe von je 500 ml Dextran 40 während der ersten 3 Tage, in der Folge jeden 2. bzw. 3. Tag bis zur vollständigen Mobilisierung (Harris et al. 1972).

Thrombozytenaggregationshemmer

Die Wirkung von Thrombozytenaggregationshemmern ist unzureichend belegt. Acetylsalicylsäure hat in der Vorbeugung von Wadenvenenthrombosen keinen Platz, ist möglicherweise jedoch bei hüftgelenknahen Frakturen oder bei Hüft- oder Kniegelenkendoprothesen in bezug auf Thrombosen am Oberschenkel wirksam. Auch hier kann sie jedoch nur als Mittel 3. Wahl betrachtet werden, nach Low-dose-Heparintherapie bzw. Dextrantherapie (Genton 1983).

Dauer der Prophylaxe

Die meisten perioperativen Thrombosen entstehen unmittelbar nach dem Eingriff. In folgenden Tagen verringert sich die Häufigkeit neu entstehender Thrombosen erheblich (Schaub et al. 1975). Prophylaktische Maßnahmen waren deshalb lange auf die Zeit bis zur Mobilisierung des Patienten oder auf die Dauer des Krankenhausaufenthaltes beschränkt, obwohl bereits frühere Untersuchungen Hinweise dafür ergeben hatten, daß die Risikoperiode sich über einen längeren Zeitraum erstreckt (Servitt und Gallagher 1959; Hampson et al. 1974). Neuere Studien zeigen bei allgemeinchirurgischen Eingriffen ein erhöhtes Thromboserisiko bis zum 30. postoperativen Tag (Lindblad et al. 1991; Huber et al. 1992). Eine Langzeit-Prophylaxe mit niedermolekularem Heparin scheint die Thromboserate zu verringern (Wille-Joergensen et al. 1993; Kock et al. 1993; Kujath et al. 1993). Ob dies auch für das Auftreten von Lungenembolien zutrifft, ist nicht geklärt (Bergqvist 1993).

> Als wirksame perioperative Prophylaxe tiefer Beinvenenthrombosen und Lungenembolien kommen in Frage:
>
> - 3mal 5000 I. E. Heparin s.c./24 h,
> - einmalige Gabe von niedermolekularem Heparin s.c./24 h,
> - intra- und postoperative Gabe von Dextran.

Literatur

Aarburg R von, Gruber UF (1978) Prophylaxe postoperativer thromboembolischer Komplikationen bei hüftgelenksnahen Frakturen. Unfallheilkunde 81:475

Baillard RM, Bradley-Watson PJ, Johnstone FD et al. (1973) Low dose of subcutaneous heparin in the prevention of deep vein thrombosis after gynaecological surgery. J Obstet Gynaecol Br Commonw 80:469

Barnes RW (1978) Doppler ultrasonic diagnosis of venous disease. In: Bernstein EF (ed) Noninvasive ultrasonic diagnosis of venous disease. Mosby, St. Louis, p 344

Bars L, Billaud E, Gramond G, Kher A, Samama M (1985) Comparative pharmacokinetics of low molecular weight heparin (PK 10 169) and unfractionated heparin after intravenous and subcutaneous administration. Thromb Res 39:631

Becker J, Schampi B (1973) The incidence of postoperative venous thrombosis of the legs. A comparative study on the prophylactic effect of dextran 70 and electrical calf muscle stimulation. Acta Chir Scand 139:357

Bergqvist D (1979) Prophylaxis of postoperative thromboembolic complications with low-dose heparin. Acta Chir Scand 145:7

Bergqvist D, Hallböök T (1980) Prophylaxis of postoperative venous thrombosis in a controlled trial comparing dextran 70 and low-dose heparin. World J Surg 4:239

Bergqvist D, Efsing HO, Hallböök T, Hedlund T (1979) Thromboembolism after elective and post-traumatic hip surgery. A controlled prophylactic trial with dextran 70 and low-dose heparin. Acta Chir Scand 145:213

Bergqvist D (1993) Long-term prophylaxis following orthopedic surgery. Haemostasis 23 [Suppl 1]:27

Bergqvist D, Matzsch T (1993) Kosteneffektivität in der Prävention postoperativer Thromboembolien. Orthopäde 22:140

Bergqvist d, Anders Flordal P, Friberg B et al. (1993) Thromboprophylaxis in emergency surgery. Haemostasis 23 [Suppl 1]:51

Biland L (1983a) Die tiefe Venenthrombose. In: Koller F, Duckert F (Hrsg) Thrombose und Embolie. Schattauer, Stuttgart, S 459–467

Biland L (1983b) Venöse Thrombosen. Die oberflächliche Thrombophlebitis. In: Koller F, Duckert F (Hrsg) Thrombose und Embolie. Schattauer, Stuttgart, S 457–459

Bollinger A (1983) Diagnostik: Methoden zum Nachweis von Thrombosen und Embolien. B: Venöse Thrombosen Ultraschall-Doppler-Methode. In: Koller F, Duckert F (Hrsg) Thrombose und Embolie. Schattauer, Stuttgart, S 143–146

Bonnar J, Walsh J (1972) Prevention of thrombosis after pelvic surgery by British dextran 70. Lancet II:614

Brandjes DFM, ten Cate JW, Buller HR (1990) Pre-surgical identification of the patient at risk for developing venous thromboembolism post-operatively. Acta Chir Scand 556:18

Cameron JS (1984) Coagulation and thromboembolic complications in the nephrotic syndrome. Adv Nephrol 13:75

Clarke-Pearson DL (1993) Prevention of venous thromboembolism in gynecologic surgery patients. Curr Opin Obstet Gynecol 5:73

Cerrato D, Ariano C, Fiacchino F (1978) Deep vein thrombosis and low-dose heparin prophylaxis in neurosurgical patients. J Neurosurg 49:378

Colweell CW Jr, Spiro TE, Trowbridge AA et al. (1994) Use of enoxaparin, a low-molecular-weight heparin, and unfractionated heparin for the prevention of deep venous thrombosis after elective hip replacement. A clinical trial comparing efficacy and safety. J Bone Joint Surg (Am) 76:3

Comp PC, Zacur HA (1993) Contraceptive choices in women with coagulation disorders. Am J Obstet Gynecol 168:1990

Davison AI, Bruni MEA, Matheson NA (1972) A further trial comparing dextran 70 with warfarin in the prophylaxis of postoperative venous thrombosis. Br J Surg 59 314

Dexter L (1969) Natural history of pulmonary embolism. In: Sherry S, Brinkhous KM, Genton E, Stengle J (eds) Thrombosis. National Academy of Sciences, Washington, p 85

Dexter L, Dalen JE (1978) Pulmonary embolism and acute cor pulmonale. In: Hurst JW (ed) The Heart, 4th edn. McGraw-Hill, New York, p 1472

Duckert F (1983) Antikoagulantien: Heparin. In: Koller F, Duchert F (Hrsg) Thrombose und Embolie. Schattauer, Stuttgart, S 290–305

Duckert F, Marbet GA (1983) Therapie: Therapeutische Fibrinolyse. In: Koller F, Duckert F (Hrsg) Thrombose und Embolie. Schattauer, Stuttgart, S 423–449

Duroux P (1991) A randomized trial of subcutaneous low molecular weight heparin (CY 216) compared with intravenous unfractionated heparin in the treatment of deep vein thrombosis. Thromb Haemost 65 (3):251

European Fraxiparin Study Group (1988) Comparison of low molecular weight heparin and unfractionated heparin for the prevention of deep vein thrombosis in patients undergoing abdominal surgery. Br J Surg 75:1058

Fareed J, Hoppenstaedt D, Walenga JM, Ahsan A, Iqbal O, Jeske W (1993) A perspective on low molecular weight heparins in the management of thrombosis. Hämostasiologie 13 [Suppl] : 1

Fitts WT Jr, Erde E, Peskin GW, Front JW (1960) Surgical implications of polycythemia vera. Am Surg 152 : 548

Fridrich R, Müller-Brand J (1983) Diagnostik: Methoden zum Nachweis venöser Thrombosen. Der Radiofibrinogentest. In: Koller F. Duckert F (Hrsg) Thrombose und Embolie. Schattauer, Stuttgart, S 149–153

Frimann-Dahl J (1935) Postoperative Röntgenuntersuchung. Acta chir Scand [Suppl] 36 : 76

Frydman AM, Bara L, LeRous Y, Moler M, Chauliac F, Samama M (1988) The antithrombotic activity and pharmacokinetics of enoxaparine, a low weight heparin, in humans given single subcutaneous dose of 20 to 80 mg. J Clin Pharmacol 28 : 609

Genton E (1983) Medikamentöse Prophylaxe. Plättcheninhibitoren (Plättchenaggregationshemmer). In: Koller F, Duckert F (Hrsg) Thrombose und Embolie. Schattauer, Stuttgart, S 389–390

Gralnick H, Abrell R (1973) Studies on the procoagulant and fibrinolytic activity of promyelocytes in acute promyelocytic leukemia. Br J Haematol 24 : 89

Gruber UF (1983a) Prophylaxe. Physikalische Einwirkungen. In: Koller F, Duckert F (Hrsg) Thrombose und Embolie. Schattauer, Stuttgart, S 275–281

Gruber UF (1983b) Medikamentöse Prophylaxe. Dextran. In: Koller F, Duckert F (Hrsg) Thrombose und Embolie. Schattauer, Stuttgart, S 355–372

Gruber UF, Saldeen T, Brokop T et al. (1980) Incidences of fatal postoperative pulmonary embolism after prophylaxis with dextran 70 and low dose heparin: An international multicentre study. Br Med J 280 : 69

Grüntzig H, Bollinger H, Zehender O (1971) Möglichkeiten und Grenzen der qualitativen Venen-Diagnostik mit Ultraschall (Ergebnisse einer Blindstudie). Klin Wochenschr 49 : 245

Hampson WGJ, Harris BC, Lucas K et al. (1974) Failure of low dose heparin to prevent deep vein thrombosis after hip-replacement-arthroplasty. Lancet 2 : 795

Harris WH, Salzman EW, Athanasoulis C, Waltman AC, Baum S, DeSanctis RW (1974) Comparison of warfarin, low-molecular-weight dextran, aspirin and subcutaneous heparin in prevention of venous thromboembolism following total hip replacement. J Bone Joint Surg 56 : 1552

Hedlund PO (1975) Postoperative venous thrombosis in benign prostatic disease. A study of 316 patients with the 125-fibrinogen test. Scand J Urol Nephrol [Suppl] 27

Heinrich F, Klink K (1984) Lungenembolie. Springer, Berlin Heidelberg New York Tokyo

Hirsch JR, Hull D (1978) Comparative value of tests for the diagnosis of venous thrombosis. In: Bernstein EF (ed) Noninvasive diagnostik techniques in vascular disease. Mosby, St. Louis, p 382

Hirsch J (1991) Pulmonary embolism in the elderly. Cardiol Clin 9 : 457

Hoffmann R (1991) The thrombo-embolic risk in surgery. Hepato-Gastroenterol 38 : 272

Hohl M, Lüscher KP, Gruber UF (1978) Nebenwirkungen bei perioperativer Thromboembolieprophylaxe. Gynäkologe 11 : 45

Hohl MK (1983) Prophylaxe der tiefen Beinvenenthrombosen und Lungenembolien in der Gynäkologie. In: Koller F, Duckert F (Hrsg) Thrombose und Embolie. Schattauer, Stuttgart, S 506–509

Holm HA, Ly B, Handeland GF (1986) Subcutaneous heparin treatment of deep vein thrombosis: A comparison of unfractionated and low molecular weight heparin. Haemostasis 16 : 30

Huber O, Bounameaux H, Borst F, Rohner A (1992) Postoperative pulmonary embolism after hospital discharge: An underestimated risk. Arch Surg 127 : 310

Hutter O, Duckert F, Fridrich R, Gruber UF (1976) Dextran 40 zur Prophylaxe tiefer Venenthrombosen in der Chirurgie. Dtsch Med Wochenschr 50 : 1834

Inman WHW, Vessey MP (1968) Investigation of deaths from pulmonary, coronary and cerebral thrombosis and embolism in women of childbearing age. Br Med J II : 1193

Jackman FR, Perry BJ, Siddons H (1978) Deep vein thrombosis after thoracotomy. Thorax 33 : 61

Joergensen LN, Wille-Joergensen P, Hauch O (1993) Prophylaxis of postoperative thromboembolism with low molecular weight heparins. Br J Surg 80 : 689

Joffe SN (1975) Incidence of postoperative deep vein thrombosis in neurosurgical patients. J Neurosurg 42 : 201

Jordan WM (1961) Pulmonary embolism. Lancet II : 1146

Jung W, Fridrich F, Duckert F, Gruber F (1975) Der Radiofibrinogentest zur Diagnose frischer, tiefer Venenthrombosen. Schweiz Med Wochenschr 105:391

Kakkar VV (1978) The current status of low dose heparin in the prophylaxis of thrombophlebitis and pulmonary embolism. World J Surg 2:3

Kakkar VV, Field ES, Nicolaides AN, Flute PT, Wessler S, Yin ET (1971) Low doses of heparin in prevention of deep vein thrombosis. Lancet II:669

Kakkar VV, Corrigan TP, Fossard DP (1975) Prevention of fatal postoperative pulmonary embolism by low dose of heparin: An international multicentre trial. Lancet II:45

Kappert A (1976) Lehrbuch und Atlas der Angiologie. Huber, Bern, S 242–245

Kock HJ, Schmit-Neuerburg KP, Hanke J, Hakmann A, Althoff M, Rudofsky G (1993) Ambulante Thromboseprophylaxe mit niedermolekularem Heparin bei Gipsimmobilisation der unteren Extremität. Hämostasiologie 13 [Suppl]:36

Koller F (1983) Prädisposition zu venösen Thrombosen und Lungenembolien. In: Koller F, Duckert F (Hrsg) Thrombose und Embolie. Schattauer, Stuttgart, S 51–83

Kujath P, Spannagel U, Habscheid W (1993) Incidence and prophylaxis of deep venous thrombosis in out-patients with injury of the lower limb. Haemostasis 23 [Suppl 1]:20

Kumar R, Mc Kinney WP, Raj G (1993) Perioperative prophylaxis of venous thromboembolism. Am J Med Sci 306:336

Langsfeld M, Hershey FB, Thorpe L et al. (1987) Duplex B-mode imaging for the diagnosis of deep venous thrombosis. Arch Surg 122:587

Lindblad B, Erikson A, Bergqvist D (1991) Autopsy-verified pulmonary embolism in a surgical department: Analysis of the period 1951 to 1988. Br J Surg 78:849

Ludwig H (1983) Venenthrombosen in der Schwangerschaft und im Wochenbett. In: Koller F, Duckert F (Hrsg) Thrombose und Embolie. Schattauer, Stuttgart, S 482–501

Marbert GA (1983) Prädisposition zur Thrombose aufgrund von Laboratoriumsbefunden. In: Koller F, Duckert F (Hrsg) Thrombose und Embolie. Schattauer, Stuttgart, S 85–98

Matt E, Gruber UF (1977) Prophylaxe postoperativer thromboembolischer Komplikationen mit subkutan verabreichten kleinen Heparindosen. Fortschr Med 95:669

May R (1981) Physikalische Methoden der Thromboseprophylaxe. In: Vinazzer H (Hrsg) Thrombose und Embolie. Springer, Berlin Heidelberg New York, S 213–220

Mayo ME, Halil T, Browse NL (1971) The incidence of deep vein thrombosis after prostatectomy. Br J Urol 43:738

McCarthy ST, Tanner JJ, Robertson D et al. (1977) Low dose heparin as a prophylaxis against deep vein thrombosis after acute stroke. Lancet II:800

McCarthy TG, McQueen J, Johnstone FD et al. (1974) A comparison of low dose subcutaneous heparin and intravenous dextran 70 in the prophylaxis of deep venous thrombosis after gynaecological surgery. J Obstet Gynaecol Br Commonw 81:486

McKenzie PJ, Loach AB (1986) Local anaesthesia for orthopaedic surgery. Br J Anaesth 58:779–789

Meissner E, Niedermeyer J, Fabel H (1993) Akute Lungenembolie. Z Kardiol 82 [Suppl 2]:3

Merli GJ (1993) Deep vein thrombosis and pulmonary embolism prophylaxis in orthopedic surgery. Med Clin North Am 77:397

Modig J, Kalstrom G, Maripun E, Sahlstedt B (1980) Thromboembolism after total hip replacement: Role of epidural and general anesthesia. Anesth Analg 62:174

Modig J, Borg T, Bagge L, Saldeen T (1983) Role of extradural and of general anesthesia in fibrinolysis and coagulation after total hip replacement. Br J Anaesth 55:625

Nicolaides AN, Field ES, Kakkar VV, Yates-Bell AJ, Taylor S, Clarke MB (1972) Prostatectomy and deep vein thrombosis. Br J Surg 59:487

O'Brien BJ, Anderson DR, Goeree R (1994) Cost-effectiveness of enoxaparin versus warfarin prophylaxis against deep-vein thrombosis after total hip replacement. Can Med Assoc J 150:1083

Partsch H (1978) Doppler-Ultraschall und Isotopen-Phlebographie zur praktischen Diagnostik von venösen Beckenabflußhindernissen. In: Kriessmann A, Bollinger A (Hrsg) Ultraschall-Doppler-Diagnostik. Thieme, Stuttgart, S 161–166

Pearson TC, Wetherley-Mein G (1978) Vascular occlusive episodes and venous haematocrit in primary proliferative polycythaemia. Lancet II:1219

Persson AV, Davis RJ, Villavivencio JL (1991) Deep venous thrombosis and pulmonary embolism. Surg Clin North Am 71:1195

Persson AV, Jones C, Zide R et al. (1989) Use of triplex scanner in diagnosis of deep venous thrombosis. Arch Surg 124:593

Pineo GF, Brian MC, Gallus AS et al. (1974) Tumors, mucus production and hypercoagulability. Ann NY Acad Sci 230:262

Piper C, Mathias B (1989) Orale Kontrazeptiva: unerwünschte Nebenwirkungen im Bereich der inneren Medizin. Med Klin 84:593

Rahr HB, Sorensen JV (1992) Venous thromboembolism and cancer. Blood Coagul Fibrinolysis 3:451

Ruckley CV, McIntyre (1975) Venous thromboembolic disease. Churchill Livingstone, Edinburgh

Schaub N, Duckert F, Friedrich R, Gruber UF (1975) Häufigkeit postoperativer tiefer Venenthrombosen bei Patienten der Allgemeinen Chirurgie und Urologie. Langenbeck's Arch Chir 340:23

Seglias J, Gruber UF (1979) Dosage in low dose heparin prophylaxis. Haemostasis 8:361

Sevitts, Gallgher NG (1959) Prevention of venous thrombosis and pulmonary embolism in injured patients. A trial of anticoagulant prophylaxis with Phenindione in middle aged and elderly patients with fractured neck of the femur. Lancet 2:981

Sise HS, Booth J, O'Leary R, O'Riordan C, Banks H (1972) Double blind evaluation of dextran 40 for prevention of venous thrombosis in hip fracture using 125-I-fibrinogen test. Circulation 46:222

Steinmann E, Duckert f, Gruber UF (1975) Wert von Dextran 70 zur Thromboseprophylaxe in der allgemeinen Chirurgie, Orthopädie, Urologie und Gynäkologie. Schweiz Med Wochenschr 105:1637

Stubbefield PG (1989) Cardiovascular effects of oral contraceptives: a review. Int J Fertil 34 [Suppl]:40

Sturm V, Gruber UF (1974) Wert der Kumarinderivate zur Thromboembolieprophylaxe in der Chirurgie, Orthopädie und Gynäkologie. Schweiz Med Wochenschr 105:1507

Thies HA, Oppelt W (1961) Zur Strömungsgeschwindigkeit des Blutes vor und nach Operationen. Chirurg 32:135

Thorburn J, Louden JR, Vallance R (1980) Spinal and general anesthesia in total hip replacement: Frequency of deep vein thrombosis. Br J anaesth 52:1117

Trautsch van Haron JJ, Capeless EL, Easterling TR, Bovill EG (1992) Pregnancies loss and thrombosis with protein C deficiency. Am J Obstet Gynecol 167:968

Vinazzer H (1981) Klinische Diagnostik venöser Thrombosen und ihre Wertigkeit. In: Vinazzer H (Hrsg) Thrombose und Embolie. Springer, Berlin Heidelberg New York, S 78–81

Weber W, Nagel G (1976) Blutgerinnungsstörungen als paraneoplastisches Syndrom. In: Neuhaus K, Duckert F (Hrsg) Blutgerinnung und Antikoagulation. Schattauer, Stuttgart, S 41–48

Werthemann A, Rutishauser G (1954) Zur pathologischen Anatomie der Thrombose. In: Koller T, Merz WR (Hrsg) Thrombose und Embolie. Schwabe, Basel, S 527–542

Wille-Joergensen P, Lausen J, Nannestad-Joergensen L (1993) Is there a need for long-term thromboprophylaxis following surgery? Haemostasis 23 [Suppl 1]:10

33 Lungenembolie

A. Lorentz

Eine Thromboembolie in die Lungenarterien kann je nach Größe und Lokalisation des eingeschwemmten Thrombus für den betroffenen Patienten ganz unterschiedliche Folgen haben. Das klinische Bild reicht von einer harmlosen, vom Patienten selbst gar nicht bemerkten kleinen Embolie bis zur fulminanten Lungenembolie, die innerhalb von Sekunden zum Tode führen kann.

Die pathologischen Auswirkungen einer Lungenembolie sind in erster Linie durch die mechanische Verlegung der Lungenstrombahn bedingt. Hinzu kommt eine reflektorische und durch Mediatoren ausgelöste Vaso- und Bronchokonstriktion. Die Widerstandserhöhung im kleinen Kreislauf führt zu einer akuten Rechtsherzbelastung, der verminderte Rückstrom zum linken Herzen zu einem verringerten Herzzeitvolumen. Die systemische und myokardiale Sauerstoffversorgung wird durch die entstehende arterielle Hypoxämie weiter eingeschränkt.

Der Verlauf hängt im wesentlichen vom Grad der Verlegung der pulmonalen Strombahn und vorbestehenden kardiopulmonalen Erkrankungen ab. Ohne Vorerkrankungen tritt eine Drucksteigerung in der A. pulmonalis bei einer Verlegung von mehr als 25–30% der Strombahn auf, ab 40% wird sie klinisch bedeutsam, und eine Schocksituation entsteht in der Regel bei einer Verlegung von 70% (Abb. 33.1; Clark et al. 1970; McDonald et al. 1972; Windebank et al. 1973; Levy u. Simmons 1975; Belenke 1977; Weissen 1977; Alpert et al. 1978; Baitsch u. Grädel 1983; Seeger u. Neuhoff 1984; Heinrich u. Klink 1984).

33.1 Diagnose

Die Diagnose einer Lungenembolie ist in erster Linie eine klinische Diagnose. Es gibt aber keinen klinischen Befund, auch keine Befundkonstellation, die beweisend für eine Lungenembolie ist. Der Befund hängt vom Schweregrad der Embolie ab (Tabelle 33.1; Belenke 1977; Baitsch u. Grädel 1983; Heinrich u. Klink 1984; Heinrich 1984).

Bei plötzlichem Blutdruckabfall, bei Zyanose, Tachykardie, Tachypnoe, aber auch bei akut auftretenden Herz-Kreislauf- und Atemstillständen, bei Bewußtseinseinschränkungen bzw. -verlust besteht der Verdacht auf eine Lungenembolie, insbesondere in der postoperativen Phase oder wenn prädisponierende Erkrankungen vorausgegangen sind. Bei protrahierten Krankheitsverläufen sind Tachypnoe, Tachykardie, Fieber und Zyanose Leitsymptome, v. a. wenn sie zusammen mit

```
                                            Pulmonale Vasokonstriktion
                                            (reflektorisch, biogene
                                             Amine, Prostaglandine)
                 Mechanische Verlegung
                 der Lungenstrombahn
    ┌──────────┬──────────────┬──────────────┐         ┌──────────────┐
    ▼          ▼              ▼              ▼         ▼              ▼
verminderter Vergrößerung  Entstehen von Lungen-  pulmonale      Bronchokonstriktion
Rückstrom zum des intrapul- bereichen mit hohem   Hypertonie
linken Herzen monalen Shunts V̇_A/Q̇-Quotienten
    ▼          ▼                                                     alveoläre
Hypotonie   respiratorische ◄─ ─ ─ ─ ─ ─ ─ ─ ─ ─ ─ ─ ─ ─ ─ ─ ─ ─ ─ ─ Hypoxie
            Insuffizienz
    ▼          ▼                                ▼
Schock      arterielle                  rechtsventrikuläre
            Hypoxämie                   Druckbelastung
    └─►  Organ- ◄─┘                     (akutes Cor pulmonale)
         hypoxie
```

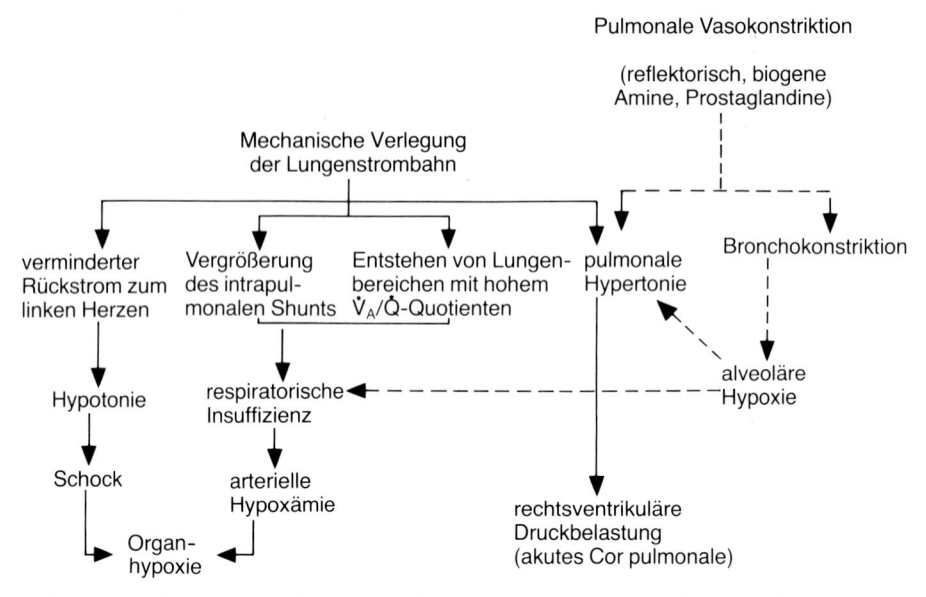

Abb. 33.1. Pathophysiologie der Lungenembolie. Primäre Mechanismen (———), sekundäre Mechanismen (- - - -)

Thoraxschmerz, Dyspnoe, Hustenreiz und Hämoptyse vorkommen. Auch bei unklarer Hypotonie, einer rezidivierenden Pneumonie oder einer Pleuritis sollte an eine Lungenembolie gedacht werden.

Auskultationsbefunde über der Lunge und dem Herzen geben im wesentlichen über Begleit- und Folgezustände der Lungenembolie Aufschluß: Rechtsherzinsuffizienz, Bronchialobstruktion, Pleuritis. Zur Diagnose hilfreich sein kann ein permanent gespaltener zweiter Herzton mit akzentuiertem Pulmonaliston. Die häufigsten klinischen Befunde sind in Tabelle 33.2 zusammengestellt.

> Lungenembolie ist in erster Linie eine klinische Diagnose. Leitsymptome sind Tachykardie, Tachypnoe und Zyanose, v.a. wenn sie zusammen mit Thoraxschmerz, Dyspnoe, Hustenreiz und Hämoptyse vorkommen.

Differentialdiagnostisch kommen bei schwerer Verlaufsform in Betracht: Myokardinfarkt, schwere Herzrhythmusstörungen unterschiedlicher Genese, Myokarditis, Herzbeuteltamponade, Spannungspneumothorax, Aneurysma dissecans der Aorta mit Ruptur, hämorrhagischer, septischer oder anaphylaktischer Schock; bei weniger akuten Krankheitsverläufen auch: Perikarditis, Pneumothorax, Pneumonie nichtembolischer Genese, Asthma bronchiale.

Die weiteren diagnostischen Maßnahmen richten sich nach dem Zustand des Patienten (Tabelle 33.3).

Tabelle 33.1. Schweregradeinteilung der akuten Lungenembolien. (Mod. nach Heinrich u. Klink 1984)

Einteilung	I Klein	II Submassiv	III Massiv	IV Fulminant
Klinik	Unauffällig	Angst, Tachykardie, Hyperventilation	Dyspnoe, Kollaps	Dyspnoe, Schock
Systemarterieller Druck [mm Hg]	Normal	Normal bis leicht erniedrigt	Erniedrigt	Stark erniedrigt
ZVD [mm Hg]	<10	10–20	>20	>20
Mittlerer pulmonalarterieller Druck [mm Hg]	Normal	Normal bis leicht erhöht	>30	>30
p_aO_2 [mm Hg]	Normal	<80	<65	<50
p_aCO_2 [mm Hg]	Normal	<35	<30	<30
Prognose und Verlauf	Nicht tödlich	Nicht tödlich ohne Reduktion der kardiopulmonalen Reserven	Tödlich innerhalb Stunden durch Rechtsherzversagen	Tödlich innerhalb 15 min durch Rechtsherzversagen oder zerebrale Anoxie

Tabelle 33.2. Klinische Befunde bei nachgewiesener Lungenembolie. (Sammelstatistik aus Baitsch u. Grädel 1983)

Klinische Befunde	Häufigkeit [%]
Dyspnoe	80–90
Tachypnoe	84–90
Tachykardie	43–90
Fieber	42–79
Akzentuierter Pulmonaliston	54–80
Husten	54–70
Pleurareiben	45–72
Hämoptoe	34–39
Rasselgeräusche	54
3. Herzton	34–40
Tiefe Thrombophlebitis	34
Arrhythmien	15
Synkope	5–13
Angina pectoris	5
Schüttelfrost	3

Elektrokardiogramm

Die Veränderungen im EKG sind Ausdruck des akuten Cor pulmonale und sind in Abb. 33.2 zusammengestellt. Diese Zeichen beweisen allerdings nicht die embolische Genese des akuten Cor pulmonale. Beim Fehlen entsprechender EKG-Zeichen ist eine Lungenembolie nicht ausgeschlossen. Nur in etwa 25% zeigt das

Tabelle 33.3. Diagnostische Maßnahmen bei Verdacht auf Lungenembolie in Abhängigkeit vom Zustand des Patienten. (Aus Heinrich u. Klink 1984)

Zustand des Patienten	I Keine oder geringe	II Deutliche Beeinträchtigung	III Schock, schwere	IV Schwerster Schock, Herzstillstand
Klinische Untersuchung	+	+	+	zunächst Notfalltherapie, danach evtl. Diagnostik der Stufe III
Laborchemische Befunde	+	+	+	
Blutgasanalyse	+	+	+	
Elektrokardiogramm	+	+	+	
Röntgenthoraxaufnahme	+	+	+	
Ultraschallechokardiographie	+	+	+	
Lungenszintigraphie	+	+	−	
Pulmonalarterielle Druckmessung	(+)	+	+ +	
Pulmonalisangiographie	(+)	+	+ +	
Phlebographie der Beine	+	+	−	

+ + dringend indiziert, + indiziert, (+) i. allg. nicht indiziert, − kontraindiziert

EKG beim akuten Cor pulmonale typische Veränderungen (Weber u. Phillip 1966; McDonald et al. 1972; Stein et al. 1977). Unspezifische EKG-Veränderungen wie Sinustachykardie, ventrikuläre Extrasystolen, supraventrikuläre Extrasystolen und artrioventrikuläre Leitungsstörungen sind häufiger. Die EKG-Veränderungen bilden sich entsprechend der Verbesserung der hämodynamischen Situation häufig rasch zurück (Sprüth u. Lauer 1964; Oakley 1970).

Bei der Differentialdiagnose zum Hinterwandinfarkt hilft die Tatsache, daß hierbei die EKG-Veränderungen in Ableitung II denen in Ableitung III ähnlich sind, während beim akuten Cor pulmonale die Veränderungen in Ableitung II mehr denjenigen gleichen, die in Ableitung I vorhanden sind. Im Unterschied zum Hinterwandinfarkt ist meist ein tiefes S_I nachweisbar. Im frischen Stadium des Hinterwandinfarkts sind noch keine terminal negativen T-Wellen in Ableitung III zu erwarten. In den rechtspräkordialen Ableitungen sind beim kleinen Hinterwandinfarkt meist keine Veränderungen zu erwarten; bei größerer Ausdehnung enden die ST-Strecken in einem präterminal negativen T, im Gegensatz zum akuten Cor pulmonale, das ein terminal negatives T aufweist. Im Gegensatz zum Vorderwandinfarkt tritt beim akuten Cor pulmonale kein R-Verlust auf (Strauer 1982; Heinrich u. Klink 1984).

Nur bei einem von vier Patienten lassen sich bei einer Lungenembolie typische Zeichen eines akuten Cor pulmonale im EKG nachweisen.

Ein normales EKG schließt eine Lungenembolie nicht aus.

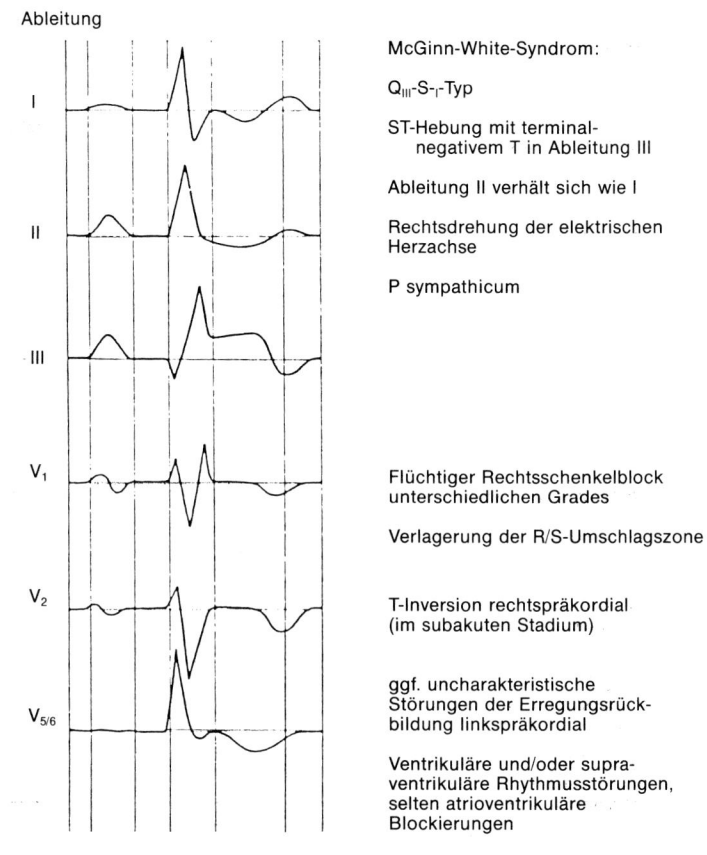

Abb. 33.2. Synopsis der EKG-Veränderungen beim akuten Cor pulmonale. (Aus Heinrich u. Klink 1984)

McGinn-White-Syndrom:

Q_{III}-S_I-Typ

ST-Hebung mit terminal-negativem T in Ableitung III

Ableitung II verhält sich wie I

Rechtsdrehung der elektrischen Herzachse

P sympathicum

Flüchtiger Rechtsschenkelblock unterschiedlichen Grades

Verlagerung der R/S-Umschlagszone

T-Inversion rechtspräkordial (im subakuten Stadium)

ggf. uncharakteristische Störungen der Erregungsrückbildung linkspräkordial

Ventrikuläre und/oder supraventrikuläre Rhythmusstörungen, selten atrioventrikuläre Blockierungen

Röntgenaufnahme des Thorax

Thoraxröntgenaufnahmen ergeben in etwa 90 % der Fälle pathologische Befunde, aber nur in etwa 40 % der Fälle typische Veränderungen (McDonald et al. 1972; Moses et al. 1974; Kelley u. Elliot 1975; Belenke 1977).
Die röntgenologischen Symptome sind in Abb. 33.3 dargestellt.

> Der Nachweis einer Lungenembolie in der Röntgenthoraxaufnahme ist um so sicherer, je größer das verschlossene Gefäß ist, und um so unsicherer, je ausgeprägter bestehende Vorerkrankungen der Lunge sind (Lungenstauung, Pneumonie, Atelektase, Emphysem u. a.).

> Eine normale Röntgenaufnahme schließt eine Lungenembolie nicht aus.

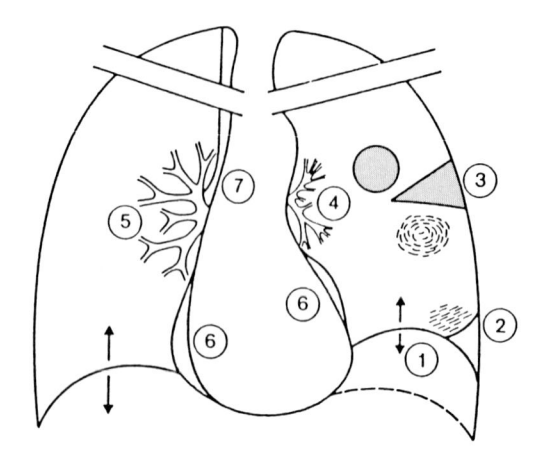

Abb. 33.3. Synopsis der röntgenologischen Symptome bei Lungenembolie. ① Hochstand und verminderte Exkursionen des Zwerchfells; ② basale Verschattungen, kleine Pleuraergüsse; ③ Verdichtungen mit der Basis an der Pleuraoberfläche (rund – halbspindelig – keilförmig – wolkig – streifig); ④ Gefäßabbrüche in Hilusnähe mit hypovaskularisierten Zonen, ggf. Hilusamputation (Westermark-Zeichen); ⑤ Hyperämie der kontralateralen Lunge; ⑥ Dilatation des rechten Ventrikels; ⑦ Dilatation der V. azygos und der V. cava superior. (Aus Heinrich u. Klink 1984)

Blutgasanalyse

Die Veränderungen des Gasaustausches nach einer Lungenembolie sind unspezifisch und von bestehenden Vorerkrankungen abhängig.

Eine Lungenembolie führt zu einem erhöhten intrapulmonalen Shunt und zu einem erniedrigten Sauerstoffpartialdruck im arteriellen Blut (Sasahara et al. 1967; Sasahara 1973; Eisenmann et al. 1977; Hayes u. Bone 1983; D'Alonzo u Dantzker 1984). Inwieweit der Abfall des p_aO_2 mit der Größe der Embolie und dem Druckanstieg in der Pulmonalarterie korreliert, ist von vorbestehenden kardiopulmonalen Erkrankungen abhängig (Alpert et al. 1978; Baitsch u. Grädel 1983; D'Alonzo u. Dantzker 1984; Sharma et al. 1984). Bei kleinen Embolien bleibt der p_aO_2 häufig im Bereich der altersentsprechenden Normwerte, bei einer massiven Embolie liegt er meist unter 55 mmHg.

Trotz physiologischer Totraumerhöhung und erhöhtem arterioalveolären CO_2-Druckgradienten führt eine Erhöhung des Atemzeitvolumens durch die zentrale Atemregulation häufig – aber nicht regelmäßig – zu einer Hypokapnie (D'Alonzo u. Dantzker 1984). Intraoperativ kann ein plötzlicher Abfall des endexspiratorischen CO_2-Partialdrucks Hinweis auf eine Lungenembolie sein.

Eine Verminderung des Herzzeitvolumens führt zu einer vermehrten Sauerstoffausschöpfung mit erhöhter arteriovenöser Sauerstoffgehaltsdifferenz und bei deutlicher Verminderung des HZV zu einer metabolischen Azidose. Eine ausgeprägte metabolische Azidose ist ein ungünstiges prognostisches Zeichen (Weissen 1977).

Die Veränderungen des Gasaustausches bei einer Lungenembolie sind unspezifisch und von vorbestehenden Erkrankungen abhängig. Häufig ist die Kombination Hypoxie/Hypokapnie begleitet von einer erhöhten arteriovenösen Sauerstoffgehaltsdifferenz.

Arterielles Blut zur Blutgasanalyse sollte aus einer gut komprimierten Arterie entnommen werden (A. brachialis, A. radialis, A. dorsalis pedis), um, eine Fibrinolysetherapie nicht zu erschweren.

Echokardiographie

Die Echokardiographie trägt wesentlich zur nichtinvasiven Diagnostik bei. Bei über 70 % der Patienten mit schweren und mittelschweren Lungenembolien finden sich Zeichen der Rechtsherzbelastung: vergrößerter rechter Vorhof und/oder Ventrikel, paradoxe Septumbewegung (Wölbung des Septums während der Systole in den linken Ventrikel). Auch eine Dilatation der Pulmonalarterie und eine Trikuspidalinsuffizienz können als Zeichen pulmonaler Hypertrophie bestehen. Nur ausnahmsweise gelingt allerdings der Nachweis eines Embolus in der Pulmonalarterie, der die embolische Genese der Rechtsherzbelastung beweist (Come et al. 1987; Hofmann et al. 1992). Differentialdiagnostisch können Aortendissektion und Perikardtamponade ausgeschlossen werden. Eine rechtsventrikuläre Hypertrophie spricht für chronische Lungen- oder Herzerkrankungen, schließt aber natürlich eine Lungenembolie nicht aus.

Lungenszintigraphie

Bei der Perfusionsszintigraphie wird radioaktiv markiertes Humanalbumin intravenös injiziert. Die Strahlung wird über der Lunge mit einer Szintigraphiekamera registriert. Es lassen sich Perfusionsausfälle nachweisen, wenn ihr Durchmesser mehr als 3 cm beträgt. Sekundäre Perfusionsminderungen durch vorbestehende Lungenerkrankungen lassen sich mit der Ventilationsszintigraphie ausschließen, die allerdings einen sehr hohen technischen Aufwand erfordert.

Die Perfusionsszintigraphie hat ihre Grenzen: Auflösungsvermögen, begrenzte Spezifität, keine enge Korrelation zu hämodynamischer Wirkung bei weitgehenden oder vollständigen zentralen Gefäßverlegungen. Ihre Sensitivität wird mit über 90 % angegeben, ihre Spezifität mit etwa 40 %. Durch Kombination mit Röntgenbild und Ventilationsszintigraphie sowie durch Verlaufskontrollen kann die Spezifität allerdings erheblich gesteigert werden (Linton et al. 1971; Papst u. Buttermann 1980).

> Ein Lungenperfusionsszintigramm ohne auffälligen Befund schließt eine Lungenembolie mit hämodynamischen Auswirkungen weitgehend aus. Ein pathologischer Befund im Szintigramm bei normaler Röntgenthoraxaufnahme ist in hohem Maße verdächtig auf eine Lungenembolie.

Pulmonalisangiographie

Zur Darstellung der Lungenarterien wird Kontrastmittel über einen Katheter in den Stamm der Pulmonalarterien oder in den rechten Vorhof, in besonders dringenden

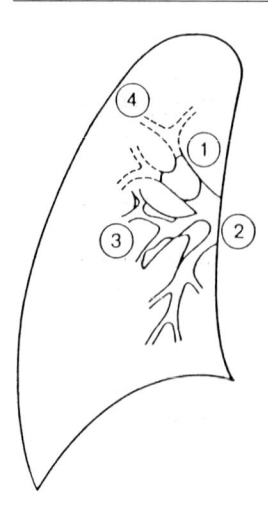

Abb. 33.4. Pulmonalangiographische Befunde bei Lungenembolie. *Beweisend:* ① Füllungsabbruch; ② Füllungsdefekt; *vieldeutig:* ③ Kaliberschwankungen; ④ Oligämie; ⑤ asymmetrische Anfärbung und örtliche Blutstromverlangsamung. (Aus Heinrich u. Klink 1984)

Fällen auch beidseits über die Vv. cubitales injiziert. Angiographische Befunde bei Lungenembolie sind in Abb. 33.4 dargestellt.

Die Kontrastmittelinjektion kann zu einer peripheren Vasodilatation und damit zur Verschlechterung der hämodynamischen Situation des Patienten führen. Sie wird jedoch i. allg. gut toleriert, v. a. wenn die injizierte Kontrastmittelmenge begrenzt wird (Oakley 1970; Miller 1972; Kieny et al. 1978).

Die hohe Treffsicherheit der Pulmonalisangiographie rechtfertigt ihren Einsatz zur Sicherung der Diagnose einer Lungenembolie vor Fibrinolysetherapie und operativer Embolektomie (McDonald et al. 1972; White et al.,1980).

Hämodynamische Untersuchungen

Bei hämodynamischen Untersuchungen geht es darum, den Druckanstieg in der A. pulmonalis und im rechten Herzen sowie die Auswurfleistung des Herzens zu beurteilen.

Gestaute Halsvenen, auch bei 45° Hochlagerung und in Inspiration, weisen schon klinisch auf einen erheblich erhöhten Druck im rechten Vorhof hin. Die Messung des zentralvenösen Drucks gehört beim Verdacht auf eine hämodynamisch relevante Lungenembolie zur unmittelbaren Notfalldiagnostik. Der zentralvenöse Druck liegt dabei in der Regel über 10 mm Hg. Bei einem zentralvenösen Druck zwischen 10 und 15 mm Hg wird die Lungenembolie unter konservativer Therapie meist überlebt, liegt er über 20 mm Hg, so führt die Embolie ohne aggressives Vorgehen in der Regel zum Tod. Wichtiger als der aktuell gemessene Wert ist allerdings der Trend (Weissen 1977).

Ein Pulmonalarterienkatheter ermöglicht außer der Pulmonalisangiographie die Messung des Drucks im rechten Ventrikel und in der A. pulmonalis. Mit Thermodilution können Herzzeitvolumen, pulmonaler und systemischer Gefäßwiderstand bestimmt werden. Als massiv wird eine Lungenembolie bezeichnet, wenn der mittlere Pulmonalarteriendruck auf über 30 mm Hg ansteigt. Ein nichtadaptierter rechter Ventrikel kann einen solchen akuten Druckanstieg nicht bewältigen. Extrem erhöhte Druckwerte sprechen für eine chronische pulmonale Hypertonie.

Wie die Veränderungen im Gasaustausch, so sind auch die hämodynamischen Veränderungen ganz wesentlich abhängig von vorbestehenden kardiopulmonalen Erkrankungen (Sharma et al. 1984).

> Die Letalität einer Lungenembolie hängt vom Ausmaß der Strombahnverlegung, aber auch wesentlich von vorbestehenden kardiopulmonalen Erkrankungen ab.

33.2 Therapie

Ziel einer spezifischen Behandlung ist es, den Embolus aus der Pulmonalarterie zu entfernen oder zu verkleinern. Zumindest sollen ein weiteres Thrombuswachstum in der Lungenstrombahn und ein Rezidiv verhindert werden. Eine symptomatische Therapie soll die kardiovaskulären und respiratorischen Störungen bessern. Die Art der spezifischen und symptomatischen Therapie richtet sich nach dem Schweregrad der Embolie (s. Tabelle 33.1) und der Verfügbarkeit therapeutischer Maßnahmen.

Pulmonale Embolektomie

Die Embolektomie durch Thorakotomie bei massiver Lungenembolie ohne Herz-Lungen-Maschine ist mit einer Mortalität von 80–90 % belastet. Bei einer Operation mit Herz-Lungen-Maschine liegt die Mortalität des Eingriffs zwischen 20 und 50 % (Meissner u. Fabel 1990). Die Notfallembolektomie unter Reanimationsbedingungen hat eine außerordentlich schlechte Prognose (Miller 1972; Schede et al. 1979; Kieny et al. 1978).

Durch eine Katheterembolektomie können Narkose und Thorakotomie vermieden werden. Hierbei wird ein Saugkatheter über die V. femoralis eingeführt. Im Anschluß an die Embolektomie kann ein V.-cava-Filter zur Rezidivprophylaxe eingeführt werden (Greenfield et al. 1969; Lazar u. Greenfield 1978; Hietala u. Greenfield 1980).

Alle Verfahren der Embolektomie stellen besondere Anforderungen an Ausstattung und Organisation der chirurgischen Abteilung.

Indikationen zur Notfallembolektomie sind in der Klinik ohne Möglichkeit eines extrakorporalen Kreislaufs ein reanimationsrefraktärer Herzstillstand oder ein therapieresistenter Schock mit unzureichender Minimalperfusion. Besteht ein Minimalkreislauf, sollte die Diagnose soweit wie möglich erhärtet werden (Heinrich 1984).

In Kliniken mit Herz-Lungen-Maschinen kann die Indikation zur Embolektomie weiter gestellt werden, da das Risiko des Eingriffs hierbei niedriger ist. Bei einer massiven Lungenembolie und bestehendem Schock, der sich nicht innerhalb der Vorbereitungszeit zur Operation beheben läßt, oder wenn eine fibrinolytische Therapie absolut kontraindiziert ist, sollte sofort embolektomiert werden. Allerdings sollte die Diagnose angiographisch gesichert sein.

Fibrinolyse

Hierbei wird versucht, durch fibrinolytisch wirksame Enzyme [Streptokinase, Urokinase, rekombinanten menschlichen Gewebeplasminogenaktivator (rt-PA)] die spontane Fibrinolyse zu steigern und damit den pulmonalen Embolus – und die bestehende Thrombose – zur Auflösung zu bringen. Entsprechende Protokolle sind in der Übersicht enthalten.

Protokolle zur Fibrinolyse (nach Meissner et al. 1993)

Streptokinase
- Prednisolon 250 mg i.v. vor Therapiebeginn
- Standardprotokoll
    - Bolusgabe von 250 000 E/20 ml NaCl 0,9 % in 20 min i.v.
    - Erhaltungsdosis 100 000 E/h als Dauerinfusion i.v.
    - Ziel: Thrombinzeit 2- bis 5fach verlängert, Fibrinogen 0,4 g/l
    - Therapiedauer 24 h bis 3 Tage
    - begleitende Heparinisierung
- Kurzlyseprotokoll
    - Bolusgabe 1 500 000 E in 30 min i.v.
    - anschließend 1 500 000 E über 2–3 h i.v.
    - im Anschluß Heparinisierung

Urokinase
- Standardprotokoll
    - Bolusgabe 4400 IE/kg KG über 10 min i.v.
    - Erhaltungsdosis 4400 IE/kg KG/h i.v. über 24 (–36) h
    - Therapiedauer 12 h (bis zu 3 Tage)
    - begleitende Heparinisierung
- Kurzlyseprotokoll
    - 1 000 000 IE über 10 min
    - anschließend 2 000 000 IE über 2 h

rt-PA
- Standardprotokoll
    - 100 mg über 2 h i.v. (FDA-Zulassung)
    - im Anschluß Heparinisierung
- Boluslyseprotokoll
    - 0,6 mg/kg KG i.v. über 2 min
    - im Anschluß Heparinisierung

Bei der Behandlung tritt in einem hohen Prozentsatz der Fälle eine beträchtliche Verbesserung der Lungenperfusion bereits wenige Stunden nach Beginn der Therapie ein. In bezug auf die Überlebensrate ist die Fibrinolysetherapie der Heparintherapie überlegen (Heinrich 1980; Heinrich u. Klink 1984).

Indikation zur Fibrinolyse:

1) Die Fibrinolyse ist indiziert bei fulminanter Lungenembolie und fehlender Möglichkeit zur Embolektomie. Hierbei müssen zusammen mit Maßnahmen der kardiopulmonalen Reanimation hohe Dosierungen (s. Kurzlyseprotokolle in der Übersicht) verabreicht werden. Da ohne spezifische Therapie praktisch 100% der Patienten sterben, muß man sich auch über Kontraindikationen gegen eine Fibrinolysetherapie hinwegsetzen. Bestehen die Voraussetzungen zu einer sofortigen Embolektomie, so ist diese vorzuziehen.
2) Auch bei massiver Lungenembolie mit noch bestehendem Minimalkreislauf sollte mit einer fibrinolytischen Therapie unverzüglich begonnen werden, wenn die Verdachtsdiagnose hinreichend untermauert ist.
    Hier besteht ohne Soforttherapie in der Regel nur eine Überlebenszeit von weniger als 1 h, die auch bei weiterer Diagnostik schon für eine wirksame Therapie genutzt werden muß. Zwar ist mit Fehldiagnosen in der Größenordnung von 10% zu rechnen, häufig handelt es sich hierbei aber um Krankheiten, bei denen eine Fibrinolysetherapie nicht kontraindiziert ist (Herzinfarkt). Nach einer gesicherten Diagnose wird eine Embolektomie vom Verlauf abhängig gemacht.
3) Bei einer submassiven Lungenembolie muß vor der Fibrinolyse die Diagnose angiographisch gesichert werden.

Bei kleinen Lungenembolien sollte eine Heparintherapie eingeleitet werden (Heinrich u. Klink 1984).

Heparintherapie

Bei submassiver Embolie ist die Heparinbehandlung einer Fibrinolysetherapie vorzuziehen, wenn gegen eine Fibrinolyse Kontraindikationen bestehen und die Situation des Patienten sich nicht verschlechtert. Sie ist eindeutig indiziert bei kleinen Embolien und sollte auch schon beim Verdacht auf eine Lungenembolie in Betracht gezogen werden, sofern keine Kontraindikationen gegen die Antikoagulation bestehen.

Die Antikoagulation sollte nach der Akutphase mit einem oralen Antikoagulans über 6–12 Monate fortgeführt werden.

Bei Kontraindikationen gegen eine volle Heparinisierung kommt eine Low-dose-Therapie mit Standard-Heparin 3mal 5000 I.E. s.c. oder 10000 I.E. kontinuierlich über 24 h in Frage. Der Stellenwert niedermolekularer Heparine in der Therapie der Lungenembolie ist nicht geklärt.

Symptomatische Therapie

Die symptomatische Therapie richtet sich nach den bestehenden kardiorespiratorischen Veränderungen:

- Ruhigstellung,
- bei bestehender Hypoxie: O_2-Gabe über Maske mit hohem Flow (10 l/ min), ggf. maschinelle Beatmung,

- bei bestehender Herzinsuffizienz: Digitalis, vorzugsweise Präparate mit raschem Wirkungseintritt (z. B. Methyldigoxin),
- bei Schock: β-Mimetika (Dobutrex, Dopamin),
- Sedativa bzw. Analgetika, z. B. Morphin oder Pethidin,
- bei Lungeninfarkt: Antibiotika.

Literatur

Alpert JS, Godtfredsen J, Ockene JS, Anas J, Dalen JE (1978) Pulmonary hypertension secondary to minor pulmonary embolism. Chest 73:795

Baitsch G, Grädel E (1983) Lungenembolie. In: Koller F, Duckert F (Hrsg) Thrombose und Embolie. Schattauer, Stuttgart, S 545–568

Belenke (1977) Pulmonary vascular disease. In: Guenter LA, Welch MH (eds) Pulmonary medicine, 2nd edn. Lippincott, Philadelphia, pp 475–509

Clark SW, Graf PD, Nadel JA (1970) In vivo visualization of small airway constriction after pulmonary embolism in cats and dogs. J Appl Physiol 29:646

Come PC, Kim D, Parker JA, Goldhaber SZ, Braunwald E, Markis JE (1987) Early reversal of right ventricular dysfunction in patients with acute pulmonary embolism after treatment with intravenous tissue plasminogen activator. J Am Coll Cardiol 10:971

D'Alonzo GE, Dantzker DR (1984) Gas exchange alterations following pulmonary thrombolism. Clin Chest Med 5/3:411

Del Campo C (1985) Pulmonary embolectomy: A review. Can J Surg 28/2:111

Eisenmann B, Jeanblanc B, Baehrel B, Kurz T, Kieny MT, Kieny R (1977) L'embolie pulmonaire massive. A propos de 26 embolectomies avec survive définitive, dout 10 par opération de Trendelenburg. Arch Mal Cœur 70:573

Greenfield LJ, Kimmell GD, McCurdy WC (1969) Transvenous removal of pulmonary embolism by vacuum-cup catheter technique. J Surg Res 9:347

Hayes SP, Bone RC (1983) Pulmonary embolism with respiratory failure. (Symposium on Critical Care Medicine). Med Clin North 67/6:1179

Heinrich F (1980) Lungenembolie und Lungeninfarkt. In: Haid-Fischer F, Haid H (Hrsg) Venenerkrankungen. Phlebologie für Klinik und Praxis. Thieme, Stuttgart New York, S 203–219

Heinrich F (1984) Lungenembolie. Klinik, Diagnose, Differentialdiagnose. Hämostasiologie 3:9

Heinrich F, Klink K (1984) Lungenembolie. Springer, Berlin Heidelberg New York Tokyo, S 21–31

Hietala SO, Greenfield LJ (1980) Percutaneous pulmonary embolectomy on the transvenous route. Ann Radiol 23:325

Hofmann T, Meinertz T, Kasper W, Geibel A, Just H (1992) Echokardiographie in der Diagnostik der Lungenembolie. Dtsch Med Wochenschr 117:21

Kelley MJ, Elliott JP (1975) The radiologic evaluation of the patient with suspected pulmonary thromboembolic disease. Med Clin North Am 59:3

Kieny R, Eisenmann B, Jeanblanc B, Heitz A, Anad M, Kieny MT, Cinqualbre J (1978) Chirurgische Behandlung der massiven Lungenembolie. Bericht über 45 erfolgreiche Operationen, hiervon 10 Eingriffe nach Trendelenburg. Thoraxchirurgie 26:259

Lazar J, Greenfield MD (1978) Intraluminal techniques for vena caval interruption and pulmonary embolectomy. World J Surg 2:45

Levy SE, Simmons DH (1975) Mechanism of arterial hypoxemia following pulmonary thromboembolism in dogs. J Appl Physiol 39:41

Linton DS, Bellon M, Bodie JF, Rejali AM (1971) Comparison of results of pulmonary arteriography and radioisotope lung scanning in the diagnosis of pulmonary emboli. AJR 112:745

McDonald JG, Hirsh J, Hale GS, O'Sullivan EF (1972) Major pulmonary embolism, a correlation of clinical findings, hemodynamics, pulmonary angiography and pathological physiology. Br Heart J 34:356

Meissner E, Fabel H (1990) Akute Lungenembolie – Klinik, Diagnostik und Therapie. Arzneimitteltherapie 8:177

Meissner E, Niedermeyer J, Fabel H (1993) Akute Lungenembolie. Z Kardiol 82 [Suppl 2]:3
Miller GAH (1972) The diagnosis and management of massive pulmonary embolism. Br J Surg 59:837
Moses DC, Silver TM, Bookstein JJ (1974) The complementary roles of chest radiography, lung scanning and selective pulmonary angiography in the diagnosis of pulmonary embolism. Circulation 49:179
Oakley CM (1970) Diagnosis of pulmonary embolism. Br Med J 11:773
Pabst HW, Buttermann G (1980) Nuklearmedizinische Thromboemboliediagnostik. Dtsch Ärztebl 77:591
Sasahara AA (1973) Diagnose und Therapie der Lungenembolie. VASA 2:160
Sasahara AA, Canilla JE, Morse RL, Sidd JJ, Tremblay GM (1967) Clinical and physiological studies in pulmonary thromboembolism. Am J Cardiol 20:10
Schede J, von der Emde J, Shanahan RJ (1979) Indikationsgrenzen der Pulmonalisembolektomie. Chirurg 50:151
Seeger W, Neuhof H (1984) Pathophysiologie der Lungenembolie. Hämostasiologie 3:24
Sharma GVRK, McIntyre KM, Sharma S, Sasahara AA (1984) Clinical and hemodynamic correlates in pulmonary embolism. Clin Chest Med 5/3:421
Sprüth G, Lauer A (1964) Elektrokardiographische Frühbeobachtungen bei Lungenembolie. Z Kreislaufforsch 53:155
Stein PD, Dalen JE, McIntyre KM, Sasahara AA, Wenger NK, Willis PW (1977) The electrocardiogram in acute pulmonary embolism. Prog Cardiovasc Dis 17:247
Strauer BE (1982) Cor pulmonale. In: Rieker G (Hrsg) Klinische Kardiologie. Krankheiten des Herzens, des Kreislaufs und der Gefäße. Springer, Berlin Heidelberg New York
Weber DM, Phillip JH Jr (1966) The prognostic value of supraventricular arrhythmias in acute pulmonary embolism. Vasc Dis J:393
Weissen A (1977) Die massive Lungenembolie. Med Dissertation, Universität Basel
White RJ, Kaufmann SL, Donner MW (1980) Angiographic diagnosis of venous thromboembolism revisited. Ann Radiol 23:312
Windebank WJ, Boyd G, Moran F (1973) Pulmonary thrombeembolism presenting as asthma. Br Med J I:90

34 Luftembolie

H. V. Schalk und G. Fuchs

Über (chirurgisch) eröffnete, nichtkollabierende Venen kann – bei entsprechendem *Druckgradienten zum Rechtsherz* – Luft in das Gefäßsystem eintreten. Sitzende Lagerung sowie die Inspirationsphase bei Spontanatmung erhöhen den Druckgradienten und begünstigen damit das Entstehen einer Luftembolie. Nichtkollabierende Venen sind die Vv. epiploicae, Vv. diploicae, die Vv. emissariae und die Sinus durae matris, Venen des Halses, die durch Faszienzug oder Einbettung im Strumagewebe offengehalten werden, und evtl. auch Venen in koaguliertem Operationsgebiet. Zentralvenös mündende Katheter stellen bereits bei Diskonnektion, periphere intravenöse Leitungen zumindest bei Druckinfusion potentielle Eintrittspforten für Luft dar.

Die überwiegende Zahl von Luftembolien wurde bei neurochirurgischen Operationen in sitzender Position beobachtet, Einzelfälle bei Hals- und Strumaoperationen, Eingriffen im oberen Thoraxbereich und am offenen Herzen mit extrakorporaler Zirkulation, während Gasinsufflation zur Laparaskopie, bei Pneumenzephalographie und Arthrographie, aber auch bei verschiedenen traumatischen Ereignissen oder Gerätefehlern (Edelman u. Wingard 1980; Krier und Wiedemann 1978; Müller et al. 1984).

Statistische Aussagen über Häufigkeit des Auftretens, aber auch über Schweregrad und klinische Relevanz divergieren weit: die Inzidenz wird bei neurochirurgischen Operationen in sitzender Position mit 30–40% angegeben (Matjasko 1985), die Mortalitätszahlen reichen von 0–73% (Hey et al. 1983). Verschiedene sensitive Untersuchungsmethoden und entsprechend unterschiedlich erfolgreiche Vorsorge- und Therapiemaßnahmen müssen heute als Grund dieser differierenden Aussagen angesehen werden.

34.1 Pathophysiologie

Eine Luftembolie entsteht dadurch, daß Luftblasen während einer gewissen Zeitphase in das venöse Gefäßsystem aufgenommen werden. Die Geschwindigkeit, mit der sie fortgeleitet bzw. zurückgehalten werden, hängt von (dynamischen und statischen) physikalischen Größen ab:

- Blutflußgeschwindigkeit und Luftblasengröße,
- Gefäßquerschnitt,
- Gefäßneigung in Zusammenhang mit Schwerkraft und Auftrieb,

- Reibungskräfte der Luftblasen an der Gefäßwand,
- Druckgradient zwischen Rechtsherz und Lufteintrittspforte.

Die Blutflußgeschwindigkeit der großen herznahen Venen ist pulsphasenabhängig und beträgt −3 bis +30 cm/s. Es ist daher vorstellbar, daß Luftblasen nicht nur herzwärts wandern, sondern auch kranial aufsteigen. Theoretisch ist ein Netto-Null-Effekt der Luftblasenbewegung anzunehmen, wenn Blutflußgeschwindigkeit und Auftrieb als gleich große, entgegengesetzt gerichtete Kräfte auf den Luftembolus wirken. Klinische Bedeutung bekommen diese Feststellungen dadurch, daß Blutflußgeschwindigkeit und Herzzeitvolumen (HZV) in direkter Beziehung zueinander stehen. *Eine Verminderung des HZV reduziert den Lufteintritt bzw. vergrößert die Auswaschung von bereits im Gefäßsystem oder Herzen befindlicher Luft* (Martin et al. 1984).

Klinische Relevanz

Welche Luftmenge wird als Embolus noch toleriert, wann ist sie fatal?

Prinzipiell muß heute gesagt werden, daß wegen der Möglichkeit einer *paradoxen Luftembolie*, das ist der Luftübertritt in den Systemkreislauf, z. B. über ein offenes Foramen ovale (Häufigkeit in der Bevölkerung auf Grund autoptischer Studien 20–30%; Hagen 1984), bereits 0,5 ml Luft als potentiell problematisch gelten – fatale Zerebral- und Koronarembolien wurden beschrieben (Gronert et al. 1979; Müller et al. 1984; Perkins-Pearson et al. 1982). Große, rasch eintretende Luftmengen können auch unter Umgehung des Herzens – über Bronchialvenen, Vv. cordis minimae (Vv. Thebesii), große pleurale Kapillaren, vordere Herzvenen – in das Linksherz gelangen (Marquez 1981; Hills 1983). Im Extremfall kommt es durch einen großen Luftbolus im Rechtsherz direkt zum funktionellen Herzstillstand.

> Auch „kleine" Luftmengen können als paradoxe Luftembolie fatal werden.

Die klinisch weitaus häufiger vorkommende, schleichend einsetzende Luftembolie ist gekennzeichnet durch das perlschnurartige Eintreten von Luftblasen in das venöse System und deren Embolisation in den Lungenkreislauf.

In Narkose wird Lachgas (N_2O) entsprechend dem Diffusionsgradienten das Volumen der Luftembolie vergrößern und damit die Clearancekapazität der Lunge zusätzlich beanspruchen. Im Verlauf der Luftembolie kommt es zu einer zunehmenden Rechtsherzbelastung.

> Lachgas vergrößert den Luftembolus!

Der Schweregrad einer venösen Luftembolie kann nach dem Schema von Matjasko et al. (1985) bestimmt werden: Grad 1: Nur Dopplerveränderungen; Grad 2: Dopplerveränderungen + Luftaspiration; Grad 3: Dopplerveränderungen + Luftaspiration + Abfall des endexspiratorischen CO_2-Drucks; Grad 4: 3 + Hypotension und/oder Arrhythmie; Grad 5: schwere Verlaufsform von Morbidität und Mortalität.

Kasuistische Berichte über fatale Folgen einer Luftembolie beschreiben meist unerwartete Ereignisse. Andererseits sind, besonders im neurochirurgisch-anästhesiologischen Bereich, Monitoring und Therapie offensichtlich durchaus erfolgreich. Cucchiara (1984) teilt mit, daß bei 3827 überwachten Operationen in sitzender Position eine nachgewiesene Luftembolie nur zu einem Todesfall (postoperativ) führte, bei einem weiteren Patienten wurden neurologische Ausfälle beobachtet.

34.2 Diagnose

Dopplerultraschall

Die Dopplersonographie gilt heute aufgrund ihrer hohen Empfindlichkeit als das Verfahren der Wahl zur Erkennung der Luftembolie. Die Dopplersonde wird über dem rechten Herzen, also normalerweise im 2. oder 3. Interkostalraum rechts oder links parasternal plaziert. Zur Lagekontrolle dient das Turbulenzgeräusch, das auftritt, wenn über den zentralvenösen Katheter, bei Kindern auch über eine periphere Vene, rasch 5–10 ml NaCl-Lösung injiziert werden. Intraoperativ werden Turbulenzgeräusche manchmal als Luftembolie fehlinterpretiert bzw. als störend empfunden. Für den Geübten sind bereits 0,5 ml Luft „hörbar", eine exakte Quantifizierung ist jedoch nicht möglich (Hey et al. 1983; Abb. 34.1).

Stethoskop

Präkordial oder ösophageal plaziert, wird das Stethoskop seit langem zur Entdeckung einer Luftembolie verwendet. Neben der unspezifischen Zunahme der

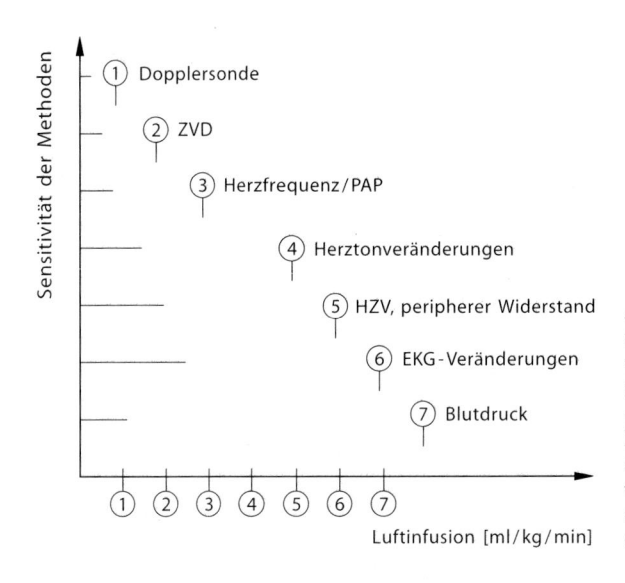

Abb. 34.1. Diagnose der experimentellen Luftembolie bei dosierter Luftinfusion (ml/kg KG/min: Sensitivität der Methoden). Mit der Dopplersonde werden bereits kleinste Luftmengen entdeckt, bevor physiologische Veränderungen auftreten. (Aus Gildenberg et al. 1981)

Herzfrequenz gelten paukende Herztöne, im weiteren Verlauf das rauhe systolische Geräusch und schließlich das typische „Mühlradgeräusch" als akustische Anzeichen der Luftembolie. Damit wird eine gewisse Quantifizierungsmöglichkeit angedeutet, die meist auch mit entsprechenden Kreislaufveränderungen (Blutdruckabfall, Tachykardie, ventrikuläre Arrhythmie, entsprechend dem Matjasko-Stadium 4) parallel geht.

Zentralvenöser Katheter

Das Legen eines zentralvenösen Katheters bei Patienten, die intraoperativ der Gefahr einer Luftembolie ausgesetzt sind, wird von vielen Anästhesisten empfohlen und routinemäßig durchgeführt. Mit der Luftaspiration ist neben der diagnostischen auch eine therapeutische Möglichkeit gegeben, die durch Berichte über das Absaugen von mehreren 100 ml Luft intraoperativ bestätigt wird (Albin et al. 1978; Hey et al. 1983). Über die Lage der Katheterspitze – in der V. cava superior unmittelbar vor dem Atrium oder im Atrium selbst – gibt es geteilte Meinungen. Zur Lagekontrolle empfiehlt sich das Zurückziehen des als EKG-Elektrode verwendeten Katheters aus dem Vorhof, bis die positive P-Welle in der V. cava negativ wird. Bunegin empfiehlt die Verwendung eines Ballonkatheters, dessen Spitze die Strömungsmitte der V. cava aufgrund seines Auftriebs verläßt und damit in die intravasale Luftblase gerät (Bunegin et al. 1981). Katheter mit *mehreren Öffnungen* erlauben das Absaugen größerer Luftmengen. Zusätzlich dient die Messung des zentralvenösen Drucks (ZVD) zur Verlaufsbeobachtung bei eingetretener Luftembolie.

> Luftansaugung über V.-cava-Katheter: Diagnose und Therapie zugleich.

Pulmonalarterienkatheter

Obwohl es manchmal gelingt, auch aus dem Pulmonalarterienkatheter Luft zu aspirieren, bleibt der therapeutische Wert dieser Maßnahme zweifelhaft. Zur intraoperativen Diagnose einer Luftembolie kann jedoch der Anstieg des Pulmonalarteriendrucks herangezogen werden; dieser reflektiert dann auch quantitativ die klinische Relevanz des Ereignisses (Marshall u. Bedford 1980).

Kapnographie

Bei der zirkulatorischen intrapulmonalen Verteilungsstörung durch die Luftembolie kommt es zu einer regional verminderten CO_2-Abgabe aufgrund eines sofortigen und massiven Vasospasmus im Lungenkreislauf. Während der Exspiration zeigen die aus den verschiedenen Lungenabschnitten stammenden Luftportionen einen unterschiedlichen CO_2-Gehalt, der die vom Kapnographen registrierte Kurve unregelmäßig, hahnenkammartig erscheinen läßt (Müller et al. 1984). Neben dieser sehr differenzierten Betrachtung der endexspiratorischen CO_2-Kurve wird natürlich auch ein pCO_2-Abfall von mehr als 0,4 Vol.-% zur Diagnose der Luftembolie herangezogen.

Echokardiographie

Mit der zweidimensionalen transösophagealen Echokardiographie können die 4 Herzkammern gleichzeitig dargestellt werden. Dadurch wird auch eine paradoxe Luftembolie direkt als solche sichtbar (Cucchiara et al. 1984). Diese Überwachungsmethode hat neben dem Dopplerultraschall die größte Sensitivität in der Detektion einer venösen Luftembolie, erfordert aber den größeren Aufwand.

Blutgasanalyse

Die klinische Signifikanz einer Luftembolie zeigt sich sehr rasch am Ausmaß der Hyperkapnie und Hypoxie.

34.3 Prophylaxe und Therapie

Verhinderung von weiterem Lufteintritt

An erster Stelle der Maßnahmen steht von chirurgischer Seite ein Abdecken bzw. Spülen des Operationsgebietes, die Versorgung von möglichen Eintrittspforten für Luft sowie auch das Tamponieren des Wundgebietes, soweit vertretbar. Vom Anästhesisten kann vorübergehend eine Jugularvenenkompression vorgenommen werden.

Sollten diese Maßnahmen noch nicht zum Erfolg geführt haben, kann durch vorsichtige Rücklagerung bzw. Flachlagerung des sitzenden Patienten versucht werden, durch Verringerung des Abstandes Operationsgebiet – rechter Vorhof den Druckgradienten und damit das Eindringen von Luft zu verringern.

Entfernen von intravasaler bzw. intrakardialer Luft

Absaugung über Katheter

Die Möglichkeit, Luft aus V. cava superior, Rechtsherz und Pulmonalarterie zu entfernen, wurde bei der Beschreibung der entsprechenden Katheter erwähnt (s. S. 609).

Hyperbare Therapie

Bei Kompression auf 1 bar[1] (2 bar absolut) beträgt das Gasvolumen die Hälfte, auf 3 bar (4 bar absolut) ein Viertel usw. des ursprünglichen Gasvolumens (Gesetz von

---
[1] 1 bar = 100 kPa.

Boyle-Mariotte). Die Verkürzung von langgestreckten Luftemboli in den Lungengefäßen, Volumenreduzierung in Herzkammern sowie Verkleinerung von Luftblasendurchmesser und -oberfläche sind die Folge.

Wir selbst haben bisher 8 Patienten mit klinisch gesicherter Luftembolie (schwere Kreislaufbeeinträchtigung, Luftaspiration) 15–45 min nach Erkennen des Ereignisses in der uns zur Verfügung stehenden großen Druckkammer mit 2–4 bar (3–5 bar absolut) behandelt. Bei der beobachteten raschen Besserung der Kreislaufsituation unter hyperbaren Bedingungen konnten wir nicht differenzieren, ob dies ein Effekt der Reduktion der vorliegenden Luftembolie per se oder der durch Hyperoxygenation (pO_2 2000–3500 mm Hg) erzielten Verbesserung der Herzleistung und der damit erhöhten Luftemboliauswaschung war.

Durch Standardisierung des Monitorings und der perioperativen Führung des Patienten war diese hyperbare Oxygenation in den letzten 5 Jahren bei unserem neurochirurgischen Patientengut nicht erforderlich.

PEEP-Beatmung

Da die PEEP-Beatmung den Druckgradienten zwischen Lufteintrittsstelle und Rechtsherz vermindert, wurde ihre Anwendung aus diesem Grund immer wieder für Operationen mit potentieller Luftemboliegefahr empfohlen. Während der Erhöhung des intrathorakalen Drucks durch PEEP besteht, zumindest vorübergehend, ein verminderter venöser Rückstrom zum Herzen (Dorinsky u. Whitcomb 1983; Perkins-Pearson et al. 1982). Daher hat die PEEP-Beatmung neben dem „statischen" (Verminderung des extra-intrathorakalen Druckgradienten) auch einen „dynamischen" Effekt. Für die klinische Praxis bedeutet dies:

- Diejenigen Venen bluten „retrograd", welche die Lufteintrittspforten darstellen – sie werden demaskiert und können chirurgisch verschlossen werden.
- Bei vermindertem Rückstrom zum Herzen besteht relativ mehr Zeit, Luft aus dem Rechtsherz bzw. der V. cava über den liegenden Katheter abzusaugen.

Verschiedene Publikationen berichten, daß durch die Anwendung eines PEEP der rechte Vorhofdruck über den pulmonal-kapillaren Verschlußdruck angehoben wird und sich daher das Risiko einer paradoxen Luftembolie erhöht (Perkins 1984).

Ein vermindertes HZV kann jedoch auf Dauer – gerade bei Operationen in sitzender Position – wegen der Gefahr einer Verminderung der zerebralen Perfusion nicht toleriert werden (Krier u. Wiedemann 1978). Sobald aber die durch PEEP-Beatmung akut verschobene intrathorakale Blutmenge durch autoregulative Mechanismen (Sympathikotonie) oder Flüssigkeitssubstitution kompensiert wird, kann angenommen werden, daß auch Flußmenge und Fließgeschwindigkeit in der V. cava normalisiert sind. Zu diesem Zeitpunkt ist der „dynamische" Effekt der PEEP-Beatmung wieder egalisiert.

Wie wirkt der „statische" Effekt? Ein PEEP-Niveau auf Höhe der potentiellen Lufteintrittspforte wäre theoretisch ideal, konkurriert jedoch mit zunehmender Höhe sowohl mit dem zerebralen Perfusionsdruck als auch mit der Lungenmechanik.

Eine sichere Luftembolieprophylaxe beim Erwachsenen bei Operationen am Kopf oder Hals durch ausreichend hohe PEEP-Beatmung ist daher kaum längere Zeit praktikabel, da ja dazu PEEP-Werte von mehr als 20 mm Hg gehalten werden müßten.

Die PEEP-Beatmung eignet sich deshalb am ehesten in der „Entdeckungsphase" der Luftembolie, ihre prophylaktische Anwendung muß mit der Kreislaufsituation und -wirkung abgestimmt werden.

PEEP-Beatmung als Luftembolieprophylaxe ist nur beschränkt wirksam.

Anhebung des ZVD

Ein Absenken der Lufteintrittspforte unter das Herzniveau verhindert weiteren Lufteintritt. Dies ist, zumindest intraoperativ, nicht immer möglich. Zur raschen Umverteilung von venös gepooltem Blut aus den unteren Extremitäten können diese angehoben oder ein sog. Antigravitätsanzug aufgeblasen werden. Rasche Flüssigkeitssubstitution – beim sitzenden Patienten sinnvollerweise über entsprechende i.v.-Zugangswege im Fließbereich der unteren Hohlvene, erhöht den ZVD und reduziert damit sowohl den Druckgradienten als auch die Fließgeschwindigkeit in der oberen Hohlvene.

Medikamentöse Therapie

Im Verlauf einer massiven Luftembolie kann es zu schweren Kreislaufbeeinträchtigungen wie Tachykardie, Hypotonie, Kammerflimmern, Bradykardie und Asystolie kommen, wobei bei entsprechendem Monitoring schon bald die zunehmende Rechtsherzbelastung auffällt. Danach richtet sich die medikamentöse Therapie mit positiv-inotropen Substanzen und Antiarrhythmika.

Die Verabreichung von reinem Sauerstoff dient nicht nur zur Verbesserung der Oxygenation, sondern beeinflußt die Luftembolie auch direkt durch die entsprechende Wirkung auf den Partialdruck.

Zur Verbesserung der pulmonalen Rheologie eignet sich Hydroxyäthylstärke, wenn sie nicht schon zur Volumentherapie (große aspirierte Blut-Luft-Mengen oder Anhebung des ZVD) verabreicht wurde.

100 % Sauerstoff zur direkten Partialdrucktherapie der Luft.

Die Diagnose der Luftembolie kann mittels Dopplerultraschall bereits frühzeitig gestellt werden. Eine Quantifizierung ist nicht nur technisch schwierig, sondern auch in klinischer Hinsicht problematisch, da wegen der Gefahr eines Übertritts in den Systemkreislauf (paradoxe Luftembolie; Gronert et al. 1979) die individuelle Gefährdung unabschätzbar bleibt. Deshalb ist ein entsprechend aufwendiges Monitoring die wesentlichste prophylaktische Maßnahme, damit bei eingetretenem Ereignis die an sich begrenzten Therapiemöglichkeiten frühzeitig und gezielt angewandt werden können.

Diagnose und Therapie der Luftembolie

1. Diagnose
   Dopplerultraschall
   Echokardiographie
   Stethoskop, EKG, RR
   Zentralvenöser Katheter
   Pulmonalarterienkatheter
   Kapnographie
   Blutgasanalyse

2. Therapie
   Lufteintrittspforte: Niveauabsenkung, Verschluß
   intravasale (kardiale) Absaugung
   O_2-Ventilation
   ZVD-Anhebung
   Kardiale Medikation
   Hydroxyäthylstärke
   Hyperbare Therapie

Literatur

Adornato CD, Gildenberg PL, Ferrario CM, Smart J, Frost EAM (1978) Pathophysiology of intravenous air embolism in dogs. Anesthesiology 49:120–127

Albin MS, Carrol RG, Maroon JC (1978) Clinical considerations concerning detection of venous air embolism. Neurosurgery 3:380–384

Bunegin L, Albin MS, Heisel PE, Hoffman A, Hung FK (1981) Positioning the right atrial catheter: A model of reappraisal. Anesthesiology 55:343–348

Cucchiara RF (1984) Safety of the sitting position. Anesthesiology 61:790

Cucchiara RF, Nugent M, Seward JB, Messick JM (1984) Air embolism in upright neurosurgical patients: Detection and localization by two-dimensional transesophageal echocardiography. Anesthesiology 60:353–355

Dorinsky PM, Whitcomb ME (1983) The effect of PEEP on cardiac output. Chest 84/2:210–216

Edelman JD, Wingard DW (1980) Air embolism arising from burr holes. Anesthesiology 53:167–168

Gildenberg PL, O'Brien RP, Britt WJ (1981) The efficacy of Doppler monitoring for the detection of venous air embolism. J Neurosurg 54:75–78

Gronert GA, Messick JM, Cucchiara RF, Michenfelder JD (1979) Paradoxical air embolism from a patent foramen ovale. Anesthesiology 50:548–549

Hagen PT, Scholz DG, Edwards WD (1984) Incidence and size of patent foramen ovale during the first 10 decades of life: an autopsy study of 965 normal hearts. Mayo Clin Proc 59:17–20

Hey O, Fischer F, Reinery G, Steingass U, Knorre D (1983) Erkennung und Verhütung von Luftembolien während neurochirurgischer Eingriffe in sitzender Position. Klin Anästhesiol Intensivther 27:197

Hills BA, Butler BD (1983) Air embolism: Further basic facts relevant to the placement of central venous catheters and Doppler monitors. Anesthesiology 59:163

Krier C, Wiedemann K (1978) Luftembolie: Eine Komplikation bei neurochirurgischen Eingriffen in sitzender Position. Prakt Anaesth 13:386

Marquez J, Sladen A, Gendell H (1981) Paradoxical cerebral air embolism without an intracardiac septal defect. J Neurosurg 55:997–1000

Marshall WK, Bedford RF (1980) Use of a pulmonary-artery catheter for detection and treatment of venous air embolism. Anesthesiology 52:131–134

Martin RW, Ashleman B, Colley PS (1984) Effects of cardiac output on the clearance of air emboli from the superior vena cava. Anesthesiology 60:580–586

Matjasko J, Petrozza PL, Cohen M (1985) Anaesthesia and surgery in the seated position: analysis of 554 cases. Neurosurgery 17:695–702

Müller H, Brähler A, Gerlach H, Becker W, Hempelmann G (1984) Diagnostische und prognostische Bedeutung hämodynamischer und respiratorischer Parameter bei venöser Luftembolie. Anästhesist 33:493–498

Perkins NAK, Bedford RF (1984) Haemodynamic consequences of PEEP in seated neurological patients – implications for paradoxical air embolism. Anesth Analg 63:429–432

Perkins-Pearson N, Marshall W, Bedford R (1982) Atrial pressures in the seated position. Anesthesiology 57:493–497

Sale JP (1984) Prevention of air embolism during sitting neurosurgery. The use of an inflatable venous neck tourniquet. Anesthesia 39:795–799

Teil E: Medikamenteninteraktionen

35 Interaktionen und unerwünschte Nebenwirkungen

G. Prause

35.1 Psychopharmaka mit antidepressiver Wirkung

Einteilung

Einteilungen der Antidepressiva können nach ihrer chemischen Struktur, nach pharmakologischem Wirkmechanismus sowie nach klinisch-therapeutischen Wirkprofilen erfolgen. Ältere Einstufungen sprechen von Antidepressiva der 1. (trizyklische Antidepressiva und die irreversiblen MAO-Hemmer), der 2. (neue zyklische Antidepressiva, tetrazyklische Antidepressiva) und der 3. Generation (SSRI = Serotonin-selektive Reuptakeinhibitoren und RIMA = Reversible Inhibitoren der Monoaminooxidase).

> Die häufigste Einteilung erfolgt nach ihrer chemischen Struktur:
> a. Trizyklische Antidepressiva
>   Imipramin (1959)
>   Desipramin (1963)
>   Clomipramin (1970)
>   Amitryptilin (1961)
>   Nortryptilin (1963)
>   Trimipramin (1966)
>   Protryptilin (1966)
>   Doxepin (1969)
>   Dibenzepin (1973)
> b. Nichttrizyklische Antidepressiva
>   Maprotilin (1975)
>   Mianserin (1976)
>   Trazodon (1980)
>   Viloxazin (1974)
>   SSRI (Serotonin-selektive Reuptakeinhibitoren)
>   Citolapram (1981)
>   Fluoxetin (1988)
>   Fluvoxamin (1983)
>   Paroxetin (1989)
>   Sertralin (1991)
> c. MAO-Hemmer
>   Reversible MAO-Hemmer (RIMA)
>   Brofaromin (1988)
>   Cimoxaton (1983)

Moclobemid (1992)
  Toloxaton (1985)
  Amiflamin (1986)
  Irreversible MAO-Hemmer
  Phenelzin (1978)
  Trancylcypromin (TCP; 1965)
  Selegilin (1993)
d. Atypische Antidepressiva
  Alprazolam (1983)
  Flupentixol (1983)
  Fluspirilen (1982)
  Sulpirid (1986)
  Trimipramin (1991)
  Levoprotilin (1984)
e. Antidepressiva mit neuartigem Wirkmechanismus
  Rolipram (1989)
  SSRI
f. Präkursoren (nicht sicher wirksam)
  L-Tryptophan (1965)
  5-Hydroxtryptophan
  Phenylalanin
  Tyrosin
  Lezithin (1982)
g. Phasenprophylaktika
  Lithium (1965)
  Carbamazepin (1975)
  Clonazepam (1988)
  Dipropylacetamid (1966)
  Valproat (1980)
  Oxcarbazepin (1984)

Anästhesiologisch relevante Nebenwirkungen

Ad a:
Anticholinerge Wirkung: Mundtrockenheit, Miktionsstörungen, Tachykardie.

Tabelle 35.1. Anticholinerge Wirkung einiger trizyklischer Antidepressiva

Präparat	In-vitro-IC_{50} [μmol]	In-vivo-ED_{50} [mg/kg KG i.p.]
Amitryptilin	0,043	5
Trimipramin		8,8
Doxepin	0,19	14
Imipramin	0,32	24
Clomipramin	0,23	27
Desipramin	0,60	50

Die In-vivo-Werte stellen diejenige Dosis dar, die 50 % der Tiere vor der Physostigmintoxizität schützt (Delini-Stula 1989).

Sympatholytische Wirkung:
Orthostase, Hypotonie, Reflextachykardie, Verlängerung der atrioventrikulären Überleitungszeit bis zum AV-Block und Asystolie.
Im Gegensatz dazu wird die blutdrucksteigernde Wirkung von Sympathomimetika potenziert.

Tabelle 35.2. Nebenwirkungsprofile trizyklischer Antidepressiva

Präparate	Art der Nebenwirkung		
	Dämpfend	Anticholinerg	Kardiovaskulär
Amitryptilin	+ + +	+ + + +	+ + +
Imipramin	+ +	+ + +	+ + (+)
Desipramin	0	+ +	+ + (+)
Clomipramin	+ + +	+ + +	+ + +
Trimipramin	+ + + +	+ + + +	+ + +
Doxepin	+ + + (+)	+ + + (+)	+ + +
Nortryptilin	+ +	+ +	+ +
Protryptilin	0	+ + +	+ + +

Die Inzidenz unerwünschter Arzneimittelwirkungen beträgt 3–10%.

Synergistische Effekte sind für die gleichzeitige Gabe von Sympathomimetika beschrieben, vor allem bei Adrenalin, Noradrenalin und Phenylephrin. Es ist deshalb bei additiver Gabe von Vasokonstriktoren im Rahmen der Regionalanästhesie an die Gefahr von hypertensiven Reaktionen zu denken.

Eine Verstärkung der sedierenden Effekte ist bei allen Narkotika und Sedativa zu bemerken. Im Gegensatz dazu wird die Wirkung der Antihypertensiva Clonidin und Guanethidin bei gleichzeitiger Verabreichung von trizyklischen Antidepressiva (AD) antagonisiert.

Bei abruptem Absetzen z.B. vor einer Operation ist mit Entzugserscheinungen (Abgeschlagenheit, Appetitmangel, Übelkeit, Erbrechen, Muskel- und Kopfschmerzen, Darmkoliken, Insomnie und Angst bis zur Panik) zu rechnen. Diese Symptome sind muskarinerg-cholinerge Effekte und mit Atropin zu kupieren.

Trizyklische Antidepressiva sollten perioperativ nicht abgesetzt werden. Nach Möglichkeit sollte auf sympathomimetisch wirkende Anästhetika wie Ketamin bzw. Pancuronium verzichtet und die Gabe von Katecholaminen vermieden werden. Morphine und Benzodiazepine scheinen die kardiovaskulären Nebenwirkungen zu stabilisieren. Postoperativ ist an das Auftreten eines ZAS (zentrales anticholinerges Syndrom) zu denken.

Ad b:
Die Herz-Kreislauf-Effekte der nichttrizyklischen AD verhalten sich beinahe konträr zu den trizyklischen.

Die anticholinergen und sympathomimetischen Nebenwirkungen der nicht-trizyklischen AD sind bedeutend geringer und seltener als bei den trizyklischen. Die kardiovaskulären Nebenwirkungen der SSRI sind in therapeutischen Dosen klinisch nicht bedeutsam.

Tabelle 35.3. Wirkungsstärke der anticholinergen Eigenschaften der nicht trizyklischen Antidepressiva

Präparat	In-vitro-IC_{50} [µmol]	In-vivo-ED_{50} [mg/kg KG i.p.]
Maprotilin	0,3	>30
Mianserin	0,36	100
Viloxazin	≫10	≫30
Fluoxetin	3,2	—
Fluvoxamin	>10	≫30
Trazodon	>10	—

Tabelle 35.4. Herz-Kreislauf-Effekte von Antidepressiva. (Nach Bryant u. Ereshefsky 1982)

Effekt	Trazodon	Trizyklika
Blutdruck		
Niedrige Dosis	⇓	⇑
Hohe Dosis	⇓	⇓
Interaktionen mit		
Noradrenalin	Antagonisierung	Potenzierung
Tyramin	Kein Effekt	Antagonisierung
Pulsfrequenz	⇓ ⇑	⇑
Herzleitungsstörungen		
Niedrige Dosis	Keine	Gering–Mäßig
Hohe Dosis	Gering	Ausgeprägt
Negativ-inotrope Wirkung		
Niedrige Dosis	Keine	Schwach
Hohe Dosis	Schwach	Ausgeprägt

Perioperativ ist ein Absetzen der Therapie nicht erforderlich, es ist jedoch aber auch keine Entzugssymptomatik bekannt.

Ad c:
Entsprechend der beiden beim Menschen bekannten MAO-Formen unterscheidet man die MAO-A- (Serotonin- und Noradrenalindesaminierung) und die MAO-B-Hemmer (Benzylamin- und β-Phenylethylamindesaminierung). Selektive MAO-A-Hemmer sind Antidepressiva, selektive MAO-B-Hemmer werden in der Parkinson- und Alzheimertherapie eingesetzt. Reversible Hemmer (RIMA) hemmen die Aktivität der MAO durch Konkurrenz am Substrat, irreversible werden an das Enzym gebunden. Ältere, nichtselektive Substanzen zeigen kombinierte Affinitäten (sowohl A als auch B).

Nebenwirkungen:
Kreislauf
– Hypotonie
– Hypertension (TCP, Phenelzin, Selegilin).

Tabelle 35.5. MAO-Hemmer, ihre substrate und Inhibitoren

MAO-Subtyp	Substrate	Inhibitoren
MAO-A-Hemmer	Serotonin	Clogylin Harmalin Toloxaton Brofaromin Moclobemid
MAO-A- + MAO-B-Hemmer	Tyramin Tryptamin Dopamin Noradrenalin Adrenalin	Phenelzin Isocarboxazid Trancylcypromin (TCP)
MAO-B-Hemmer	Phenylethylamin Benzylamin Phenylethanolamin	Selegilin Pargylin Almoxaton

Sonstige Nebenwirkungen: Mundtrockenheit, Obstipation, Übelkeit, Hepatotoxizität, neuromuskuläre Nebenwirkungen.

Bei den heute verwendeten selektiven reversiblen MAO-Hemmern sind keine wesentlichen Interaktionen mit Anästhestika zu erwarten. Deshalb kann und sollte eine bestehende Therapie fortgeführt werden.

Ad d:
Die Pharmaka dieser Gruppe sind zum Großteil Neuroleptika bzw. den trizyklischen AD verwandt. Dementsprechend sind auch die häufigsten Nebenwirkungen extrapyramidale Störungen, Müdigkeit, Schwindel, Sehstörungen, Akathisien usw.

Nachdem keine Entzugserscheinungen bei akutem Absetzen bekannt sind, ist lediglich die sedierende Nebenwirkung dieser Medikation zu berücksichtigen. Bei entsprechendem anästhesiologischem Management kann die Therapie unterbrochen bzw. auch weitergeführt werden.

Ad e:
Die relevanten Nebenwirkungen wurden bereits oben abgehandelt (RIMA bzw. SSRI).

Ad f:
Diese selten angewandten Arzneimittel sind in der antidepressiven Therapie nicht sicher wirksam. Es sind keine anästhesierelevanten Nebenwirkungen bekannt.

Ad g:
Wie angesichts der vielfältigen Angriffspunkte des Lithium kaum anders zu erwarten, betreffen die klinischen Nebenwirkungen praktisch alle Organsysteme:

a) neurologisch: Müdigkeit, Schwäche, Tremor, Koordinationsstörungen, aber auch Manifestation von latent bestehender Anfallsbereitschaft;

b) gastrointestinal: Erbrechen, Übelkeit, Bauchschmerzen, Diarrhö;
c) kardiovaskulär: Erregungsleitungsstörungen, die sehr selten, reversibel und ungefährlich sind;
d) pulmonal: Gefahr der respiratorischen Insuffizienz bei pulmonal vorgeschädigten Patienten;
e) Niere: Polyurie, chronische Lithiumnephropathie;
f) endokrin: Hypothyreose, Struma;
g) Elektrolythaushalt: Gewichtszunahme, Ödeme.

Die Kombination von Lithium mit Neuroleptika erhöht die Wahrscheinlichkeit gravierender Nebenwirkungen.(vor allem MNL = malignes Neuroleptikasyndrom).

Anästhesiologisch ist von entscheidender Bedeutung, daß Lithium die neuromuskuläre Blockade nichtdepolarisierender Muskelrelaxanzien verlängert.

Lithium sollte deshalb bei elektiven Eingriffen 48 h vor der Narkose abgesetzt werden. Prinzipiell sollte öfters von der Möglichkeit, Wirkspiegel von Pharmaka zu bestimmen, Gebrauch gemacht werden. Nach langdauernder Lithiumtherapie sollte außer der Bestimmung der Serumspiegel auch eine engmaschige postoperative Überwachung angestrebt werden.

Therapeutischer Bereich der Serumspiegel:
- Prophylaxe: 0,6–0,8 mmol/l,
- Lithiumaugmentation: 0,6–0,8 mmol/l,
- akute Depression/Manie: 0,8–1,2 mmol/l.

35.2 Neuroleptika

Die antipsychotische Wirkung der Neuroleptika beruht auf einem antidopaminergen Effekt (Rezeptorblockade), wobei aber auch eine Affinität zum α_1-Adrenorezeptor bzw. zum Serotonin-S 2-Rezeptor diskutiert wird.

Man unterscheidet heute nach der sog. „neuroleptischen Potenz" 3 Gruppen, wobei Chlorpromazin als Referenzwert ($=1$) angesehen wird:

Tabelle 35.6. Neuroleptische Potenz von Neuroleptika. (Nach Rey et al. 1989)

1. Niedrigpotente Neuroleptika	
Chlorproxithen	1–2
Dixyrazin	2–3
Levopromazin	0,5
Pipamperon	0,5
Promazin	0,5
Promethazin	0,5
Prothipendyl	0,6–0,8
Sulpirid	0,3–0,5
Thioridazin	0,5
2. Mittelpotente Neuroleptika	
Chlorpromazin	1
Clozapin	1–3

Fluanison	1
Melperon	1
Perazin	0,5–1
Periciazin	5–10
Triflupromazin	2–4
Zuklopenthixol	4–6
3. Hochpotente Neuroleptika	
Benperidol	>400
Bromperidol	
Flupentixol	50–80
Fluphenazin	50–80
Fluspirilen	
Haloperidol	40–60
Perphenazin	5–15
Pimozid	50–80
Tiotixen	20–50
Trifluperazin	15–30
Trifluperidol	>200

Tabelle 35.7. Nebenwirkungen der Neuroleptika durch Blockade verschiedener Rezeptoren. (Nach Black 1985 und Richelson 1985)

Art des Rezeptors	Klinischer Effekt
Dopamin D_2	Extrapyramidale Bewegungsstörungen (Frühdyskinesie, Parkinson-Syndrom, Akathisie, tardive Dyskinesie) Endokrine. Wirkungen durch Prolaktinanstieg (Galaktorrhö, Gynäkomastie, Menstruationsstörungen, Potenzstörungen)
Muskarin (cholinerg)	Harnverhalten, trockener Mund, Tachykardie, Obstipation, Akkomodationsstörungen, vermindertes Schwitzen, Dysarthrie, Steigerung des Augeninnendrucks bei Glaukom
Histamin H_1	Sedierung, Benommenheit, Hypotonie, Gewichtszunahme
Histamin H_1	Depression
α_1-adrenerg	Orthostase, reflektorische Tachykardie, Benommenheit, Potenzierung von Prazosin
α_2-adrenerg	Blockade der antidepressiven Wirkung von Clonidin und Methyldopa

Nachdem Neuroleptika sowohl als Prämedikation als auch bei der Narkoseführung gängig sind, werden nur die eher unbekannten Interaktionen angeführt.

Für den Anästhesisten ist jedoch in erster Linie die Verstärkung der Wirkung praktisch aller Anästhetika von Bedeutung. Ebenso muß die Verlängerung der Aufwachzeiten und die Verzögerung des postoperativen Erwachens einberechnet werden.

Im speziellen seien noch die Einflüsse auf das autonome Nervensystem gesondert abgehandelt:

Antiadrenerge Einflüsse

Durch α-Blockade besteht eine Tendenz zu orthostatischer Dysregulation und Verstärkung hypotensiver Effekte von halogenierten Anästhetika. Die blutdrucksen-

Tabelle 35.8. Medikamente, die die Wirkung von Neuroleptika beeinflussen

Präparat	Wirkung der Neuroleptika	Mechanismus
Anticholinergika	⇓	Resorptionsverminderung
Barbiturate	⇓	Enzyminduktion
Gluthetimid	⇓	Enzyminduktion
Antibiotika (Rifampicin, Doxycyclin, Griseofulvin)	⇓	Enzyminduktion
Chloramphenicol, Disulfiram, Isoniazid	⇑	Abbauhemmung
Phenylbutazon	⇓	Enzyminduktion
Phenytoin	⇓	Enzyminduktion
Vitamin C	⇓	Enzyminduktion
Psychopharmaka: MAO-Hemmer	⇑	Abbauhemmer
Levodopa, Amphetamine, Cannabis, Cocain, Phenylcyclidin	⇓	Konkurrenz am Rezeptor

Tabelle 35.9. Medikamente, die von Neuroleptika beeinflußt werden

Präparat	Wirkung	Mechanismus
Valproinsäure	⇓	Enzyminduktion
Indomethazin	⇑	Schwere zentrale Effekte, Konfusion
Propranolol, Hydantoin	⇑	Abbauhemmung
Alkohol	⇑	Wirkungsverstärkung
Trizyklische Antidepressiva	⇑	Abbauhemmung
Sedativa, Analgetika, Tranquilizer, Antihistaminika, Narkotika, Morphine, Opioide, Enfluran, Isofluran	⇑	Verstärkung der Sedierung
Lithium	⇑	Neurotoxizität, Nierenfunktionsstörung

kende Wirkung von „zentralen" Antihypertensiva (Reserpin, Clonidin, Alphamethyldopa, Guanethidin) wird bei gleichzeitiger Verstärkung orthostatischer Kreislaufregulationsstörungen abgeschwächt (Verringerung der therapeutischen Breite). Bei niedrigen Umgebungstemperaturen wird die Hypothermieneigung durch die Neuroleptika verstärkt.

Die Kreislaufbeeinflussung ist bei den aliphatisch/piperidinsubstituierten Derivaten ausgeprägter als bei den piperazinsubstituierten Analoga und Butyrophenonen. Die Interaktionen mit Sympathomimetika sind unterschiedlich, klinisch aber nicht sehr relevant. Auf Adrenalin ist durch Überwiegen der β-Stimulation bei gleichzeitiger α-Blockade ein Blutdruckabfall möglich. Wegen der Blockierung der Dopaminrezeptoren ist theoretisch eine abgeschwächte Dopaminwirkung zu erwarten.

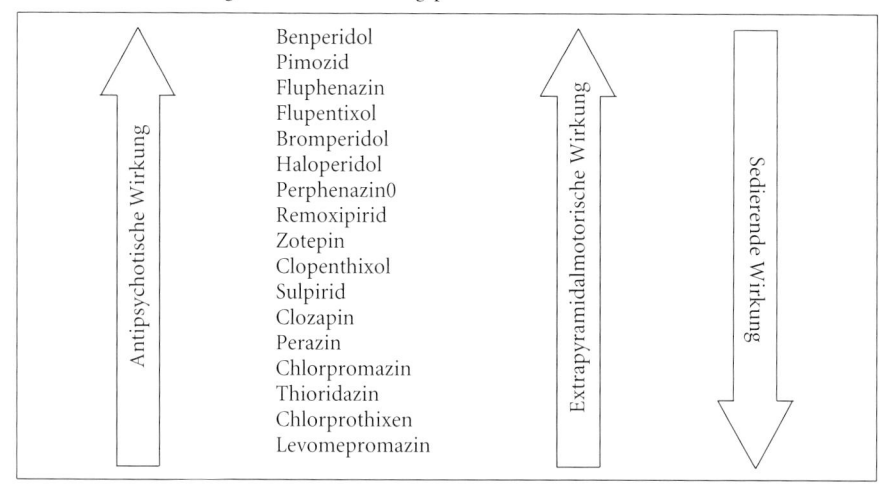

Tabelle 35.10. Wirkungs- und Nebenwirkungsprofile

| Antipsychotische Wirkung ↑ | Benperidol
Pimozid
Fluphenazin
Flupentixol
Bromperidol
Haloperidol
Perphenazin0
Remoxipirid
Zotepin
Clopenthixol
Sulpirid
Clozapin
Perazin
Chlorpromazin
Thioridazin
Chlorprothixen
Levomepromazin | Extrapyramidalmotorische Wirkung ↑ | Sedierende Wirkung ↓ |

Anticholinerge Einflüsse

Verstärkung der spezifischen, peripheren und zentralen Wirkungen von Anticholinergika, von Mundtrockenheit und Tachykardie bis zum deliranten Zustand, besonders beim älteren Patienten. Chlorpromazin senkt die Krampfschwelle, die Gefahr der Anfallsauslösung unter Enfluran oder Ketamin ist aber eher theoretischer Natur.

Anhang: Dehydrobenzperidol (DHB) in der Anästhesie

Die bekannten psychischen Reaktion auf DHB führten zu einer drastischen Reduktion des Einsatzes von DHB in der Anästhesie. Das meist in Kombination mit Fentanyl zur Prämedikation eingesetzte DHB kann in seltenen Fällen zu angstbetonten psychischen Reaktionen führen. Bei scheinbarer äußerer Ruhe durch motorische Hemmung kommt es zu innerer Unruhe, phobischen bis panikartigen Reaktionen, Fluchtphänomenen und Operationsverweigerung. Nach Henschel (zit. in Dudziak 1983) liegt die Häufigkeit um 1 : 1000. Persönlichkeitsspezifischen Faktoren kommt hier eine entscheidende Rolle zu: allgemein hohe Angstbereitschaft, Sensibilität, emotionale Labilität, schlechte Erfahrung mit vorangegangenen Narkosen, ablehnende Haltung gegenüber Medikamenten (Höfling et al. 1983).

Möglichkeiten zur Prophylaxe

- Verzicht auf Thalamonal zur Prämedikation oder
- Erhöhung der durchschnittlichen Prämedikationsdosis von 1,5–2 ml Thalamonal, da möglicherweise im unteren Wirkungsbereich psychotische Entgleisungsreaktionen eher auftreten (nicht unumstritten),

- additive Gabe von Diazepam oder Promethazin,
- Vermeidung von Atropin, das evtl. zusätzlich psychotomimetische Eigeneffekte entfaltet.

Herz-Kreislauf-Effekte

Es besteht eine primäre periphere α-Blockade; bei erhaltener Gegenregulation und ohne Volumenmangel sind die Blutdruckabfälle nur kurz. Ab 5 mg ist die α-Blockade vollständig. Tachykardien können evtl. die Folge zentraler Vagolyse sein. Die Auslösung hypertensiver Reaktionen durch DHB ist nicht bewiesen.

Nachteilige Interaktionen

Sowohl DHB in niedriger Dosierung als auch Fentanyl erzeugen exzitatorische Erscheinungen wie Thoraxstarre mit scheinbarer oder auch echter Atemnot.

Hingegen wird weder die analgetische Wirkung von Fentanyl durch DHB noch die antiemetische Wirkung von DHB durch Fentanyl beeinflußt.

Obwohl DHB wie alle Neuroleptika ein Dopaminantagonist ist, kann in klinisch üblicher Dosierung angenommen werden, daß sich die günstigen Auswirkungen auf die Nierenfunktion eher addieren.

Insgesamt ist der Stellenwert des DHB in den letzten Jahren derart gesunken, daß schwerwiegende Nebenwirkungen schon eine gewisse, Seltenheit darstellen.

35.3 Tranquilizer und Hypnotika

Tranquilizer sind Substanzen, die spezifisch anxiolytisch, angst- und spannungslösend auf psychischer, aber auch vegetativer Ebene wirken und nicht mit den unspezifischen sedierenden Effekten einhergehen.

Hypnotika werden mit dem Ziel eingesetzt, Schläfrigkeit zu erzeugen und Schlaf zu induzieren. Die Wirkung dieser Substanzen ist generell in beiden Richtungen vorhanden: in niedriger Dosierung anxiolytisch und in hoher Dosierung sedativ, hypnotisch bis narkotisch. Erst moderne Substanzen aus dem Bereich der Antidepressiva erzeugen auch eine anxiolytisch-nichtsedierende Wirkung.

Einteilung

Barbiturate
   Chloralhydrat
   Thiopenthal
   Phenobarbital

Meprobamat

Benzodiazepine
   Alprazolam
   Bromazepam

    Chlordiazepoxid
    Clonazepam
    Clotiazepam
    Diazepam
    Desalkylflurazepam
    Flunitrazepam
    Flurazepam
    Lorazepam
    Lormetazepam
    Medazepam
    Metaclazepam
    Midazolam
    Nitrazepam
    Oxazepam
    Prazepam
    Temazepam
    Tetrazepam
    Triazolam

Buspiron

H_1-Antihistaminika
    Diphenhydramin
    Doxylamin
    Meclozin
    Hydroxyzin

Neuroleptika, Antidepressiva und
Neuroleptika

Benzodiazepine

Sie stellen pharmakologisch eine relativ homogene Gruppe dar. Insgesamt werden die therapiebegleitenden Nebenwirkungen und die Toxizität als gering eingestuft. Sehr junge und alte Patienten können jedoch qualitativ und quantitativ unterschiedlich reagieren.

Durch verschiedene exogene und endogene Faktoren werden die pharmakokinetischen Eigenschaften verändert, wobei dabei dem Alter und der Leberfunktion die größte Bedeutung zukommt. Eine Hyperthyreose führt zu einer rascheren Elimination von Oxazepam. Die Interaktionen mit anderen Medikamenten sind in Tabelle 35.11 zusammengestellt.

Tranquilizer und Hypnotika werden in der Anästhesie zur Prämedikation und zur Einleitung, Aufrechterhaltung und Vertiefung der Narkose eingesetzt. Es müssen jedoch die kardiovaskulären Wirkungen, die in Kombination mit anderen Anästhestika auftreten, in die Betrachtung miteinbezogen werden.

In der Prämedikation muß bei Krankheitsbildern, die bereits eine grenzwertige Atemdepression zeigen, auf Tranquilizer verzichtet werden (Myasthenie, Tumorcerebri, Asthma bronchiale usw.). Bei nicht adäquater postoperativer Überwachung muß auf die Wirkungsverlängerung v. a. bei lang wirksamen Tranquilizern Rücksicht genommen werden.

Tabelle 35.11. Interaktionen von anderen Medikamenten mit Benzodiazepinen (*BZD*)

	Betroffenes BZD	Wirkung
Alfentanyl, Fentanyl	Alle	Blutdruckabfall, Apnoe,
Alkohol	Alle	Verstärkung
Antazida	Alle	Resorptionsverzögerung
Cimetidin	Diazepam, Desalkylflurazepam, Midazolam, Nitrazepam, Triazolam	Verstärkung
Cisaprid	Alle	Resorptionsbeschleunigung
Clozapin		Blutdruckabfall, Atemdepression, Ataxie
Disulfiram	Diazepam	Verstärkung
Erythromycin, Ketoconazol, Itraconazol	Midazolam, Triazolam	Verstärkung
Fluoxetin	Alle	Verstärkung, verlängerte Wirkung
Flumazenil	Alle	
Isoniazid	Diazepam, Triazolam	Verstärkung
Metoprolol, Propranolol	Diazepam	Verstärkung
Orale Kontrazeptiva	Lorazepam, Oxazepam, Temazepam	Reduktion
	Diazepam, Nitrazepam, Alprazolam, Chlordiazepoxid, Clotiazepam	Verstärkung
Phenytoin, Rifampicin, Carbamazepin	Alle	Reduktion
Probenecid	Alle	Verstärkung, Verlängerung der Wirkung
Propoxyphen	Alle	Wirkungsverlängerung
Theophyllin	Alle	Rezeptoran agonismus
Valproinsäure	Alle	Wirkungsverlängerung, evtl. Verstärkung

Nebenwirkungen

1) Die Herz-Kreislauf-Effekte sind zumeist gering. Mittlerer arterieller Druck und peripherer Widerstand fallen leicht ab; die negativ-inotropen Effekte sind – wenn überhaupt – ebenfalls nur geringfügig. Die Herzfrequenz steigt leicht an. Bezüglich ihrer Herz-Kreislauf-Effekte unterscheiden sich die einzelnen Benzodiazepine nicht wesentlich.
Der Grundsatz geringer kardiovaskulärer Effekte der Benzodiazepine gilt jedoch nur bei deren alleiniger Applikation. In Kombination mit anderen Substanzgruppen können die hämodynamischen Veränderungen deutlich ausfallen.
2) Paradoxe zentrale Wirkungen mit Agitiertheit, Erregungszuständen und Schlaflosigkeit treten i. allg. erst bei hoher Dosierung auf (80 mg/Tag), bei geriatrischen Patienten aber auch schon unter normaler Dosierung.
3) Lokale Venenwandreizung und Thrombophlebitiden bei i.v.-Applikation (Sarubin 1983).

Tabelle 35.12. Eliminationshalbwertszeiten einiger Tranquilizer (Stand 1994). (Nach Müller 1989)

Präparat	Eliminationshalbwertszeit (h)
Alprazolam	10–18
Bromazepam	12–24
Chlordiazepoxid	10–18[a]
Clonazepam	24–56
Clotiazepam	3–15
Diazepam	30–45[a]
Flunitrazepam	10–25[a]
Flurazepam	2[a]
Lorazepam	10–18
Lormetazepam	9–15
Medazepam	2[a]
Metaclazepam	18–20[a]
Midazolam	1–3
Nitrazepam	20–50
Oxazepam	5–18
Prazepam	1–3[a]
Temazepam	6–16
Tetrazepam	12
Triazolam	2–4

[a] Aktive Metaboliten haben längere Halbwertszeit.

Sie entwickeln sich zum Vollbild oft erst nach Tagen. Die Thrombophlebitishäufigkeit liegt bei Vergleich der Benzodiazepine für Diazepam am höchsten und schwankt zwischen 16 und 62 %. Wasserlösliche Benzodiazepine (z. B. Midazolam) schneiden am günstigsten ab; Diazepam, gelöst in einer Sojabohnenölemulsion, ist ebenfalls wenig venenwandreizend.

4) Im Kleinkindesalter kommt es bei Präparaten mit alkoholischem Lösungsmittel zu Konvulsionen und zentralen Erregungszuständen. Deshalb sollen bei Kindern (< 3 Jahre) nur wasserlösliche bzw. Benzodiazepine in Sojaölemulsion verwendet werden.
5) Die Kombination Opioid/Diazepam führt – im Gegensatz zu ihrer alleinigen Applikation – zu deutlichen hämodynamischen Effekten mit Abfall von systemarteriellem Druck und Widerstand. Der negativ-inotrope Effekt ist additiv (Reves et al. 1984; Tomichek et al. 1983).
6) Zentral dämpfende Effekte von Anästhetika werden verstärkt, der MAC-Wert von Inhalationsanästhetika wird reduziert.
7) Interaktionen zwischen Benzodiazepinen und neuromuskulären Blockern wurden beschrieben, die Ergebnisse sind teilweise gegensätzlich und substanzverschieden (Driessen et al. 1984).
8) Sedierende Diazepameffekte werden durch Aminophyllin antagonisiert, ob als echte antagonistische Aktion oder als spezifischer analeptischer Effekt von Aminophyllin, ist nicht klar (Meyer et al. 1984).

Anhang: Benzodiazepinantagonisten

Flumazenil

Diese Substanz bindet sich an dieselben Rezeptoren wie die Benzodiazepine, hat aber keine intrinsische Aktivität (Antagonisierung). Bei lang wirksamen Benzodiazepinen ist jedoch die kurze HWZ zu berücksichtigen und die Flumazenilgabe evtl. zu wiederholen. Bei Patienten, die chronisch große Mengen von Benzodiazepinen verwenden, kann Flumazenil schwere Entzugserscheinungen, Krampfanfälle und den Tod verursachen. Bei irrtümlicher Gabe bzw. bei schweren Entzugserscheinungen kann die Flumazenilwirkung wieder durch eine erhöhte Dosis eines BZD rückgängig gemacht werden.

Der schwerwiegendste Nebeneffekt ist jedoch die bei Patienten mit Schädel-Hirn-Trauma auftretende massive Hirndrucksteigerung (300%). Deshalb soll bei diesen Patienten auf die Gabe von Flumazenil verzichtet, der Patient postoperativ überwacht und evtl. nachbeatmet werden.

35.4 Antiparkinsonmittel

Einteilung

Parkinsonmittel im engeren Sinn sind Medikamente, deren Hauptindikation die Behandlung des M. Parkinson ist.

Parkinsonmittel im weiteren Sinn haben andere Hauptindikationen, zeigen aber günstige Einflüsse auf einige Symptome (Depression, Übelkeit, gastrointestinale Beschwerden, Miktionsstörungen, Obstipation, Hypersalivation, Schluckstörung etc.).

Nebenwirkungen

Anticholinergika

Nebenwirkungen der Anticholinergika sind in erster Linie muskarinartige Effekte, die in Kombination mit anderen Anticholinergika verstärkt werden (Mundtrockenheit, Tachyarrhythmie, Verwirrtheit, Verstärkung eines Engwinkelglaukoms, Harnsperre bei Prostatahypertrophie).

Durch Hemmung der Schweißsekretion und durch die Operationsabdeckung kann es bei fiebernden Patienten und/oder erhöhter Umgebungstemperatur zu (weiteren) Temperaturanstiegen kommen; beim Erwachsenen meist nach erhöhter Dosis, beim Kind evtl. schon nach klinisch üblicher Dosierung.

Hämodynamisch nachteilige Tachykardien können z. B. bei Mitralstenose, absoluter Arrhythmie, Hyperthyreose und koronarer Herzkrankheit ab einer Dosierung von 0,3 mg Atropin i.v. bzw. 0,5 mg i.m. ausgelöst werden. Unterhalb dieser Dosierung dominiert der zentral vagusstimulierende Effekt über den peripher blockierenden. Es kann dann sowohl unter Atropin als auch Scopolamin zu primärer Bradykardie kommen. Nach Scopolamin treten auch sekundäre Bradykardien, ca.

> *Anticholinerge Substanzen*
> Biperiden
> Benzatropinmesilat
> Trihexyphenidyl
> Procyclidin
> Pridinol
> Bornaprin
> Metixen
>
> *Amantadine*
> Amantadin-HCI
> Amantadin-Sulfat
>
> *Levodopa*
> Levodopa/Benserazid (1:4)
> Levodopa/Carbidopa (1:4)
> Levodopa/Carbidopa (1:10)
>
> *Dopaminagonisten*
> Bromocriptin
> Lisurid
>
> *MAO-B-Inhibitoren*
> Deprenyl/Selegilin

30–50 min nach der Erstdosis, auf. Der zentrale Effekt erscheint meist vor dem peripheren und dauert auch länger an.

Ein Glaukomanfall kann bei Patienten mit erhöhtem Augeninnendruck ausgelöst werden. Es empfiehlt sich, Atropin bei unbehandelten Patienten nicht anzuwenden, obwohl die Gefahr unter laufender Glaukomtherapie und bei i.m.-Applikation von Atropin 0,01 mg/kg KG gering ist. Schwerwiegende Entzugserscheinungen mit Tachykardien und Hypotonie sind beschrieben worden (Kapp 1988).

Dopaminerge Substanzen

Die Nebenwirkungen sind in erster Linie gastrointestinale Symptome und in seltenen Fällen Herzklopfen und kardiale Arrhythmien, die in Anbetracht der behandelten Altersgruppe – mit einer Vielzahl von Begleiterkrankungen und -medikationen – nicht immer eindeutig den Parkinsonmitteln zugeordnet werden können.

Bei abruptem Absetzen kommt es zu einer Symptomatik, die dem MNS (malignes Neuroleptikasymdrom) gleichgesetzt werden kann (Hypertonie, Rigor, Akinesie, Koma, auch Blutdruckabfall, Tachykardie und Hyperhidrosis). Es handelt sich um ein lebensbedrohliches Zustandsbild, das durch sofortige Gabe von Levodopa oder Lisurid, bzw. Flüssigkeitszufuhr, Gabe von Dantrolen (initial 2,5 mg/kg KG, danach Dauerinfusion 5–10 mg/kg KG 24 h) und intensivmedizinischer Überwachung behandelt werden muß.

Unter Deprenyl kann es zu schweren Hypertonien, Herzrhythmusstörungen und Angina pectoris kommen.

Anästhesiologisch gibt es Interaktionen der dopaminergen Substanzen, die aber klinisch kaum relevant sind:

1) erhöhte Arrhythmieneigung unter Halothan,
2) extrapyramidale Symptome nach DHB,
3) Hypotonieneigung (Bromocriptin),
4) gesteigerte Muskelrigidität nach Fentanyl,
5) Antiemetika, Neuroleptika, reserpinhaltige Antidepressiva, Kalziumantagonisten (Flunarizin, Cinnarizin) wirken antagonisierend zur laufenden Parkinsontherapie.

Nachdem in erster Linie die Entzugserscheinungen schwerwiegende Symptome erzeugen, soll prinzipiell eine laufende Parkinsontherapie perioperativ nach Möglichkeit kontinuierlich fortgeführt werden.

Anhang: Zentralanticholinerges Syndrom (ZAS)

Definition

Komplexes Zustandsbild mit zentraler und peripherer anticholinerger Symptomatik, das in klassischer Form durch Atropin oder Scopolamin ausgelöst wird, grundsätzlich jedoch von allen Substanzen, die zentralanticholinerge Effekte allein oder in Kombination zeigen (Stoeckel 1982; Boeden et al. 1985).

ZAS verursachende Medikamente neben Atropin und Scopolamin
– Antiparkinsonmittel
– Benzodiazepine
– Butyrophenone
– Phenothiazine
– zyklische Antidepressiva
– Opiate
– Inhalationsanästhetika

Zentrale Symptomatik

Die zentrale Symptomatik ist vielschichtig und uneinheitlich, wobei entweder Symptome zentraler Dämpfung oder Exzitation überwiegen:
   Unruhe, Agitiertheit, motorische Inkoordination, Desorientiertheit, Halluzinationen, Angstzustände, emotionelle Labilität, Somnolenz, Delir, Koma, Hyperpyrexie.

Periphere Symptomatik

Die periphere Symptomatik entspricht der klassischen anticholinergen Blockade: Gesichtsrötung, trockene Haut, Tachykardie und Tachyarrhythmie, Mydriasis.

Diagnose

Sie ist oft schwierig, da die Symptomatik des ZAS auch jener entspricht, wie sie in der Anästhesie und Intensivmedizin bei Störungen der Blutgase, des Säure-Basen- und Elektrolythaushalts sowie bei Anästhetikaüberhang zu beobachten ist.

Therapie

Das ZAS zeigt oft auch ohne Therapie eine gute Rückbildungstendenz. Vor Einleitung der Therapie mit Physostigmin wird daher das Vorliegen mindestens eines zentralen Symptoms in Kombination mit 2 peripheren Symptomen verlangt. Störungen der Homöostase müssen zuvor ausgeschlossen sein, objektive (z. B. Somnolenz) und subjektive (z. B. Angstzustände) Kriterien der Patientengefährdung müssen gegeben sein.

Dosierung

Physostigmin 0,03–0,04 mg/kg KG i.v. oder i.m. unter sorgfältigem Herz-Kreislauf-Monitoring. Eventuell Nachinjektion nach 30–60 min mit $^1/_3$ bis $^1/_2$ der Erstdosis.

35.5 Opioide

Nebenwirkungen

Respiratorische Wirkungen

Generell sind bei den Opioiden analgetische und atemdepressive Effekte nicht zu trennen. Die dosisabhängige Hemmung medullärer und pontiner Atemregulationszentren führt zu folgenden Atemmustern:

- zunächst Verlangsamung des Atemrhythmus (Bradypnoe),
- gefolgt von einer Atmung, die nur durch akustische, Schmerz-, Hypoxie- und Hyperkapniestimuli ausgelöst wird,
- „Kommandoatmung" (d. h. eine Zeit lang wird auf die Atmung vergessen),
- zuletzt Apnoe.

Zusätzlich muß bedacht, daß bei Patienten mit hyperreaktivem Bronchialsystem durch Opiode, wenn auch selten, eine Bronchialobstruktion ausgelöst werden kann.

Die Dämpfung des Atemzentrums wird durch Kompensationsmechanismen üblicherweise gut kontrolliert, doch können einige Faktoren zu einer Verschärfung der Atemdepression beitragen.

Wirkungsverstärkung/-verlängerung (Lauven et al. 1981; Stoeckel et al. 1979)

Mechanismen, die zu einer Wirkungsverstärkung bzw. -verlängerung führen:

- Hemmung der hepatischen Biotransformation durch Kontrazeptiva, Zytostatika, Antiarrhythmika, Psychopharmaka, Antimykotika, DHB und volatile Anästhetika,
- Verdrängung des Opioids aus seiner Proteinbindung, so daß mehr freie Wirksubstanz vorliegt (durch Phenylbutazon und Cumarinderivate).
- Die biphasische Atemdepression durch gastroenterosystemische Rezirkulation wird derzeit noch diskutiert:

Tabelle 35.13. Unterschiedliche Wirkstärke der Opioide (bezogen auf Morphin = 1). (Nach Freye 1987)

Analgesie	Opioid	Wirkstärke
Sehr stark	Sufentanil	1000
	Fentanyl	100–300
	Alfentanyl	40–50
	Buprenorphin	10–50
	Oxymorphin	12–15
Stark	Butorphanol	8–11
	Hydromorphon	7–10
	Diamorphin	1–5
	Dextromoramid	2–4
	Racemorphin	2,5
	Levomethadon	4
	Methadon	1,5
	Isomethadon	1–1,3
	Piminodin	1
	Properidin	1
	Morphin	1
	Piritramid	0,7
Schwach	Nalbuphin	0,5–0,8
	Hydrocodein	0,35
	Pentazocin	0,43
	Codein	0,2
	Pethidin	0,1
Sehr schwach	Levallorphan	0,07–0,1
	Tilidin	0,05–0,07
	Tramadol	0,05–0,07

Tabelle 35.14. Therapeutische Breite einiger Opioide

Pharmakon	Therapeutische Breite
Tramadol	3
Tilidin	3
Pentazocin	4
Pethidin	6
Piritramid	11
Methadon	12
Butorphanol	45
Morphin	71
Dextromoramid	105
Lofentanyl	112
Fentanyl	277
Nalbuphin	1 034
Alfentanyl	1 080
Buprenorphin	7 933
Carfentanyl	8 468
Sufentanyl	26 716

Klinische Ursachen für opioidinduzierte postoperative respiratorische Störungen:

1) Die Kombination mit Benzodiazepinen, Barbituraten und Inhalationsanästhetika führt bei fehlenden Schmerzstimuli zu einer Änderung des Vigilanzniveaus.
2) Höheres Alter.
3) Hypoproteinämie.
4) Exzessive Prämedikation mit Opioiden.
5) Hohe intraoperative Volumenkonzentrationen von volatilen Anästhetika.
6) Fraktionierte Gabe von kleinen Opioiddosen, die nur zur Akkumulation im peripheren Speicher mit verspäteter Rezirkulation führt.
7) Keine Verwendung einer ausreichenden Sättigungsdosis zu Beginn der Narkose.
8) Kombination verschiedener Opioide mit unterschiedlichen Halbwertszeiten.
9) Unkritische Gabe von Natriumbikarbonat oder THAM (Alkalose führt zur Rezirkulation aus den peripheren Depots).
10) Nichtkorrigierter Blutverlust oder Proteinmangel.
11) Keine ausreichende Berücksichtigung der unterschiedlichen Halbwertszeiten der Antidote und der Opioide.

Kardiovaskuläre Wirkungen

Grundsätzlich besitzen Opioide keine im Verhältnis zu anderen Pharmaka nennenswerte Beeinträchtigung des kardiovaskulären Systems. In Abhängigkeit vom Grundtonus des Patienten werden exzitatorische (sympathische) oder inhibitorische (vagale) Effekte ausgelöst, die durch β-Blocker bzw. Atropin vermindert werden.

Prophylaxe und Therapie

Die gleichzeitige Gabe von volatilen Anästhetika, Neuroleptika, Benzodiazepinen und Hypnotika führt über eine zentrale Dämpfung zur Verminderung der überschießenden vegetativen Erscheinungen.

Die Verminderung des Sympathikotonus führt zum Absinken des peripheren Widerstandes („venöses Pooling"). Dieser Mechanismus sowie die Bradykardie und das Absenken des peripheren Widerstandes führen zur Abnahme des myokardialen O_2-Verbrauchs, so daß die Opioide gerne beim Herzinfarkt eingesetzt werden. Es ist jedoch auch zu berücksichtigen, daß sich der Poolingeffekt im Abfall des mittleren arteriellen Drucks bemerkbar macht, was bei Hypovolämie oder im Schock die Kreislaufinsuffizienz aggraviert.

Eine Dysregulation der atrioventrikulären Überleitung mit Verlängerung des PQ-Intervalls ist besonders bei wirkstarken Opioiden (Fentanyl, Sufentanil) bemerkbar und auf eine Vagusstimulation zurückzuführen.

Es gibt jedoch auch bei einigen Opioiden eine direkte dosisabhängige Beeinträchtigung der Kontraktilität des Herzmuskels. Nach Pethidin kommt es zum Blutdruckabfall und Synkopen (Cave Myokardinfarkt).

Im Rahmen einer Opioidnarkose kommt es zu einem negativ-inotropen Effekt von N_2O durch den Abfall des F_IO_2 und der damit verbundenen Verringerung der

Tabelle 35.15. In Abhängigkeit vom vegetativen Grundtonus auftretende kardiovaskuläre Effekte

Sympathikusdominanz	Parasympathikusdominanz
Hypertension	Hypotension
Tachykardie	Bradykardie
Hyperglykämie	Erbrechen
Hyperlaktämie	Schwitzen
Akrozyanose	Salivation
Sklereninjektion	Bronchospasmus
Rötung des Gesichtes	Sphinkterenspasmus
Antidiurese	Miosis

myokardialen O_2-Versorgung. Zusätzlich zeigt sich ein direkter vasodilatatorischer Effekt des N_2O. Somit ist bei kardial vorgeschädigtem Herzen dieser Umstand zu berücksichtigen und der F_IO_2 dementsprechend zu erhöhen (0,5).

Prophylaxe

Atropin i.v. unmittelbar vor Opioidgabe. Oft schützt auch das zugleich zur Vermeidung der Thoraxwandrigidität verabreichte Pancuroniumbromid vor Bradykardien. Bradykarde Rhythmusstörungen (Sinusbradykardie, AV-Block) zählen daher auch zu den relativen Kontraindikationen von Opioiden! Die systemarterielle Gefäßerweiterung unter Morphin und Pethidin ist primär Folge der Histaminfreisetzung.

Opioide blockieren auch unter extrem hohen Dosen nicht das autonome Nervensystem bei sehr schmerzhaften Stimuli (z. B. Brustkorberöffnung), was zu heftiger sympathischer Reaktion mit Hypertension, Tachykardie und linksventrikulärer Nachlasterhöhung führt.

Histaminfreisetzung

Einige Morphinderivate, v. a. Morphin und Pethidin, setzen Histamin in größerer Menge frei und können damit typische Reaktionen wie Flush, Bronchokonstriktion, Pruritus und hypotensive Kreislaufreaktionen auslösen.

Übelkeit und Erbrechen

Ausgelöst durch Chemorezeptoren der Area postrema, bei Morphin u. U. auch durch verzögerte Magen-Darm-Passage. Die Inzidenz beträgt 20% und ist nicht dosisabhängig.

Therapie

DHB 2,5–5,0 mg i.v., Triflupromazin 10 mg i.m.

Muskelrigidität

Sie betrifft primär die Stammuskeln und läuft wahrscheinlich über einen zentralen Mechanismus. Die Thoraxrigidität ist am bekanntesten für Fentanyl, kann jedoch grundsätzlich bei allen Opioiden auftreten, besonders dann, wenn sie rasch und in hoher Dosierung i.v. verabreicht werden. Grundsätzlich besteht eine eindeutige Korrelation mit der analgetischen Potenz des Präparats und dem Auftreten dieser Erscheinung. Die Inzidenz kann bis zu 90% betragen. N_2O verstärkt den Effekt.

Auswirkungen

- Respiratorische Insuffizienz, oft verbunden mit der Unmöglichkeit, assistierend zu beatmen;
- subjektive Wahrnehmung der „Steifigkeit" mit dem Gefühl der Atemnot, sofern die Symptomatik vor dem Bewußtseinsverlust auftritt.

Prophylaxe

- Opiode langsam i.v. injizieren,
- Prämedikation mit Benzodiazepinen,
- kleine Dosen nichtdepolarisierender Muskelrelaxanzien vorspritzen (z. B. Pancuroniumbromid 0,2 mg/kg KG i.v.),
- i.v.-Gabe von Atropin unmittelbar vor Opioidgabe.

Durch diese Maßnahmen läßt sich die Thoraxrigidität meist verhindern bzw. die Inzidenz auf 10% reduzieren. Eine absolute Gewähr zur Verhinderung ist jedoch durch keine dieser Maßnahmen gegeben.

Bei eingetretener Rigidität soll Succinylcholin mindestens 0,5–1,0 mg/kg KG i.v. verabreicht werden.

Drucksteigerung

Drucksteigerung in den Hohlorganen durch Konstriktion der Sphinkteren:
- Pyloruskonstriktion,
- segmentale Einschnürungen am Darm bis zur spastischen Obstipation,
- Kontraktion der Blasenmuskulatur,
- Konstriktion des Oddi-Sphinkter bis zu biliären Spasmen.

Diurese

Antidiuretischer Effekt von Morphin durch Freisetzung von ADH; klinisch nicht relevant.

Miosis

Miosis durch Erregung des Okulomotoriuskerns.

Zentrale Dämpfung

Opioide verstärken zentraldämpfende Effekte anderer Pharmaka und umgekehrt. Dies betrifft praktisch alle Allgemeinanästhetika, Sedativa und Hypnotika.

Analgesie

Der spezifisch analgetische Effekt von Opioiden kann durch andere Pharmaka verstärkt oder abgeschwächt werden.

Analgesieabschwächend wirken Barbiturate, Pharmaka, die die zentralen biogenen Aminspeicher entleeren (z. B. Reserpin), und Anticholinergika (z. B. Atropin).

In den letzten Jahren zeigte v. a. die Kombination mit *Clonidin* Vorteile:
1) Blockade der Kreislaufreaktionen unter der Laryngoskopie,
2) Verlängerung der periduralen Wirkdauer von Lokalanästhetika,
3) Es vermindert die erforderliche Opioiddosis um 40%, ohne die Atemdepression zu verstärken.
4) Es besitzt eine eigene sedative Wirkung.
5) Verminderung der intra- und postoperativen streßbedingten myokardialen Ischämie bei Patienten mit KHK.
6) Verminderung des MAC volatiler Anästhetika.
7) Zusätzlich konnten auch antiarrhythmische Eigenschaften nachgewiesen werden.
8) Es verstärkt, peridural gegeben, die postoperative Analgesie von Morphin (Motsch 1990) oder Bupivacain.

Spezifische Interaktionen

Spezifische Interaktionen zwischen MAO-Hemmern und Opioiden mit kardiovaskulären und zentralen Reaktionen wie hypo- und hypertensiven Krisen, schwerer Atemdepression, Koma und Hyperpyrexie werden in der älteren Literatur beschrieben. Besonders bekannt war die kritische Kombination von MAO-Hemmern mit Pethidin.

Anhang: Opiatantagonisten

Reine Antagonisten

Naloxon

Naloxon besitzt unter den derzeit verfügbaren Antagonisten die größte Wirkung. Bei plötzlicher Antagonisierung nach einer Opioidnarkose kann es – wahrscheinlich durch eine wahllose Reversion verschiedener Hemmfunktionen – zu starker sympathischer Stimulation mit Hypertension, Tachykardie bis zum Kammerflimmern, Schwitzen und Tremor kommen (Overshootsyndrom, akutes Entzugssyndrom).

Die opioidinduzierte Analgesie wird aufgehoben, Erregungszustände treten selten auf.

Die Wirkungsdauer von Naloxon bei i.m.-Applikation ist kurz, danach besteht – sofern Naloxon nicht nachappliziert wird – die Gefahr einer erneuten opiatbedingten Atemdepression („Remorphinisierung").

Tabelle 35.16. Reine Opiatantagonisten und Opiatagonsiten/-antagonisten

Reine Antagonisten	Agonisten/Antagonisten
Naloxon	Nalorphin
Naltrexon	Levallorphan
	Nalbuohin
	Butorphanol
	Buprenorphin
	Pentazocin
	Tramadol
	Maptazinol

Agonisten/Antagonisten

Das unterschiedliche agonistisch/antagonistische Wirkprofil der einzelnen Substanzen und die rasche Entwicklung neuerer Substanzen mit immer günstigerem Wirkprofil lassen einen endgültigen Überblick derzeit nicht zu. An sich setzt eine Antagonisierung atemdepressiver Effekte die vorherige Gabe von Opioiden voraus. Ohne sie ist bei entsprechender Dosierung sowie in Kombination mit anderen Stoffgruppen ein eigener atemdepressiver Effekt möglich. Ebenso können auch andere agonistische Opioideffekte wie Kreislaufbeeinflussung, Sedierung, Übelkeit, Benommenheit, Dysphorie und Diuresehemmung auftreten.

35.6 Kalziumantagonisten

Siehe auch Kap. 1.5 „Hypertension".

Klassifizierung

Typ I
Kalziumantagonisten mit in vivo myokardialen, elektrophysiologischen und vaskulären Effekten, im Vordergrund steht die AV-Blockierung,
Verapamil,
Gallopamil,
Diltiazem,
Tiapamil.

Typ II
Kalziumantagonisten mit in vivo vaskulären Effekten, als potente Vasodilatatoren provozieren sie Reflextachykardien:
Nifedipin,
Nimodipin,
Nitrendipin,
Amladipin,
Nisoldipin,
Isradipin,
Felodipin,

Nicardipin,
Niludipin.

Typ III
Kalziumantagonisten mit selektiven vaskulären Effekten, myokardiale Effekte fehlen:
Cinnarizin,
Flunarizin.

Typ IV
Kalziumantagonisten mit komplexem pharmakologischem Profil:
Lidoflazin,
Perhexilen.

Mögliche Interaktionen

Nach Britt 1985; Jenkins et al. 1985; Kates et al. 1984, 1983; Reves et al. 1982:

1) Verstärkung der arteriolären Vasodilatation,
2) Verstärkung der Effekte an AV-Strukturen,
3) potenzierende Wirkung auf neuromuskuläre Blocker,
4) Abschwächung des reflektorischen Herzfrequenzanstiegs der Typ-II-Kalziumantagonisten (z. B. durch Halothan).

Die ernsteste Interaktion ist die unter Inhalationsanästhetika/Kalziumantagonisten auftretende AV-Blockierung, da beide Pharmakagruppen die AV-Überleitung prolongieren. Dieser Effekt kann bis zum Herz-Kreislauf-Stillstand führen und dadurch kompliziert werden, daß eine medikamentöse Antagonisierung oft schwierig ist. Ebenso ist in Verbindung mit anderen Pharmakagruppen (z. B. mit β-Blockern) bereits in klinischen Dosen eine höhergradige AV-Blockierung zu erzielen. Dies kann bei bestehender Hypoxämie und hypoxämisch bedingter Tachykardie bzw. Tachyarrhythmie (d.h. also bei unkorrekter Indikationsstellung für Kalziumantagonisten!) kritische Folgen nach sich ziehen. Eine AV-Überleitungsverlängerung ist auch durch die Kombination Kalziumantagonisten + β-Blocker sowie Kalziumantagonisten + Lokalanästhetika möglich.

In einer experimentellen Vergleichsstudie von Halothan, Enfluran und Isofluran unter Verapamil führte die Kombination Enfluran-Verapamil am Hund zu den deutlichsten hämodynamischen Änderungen und Reizleitungsstörungen (Kapur et al. 1984). Potenzierende Wirkungen auf neuromuskuläre Blocker wurden in zahl-

Tabelle 35.17. Herz-Kreislauf-Effekte der 3 wichtigsten Kalziumantagonisten

Substanz	Erregungsbildung	Überleitung	Vasodilatation
Nifedipin	−	−	+ + +
Diltiazem	− +	+ +	+ +
Verapamil	− +	+ + +	+ +

− kein Einfluß, − + gering, + + mittel, + + + stark.

reichen experimentellen Untersuchungen bestätigt, sie könnten evtl. bei Langzeitbehandlung von Kalziumantagonisten und renaler Insuffizienz zu berücksichtigen sein.

Das Ausmaß kardiovaskulärer Effekte wird in hohem Maße von der Geschwindigkeit der Applikation bestimmt. Langsame Injektion bzw. kontinuierliche Infusion reduzieren bedrohliche Interaktionen (Boldt et al. 1985; Reves et al. 1984).

Da bei Kenntnis der pharmakologischen Interaktionen und korrekter Narkoseführung nachteilige Reaktionen nicht zu erwarten sind, erscheint ein präoperatives Absetzen von Kalziumantagonisten nicht sinnvoll.

Für Kalziumantagonisten ist an sich ein Absetzsyndrom nicht bekannt; treten nach Absetzen Symptome auf, so spricht dies eher für ein erneutes Durchbrechen der Grundkrankheit, d. h. es gibt sehr wohl Berichte über Vasospasmen bei koronarer Herzkrankheit mit vasospastischer Komponente nach Absetzen von Kalziumantagonisten (Gottlieb et al. 1985; Engelman et al. 1984; Bühler 1983).

Hypoxämie- und hyperkapniebedingte Tachykardien oder Tachyarrhythmien sind keine Indikation für b-Blocker oder Kalziumantagonisten!

35.7 β-Blocker

Interaktionen mit Anästhetika

Äther, Cyclopropan und bis zu einem gewissen Grad auch Ketamin galten als jene Anästhetika, die zur Kompensation depressiver Kreislaufeffekte von der Freisetzung endogener Katecholamine abhängen. Bei ihnen ist es naheliegend, eine gleichzeitige β-Blockade zu vermeiden. Von den halogenierten Inhalationsanästhetika kann Methoxyfluran als kontraindiziert gelten, da über schwere Kreislaufkomplikationen berichtet wurde. Alle anderen Inhalationsanästhetika sowie Opioide lassen sich ohne nennenswerte nachteilige Herz-Kreislauf-Effekte kombinieren. Lediglich bei hoher Enflurankonzentration oder Hypovolämie wurden in einer experimentellen Untersuchung unter Propranolol deutliche Effekte beobachtet, möglicherweise ist aber auch eine hohe Enflurankonzentration – wie überhaupt auch die anderer Inhalationsanästhetika – bei β-Blockern mit ISA besser kompatibel.

Foex (1984) weist darauf hin, daß eine bestehende Hyperkapnie zu einer wesentlich markanteren Herz-Kreislauf-Depression führt, da β-Blocker den unmittel-

Tabelle 35.18. Klassifizierung der β-Blocker

Kardioselektiv		Nichtkardioselektiv	
Keine intrinsische Aktivität	Mit intrinsischer Aktivität (ISA)	Keine intrinsische Aktivität	Mit intrinsischer Aktivität (ISA)
Metoprolol	Celiprolol	Propranolol	Oxorenolol
Atenolol	Bunitrolol	Sotalol	Pindolol
Bisprolol	Practolol	Timolol	Mepindolol
Esmolol	Acebutolol	Nadolol	Bufuralol
		Bupranolol	Alprenolol

baren depressiven Einfluß von CO_2 auf das Myokard demaskieren (Kopriva et al. 1978; Kaplan et al. 1976; Horan et al. 1977).

Interaktion mit Parasympathomimetika

Bei β-blockierten Patienten kann es nach Neostigmingabe zur Antagonisierung einer neuromuskulären Blockade zu hartnäckigen Bradykardien, vereinzelt auch zur Hypotension kommen (Seidl et al. 1984; Prys-Roberts 1980; Sprague 1975).

Verminderter Bedarf an Nitroprussidnatrium (NNP)

Bei Anwendung von NNP zur kontrollierten intraoperativen Drucksenkung ist bei mit β-Blockern vorbehandelten Patienten eine verminderte Reflextachykardie, eine Dosisreduktion von NNP und eine fehlende überschießende Hypertension nach Absetzen von NNP zu erwarten.

Die jahrelang schwelende Diskussion über Vor- und Nachteile einer präoperativen Unterbrechung einer β-Blockertherapie ist heute abgeschlossen. Zahlreiche Studien weisen auf die Vorteile bei Fortsetzung und die Gefahren bei Abbruch einer laufenden Therapie hin.

Anhang: Clonidin

α_2-Agonisten lassen sich in 3 Hauptgruppen einteilen: Phenylethylamine (z. B. Methydopa), Imidazoline (z. B. Clonidin) und Oxazoloazepine, wobei in Österreich nur die ersten beiden Gruppen verfügbar sind. Die Wirkungen sind einerseits zentral, andererseits auch peripher effektiv. Es kommt zur Sedierung und zur Anxiolyse, die etwa denen der Benzodiazepine entspricht, wobei in höheren Dosen durch nichtselektive α-Aktivierung auch eine Angstauslösung beschrieben ist. Außerdem kommt es zu zentralen analgetischen Effekten, die stärker sind als bei Morphinen und in Kombination die Wirkung der Analgetika verstärken. Von Clonidin konnte nachgewiesen werden, daß die MAC-Werte von Inhalationsanästhetika um 15 % reduziert werden (Bloor et al. 1982; Kaukinen et al. 1979; Miller et al. 1968). Im Tierversuch konnte nachgewiesen werden, daß hochselektive α-Adrenergika diesen Effekt bis zu 95 % verstärken (Vickery et. al 1988; Segal et al. 1988; Maze et al. 1988).

Diese zentral dämpfenden Effekte führen auch zur Reduktion des intraokularen Drucks, z. B. bei der Laryngoskopie, und zur zerebralen Protektion.

Auf das Herz-Kreislauf-System wirken α_2-Agonisten in Form einer Bradykardie. Eine fakultativ vasokonstriktive Wirkung an den Koronararterien macht den Einsatz beim herzkranken Patienten problematisch.

Beim spontanatmenden Patienten führt nur eine exzessive Überdosierung zu respiratorischen Störungen.

Clonidin findet vor allem prä- und postoperativ in der Anästhesie Verwendung. Intraoperativ sind gute Erfahrungen als Zusatz zur Regionalanästhesie beschrieben.

- Präoperativ: Prämedikation (oral 300 µg) – Sedierung und Anxiolyse – dadurch auch Reduktion der erforderlichen Einleitungsdosis.
- Intraoperativ: Zusatz zur Regionalanästhesie.
- Postoperativ: Zur postoperativen Schmerztherapie:
  a) intravenös: 2 µg/kg KG,
  b) intramuskulär 2 µg/kg KG,
  c) intrathekal 150 µg/kg KG,
  d) extradural 150 µg/kg KG,
  e) als Daueranalgesie 0,3 µg/kg KG/h.

Durch die nah verwandte Wirkungsweise kommt es in der Anästhesie zwangsläufig zu Wirkungsverstärkungen anästhetischer Medikamente bzw. zur Verzögerung bei der Narkoseausleitung. Bei Patienten, die mit α_2-Agonisten vorbehandelt sind, sind diese Eigenschaften zu berücksichtigen. Außerdem sind nach Absetzen der Therapie nicht unwesentliche Entzugserscheinungen zu beachten. Das typische Clonidinentzugssyndrom (es beginnt 18 h nach Absetzen von Clonidin) ist charakterisiert durch Angst, Schweißausbruch, Hypertension, Tachykardie und Zittern. Bei frühem Absetzen von Clonidin wurde über prä-, intra- und postoperatives Auftreten dieses Entzugssyndroms berichtet (Prys-Roberts 1983; Bruce et al. 1979; Katz et al. 1976). Das Clonidinentzugssyndrom kann durch andere Pharmaka verstärkt werden (Still et al. 1983; Bailey et al. 1976). Es wurde z. B. sowohl bei gleichzeitigem Absetzen von β-Blockern als auch bei Fortsetzung der β-Blockertherapie nach Absetzen von Clonidin beschrieben. Allerdings ist heute die Kombinationstherapie Clonidin + β-Blocker als unrationale Kombination selten anzutreffen.

Reboundhypertensionen sind v. a. von Clonidin, aber auch von anderen Hypertensiva, z. B. α-Methyldopa, ß-Blockern und Saralasin, bekannt, bei niedriger Dosierung und Retardpräparaten aber eher selten!

35.8 ACE-Hemmer

Siehe Kap. 1.5 „Hypertension", S. 73.

35.9 Digitalis

Bezüglich nachteiliger Digitalisinteraktionen und perioperativer Digitalistoxizität sind heute 2 gegensätzliche Standpunkte zu berücksichtigen:

Begünstigung nachteiliger Digitalisinteraktionen

An sich ist Digitalis eine Substanzgruppe mit niedrigem therapeutischem Index! Nebenwirkungen treten mitunter bereits auf, wenn der Vollwirkspiegel – v. a. zur Ausnutzung des negativ-dromotropen Effekts (z. B. bei tachykarder Flimmerarrhythmie) – noch gar nicht erreicht ist. Narkose- und operationsbedingte Verschiebungen des Säure-Basen- und Elektrolythaushalts zählen wahrscheinlich zu den wichtigsten Ursachen, die zur Digitalistoxizität bei Patienten mit ansonst nebenwirkungsfreien Digitalisspiegeln disponieren.

Faktoren gegen die Gefahr wesentlicher Digitalisinteraktionen

In der kardiologischen Lehrmeinung hat sich in den letzten Jahren eine insgesamt niedrigere Digitalisdosierung durchgesetzt, v. a. aber erleichtern heute einfach durchführbare Methoden die Bestimmung von Serumdigoxin- und Serumdigitoxinspiegeln.

Trotz Digitalisierung sind heute ernste nachteilige Interaktionen mit den in der modernen Anästhesie eingesetzten Substanzgruppen seltener und unwahrscheinlicher geworden.

Zeichen der Digitalisüberdosierung

1) Rhythmusstörungen (Häufigkeit 67,8%); Digitalis kann Rhythmusstörungen jeder Art provozieren, ventrikuläre Extrasystolen treten am häufigsten auf.
2) Gastrointestinale Störungen mit Übelkeit und Erbrechen (27,4%).
3) Neurologisch visuelle Affektionen (2,8%).

Drugmonitoring: Glykosidspiegel

Bewertung immer nur zusammen mit EKG und Klinik!

Therapeutische Maßnahmen bei Zeichen der Überdosierung

Bei Rhythmusstörungen mit noch normaler Überleitung: Kalium-Magnesium-Aspartat, initial 3 mmol/l i.v., dann Titration bis zu einer Anhebung des Serumkaliums auf 5 mmol/l. Wegen des summativen Effekts auf die Dromotropie ist die Kaliumzufuhr bei verlängertem AV-Intervall primär nicht indiziert.

Bradykarde Rhythmusstörungen, AV-Verlängerung: Atropin, wiederholt 0,5 mg i.v.

Temporäre Schrittmacherimplantation bei AV-Block III. Grades: Diphenylhydantoin 1–3 mg/kg KG langsam i.v.

Der Einsatz des spezifischen Digitalisantidots ist nur bei schwerer akzidenteller Digitalisintoxikation indiziert.

Trotz großer Überlappung von therapeutischem und toxischem Bereich ist die Digoxin- und Digitoxinplasmaspiegelkontrolle zu einem wertvollen Informationsparameter der gesamten perioperativen Phase geworden.

Tabelle 35.19. Glykosidspiegel

Digoxin	Therapeutischer Bereich	0,9–2,0 ng/ml
	Grenzbereich	1,5–2,0 ng/ml
	Toxischer Bereich	> 2,0 ng/ml
Digitoxin	Therapeutischer Bereich	9,0–30,0 ng/ml

Interaktionen

Intrazelluläre Hypokaliämie und Hypomagnesiämie sind, wie bereits erwähnt, in erster Linie – respiratorische Stabilität vorausgesetzt – für digitalisbedingte Arrhythmien verantwortlich zu machen.

Die internistische Lehrmeinung über eine relative Kontraindikation parenteraler Kalziumgaben bei digitalisierten Patienten wird heute von anästhesiologischer Seite nicht uneingeschränkt geteilt, zumal in einem operativen Krankengut sehr wohl eine Indikation zur Kalziumsubstitution gegeben sein kann. Am sichersten wird die Substitution bei Kenntnis des ionisierten Kalziums im Serum!

Hyperkalorische parenterale Ernährung mit Kohlenhydraten ohne entsprechende Kaliumsubstitution erzeugt Hypokaliämien.

Bei Patienten, die unter einer Langzeittherapie mit Glykosiden einerseits und Chinidin, Verapamil, Diltiazem (nicht Nifedipin!) und Amiodaron andererseits stehen, ist mit einer Erhöhung von Digitalisspiegeln durch Antiarrhythmika zu rechnen (Peters et al. 1981; Bodem et al. 1983).

35.10 Antihypertensiva

Siehe Kap. 1.5 „Hypertension", S. 73.

35.11 Inhalationsanästhetika

Abkürzungen:
H Halothan, E Enfluran, I Isofluran, S Sevofluran, D Desfluran.

Wirkungen und Nebenwirkungen

Kardiovaskuläres System

Myokardkontraktilität

Am isolierten Herzmuskel vermindern H, E, I, D und S die Myokardkontraktilität. Unter klinischen Bedingungen im 1-MAC-Bereich zeigen H und E eine deutlich negativ-inotrope Wirkung, S und D eine mittelgradige, I dagegen keine oder nur geringe Depression. Die Befunde, ob H oder E stärker myokarddepressiv wirken, sind teilweise gegensätzlich.

Die letale Dosis von D ist mit 2,5 MAC kleiner als bei I (3,0), aber größer als bei H (2,0).

Bei gut kompensierter linksventrikulärer Insuffizienz können Inhalationsanästhetika, niedrig dosiert, gefahrlos eingesetzt werden. Bei deutlich eingeschränkter Linksherzfunktion sind sie dagegen kontraindiziert, da die Aktivierung des sympathischen Nervensystems – neben der Aktivierung des Renin-Angiotensin-Aldosteron-Systems Schlüsselmechanismus zur Kompensation – durchbrochen wird.

Tabelle 35.20. Herzminutenvolumen (*HZV*), Schlagvolumen (*SV*) und Herzfrequenz (*HF*) bei verschiedenen Inhalationsanästhetika

	HZV	SV	HF
Halothan	↓↓↓	↓↓	↓↓
Enfluran	(↓)	↓↓	↑
Isofluran	↓	↓	↑↑
Desfluran	↑	↓	↑↑
Sevofluran		↓	↑

Systemarterieller Druck

Alle Inhalationsanästhetika senken den arteriellen Druck, der Blutdruckabfall unter H ist überwiegend auf die eingeschränkte Pumpfunktion des Herzens zurückzuführen, der Blutdruckabfall unter E ist ein Kombinationseffekt von beeinträchtigter Pumpfunktion und Vasodilation, der Blutdruckabfall unter I, D und S vorwiegend Folge der Widerstandssenkung.

Peripherer Gefäßwiderstand

Er ist unter H praktisch unverändert, fällt unter Enfluran geringfügig, unter I und S stark und am stärksten unter D ab.

Pulmonalkreislauf

Im allgemeinen können die primären Auswirkungen von H, E, D und I auf das pulmonale Gefäßsystem als geringfügig angesehen werden. Pulmonale Druck- und Widerstandswerte werden aber natürlich von der linksventrikulären Funktion mitbestimmt!

Koronarkreislauf

Myokardialer O_2-Verbrauch und Koronardurchblutung nehmen unter allen 5 Inhalationsanästhetika ab, I und S entfalten an den Koronarien eine direkt dilatierende Wirkung; eine nachteilige Umverteilung von Koronarblut wird diskutiert.

Respiratorische Wirkungen

Atemdepression

Alle Inhalationsanästhetika verursachen eine dosisabhängige Atemdepression, am stärksten E, dann I, D, H und zuletzt S. Diese Atemdepression betrifft sowohl die Verminderung der alveolären Ventilation als auch die Verschiebung der CO_2-Antwortkurve. Ihr entgegen wirken

a) jeder (chirurgische) Stimulus,
b) vielleicht auch die Dauer der Inhalationsanästhesie, da unerklärlicherweise mit zunehmender Anästhesiedauer die Atemdepression eher abnimmt. N_2O allein

besitzt im klinisch üblichen Dosierungsbereich praktisch keinen atemdepressiven Effekt, in Kombination mit halogenierten Inhalationsanästhetika verstärkt es jedoch diesen Effekt.

Reizung der Atemwege

I und D führen durch eine Reizung der Atemwege zu vermehrter Schleimsekretion und verstärktem Husten, E in geringem Maße. H ist hier deutlich den beiden anderen Inhalationsanästhetika überlegen.

Neuromuskuläre Wirkungen

H, E und I besitzen eine deutlich muskelrelaxierende Wirkung; sie ist bei E und I stärker als bei H. Über D und S liegen diesbezüglich noch keine eindeutigen Aussagen vor.

Zerebrale Wirkungen

Intrakranieller Druck

Unter normo- und hyperkarben Bedingungen erhöhen H, E, D und I den intrakraniellen Druck und sind daher bei Patienten mit Hirndrucksteigerung kontraindiziert (s. Kap. 3 „Zentralnervensystem").

Pupillenerweiterung unter Isofluran

Bei tiefer I-Narkose zu beobachtendes Phänomen.

EEG

Im Gegensatz zu H, I und D können unter hohen E-Konzentrationen im EEG vereinzelte oder konvulsivische Spitzenaktivitätsphasen auftreten. Sie sind manchmal mit abnormen motorischen Bewegungsmustern wie Zuckungen, selten tonisch-klonischen Krampfaktivitäten verbunden. Sie lassen sich durch Senkung der Enflurankonzentration oder pCO_2-Anhebung verringern.

Renale Wirkungen

Da Methoxyfluran im deutschsprachigen Raum nicht mehr Verwendung findet, sollen seine nephrotoxischen Effekte hier nicht näher beschrieben werden.

Interaktionen

Kardiovaskuläre Interaktionen

Dämpfende Effekte von halogenierten Inhalationsanästhetika am Herz-Kreislauf-System werden durch zentrale und periphere Sympathikushemmer, β-Blocker,

Phenothiazine etc. verstärkt. N$_2$O zeigt in Kombination mit anderen Anästhetika sowohl kardiovaskulär stimulierende als auch dämpfende Eigenschaften; der arterielle Systemdruck kann dabei erniedrigt sein, unverändert bleiben oder gesteigert werden.

Sensibilisierung des Herzens gegenüber exogen zugeführten und endogen ausgeschütteten Sympathomimetika: Bei Infiltration von Adrenalin können Rhythmusstörungen wie ventrikuläre und supraventrikuläre Extrasystolen, Sinustachykardie etc. auftreten, deren Ausmaß von einer Reihe von Faktoren abhängig ist. Die Rhythmusstörungen treten dabei sofort oder nur wenige Minuten danach auf

Beeinflussende Faktoren

- Verwendetes Sympathomimetikum, primär Adrenalin und Noradrenalin;
- Ort und Geschwindigkeit der Injektion;
- Hyperkapnie und Hypoxämie;
- Alter, bei Kindern geringere Inzidenz;
- Art des eingesetzten Inhalationsanästhetikums;
- Narkosetiefe;
- Zusatz von Lidocain;
- Elektrolytungleichgewicht;
- Ausgangsherzfrequenz;
- Begleitende Pharmakotherapie, Pancuronium z. B. erhöht die Tendenz.

Die ED$_{50}$ (Adrenalindosis, die bei 50% der Patienten ventrikuläre Extrasystolen auslöst) beträgt bei

Halothan	2,1 μg/kg KG,
Isofluran	6,7 μg/kg KG,
Enfluran	10,9 μg/kg KG,
Desfluran	??,
Sevofluran	17,3 μg/kg KG.

Arrhythmieprophylaxe und Behandlung

1) Wenn möglich, die Konstellation Halothannarkose/Adrenalininfiltration meiden.
2) Die geltende Faustregel der möglichen Adrenalinkonzentration von 1:100000–1:200000 beachten.
3) Ebenso nicht mehr als 10 ml/10 min der verdünnten Lösung bzw. 30 ml/60 min applizieren.
4) β-Blocker oder Lidocain niedrig dosiert i.v., nach Wirkung titrieren.
5) Anstelle von Adrenalin Ornipressin/Vasopressin zur Infiltration einsetzen.

Zentrale Interaktionen

Reduktion der minimalen alveolären Konzentration eines Inhalationsanästhetikums durch andere Substanzgruppen; ebenso besteht die Möglichkeit einer verzögerten Aufwachphase durch:

- N₂O: Die MAC-Reduktion durch N₂O beträgt durchschnittlich 50–70 %.
- Die meisten zur Prämedikation, Narkoseeinleitung und Aufrechterhaltung eingesetzten Pharmaka wie Barbiturate, Benzodiazepine, Neuroleptika, Phenothiazine, Opioide und Ketamin.
- Antihypertensiva, die über eine Entleerung zentraler Katecholaminspeicher wirken, wie Reserpin, α-Methyldopa, Clonidin.
- Lokalanästhetika, die selbst anästhetische Eigenschaften besitzen, wie z. B. Lidocain.
- Akute Alkoholintoxikation; chronischer Alkoholismus hingegen erhöht den notwendigen MAC-Wert!

Respiratorische Interaktionen

Unter äquipotenten anästhetischen Dosen führt die Zugabe von N₂O zu höherer Atemdepression als die alleinige Gabe eines volatilen Anästhetikums.

Metabolismus/Enzyminduktion

Die Toxizität eines Inhalationsanästhetikums korreliert mit dessen Neigung zur Metabolisierung. Eine große Zahl von Pharmaka (>300) erhöht die hepatische Metabolisierungsfähigkeit durch Enzyminduktion.

Bekannte Enzyminduktion	
Nichtanästhetika	*Anästhetika*
Barbiturate	Halothan
Phenothiazine	Enfluran
Antikonvulsiva	Methoxyfluran
Antihistaminika	Diethyläther
Kortikoide	
Umweltgifte (DDT, Chlordane)	
Ethanol	
Tranquilizer	

Für die klinische Praxis dürften Metabolisierungsänderungen der verwendeten Inhalationsanästhetika als Enzyminduktionsfolge und umgekehrt inhalationsanästhetikabedingte Enzyminduktion von nicht großer Relevanz sein.

Renale Interaktionen

Die gleichzeitige Anwendung zweier oder mehrerer nephrotoxischer Substanzen kann zu einer Nierenfunktionsstörung führen, da sich die Wirkungen potentiell addieren oder potenzieren. Von den Inhalationsanästhetika trifft dies vorwiegend für Methoxyfluran zu, in geringerem Maße auch für Enfluran. Unter den Pharmaka besitzen v. a. antimikrobielle Substanzen eine mehr oder minder ausgeprägte Toxizität. In Verbindung mit Methoxyfluran ist eine schwere Nephrotoxizität nach Tetrazyklinen, Gentamycin und durch Enzyminduktion mit Secobarbital bekannt.

Lachgas

Siehe Kap. 40 „Lachgasanwendung".

35.12 Intravenöse Anästhetika

Ketamin

Nebenwirkungen

Psychotomimetische Reaktionen

Während einer Ketaminnarkose und besonders in der Aufwachphase treten oft lebhafte, meist als unangenehm empfundene Träume, verbunden mit motorischer Unruhe, selten auch Halluzinationen, auf Die Häufigkeit dieser Phänomene schwankt zwischen 8 und 40 %; sie treten unabhängig von der Dosis auf und sind möglicherweise deutlicher ausgeprägt, wenn die Operation vom Patienten als psychisch belastend empfunden wird. In seltenen Fällen können diese Träume auch über Wochen postnarkotisch bestehen bleiben.

Prophylaxe bzw. Therapie

- Verschiedene Kombinationen, z. B. mit Benzodiazepinen;
- Prämedikation mit Diazepam oder Lorazepam;
- Abschirmung vor optischen und akustischen Reizen in der Aufwachphase;
- bei eingetretener Symptomatik 5–10 mg Diazepam i.v.

Erhöhung des intrakraniellen Drucks und Abnahme der Gehirndurchblutung

Sie ist dosisabhängig und kann im Einzelfall ein extrem kritisches Ausmaß annehmen. Der Liquordruckanstieg kann durch Vorinjektion eines Barbiturats oder von Diazepam, zumindest kurzfristig, abgeschwächt werden.

Herz-Kreislauf-Wirkungen

Bereits in klinischen Dosierungen von 1–2 mg/kg KG i.v. kommt es zu einer deutlichen Zunahme von Herzfrequenz, systemarteriellem Druck, peripherem Widerstand und myokardialem O_2-Verbrauch, ebenso deutlich steigen Pulmonalarteriendruck und pulmonaler Gefäßwiderstand an. Die kardiovaskulären Ketamineffekte können durch andere Substanzen wesentlich abgeschwächt werden.

Diazepamvorinjektion verhindert sie weitgehend, ebenso eine gleichzeitige Fentanylinjektion. Unter einer Halothannarkose bewirkt Ketamin einen Abfall des arteriellen Drucks.

Zunahme der Speichel- und Tracheobronchialsekretion

Da unter Ketamin die laryngealen Reflexe erhalten bleiben, kann ein Laryngospasmus mit daraus resultierenden Folgen wie respiratorischer Insuffizienz, Zyanose, Hyperkapnie und Herzrhythmusstörungen ausgelöst werden. Mit derartigen Reaktionen muß besonders dann gerechnet werden, wenn aufgrund anatomischer Verhältnisse ein behinderter oder gestörter Schluckvorgang vorliegt oder Infekte der oberen Atemwege oder Blutungen bestehen.

Skelettmuskeltonus

Vollerhaltener, oft erhöhter Skelettmuskeltonus, athetotische Kopf- und Extremitätenbewegungen, erhaltene oder gesteigerte Eigenreflexe, faszikuläre Muskelzuckungen.

Augeninnendruck

Erhöhung des Augeninnendrucks, im Verhalten parallel dem Systemdruck; postoperativ vereinzelt Sehstörungen.

Atmung

Unregelmäßige Atmung, von schnellen oberflächlichen Atemzügen bis zu tiefer schnarchender Atmung, vereinzelt unterbrochen auch von kurzen Apnoen. Bradypnoe und Apnoe können in seltenen Fällen eine assistierende Beatmung und evtl. auch Intubation notwendig machen.

Interaktionen

Nachteilige Wechselwirkungen mit anderen Pharmaka existieren eigentlich nicht, überwiegend lassen sich unerwünschte Nebenwirkungen einer Ketaminmononarkose durch andere Pharmaka abschwächen oder überhaupt verhindern:

1) Abschwächung psychotomimetischer Aufwachreaktionen und auch unerwünschter Kreislaufwirkungen durch Benzodiazepine, Barbiturate etc. Allerdings können damit auch Schlafdauer und Aufwachzeit verlängert sein.
2) Verstärkung der lebhaften Träume durch Prämedikation mit Atropin und Droperidol.
3) Ketamin-Halothan-Interaktion
4) Die Kombination mit Midazolam führt zu einer Verstärkung der hypnotischen Effekte, beeinflußt aber die erforderliche analgetische Dosis nicht.

Ketamin reduziert den Halothan-MAC, wahrscheinlich trifft dies auch für andere halogenierte Anästhetika zu. Umgekehrt verlängert Halothan die Ketaminwirkung, ebenso N_2O. Ketamin und Halothan zusammen erhöhen die adrenalininduzierte Arrhythmieneigung.

Etomidat

Nebenwirkungen

Myoklonien

In 70% der Fälle sind die Myoklonien leicht, bei 10% schwer; sie lassen sich durch Vorinjektion von Benzodiazepinen oder Fentanyl meist vermeiden.

Lange bestehende Venenschmerzen

Venenschmerzen treten bei 20–50% der Patienten auf, sie lassen sich dadurch vermeiden, daß die Substanz möglichst in eine große Vene und unter laufender Infusion infiziert wird. Außerdem wird heute bereits Etomidat in einer Sojaölemulsion angeboten. Dadurch kann die Venenreizung auf ein Minimum reduziert werden.

Dosisabhängige Synthesehemmung von Nebennierenrindenhormon

Obwohl nicht endgültig geklärt, dürfte diese Nebenwirkung – im Gegensatz zur Langzeitsedierung mit Etomidat – für die Anästhesie ohne unmittelbare klinische Relevanz sein (Doenicke 1985; 1984; Wagner et al. 1984; Fragen et al. 1984).

Histaminfreisetzung

Etomidat allein setzt kein Histamin frei und ist in diesem Sinne ein „sicheres" Pharmakon! Doch gilt dies nur bei alleiniger Applikation, nicht jedoch in Kombination mit anderen Pharmaka, wo grundsätzlich die Möglichkeit zu anaphylaktoiden Reaktionen besteht (Sold et al. 1984).

Interaktionen

Nachteilige Interaktionen für Etomidat sind bisher nicht bekannt. Eine früher diskutierte Interaktion mit Succinylcholin und eine dadurch bedingte verlängerte Relaxationsdauer existiert nicht.

Barbiturate

Nebenwirkungen

Respiratorische Effekte

Dosisabhängige, kurzdauernde Atemdepression bis zur Apnoe nach einer üblichen Einleitungsdosis, v. a. mit Verminderung des Atemminutenvolumens ohne wesentliche Herabsetzung der Atemfrequenz.

Das Ausmaß der Atemdepression hängt von folgenden Faktoren ab:

- Dosierung,
- Injektionsgeschwindigkeit,
- vorausgegangene Prämedikation,
- Kumulation bei Repetition,
- Ausmaß bestehender Schmerzstimuli.

Kardiovaskuläre Effekte

Kurzdauernde, aber deutliche hämodynamische Auswirkungen: Abnahme der Kontraktilität, des Herzminutenvolumens und des arteriellen Drucks, Anstieg von Herzfrequenz und myokardialem O_2-Verbrauch, der periphere Widerstand ändert sich nur geringfügig. Die von Dosis und Injektionsgeschwindigkeit abhängigen Herz-Kreislauf-Wirkungen sind beim Kreislaufgesunden klinisch nicht so bedeutsam, können jedoch bei kardiovaskulärer Vorschädigung kritisch werden.

Paravenöse und intraarterielle Injektion

Symptome

Paravenös: heftige Schmerzen, Rötung, aber nur in seltenen Fällen Nekrose.
Intraarteriell: heftiger Schmerz bis in die Fingerspitzen, Blässe des gesamten Arms distal der Injektionsstelle, später livide Verfärbung.

Pathophysiologie

Schwerer Vasospasmus, Hämolyse und Thrombozytenaggregation.

Therapie

Paravenöse Injektion: Umspritzen des Gewebes mit 0,9%iger NaCl- und 1%iger Lokalanästhetikumlösung.
Intraarterielle Injektion: Nadel bzw. Kanüle nicht entfernen!!
In die liegende Kanüle injizieren:
1%ige Lösung von Procain oder Xylocain 10–20 ml,
Heparin 10 000 I. E.,
Papavarin 40–80 mg,
evtl. Stellatumblockade durch einen Erfahrenen.

Prophylaxe

a) Wegen aberrierender arterieller Gefäßverläufe Kubita- und Radialisbereich im Handgelenk zur Injektion vermeiden!
b) Die erste intravenöse Injektion in die gelegte Leitung soll immer mit einer indifferenten Substanz erfolgen!

c) Konzentrationsrichtlinien für Barbiturate beachten!
Penthotal 2,5–5%,
Methohexital 1%,
Evipan 5–10%.

Barbituratbedingte akute Porphyrie

S. unter Porphyrie, S. 184 ff.

Sonstige Reaktionen

Unter Methohexital vereinzelt Exzitationsphänomene mit Laryngospasmus, Husten und muskulärer Tonussteigerung.

Interaktionen

1) Verstärkung von Barbiturateffekten durch Substanzen, die an den gleichen Eiweißbindungsstellen mit Barbituraten konkurrieren, z. B. Aspirin, Sulfonamide. Ebenso erhöhen Azidose und niedrige Plasmaalbuminkonzentrationen die Empfindlichkeit. Bei erstmaliger Verabreichung von Barbituraten zusammen mit vielen anderen Substanzen (z. B. Diazepam, Ketamin) werden deren Effekte verstärkt, da die hepatischen Enzymsysteme gesättigt sind.
2) Abschwächung von Barbiturateffekten: Chronischer Alkoholismus erhöht die notwendige Barbituratdosis, wahrscheinlich am ehesten durch Kreuztoleranz (Couderc et al. 1984). Umgekehrt ist bei prolongierter Einnahme von Barbituraten durch Enzyminduktion sehr oft eine erhöhte Toleranz zu beobachten. Dies gilt nicht nur für ZNS-Effekte; am bekanntesten ist die Wirkungsabschwächung von Kumarinderivaten.
3) Unabhängig vom Einfluß der Biotransformation zeigen Barbiturate gegenüber anderen ZNS-dämpfenden Substanzen (z. B. Opiate, Ethanol) eine additive oder sogar potenzierende Wirkung.
4) Auch große Barbituratdosen besitzen keine analgetischen Effekte, kleinere Dosen führen im Gegenteil sogar zu einer Antanalgesie, bekannt ist z. B. die Antagonisierung von Morphineffekten durch Barbiturate, die klinische Relevanz ist allerdings gering (Kissin et al. 1984).

Propofol

Propofol zeigt aufgrund der Zubereitung in Soja-Öl-Emulsion eine gute lokale Verträglichkeit an der Venenwand, ein subjektiv angenehmes Einschlafverhalten und eine gute Wirkdauer.

Wechselwirkungen

Benzodiazepine, Parasympatholytika; Opioide und Inhalationsanästhetika verlängern die Wirkdauer und verstärken auch die atemdepressive Wirkung.

Unter der Voraussetzung, daß der aerobe Stoffwechsel erhalten bleibt, wirkt Propofol hirnprotektiv und bewahrt auch die CO_2-Reagibilität der Hirngefäße.

Kardiovaskuläre Nebenwirkungen

Propofol erzeugt aufgrund von peripherer Vasodilatation und myokardialer Depression beim herzgesunden, normovolämischen Patienten nur einen geringgradigen Abfall des HZV und systemischen Blutdrucks. Besteht jedoch eine Hypovolämie bzw. eine Pumpfunktionsstörung, muß die Dosis drastisch reduziert bzw. auf das Medikament verzichtet werden.

In einer Multizenterstudie wurden bei mehr als 25 000 Patienten die hämodynamischen Auswirkungen von Propofol dokumentiert. Der durchschnittliche Blutdruckabfall lag bei 15,7 % bei einer Inzidenz von 77 %, und bei 4,8 % der Patienten kam es zu einer Bradykardie von < 50/min. Die Autoren beschreiben jedoch unter der Voraussetzung ihrer Kenntnis die kardiovaskulären Nebenwirkungen als beherrschbar (Hug et al. 1993).

35.13 Diverse Medikamente

H_2-Antagonisten

Cimetidin hemmt den mikrosomalen Enzymmetabolismus in der Leber und senkt die Leberdurchblutung. Bei allen Substanzen, die einer hepatischen Metabolisierung unterliegen (z. B. Diazepam, β-Blocker, Morphin), sind Wirkungsverlängerungen möglich. Ebenso konnte eine Wirkungsverlängerung von Vecuroniumbromid nachgewiesen werden (Ulsamer 1988; Tryba et al. 1989).

Auch Ranitidin senkt die Leberdurchblutung, der Einfluß auf den Leberenzymmetabolismus dürfte aber geringer sein (Sorkin et al. 1983).

Aminophyllin

Aminophyllin führt zu erhöhter Arrhythmieneigung (ventrikuläre, supraventrikuläre Extrasystolen, Tachykardie) unter Halothananästhesie besonders bei Patienten im oberen therapeutischen Bereich von Aminophyllin und darüber (therapeutischer Bereich 10–20 µg/ml). Gefährdet sind v. a. Patienten unter Aminophyllindauertherapie, ältere Patienten und solche mit eingeschränkter Leberfunktion.

Außerdem soll Aminophyllin nie unverdünnt, sondern wenn möglich als Kurzinfusion appliziert werden (Stirt et al. 1981).

Zytostatika

Sie stellen eine große, inhomogene Gruppe mit vielfältigen Nebenwirkungen und Interaktionen dar (Übersicht s. Selvin 1981).

Antibiotika

Am wichtigsten ist die Verlängerung der neuromuskulären Blockade von Muskelrelaxanzien, primär durch Aminoglykoside, aber auch durch Tetrazykline. Eine spezifisch potenzierende Interaktion besteht zwischen Metronidazol und Vecuronium (Indewar 1981).

Althesin

Neben den nachteiligen Nebenwirkungen wie anaphylaktoide Reaktionen, Abfall des arteriellen Drucks, Anstieg der Herzfrequenz und Atemdepression sind spezifische Interaktionen nicht bekannt.

Kortikosteroide

Möglicherweise kommt es zu verlängerter neuromuskulärer Blockade nach Muskelrelaxanzien bei langdauernder Kortikosteroidsubstitution und Hemmung der körpereigenen NNR-Produktion. Kortikoide sind Enzyminduktoren.

Antiepileptika

Antiepileptika stellen eine große, pharmakologisch inhomogene Gruppe dar:
- Barbiturate (Phenobarbital, Methylphenobarbital, Primidon),
- Hydantoine (Phenytoin),
- Succinimide (Mesuximid, Ethosuximid),
- Benzodiazepine,
- Sultiam,
- Carbamazepin,
- Valproinsäurederivate.

Relevante nachteilige Interaktionen existieren nicht. Durch Enzyminduktion kann eine erhöhte Toleranz gegenüber Lokalanästhetika bestehen und die Wirkung von Furosemid abgeschwächt werden.

Unter Langzeittherapie mit Valproinsäure ist eine erhöhte Blutungsneigung durch Beeinträchtigung der Thrombozytenfunktion denkbar.

Wegen fehlender ernster Interaktionen und als Anfallsprophylaxe sollte die Therapie mit Antikonvulsiva bis unmittelbar vor Operationsbeginn beibehalten werden! Prämedikation mit Barbituraten günstig!

Prä- und postoperativ Plasmaspiegelkontrolle!

35 Interaktionen und unerwünschte Nebenwirkungen

Drugmonitoring bei Antikonvulsiva

Carbamazepin	17–51 µmol/l bzw.	4–10 µmol/ml
Ethosuximid	283–708 µmol/l bzw.	40–100 µmol/ml
Phenobarbital	65–172 µmol/l bzw.	15–30 µmol/ml
Phenytoin	39–79 µmol/l bzw.	10–20 µmol/ml
Primidon	23–55 µmol/l bzw.	5–12 µmol/ml
Valproinsäure	347–693 µmol/l bzw.	50–100 µmol/ml

Gerinnungshemmer

Es bestehen zahlreiche Interaktionen, jedoch praktisch ausschließlich Änderungen in Richtung erhöhter Blutungs- oder Thromboseneigung.

Tabelle 35.21. Möglichkeiten der Aktivierung von Gerinnungshemmern

Gerinnungshemmer	Antagonisierung
Fragmin	Protamin (teilweise)
Heparin	Protamin
Cumarine	Antagonisierung mit Vitamin-K- bzw. Faktorensubstitution
Fibrinolytika	Aprotinin
Dipyridamol	Keine Antagonisierung notwendig, da globale Gerinnung nicht beeinflußt.
Acetylsalicyl-säure (ASS)	Irreversible Beeinflussung der Thrombozytenfunktion entsprechend der Thrombozytenlebensdauer (8 Tage)! Keine Antagonisierung möglich! Prophylaxe: ASS 5 Tage vorher absetzen; Low-dose-ASS

Insulin/orale Antidiabetika

Es bestehen praktisch ausschließlich Interaktionen mit Verschiebung des Blutzuckers in Richtung Hypo- oder Hyperglykämie. Zu beachten sind die z. T. langen Halbwertszeiten von Depotinsulinen und oralen Antidiabetika.

Tabelle 35.22. Plasmahalbwertszeiten oraler Antidiabetika (*SH* Sulfonylharnstoff, *B* Biguanid)

Antidiabetikum	Plasmahalbwertszeit (h)
Carbutamid (SH)	40!
Chlorpropamid (SH)	35!
Phenformin (B)	10–20
Tolbutamid (SH)	4–8
Glibenclamid (SH)	5–7
Glibornurid (SH)	8
Buformin (SH)	5–6
Glycodiazin (SH)	4–6
Metformin (B)	3

Diuretika

Es bestehen zahlreiche, uneinheitliche Interaktionsmöglichkeiten.

Absolute oder relative *Hypovolämie* – Blutdruckabfall, – Orthostatische Dysregulation	Unspezifisch alle Diuretika + Anästhetika + Sedativa + Antihypertonika
Hypokaliämie	Nichtkaliumsparende Diuretika
Hyperkaliämie	Kaliumsparende Diuretika
Erhöhte Glykosidempfindlichkeit	Unspezifisch alle nichtkaliumsparenden Diuretika
Ototoxizität	Schleifendiuretika, Aminoglykoside
Nephrotoxizität	Furosemid – Cephalosporine
Verlängerte Relaxanswirkung	Furosemid + d-Tubocurarin (Scappaticci et al. 1982; Miller et al. 1976) Geringe klinische Relevanz!
Lithiumintoxikation	Siehe S. 621
Antikonvulsiva	Abschwächung der Furosemidwirkung

Adenosin

Aufgrund der pharmakologischen Eigenschaften auf das ZNS und auf periphere nociceptive Receptoren wird dieser Substanz ein analgetischer Effekt zugesprochen. Dementsprechend sind bei kontinuierlicher Applikation (70–130 µg/kg/min) die Narkosemittel zu reduzieren.

Literatur

Bailey RR, Nealte T (1976) Rapid clonidine withdrawal with blood pressure overshoot exaggerated by β-blockade. Br Med J 1 : 942–943

Biebuyck J (1991) Alpha-2 adrenoceptor agonists: Defining the role in clinical anesthesia. Anesthesiology 74 : 581–605

Bloor BC, Flacke WE (1982) Reduction in halothane anesthetic requirement by clonidine, an α-adrenergic agonist. Anesth Analg 61 : 741–745

Bodem G, Ochs HR (1983) Aktuelle Fragestellungen zur Digitalistherapie. Internist (Berlin) 24 : 135–150

Boldt JB, von Bormann B, Kling D, Gorlach G, Hempelmann G (1985) Hämodynamische Effekte unter intravenöser Infusion von Nifedipin bei kardiochirurgischen Patienten. Anästh Intensivther Notfallmed 20 : 25–31

Bonnet F, Brun-Buisson V, Saada M, Boico M, Rostaing S, Touboul C (1989) Dose related prolongation of hyperbaric tetracaine spinal anesthesia by clonidine in humans. Anesth Analg 68 : 619–622

Bruce DL, Croley TF, Lee JS (1979) Preoperative clonidine withdrawal syndrom. Anesthesiology 51 : 90–92

Bühler F (1983) Kalziumantagonisten: Kennt man ein Absetzsyndrom? MMW 125 : 14

Couderc E, Ferrier C, Haberer JP, Duvaldestin P (1984) Thiopentone pharmacokinetics in patients with chronic alcoholism. Br J Anaesth 56 : 1393–1397

Doenicke A (1984) Verunsichert eine Cortisolstory die Anästhesisten? Anaesthesist 33 : 391–394

Doenicke A (1985) Nicht nur Etomidat verändert die Cortisolkonzentration. Anaesthesist 34 : 138–140

Driessen JJ, Vree TB, Egmond JV, Booij LHD, Crul JF (1984) In vitro interaction of diazepam and oxazepam with pancuronium and suxamethonium. Br J Anaesth 56:1131–1138

El-Ganzouri AR, Ivankovich AD, Braverman B, McCarthy R (1985) Monoamine oxidase inhibitors: should they be discontinued preoperatively? Anesth Analg 64:592–596

Engelman RM, Hadji I, Breyer RH, Whittredge P, Harbison W, Chircop RV (1984) Rebound vasospasm after coronar revascularization in association with calcium antagonist withdrawal. Ann Thorac Surg 37:469–472

Foex P (1984) Alpha- und beta-adrenoreceptor antagonists. Br J Anaesth 56:751–765

Forth W, Henschler D, Rummel W, Starke K (1992) Pharmakologie und Toxikologie. BI Wissenschaftsverlag, Mannheim Leipzig Wien Zürich

Fragen RJ, Shanks CA, Molteni A, Avram MJ (1984) Effects of etomidate on hormonal responses to surgical stress. Anesthesiology 61:652–656

Freye E (1995) Opioide in der Medizin. Wirkung und Einsatzgebiete zentraler Analgetika, 3. Aufl. Springer, Wien New York

Gottlieb SO, Gerstenblith G (1985) Safety of acute calcium antagonist withdrawal: studies in patients with unstable angina withdrawn from nifedipin. Am J Cardiol 55:27E–30E

Hansen D, Fohring, Eyrich K (1990) Antidepressive Dauermedikation – ein erhöhtes Narkoserisiko? Anaesthesist 39 (4):205–210

Hayashi Y, Maze M (1993) Alpha$_2$ Adrenoreceptor agonists and anesthesia. Br J Anaesth 71:1080–1118

Henschel F (1990) 30 Jahre Neuroleptanalgesie – Standortbestimmung heute. Anaesthesiol Reanimat 15:267–278

Höfling S, Dworzak H, Butollo W, Neef W (1983) Der Angstprozeß unter verschieden hohen Thalamonaldosen zur Prämedikation. Anaesthesist 32:512–518

Hong W, Short TG, Hui TWC (1993) Hypnotic and anaesthetic interactions between etamine and midazolam in female patients. Anaesthesiology 79:1227–1232

Horan BF, Prys Roberts C, Hamilton WK, Roberts JG (1977) Hemodynamic responses to enflurane anaesthesia and hypovolaemia in the dog and their modification by propranolol. Br J Anaesth 49:1189–1193

Horan BF, Roberts JG, Bennett MJ, Foex P (1977) Hemodynamic responses to isoflurane anaesthesia and hypovolaemia in the dog and their modification by propranolol. Br J Anaesth 49:1179

Hug CC, McLeskey C, Nahrwold M et al. (1993) Hemodynamic effects of propofol. Data from over 25,000 patients. Anesth Analg 77:21–29

Johnston RR, Eger EI II, Wilson C (1976) A comparative interaction of epinephrine with enflurane, isoflurane and halothane in man. Anesth Analg 55:709–712

Kaplan JA, Dunbar RW (1976) Propranolol and surgical anesthesia. Anesth Analg 55:1–9

Kazama Tomiei, Ikeda Kazuyuki (1992) The comparative cardiovascular effects of sevoflurane with halothane and isoflurane. J Anesth 2:63–68

Kopriva CJ, Brown AC, Pappas G (1978) Hemodynamics during general anesthesia in patients receiving propranolol. Anesthesiology 48:8–34

Kapur PA, Bloor BC, Flacke WE, Olivine SK (1984) Comparison of cardiovascular responses to verapamil during enflurane, isoflurane and halothane anesthesia in the dog. Anesthesiology 61:156–160

Kates RA, Zaggy AP, Norfleet EA, Heath KR (1984) Comparative cardiovascular effects of verapamil, nifedipin and diltiazem during halothane anesthesia in swine. Anesthesiology 61:10–18

Kates RA, Kaplan JA, Guyton RA, Dorsev L, Hug CC, Hatcher CR (1983) Hemodynamic interactions of verapamil and isoflurane. Anesthesiology 59:132–138

Kaukinen S, Pyykkö K (1979) The potentiation of halothane anaesthesia by clonidine. Acta Anaesthesiol Scand 23:107–111

Kissin I, Jebeles JA (1984) Pentobarbital antagonizes the effect of morphine on cardiac acceleration response to noxious stimulation. Anesth Analg 63:699–672

Lauven PM, Stoeckel H, Schüttler J, Schwilden H (1981) Verhinderung des Fentanyl-Rebound-Phänomens durch Cimetidin-Medikation. Anaesthesist 30:467–471

Maslowski AH, Nicholls MG, Ikram H (1981) Haemodynamic, hormonal and electrolyte responses to withdrawal of long-term captopril treatment for heart failure. Lancet 2:959–961

McIndewar IC, Marshall RJ (1981) Interactions between the neuromuscular blocking drug org NC 45 and some anaesthetic, analgesic and antimicrobial agents. Br J Anaesth 53:785-791
Meyers BH, Weis OF, Miller F (1984) Antagonism of diazepam by aminophylline in healthy volunteers. Anesth Analg 63:900-902
Michaels J, Serrins M, Shier NO, Barash PG (1984) Anesthesia for cardiac surgery in patients receiving monoamine oxidase inhibitors. Anesth Analg 63:1041-1044
Miller RD, Solm YJ, Matteo RS (1976) Enhancement of d-tubocurarine neuromuscular blockade by diuretics in man. Anesthesiology 45:442-445
Miller RD, Way WL, Eger EL (1968) The effects of α-methyldopa, reserpine, guanethidine and iproniazid on MAC. Anesthesiology 29:1153-1158
Mitterschiffthaler G, Hackl J-M, Neumann R (1989) Malignes Neurolept Syndrom und maligne Hyperthermie. Anaesthesist 38:210-213
Peters U, Rissler T (1981) Kombinationstherapie von Chinidin und Digitalisglykoside. Dtsch Med Wochenschr 106:306-309
Prys Roberts C (1980) Cardiovascular responses to anaesthesia and surgery in patients recieving β-receptor antagonists. In: Poppers PJ, Van Dijk B (eds) β-Blockade and anaesthesia. Astra Pharmac, Rijsivijk (Netherlands), pp 164-170
Reves JG, Kissing I, Fouriner SE, Smith LR (1984) Additive negative inotropic effect of a combination of diazepam and fentanyl. Anesth Analg 63:97-100
Reves JG (1984) The relative hemodynamic effects of calcium entry blockers, Anesthesiology 61:3-5
Riederer P, Laux G, Pöldinger W (Hrsg) (1991-1995) Neuropsychopharmaka – Ein Therapiehandbuch: Bd 2: Tranquilizer und Hypnotika, Bd 3: Antidepressiva und Phasenprophylaktika, Bd 4: Neuroleptika, Bd 5: Parkinsonmittel und Nootropika. Springer, Wien New York
Sarubin J (1983) Die Häufigkeit von Thrombophlebien nach i.v.-Injektion von Methohexital, Etomidate, Diazepam und Flunitrazepam. Anästh Intensivmed 24:134-136
Scappaticci KA, Ham JA. Solm YJ, Miller RD, Dretchen KL (1982) Effects of furosemide in the neuromuscular junction. Anesthesiology 57:381-388
Schulte-Sasse U, Hess W, Tarnow J (1982) Pulmonary vascular responses to nitrous oxide in patients with normal and high pulmonary vascular resistance. Anesthesiology 57:9-14
Scott DB, Buckley FP, Littlewood DG, Macrae WR, Arthur GR, Drumond GB (1978) Circulatory effects of labetalol during halothane anaesthesia. Anaesthesia 33:145-150
Seidl DS, Martin DE (1984) Prolonged bradycardia after neostigmine administration in a patient taking nadolol. Anesth Analg 63:365-367
Sold M, Rothhammer A (1985) Lebensbedrohliche anaphylaktoide Reaktion nach Etomidat. Anaesthesist 34:208-210
Sollevi A (1992) Adenosine infusion during isoflurane-nitrous oxide anaesthesia: indications of perioperative analgesic effect. Acta Anaesthesiol Scand 36:595-599
Sprague DH (1975) Severe bradycardia after neostigmine in a patient taking propranolol to control paroxysmal atrial tachycardia. Anesthesiology 42:208-210
Stiff JL, Harris DB (1983) Clonidin withdrawal complicated by amitryptiline therapy. Anesthesiology 59:73-74
Stoeckel H, Hengstmann JH, Schüttler J (1979) Pharmacokinetics of fentanyl as a possible explanation for recurrence of respiratory depression. Br J Anaesth 51:741-745
Stoelting RK (1981) Antihypertensives and alphablockers. In: Smith T, Miller RD, Corbascio AN (eds) Drug interactions in anesthesia. Lea & Febiger. Philadelphia, pp 103-112
Tomichek RC, Rosow CE, Philbin DM, Moss J, Teplick RS, Schneider RC (1983) Diazepam-fentanyl interaction: hemodynamic and hormonal effects in coronary artery surgery. Anesth Analg 62:881-884
Tzeung JT, Wang JJ, Mok MS, Lippmann M (1989) Clonidine potentiates lidocain-induced pidural anesthesia. Anesth Analg 68:298
Ulsamer B (1988) Vecuroniumbromid: Beeinflussung der Pharmakokinetik durch Etomidat, Cimetidin und Ranitidin. Anaesthesist 37:504-509
Wagner RL, White PF (1984) Etomidate inhibits adrenocortical function in surgical patients. Anesthesiology 61:647-651
Warltier D, Pagel P (1992) Cardiovascular and respiratory actions of desflurane: Is desflurane different from isoflurane? Anesth Analg 75:17-31
Young L (1992) Effects of desflurane on the central nervous system. Anesth Analg 75:32-37

Weiterführende Literatur

Boeden G, Schmucker P (1985) Das zentral anticholinerge Syndrom. Anästh Intensivmed 26:240–248
Bovill JG, Sebel PS, Stanley TH (1984) Opioid analgesics in anesthesia – with special reference to their use in cardiovascular anesthesia. Anesthesiology 61:731–755
Craig DB, Bose D (1984) Drug interactions in anaesthesia: chronic antihypertensive therapy. Can Anaesth Soc J 31:580–588
Cullen BF, Miller MG (1979) Drug interactions and anesthesia: a review. Anesth Analg 58:413–423
Dudziak R (1980) Droperidol in der modernen Anaesthesiologie und Intensivmedizin. Janssen Brosch
Dudziak R (1983) Neuroleptanalgesie – Standort und aktuelle Bedeutung einer Anästhesiemethode. Perimed, Erlangen
Freye E, Hartung E (1985) Opioide und ihre Antagonisten in der Anästhesiologie. Perimed, Erlangen
Gold MS, Lydiard RB, Carmon JS (1984) Advances in psychopharmacology: predicting and improving treatment response. CRC Press, Boca Raton (Florida)
Goodman LS, Gilman A (1984) The pharmacological basis of therapeutics. Macmillan, New York
Jenkins LC, Scoates PJ (1985) Anaesthetic implications of calcium channel blockers. Can Anaesth Soc J 32:436–447
Kaplan JA (1983) Cardiac anesthesia, vol 2. Grune & Stratton, New York London
Langrehr D (1985) Benzodiazepine in der Anästhesiologie. Urban & Schwarzenberg, München Wien Baltimore
Lehmann KA (1982) Opiate. Deutsche Akad f Anästh. Fortbildung. Refr Course, Bd 6. Stemmler, Köln, S 20–47
List WF, Gravenstein JS (1965) Atropin und Scopolamin. Anaesthesist 11:154–157
Mortensen SA (o. J.) Zyklische Antidepressiva und Kardiotoxizität. Organon Brosch
Orkin FK, Cooperman LH (1983) Complications in anesthesiology. Lippincott, Philadelphia Toronto
Prys Roberts C (1984) Anesthesia and hypertension. Br J Anaesth 56:711–724
Reves JG, Kissin I, Lell WA, Tosone S (1982) Calcium entry blockers: uses and implications for anesthesiologists. Anesthesiology 57:504–518
Rothammer A, Weis (1982) Lachgas – Wirkungen und Nebenwirkungen. Anästh Intensivmed 23:237–241
Scholz W (1984) Arzneimittelwechselwirkungen. Scholz-Liste. Thieme, Stuttgart New York
Selvin BL (1981) Cancer chemotherapy: implications for the anesthesiologist. Anesth Analg 60:425–433
Smith T, Miller RD, Corbascio AN (1981) Drug interactions in anesthesia. Lea & Febiger, Philadelphia
Sorkin EM, Darvey DL (1983) Review of cimetidine drug interactions. Drug Intell Clin Pharm 17:110–120
Stirt JA, Sullivan SF (1981) Aminophylline. Anesth Analg 60:587–602
Stöckel H (1982) Das zentral-anticholinergische Syndrom – Physostigmin in der Anästhesiologie und Intensivmedizin. INA, Bd 35. Thieme, Stuttgart New York
White PF, Way WL, Trevor AJ (1982) Ketamine – its pharmacology and therapeutic uses. Anesthesiology 56:119–136
Williams JG (1983) H-Receptor antagonists and anaesthesia. Can Anaesth Soc J 30:264–269

36 Muskelrelaxanzien

W. F. List

36.1 Depolarisierende Muskelrelaxanzien

Succinylbischolinchlorid (SCC) ist das einzige derzeit bei der Anästhesie in Verwendung stehende depolarisierende und das bei weitem am häufigsten angewandte Muskelrelaxans. Die folgenden Komplikationen können bei der Anwendung von Bolusdosen bzw. Wiederholungen, seltener auch bei Dauertropfgaben (2‰-Lösung) auftreten:

- Herz-Kreislauf-Wirkungen,
- Hyperkaliämie,
- Wirkungsverlängerung,
- Faszikulieren,
- postoperative Schmerzen,
- intraokuläre Druckerhöhung,
- intragastrale Druckerhöhung,
- myotone Reaktionen, Myoglobinurie,
- maligne Hyperthermie,
- Anaphylaxie.

Herz-Kreislauf-Wirkungen

Nach der Gabe von 1 mg/kg KG treten meist leichte Blutdruckerhöhungen auf, die auf eine Freisetzung von Noradrenalin zurückgeführt werden (Nigrovic 1984). Die Blutdruckerhöhungen erreichen nach 2 min ihr Maximum und sind nach 10 min nicht mehr registrierbar; sie bedürfen keinerlei Therapie.

> Das depolarisierende Muskelrelaxans Succinylcholinchlorid zeigt eine hohe Frequenz kardiovaskulärer Nebenwirkungen wie Blutdruckerhöhungen und Bradykardien, die zumeist jedoch harmlos sind.

Rhythmusstörungen, und zwar v. a. Bradykardie bis zur Asystolie und ventrikuläre Arrhythmien treten bei Erwachsenen regelmäßig nach Wiederholungsdosen von 1 mg/kg KG SCC, die in einem Zeitintervall von 2–5 min hintereinander gespritzt wurden, auf (List 1971). Bei Säuglingen kommt es zumeist schon nach der ersten i.v.-Dosis zu deutlichen Bradykardien, nicht aber nach intramuskulärer Gabe. Eine intravenöse SCC-Verabreichung mittels Infusion führt nicht zu kardiovaskulären Veränderungen.

> Succinylcholinchlorid führt v. a. bei wiederholten Bolusgaben zu Bradykardie, Asystolie und ventrikulären Extrasystolen.

Maligne Hyperthermie

SCC ist bei genetisch prädisponierten Patienten die häufigste Triggersubstanz für die Auslösung einer malignen Hyperthermie (s. Kap. 39 „Maligne Hyperthermie").

Anaphylaxie

Wie jede i.v. verabreichte Substanz kann auch durch SCC eine anaphylaktoide Reaktion ausgelöst werden. Sie ist allerdings bei depolarisierenden Relaxanzien selten (unter 1%). Noch seltener wird durch SCC-Gabe ein Bronchospasmus ausgelöst. Euphyllin, Steroide, Salbutamol und eine O_2-Überdruckbeatmung sind indiziert (s. Kap. „Intraoperative Unverträglichkeitsreaktionen").

36.2 Nichtdepolarisierende Muskelrelaxanzien

Komplikationen und Nebenwirkungen mit nichtdepolarisierenden Muskelrelaxanzien können 4 verschiedene Mechanismen umfassen:
- kardioselektive, atropinähnliche Wirkung,
- Ganglienblockierung,
- Histaminfreisetzung,
- Wirkungsverlängerung.

d-Tubocurarin

Dieses älteste Muskelrelaxans hat neben seiner nichtdepolarisierenden Relaxationswirkung eine ganglienblockierende Wirkung und führt auch zur Histaminfreisetzung. Die Hypotension dürfte jedoch hauptsächlich auf die Histaminfreisetzung zurückzuführen sein. Die Ganglienblockade hängt in erster Linie von der autonomen Ausgangslage ab und führt zu einem geringen Frequenzanstieg und Blutdruckabfall.

Alcuronium

Alcuronium hat ähnlich wie d-Tubocurarin nur in geringerem Ausmaß ebenfalls eine ganglienblockierende und histaminfreisetzende Wirkung. Es ist allerdings auch wirksamer als das d-Tubocurarin als Muskelrelaxans und benötigt daher kleinere Dosen mit geringeren Nebenwirkungen.

Gallamin

Gallamin hat keine histaminfreisetzende Wirkung, führt jedoch zu Tachykardie als Folge seiner atropinähnlichen Wirkung, die eine Verminderung des Parasympathikustonus bewirkt. Dieses nur noch selten angewendete Mittel geht daher regelmäßig mit einer Tachykardie einher.

Pancuronium

Pancuronium hat ebenfalls einen atropinähnlichen Effekt, der jedoch geringer als der des Gallamins ist. Eine geringgradige sympathomimetische Wirkung mit leichtem Blutdruckanstieg wegen Veränderung der Noradrenalinaufnahme ist bekannt. Die heute kaum mehr angewendeten trizyklischen Antidepressiva können den vagolytischen Effekt mit Tachykardie verstärken. Pancuronium bewirkt keine Histaminfreisetzung, führt aber zu einer Inhibierung der Cholinesterasen, wodurch die Succinylcholinchlorid- aber auch die Procainwirkung verlängert wird.

> Vecuronium und Atracurium sind kurz wirksame, nichtdepolarisierende Muskelrelaxanzien, die nicht über die Niere ausgeschieden werden und daher keine Kumulation bei nierengestörten Patienten bewirken.

Vecuronium

Vecuronium hat ähnlich dem Pancuronium eine kardioselektive Atropinwirkung und führt zu geringer Tachykardie. Da es keine renale Elimination bei kurzer Wirkungsdauer hat, kommt es auch zu keiner Kumulation. Der Abbau erfolgt über Deacetylierung in der Leber. Als anaphylaktoide Reaktion wird gelegentlich ein Bronchospasmus gesehen (Watkins 1994).

Atracurium

ist ebenfalls ein kurzwirksames, nichtdepolarisierendes Muskelrelaxans, das spontan über die Hoffmann-Elimination (spontane Aufspaltung der quaternären Ammoniumgruppe bei alkalischem pH-Wert abgebaut wird und daher ebenfalls keine Nierenausscheidung benötigt, wodurch im Zusammenhang mit seiner kurzen Wirksamkeit eine Kumulation auch bei Niereninsuffizienz verhindert wird. Bei einer größeren Dosis oder schneller Verabreichung kann es zu einer Histaminausscheidung mit Blutdruckabfall kommen (Miller et al. 1984). Die wichtigste Nebenwirkung ist eine Hypotension (Watkins 1994). Der Metabolit der Hoffmann-Elimination, das Laudanosin, ist potentiell epileptogen, wie in Tierversuchen gezeigt werden konnte (Chapple et al. 1987). Beim Menschen wurden bis jetzt keine derartigen Effekte beschrieben.

Mivacurium, ein noch neueres kürzer wirksames nichtdepolarisierendes Muskelrelaxans, wird im Plasma durch Cholinesterasen abgebaut. Bei Nieren- und Leberversagen ist mit einer verlängerten Wirkung zu rechnen, ebenso bei Menschen mit genetisch abnormalen Cholinesterasen. Bei langsamer i.v.-Verabreichung kommt es zu keiner Histaminfreisetzung.

Wirkungsverlängerungen

Ursachen der Wirkungsverlängerung bei nichtdepolarisierenden Muskelrelaxanzien sind

- Elektrolytverschiebung,
- Säure-Basen-Haushalt-Veränderungen,
- Niereninsuffizienz,
- Lebererkrankungen,
- Hypothermie,
- neuromuskuläre Erkrankungen,
- Medikamenteninteraktionen.

Elektrolytverschiebungen

Ein Abfall des extrazellulären Kaliums führt zu Hyperpolarisation der Zellmembran und Verstärkung des nichtdepolarisierenden Blocks. Hypokalzämie und Hypermagnesiämie verstärken ebenfalls den neuromuskulären Block, indem sie die Acetylcholinfreisetzung hemmen.

Veränderung des Säure-Basen-Haushalts

Eine Hypokapnie wie auch eine metabolische Alkalose und Azidose verstärken die Wirkung von nichtdepolarisierenden Relaxanzien. Erhöhter pCO_2 verkürzt eher die neuromuskuläre Blockade.

Niereninsuffizienz

d-Tubocurarin und Gallamin werden ausschließlich über die Niere ausgeschieden und sind daher bei Patienten mit Niereninsuffizienz nicht indiziert, die Pancuroniumclearance ist ebenfalls verzögert. Vecuronium und Atracurium können allerdings gefahrlos und ohne Wirkungsverlängerung auch bei Patienten mit Nierenversagen angewendet werden.

Lebererkrankung

Sowohl depolarisierende als auch nichtdepolarisierende Relaxanzien können in ihrem Abbau durch Leberzellstörungen behindert werden. Eine verlängerte Wirkung ist daher möglich.

Hypothermie

Wirkungsverlängerung, v. a. der nichtdepolarisierenden Muskelrelaxanzien, möglicherweise durch Verminderung der Abgabe von Acetylcholin, verzögerten Metabolismus und/oder metabolische Azidose wurden festgestellt.

Neuromuskuläre Erkrankungen

Myasthenia gravis; das myasthenische Syndrom mit okularen Myopathien und andere Muskelerkrankungen können zu einer deutlichen Wirkungsverlängerung führen.

Neuromuskuläre Blockade bei Intensivpatienten

Dauerinfusionen von aminosteroidalen Muskelrelaxanzien über mehrere Tage können zu einer persistierenden neuromuskulären Blockade führen. In Kombination mit Glukokortikoiden wurden schwere Myopathien beschrieben. Eine Polyneuropathie bei Intensivpatienten wurde v. a. bei Patienten mit Sepsis und Multiorganversagen beschrieben. Die Genese ist unklar (van Miert 1994).

Medikamenteninteraktionen

Die Antibiotika Kanamycin, Streptomycin, Neomycin, Gentamycin, Tobramycin, Amikacin, Polymycin, Clindamycin und Lincomycin führen zur Wirkungsverlängerung der nichtdepolarisierenden Muskelrelaxanzien.

Das antikonvulsive Phenytoin führt schon nach einwöchiger Verabreichung zu einer deutlichen Wirkungsverkürzung von Vecuronium. Eine signifikante Korrelation wurde zwischen Phenytoinspiegel und Erhaltungsbedarf bei Vecuroniumblockade festgestellt (Van Miert et al. 1994).

> Vor allem bei intraabdomineller Gabe von Antibiotika vom Aminoglykosidtyp sind Wirkungsverlängerungen bei nichtdepolarisierenden Muskelrelaxanzien zu erwarten.

Die volatilen Anästhetika Halothan, Enfluran und Isofluran ebenso wie Chinidin, Lithium, Propranolol, Furosemid sowie Lokalanästhetika und Diazepam führen ebenfalls zu einer Potenzierung der Relaxanzien vom Kuraretyp.

36.3 Anticholinergika (vgl. Kap. 35 „Interaktionen und unerwünschte Wirkungen, Antiparkinsonmittel", S. 617)

Die Kurareantagonisten Prostigmin, Neostigmin und Edrophonium, die durch die Hemmung der Acetylcholinesterasen einen Acetylcholinabbau verhindern und dadurch wirksam einen nichtdepolarisierenden Muskelblock aufheben können, führen durch ihre muskarinartige Wirkung auf das Herz zu Bradykardien und kardialen Arrhythmien. Wescott u. Bendixen (1962) haben auf Todesfälle nach Neostigminanwendung hingewiesen. Trotz Vorgabe von bis zu 0,02 mg/kg KG Atropin werden regelmäßig Rhythmusverlangsamungen gesehen. Ventrikuläre Arrhythmien wurden ebenso beschrieben wie erst- und zweitgradiger Herzblock bzw. Knotenrhythmus. Bei volldigitalisierten Patienten besteht nach Anwendung von Cholinesteraseinhibitoren ebenfalls die Gefahr von ventrikulären Arrhythmien. Ein Herzstillstand dürfte v. a. bei Patienten nach Neostigminanwendung bei gleichzeitiger bestehender Hypoxie und Hyperkarbie ausgelöst werden können.

Der Verdacht einer Gefährdung der Integrität chirurgischer Anastomosen im Abdominalbereich nach der Anwendung von Neostigmin am Operationsende konnte in zahlreichen Publikationen nicht bestätigt werden.

> Muskelrelaxanzien sind bei Bedachtnahme auf die wenigen Kontraindikationen außerordentlich sichere Mittel, wenn die unbedingte Voraussetzung der Beatmung gegeben ist.

Die Empfehlung für die Dekurarisierung von Patienten nach Anwendung nichtdepolarisierender Muskelrelaxanzien ist – möglichst nach Feststellung der Größe des Blocks durch Elektrostimulation mit Hilfe des Train-of-four – die Gabe von 0,5 oder 1 mg Atropin zusammen mit 1,25 bzw. 2,5 mg Neostigmin bei Verwendung einer Volldosis von Pancuronium, d-Tubocurarin oder Alcuronium. Die neueren kurareähnlichen Muskelrelaxanzien wie Atracurium und Vencuronium müssen nicht unbedingt dekurarisiert werden, v. a. wenn nur eine muskelerschlaffende Dosis des Mittels angewendet wurde und der Patient wieder ausreichend atmet. Wegen seiner kurzen Wirksamkeit wird Edrophonium nicht zur Dekurarisierung empfohlen. Bei Verwendung von Neostigmin sollte der Patient mindestens 10 min nach i.v.-Gabe noch im Operationsbereich beobachtet werden, da dieses Medikament in diesem Zeitraum sein Wirkungsmaximum erreicht. Bei Entlassung aus dem Operationssaal sollte der Patient ausreichend atmen und in der Lage sein, den Kopf zu heben. Eine Rekurarisierung kann bei Verwendung hoher Dosen kurareartiger Mittel v. a. bei adipösen Personen nicht sicher ausgeschlossen werden. Die postoperative Überwachung dieser Patienten in einer Aufwachstation ist daher von Bedeutung, eine eventuelle Reintubation und Nachbeatmung kann notwendig werden. Die Überwachung schließt die klinische Beobachtung, serielle Blutgasanalysen und die Relaxometrie mit den Train-of-four ein.

Bedenkt man, welch breite Anwendung die Muskelrelaxanzien im Rahmen der Anästhesie und Intensivtherapie finden, so kann man – bei Bedachtnahme der verschiedenen Kontraindikationen – von außerordentlich sicheren Mitteln sprechen.

Eine Beatmung ist allerdings immer die unbedingte Voraussetzung ihrer Anwendung.

Literatur

Baraka A (1977) Self-taming of succinylcholine-induced fasciculation. Anesthesiology 46: 292-293
Chapple DJ, Miller AA, Ward JB, Wheatley PL (1987) Cardiovascular and neurological effects of laudanosine. Br J Anaesth 59: 218-225
Gronert GA, Theye RA (1975) Pathophysiology of hyperkalemia induced by succinylcholine. Anesthesiology 43: 89-99
Hoffmann H, Holzer H (1953) Die Wirkung von Muskelrelaxanzien auf den intraokulären Druck. Klin Monatsbl Augenheil 123: 1-15
Katz RL (ed) (1975) Muscle relaxants. Excerpta Medica, Amsterdam New York
Kendig JJ, Bunker JP, Endow S (1972) Succinylcholine induced hyperkalemia: Effects of succinylcholine on resting potentials and electrolyte distribution in normal and denervated muscle. Anaesth 36: 132-137
List WF (1967) Serum potassium changes during induction of anaesthesia. Br J Anaesth 39: 480-484
List WF (1971) Succinylcholine induced cardiac arrhythmias. Anesth Analg 50: 361-367
Mazze RL, Escue HM, Houston JB (1969) Hyperkalemia and cardiovascular collapse following administration of succinylcholine to the traumatized patient. Anesthesiology 31: 540-547
Miller RD, Way WL, Hamilton WK, Layzer RB (1972) Succinylcholine-induced hyperkalemia in patients with renal failure? Anesthesiology 36: 138-141
Miller RW, Rupp SM, Fisher DM, Conelly R, Fahey MR, Sohn YJ (1984) Clinical pharmacology of vecuronium and atracurium. Anesthesiology 61: 444-453
Nigrovic V (1984) Hypothesis: Succinylcholin cholinoceptors and atecholamines: Proposed mechanism of early adverse haemodynamic reactions. Can Anaesth Soc J 31: 382-394
Roth F, Wüthrich H (1969) The clinical importance of hyperkalemia following suxamethonium administration. Br J Anaesth 41: 311-316
Tammisto T, Airaksinen MM (1966) Increase of creatinekinase activity in serum as sign of muscular injury caused by intermittendly administered suxamethonium. Br J Anaesth 38: 510-515
Van Miert MM, Hunter JM (1994) Neuromuscular blocking agents in critically ill patients. Current Opin Anesthesiol 7: 375-379
Watkins J (1994) Adverse reaction to neuromuscular blocker: frequency, investigation and epidemiology. Acta Anaesthesiol Scand [Suppl 38] 102: 6-10
Wescott A, Bendixen HH (1962) Neostigmine as a curare antagonist. A clinical study. Anesthesiology 23: 324-332

37 Intraoperative Unverträglichkeitsreaktionen

W. Kröll

37.1 Inzidenz und Definitionen

Anaphylaktische und anaphylaktoide Reaktionen sind mit zunehmender Häufigkeit für intraoperative Zwischenfälle und konsekutiv somit auch für eine perioperativ erhöhte Morbidität und Mortalität verantwortlich. Anaphylaktoide Reaktionen treten bei etwa 1:3500–20000 Anästhesien auf, schwere anaphylaktoide Zwischenfälle ereignen sich bei 1:4600–25000 Narkosen, die Mortalität liegt etwa zwischen 0,01 und 0,005%. Die stete Zunahme der Inzidenz dieser gefürchteten intraoperativen Komplikation läßt sich durch die steigende Zahl potentiell auslösender Substanzen, welche intraoperativ gleichzeitig oder mehrfach hintereinander bei z. T. multimorbiden Patienten angewandt werden, erklären.

> Prophylaxe und Therapie anaphylaktoider Reaktionen unter der Narkose gewinnen zunehmend an Bedeutung.

Als allergische Reaktionen werden solche Reaktionen klassifiziert, bei denen immunologische Reaktionen, die durch Kontakt mit körperfremden Substanzen, gegen welche Sensibilisierungen vorliegen, ausgelöst werden. Anaphylaktoide Reaktionen gleichen im klinischen Bild zwar allergischen Reaktionsweisen, laufen jedoch ohne zwischengeschaltete Immunmechanismen ab; im Gegensatz zu allergischen Reaktionen, bei welchen immer eine Sensibilisierung Voraussetzung ist, können anaphylaktoide Reaktionen bereits beim ersten Kontakt mit einer körperfremden Substanz auftreten.

Allergische Reaktionen lassen sich in 4 Typen unterteilen:
Typ I stellt eine IgE-mediierte Reaktion dar, wobei die Bindung des Allergens an IgE-Antikörper für die Mastzellendegranulation und Mediatorenfreisetzung verantwortlich ist. Dieser Typ der Sofortreaktion manifestiert sich in einer allergischen Rhinokonjunktivitis, allergischem Asthma, gastrointestinalen Symptomen bis hin zum anaphylaktischen Schock.
Typ-II-Reaktionen sind zytotoxische Reaktionen durch Interaktionen zwischen Antikörpern und Antigenen unter Beteiligung des Komplementsystems mit konsekutiver Zellzerstörung. Als Beispiele können eine allergische hämolytische Anämie, eine allergische Agranulozytose sowie eine allergische Thrombozytopenie genannt werden.

Typ-III-Reaktionen sind durch Immunkomplexbildungen zwischen Antikörpern und Antigenen charakterisiert; Resultat dieser Komplexbildung ist die Aktivierung neutrophiler Granulozyten, Thrombozyten und des Komplementsystems. Typ-III-Reaktionen manifestieren sich als Immunkomplexanaphylaxie, Serumkrankheit und allergische Vaskulitis.

Typ-IV-Reaktionen sind T-Zell-abhängige Immunphänomene, in deren Folge entzündliche Reaktionen am Ort des primären Allergenkontaktes auftreten. Als Manifestation gelten eine Kontaktallergie, die Überempfindlichkeit vom Tuberkulintyp sowie granulomatöse Überempfindlichkeitsreaktionen.

Im klinischen Alltag ist der Anästhesist im wesentlichen mit Reaktionen vom Soforttyp und Typ-III-Reaktionen konfrontiert; allergische Reaktionen vom Typ II und IV spielen hingegen eine untergeordnete Rolle.

Anaphylaktoide Reaktionen lassen sich ebenfalls im Hinblick auf die zugrundeliegenden Mechanismen in 5 Klassen unterteilen:

Klasse A sind IgE-abhängige Reaktionen, bei denen es durch Vernetzung spezifischer Antikörper auf Mastzellen und Basophilen zur Freisetzung präformierter und neu synthetisierter Mediatoren kommt, welche für die klinisch erfaßbaren Symptome verantwortlich sind.

Klasse-B-vermittelte Reaktionen sind immunkomplex- oder komplementabhängig und entsprechen den Sofortreaktionen vom Typ III. An der Reaktion sind außerdem IgG-, IgA- und IgM-Antikörper beteiligt; Beispiele für diese Reaktionen sind anaphylaktoide Reaktionen auf Blutprodukte und Dextranlösungen.

Bei Reaktionen der Klasse C kommt es durch direkte Stimulation der Mastzellen zur Freisetzung von Mediatoren ohne direkte Beteiligung von Immunmechanismen. Das Muster der freigesetzten Mediatoren ist abhängig von der auslösenden Substanz.

Als pathophysiologisches Korrelat der Reaktionen der Klasse D wird ein Ungleichgewicht im Arachidonsäuremetabolismus mit gesteigerter Produktion von Leukotrienen sowie eine gesteigerte Empfindlichkeit gegenüber diesen Mediatoren diskutiert.

Reaktionen der Klasse E – idiopathische Anaphylaxie – können durch starke Belastung und teilweise durch Aufnahme bestimmter Nahrungsbestandteile induziert werden, das pathophysiologische Muster dieser Reaktionen ist derzeit noch unklar.

Gemeinsame Endstrecke der anaphylaktischen Reaktionen: Die Stimulation der Mastzellen induziert einen Einstrom von Ca^{2+} in das Zellinnere; dadurch werden Mediatoren freigesetzt bzw. die Neubildung von Mediatoren angeregt. *Präformierte Antikörper* liegen in den Granula der Mastzellen bereits vor [Histamin, Serotonin, Chymase, Trypan, Tryptase, „neutrophilic chemotactic factor" (ECF-A) sowie „eosinophilic cationic protein" (ECP)]. *Neusynthetisierte Mediatoren* werden aus Arachidonsäure durch Lipoxygenase und Cyclooxygenase gebildet [Leukotriene, Prostaglandine, Prostacyclin, Hydroxyeicosatetraensäure (HETE), „platelet activating factor" (PAF), Bradykinin, C3a/C5a und O_2-Radikale].

Histamin übt seine Wirkung über spezifische Rezeptoren aus: H_1-Rezeptoren üben auf das kardiovaskuläre System eine der Stimulation der α-adrenergen Rezeptoren vergleichbare, H_2-Rezeptoren eine der Stimulation der β-Rezeptoren vergleichbare Wirkung aus; H_3-Rezeptoren kommen v. a. im ZNS und in der Lunge vor und bewirken dort eine autokrine Hemmung histaminerger Neurone. Tryptase aktiviert direkt C_3, Kininogenasen induzieren eine Vasodilatation sowie ein Ödem; PAF führt zur Mikrothrombenbildung; Prostaglandin E induziert eine Sensibilisierung von Schmerzrezeptoren und führt zu Fieber, Vaso- und Bronchodilatation. PGD_2, LCT_4, LTD_4 und Histamin führen zu einer Kontraktion der glatten Bronchialmuskulatur, zum Mukosaödem sowie zu einer gesteigerten Schleimsekretion und zum Sekretstau.

Der Prophylaxe und Therapie anaphylaktoider Reaktionen kommt intraoperativ eine steigende Bedeutung zu.

Patienten mit besonderer Disposition zu anaphylaktoiden Reaktionen – einerseits durch vermehrte IgE-Produktion [Patienten mit dieser Disposition weisen z.T. spezifische HLA-Muster (HLA-B7) auf] oder andererseits durch verminderte β-adrenerge Rezeptoren (β-Blocker führen zur weiteren Verschlechterung und zur weiteren Verstärkung der anaphylaktoiden Reaktion) – zeigen häufigere und schwere Reaktionen. Der Anamnese kommt daher eine besondere Bedeutung zu.

> Schwere anaphylaktoide Reaktionen können auch ohne Sensibilisierung erfolgen.

Die klinische Ausprägung der anaphylaktoiden Reaktionen wurde in 4 Schweregrade eingeteilt.

37.2 Risikofaktoren

Präexistente Medikamentenallergien sowie wiederholte Anästhesien gelten als Risikofaktoren einer immunmediierten anaphylaktischen Reaktion (Inzidenz anaphylaktischer Reaktionen 40–60%, anaphylaktoider Reaktionen 20–30%). Ungeklärt ist derzeit zumindest noch die Bedeutung einer genetischen Disposition: über das gehäufte Auftreten von anaphylaktischen Reaktionen in einzelnen Familien wird berichtet; ein Hyperventilationssyndrom erhöht die Wahrscheinlichkeit des Auftretens anaphylaktischer Reaktionen um das 4fache (→ Steigerung der Histaminfreisetzung aus Mastzellen durch begleitende Hypomagnesiämie). Mit zunehmendem Alter nimmt der Schweregrad der Unverträglichkeitsreaktionen zu, nicht jedoch deren Häufigkeit. Frauen weisen ein höheres Risiko hinsichtlich des Auftretens anaphylaktoider Reaktionen insbesonders nach Gabe von Muskelrelaxanzien auf (Männer:Frauen=3:1); insgesamt besteht bei Frauen ein höheres Risiko einer unspezifischen Histaminliberation. Ebenso scheinen anaphylaktoide Reaktionen bei ängstlichen und unter Streß stehenden Patienten eine höhere Inzidenz aufzuweisen.

Inwieweit ein erhöhter Histaminspiegel, wie er bei polytraumatisierten Patienten, Patienten im septischen Schock, Patienten mit gastrointestinalen Blutungen, Ileus, chronischer Niereninsuffizienz und nach Radiumbestrahlung besteht, als Risikofaktor zu werten ist, bleibt derzeit noch ungeklärt. Über einen längeren Zeitraum bestehende erhöhte Histaminspiegel stellen ein prognostisch ungünstiges Zeichen dar.

37.3 Auslösende Substanzen

Muskelrelaxanzien

Muskelrelaxanzien zählen zu den wichtigsten Histaminliberatoren; von den in der Anästhesie angewandten Medikamenten sind 70–80 % aller intraoperativ auftretenden Unverträglichkeitsreaktionen auf Muskelrelaxanzien zurückzuführen. Succinylcholin ist etwa für 54 % aller durch Muskelrelaxanzien induzierten anaphylaktoiden Reaktionen verantwortlich, für Vecuronium liegt der Anteil bei 12–37 %, Atracurium wirkt nicht stärker allergisierend als die übrigen Muskelrelaxanzien, besitzt jedoch eine stärkere unspezifische Histaminfreisetzungstendenz.

Reaktionen auf Muskelrelaxanzien sind meist sehr schwer, weibliche Patienten überwiegen im Hinblick auf die Häufigkeit (ca. 85 %). Pancuronium scheint hinsichtlich der Induktion anaphylaktoider Reaktionen das sicherste Muskelrelaxans zu sein.

Kreuzreaktionen zwischen Muskelrelaxanzien sind möglich, so daß es bereits beim ersten Kontakt mit einer solchen Substanz zu einer Unverträglichkeitsreaktion kommen kann. Kreuzreaktionen zwischen 2 Muskelrelaxanzien treten bei 85 % aller sensibilisierten Patienten, zwischen allen verfügbaren Muskelrelaxanzien bei 10 % aller sensibilisierten Patienten auf.

Intravenöse Hypnotika

Die Häufigkeit anaphylaktoider Reaktionen nach Thiopental wird auf 1:20 000 geschätzt, nach Pentobarbital und Methohexital hingegen kommen Unerträglichkeitsreaktionen seltener vor; Ursache dafür dürfte das in diesen Substanzen fehlende S-Atom, welches stark histaminliberierend wirkt, sein.

Etomidat, insbesondere das in der Lipidemulsion vorliegende Präparat, führt zu keiner klinisch relevanten Histaminfreisetzung. Anaphylaktische Reaktionen nach Propofol treten mit einer Häufigkeit von 1:15 000 Anästhesien, anaphylaktoide Reaktionen bei 1:45 000 Narkosen auf; propofolspezifische IgE-Antikörper wurden nach Applikation dieser Substanz nachgewiesen.

Benzodiazepine führen sehr selten zu Unverträglichkeitsreaktionen; die nach Diazepam und Flunitrazepam auftretenden Reaktionen sind wahrscheinlich auf den Lösungsvermittler zurückzuführen. Midazolam induziert keine klinisch relevante Histaminfreisetzung.

Droperidol führt äußerst selten zu Unverträglichkeitsreaktionen, sollte jedoch, da es die Histamin-N-Methyltransferase der Leber hemmt, bei einem Risiko einer unspezifischen Histaminfreisetzung nur mit Vorsicht angewandt werden.

Ketamin gilt als sicheres Anästhetikum und ruft selten anaphylaktoide Reaktionen hervor. Auch nach volatilen Anästhetika kann es zu anaphylaktoiden Reaktionen kommen; die Ursache ist eine nichtimmunologische Freisetzung von Histamin; ferner besteht die Möglichkeit, daß durch die Bindung von Stoffwechselprodukten volatiler Anästhetika an Proteine antigene Strukturen entstehen können.

Analgetika

Eine ausgeprägte Histaminfreisetzung ist als Ursache für pseudoallergische Reaktionen nach Morphin bewiesen; außerdem konnten spezifische IgE-Antikörper gegen Morphin gefunden werden. Aus Mastzellen kann nach Morphinapplikation Histamin und Tryptase freigesetzt werden; eine Synthese von Prostaglandinen und Leukotrienen jedoch unterbleibt. Nach Buprenorphin ist eine konzentrationsabhängige Liberation von Histamin und Tryptase nachgewiesen. Außerdem vermag dieses Opioid eine Synthese von PGD_2 und LCT_4 zu induzieren. Für Fentanyl, Alfentanil und Sufentanil hingegen ließ sich bis jetzt keine relevante Freisetzung von Histamin nachweisen.

Das aspirinsensitive Asthma bronchiale ist eine pseudoallergische Reaktion des Atmungstraktes, dessen Pathomechanismus derzeit zumindest nicht vollständig abgeklärt ist; als mögliche Ursachen wird eine direkte Freisetzung von Histamin aus den den Mastzellen resp. eine Störung im Cyclooxygenasemetabolismus der Arachidonsäure diskutiert. 2–10 % aller Asthmatiker sind davon betroffen. Diese pseudoallergische Reaktion tritt bei allen peripheren Analgetika in Abhängigkeit von der Hemmung der Cyclooxygenase auf. Das klinische Bild dieses Analgetikaasthmas ist durch Schleimhautschwellung, Flush, Lidödem und Bronchospasmus charakterisiert.

Auch nach Paraaminophenolderivaten kann es zu anaphylaktoiden Reaktionen kommen; grundsätzlich jedoch werden diese Analgetika von 95 % der Patienten gut vertragen.

Lokalanästhetika

Unverträglichkeitsreaktionen nach Lokalanästhetika sind in den seltensten Fällen allergischen Ursprungs ($\leq 1\%$); wesentlich häufiger hingegen werden diese Reaktionen durch die den Lokalanästhetika beigesetzten Lösungsvermittler resp. Konservierungsmittel (Parahydroxybenzoat, Paraaminobenzoat, Sulfit und Methylparaben) ausgelöst. Häufig werden unerwünschte Reaktionen auch im Rahmen einer Überdosierung, der Adrenalinwirkung resp. aufgrund einer intravenösen Injektion hervorgerufen.

Kolloidale Volumenersatzmittel

Anaphylaktoide Reaktionen treten nach Verabreichung körperfremder kolloidaler Volumenersatzstoffe mit einer Häufigkeit von 0,01–2 % auf.

Dextrane

Ursache für Unverträglichkeitsreaktionen nach Dextranverabreichung sind präformierte dextranreaktive Antikörper (DRA); diese finden sich in etwa 70 % der untersuchten Patienten aufgrund einer Immunisierung gegen bakterielle Polysaccharide (Antikörper der IgA-, IgG-, IgM- und IgD-Klasse). Hohe Titer von IgG-DRA induzieren schwere Unverträglichkeitsreaktionen durch Immunkomplexbildung zwischen Dextranmolekülen und IgG-DRA; die dadurch induzierte Liberation von Mediatoren und Komplementfaktoren führt zu einer Immunanaphylaxie mit entsprechender Symptomatik. Risikofaktoren hinsichtlich dextranreaktiven Unverträglichkeitsreaktionen sind Diabetes mellitus, pulmonale Erkrankungen und chronische Entzündungen in der Anamnese.

Hydroxyäthylstärke

Die Inzidenz von Unverträglichkeitsreaktionen nach Hydroxyäthylstärke (HES) liegt bei 0,1 %; der pathophysiologische Mechanismus dieser Reaktionen jedoch ist weitgehend unbekannt. Möglicherweise wirkt Stärke durch die Substitution mit Hydroxyäthylgruppen immunogen; außerdem lassen sich bei 25 % der Bevölkerung Antikörper gegen HES nachweisen.

Gelatine

Unverträglichkeitsreaktionen nach Gelatineapplikation sind pseudoallergischen Ursprungs; die Inzidenz dieser Reaktion liegt bei 0,78 %.

Konservenblut

Im gelagerten Konservenblut kann es aufgrund fortschreitender Einschränkung der Zellfunktionen zu einer Freisetzung von Mediatoren und Enzymen kommen. Die Beigabe von Aprotinin vermag die Histamin- und Serotoninfreisetzung zu verhindern. Ebenso kann es durch Druckinfusion von Blutkonserven zu einem Anstieg des Plasmahistaminspiegels kommen. Bei bekannter Anamnese von Allergie gegen Blutkonserven dürfen nur gewaschene Erythrozytenkonzentrate verabreicht werden, alle anderen Blutderivate sind kontraindiziert.

Röntgenkontrastmittel

Röntgenkontrastmittel induzieren zumeist pseudoallergische Reaktionen, Reaktionen allergischen Ursprungs sind eher selten. Leichte Unverträglichkeitsreaktionen treten mit einer Inzidenz von 1:2000, schwere mit einer Häufigkeit von 1:20000 und anaphylaktische Reaktionen mit tödlichem Ausgang mit einer Häufigkeit von 1:40000 auf. Atopiker besitzen kein erhöhtes Risiko gegenüber der Normalbevölkerung; bei repetitiver Applikation von Röntgenkontrastmitteln ist die Wahrscheinlichkeit einer erneuten Reaktion bei Atopikern mit einer Inzidenz von 30 % gegenüber 10–15 % in der Normalbevölkerung anzusetzen.

Heparin

Allergische Reaktionen gegen Heparin sind eher selten. Von Bedeutung dagegen sind unerwünschte Nebenwirkungen, die wahrscheinlich auf Typ-III- resp. Typ-

IV-Reaktionen zurückzuführen sind: induzierte erythematöse Hautreaktion, heparininduzierte Thrombopenie sowie heparininduzierte Nekrosen.

Antibiotika

Gegen Penicillin werden sehr häufig allergische Reaktionen vom Soforttyp beobachtet; die Häufigkeit anaphylaktischer Reaktionen liegt bei 1%, tödliche Zwischenfälle nach Penicillingabe kommen auf 1:50 000 Verabreichungen vor. Die Ursache dieser Unverträglichkeitsreaktionen kann eine Sensibilisierung gegenüber den in der Nahrung enthaltenen Penicillinen sein. Kreuzreaktionen gegenüber Cephalosporinen treten mit einer Inzidenz von 5–10% auf; auch gegenüber anderen Antibiotika sind allergische und anaphylaktoide Reaktionen möglich.

Protamin

Die Häufigkeit anaphylaktoider Reaktionen nach Protamingabe liegt bei 1:1 500–1:5 000; Ursache dieser Unverträglichkeitsreaktionen sind eine Histaminfreisetzung resp. eine Komplementaktivierung. Eine Sensibilisierung durch Retardinsuline (Protaminsulin) ist möglich.

Kortikoide

Unverträglichkeitsreaktionen auf Kortikoide sind eher selten; solche Reaktionen sind auf Konservierungsmittel wie Natriumdisulfit, Paraben und Propylenglykol zurückzuführen.

> 60% aller Todesfälle durch anaphylaktischen Schock erfolgen durch respiratorische Insuffizienz bei Bronchospasmus.

37.4 Perioperativ verwendete Substanzen

Latex

Allergische Reaktionen vom Soforttyp sind in steigendem Maße für Narkosezwischenfälle (ca. 10%) besonders bei mehrfach voroperierten sowie Patienten mit einer Spina bifida verantwortlich. Der auslösende Faktor scheint dabei der „latex elongation factor" zu sein. In leichten Fällen kann es nach Latexkontakt zu einer Kontakturtikaria kommen, bei schwerer Ausprägung kann sich das klinische Vollbild eines anaphylaktischen Schocks präsentieren. Magensonden, Venenverweilkanülen und Endotrachealtuben sind latexfrei; Woodbridge-Tuben hingegen enthalten Latex. Bereits das Einatmen von Handschuhstaub kann eine dramatische Reaktion auslösen. Bei manchen der betroffenen Patienten besteht im Sinne einer Kreuzreaktion eine Unverträglichkeit gegenüber bestimmten Lebensmitteln, wie Bananen, Kiwis, Mangos, Avocados etc.

Äthylenoxid

Äthylenoxid wird zur Sterilisation medizinischer Produkte, Geräte und Instrumente verwendet. Rückstände dieses Gases können sich als Hapten an Proteine binden und als Antigen wirken. Die Inzidenz liegt bei 1:200000 Anwendungen für schwere anaphylaktische Reaktionen; leichte Unverträglichkeitsreaktionen wie Pruritus, Asthma und Hypotonie treten wesentlich häufiger auf. Atopiker und Personen mit häufigem Kontakt mit diesem Material haben ein erhöhtes Risiko.

Knochenzement

Unmittelbar nach Einbringen von Knochenzement finden sich extreme Anstiege des Plasmahistaminspiegels. Die Einschwemmung von Acrylzement in den Blutkreislauf dürfte Ursache für Unverträglichkeitsreaktionen sein. Die prophylaktische Verabreichung von H_1/H_2-Rezeptorenantagonisten führt zu einer deutlichen Senkung der kardiovaskulären Reaktionen; die Ätiologie kardiovaskulärer Reaktionen nach Knochenzement kann außerdem durch Bildung von Emboli durch Luft, Fett, Polymere, die nach Polymerisation entstehende Hitze sowie auf vagale Reaktionen resp. toxische bzw. vasodilatierende Mechanismen durch Acrylmonomere bedingt sein.

Natriumdisulfit

Natriumdisulfit ist eine Konservierungssubstanz, die allen Lokalanästhetika beigesetzt ist. Rhinitis oder Asthma bronchiale nach Alkoholgenuß charakterisieren Patienten mit einer Intoleranz gegenüber Natriumdisulfit. Schwere Zwischenfälle sind selten und dosisabhängig. Als Risikopatienten gelten Patienten mit Asthma bronchiale und Aspirinintoleranz.

Cremophor

Zahlreiche intraoperativ auftretende Unverträglichkeitsreaktionen beruhen auf Cremophor: Reaktionen auf Diazepam, Cyclosporin, Propofol. IgE- resp. IgG-Antikörper werden dafür verantwortlich gemacht.

37.5 Klinische Symptomatik

Das klinische Bild intraoperativer allergischer und pseudoallergischer Reaktionen wird im wesentlichen durch das Wirkmuster der während der Reaktion freigesetzten Mediatoren bestimmt.
Juckreiz an Händen und Füßen sowie Dysästhesien sind meist die ersten Symptome, über die der Patient klagt. Ein meist im Gesichts- und Halsbereich auftretendes Erythem kann sich über den ganzen Körper ausbreiten und sich bis zur generalisierten Urtikaria und zum Angioödem steigern. Schluck- und Sprachstörungen sind die Folge eines im Mund- und Halsbereich auftretenden Ödems. Atemstörun-

gen treten bei etwa 30 % der betroffenen Patienten auf; Ursache dieser Problematik können ein Schleimhautödem, ein Laryngospasmus, eine Bronchokonstriktion resp. in seltenen Fällen ein Lungenödem sein (→ direkte Histaminwirkung, vagale Reflexe, Aktivierung des Komplementsystems, Leukotriene und Anaphylatoxine), eine schwere Schädigung des Lungengewebes kann die Folge sein. Die Herz-Kreislauf-Problematik hingegen bestimmt den weiteren Verlauf des Geschehens sowie die Prognose. Einer hyperdynamen Phase folgt eine hypodyname Phase; der niedrige Gefäßwiderstand sowie eine relative Hypovolämie führen zu einem Blutdruckabfall, konsekutiv kommt es zu einer kompensatorischen Tachykardie. Prolongierte Schockphasen sowie eine durch einen Bronchospasmus induzierte Hypoxie können folglich einen hypoxischen resp. ischämisch bedingten Herzstillstand induzieren. Die Folge einer Hypoxie resp. eines Hirnödems ist die auslösende Ursache für die neurologische Symptomatik; diese manifestiert sich in Verwirrtheit, Kopfschmerz, Hypo- resp. Hyperthermie, Asthenie, Agitation, Schwindel, Stupor oder epileptischen Anfällen.

Gastrointestinale Symptome wie Erbrechen, Übelkeit, Magenschmerzen, Bauchkrämpfe und Durchfall können ebenfalls in Zusammenhang mit allergischen Reaktionen auftreten. Eine Aktivierung des Gerinnungssystems sowie des fibrinolytischen Systems sind ebenso mögliche Komplikationen eines allergischen Geschehens.

37.6 Diagnose

Zumindest nach jedem schwerwiegenden intraoperativen Narkosezwischenfall sollte an anaphylaktoide Reaktionen gedacht und eine entsprechende Abklärung angestrebt werden.

Die Messung des Tryptasespiegels im Serum ist ein spezifischer Parameter für die Mastzelldegranulation; der Normalwert für Tryptase in der Mastzelle liegt bei 10–35 pg/Zelle; Serumwerte ≥ 2 ng/ml gelten als erhöht. Eine Differenzierung zwischen immunologischer oder nichtimmunologischer Aktivierung ist jedoch mittels einer Tryptasebestimmung nicht möglich. Der Vorteil einer solchen Bestimmung gegenüber einer Histaminbestimmung liegt in der längeren Halbwertszeit von Tryptase gegenüber Histamin (HWZ ≤ 2 min).

Anstiege des Serummethylhistaminspiegels, des wichtigsten Metaboliten von Histamin, sprechen ebenso für eine Mastzelldegranulation. Die Normalwerte dieses Parameters liegen bei 15–20 ng/ml.

Schwere Unverträglichkeitsreaktionen gehen auch immer mit einer Aktivierung des Komplementsystems einher; die Messung dieses Parameters (C3c) sollte innerhalb von 2–24 h nach einem Zwischenfall durchgeführt werden.

3–8 Wochen nach einer festgestellten anaphylaktischen Reaktion empfiehlt es sich, eine allergologische Untersuchung durchzuführen mit dem Ziel, zwischen allergischen und pseudoallergischen Reaktionen unterscheiden zu können bzw. um das auslösende Agens zu finden.

Anamnestisch muß abgeklärt werden, ob eine atopische Diathese vorliegt resp. ob ein direkter Zusammenhang zwischen dem Zeitpunkt der aufgetretenen Reaktion und der Applikation der möglicherweise auslösenden Substanz besteht.

4–6 Wochen nach einer schweren Unverträglichkeitsreaktion erscheint es indiziert, Hauttestungen (Reib-, Prink-, Scratch-, Intrakutan- und Epikutantestungen) resp. auch Blutabnahmen zur Bestimmung der IgE-Antikörper durchzuführen.

Der Aussagewert von Hauttestungen ist von der jeweils getesteten Substanz abhängig: so erfolgt der Nachweis von Latex und Penicillin sehr sicher, Testungen mit Röntgenkonstrastmitteln sowie Morphin sind unergiebig. Die Bewertung solcher Hauttestungen ist schwierig und die Aussagekraft von der Erfahrung des Untersuchers abhängig.

Spezifische IgE-Bestimmungen können mit unterschiedlichen Methoden durchgeführt werden (RAST, EIA, RIA). Die Sensitivität dieser Tests liegt bei 80–90 %, die Spezifität bei annähernd 100 %.

37.7 Therapie

Schwerpunkt der Soforttherapie ist die rasche Stabilisierung der Vitalfunktionen, d. h. die adäquate Behandlung der Hypotonie sowie der Hypoxämie.

Unverträglichkeitsreaktionen des Schweregrades I (Haut- und Schleimhautreaktionen) benötigen weder eine spezifische Behandlung noch eine postoperative Überwachung. H_1/H_2-Blocker sind nur bei subjektiven Beschwerden erforderlich.

Reaktionen des Schweregrades II (ausgedehnte kutane Reaktionen, Tachykardie, Hypotonie, Arrhythmien, Nausea, Dyspnoe, Heiserkeit) erfordern eine O_2-Gabe sowie evtl. ein differenziertes Beatmungsverfahren; weiter sind körperfremde kolloidale Volumenersatzlösungen zur Stabilisierung des Kreislaufs unbedingt indiziert; subjektive pulmonale Beschwerden machen eine Behandlung mit inhalativen β-Mimetika erforderlich; Antihistaminika und Kortikoide können ebenfalls bereits in diesem Stadium erforderlich sein.

Patienten mit Unverträglichkeitsreaktionen des Schweregrades III (Larynxödem, Dyspnoe, Schock, Bewußtseinstrübung, Lungenödem) benötigen neben differenzierten Beatmungstechniken die inhalative resp. intravenöse Behandlung mit Kortikosteroiden und β-Mimetika. Kardiovaskuläre Reaktionen machen die Applikation von Adrenalin, Noradrenalin und Dopamin notwendig; bei unzureichendem Behandlungserfolg sollten H_1/H_2-Blocker gegeben werden.

0,05–0,1 mg Adrenalin i.v. ist das zentrale Therapeutikum bei der schweren anaphylaktischen Reaktion.

Für Reaktionen des Schweregrades IV (Atem- und Kreislaufstillstand) gelten die Richtlinien der kardiopulmonalen Reanimation.

37.8 Prophylaktische Maßnahmen

Die intraoperative Vermeidung von Substanzen, die häufig anaphylaktoide Reaktionen auslösen können, gilt als beste prophylaktische Maßnahme. Dies ist jedoch nicht immer möglich, daher sollten vor Durchführung einer Anästhesie bei Risikopatienten folgende Maßnahmen generell durchgeführt werden:

- sorgfältiges Prämedikationsgespräch,
- Beachtung immunologischer und allergologischer Ergebnisse.

Bei elektiven Operationen kann auf eventuelle Untersuchungsergebnisse gewartet werden, bei Notfalleingriffen empfiehlt es sich, auf regionalanästhesiologische Techniken zurückzugreifen; ist dies jedoch nicht möglich, eignen sich für die Führung einer Narkose im wesentlichen folgende Substanzen: volatile Anästhetika, Propofol, Etomidat, Ketamin, Midazolam, Flunitrazepam, Fentanyl, Alfentanil, Sufentanil, Bupivacain oder Lidocain ohne Adrenalinzusatz.

Die prophylaktische Applikation von Antihistaminika ist derzeit umstritten, da die Nebenwirkungen dieser Substanzklasse gegenüber ihrem tatsächlichen Nutzen abzuwägen sind.

37.9 Prognose

Eine sofort eingeleitete und gut gesteuerte Therapie läßt in den meisten Fällen eine günstige Prognose erwarten. Der weitere Verlauf dieses Ereignisses wird im wesentlichen durch eine adäquate Beherrschung der Schocksymptomatik bestimmt. Unzulänglichkeiten in der Therapie einer Hypovolämie können zum Multiorganversagen führen; die Mortalität schwerer Unverträglichkeitsreaktionen liegt bei 3–6 %.

Literatur

Assem ESK (1990) Anaphylactic anesthetic reactions. Anesthesia 45:1032–1038
Evans JM (1977) Adverse reactions to intravenous anesthetic induction agents. BMJ 2:735–740
Fisher MMcD (1975) Severe histamine-mediated reactions to intravenous drugs used in anesthesia. Anesth Intensive Care 3:180–184
Goldberg M (1985) The allergic response and its treatment. Curr Rev Clin Anesth 19/5: 46–54
Hancock DL (1994) Latex allergy – prevention and treatment. Anesthesiol Rev 21:153–163
Laxenaire MC (1993) Drugs and other agents involved in anaphylactic shock occuring during anesthesia. Ann Fr Anesth Reanim 12:91–96
Moneret-Vautrin DA, Laxenaire MC (1993) The risk of allergy related to general anaesthesia. Clin Exp Allergy 23:629–633
Neugebauer E, Dimmler S (1993) Pathophysiologie der Anaphylaxie. Anästhesiol Intensivmed Notfallmed Schmerzther 28:303–306
Ring J (1993) Anaphylaktoide Reaktionen und Anästhesie. Anästhesiol Intensivmed Notfallmed Schmerzther 28:307–312
Theissen JL, Zahn P, Theissen U, Brehler R (1995) Allergische und pseudoallergische Reaktionen in der Anästhesie. II: Symptomatik, Diagnose, Therapie, Prophylaxe. Anästhesiol Intensivmed Notfallmed Schmerzther 30:71–76
Watkins J (1979) Anaphylactoid reactions to i.v. substances. Br J Anaesth 51:51
Wyss M, Wüthrich W, Huwryler T, Elsner P (1993) Latexallergie – ein zunehmendes Problem in der Praxis. Schweiz Med Wochenschr 123:113–119

38 Perioperativ relevante Störungen des Flüssigkeits- und Elektrolythaushalts

G. TRITTENWEIN und W. KRÖLL

Störungen des Flüssigkeitshaushaltes stellen nach kardialen und respiratorischen Komplikationen die dritthäufigste Todesursache im perioperativen Verlauf dar.

Normale Verteilung von Flüssigkeit und Elektrolyten, Normalwerte der Osmolarität und des onkotischen Drucks und ihre Bedeutung für den Flüssigkeitshaushalt

45–75 % der fettfreien Masse des menschlichen Organismus bestehen aus Wasser (Ganzkörperwasser). 55 % davon finden sich im Intrazellulärraum, 45 % liegen extrazellulär vor. Etwa 27 % des Gesamtkörperwassers (= 16 % des Körpergewichts)dieses Extrazellulärvolumens stehen rasch zur Ergänzung des Intravasalvolumens zur Verfügung (= interstitielle Flüssigkeit). Dieser Teil wird als funktionelles Extrazellulärvolumen bezeichnet (Wharton et al. 1983).

Für die Flüssigkeitsverteilung zwischen den einzelnen Kompartimenten (Intrazellulärraum, Extrazellulärvolumen, intravasales Kompartiment) sind die Osmolarität bzw. der onkotische Druck verantwortlich.

Im Intrazellulärraum sind als Kationen Kalium (160 mmol/l) und Magnesium (12,5 mmol/l), als Anionen Phosphat (50 mmol/l), Sulfat (10 mmol/l), Bikarbonat und Chlorid (zusammen 10 mmol/l) sowie Proteine für die Osmolarität verantwortlich. Der niedrige intrazelluläre Natriumgehalt wird durch energieverbrauchende Prozesse (Natriumpumpe) aufrechterhalten.

Im extrazellulären Kompartiment wird die Osmolarität durch Natrium (135–145 mmol/l) und nur in geringem Umfang durch Kalium (3,5–5 mmol/l), Magnesium (0,75–1,25 mmol/l) und Kalzium (2,25–2,75 mmol/l) aufrechterhalten. Als Anionen stehen Chlorid (95–105 mmol/l) sowie Bikarbonat (22–28 mmol/l) gegenüber.

Im Intravasalraum bestehen bezüglich Osmolarität und Ionengleichgewicht dieselben Verhältnisse wie im übrigen Extrazellulärraum, das Intravasalvolumen wird im wesentlichen durch das Erythrozytenvolumen, durch den onkotischen Druck der Plasmaeiweißkörper (25–30 mm Hg), den hydrostatischen intraluminären Druck und den Gewebedruck als Determinanten des Plasmavolumens bestimmt.

Da die Osmolarität (Normwert 285–295 mosmol/l) des Extrazellulärvolumens überwiegend durch die Natriumkonzentration bestimmt wird, verursachen Störungen der Natriumkonzentration zugleich Störungen der Osmolarität. Basierend auf der Tatsache, daß die Osmolarität des Intrazellulärraums jedoch überwiegend durch die Kaliumionen determiniert wird, induzieren Störungen der extrazellulären Natriumkonzentration osmotische Differenzen zwischen Intra- und Extrazellulärraum. Erhebliche Volumenschwankungen zwischen Extra- und Intrazellulärvolumen mit konsekutiv auftretenden Organdysfunktionen (z. B. Hirnödem bei Hyponatriämie) sind die Folge.

Unter Hypervolämie bzw. Hypovolämie wird der Volumenzustand des funktionellen Extrazellulärvolumens verstanden, welcher für die Kreislauffüllung und damit für die Perfusion des Organismus von vorrangiger Bedeutung ist. Der klinischen Beurteilung ist jedoch praktisch nur das intravasale Volumen zugänglich. Das Verhältnis zwischen interstitieller Flüssigkeit (extravasaler Teil des funktionellen Extrazellulärvolumens) und Plasmavolumen beträgt 3 : 1. Eine erhebliche Abnahme des onkotischen Drucks des Blutplasmas führt konsekutiv zu einer Zunahme des interstitiellen (extravasalen) Flüssigkeitsanteils (Wharton et al. 1983) und folglich zu einer Abnahme des Plasmavolumens bei gleich großem Extrazellulärvolumen.

38.1 Störungen des Flüssigkeitshaushalts

Hypovolämie

Eine Hypovolämie stellt die häufigste intraoperative Störung des Flüssigkeitshaushalts dar. Als Hypovolämie wird eine Verminderung des funktionellen Extrazellulärvolumens definiert, wobei eine Abnahme des zirkulierenden Plasmavolumens im Vordergrund steht. Dies kann durch Verluste nach außen (Blutung, Erbrechen, Durchfall, Drainage, Entleerung von Flüssigkeit aus Körperhöhlen wie Aszites, Flüssigkeit aus dem Pleuraraum oder Liquor, massive Diurese etc.) verursacht sein.

Bei konstantem Übergewicht kann jedoch auch eine Verminderung des funktionellen Extrazellulärvolumens und damit des Plasmavolumens nach innen erfolgen, nämlich dann, wenn Teile des Extrazellulärvolumens sequestiert werden: in das Darmvolumen, in das Wundödem nach Operationen, bei Traumen, bei Verbrennung oder bei durch Sepsis induziertem Ödem aufgrund einer Permeabilitätssteigerung.

Flüssigkeitsverschiebungen in das intrazelluläre Kompartiment, bedingt durch Insulinwirkung oder osmotische Gradienten (extrazelluläre Hypoosmolarität bei Hyponatriämie) sowie eine relative Verminderung des zirkulierenden Plamavolumens durch Vasodilatation, führen ebenfalls zu einer relativen oder absoluten Verminderung des funktionellen Extrazellulärvolumens und damit des Plasmavolumens.

> Eine Hypovolämie kann durch Verluste sowohl nach außen als auch nach innen verursacht werden.

Eine Verminderung des Plasmavolumens führt in Abhängigkeit vom Ausmaß und der Geschwindigkeit ihres Entstehens zur Symptomatik einer Dehydration resp. eines hypovolämischen Schocks.

Während langsam entstandene Verluste bis zu etwa 20% des Plasmavolumens präoperativ gut kompensiert werden und damit asymptomatisch bleiben können, werden diese jedoch in der Einleitungsphase einer Anästhesie durch eine plötzliche massive Hypotension häufig erst symptomatisch.

Erheblichere Defizite führen nach der Geschwindigkeit ihres Entstehens zu folgender Symptomatik:

1) Dehydration: verminderter Unterhautturgor, trockene Schleimhäute, halonierte Augen, sinkende Harnmenge, Tachykardie, Fieber und Erhöhung von Hämatokrit und Serumharnstoff. Bei chronischer Blutung Anämie (Blässe verminderter Hämatokrit).

2) Hypovolämischer Schock: erkennbar an zirkulatorischen Symptomen – Tachykardie, Hypotension, verminderte Blutdruckamplitude, leise Herztöne, kollabierte Venen, schlechte periphere Zirkulation mit kalter, schweißiger Haut und blaßzyanotischen Akren, verlängerter Rekapillarisationszeit (über 2 s) sowie vermindertem zentralem Venendruck (normal 0–8 cm H_2O; Nemes et al. 1982) und linksatrialem Druck (normaler pulmonalkapillärer Verschlußdruck 5–12 mm Hg). Es treten auch neurologische Symptome (Ängstlichkeit, Verwirrtheit, Stupor) und Oligurie (unter 20 ml/h beim Erwachsenen, unter 0,5 ml/ h beim Kind) sowie eine metabolische Azidose durch Laktatakkumulation auf.

Die Beurteilung der adäquaten Füllung des linken Vorhofs für eine adäquate diastolische Füllung des linken Ventrikels kann bei fehlenden Herz- und Lungenerkrankungen durch den zentralvenösen Druck näherungsweise vorgenommen werden.

> Bei Patienten mit kardialen oder pulmonalen Erkrankungen ist der zentralvenöse Druck ein unverläßlicher Parameter der adäquaten Füllung des linken Ventrikels.

Bei Patienten mit kardialen oder pulmonalen Erkrankungen ist der zentralvenöse Druck ein unverläßlicher Parameter der adäquaten Füllung des linken Ventrikels. In dieser Situation ist jedoch die Beurteilung des linksartrialen Drucks nur durch Bestimmung des pulmonalkapillären Verschlußdrucks durch einen Rechtsherzballonkatheter möglich (Lappas et al. 1973)

Die Therapie der Hypovolämie besteht im Ersatz der vorliegenden Verluste durch isotone NaCl-Lösung, Ringer-Lösung, körperfremden Kolloiden, hyperton-hyperonkotischen Lösungen (z. B. 7,2%ige NaCl-Lösung, 10%ige HES-Lösung 200/0,5 – Osmohes), bei eiweißreichem Verlust 5%ige Humanalbuminlösung oder Plasma sowie bei Blutungen über 10–20% des zirkulierenden Blutvolumens mit Blut. Die Zusammensetzung der Ersatzlösung sollte dem Verlust angeglichen sein. Wohl ist die Substitution durch isotone kristalloide Lösungen auch nach Blutverlust oder Plasmaverlust möglich, der verminderte onkotische Druck führt zur Flüssigkeitsverschiebung in das Interstitum (wodurch etwa das 3- bis 5fache des Verlusts bei Ersatz durch kristalloide Lösungen notwendig ist und der Ödementstehung Vorschub geleistet wird).

Der verminderte Hämatokrit erzwingt jedoch eine Steigerung des Herzzeitvolumens. Bis zu einem Hämatokrit von 30% kann ein blutfreier Ersatz problemlos durchgeführt werden. Insbesondere bei eingeschränkter kardiopulmonaler Reserve sollte jedoch der Verlust möglichst entsprechend der Zusammensetzung der entzogenen Flüssigkeit ersetzt werden (Ausnahme: Polyglobulie).

Die Prophylaxe einer intraoperativen Hypovolämie besteht im präoperativen Ausgleich bestehender Verluste und in der adäquaten intraoperativen Bilanzierung besonderer zusätzlicher Verluste (Blutung, Drainage, Verluste in den 3. Raum).

Hypervolämie

Eine intraoperative Hypervolämie kann einerseits als Folge einer bereits präoperativ bestehenden Hypervolämie (kardiale Insuffizienz, Leberzirrhose und renale Insuffizienz durch Hyperaldosteronismus resp. Einschränkung der Ausscheidung) auftreten, andererseits iatrogen durch eine übermäßige Zufuhr von Elektrolytlösungen, welche die Verluste und die Ausscheidungskapazität des Patienten übersteigen, induziert werden.

Die Symptomatik umfaßt: allgemeine Venenstauung, erhöhten zentralvenösen und linksatrialen Druck, zunehmende Blutdruckamplitude, hebende periphere Pulse, schließlich Herzversagen (Linksherzinsuffizienz) und Lungenödem, erkenntlich zunächst an der Entstehung eines 3. Herztons, verminderter pulmonaler Compliance, Erhöhung der alveoloarteriellen O_2-Differenz, Entstehung pulmonaler Rasselgeräusche sowie schließlich Hyperkapnie, Hypoxie und Blutdruckabfall.

Die Behandlung einer bereits aufgetretenen Hypervolämie besteht in Flüssigkeitsrestriktion und Applikation von Diuretika sowie bei auftretender Linksherzinsuffizienz in der Gabe von positiv-inotropen Substanzen [Digitalis, Dopamin in niedriger Dosierung (2–4 mg/kg KG/min), Verbesserung der Nierenperfusion (Ramdohr et al. 1972) sowie Dobutamin], evtl. Vasodilatoren, einer Erhöhung der F_IO_2 sowie bei Bedarf (respiratorische Insuffizienz bzw. Lungenödem) künstliche Beatmung unter Verwendung eines erhöhten endexspiratorischen Drucks.

Die Prophylaxe einer intraoperativen Hypervolämie erfolgt durch präoperative Korrektur einer vorbestehenden Hypervolämie, gewissenhafter intraoperativer Flüssigkeitsbilanzierung und bei erforderlicher großzügiger intraoperativer Flüssigkeitszufuhr (der häufigste Grund für Bilanzfehler) durch erweitertes intraoperatives Monitoring: Messung der Harnausscheidung, der Herzfrequenz, des Blutdruckabfalls (evtl. kontinuierlich blutig), des Zentralvenendrucks, der Blutgase, der Atemmechanik und evtl. des pulmonalkapillären Verschlußdrucks.

Dies ist besonders für Patienten mit verminderter renaler Exkretionsleistung oder verminderter kardiopulmonaler Reserve erforderlich.

Sequestration

Nach massivem Weichteiltrauma, Verbrennung sowie ausgedehnten Operationen, bei Sepsis und Ileus kommt es zum Abströmen von z. T. erheblichen Volumina (bis zu mehr als 5 l) aus dem funktionellen Extrazellulärraum in den „3. Raum", einem neu entstandenen Teil des Extrazellulärvolumens ohne direkte Verfügbarkeit für den Kreislauf.

Die dem funktionellen Extrazellulärraum entzogene Flüssigkeit muß, um eine adäquate Ausdehnung des Plasmavolumens zu gewährleisten, ersetzt werden, woraus eine Gewichtszunahme ohne Hypervolämie resultiert (Wharton et al. 1983).

Innerhalb von 3–6 Tagen kommt es (bei erfolgreicher Behandlung der Ursache) zum Rückstrom dieser sequestrierten Volumina in den funktionellen Extrazellulärraum, weswegen dann eine negative Flüssigkeitsbilanz angestrebt werden muß. Dies kann, besonders bei reduzierter Ausscheidung oder verminderter kardiopulmonaler Reserve, den Einsatz von Diuretika und evtl. Dopamin erforderlich werden lassen.

38.2 Störungen der Osmolarität (der Natriumkonzentration)

Da Natrium zusammen mit Glukose (sowie dem extra- und intrazellulär frei diffusiblen Harnstoff) die Osmolarität des Plasmas bestimmt, resultieren Veränderungen des Serumnatriums in einer Veränderung der Serumosmolarität.

Serumosmolarität (normal 285–295 mosmol/l) ca.:

$$\text{mosmol/l} = 2 \cdot \text{Na (mmol/l)} \frac{\text{Glukose (mg/dl)}}{18} + \frac{\text{BUN (mg/dl)}}{3}.$$

Eine Veränderung der Serumosmolarität führt zu Flüssigkeitsverschiebungen zwischen Intra- und Extrazellulärvolumen (da die intrazelluläre Osmolarität im wesentlichen durch Kalium und Magnesium und nur gering durch Natrium bestimmt wird).

Hyponatriämie

Perioperativ ist eine Hyponatriämie (Serumnatrium unter 135 mmol/l) das Ergebnis folgender Zustände:

1) Zufuhr kochsalzarmer Elektrolytlösungen,
2) erhöhte ADH-Sekretion,
3) vermehrter Abfall von Oxidationswasser bei Hyperkatabolie (bis zu 800 ml freies Wasser pro Tag beim Erwachsenen).

Die Symptomatik wird im wesentlichen durch die neurologischen Symptome bestimmt: Konfusion, Muskelfaszikulationen (unter 125–120 mmol/l). Die verminderte Serumnatriumkonzentration führt zur Zunahme des Intrazellulärvolumens und damit zum Hirnödem und zu erhöhtem intrakraniellem Druck.

> Der Ersatz sequestrierter Flüssigkeit führt zur Expansion des Extrazellulärvolumens ohne Hypervolämie.

Die Behandlung der eingetretenen Hyponatriämie erfolgt bei *Isovolämie* durch Zufuhrrestriktion von freiem Wasser (insbesondere bei erhöhter ADH-Sekretion) und bei *Hypovolämie* durch Zufuhr isotoner NaCl-Lösung. Bei lebensbedrohlicher Hyponatriämie (zentralvenöse Symptomatik) ist die Zufuhr hypertoner NaCl-Lösung [10%ige NaCl-Lösung enthält 1700 mmol/l und muß, zumindest mit der 3fachen Menge verdünnt, günstigerweise als Infusionszusatz appliziert werden (Wharton et al. 1983)] oder 1 molare Natriumbikarbonatlösung angezeigt.

Totales Natriumdefizit $= (KG \cdot 0{,}6) \cdot (140 - \text{Ist-Natrium in mmol})$.

Das Natriumdefizit berechnet sich aus der Differenz zum normalen Natriumspiegel, bezogen auf das Ganzkörperwasser (45–60% des fettfreien Körpergewichts). Zunächst wird ein Drittel des errechneten Defizits mit einer Geschwindigkeit von etwa 150 mmol/h beim Erwachsenen substituiert. Die plötzliche Erhöhung des intravasalen Volumens muß insbesondere bei verminderter kardialer Reserve oder Nierenfunktionsstörungen in Betracht gezogen werden. Die Anwendung von Diuretika (Furosemid) führt ebenfalls zu vermehrter Ausschei von Wasser – allerdings auch von Natrium.

Bei Rückstrom sequestrierter Volumina ist eine negative Flüssigkeitsbilanz anzustreben.

Die Prophylaxe besteht einerseits in der adäquaten Zufuhr von Elektrolytlösungen entsprechend dem Bedarf des Patienten (ausreichende Natriumkonzentration) sowie andererseits in der Vermeidung einer postoperativ persistierenden Hypovolämie, welche zu einer Erhöhung der ADH-Sekretion und damit Retention freien Wassers, besonders bei älteren Patienten, bei zerebralen Erkrankungen sowie nach extrakorporalem Bypaß führt.

Hyponatriämie führt zu einer intrazellulären Volumenexpansion.

SIADH

Insbesondere bei alten Patienten, bei Neoplasmen der Lunge, nach neurochirurgischen Eingriffen etc. kann es zum „syndrome of inappropriate ADH secretion" (SIDH) kommen (Bartter et al. 1967).

Hyponatriämie, Konfusion, Stupor und Krämpfe bei verminderter Freiwasserclearance treten trotz normaler Kreatininclearance und adäquater Infusionstherapie auf. Die Ursache liegt in einer erhöhten ADH-Sekretion, welche insbesondere durch eine bestehende Hypovolämie, Hypotension und Opioide verstärkt wird.

Die Behandlung eines SIADH besteht in einer Flüssigkeitsrestriktion und einer negativen Flüssigkeitsbilanz sowie in schweren Fällen in Applikation von Furosemid und gleichzeitigem Ersatz des Flüssigkeitsvolumens durch isotone oder in schweren Fällen hypertone NaCl-Lösung (maximal 3%ig) sowie bedarfentsprechender Kaliumsubstitution.

> Kennzeichen einer SIADH sind postoperative Wasserretention und Hyponatriämie trotz adäquater Infusionstherapie und normaler Nierenfunktion.

Die Prophylaxe besteht in einer gewissenhaften Flüssigkeitsbilanz, insbesonders bei älteren Patienten, Vermeidung von Hypovolämie, Hypotension, übermäßiger Opioidgabe und in regelmäßiger Kontrolle der Serumelektrolyte.

Hyperosmolare Hypervolämie bei transurethraler Elektroresektion der Prostata

Bei transurethraler Prostataresektion (TUR) führt die zugeführte Spüllösung in Abhängigkeit von

1) Dauer der Operation,
2) Anzahl der eröffneten Venensinus,
3) hydrostatischem Druck der Spülung,

zur Resorption hypoosmolarer Spüllösung im Ausmaß von 1200–4000 ml. Aus technischen Gründen (elektrisches Resektoskop) kommt eine elektrolytfreie Lösung zur Anwendung (isoosmolare, nicht elektrolytenthaltende Lösungen, z. B. Glyzerin, Sorbit oder Mannit sind möglich).

Als Symptome eines TUR-Syndroms können eine Hyponatriämie (unter 125 mmol/l), eine Hypoosmolarität (unter 260 mosmol/kg KG), eine intravasale Hämolyse, Herzversagen und Lungenödem auftreten. Die Symptomatik umfaßt zunächst neurologische Symptome: Konfusion, Erbrechen; danach kardiopulmonale Symptome: Blutdruckanstieg, erhöhte Blutdruckamplitude, erhöhter Zentralvenendruck, Tachypnoe sowie schließlich Koma, Krämpfe, Lungenödem, Hypoxie und kardiogener Schock.

Der Prophylaxe der Wasserintoxikation kommt hier vorrangige Bedeutung zu: Verminderung der Operationsdauer, Vermeidung einer Eröffnung venöser Sinus im Bereich der Prostatakapsel, Anwendung eines möglichst geringen hydrostatischen Drucks der Spülung sowie Vermeidung destillierten Wassers sind von entscheidender Bedeutung.

Die Spinalanästesie ermöglicht eine frühzeitige Beurteilung neurologischer Symptome.

Die Behandlung einer eingetretenen Wasserintoxikation erfordert eine Verminderung des Plasmavolumens (Diuretika, Dopamin), eine Erhöhung der Serumnatriumkonzentration durch Zufuhr hypertoner NaCl-Lösung bei bedrohlichen neurologischen Symptomen (unter simultaner Diuretikatherapie), bei kardialer Dekompensation in der Applikation positiv- ionotroper Substanzen (Digitalis, Katecholamine), Erhöhung der F_IO_2 sowie bei respiratorischer Insuffizienz (Lungenödem) in der kontrollierten Beatmung unter Anwendung eines erhöhten endexspiratorischen Drucks. Bei eintretender Hämolyse sind der Behandlung des einsetzenden Nierenversagens sowie der auftretenden disseminierten intravasalen

Gerinnung Rechnung zu tragen. Die frühzeitige Hämofiltration ist in dieser Situation eine brauchbare therapeutische Maßnahme.

Hypernatriämie

Eine Hypernatriämie (Serumnatrium ≥ 150 mmol/l) führt zu einer erhöhten Serumosmolarität und damit zu einer Verminderung des intrazellulären Volumens; außerdem besteht zusätzlich ein Defizit des Extrazellulärvolumens. Im Rahmen der Behandlung (Senkung der Osmolarität und Volumenzufuhr) besteht durch plötzliche Zunahme des Intrazellulärvolumens mit nachfolgendem Hirnödem ein erhebliches Risiko.

Die häufigsten Ursachen sind die parenterale und enterale Hyperalimentation mit hyperosmolaren Lösungen und die Azidosebekämpfung ausschließlich mit Natriumbikarbonat. Eine erhöhte osmotische Belastung (Osmolarität einer 40 %igen Glukoselösung etwa 3000 mosmol/l), Hyperglykämie, Mannit sowie eine Erhöhung des Serumharnstoffs können über eine osmotische Diurese zu erheblichen Verlusten an freiem Wasser führen. Diabetes insipidus, polyurisches Nierenversagen sowie erhebliche Verluste durch Persperatio insensibilis können ebenfalls zu massiven Verlusten an freiem Wasser führen.

> Bei zu rascher Senkung des Serumnatriums besteht bei der Behandlung einer hypernatriämischen Dehydratation die Gefahr der Ausbildung eines Hirnödems.

Die Symptomatik umfaßt vorwiegend neurologische Symptome wie Delirium und Stupor, Fieber und zeitweise athetotische und choreiforme Bewegungen. Die Schleimhäute sind trocken und borkig. In Abhängigkeit von der bevorstehenden Hypovolämie kann gleichzeitig die Symptomatik eines hypovolämischen Schocks vorliegen.

Wasserdefizit = $KG \cdot 0{,}6 - KG \cdot 0{,}6 \cdot$ Ist-Natrium.

Die Behandlung erfolgt in einer Substitution des Defizits an freiem Wasser mit 5 %iger Glukoselösung bei gleichzeitig bestehender erheblicher Hypovolämie initial mit halbisotoner NaCl-Lösung (50–70 mmol/l Na über 24–48 h); bei Kindern muß diese Behandlung noch langsamer (bis zu 4 Tagen) durchgeführt werden. Die Senkung der Serumnatriumkonzentration sollte dabei nur etwa 10–15 mmol/l/Tag betragen (Holliday 1978); wegen des rasch zunehmenden Intrazellulärvolumens (Hirnödem!) müssen Serumelektrolyte und Serumosmolarität wiederholt monitiert werden. Bei hypervolämischer Hypernatriämie (häufig mit begleitender Hypokaliämie) infolge primärem und sekundärem Hyperaldosteronismus (kardiale Insuffizienz, Leberzirrhose) kann eine adäquate Behandlung unter Anwendung des Aldosteronantagonisten Spironolacton (z.B. 200–600 mg i.v. pro Tag) erfolgen (eine Hyperkaliämie als Folge dieser Therapie ist rechtzeitig durch Serumkaliumkontrolle zu erfassen). Der volle Wirkungseintritt erfolgt erst nach Tagen.

Die Prophylaxe besteht in der Vermeidung der auslösenden Ursachen (besonders bei prolongierter Hyperglykämie), einer weiteren Natriumzufuhr (z. B. Ringer-Lösungen, Bikarbonat, Na-Penicillin, Eiweißlösungen) und in der Zufuhr von freiem Wasser und forcierter Diurese zur vermehrten Natriumabgabe.

38.3 Störungen des Kaliumhaushalts

Hypokaliämie

Eine Hypokaliämie (Serumkalium ≥ 3,5 mmol/l) liegt bei chirurgischen Patienten häufig vor infolge erhöhter Verluste (Erbrechen, Durchfall, Drainagen und Fisteln aus dem Gastrointestinaltrakt sowie diuretische Therapie und polyurisches Nierenversagen), Verluste in das Darmvolumen (Ileus) sowie bei Hyperaldosteronismus, bei kardialer Insuffizienz, Glukokortikoidtherapie und nach kardiopulmonalem Bypass.

Zur Vermeidung des intraoperativen Auftretens kardialer Arrhythmien sollte eine Hypokaliämie präoperativ unbedingt ausgeglichen werden. Die Substitution sollte dabei 20 mmol/h beim Erwachsenen (0,5 mmol/kg KG/h bei Kindern; Benitz et al. 1981) nicht übersteigen. In Anbetracht kardialer Arrhythmien und lebensbedrohlicher niedriger Kaliumspiegel kann die Substitution unter EKG-Monitoring und bei intakter Nierenfunktion bis zu 30 mmol/h bei Erwachsenen (z. B. als Kaliumchlorid) gesteigert werden. Die Kaliumsubstitution sollte beim Erwachsenen 20 mmol/h nicht überschreiten.

Die Prophylaxe erfolgt in der adäquaten rechtzeitigen Substitution von Kalium bei massiven enteralen Verlusten und bei Applikation von Insulin.

Hyperkaliämie

Eine Hyperkaliämie (Serumkalium ≥ 5,5 mmol/l) stellt durch das Risiko bedrohlicher Herzrhythmusstörungen eine ernste Komplikation dar. Atrioventrikuläre Blockierungen, ektoper ventrikulärer Rhythmus, Kammerflimmern und Asystolie drohen beim Ansteigen des Serumkaliums über 7 mmol/l. Hohe spitze T-Wellen, verbreitete QRS-Komplexe, AV-Blockierungen und Verschwinden der P-Wellen sind typische EKG-Veränderungen bei Hyperkaliämie. Eine verminderte renale Ausscheidung (akutes oder chronisches Nierenversagen), insbesondere bei vorliegender Katabolie oder intravenöser Kaliumzufuhr sowie Hypoaldosteronismus, auch iatrogen nach Spironolacton, sind die häufigsten Ursachen. Rasche Zufuhr großer Volumina alter Blutkonserven (≥ 3 Wochen altes Blut enthält bis zu 30 mmol/l Kalium), schwere Azidose, Hypoxie, massives Gewebstrauma mit ausgedehnten Nekrosen können zur Hyperkaliämie durch Freisetzung intrazellulären Kaliums (intrazelluläres Kalium normal 160 mmol/l) führen.

Die Anwendung von Succinylcholin Tage bis Monate nach Verbrennung, Rückenmarkschädigungen mit Lähmung (Denervierungshypersensibilität) oder massivem Gewebetrauma kann zur Asystolie durch extreme Hyperkaliämie aufgrund plötzlicher Freisetzung intrazellulären Kaliums im Rahmen der Depolarisation führen.

Eine Hyperkaliämie vor elektiven Eingriffen bei gleichzeitig vorliegendem Nierenversagen erfordert eine präoperative Dialyse oder Hämofiltration zur Korrektur. Bei massiven Bluttransfusionen ist durch EKG-Monitoring und regelmäßige Kontrolle der Serumelektrolyte eine Hyperkaliämie rechtzeitig zu erfassen.

> Die Kaliumsubstitution sollte beim Erwachsenen 20 mmol/h nicht überschreiten.

Die notfallmäßige Behandlung einer Hyperkaliämie umfaßt bis zur Installation der Dialyse (oder Hämofiltration) die Applikation von

1) 10%igem Kalziumglukonat in 3-ml-Portionen bis zur Normalisierung des EKG,
2) 50 g Glukose und 20 I. E. Altinsulin sowie
3) 100 mmol Natriumbikarbonat i.v.,
4) (wenn möglich) 25 g Polystyrolsulfonat in 200 ml 10%iger Glukose rektal (Petrie 1972).

Dabei werden Kalzium zur Antagonisierung der kardialen Wirkung von Kalium, Glukose, Insulin und Bikarbonat zum intrazellulären Transfer von Kalium und rektal appliziertes Resonium als Kationenaustauscher angewandt.

Die Alkalisierung durch Hyperventilation und Volumenexpansion mit isotoner NaCl-Lösung bei bestehender Hypovolämie sowie die Anwendung von Saluretika bei intakter Nierenfunktion (Furosemid) sind weitere zielführende Maßnahmen.

Die Prophylaxe besteht in der Vermeidung kaliumhaltiger Infusionen bei unzureichender renaler Ausscheidung sowie Vermeidung der Succinylcholinapplikation bei Risikopatienten.

Literatur

Barrter FC, Schwartz WB (1967) The syndrome of inappropriate secretion of ADH. Am J Med 42:790
Benitz WE (1981) The pediatric drug handbook. Year Book Medical Publisher, Chicago
Holiday MA (1978) Hyperosmolarity. In: Pascol DJ (ed) Pediatric emergencies. Lippincott, Philadelphia, pp 216–218
Lappas D (1973) Indirect eaurment of the left atrial pressure in surgical patients: pulmonary capillary wedge and pulmonary artery diastolic pressures compared with left atrial pressure. Anesthesiology 38:39
Nemes C (1982) Datenbuch Anästhesiologie. Fischer, Stuttgart New York
Petrie JJB (1972) The clinical features, complications and treatment of chronic renal failure. Br J Anesth 44:266
Ramdohr R (1971) Vergleichende Untersuchung über die Wirkung von Dopamin und Orciprenalin am gesunden Menschen. Klin Wochenschr 50:149
Wharton RS (1983) Fluid and electrolyte problems. In: Orkin FK, Cooper NLH (eds) Complications in anesthesia. Lippincott, Philadelphia, pp 381–399

39 Maligne Hyperthermie

E. STUBENVOLL

Die maligne Hyperthermie (MH) ist eine lebensbedrohliche pharmakogenetisch bedingte Erkrankung, die unter dem Einfluß von sog. *Triggersubstanzen* auf dem Boden einer heterogenen genetischen Disposition entsteht. Als Triggersubstanzen kommen nach derzeitigen Erkenntnissen ausschließlich *volatile Anästhetika* (Äther, Chloroform, Halothan, Isofluran, Enfluran, Desfluran und Sevofluran) sowie *depolarisierende Muskelrelaxanzien* (Succinylcholin) in Frage (Gronert et al. 1990). Streß und physische Anstrengung werden als Mitauslöser noch diskutiert (Gronert 1980; Hackl 1991).

> Triggersubstanzen für eine MH: volatile Anästhetika, depolarisierende Muskelrelaxanzien und evtl. Streß.

Die MH bildet einen primär von der Skelettmuskulatur ausgehenden *hypermetabolen Zustand* mit klinisch uneinheitlichen Symptomen; sie reichen von der „klassischen", fulminanten MH-Krise bis zu differentialdiagnostisch schwer abzugrenzenden, mild verlaufenden, abortiven Formen.

Zeichen einer malignen Hyperthermie können während oder nach einer Allgemeinanästhesie auftreten.

Erstmals beschrieben von Denborough u. Lovell 1960 ist dieses bedrohliche Krankheitsbild durch besseres Monitoring, genauere Kenntnisse der Anästhesisten, seltenere Anwendung von Triggersubstanzen und frühzeitige Therapie mit Dantrolen heute zu einer potentiell beherrschbaren Narkosekomplikation geworden. Die Letalität sank von ca. 80% in den 60er Jahren auf 10-20% in den 80er Jahren (Ranklev 1986) und sollte durch frühzeitige Diagnosestellung und Therapie heute gegen Null tendieren.

39.1 Statistik

Die genetische Prädisposition wird auf 1:10000, klinisch manifeste Verlaufsformen werden auf etwa 1:15000 bei Kindern bzw. auf 1:50000 bis 1:150000 bei Erwachsenen geschätzt (Britt 1989). Es bestehen große regionale und altersbedingte Unterschiede (Kinder unter Verwendung von volatilen Anästhetika und Succinylcholin 1:4200, Erwachsene ohne Succinylcholin 1:220000; Ording 1985).

Die Vererbung der Prädisposition zur MH erfolgt autosomal-dominant (Gronert 1990). Die MH kommt bei allen ethnischen Gruppen und in jeder Altersklasse vor mit einer Prädominanz des männlichen Geschlechts und des kindlichen bzw. jugendlichen Alters; über 70% der MH-Patienten sind unter 30 Jahre alt (Britt 1989; Mauritz 1986), 60% fühlten sich vorher gesund, ca. 30% hatten Beschwerden wie Muskelschwäche, Muskelkrämpfe, Hernien, Luxation und Rückenschmerzen.

39.2 Pathogenese

Die quergestreifte Muskulatur stellt den primären Ort dieser hypermetabolen und unbehandelt evtl. zum Tode führenden Erkrankung dar. Durch Triggersubstanzen (alle volatilen Anästhetika und Succinylcholin bzw. besonders deren Kombination) kommt es zu einem Anstieg der myoplasmatischen Kalziumkonzentration mit Aktivierung der Aktin- und Myosinfilamente. Dies erklärt die oft beschriebene Rigidität der Muskulatur während einer MH-Krise sowie auch den evtl. als Frühzeichen nach Succinylcholingabe auftretenden Masseterspasmus.

Schließlich kommt es zu einer generalisierten abnormen Steigerung des Muskelstoffwechsels mit vermehrtem O_2-Verbrauch (bis zum 4fachen), metabolischer Azidose, Produktion von Laktat sowie einem CO_2-Anstieg mit Ausbildung einer respiratorischen Azidose und Wärme.

> Der Anstieg der myoplasmatischen Kalziumkonzentration mit folgender generalisierter Steigerung des Stoffwechsels erhöht den O_2-Verbrauch um das 4fache.

Die Ursache der intrazellulären Kalziumregulationsstörung ist derzeit nicht genau bekannt. Diskutiert werden Veränderungen an Ionenkanälen, generelle Membranveränderungen oder biochemische Veränderungen des Zell- und Kalziumstoffwechsels, z. B. Inositolphosphate (Mac Lennan 1992). Molekularbiologische Untersuchungen bestätigen einen der MH zugrunde liegenden heterogenetischen Defekt. Mittels DNS-Kopplungsanalysen wurde der Defekt bei einem Teil der MH-Familien dem Ryanodinrezeptor, einem Kalziumkanalrezeptor am sakoplasmatischen Redikulum auf dem Chromosom 19 zugeordnet (Ball 1993; Levitt 1992). Kleinere MH-Familien zeigten auch einen – jedoch umstrittenen – Zusammenhang mit dem Chromosom 17 (Levitt 1992; Sudbrak 1993).

Nach dem derzeitigen Stand der Forschung ist es nicht möglich, eine Disposition zur MH genetisch auszuschließen. Auch die Hoffnung, einen präoperativen Screeningtest zu entwickeln, ist durch die Vielzahl der in Frage kommenden genetischen Ursachen stark geschwunden. Genetische Tests würden lediglich auf ausgewählte, gut charakterisierte Familien beschränkt bleiben (Larach 1993).

Eine Vielzahl von klinischen Syndromen, die mit der MH in der Vergangenheit in Verbindung gebracht wurden, lassen sich durch Vorliegen einer Kalziumstoffwechselstörung erklären. Vor allem bei neuromuskulären Erkrankungen wurde häufig über MH-verdächtige Episoden berichtet (s. Übersicht).

> **Erkrankungen, die mit einer malignen Hyperthermie in Zusammenhang gebracht wurden** (mod. nach Brownell 1988):
> 1) Ein beinahe sicherer Zusammenhang besteht mit der sog. „central core disease".
> 2) Ein möglicher Zusammenhang besteht bei
>   - Muskeldystrophie Duchenne (in ca. 50 % der Fälle MH-Veranlagung),
>   - King-Denborough-Syndrom,
>   - weiteren Myopathien wie: Schwartz-Jampel-Syndrom, kongenitale Muskeldystrophie, Fukuyama, Becker-Muskeldystrophie, periodische Paralyse, Myotonia congenita, Adenosintriphosphatmangelsyndrom des sarkoplasmatischen Retikulums.
> 3) Ein evtl. zufälliges Zusammentreffen existiert mit SIDS, malignem neuroleptischem Syndrom, Osteogenesis imperfecta, Lymphomen, Glykogenspeicherkrankheiten.

Der Störung des myoplasmatischen Kalziumstoffwechsels bei neuromuskulären Erkrankungen liegt wahrscheinlich ein anderer genetischer Defekt zugrunde als der bei Muskelgesunden. Außerdem ist es nicht immer möglich, bei myopathischen/dystrophen Muskeln die Kriterien für eine exakte In-vitro-Testung zu erfüllen, womit die Beziehung zwischen MH und neuromuskulären Erkrankungen nicht immer genau definiert werden kann (Adnet 1994).

Malignes neuroleptisches Syndrom

Das maligne neuroleptische Syndrom (MNS) wird durch Neuroleptika bei ca. 1,5 % der behandelten Patienten ausgelöst. Der primäre Defekt scheint in zentralen Dopaminrezeptoren zu liegen. Die klinischen Symptome sind der MH ähnlich, die Entwicklung erfolgt langsam über 24–72 h, die Letalität wird mit 20 % angegeben. Obwohl das MNS nicht mit der MH zusammenhängt, kann es wie diese mit Dantrolen behandelt werden.

39.3 Klinik der malignen Hyperthermie

Das klinische Erscheinungsbild einer MH ist sehr uneinheitlich. Es reicht von einer innerhalb von Minuten nach Anästhesiebeginn fulminant auftretenden „klassischen" Krise bis zu differentialdiagnostisch schwer abzugrenzenden, unklaren, evtl. über Stunden sich entwickelnden, abortiven Formen. Die Ursache dafür dürfte neben der Expositionsdauer und Potenz der Triggersubstanz und dem Patientenalter und -zustand auch ein genetisch vorgegebener, individuell unterschiedlicher Empfindlichkeitsgrad sein.

Das häufigste Frühsymptom (s. Übersicht) der malignen Hyperthermie ist, oft erst retrospektiv, eine aus dem Narkose- und Operationsverlauf nicht erklärbare *supraventrikuläre Tachykardie*, übergehend in komplexere Arrhythmien (früh einfallende VES, Bigeminus, ventrikuläre Arrhythmien).

Ein CO_2-Anstieg von mehr als 5 mm Hg bei einem Steady state sollte abgeklärt werden. Differentialdiagnostisch abzugrenzen sind andere Ursachen einer erhöhten CO_2-Produktion wie exogene Zufuhr bei Laparoskopie, verminderte Ventilation, Anästhesietiefe, pulmonale Ursachen, Fehler beim Beatmungsgerät, technische Fehler etc. (Kaplan 1993).

Das spezifischste Zeichen einer MH-Triggerung ist ein rascher Anstieg der endexspiratorischen CO_2-Konzentration in Kombination mit einer metabolischen Azidose beim kontrolliert beatmeten Patienten (Meier-Hellmann 1990).

Infolge der für den hypermetabolen Stoffwechsel inadäquaten Ventilation – der O_2-Verbrauch kann bis zum 4fachen ansteigen! – wird die Azidose durch eine respiratorische Komponente verstärkt. Die zentralvenöse Blutgasbestimmung zeigt Beginn und Schwere der metabolen Entgleisung früher an als die arterielle Bestimmung (Roewer 1992). Bei venös gemessenen p_aCO_2-Werten von >55 mm Hg (7,3 kP), einem venösen pO_2-Wert von <30 mm Hg (4 kP) und einem BE von unter -5 bis -7 mmol/l kann eine MH angenommen werden (Gronert 1990). Bei Spontanatmung ist eine Hyperventilation mit Erwärmung und raschem Verbrauch des Atemkalks die Folge.

Früh- bzw. Spätzeichen einer MH (nach Urwyler et al. 1994)	
Frühzeichen	*Spätzeichen*
Sinustachykardie	Komplexe Arrhythmien
Endexspiratorischer CO_2-Anstieg	Zyanose und Hypoxämie
Metabole Azidose	Hypotension
Muskelrigor	Elektrolytveränderungen
Fleckige Rötung der Haut	Rhabdomyolyse
Abfall der O_2-Sättigung	Myoglobinämie/-urie
	Hyperthermie

Masseterspasmus

Ein weiteres Frühsymptom kann ein nach Succinylcholingabe auftretender Masseterspasmus („Trismus"), eine pathologische Kontraktur der Kaumuskulatur, sein. Die Häufigkeit beträgt etwa 0,3–1 % bei Kindern nach Halothaneinleitung und intravenöser Succinylcholingabe (Littleford 1991; Schwartz 1984). Eine kurzfristige, bis maximal 90 s anhaltende Tonuserhöhung der Kaumuskulatur wird dabei als physiologische Variante angesehen (Leary 1990; Vanderspeak 1987). Davon zu unterscheiden ist ein verlängerter Spasmus, der die Intubation behindert oder die Mundöffnung sogar unmöglich macht („jaw tightness" bzw. „jaw of steel"; Kaplan 1993); nur dann sollte von einem Masseterspasmus mit allen Konsequenzen gesprochen werden. Die Einschätzung dieses klinischen Zeichens – im Einzelfall evtl. sehr schwierig – ist jedoch wesentlich. In der letztgenannten Gruppe („jaw of steel") findet sich nämlich in bis zu 60 % der Fälle im Kontakturtest eine MH-Veranlagung (O'Flynn u. Rosenberg 1994).

> Ein Masseterspasmus – Tonuserhöhung von mehr als 90 s nach Succinylcholingabe - kann ein Hinweis für eine MH-Triggerung sein.

Kommen zusätzlich noch Faszikulationen und eine Rigidität der Extremitätenmuskulatur dazu, ist die Wahrscheinlichkeit einer MH sehr hoch (Larach 1987).

Bei Masseterspasmusverdacht („jaw tightness") sollte zu einer triggerfreien Narkose gewechselt werden und – bei adäquatem Monitoring – sorgsam nach weiteren Anzeichen gefahndet und die Patienten anschließend abgeklärt werden (Kaplan 1993). Eine zusätzliche postoperative Erhöhung der Creatinkinase von über 20000 IU/l bei Patienten mit Masseterspasmus ergab bei 80% ein positives Biopsieergebnis (Flynn u. Rosenberg 1994).

Abortive MH-Krisen („possible MH")

Abortive Verlaufsformen können mit oder ohne Masseterspasmus einhergehen; als weitere Symptome einer MH-Triggerung kommen eine metabole Azidose, ein deutlicher CK-Anstieg im Verlauf, Arrhythmien und Tachykardien in Betracht. Diese Befunde sind ebenso wie eine unklare CO_2-Erhöhung (s. oben) von anderen hypermetabolen und respiratorischen Ursachen abzugrenzen (z. B. Phäochromozytom, thyreotoxische Krisen, flache Anästhesie, Porphyrie, Histaminausschüttung, einseitige Intubation etc.).

> Eine unerklärbare Zyanose mit Tachykardie bei einem suffizient beatmeten Patienten ist pathognomonisch für eine MH.

39.4 Vollbild einer malignen Hyperthermie

Im weiteren Ablauf einer fulminanten MH-Krise nehmen die Rhythmusstörungen infolge der Azidose und Hypoxie, die Hyperkaliämie und Hyperkalzämie (Permeabilitätsstörung der Muskulatur) und eine massive endogene Katecholaminausschüttung zu. Einem initialen Blutdruckanstieg, fälschlich oft als zu flache Anästhesie gedeutet, folgen bald instabile bis hypotone Kreislaufverhältnisse durch abnehmende Kontraktilität des Herzens.

Eine primäre Myokardbeteiligung bei der malignen Hyperthermie wird kontrovers beurteilt, ist jedoch eher ausgeschlossen (Gronert 1988; Scholz 1991; Roewer 1992).

Ebenfalls kommt es bei nicht ausreichender Therapie zu verschiedenstem Organversagen (Leber, Niere, Lunge) und schließlich zum Hirntod (Ödem-Hypoxie). Unbehandelt tritt der Tod bei der MH meist durch hypoxischen Herzstillstand ein.

> Komplexe Rhythmusstörungen und instabile Kreislaufverhältnisse treten eher im Spätverlauf einer MH auf.

Die als Spätfolge beschriebene *Rhabdomyolyse* ist ein Zeichen für die Schwere der MH-Krise, daher sollen CK- und Myoglobinwerte als Verlaufsparameter dokumentiert werden. An der Haut kann nach einem anfänglichen erythematösen Flush (Katecholamine) rasch eine fleckige Zyanose (Hypoxie, HZV-Verminderung) beobachtet werden.

Die namensgebende *Hyperthermie* ist, falls vorhanden, immer ein Spätsymptom (Temperatur bei 50% der Fälle 37,5–39°C nur bei 27% der Fälle über 39°C (Mauritz 1986).

> Die Rasanz eines Temperaturanstieges – evtl. innerhalb von Minuten – ist wichtiger und prognostisch wesentlicher als ein aktueller Wert oder das Temperaturmaximum.

Differentialdiagnostisch kommen neben einer falschen Temperaturmessung noch weitere Möglichkeiten in Frage: Wärmestau, Dehydratation, zentrale oder spinale Hyperpyrexie, endokrine Erkrankungen, Infektionen, erhöhte Muskelarbeit (Tetanus), Fettembolie, Infusion pyrogenhaltiger Substanzen, Medikamente (Neuroleptika, MAO-Hemmer, Amphetamine, Kokain, Atropin, Glycopyrrolat, Metoclopramid, Levodopa, Ketamin; Pfaff u. Berger 1981; Kaplan 1993).

39.5 Therapie

Maßnahmen bei Masseterspasmus bzw. bei MH-Verdacht oder abortiver MH-Krise (mod.nach Urwyler et al. 1994)

1) Sofortige Umwandlung der Narkose in eine triggerfreie Anästhesie, ein Entfernen des Verdampfers beugt Leckagen vor. Ein Austausch des Anästhesiegerätes ist akut nicht erforderlich und führt oft nur zu unnützem Zeitverlust (Reber 1993).
2) Steigerung des Atemminutenvolumens entsprechend dem ET-CO_2, Frischgasflow mindestens 10 l/min, Beatmung mit 100% Sauerstoff.
3) Die Anästhesie wird mit Opiaten, Benzodiazepinen, Barbituraten oder Propofol vertieft. Eine Frühverlegung von gefährdeten, instabilen Patienten auf eine Intensivstation erwies sich als evtl. letales Manöver; eine sich entwickelnde MH sollte am Ort des Auftretens therapiert und beherrscht werden (Schulte-Sasse u. Eberlein 1991).
4) Azidosekorrektur nach Blutgasanalyse, Überwachung der O_2-Sättigung und der Frequenz sowie Dokumentation des Muskeltonus der Extremitäten. An Laboranalysen durchzuführen sind Blutgasanalyse, Elektrolytkontrollen, CK, Myoglobin und Laktat.

Die Therapieempfehlungen nach Auftreten eines isolierten Masseterspasmus reichen von sofortigem Narkosestop und Dantrolengabe (Rosenberg 1988) bis, als Extremposition, zum Fortführen der Anästhesie mit Triggersubstanzen bei entsprechendem Monitoring und anschließender Abklärung des Patienten (Littleford et al. 1991). Bei Fehlen von weiteren Hinweisen für eine MH-Entwicklung (Azidose, Hyperkaliämie ...) und entsprechender Op.-Dringlichkeit sollte ein pragmatisches Vorgehen mit triggerfreiem Fortführen der Anästhesie unter genauester Überwachung gewählt werden (Gronert 1988; O'Flynn u. Rosenberg 1994). Eine Dantrolengabe (Bolus von 2,5 mg/kg KG) ist in dieser Situation vom Einzelfall abhängig zu machen.

> Bereits bei geringem MH-Verdacht und entsprechender Op.-Dringlichkeit: Wechsel zu einer triggerfreien Anästhesie unter genauestem weiterem Monitoring.

Neben exaktem Patientenmonitoring sind engmaschige Laborkontrollen (30 min, 4, 12 und 24 h nach einem fraglichen Ereignis) durchzuführen. Die postoperative Weiterbetreuung dieser fraglichen abortiven MH-Formen sollte durch Anästhesisten erfolgen, die eine eventuelle MH-Entwicklung erkennen und therapieren können.

Therapie einer fulminanten MH-Krise

Eine fulminante MH-Krise muß rasch und aggressiv therapiert werden, kausal mit Dantrolen, symptomatisch nach folgendem Stufenplan, der an jedem Anästhesiearbeitsplatz aufliegen sollte (mod. nach Urwyler 1994).

Sofortmaßnahmen

1) Zufuhr von Triggersubstanzen beenden; Verdampfer entfernen.
2) Atemminutenvolumen vervierfachen, Frischgasflow 10 l/min, 100 % Sauerstoff. Ziel: $ETCO_2$ < 5 Vol.-%, normale O_2-Sättigung!
3) Dantroleninfusion vorbereiten lassen, Hilfe holen.
Laborabnahmen (auch venös, um Zeit zu sparen): Blutgasanalyse, Elektrolyte, CK, Transaminasen, Laktat, Myoglobin.
4) Anästhesie mit Opiaten und Sedativa vertiefen; Relaxierung mit einem nichtdepolarisierenden Relaxans.
5) Dantrolen: Bolus von 2,5 mg/kg KG als Schnellinfusion; je nach metabolischem Status muß diese Dosis mehrfach wiederholt werden (bis 10 mg/kg KG, gelegentlich bis 20 mg/kg KG, darüber: Diagnose MH fraglich).
Anschließend wird Dantrolen 10 mg/kg KG über die ersten 24 h kontinuierlich gegeben.
6) Pufferung mit Natriumbikarbonat nach BGA oder gegebenenfalls blind (1–2 mmol/kg KG).
7) Antiarrhythmische Therapie, falls nach Dantrolen noch erforderlich, mit β-Blockern (Esmolol 0,25 mg/kg KG oder Lidocain 1 mg/kg KG.
Kalziumantagonisten (Verapamil!) und Digitalis sind kontraindiziert!

8) Operationsunterbrechung oder rasche Beendigung mit dem Chirurgen besprechen.

Sekundärmaßnahmen

1) Aktive Kühlung (Abdecken des Patienten, Eiswasserspülungen, z. B. Abdomen, Magensonde, Rektum).
2) Additives Monitoring: arterielle Kanüle, zentraler Venenkatheter, evtl. Pulmonaliskatheter, Blasenkatheter.
3) Diurese forcieren: Harnflow > 1,5 ml/h (Dantrolen enthält pro Flasche – 20 mg – 3 g Mannit).
4) Transport auf eine anästhesiologisch betreute Intensivstation nach Abklingen der Symptomatik – keinesfalls in der Frühphase!
Überwachung für mindestens 24–48 h, kontinuierliche CO_2-Messung beim intubierten Patienten, gegebenenfalls Dantrolenbolus bei neuerlichem Aufflackern der MH (CO_2-Anstieg) .
5) Monitoring des drohenden Nierenversagens (Myoglobin), von Gerinnung (eventuelle Heparinisierung – 70 I. E./kg KG – bei spätem Therapiebeginn), Temperatur, Elektrolyten und Kreatinkinase.
6) Aufklärungsgespräch, Anmeldung an ein Zentrum für eine In-vitro-Kontrakturtestung des Patienten und der Angehörigen (s. Anhang), Attestausstellung.

Die primäre Therapie einer MH sollte am Ort des Auftretens erfolgen – keine Frühverlegung!

39.6 Diagnose

Der In-vitro-Kontrakturtest mit Halothan und Koffein ist derzeit die einzige präsymptomatische Diagnosemöglichkeit. In speziellen MH-Laboratorien (von der European MH Group anerkannt oder in der North American MH Group organisiert) werden nach Muskelbiopsie die Patienten in MHS („MH susceptible"-definierte Kontraktur auf beide Substanzen) bzw. MHE („MH equivocal"-Reaktion auf Halothan oder Koffein) oder MHN (MH-negativ) eingeteilt.

Alle nichtinvasiven Testmethoden erwiesen sich bis jetzt als nicht aussagekräftig genug. Obwohl es mittlerweile auch Fallberichte über MH-Episoden bei MH-negativ getesteten Personen gibt (Isaacs et al. 1993), stellt der Halothan-Koffeinkontrakturtest nach wie vor den „golden standard" dar. Zukünftige Hoffnungen konzentrieren sich auf den Nachweis der genetischen Veränderungen, die der MH zugrunde liegen.

39.7 Prävention

Eine genaue *Anamnese* ist die Voraussetzung einer möglichen Prävention. Gezielte Fragen nach vorangegangenen eigenen Narkosen sowie Narkosezwischenfällen oder nach Muskelerkrankungen in der Verwandtschaft können Hinweise bringen. MH-verdächtig sind Patienten mit Skelettmuskelerkrankungen, Myalgien, Muskelkrämpfen und mit gelegentlich auftretenden unerklärlichen Fieberschüben. Eine „colabraune" Urinverfärbung nach schwerer körperlicher Anstrengung kann Zeichen einer Rhabdomyolyse sein.

Die verschiedensten Anomalien des Muskel- und Skelettsystems wurden mit der MH in Zusammenhang gebracht.

Ein erhöhter persistierender CK-Wert (80–120 U/l) kann ein Hinweis auf eine MH oder eine neuromuskuläre Erkrankung sein (bei ca. 50–70 % der MH-Anlageträger findet man eine CK-Erhöhung). Ein normaler Wert schließt eine MH jedoch nicht aus.

> Nach entsprechender Anamnese und bei Anhaltspunkten für eine neuromuskuläre Erkrankung soll eine triggerfreie Anästhesie durchgeführt werden.

39.8 Anästhesie bei Prädisposition oder Verdacht auf maligne Hyperthermie

Prämedikation

Zur Vermeidung eines eventuellen „human stress syndrome" ist eine *suffiziente anxiolytische Prämedikation* (meist mit Benzodiazepinen) durchzuführen. Auch während Regionalanästhesien, die sowohl mit Ester als auch mit Lokalanästhetika vom Amidtyp durchgeführt werden können (die meisten Muskelbiopsien in den MH-Laboratorien werden mit Bupivacain entnommen), hilft eine ausreichende Sedierung, das Risiko einer MH-Auslösung durch Streß zu reduzieren.

Dantrolenprophylaxe

Die Frage einer prophylaktischen Dantrolengabe wurde in letzter Zeit neu bewertet. Da bei triggerfreier Anästhesie ohne Dantrolen in den MH-Testlaboratorien bisher keine schweren hypermetabolen Zustandsbilder auftraten, wird die generelle Dantrolengabe derzeit eher abgelehnt; die Nebenwirkungen treten in den Vordergrund.

Es kommt nach einer Bolusgabe von 2,5 mg/kg KG zu einer milden Muskelrelaxation, ähnlich einer „priming dose" eines nichtdepolarisierenden Muskelrelaxans; die Wirkung dauert etwa 5–8 h, eine Ateminsuffizienz kann die Folge sein, eine entsprechende Überwachung ist obligatorisch. Weiter wurde über Kammerflimmern nach gleichzeitiger Gabe von Kalziumantagonisten vom Verapamiltyp berichtet (Kaplan 1993).

Entscheidet man sich für eine Dantrolenprophylaxe, so muß diese *intravenös* durchgeführt werden; die perorale Gabe ist obsolet.

Auf eine prophylaktische Dantrolengabe kann verzichtet werden – triggerfreie Anästhesie.

Anästhesie bei MH-Verdacht oder Prädisposition

Vor Anästhesiebeginn:

1) Dantrolenvorrat prüfen (obligatorische Voraussetzung für jeden Anästhesiearbeitsplatz ist die örtlich und zeitlich unmittelbare Bevorratung einer ausreichenden Dantrolenmenge, um einen Erwachsenen mit einer Dosis von 10 mg/kg KG behandeln zu können – Standardvorrat: 1 OP zu 36 Flaschen à 20 mg Dantrolen).
2) Entfernen der Triggersubstanzen vom Anästhesiearbeitsplatz, Verdampfer entfernen und Absorber erneuern.
3) Frisches Narkosegerät oder Gerät mindestens 10 min mit 10 l/min Sauerstoff spülen.
4) Monitoring: EKG, Pulsoxymetrie, Kapnographie und zentrale Temperatursonde. Bei größeren Eingriffen zusätzlich arterielle Leitung und evtl. Pulmonaliskatheter zur O_2-Verbrauchskontrolle.
5) Großlumige venöse Zugänge (Abnahmemöglichkeit für Laboranalysen).
6) Präoperative Laboruntersuchungen: mindestens Blutgasanalyse, CK, Elektrolytkontrolle, Gerinnungsstatus.
7) Regionalanästhesie oder triggerfreie Anästhesie verwenden.

Triggerfreie Anästhesie: Vermeiden von Succinylcholin und allen volatilen Anästhetika sowie von Streß.

Es besteht keine Veranlassung, eine Anästhesie bei MH-verdächtigen Patienten abzulehnen, die sich präoperativ einem invasiven Test nicht unterziehen wollen (Schulte-Sasse u. Eberlein 1991). Als *geeignete Anästhetika* haben sich Barbiturate, Opiate, Benzodiazepine, Propofol, Etomidat, alle nichtdepolarisierenden Relaxanzien und auch N_2O erwiesen.

Alle Lokalanästhetika vom Amid- und Estertyp können bei MH-Verdacht angewendet werden.

Laborkontrollen sollen unmittelbar postoperativ sowie bei fraglichen hypermetabolen Zeichen durchgeführt werden. Eine 4- bis 6stündige postoperative Überwachung wird nach Minimaleingriffen und auch nach ambulanten Eingriffen als ausreichend erachtet. Nach länger dauernden Operationen bleiben die Patienten 24 h unter genauer Observanz. Eine kontinuierlich besetzte Intensivpflegeeinheit ist Voraussetzung für geplante Eingriffe bei MH-Patienten.

Anhang: MH-Zentren in Deutschland, Österreich und in der Schweiz

Deutschland

Abteilung für Anästhesiologie, Universitätskrankenhaus Eppendorf, Martinistr. 52, D-20251 Hamburg, Tel.: 0 40 47-17 46 04, Fax: 0 40 47 17 49 63.

Klinik für Anästhesie und operative Intensivmedizin, Städtisches Krankenhaus Heilbronn, „Rund um die Uhr"-Informationsdienst bei MH-Notfällen, Am Gesundbrunnen 20, D-74024 Heilbronn, Tel.: 0 71 31-48 20 50, Fax: 0 71 31 91 08 49.

Klinik für Anästhesiologie und Intensivtherapie des Bereiches Medizin der Universität Leipzig, Liebigstr. 20a, D-04347 Leipzig, Tel.: 03 41-39 73 29, Fax: 03 41 29 73 29.

Institut für angewandte Physiologie der Universität Ulm, Albert-Einstein-Allee 11, D-89081 Ulm, Tel.: 07 31-5 02 32 51, Fax: 07 31 502 32 60.

Kinderklinik der Kliniken der Stadt Wuppertal, Heusnerstraße 40, D-42283 Wuppertal 2, Tel.: 02 02-8 96 24 41, Fax: 02 02 896 27 26.

Institut für Anästhesiologie der Universität Würzburg, Josef-Schneider-Str. 2, D-97080 Würzburg, Tel.: 09 31-2 01 33 59, Fax: 09 31 201 34 44.

Österreich

Klinik für Anästhesie und allgemeine Intensivmedizin der Universität Wien, Spitalgasse 23, A- 1090 Wien, Tel.: 02 22-4 04 00 64 23, Fax: 02 22 40 400 45 19.

Schweiz

Department Anästhesie, Universitätskliniken Kantonsspital, CH-4031 Basel, Tel.: 0 61-2 65 72 54, nachts 0 31 -2 65 25 25, Fax: 0 61-265 73 20.

Literatur

Adnet PJ, Krisovosic-Horber R, Krivosic J, Haudecoeur G, Reyford HG, Adamantidis M, Medahoui H (1994) Viability criterion of muscle bundles used in the vitro contracture test in patients with neuromuscular diseases. Br J Anaesth 72:93–97

Ball SP, Dorkins HR, Ellis F, Hall J, Halsall P, Hopkins P, Müller R, Stewart A (1993) Genetic linkage analysis of chromosome 19 markers in malignant hyperthermia. Br J Anaesth 70:70–75

Britt BA (1989) Hereditary and epidemiological aspects of malignant hyperthermia. In: Nalda Felipe MA, Gotmann S, Khambata H (eds) Malignant hyperthermia. Current concepts. Normed, Bad Homburg Madrid Endglewood, pp 19–39

Brownell AKW (1988) Malignant hyperthermia: Relationship to other diseases. Br J Anaesth 60:303–308

Denborough MA, Lovell RRH (1960) Anaesthetic deaths in a family. Lancet 2:45

O'Flynn R, Rosenberg H, Shutack J, Fletcher J (1994) Masseter muscle rigidity and malignant hyperthermia susceptibility in pediatric patients. Anesthesiology 80:1228–1233

Gronert GA (1988) Management of patients in whom trismus occurs following succinylcholine. Anesthesiology 68:653–654

Gronert GA, Thompson RL, Onofrio BM (1980) Human malignant hyperthermia: awake episodes and connection by dandrolene. Anesth Analg 59:377–378

Gronert GA, Schulman SR, Mott J (1990) Malignant hyperthermia. In: Miller RD (ed) Anesthesia. Churchill Livingstone, New York Edinburgh London, pp 935–956

Hackl W, Winkler M, Mauritz W, Sporn P, Steinbereithner K (1991) Muscle biopsy for diagnosis of malignant hyperthermia susceptibility in two patients with severe exercise-induced myolysis. Br J Anaesth 66:138–140

Isaacs H, Badenhorst M (1993) False-negative results with muscle caffeine halothane contracture testing for malignant hyperthermia. Anesthesiology 79:5–9

Kaplan R (1993) Malignant hyperthermia. In: ASA refresher course in anesthesiology, Vol 22 (Barrasch PG, ed). Lippincott, Philadelphia, p 522

Larach MG (1993) Should we use muscle biopsy to diagnose malignant hyperthermia susceptibility? Anesthesiology 79:1–4

Leary NP, Ellis FR (1990) Massetric muscle spasm as a normal response to suxamethonium. Br J Anaesth 64:488–492

Levitt RC (1992) Prospects for the diagnosis of malignant hyperthermia susceptibility using molecular genetic approaches. Anesthesiology 76:1039–1048

Levitt RC, Olckers A, Meyers S, Fletcher JE, Rosenberg H, Isaacs H, Meyers DA (1992) Evidence for the localization of a malignant hyperthermia susceptibility locus (MHS2) to human chromosome 17q. Genomics 14:562–566

Littleford J, Patel L, Bose D, Cameron C, McKillop C (1991) Masseter muscle spasm in children: Implications of continuing the triggering anesthetic. Anesth Analg 72:151–160

Mac Lennan DH, Phillips MS (1992) Malignant hyperthermia. Science 256:789–794

Mauritz W, Sporn P, Steinbreitner K (1986) Maligne Hyperthermie in Österreich. I. Epidemiologie und Klinik. Anaesthesist 35:639–650

Meier-Hellmann A, Römer M, Hannemann L, Kersting T, Reinhart K (1990) Früherkennung einer malignen Hyperthermie durch Capnometrie. Anaesthesist 39:41–43

Ording H (1988) Diagnosis of susceptibility to malignant hyperthermia in man. Br J Anaesth 60:287–302

Ording H (1985) Incidence of malignant hyperthermia in Denmark. Anesth Analg 64:700–704

Pfaff G, Beyer A (1981) Maligne Hyperthermie. Anästh Intensivmed 3:67–74

Reber A, Schumacher P, Urwyler A (1993) Effects of three different types of management on the elimination kinetics of volatile anaesthetics – Implications for malignant hyperthermia treatment. Anaesthesia 48:862–865

Ranklev E, Fletcher R (1986) Investigation on malignant hyperthermia in Sweden. Acta Anesthesiol Scand 30:693–696

Rosenberg H (1988) Management of patients in whom trismus occurs following succinylcholine. Anesthesiology 68:654–655

Rower N (1992) Herz und Kreislauf bei maligner Hyperthermie. Anästhesiologie und Intensivmedizin, Bd 221. Springer, Berlin Heidelberg New York Tokyo

Scholz J, Roever N, Rum U, Schmitz W, Scholz H, Schulte am Esch J (1991) Effects of caffeine, halothane, succinylcholine, phenylephrine and isoproterenol on myocardial force of contraction of malignant hyperthermia susceptible swine. Acta Anesthesiol Scand 35:320–325

Schulte-Sasse U, Eberlein HJ (1991) Ein Beitrag zur Beseitigung von Meinungsverschiedenheiten auf dem Gebiet der malignen Hyperthermie. Anästh Intensivmed Notfallmed Schmerzther 26:465–468

Schwartz L, Rockhoff MA, Koka BV (1984) Masseterspasm with anesthesia. Incidence and implications. Anesthesiology 61:772–775

Sudbrak R, Golla A, Hogan K et al. (1993) Exclusion of malignant hyperthermia susceptibility (MHS) from a putative MHS2 locus on chromosome 17q and of the α1, β1, and γ subunits of the dihydropyridine receptor calcium channel as candidates for the molecular defect. Hum Mol Gen 2:857–862

Vanderspeak AF, Fang WB, Ashton-Miller JA, Stohler CS, Carlson DS, Schork MA (1987) The effect of succinylcholine on mouth opening Anesthesiology 67:459–465

Urwyler A, Hartung E (1994) Die Maligne Hyperthermie. Anaesthesist 43:557–569

40 Lachgasanwendung

W. F. LIST

Lachgas (N_2O), das wegen seiner chemischen Stabilität bisher kaum in toxikologischen Überlegungen einbezogen wurde, scheint heute die negativsten Auswirkungen aller Inhalationsanästhetika auf das Immunsystem, das hämatopoetische System und auch auf das reproduktive System zu haben. Schon 1956 wiesen Lassen et al. auf die schwere Knochenmarkdepression bei Langzeitanwendung von N_2O hin. 1978 konnten Amess et al. in einer prospektiv untersuchten Serie von 22 Patienten nach verschieden langer N_2O-Verabreichung eine megaloplastische Hämatopoese feststellen. Layzer (1978) hat über Myeloneuropathien nach verlängerter N_2O-Exposition u. a. bei Dentisten berichtet, wobei es zu sensorischen und motorischen Ausfällen sowie Degeneration der hinteren und lateralen Rückenmarkbahnen mit Lähmungen, Impotenz und Sphinkterstörungen kam. Deacon et al. (1978) wiesen im Tierversuch eine selektive Störung des Vitamin-B_{12}-Stoffwechsels bei Ratten nach; diese Störung bewirkt die Inaktivierung der Methioninsynthetase. Lane et al. (1979) konnten im Tierversuch (Ratten, 9. Tag) eine signifikante Häufung der Abortusfrequenz, Malformationen und Skelettanomalien nach 70% N_2O verglichen mit Stickstoff oder dem anästhetisch wirksamen Xenon feststellen. Cohen et al. (1980) fanden in einer epidemiologischen Studie eine erhöhte Abortusfrequenz bei weiblichen Angestellten von Zahnärzten, die regelmäßig N_2O zur Analgesie anwendeten. Koblin et al. (1981) konnten zeigen, daß die Methioninsynthetaseaktivität bereits 30 min nach N_2O-Verabreichung (Leber, Gehirn) absinkt und sich 2–4 Tage nach Expositionsende normalisiert. Nach Arbeiten von Amos et al. (1982) wurde eine gewisse Dosisabhängigkeit (Verabreichungsdauer) gefunden, die über eine Vitamin-B_{12}-Hemmung (Oxidation) und einem Folsäuremangel zu Megaloblastenanämie führte. Schwerer Infekt, Alkoholismus, Fieber oder Urämie hatten ähnliche Folgen. Mit N_2O zusammen kam es zu einer Verstärkung des Effekts (Editorial 1982). N_2O ist heute noch immer das am häufigsten angewendete Inhaltionsanästhetikum. Nunn et al. (1982) und Sharer et al. (1983) konnten bei Anästhesisten, die bei fehlender Absaugung chronisch N_2O-Mengen von 150–400 pm^3 inhalierten, keine Störungen der von der Methioninsynthetase abhängigen Aminosäurenspiegel und Leberenzyme feststellen. Auch im Tierversuch wurden bei weniger als 450 pm^3 N_2O über 24 h keine Störungen registriert. Inwieweit seine Anwendung bei Patienten mit Langzeitnarkosen berechtigt ist bzw. bei welchen Erkrankungen und Patienten eine Anwendung nicht indiziert ist, muß noch eindeutig festgestellt werden; Alternativen, wie z. B. Xenon oder Stickstoff, müssen in Betracht gezogen werden. Bei der Operationssaalverunreinigung durch Spurengase scheint die Stellung von N_2O endgültig bestimmt. Verunreinigungen unter 100 pm³ sind ungefährlich (Sharer et al. 1983); durch Absauganlagen kann dieser Grenzwert ohne Schwierigkeiten unterschritten werden.

Literatur

Amess JAL, Burmann JF, Ress GM, Nancekieviell DG (1978) Megaloblastic haemopoiesis in patients receiving nitrous oxide. Lancet 2:339–342

Amos RJ, Amess JAL, Hinds CJ, Mollin DL (1982) Incidence and pathogenesis of acute megaloblastic bone marrow change in patients receiving intensive care. Lancet 2:835–838

Cohen EN, Brown BW, Wu MIL, Whitcher CH et al. (1980) Occupational disease in dentistry and chronig exposure to trace anesthetic gases. J Am Dent Assoc 101:21

Deacon R, Lümb M, Perry J, Chanarin J, Minty B, Halsey MJ, Nunn JF (1978) Selective inactivation of vitamine B_{12} in rats by nitrous oxide. Lancet 2:1023–1024

Editorial (1982) Nitrous oxyde and acute marrow failur. Lancet 2:856–857

Koblin DD, Watson JE, Deady JE, Stokstad ELSR, Eger EI II (1981) Inactivation of methionine synthease by nitrous oxide in mice. Anesthesiology 54:318–324

Lane GA, Nahrwold ML, Tait AR, Tailor MD et al. (1979) Nitrous oxide is teratogenic: xenon ist not. Anesthesiology 51:260

Lassen HCA, Henriksen E, Neukirch F, Kristensen HS (1956) Treatment of tetanus. Severe bone marrow depression alter prolonged nitrous oxyde anesthesia. Lancet 1:442–443

Layzer RB (1978) Myeloneuropathy after prolonged exposure to nitrous oxide. Lancet 2:1227–1230

Nunn JF, Sharer N, Royston D, Watts RWE et al. (1982) Serum methionine and hepatic enzyme activity in anaesthetists exposed to nitrous oxide! Br J Anesth 54:593–597

Sharer NM, Nunn JF, Royston JP, Chanarin I (1983) Effects of chronic exposure to nitrous oxide on methinonine synthase activity. Br J Anaesth 5:693–701

41 Kohlenmonoxid und Inhalationsanästhetika

W. F. List

Durch den Kontakt von Absorberkalk Sodalime bzw. Baralyme kommt es zu einem Abbau von volatilen Anästhetika zu Kohlenmonoxid (CO).

> Die Kohlenmonoxidproduktion ist umso größer, je heißer der Absorber, je höher die Konzentration des volatilen Anästhetikums und je trockener der Kalk ist.

Der stärkste Kohlenmonoxidbildner ist Desfluran, in abnehmender Reihenfolge Enfluran, Isofluran, am geringsten Halothan und Sevofluran. Eine wichtige Rolle spielt die Trockenheit des Absorberkalks. Schon 1,4% Wassergehalt, noch besser 4,8% Wassergehalt führen zur deutlichen Reduktion der Kohlenmonoxidbildung. Standardsodalime enthält 15% Wasser. Hinsichtlich der Kohlenmonoxidproduktion ist Baralyme schlechter als Sodalime, ebenso wird unter erhöhten Temperaturen mehr Kohlenmonoxid produziert.

Besonders bei Verwendung von Desfluran und Enfluran muß darauf geachtet werden, daß frischer Absorberkalk verwendet wird, um die Kohlenmonoxidspiegel nicht zu stark ansteigen zu lassen. Im Hinblick auf die Kohlenmonoxidbildung durch volatile Anästhetika ist die Verwendung von Sodalime als Absorberkalk günstiger als Baralyme. Hohe Gasflows können zu einer stärkeren Austrocknung des Absorberkalks führen und damit die Kohlenmonoxidproduktion fördern. Es kann auch Aqua dest. auf den Absorberkalk aufgebracht werden, wodurch es zu einer Verringerung der Degradierung der Anästhetika kommt (Fang et al. 1995).

Literatur

Fang ZX, Eger II EI, Laster MJ et al. (1995) Carbon monoxide production from degradation of desflurane, enflurane, isoflurane, halothane and sevoflurane by sody lime and baralyme. Anesth Analg 80:1187–1193

Teil F: Postoperative Periode

42 Früh- oder Aufwachphase

W. F. List

Aus Gründen der Zuordnung von Komplikationen muß die postoperative Zeit in 2 Phasen unterteilt werden:

1. Frühphase, die unmittelbar postoperative Aufwachphase;
2. Spätphase, die mit Komplikationen während des Krankenhausaufenthalts bis zur Entlassung befaßt ist (s. Kap. 44).

Die Frühphase umfaßt die ersten 24 h nach dem Ende der Anästhesie. Sie wird sich bei Allgemeinanästhesien v. a. mit Komplikationen durch Nachwirkung der Anästhetika und Muskelrelaxanzien ebenso befassen wie mit unmittelbar postoperativ auftretenden chirurgischen Komplikationen. Abhängig von Dauer und Schwere der Operation sollte der Patient in den ersten Stunden nach einer Allgemeinanästhesie in jedem Fall in einer Aufwacheinheit, einer postoperativen Wachstation, unter Kontrolle sein.

Die *Aufgaben der Aufwachstation* sind vordringlich die Vermeidung einer Hypoxämie durch Überwachung kardiozirkulatorischer und respiratorischer Größen sowie die Überprüfung der Rückkehr der Ansprechbarkeit und des Bewußtseins operierter Patienten. Zu den Aufgaben einer solchen Station gehört es natürlich auch, Komplikationen zu verhindern, und falls solche auftreten, sie zu therapieren.

Die Überwachungsgrößen in der postoperativen Aufwachstation

1. *Herz-Kreislauf-Überwachung*
   - EKG, Pulsfrequenz
   - Blutdruckmessung (nicht)invasiv
   - Temperaturmessung
   - ZVD-Messung
   - Eventuell Swan-Ganz-Katheter; HZV, PAP

2. *Respiratorische Überwachung*
   - Atemfrequenz, Atemvolumen, AMV
   - Blutgasanalyse
   - Pulsoxymetrie

3. *Laborüberwachung:* Erythrozyten, Hb, Hkt, K, Na, Gesamteiweiß

Unter allen Umständen muß die klinische Überwachung der vitalen Funktionen des Patienten immer im Vordergrund stehen.

Die *Übergabe von Patienten* an die Aufwachstation sollte durch den die Anästhesie durchführenden Narkosearzt erfolgen, wobei ein postoperatives Befund- und Therapieblatt für die Dokumentation geführt werden muß. Als wesentliche Informationen sollte dieses Blatt, das sich auch auf der Rückseite des Anästhesieprotokolls befinden kann, neben den persönlichen Daten des Patienten die Art der durchgeführten Operation sowie präoperative Krankheitsbefunde beinhalten. Die postoperativ gewünschten Maßnahmen wie Beatmung, Extubation, Schmerz- und Flüssigkeitstherapie sowie Umfang der Laborbefunde und zu verabreichende Medikamente sollten schriftlich niedergelegt werden.

42.1 Allgemeinmaßnahmen

Nach der Umlagerung ins Bett sollte der Patient frühzeitig eine O_2-Maske angelegt bekommen, um den immer erhöhten postoperativen O_2-Bedarf, der als Folge von Schmerz, Streß und/oder Unterkühlung vorhanden ist, abzudecken. Danach sollte mit der Überwachung des EKG, der Pulsfrequenz und des Blutdrucks sowie, wenn möglich, des zentralen Venendrucks begonnen werden. Falls Katheter und Drainagen postoperativ vorhanden sind, müssen diese korrekt angeschlossen werden. Die Blutabnahme zur Erhebung der angeordneten Labordaten, die klinische Überwachung und neurologische sowie eventuelle Röntgenkontrollen müssen umgehend folgen. Die intravenöse Flüssigkeitstherapie erfolgt entsprechend den Anordnungen auf dem Therapieblatt, Analgetika werden in reduzierter Dosis nach Bedarf verabreicht.

Bei *Nichterwachen* eines Patienten nach einer Allgemeinnarkose kann ein Überhang von intravenösen oder Inhalationsanästhetika, evtl. in Kombination mit Muskelrelaxanzien, eine Rolle spielen. Eine Hypoxie, die ein Patient während oder nach Abschluß der Operation erlitten hat, kann auch dazu beitragen. Hypoventilation und Hypoxämie können Folgen einer anästhetikabedingten Atem- und Kreislaufdepression in der Aufwachphase sein, die zu katastrophalen Folgen mit Hirnschäden und Tod des Patienten führen können. Die Aufwachstation kann dies durch Überwachung und eine entsprechende Therapie verhindern.

42.2 i.v.-Anästhetikaüberhang

Das Reboundphänomen, das v. a. bei der Anwendung von Opiaten eine Rolle spielt und zu einer Abflachung der CO_2-Antwortkurve führt, kann in der postoperativen Phase eine schwere zentrale Hypoventilation und Hypoxämie verursachen. Cascorbi u. Gravenstein (1974) haben dafür den Ausdruck des „silent death" in der postoperativen Phase geprägt. Diese trotz einer scheinbar gegebenen Ansprechbarkeit des Patienten in der Aufwachphase auftretende Hypoventilation führt als Folge der Hypoxämie zu bleibenden Hirnschäden und Tod. Als Erklärung für diese postoperative opiatbedingte Atemdepression kommen ein durch die Pharmakokinetik bedingter Wiederanstieg z. B. der Plasmafentanylkonzentration (Stoeckel et al. 1979) einerseits und eine dadurch zusätzlich vertiefte Atemdepression in der Schlafphase des postoperativen Schlaf-Wach-Rhythmus in Frage.

Therapie

Wird der Patient nach höher dosierten Opiatnarkosen auf der Aufwachstation nicht ausbeatmet, muß das Antidot Naloxon verabreicht werden. Um zu hohe Naloxondosen mit sympathomimetischen Reaktionen wie starker Puls- und Blutdruckanstieg zu vermeiden, muß Naloxon gegen die Atemdepression titriert verabreicht werden. Es werden Dosen von 0,05 mg etwa alle 3 min bis zur Normalisierung der Atmung langsam i.v. verabreicht. Aber auch nach einer Normalisierung muß die Atmung weiter überwacht werden, da Naloxon eine Halbwertszeit von nur 10 min hat.

42.3 Inhalationsanästhetikaüberhang

Folgende Faktoren sind von Bedeutung und verlängern die Aufwachphase:
- Dauer der Anästhesie,
- hohe Löslichkeit der Anästhetika,
- Kreislaufdepression,
- Atemdepression,
- Hypothermie bei Höhlenoperationen und Blutverlusten.

Nach eigenen Erfahrungen ist ein Überhang an Inhalationsanästhetika die häufigste Ursache einer verlängerten postoperativen Aufwachphase. Die Aufrechterhaltung eines ausreichenden Atemminutenvolumens zur Abatmung der Blut- und Gewebespiegel verkürzt die Aufwachphase.

42.4 Muskelrelaxanzienüberhang

Wenn nach Anwendung einer Volldosis von Curare oder anderen nichtdepolarisierenden Muskelrelaxanzien nicht mit einem Nervenstimulator eine „train-of-four ratio" von mehr als 70% festgestellt wurde, muß eine Antagonisierung mit Hilfe von Atropin und Neostigmin (1:2,5 mg) erfolgen. Faktoren, die trotz scheinbar ausreichender Antagonisierung eine weitere Muskelerschlaffung bewirken können, sind

- Nierenversagen,
- Leberzirrhose,
- Hypothermie,
- Kalium, Kalzium, Natrium, Magnesium,
- respiratorische Azidose.

Medikamente: Lokalanästhetika, Antiarrhythmika, Antibiotika.

Als klinische *Kriterien der Erholung* nach Muskelrelaxanzien gelten:
- Heben des Kopfes (5 s),
- Husten,

- Greifkraft,
- Vitalkapazität (mehr als 20 ml/kg KG),
- Zunge herausstecken.

Eine Rekurarisierung kann nach Anwendung hoher Dosen nichtdepolarisierender Muskelrelaxanzien nicht völlig ausgeschlossen werden, ist aber selten. Die Diagnose wird mittels Nervenstimulator gestellt (Therapie s. oben).

42.5 Allgemeintherapie bei verzögertem Erwachen nach Narkose

Trotz zeitweiser Ansprechbarkeit, v. a. aber bei Nichtansprechbarkeit, sollte der Patient auf der Aufwachstation intubiert und so lange auch assistiert oder kontrolliert beatmet werden, bis eine ausreichende Spontanatmung und Ansprechbarkeit gegeben sind. Die postoperative assistierte oder kontrollierte Beatmung führt darüber hinaus noch wegen des optimalen Gasaustausches bei Inhalationsanästhesien zu einer Beschleunigung der Aufwachphase.

Das Muskelzittern, das bei etwa 25 % unserer Patienten in der postoperativen Phase auftritt und durch einen während der Operation erfolgten Temperaturabfall bedingt ist, macht die Gabe eines erhöhten inspiratorischen O_2-Gemisches in der postoperativen Phase erforderlich.

Kriterien der Entlassung eines Patienten von der Aufwachstation

- Ansprechbarkeit des Patienten,
- Stabilität der Atmung und des Kreislaufs für 30 min,
- Wiederkehr der Reflexe, keine Zeichen einer Restkurarisierung,
- nach Medikamentengabe in der Aufwachstation 30 min Wartezeit,
- klare Instruktionen für die Station.

Literatur

Cascorbi HF, Gravenstein JS (1974) Silent death. Anesthesioloy 40:319–320
Stoekel H, Hengstmann HJ, Schüttler J (1979) Pharmacokinetics of fentanyl as a possible explanation for recurrence of respiratory depression. J Anaesth 51:741–745

43 Postoperative Übelkeit und Erbrechen (PONV)

W. Kröll

43.1 Einleitung

Übelkeit und Erbrechen (PONV = postoperative Nausea und Vomitus) zählen während der postoperativen Phase neben Schmerzen zu den unangenehmsten Erfahrungen für den Patienten; sie stellen zudem noch eine wesentliche Ursache für die Unzufriedenheit des Patienten mit dem Anästhesisten dar. Die Häufigkeit dieser Komplikation liegt im Durchschnitt bei 25%. Zahlreich sind die Versuche, mittels pharmakologischer resp. nichtmedikamentöser Maßnahmen dieses Problem zu beherrschen, dennoch ist diese Problematik auch trotz neuer Therapiekonzepte weiterhin existent (Watcha et al. 1992; Palazzo et al. 1984).

PONV darf als postoperatives Problem nicht unterbewertet werden; eine Vielzahl dadurch induzierter Komplikationen können den perioperativen Verlauf stören; besonders bedeutsam ist dies dann, wenn durch längeranhaltendes PONV mit konsekutiv erforderlicher Hospitalisation die Vorteile tageschirurgischer Eingriffe zunichte gemacht werden (Clarke 1984; Cohen et al. 1990).

Das PONV kann postoperativ subjektiv und objektiv negative Auswirkungen für den Patienten aufweisen:

- Beeinträchtigung des subjektiven Wohlbefindens des Patienten,
- medizinische Risiken,
- ökonomische Nachteile.

> Übelkeit und Erbrechen zählen perioperativ zu den unangenehmsten Erfahrungen für den Patienten.

43.2 Subjektives Wohlbefinden des Patienten

Das PONV kann das subjektive Wohlbefinden des Patienten besonders dann, wenn dieses Ereignis in direktem zeitlichem Zusammenhang mit der Narkoseausleitung resp. mit der unmittelbaren postnarkotischen Phase steht, deutlich beeinträchtigen. Simultan vorhandene Angst und Schmerzen potenzieren diese Problematik zusätzlich. Außerdem kann es für manche Patienten unangenehm sein, in Gegenwart von Ärzten und Pflegepersonal zu erbrechen resp. deren Hilfe in Anspruch nehmen zu müssen. Die physische Anstrengung durch Würgereize und Erbrechen aggraviert das postoperative Schwächegefühl des Patienten und kann die Erholung und damit die Qualität der anästhesiologisch-chirurgischen Behandlung erheblich verzögern.

43.3 Medizinische Risiken

Die während Würgen und Erbrechen erforderlichen abdominellen Muskelkontraktionen stellen unmittelbar postoperativ eine Bedrohung der chirurgischen Wundsituation dar. Zudem kann der durch Erbrechen induzierte Anstieg des Blutdrucks in den kleinen Gefäßen von Kopf, Hals und Thorax die Blutungsgefahr und konsekutiv die Hämatombildung erhöhen und somit die Prognose der operativen Versorgung in Frage stellen. Bedroht sind besonders Patienten nach abdominalchirurgischen Eingriffen, nach operativen Interventionen am Gesicht, Ohr und Hals sowie nach plastischen Operationen.

Schweres postoperatives Erbrechen führt zu Imbalanzen des Flüssigkeits- und Elektrolythaushaltes. Als Risikopatienten hinsichtlich dieser Störungen gelten pädiatrische und geriatrische Patienten. Außerdem kann durch das PONV die orale Aufnahme von Medikamenten sowie von Flüssigkeit und Nahrung in der unmittelbaren postoperativen Phase unmöglich gemacht werden.

Extrem starkes Erbrechen führt vereinzelt zu Verletzungen von Gefäßen am gastroösophagealen Übergang (Mallory-Weiss-Syndrom) und kann äußerst selten auch einmal mit einer Ösophagusruptur assoziiert sein.

Die frühzeitig angestrebte postoperative Mobilisation von Patienten zur Prävention tiefer Beinvenenthrombosen kann ebenfalls durch ein PONV verzögert werden.

Das Erbrechen kann zudem während der Einleitung einer Narkose, intraoperativ und unmittelbar postoperativ, wenn die Schutzreflexe noch nicht vollständig erholt sind, zur Aspiration erbrochenen Mageninhalts mit der latenten Gefahr einer Atemwegsobstruktion und der Ausbildung einer Aspirationspneumonie führen.

43.4 Ökonomische Nachteile

Das PONV während der unmittelbaren postoperativen Phase erfordert einen höheren Pflegeaufwand. Außerdem kann diese Komplikation Anlaß für eine verzögerte Entlassung von Patienten aus dem Krankenhaus sein; dies stellt besonders bei ambulant versorgten Patienten ein nicht unwesentliches Problem dar; dadurch wiederum entstehen dem Krankenhausträger zusätzliche Kosten. In seltenen Fällen kann es aufgrund von durch Würgen und Erbrechen induzierten Wundrupturen zu Reoperationen mit allen daraus für den Patienten resultierenden Folgen kommen.

43.5 Physiologie von Übelkeit und Erbrechen

Das postoperative Erbrechen ist ein multifaktorielles Geschehen, zahlreiche Afferenzen wirken fördernd auf das Brechzentrum ein; dieses ist in der Formatio reticularis zwischen dem Olivenkern und dem Tractus solitarius lokalisiert; hier wird der Brechakt koordiniert: Erbrechen beginnt mit Speichelfluß, Übelkeitsgefühl, Glottisschluß, die Bauchdeckenmuskulatur kontrahiert sich, der intraabdominelle Druck steigt, die Kardia erschlafft, der obere Ösophagussphinkter öffnet sich und es kommt zum Auswurf vom Mageninhalt.

Kontraktionen oder Distensionen des Magen-Darm-Traktes sowie eine manuelle Manipulation an den Schleimhäuten des oberen Gastrointestinaltraktes aktivieren Mechanorezeptoren, welche über vagale afferente Bahnen das Brechzentrum fördernd beeinflussen.

Ebenso wirken Chemorezeptoren aus der Darmmukosa auf das Brechzentrum ein, dabei scheint den enterochromaffinen Zellen im Magen-Darm-Trakt eine wesentliche Rolle (Serotoninfreisetzung) zuzukommen.

Serotoninerge 5-HT_3-Antagonisten wirken aber auch direkt auf die Chemorezeptorentriggerzone in der Area postrema ein; in diesem Bereich üben außerdem noch andere im Blut und Liquor zirkulierende Substanzen (Opioide, Anästhetika, Toxine) einen stimulierenden Einfluß aus.

Afferenzen aus dem Vestibulärapparat, Manipulationen im Bereich des N. glossopharyngeus (Rachen) sowie im Bereich des äußeren Gehörganges, optische Reize, Geruchs- und Geschmackswahrnehmungen über den Hypothalamus und das limbische System wirken ebenfalls im Sinne einer Aktivierung auf das Brechzentrum ein (emotionale Komponente von Übelkeit und Erbrechen).

Schließlich spielen in der unmittelbaren postoperativen Phase Hypoxämie, Hypotension und Schmerzen eine wesentliche Rolle für die Induktion dieser Komplikation.

> Die Ätiologie von Übelkeit und Erbrechen in der perioperativen Phase ist multifaktoriell.

43.6 Risikofaktoren

Die multifaktorielle Ätiologie von postoperativer Übelkeit, Würgen und Erbrechen spiegelt sich auch in der Vielfalt der dieses Geschehen beeinflussenden Risikofaktoren wider (Watcha et al. 1992; Purkis 1964; Palazzo et al. 1984):

- patientenbezogene Risikofaktoren,
- operationsbedingte Risikofaktoren,
- anästhesierelevante Risikofaktoren,
- postoperative Risikofaktoren.

Patientenbezogene Risikofaktoren

Patienten, welche in der Anamnese Hinweise auf Übelkeit und Erbrechen in der unmittelbaren postnarkotischen Phase aufweisen, sind von einem erneuten Auftreten dieser den operativen Verlauf beeinträchtigenden Komplikation 3mal häufiger betroffen ; als Risikopatienten sind auch jene zu klassifizieren, bei welchen sich Hinweise auf Reisekrankheit, Migräne sowie eine niedrige Reizschwelle hinsichtlich induzierbarem Erbrechen finden.

Weibliche Patienten weisen ein 2- bis 4fach höheres Risiko hinsichtlich der perioperativen Induktion von Übelkeit und Erbrechen auf als Patienten männlichen Geschlechts; außerdem ist der Grad des Erbrechens bei diesen Patientinnen meist schwerer als bei Männern. Ausschlaggebend für die Dominanz des weiblichen Geschlechtes für diese Komplikation dürften hormonale Faktoren sein. Ein weiterer patientenrelevanter Risikofaktor stellt das Alter dar; Kinder und Jugendliche sind 2mal häufiger betroffen als ältere Erwachsene; außerdem treten bei Jugendlichen wesentlich häufiger durch Erbrechen induzierte Störungen des Wasser- und Elektrolythaushaltes auf; im höheren Alter scheint die Häufigkeit von perioperativer Übelkeit und Erbrechen abzunehmen.

Die Akkumulation von Anästhetika im Fettgewebe, deren dadurch bedingter längerer Verbleib im Organismus sowie die daraus resultierenden Nebenwirkungen dürften für das gehäufte Vorkommen des PONV bei adipösen Patienten verantwortlich sein.

Eine zu kurze präoperative Nüchternperiode resp. ein zu langes präoperatives Fasten können, besonders wiederum bei weiblichen Patienten, emesisfördernd wirken.

Operationsbedingte Risikofaktoren

Intraabdominelle Interventionen mit Manipulationen am Gastrointestinaltrakt sind mit einer besonders hohen Inzidenz von PONV assoziiert (50–70%), hingegen kommt das PONV bei operativen Interventionen an der Bauchwand wesentlich seltener vor.

Bei gynäkologischen laparoskopischen Eingriffen scheint das Pneumoperitoneum ursächlich für das gehäufte Auftreten dieser Problematik verantwortlich zu sein.

Als weiteres operatives Risiko gelten Eingriffe im Bereich des Pharynx sowie Manipulationen am vestibulären Apparat des Innenohres; Adenotonsillektomien sind mit einer Inzidenz von bis zu 70% mit PONV assoziiert.

Bei extraokulären Eingriffen an den äußeren Augenmuskeln (Strabismusoperationen) besteht eine Inzidenz von PONV bis zu 85%; zahlreiche Komplikationen können außerdem Folge dieses Geschehens sein: Irisprolaps, intraokulare Blutungen, Wunddehiszenz.

Das Risiko für ein PONV nach orthopädischen Eingriffen liegt bei 40%; dadurch kann eine frühzeitige Mobilisation dieser Patienten verhindert werden, das Risiko tiefer Beinvenenthrombosen steigt.

Als besondere Risikogruppe sind Patienten mit nichtelektiven operativen Interventionen zu werten; wesentlichste Ursache für das gehäufte Auftreten dieser Komplikation in der genannten Patientengruppe ist unabhängig vom operativen Eingriff meist die fehlende Nüchternperiode.

Anästhesierelevante Faktoren

Anästhesiebezogene Faktoren exakt hinsichtlich ihrer Bedeutung für das PONV zu klassifizieren, ist schwierig, da intraoperativ viele dieser Substanzen simultan resp. in zeitlich nahem Abstand appliziert werden, so daß eine Zuordnung zu einer bestimmten Substanz kaum vorgenommen werden kann.

Intravenöse Hypnotika wie Etomidat, Methohexital und Thiopental können ein PONV induzieren; hinsichtlich der Inzidenz weisen Etomidat und Methohexital eine höhere emetogene Potenz als Thiopental auf. Propofol dürfte sogar antiemetische Eigenschaften aufweisen; dies kommt bei einer TIVA besonders dann zum Tragen, wenn kein N_2O verwendet wird (McCollum et al. 1980; Langley et al. 1980).

Opioide, appliziert als Bestandteile einer Prämedikation, zur Supplementierung einer Allgemeinanästhesie oder im Rahmen der postoperativen Schmerztherapie, können emesisfördernd wirken, wobei als Ursache einerseits eine direkte Stimulation an den µ-Rezeptoren der Area postrema, andererseits ein indirekter Angriff über eine verzögerte Magenentleerung sowie eine Sensibilisierung des Vestibulärapparates diskutiert werden (Dundee et al. 1965; Haley et al. 1988).

N_2O kann durch eine Distension des Gastrointestinaltraktes, möglicherweise durch eine Interaktion mit Opioidrezeptoren, aber auch durch eine Aktivierung des Vestibulärapparates emetogen wirken. Die emetische Potenz der derzeit verfügbaren volatilen Anästhetika Halothan, Enfluran, Isofluran sowie Sevoflurane und Desflurane liegt zwischen 27 und 50%. Muskelrelaxanzien per se weisen keine emetogene Potenz auf, die Applikation von Neostigmin ist mit Nausea assoziiert; Atropin hingegen wirkt antiemetisch (Felts et al. 1990, Hovorka et al. 1980).

Eine Pharynxreizung während Intubationsnarkosen sowie die Insufflation von Gas während Gesichts- und Larynxmaskenanästhesien können emesisinduzierend wirken; die Entlastung des Magens über eine Magensonde kann diesem Problem präventiv entgegenwirken (Hovorka et al.1980).

Periphere regionale Anästhesieverfahren sind mit einer Inzidenz von PONV von 4–9%, Epiduralanästhesien von 4–15% assoziiert, bei additiver Gabe von Opioiden steigt die Inzidenz bis auf 40%. Zu den wesentlichen Faktoren, die während einer Regionalanästhesie für perioperative Übelkeit und Erbrechen verantwortlich sind, zählen Hypotension, Hypoxämie, eine Ausbreitung des spinalen Blocks über Th 5 sowie die Angst des Patienten vor der chirurgischen Intervention (Bridenbaug 1983).

Schließlich spielt auch die Dauer der Narkose sowie der Operation eine wesentlich Rolle: bei Operationen mit einer Dauer bis zu 90 min ist mit einer Inzidenz von PONV bis zu 17%, bei Interventionen bis zu 210 min einer Häufigkeit bis zu 46% zu rechnen; welche Faktoren jedoch dafür ursächlich verantwortlich zeichnen, ist derzeit zumindest noch ungeklärt.

Postoperative Risikofaktoren

Postoperativer Schmerz, besonders viszerale Schmerzsensationen, gelten als Trigger von Übelkeit und Erbrechen. Die Behandlung mit Opioiden erhöht die Inzidenz von PONV.

Brüske Bewegungen, wie sie während des Transportes des Patienten oft durchgeführt werden, aber auch der Versuch einer frühzeitigen postoperativen Mobilisation können erbrecheninduzierend wirken.

Weitere Trigger für Übelkeit und Erbrechen in der unmittelbaren postoperativen Phase sind Hypotension, Hypoxie sowie Hyperkarbie.

Die Aufnahme größerer Mengen oraler Flüssigkeiten und/oder fester Nahrungsbestandteile kann Übelkeit und Erbrechen induzieren. Schließlich spielen psychologische Faktoren eine wesentliche Rolle in der Induktion dieser Komplikation.

43.7 Therapeutisches Management

Die therapeutischen Maßnahmen hinsichtlich Prävention und Therapie des PONV können in nichtmedikamentöse sowie in pharmakologische Behandlungsstrategien unterteilt werden.

Nicht-medikamentöse Behandlungsmaßnahmen

Eine präoperative Nüchternperiode von zumindest 4–6 h bei elektiven Eingriffen ist erforderlich, um Erbrechen und Regurgitation intraoperativ zu vermeiden. Angst, Schmerzen, Alkohol, die Zufuhr größerer Mengen von Nahrungsbestandteilen, Schwangerschaft und Hypertension können zu einer verzögerten Magenentleerung führen und das postoperative Erbrechen fördern. Sehr langes Fasten kann ebenfalls zu Übelkeit sowie zu einer intragastralen Volumenvermehrung führen und zu postoperativem Erbrechen prädestinieren.

Brüske Bewegungen des Patienten sollten in der unmittelbaren postoperativen Phase auf ein Minimum beschränkt werden. Ebenso sollten exzessive pharyngeale Stimulationen beim wachen Patienten in der Ausleitungsphase einer Anästhesie vermieden werden. Die Insufflation großer Mengen Luft in den Magen mit konsekutiver Überdehnung des Magens triggert das PONV; eine vorsichtige manuelle Beatmung während der apnoischen Phase in der Einleitungsphase vermag zu einer Reduktion der Emesisfrequenz beizutragen. Die Gewährleistung einer adäquaten analgetischen Behandlung, einer adäquaten Hydration und Oxygenation sowie eines ausreichenden Blutdrucks kann dem PONV präventiv entgegenwirken.

Antiemetisch-pharmakologische Behandlungsstrategien

Alle derzeit zur Verfügung stehenden Antiemetika können sowohl in der Prophylaxe als auch in der Therapie der Übelkeit und des Erbrechens eingesetzt werden.

Selektionskriterien für eine bestimmte Substanz sind die Effektivität, das Nebenwirkungsspektrum sowie die dabei anfallenden Kosten. Tabelle 43.1 listet die verschiedenen Angriffspunkte der derzeit verwendeten Antiemetika auf.

Tabelle 43.1. Rezeptoraffinität antiemetisch wirksamer Medikamente

	Dopamin-D_2-Rezeptor	Muskarinischer Rezeptor Cholinerger Rezeptor	Histamin-rezeptor	Serotonin-rezeptor
Phenothiazine	+ + + +	+ +	+ + + +	−/+
Butyrophenone	+ + + +	− − − −	+	−/+
Antihistaminika	+ +	+ +	+ + +	− − − −
Anticholinergika	+	+ + + +	+	− − − −
Metoclopramid	+ + +	− − − −	+	+ +
5-HT_3-Antagonisten	− − − − − −	− − − − −	− − − −	+ + + +

Tabelle 43.2. Pharmakokinetische Daten antiemetisch wirksamer Medikamente

	$T_{1/2}$ (h)	V_d (l/kg KG)	Cl (ml/min/kg KG)	Bioverfügbarkeit oral/i.m.
Chlorpromazin	30	21	9,1	≤20 %/?
Droperidol	2	1,6	10	+/+
Promethazin	13	13	16,2 ≤ 25 %/	
Atropin	2–4	1,2	15	+/+
Metoclopramid	4	2,2	10	+/+
Odansetron	3	2,3	7,7	+/?

Phenothiazine

Phenothiazine, v. a. Chlorpromazin und Promethazin, werden sowohl in der Prophylaxe als auch in der Behandlung der Übelkeit und des Erbrechens appliziert. Beim Erwachsenen werden in der Prophylaxe der Übelkeit und des Erbrechens oral zwischen 5 und 10 mg, in der Behandlung des PONV initial 20 mg, bei wiederholtem Bedarf nach mindestens 2 h 10 mg oral resp. intramuskulär 12,5 mg appliziert. Die wesentlichste Nebenwirkung dieser Substanzgruppe ist die Induktion extrapyramidaler Symptome: Mundtrockenheit, Schlafstörungen, Agitation sowie orthostatische Hypotension. Bei Patienten mit präexistenten renalen und hepatischen Dysfunktionen, Epilepsie und Parkinsonismus sowie bei älteren Patienten sollten Phenothiazine vermieden werden (Howatt 1960; Loeser et al. 1979).

Dopaminantagonisten

Metoclopramid ist ein nichtspezifischer Antagonist zentraler und peripherer Dopaminrezeptoren. Obwohl die Verwendung dieser Substanz sehr weit verbreitet ist, liegen nur wenige Daten zur Prophylaxe und Therapie des PONV vor. Der Hauptangriffspunkt von Metoclopramid ist der Dopamin-2-Rezeptor, Metoclopramid scheint jedoch auch eine schwache 5-HT_3-antagonistische Wirkung zu besitzen; diese dürfte auch für die antiemetische Wirkung dieser Substanz verantwortlich sein. Die übliche Dosierung in der Behandlung des PONV liegt für Metoclopramid bei 10 mg oral, i.m. resp. i.v. Als wesentlichste Nebenwirkung gilt die Induktion extrapyramidaler Reaktionen, die Erhöhung des Serumprolaktinspiegels, eine Beeinträchtigung des Bewußtseins sowie die Auslösung von Diarrhöen; eine Dosisreduktion sollte bei präexistenten renalen und hepatischen Erkrankungen vorgenommen werden (Harrington et al. 1983).

Butyrophenone

Butyrophenone, im wesentlichen Droperidol und Haloperidol, weisen ebenfalls antiemetische Wirkungen auf Droperidol wird häufig sowohl zur Prophylaxe als auch zur Therapie der Übelkeit und des Erbrechens verabreicht. Die gleichzeitige Applikation von Benzodiazepinen und/oder Opioiden in der Prämedikation kann zu einer Verlängerung der Wirkdauer führen. Bis zu 10 mg i.m. in der Prophylaxe resp. bis zu 5 mg i.m. oder i.v. in der Behandlung des PONV werden empfohlen. Als wesentliche Nebenwirkungen gelten die Induktion von extrapyramidalen Symptomen, Sedierung und Hypotension. Kontraindiziert sind Butyrophenone bei gleichzeitiger bestehender schwerer Depression, bei schweren Lebererkrankungen, bei Parkinsonismus und Epilepsie (Jorgensen et al. 1990; Loeser et al. 1979; Verhasselt et al. 1985).

Antihistaminika

Antihistaminika werden ebenfalls in der Behandlung des PONV eingesetzt, zur Prophylaxe dieser Komplikation scheinen sie aufgrund der kurzen Wirkdauer nicht geeignet zu sein, die wesentlichste Nebenwirkung dieser Substanzgruppe ist eine Sedierung (Howat 1960; Loeser et al.1979).

Anticholinergika

Anticholinergika werden in der Prämedikation zur Verminderung einer exzessiven Sekretion verwendet, weisen aber auch antiemetische Wirkungen auf (Bailey et al.1990). Durch die Umstellung von Prämedikationsschemata auf die orale Applikation von Benzodiazepinen haben Anticholinergika in der Emesisprophylaxe wesentlich an Bedeutung verloren. Die Nebenwirkungen einer anticholinergen Prämedikation bestehen in Tachykardie, Mundtrockenheit, Sedierung und Desorientierung bei älteren Patienten.

5-HT$_3$-Antagonisten

5-HT$_3$-Antagonisten wurden vorwiegend in der Behandlung der Übelkeit und des Erbrechens, induziert durch Zytostatika, eingesetzt. Die sehr guten Ergebnisse haben dazu ermutigt, diese Medikamente auch zur Behandlung des PONV zu verwenden. Die verfügbaren Untersuchungen lassen derzeit zumindest keine wesentlichen Vorteile der 5-HT$_3$-Antagonisten erkennen. Die erforderliche Dosis beträgt 4 mg i.v. sowohl zur Prophylaxe als auch zur Prämedikation. Die Inzidenz von

Nebenwirkungen ist gering, über Kopfschmerzen, Obstipation und Flushsensationen wird berichtet. Im Gegensatz zu den bisher genannten Substanzgruppen kommt es nach der Verabreichung von Ondansetron zu keinen extrapyramidalen Nebenwirkungen (Bodner et al.1991; Larijani et al.1991; Leeser et al.1991).

Literatur

Bailey PL, Streisand JB, Pace NL, Bubbers SJM, East KA, Mulder S, Stanley TH (1990) Transdermal scopolamine reduces nausea and vomiting after outpatient laparoscopy. Anesthesiology 72:977–980

Bodner M, Poler SM, White PF (1991) Antiemetic efficacy of ondansetron after ambulatory surgery. Anesth Analg 73:250–254

Bridenbaug LD (1983) Regional anaesthesia for outpatient surgery: A summary of 12 years experience. Can Anaesth Soc J 30:548–552

Clarke RSJ (1984) Nausea and vomiting. Br J Anaesth 56:19–27

Cohen MM, Cameron CB, Buncan PG (1990) Pediatric anesthesia morbidity and mortality in the perioperative period. Anesth Analg 70:160–167

Dundee JW, Kirwan MK, Clarke RSJ (1965) Anaesthesia and premedication as factors in postoperative vomiting. Acta Anaesthesiol Scand 9:223–231

Felts JA, Poler SM, Spitznagel EL (1990) Nitrous oxide, nausea and vomiting after outpatient gynecologic surgery. J Clin Anesth 2:168–171

Haley S, Edelist G, Urbach G (1988) Comparison of alfentanil, fentanil and enflurane as supplements to general anaesthesia for outpatient gynecologic surgery. Can J Anaesth 35:570–575

Harrington RA, Hamilton CW, Brogden RM, Linkewich JA, Romankiewicz, Heel RC (1983) Metoclopramide: An updated review of its pharmacological properties and clinical use. Drugs 25:451–494

Hovorka J, Korttila K, Erkola O (1988) Nausea and vomiting after general anesthesia with isoflurane, enflurane or fentanyl in combination with nitrous oxide and oxygen. Eur J Anesthesiol 5:177–182

Hovorka J, Korttila K, Erkola O (1990) The experience of the person ventilating the lungs does influence postoperative nausea and vomiting. Acta Anaesthesiol Scand 34:203–205

Howatt DDC (1960) Antiemetic drugs in anaesthesia: Double blind trial of two phenothiazine derivatives. Anaesthesia 15:289–297

Jorgensen NH, Coyle JP (1990) Intravenous droperidol decreases nausea and vomiting after alfentanil anesthesia without increasing recovery time. J Clin Anesth 2:312–316

Langley MS, Heel RC (1988) Propofol: A review of its pharmacodynamic and pharmacokinetic properties and its use as an intravenous anesthetic agent. Drugs 35:334–372

Larijani GE, Gratz I, Afshar M, Minassian S (1991) Treatment of postoperative nausea and vomiting with ondansetron: A randomized double-blind comparison with placebo. Anesth Analg 73:246–249

Leeser J, Lip H (1991) Prevention of postoperative nausea and vomiting using ondansetron, a new selective 5 HT3 receptor antagonist. Anesth Analg 72:751–755

Loeser EA, Bennet G, Stanley TH, Machin R (1979) Comparison of droperidol, haloperidol and prochlorperazine as postoperative antiemetics. Can Anaesth Soc J 26:125–127

McCollum JSC, Miligan KR, Dundee JW (1989) The antiemetic effect of propofol. Anaesthesia 43:239–240

Palazzo MGA, Strunin L (1984) Anaesthesia and emesis: I. Etiology. Can Anaesth Soc J 31:178–187

Purkis IE (1964) Factors that influence postoperative vomiting. Can Anaesth Soc J 11:335–353

Verhasselt L, Troch E, Verheecke G (1985) Dehydrobenzperidol as perioperative antiemetic: Most effective administration time. Acta Anaesthesiol Belg 39:43–48

Watcha MF, Simeon RM, White PF, Stevens JL (1991) Effect of propofol on the incidence of postoperative vomiting after strabismus surgery in pediatric outpatients. Anesthesiology 75:204–209

Watcha MF, White PF (1992) Postoperative nausea and vomiting. Anesthesiology 77:162–184

44 Späte postoperative Phase

W. F. LIST

Bei den Komplikationen des Patienten während seines Krankenhausaufenthalts spielen die präoperativ festgestellten Vorerkrankungen des Patienten und sein Alter eine wesentliche Rolle. Abgesehen von den Folgen der malignen Hyperthermie, Halothanhepatitis oder einer während oder unmittelbar nach der Anästhesie erlittenen Aspiration ist die Anästhesie selbst kein ursächlicher Faktor von Komplikationen in der Spätphase.

Präoperativ erkennbare Faktoren, die bei den späten postoperativen Komplikationen eine Rolle spielen, sind in der Reihe ihrer Häufigkeit und Bedeutung (List et al. 1985; Link 1985; Lutz 1985):

- Herzerkrankungen,
- Lungenerkrankungen,
- Diabetes mellitus,
- Nieren- und Elektrolytstörungen,
- ZNS-Störungen,
- Alter über 70 Jahre,
- Fettsucht.

In einer eigenen Untersuchung (List et al. 1985) kam es bei schwerkranken Patienten (ASA-Gruppen III und IV) in der postoperativen Phase nach elektiven allgemeinchirurgischen Eingriffen bei 75–87 % der Patienten zu ernsten postoperativen Störungen. Die meisten Komplikationen waren aus der präoperativen Untersuchung voraussehbar.

Nach ihrer relativen Häufigkeit geordnet wurden folgende postoperativen Störungen während des Krankenhausaufenthalts gesehen:

- kardiale Dekompensation, Arrhythmien,
- Hyper-, Hypotonie,
- Nierenfunktionsstörungen,
- diabetische Entgleisungen,
- pulmonale Komplikationen,
- zerebrovaskuläre Insuffizienz,
- Thromboembolie,
- Blutungen,
- Streßulkus,
- Sepsis.

Unerwartet war, daß die bronchopulmonalen Erkrankungen, die präoperativ in ihrer Häufigkeit an 2. Stelle gefunden wurden, bei den späten postoperativen Komplikationen, in dieser Studie jedenfalls seltener als zu erwarten, an 4. Stelle zu finden waren. Bei Regionalanästhesien waren bronchopulmonale Komplikationen sogar noch seltener, was allerdings auch auf die peripheren Operationsgebiete, bei denen Regionalanästhesie angewendet wurde, zurückgeführt wird. Wurden früher noch postoperative Komplikationen der Atmung sowie auch Todesfälle an vorderster Stelle gefunden (Lutz et al. 1976; Ahnefeld et al. 1976), finden sie sich in den neueren Komplikationsstatistiken weiter hinten. Präoperative pulmonale Erkrankungen sind durch Screeningmethoden gut erkennbar und jedem Anästhesisten ein Warnsignal für Überwachung und Therapie auf der Aufwachstation, evtl. auch für eine prolongierte Überwachung und Therapie auf der Intensivpflegeeinheit. Nierenfunktionseinschränkungen, die präoperativ meist wenig beachtet werden, weil sie für die Anästhesie keine unmittelbare Auswirkungen haben, waren postoperativ von großer Bedeutung. Nach eigenen Untersuchungen (List et al. 1985; Filzwieser et al. 1983) werden die Nierenfunktionsstörungen und Elektrolytimbalancen in der späten postoperativen Phase jedoch nach den kardiovaskulären Komplikationen an zweiter Stelle gesehen, in gleicher Weise auch bei den späten postoperativen Todesfällen. Es zeigt sich, daß Funktionseinschränkungen der Niere, die – wenn auch oft nur geringgradig über die altersbedingte Einschränkung hinausgehend – in der postoperativen Phase unbedingt eine Therapie benötigen. Bei einer retrospektiven Nachuntersuchung aller Komplikationen und Todesfälle in Zusammenhang mit der Nierenfunktion konnten wir feststellen, daß schon die präoperativen Kreatininwerte dieser Patienten geringgradig, aber signifikant höher waren als bei den übrigen Patienten. Die höchsten Kreatininanstiege wurden am 3. postoperativen Tag gefunden. Dies macht also bei den schon präoperativ erkennbaren nierenfunktionseingeschränkten Patienten eine entsprechend postoperative Überwachung der Nierenfunktion und eine intensive Therapie über 3–5 Tage notwendig.

Kontrolle der Nierenfunktion:
- Harnkatheter anlegen,
- Harnvolumen, Osmolarität,
- Serumelektrolyte, Harnstoff, Kreatinin,
- Kreatininclearance im Harn.

Postoperative Flüssigkeitstherapie:
- i.v.-Flüssigkeitstherapie über 3–5 Tage,
- Elektrolytsubstitution,
- exakte Bilanzierung,
- Harnmenge etwa 1 ml/kg KG/h.

44.1 Thromboembolien

Thromboembolische Komplikationen sind v.a. in der postoperativen Phase von Bedeutung, wobei die Virchow-Trias mit Stase, Wandschädigung und Hyperkoagulabilität als Folge des operativen Eingriffs eine wesentliche Rolle spielt. Die schon erwähnten konstitutionellen Faktoren wie Alter, Geschlecht, Übergewicht und die Immobilisierung spielen noch zusätzlich eine wesentliche Rolle. Als prädisponierende Erkrankungen sind v. a. Varizen, maligne Tumoren, Infektionskrankheiten, Herzerkrankungen sowie Dehydratation und Schock von größter Bedeutung. Die Häufigkeit thromboembolischer Komplikationen wird mit 2–30 % angegeben, wobei bis zu 1 % tödlich verlaufen kann.

Prophylaxe (vgl. Teil D, Kap. 32 „Thrombose" und Kap. 33 „Lungenembolie")

Die schon aus der Anamnese und den Risikofaktoren erkennbare erhöhte thromboembolische Gefährdung einzelner Patienten sollte uns dazu veranlassen, rechtzeitig einen prophylaktischen Schutz ins Auge zu fassen.

Als Schutzmaßnahmen gegen Thromboembolien kommen in Frage:

1. Low-dose-Heparin, evtl. unmittelbare präoperativ mit 5000 I. E. s.c. beginnend, sollte postoperativ mit 2–3 Dosen/Tag mit jeweils 5000 I. E. bis zur vollen Mobilisierung des Patienten fortgesetzt werden.
2. Dextrane, wobei v. a. höhermolekulare Dextrane (60000–80000) wegen ihrer längeren Halbwertszeit Anwendung finden sollten. Eine Haptenprophylaxe muß der intraoperativen Dextrangabe wie auch der täglichen postoperativen Dextranverabreichung vorausgehen.
3. Zusätzliche Maßnahmen wie Flüssigkeitstherapie, elastische Binden und Gummistrümpfe sowie eine frühzeitige Mobilisierung sollten diese Maßnahmen noch zusätzlich unterstützen.

Die Gefahr der erhöhten Blutungsneigung und des erhöhten postoperativen Blutverlustes wird durch diese Maßnahmen gering gehalten, kann aber nicht völlig ausgeschlossen werden. Die Prophylaxe ermöglicht aber eine Reduzierung der Inzidenz der so häufigen Thromboembolien und auch der tödlichen Embolie auf etwa $^1/_6$. Selbstverständlich müssen Einwände des Chirurgen erwogen und Kontraindikationen gegen die Anwendung von Antikoagulanzien berücksichtigt werden.

44.2 Gewichtung postoperativer Komplikationen

Für den Anästhesiologen sind immer noch die ersten 24 postoperativen Stunden von größter Bedeutung, da sie medizinisch und rechtlich in sein unmittelbares Aufgabengebiet fallen. Dem im Aufwachraum tätigen Personal wie Ärzten und Schwestern kommt die Verhinderung von Hypoxämieschäden als Folge von Anästhetikaüberhang durch Überwachung und Therapie sowie die Verantwortung der Entlassung des Patienten auf seine Station zu. Eine Untersuchung der Anästhesiemortalität von Lunn u. Mushin (1982) hat gezeigt, daß sich die Hälfte der Anästhesietodesfälle in den ersten 24 h nach einem operativen Eingriff auf der Station ereignet. Als Ursachen wurden Fehler in der Einschätzung des Wachheitszustandes, der Suffizienz der Atmung und Personalmangel angeführt. Gerade diese Studie macht die Verantwortung des Anästhesisten, der die Anästhesie durchführt bzw. in der Aufwachstation tätig ist, klar. Aber auch eine Aspiration bei Notfallpatienten sowie nichtentdeckte chirurgische Komplikationen können eine Rolle spielen. Todesfälle in den ersten 24 h nach operativen Eingriffen werden fast immer der Anästhesie zugeordnet und müssen auch rechtlich verantwortet werden. Es besteht kein Zweifel, daß auch Komplikationen chirurgischer Art, aber auch Myokardinfarkt, Blutungen, zerebraler Insult und Lungenembolien eine Rolle spielen können. Gemessen an Schwere und Häufigkeit des Auftretens stehen jedoch anästhesiologische Komplikationen in den ersten 24 h im Vordergrund. Nicht immer wird es jedoch möglich sein, durch eine exakte Diagnose möglicherweise vermeidbare und nichtvermeidbare postoperative Todesfälle auseinanderzuhalten.

Die späte postoperative Phase sollte vom Anästhesiologen auch in Zusammenarbeit mit dem Chirurgen mitgestaltet werden, wenn aus der präoperativen Untersuchung Probleme für die postoperative Phase erwartet werden. Vor allem bei kardialer Dekompensation, pulmonalen und metabolischen Problemen sowie bei Nierenfunktionseinschränkung können eine konsequente Überwachung, Medikationen und Flüssigkeitstherapie Komplikationen während eines Krankenhausaufenthalts vermeiden helfen. So könnte eine aktive Rolle des Anästhesisten auch in der späteren postoperativen Phase durch sein intensivmedizinisches Wissen zu einer Verminderung der Krankenhausmorbidität und -letalität der uns anvertrauten Patienten führen.

Literatur

Ahnefeld FW, Bergmann H, Burri C, Dick W, Halmagyi M, Rügheimer E (1976) Der Risikopatient in der Anästhesie. Respiratorische Störungen – Vorwort. Springer, Berlin Heidelberg New York, S 12

Filzwieser G, List WF (1983) Morbidity and mortality in elective geriatric surgery. In: Vickers MD, Lunn JN (eds) Mortality in anaesthesia. Springer, Berlin Heidelberg New York, pp 75–82

Link J (1985) Das Anästhesierisiko. VCH Verlag, Weinheim

List WF, Kröll W, Filzwieser G (1985) Perioperatives Risiko schwerkranker chirurgischer Patienten. Anaesthesist 34:612–618

Lunn JM, Mushin WW (1982) Mortality associated with anesthesia. Nuffield Provincial Trust, London

Lutz H, Klose R, Peter K (1976) Die Problematik der präoperativen Risikoeinstufung. Anäsh Inform 17:342

Lutz H (1985) Die anästhesiologische Poliklinik (Hrsg Just OH, Wiedemann K). Thieme, Stuttgart New York

Teil G: Berufsrisiko in der Anästhesie

45 Risiken für den Anästhesisten

W. F. List

Nach Eliminierung aller brennbaren und explosiblen Anästhetika und Gase aus dem Operationssaal blieb es, die Schädlichkeit von Spuren von N_2O und halogenierten Kohlenwasserstoffen im Operationssaal zu überprüfen. Die Untersuchung über Folgen einer chronischen Exposition mit Anästhesiegasen beim Operationssaalpersonal wurde zuerst mit Hilfe epidemiologischer Untersuchungen, danach durch In-vitro-Studien an Zellkulturen, an Labortieren und an Menschen gemacht. Unzählige Untersuchungen über die Fertilität, spontane Abortusraten, die Inzidenz konginentaler Malformationen, Mortalität, Karzinomhäufigkeit, Beeinträchtigung des hämopoetischen Systems, Lebererkrankungen, neurologischen Erkrankungen und psychomotorische Tests wurden gemacht. Die größte epidemiologische Studie stammt vom Ad-hoc-Kommittee der ASA 1974 (Ad hoc Committee on the Effect of Trace Anesthetics). Sie hat knapp 50000 Fragebögen an das Operationssaalpersonal als exponierte Gruppe und an 24000 Personen der amerikanischen Akademie für Pädiatrie und der amerikanischen Schwesternassoziation als nichtexponierte Gruppe verschickt. Es wurde eine erhöhtes Risiko an spontanen Aborten, kongenitalen Abnormalitäten bei Kindern von Frauen, die im Operationssaal arbeiteten, ein erhöhtes Risiko an kongenitalen Abnormalitäten bei nichtexponierten Frauen von männlichen Operationsangestellten, ein erhöhtes Risiko für Zervixkarzinomen bei Frauen im Operationssaal und eine erhöhte Inzidenz von Leberfunktionsstörungen bei beiden im Operationssaal exponierten Geschlechtern gefunden. Bei Berücksichtigung aller Kritiken an dieser Studie über die Durchführung und Auswertung und anderer auf diesem Gebiet durchgeführter Studien scheint ein erhöhtes Risiko bei Spontanabort und kongenitalen Abnormalitäten zu bestehen. Das relative Risiko des Spontanaborts für weibliche Anästhesisten war 1,4, für Anästhesieschwestern 1,3, was eine 40- bzw. 30%ige Erhöhung gegenüber den Kontrollgruppen bedeutet. Bedenkt man, daß das relative Risiko von Lungenkrebs bei Rauchern um einen Faktor 8–12 (800–1200% gegenüber den Nichtrauchern) höher liegt, wird die relativ geringe Bedeutung der Spurenverunreinigungen im Operationssaal klar.

Epidemiologische Untersuchungen ermöglichen keine Zuordnung der Faktoren, die neben der Verunreinigung im Operationssaal eine Rollen spielen können, nämlich Streß, Röntgenstrahlen und Infektionen. Die epidemiologischen Untersuchungen erlauben also nicht mit letzter Klarheit den Schluß, daß Anästhesieabgase schädlich sind. Die Annahme, daß sie harmlos sind, ist aber auch nicht möglich. In der ASA-Studie wurde auch das relative Risiko für Lebererkrankungen bei Männern mit +60% und bei Frauen mit +50% gefunden. Bei Frauen wurde auch ein erhöhtes Risiko für Zervixkarzinome und Nierenerkrankungen festgestellt. Der epidemiologische Befund von Lebererkrankung könnte jedoch auch als Folge von Infektionen entstanden sein, da etwa 20% des Anästhesiepersonals serologische Zeichen einer Infektion mit Hepatitis B hatten (Berry et al. 1989). Nierenerkrankungen, die nur Frauen betreffen, sind ebenfalls eine unklare Folge von Spuren von Anästhetika im Operationssaal.

Anästhetika in klinischer Dosierung führen zu einer Störung der Zellteilung durch reversible Verminderung der Aufnahme von Sauerstoff in den Mitrochondrien. N_2O in klinisch nützlicher Dosierung führt zu Störungen des hämopoetischen Systems und der neuronalen Zellen. Bei längerer Anwendung kommt es zu einer Verminderung der Aktivität der Methioninsynthetase der Leber bei Ratten und auch beim Menschen (Nunn et al. 1981). Hohe Konzentrationen von N_2O über längere Zeit (>8 h bis mehrere Tage) führen zur Anämie und Polyneuropathie, wohingegen chronische Expositionen von Spurenverunreinigungen mit N_2O diese Effekte nicht haben. Polyneuropathien bei Dentisten, die über Jahre hohen Konzentrationen ausgesetzt waren, sind bekannt. Ebenso ist auch eine Knochenmarkdepression nach Langzeitanwendung von N_2O mit Agranulozytose und Störung der Immunabwehr bekannt.

45.1 Anästhetika und psychomotorische Tests

Bruce et al. (1974) konnten bei 500 ppm N_2O und 15 ppm Halothan über 4 h bei 4 von 12 Tests einer Testbatterie Störungen finden. Bei N_2O allein war nur 1 von 12 Tests gestört. Bei geringeren Konzentrationen konnte derselbe Autor 1976 bei 50 ppm N_2O und 1 ppm Halothan eine Störung der visuellen Perzeption und des Sofortgedächtnisses feststellen. Bei geringeren Konzentrationen wurde kein Effekt gefunden. Dies dürfte vermutlich die Grundlage der amerikanischen Bestimmungen der maximalen Arbeitsplatzbelastung mit Anästhesiegasen der NIOSH gewesen sein.

45.2 Grenzwertfestlegungen

Der US-Standard des National Institute for Occupational Safety and Health (NIOSH 1977) beträgt für halogenierte Anästhetika 0,5 ppm und für N_2O 25 ppm. In Österreich (AUVA 1989 – Allgemeine Unfallversicherungsanstalt) liegen die Werte für die maximale Arbeitskonzentrationen (MAC) für Halothan bei 5 ppm und für N_2O bei 100 ppm. Es handelt sich dabei um mittlere Arbeitsplatzkonzentrationen, die kurzzeitig überschritten werden dürfen. In Deutschland (Bundesland Hamburg) werden maximal 5 ppm Halothan und bis zu 100 ppm N_2O toleriert (Deutsche Forschungsgemeinschaft 1989). In der Schweiz gelten für N_2O 100 ppm, Halothan 5 ppm, Enfluran und Isofluran 10 ppm (Maier et al. 1995).

45.3 Methoden der Luftverbesserung im OP

Absaugung am Narkosegerät:

1) Ein Sog mit einer Saugleistung von 24–50 l/min im Absaugsystem (0,5 atü), der die Überlaufventile nicht stört, kann eine Schadstoffreduktion um 80–90 % ermöglichen (Gilly et al. 1991).
2) Einfüllen der flüssigen Anästhetika mit Hilfe von Abfüllstutzen.
3) Es sollen möglichst geschlossene Narkosesysteme, d. h. mit geringem Frischgasflow verwendet werden. Offene und halboffene Systeme sind nicht mehr vertretbar. Die Gasmenge sollte nach der Einleitung nicht mehr als 2–3 l betragen. Minimalflowsysteme sind zu bevorzugen.
4) Doppelmaske bei Maskennarkosen v. a. im Kindesalter.
5) Verwendung von Opiaten statt volatiler Anästhetika, wenn eine postoperative Nachbetreuung in Aufwachräumen möglich ist, N_2O fällt aber trotzdem an.
6) Beim Operationssaalbau ist darauf zu achten, daß die Aircondition eine Umwälzung der gesamten Operationssaalluft mindestens 15- bis 20mal pro Stunde durchführt. Bei Reinraumoperationssälen erfolgt die Luftumwälzung 600mal pro Stunde. Eine Rezirkulation der Luft muß weitgehend ausgeschaltet sein.

Die Verwendung von Filtern mit aktivierter Kohle hat sich als nicht ausreichend erwiesen, ebensowenig die Absaugung von Narkosegasen vom Boden, da durch die Bewegung ständig Turbulenzen entstehen.

Meßmethoden zur Feststellung volatiler Anästhetika und N_2O:

1) Infrarotspektroskopie,
2) Massenspektroskopie,
3) Gaschromatographie.

Da eine kontinuierliche Überprüfung der OP-Saalluft über längere Phasen (Einleitung, Aufrechterhaltung, Ausleitung) notwendig ist, ist die Gaschromatographie praktisch nicht anwendbar. Am besten bewährt hat sich die Infrarotspektroskopie mit preislich günstigen Geräten, die kontinuierlich zwischen 0 und 400 ppm bei volatilen Anästhetika und bis 2000 ppm bei N_2O mit einer Genauigkeit von 1–2 ppm messen können. Neuere Messungen in Operationssälen mit und ohne Abluftanlagen haben unterschiedliche Werte gezeigt, wobei v. a. Kinderoperationssäle (Maier et al. 1995), Zahn- und HNO-Operationen Kurzbelastungen bis 1500 und Dauerwerte weit über den ebenen Grenzwerten gezeigt haben. Die Ursache der hohen Kontamination trotz Absaugung war bei vielen kurzen Operationen Maskennarkosen mit zu hohen Frischgasflows (Gilly et al. 1991).

45.4 Röntgenstrahlen

Die internationale Kommission für Strahlenschutz empfahl 1990, daß Personen, die vorübergehend oder dauernd im Kontrollbereich, wo durch Ganzkörperexposition höhere Körperdosen als 15 msv auftreten, arbeiten, d. h. bei beruflich strahlenexponierten Personen, die effektive Dosis von 50 msv in keinem Jahr überschritten werden soll [1 Millisievert (msv) = 100 Milliröntgen (mR)]. Bei diesem Personenkreis soll über den Zeitraum von 5 Jahren die gemittelte effektive Dosis den Grenzwert von 20 msv pro Jahr nicht übersteigen. Als beruflich strahlenexponierte Menschen gelten alle diejenigen Personen, die arbeitsbedingt mehr als 5 msv pro Jahr an effektiver Dosis erhalten können. In zahlreichen Spezialbereichen der Krankenhäuser wie in den Intensivstationen, in Angiographie- und Herzkatheterlabor oder bei der Lithotripsie können auch Anästhesisten einer Strahlenbelastung ausgesetzt sein. Deshalb müssen auch Anästhesisten gegebenenfalls Filmdosimeter im Kontrollbereich tragen und diese monatlich auswerten lassen. Nach Angaben in der Literatur (Linde et al. 1969) beträgt die mittlere Personendosis bei Anästhesisten 0,13 msv (13 mR) pro Woche. Oberer Grenzwert wäre 1 msv pro Woche. Im Vergleich dazu erhält der Mensch durch die natürliche Strahlenexposition eine effektive Dosis von ca. 2 msv pro Jahr.

45.5 Infektionsrisiko im OP

Respiratorische Viren wie Influenza-, Parainfluenza-, Rhino- oder Adenoviren können durch Tröpfcheninfektion als Folge von Husten und Sprechen auch über größere Distanzen übertragen werden. Infektionen sind von Arzt zu Patient und natürlich von Patient zu Patient und von Patient zu Arzt möglich.

Herpes-simplex-Virus: Enger interpersoneller Kontakt ist für die Übertragung von Herpesviren notwendig. Die meisten Individuen haben selbst schon Infektionen mit Herpes durchgemacht.

Typ I (Herpes labialis): Tritt häufig nach primären Infektionen auf und persistiert im latenten Stadium.

Typ II: Geht zumeist mit einer genitalen Infektion einher und ist sexuell übertragbar. Die Übertragung von Herpestyp-II-Viren auf die Finger von Anästhesiepersonal ist eine bekannte berufsbedingte Infektion für Anästhesisten (Juel-Jensen et al. 1973).

Hepatitis-B-Virus (HBV): Stellt ein signifikantes berufsbedingtes Risiko für das medizinische Personal dar, speziell für Anästhesisten. HBV ist ein wichtiger Verursacher chronischer Hepatitiden und Leberzirrhose und eine mögliche Vorstufe für ein primäres Leberzellkarzinom. Die Erkrankung tritt v. a. bei Erwachsenen in einer Frequenz von 0,1–0,5 % auf. Die Inzidenz der seropositiven Hepatitis B liegt zwischen 4 und 49 %, im Mittel bei 20 % in den untersuchten Anästhesieabteilungen der Vereinigten Staaten (Berry et al. 1989). In 90 % der Fälle geht die Hepatitis B ohne signifikante Änderung der Leber einher. 10 % werden chronisch infizierte Träger der Hepatitis B, 1 % entwickeln eine fulminante Hepatitis mit einer Letalität von 60 %. Besonders häufig ist die Hepatitis B bei Homosexuellen, bei Hämodialysepatienten und bei Patienten mit Sucht mit einer parenteralen Droge.

Hepatitis C: Sie wird seit 1990 routinemäßig getestet und führte zu einem Ausschluß von 2–3 % aller Blutkonserven (Japanese Red Cross Non-A, Non-B Hepatitis Research Group 1991). Derzeit gibt es noch keine Studien über die Frequenz von Hepatitis C bei Ärzten.

Aids durch HIV: Neben der sexuellen und perinatalen Übertragung von HIV kann dieses auch durch infiziertes Blut, Blutprodukte, gemeinsam genutzte Nadeln sowie Körpersekretionen (Milch, Speichel) übertragen werden. In retrospektiven und prospektiven Untersuchungen konnte gezeigt werden, daß das Risiko von HIV-Infektionen bei den verschiedenen Krankenhausangestellten außerordentlich gering ist. Das Risiko einer berufsbedingten Infektion mit HIV ist jedoch nicht Null. 4 von 963 Krankenhausangestellten (Ärzte, Schwestern, Medizinstudenten) mit HIV-Blutexposition durch Nadelstiche zeigte eine HIV-Serokonversion von 0,42 % (Marcus 1988). Insgesamt sind 11 HIV-Infektionen durch Nadelstiche bei Krankenhausangestellten publiziert worden. In zunehmendem Maß sind auch Intensivstationen Orte von möglicher Gefährdung von Krankenhausangestellten mit HIV. In einer großen Übersicht über 2 275 Patienten in einer Notfallaufnahme und ICU in den USA zeigten 5,2 % Antikörper gegen HIV, die meisten hatten noch kein Aids (Kelen et al. 1988). Besondere Vorsicht ist daher bei Patienten geboten, die HIV-infiziert sind, aber noch nicht bekannt sind. Diese Möglichkeit besteht auch bei Unfallopfern und Notfallaufnahmen. Daher sollten alle Patienten als potentiell infiziert und entsprechend vorsichtig behandelt werden. Allerdings können auch Ärzte davon selbst nicht ausgenommen werden, als Überträger von HIV an Patienten im Krankenhaus oder Ordination zu fungieren.

Vorsichtsmaßnahmen: Bei allen invasiven Eingriffen sind Gummihandschuhe zu tragen, bei möglicherweise infizierten Patienten auch Masken und Brillen. Nach jedem Kontakt sind die Hände zu waschen, Nadeln sollten nach der Verwendung nicht verbogen oder gebrochen werden. Bei der Reanimation ist immer eine Atmungshilfe zu verwenden, die einen direkten Kontakt bei der Mund-zu-Mund- oder Mund-zu-Nasenbeatmung verhindert. Von einer Routinebehandlung von HIV-Patienten ist abzuraten, wenn der Arzt irgendwelche dermatologischen Probleme durch die Exsudation hat. Eine Routinetestung des Krankenhauspersonals ist allerdings abzulehnen.

45.6 Immunologische Störungen

Beim Anästhesiepersonal, das einer chronischen Exposition mit höheren N_2O- und Halothanwerten ausgesetzt war, konnten deutliche Unterschiede im weißen und roten Blutbild gegenüber Kontrollpersonen gesehen werden. Es kam zu einer Senkung der roten Blutkörperchen und des Hämatokrits und Hämoglobins. Basophile Leukozyten und B-Lymphozyten fallen ab, Monozyten und T-Lymphozyten sind unverändert. Nach 3–4 Wochen Ferien kommt es im allgemeinen zu einer Normalisierung (Peric et al. 1991). Der Serumimmunglobulinspiegel war bei älteren Individuen zu Zeiten stärkster Arbeitsbelastung deutlicher beeinträchtigt (Peric et al. 1994).

45.7 Streß

Die psychische und physische Belastung ist ein anerkannter wesentlicher Faktor der Arbeit im Operationssaal (McCue et al. 1979). Objektive Untersuchungen bei Anästhesisten gibt es allerdings nicht. Streßfaktoren sind einerseits eine erhöhte Arbeitslast, schwierige schnelle Entscheidungen, Nachtdienste, Müdigkeit, Abhängigkeit von Technologien und interpersonelle Spannung (Mawardi et al. 1979). Die Dauer der klinischen Erfahrung des Anästhesisten und die Stärke seiner hämodynamischen Veränderungen und die Angst sind umgekehrt proportional (Azar et al. 1985). Streß kann auch zu Störungen des Immunstatus Anlaß geben.

45.8 Müdigkeit

Für den praktizierenden Anästhesisten sind 10- bis 12stündige Arbeitstage kein ungewöhnliches Ereignis, 24–32 h Arbeit kommen vor. Müdigkeit und dadurch bedingt fehlerhafte Reaktionen sind möglich, sie können direkt zu Anästhesiezwischenfällen führen (Cooper et al. 1978). Müdigkeit war ein häufig assoziierender Faktor beim Zustandekommen von Anästhesiezwischenfällen. Bei intraoperativem Wechsel von Anästhesiepersonal kommt es übrigens wesentlich häufiger zur Entdeckung von Fehlern, die zu kritischen Zwischenfällen führen können, als zum Entstehen neuer Fehler (Cooper et al. 1982).

45.9 Psychische und physische Abhängigkeit (Sucht)

Das Problem Sucht ist in Europa wenig untersucht. In den Vereinigten Staaten gibt es zahlreiche Untersuchungen über Medikamenten- und Alkoholabhängigkeit von Ärzten. Das genaue Ausmaß, wieviele praktizierende Ärzte Drogenprobleme haben, ist auch in den USA nicht bekannt (Brewster et al. 1986). Von den amerikanischen Anästhesiefachärzten und solchen, die in Ausbildung stehen, dürften etwa 30 % Suchtmittel an sich ausprobiert haben, bei 1–2 % der Anästhesisten besteht eine Medikamenten- bzw. Alkoholabhängigkeit (Gravenstein et al. 1986). Verglichen mit der Gesamtbevölkerung ist die Sucht bei Ärzten in den USA etwa 30- bis 100mal höher. Die Anästhesisten sind bei der Drogenabhängigkeit deutlich stärker repräsentiert, als es ihrem Anteil an der Gesamtzahl der Ärzte entspricht. Mit 50–75 % ist die Rehabilitation auch deutlich erfolgreicher als bei anderen Berufsgruppen (Herrington et al. 1982; Talbott et al. 1987; Ward et al. 1983). Die erste Suchtdroge bei Anästhesisten ist Fentanyl, das derzeit am meisten Abhängigkeit hervorruft, allerdings mit einem deutlichen Wechsel nach Sufentanyl. Kokain ist das Medikament, das von Medizinstudenten und bei jüngeren praktizierenden Ärzten am meisten angewendet wird. Als Ursachen für die Medikamentenabhängigkeit bei Anästhesisten wird eine entsprechende Persönlichkeitsstruktur, Streß, Orientierung zur Selbstmedikation mit i.v.-Mittel, aber auch Mangel an äußerer Anerkennung und die einfache Beschaffbarkeit der Medikamente angenommen. Wird die Sucht bei Ärzten nicht behandelt, so arbeiten nach 10 Jahren weniger als 30 % der Drogenabhängigen, 10 % sind verstorben.

45.10 Tod und Selbstmord

Eine erhöhte Inzidenz von Malignomen sowie eine erhöhte Mortalität durch Krebs, Lebererkrankungen, Nierenerkrankungen als Folge der N_2O- oder Halothanexposition konnten nicht festgestellt werden (Lew et al.1979). Die Suizidfrequenz bei Anästhesiologen ist jedoch um den Faktor 3 höher als bei der Normalbevölkerung (Bruce et al. 1974). Ursachen für die hohe Selbstmordfrequenz könnten das hohe Angstpotential, Unsicherheit, negative Selbsteinschätzung, Impulsivität und mangelnde Selbstkontrolle sein. Wesentliche Faktoren waren allerdings auch die Sucht mit ihrem hohen Anteil bei Anästhesisten sowie anhängige Gerichtsverfahren in den USA (Birmingham et al. 1985).

Literatur

ASA - Ad hoc Committe on the Effect of Trace Anesthetics (1974) Occupational disease among operating room personnel - A national study. Anesthesiology 41:321-340
Azar J, Sopie S, Lear E (1985) The cardiovascular response of anesthesiologists during induction of anesthesia. Anesthesiology 61: A465
Berry AJ, Katz JD (1989) Hazards of working in the operating room. In: Barash PG, Cullen BF, Stoelting RK (eds) Clinical anesthesia. Lippincott, Philadelphia, pp 69-90
Birmingham PK, Ward RF (1985) A high risk suicide group: The anesthesiologist involved in litigation. Am J Psychiatry 142:1225-1226
Brewster JM (1986) Prevalence of alcohol and other drug problems among physicians. JAMA 255: 1913-1920
Bruce DL, Bach MJ, Arbit J (1974) Trace anesthetic effects on perceptual, cognitive and motor skills. Anesthesiology 40:453-458
Brace DL, Bach MJ (1976) Effects of trace anaesthetic gases on behavioural performance of volunteers. Br J Anaesth 48:871-876
Bruce DL, Eide AK, Smith NJ, Seitzer F, Bykes MHM (1974) A prospective survey of anesthesiologists mortality. Anesthesiology 41:71-74
Cooper JB, Newbower RS, Long CD, McPeek B (1978) Preventable anesthesia unishops: a study of human factors. Anesthesiology 49:399-406
Cooper JB, Long CD, Newbower RS, Philip JH (1982) Critical incidents associated with intraoperative exchange of anesthesia personnel. Anesthesiology 56:456-461
Gilly H, Lex C, Steinbereithner K (1991) Narkosegasbelastung im OP - ein ungelöstes Problem? Anaesthesist 40:629-637
Gravenstein JS, Kory WP, Marks RG (1986) Drug abuse by anesthesia personnel. Anesth Analg 62: 467
Herrington RE, Benzer DG, Jacobson GR, Hawkins MK (1982) Treating substance - use disorder among physicians. JAMA 247:2253-2257
Japanese Red Cross Non-A, Non-B Hepatitis Research Group (1991) Effect of screening for hepatitis C-virus antibody and hepatits C-virus core antibody on incidence of post transfusion hepatitis. Lancet 338:1040-1041
Juel-Jensen BE (1973) Herpetic withlows: an occupational risk. Anaesthesia 28:324-327
Kelen GD, Fritz S, Quagish B et al. (1988) Unrecognized human immunodeficiency virus infection in emergency department patients. N Engl J Med 318:1645-1650
Lew EA (1979) Mortality experience among anesthesiologists 1954-1976. Anesthesiology 51: 195-199
Linde HW, Bruce DL (1969) Occupational exposure of anesthetists to halothane, N_2O and radiation. Anesthesiology 30:363-368
Marcus R (1988) Surveillance of health care workers exposed to blood from patients infected with HIV. N Engl J Med 319:1118-1123
Mawardi BH (1979) Satisfaction, dissatisfaction and causes of stress in medical practise. JAMA 241: 1438-1486
McCue JD (1979) The effect of stress on physicians and their medical practise. N Engl J Med 306: 458-463

Meier A, Jost M, Rüegger M, Knütti R, Schlatter C (1995) Narkosegasbelastung des Personals in der Kinderanästhesie. Anaesthesist 44:154–162

Nunn JF, Sharer N (1981) Inhibition of methionine synthetase by prolonged inhalation of trace concentrations of N_2O. Br J Anaesth 53:1099

Peric M, Vranes Z, Marusic M (1991) Immunological disturbances in anaesthetic personnel chronically exposed to high occupational concentrations of nitrous oxide and halothane. Anaesthesia 46:531–537

Peric M, Petroverki M, Marusic M (1994) Age-dependent haematological disturbances in anaesthetic personnel chronically exposed to high occupational concentrations of halothane and nitrous oxide. Anesthesia 49:1022–1027

Talbott GD, Gallegos KU, Wilson PO, Porter TL (1987) The Medical Association of Georgias impaired physicians program. JAMA 257:2927–2930

Ward CE, Ward GC, Saidman LJ (1983) Drug abuse in anesthesia Training programs. A survey: 1970 through 1980. JAMA 250:922–925

Richtlinien

Allgemeine Unfallversicherungsanstalt (AUVA) (1989) Maximale Arbeitsplatzkonzentration gesundheitsschädlicher Arbeitsstoffe 1989 (MAK-Werte-Liste). In: Allgemeine Unfallversicherungsanstalt (AUVA) (Hrsg) MAK-Wert-Liste

Deutsche Forschungsgemeinschaft (1990) Mitteilung XXV der Senatskommission zur Prüfung gesundheitsschädlicher Arbeitsstoffe. In: Deutsche Forschungsgemeinschaft (Hrsg) MAK-Werte-Liste. Verlag Weinheim, Weinheim

National Institute for Occupational Safety and Health (1977) Criteria for a recommended standard. In: Whitcher C (ed) Development and evaluation of methods for the elimination of waste anesthetic gases. US Govt Pront Off, Washington/DC

Arzneistoffe und Präparatebezeichnungen in Österreich, in der Schweiz und in der Bundesrepublik Deutschland*

Arzneistoff	Präparate
Acebutolol	Neptal; Prent; Sectral
Acetaminophen s. Paracetamol	
Acetazolamid	Acetazolamid „Agepha"; Diamox
Acetylcystein (Azetylzystein) s. N-Acetylcystein	ACC „Hexal"; Acetylcystein Dyna; Aeromuc; Cimelin; Cimexyl; Fluimucil; Mucobene; Mucomyst; Mucret; Pulmovent; Siccoral
Acetylsalicylsäure (Azetylsalizyl- säure)	Acesal; Acidum acetylosalicylicum „HMW"; Acimetten; Alka-Selzer; Apernyl; Aspiricor; Aspirin; Aspro „Roche"; ASS; ASS „Bioreform"; ASS „Genericon"; ASS „Nicholas"; Bontal; Colfarit; Contradol; Corsalbene; Micristin; Miniasal; Monobelten; Rhonal; Santasal; Thrombo-ASS
Adrenalin s. Epinephrin	

Albumin
  s. Humanalbumin
  Plasmaprotein, human	

Alcuronium	Alloferin
Alcuronium chlorid	Alloferin „Roche"
Alfentanil	Rapifen
Alprenolol	Aptin; Gubernal (in Österreich nicht registriert)
Amantadin	Grippin; Hofcomant; Infectogripp; PK-Merz; PK-Merz-Schoeller; Symmetrel; Viregyt
Amidopyrin (Aminophenazon)	(kein Humanpräparat im Handel)
Amikacin	Amikin; Bikin
ε-Aminocapronsäure (E-Aminokapronsäure)	ε-Aminocapronsäure „Roche" in Österreich nur als Hilfsstoff registriert

* Eingedeutschte Schreibweisen der Arzneistoffe – mit k/z statt c – stehen in Klammern

Arzneistoff	Präparate
Aminoglykoside s. Amikacin, Gentamicin, Kanamycin, Neomycin, Netilmicin, Spectinomycin, Streptomycin, Tobramycin	
Amiodaron	Cordarex; Cordarone; Sedacoron
Amitriptylin	Laroxyl; Novoprotect; Saroten; Tryptizol
Amoxapin (noch nicht im Handel)	ist im Austria Codex nicht vermerkt
Amoxicillin	Amoxicillin „Dyna"; Amoxilan; Clamoxyl; Gonoform; Ospamox; Supramox
Amphotericin B	Ambisome; Ampho Moronal; Amphotericin B „BMS"; Fungicone
Ampicillin	Ampicillin „Grünenthal"; Binotal; Doktacillin; Penglobe; Standacillin
Antithrombin III	Antithrombin III; Atenativ; Athimbin HS; Kybernin; Thrombhibin
Aprotinin	Antagosan; Pantinol; Aprotinin „Biochemie"; Pantinol; Trasylol
Argininhydrochlorid	
Ascorbinsäure (Askorbinsäure)	Ascorbin Vitamin C; Ascorel; Ascovit; Bioagil Vitamin C; Cebion; Cedoxon; Celimo; Ce-Limo (Orange); Cetebe; Cevitol; C-Vit (fortissimum); Cevitt; Redoxon; Irocovit (C); Redoxon „Roche"; SynPharma Vitamin C; Taxofit; Tetesept Vitamin C; Vit. C „Agepha"; Vitamin C „AB -Consult"; Vitamin C „Genericon"
Atenolol	Atenobene; Atenolan; Atenolol „Genericon"; Atenolol „Generics"; Atenolol „Stada"; Betasyn; Tenormin
Atracuriumbesilat	Tracurium; Tracrium
Atropin	Atropin Thilo; Atropinsulfat „Köhler"; Atropinsulfat „Lannacher"; Atropinum sulfuricum; Atropinum sulfuricum „HMW"; Compretten; Dysgural; Minims-Atropinsulfat
Azathioprin	Imurek
Barbiturate s. Hexobarbital	
Methohexital,	in Österreich nicht registriert
Phenobarbital,	
Secobarbital,	in Österreich nicht registriert
Thiopental	in Österreich nicht registriert
Belladonnaalkaloide (s. auch Atropin)	Belladenal; Bellafolin; Bellanorm
Bendroflumethiazid	Sinesalin
Benperidol	Glianimon (in Österreich nicht registriert)
Benzodiazepine s. Bromazepam Chlordiazepoxid, Clonazepam, Diazepam,	nicht als Monopräparat im Austria Codex

Arzneistoff	Präparate
Flunitrazepam, Lorazepam, Midazolam, Prazepam	
Bepridil (noch nicht im Handel)	scheint im Austria Codex nicht auf
Beta-Blocker s. Acebutolol,	
Alprenolol,	in Österreich nicht registriert
Atenolol, Bunitrolol, Bupranolol, Celiprolol, Esmolol, Mepindolol, Metoprolol, Nadolol, Oxprenolol, Pindolol,	
Practolol,	in Österreich nicht registriert
Propranolol, Sotalol, Timolol,	
Biguanide s. Buformin, Metformin,	in Österreich nicht registriert
Phenformin,	scheint im Austria Codex nicht auf
Biperiden	Akineton
β-Blocker s. Beta-Blocker,	
Bromazepam	Bromazepam „Genericon"; Bromazepam „Lannacher"; Lexotanil „Roche"
Bromocriptin	Bromed; Bromocriptin „Schoeller Pharma"; Bromocriptin LAR „Sanabo"; Bromocriptin SRO „Sanabo"; Cehapark; Gyno Bromocriptin „Hofmann"; Neuro Bromocriptin „Hofmann"; Kirim; Parlodel; Pravidel; Umprel
Buformin	Silubin retard (in Österreich nicht registriert)
Bufuralol (noch nicht im Handel)	scheint im Austria Codex nicht auf
Bumetanid	Burinex „Leo"
Bunitrolol	Stresson
Bupivacain	Carbostesin
Bupranolol	Adomed; Betadrenol
Buprenorphin	Temgesic
Butorphanol (noch nicht im Handel)	scheint im Austria Codex nicht auf
Butyrophenone s. Benperidol,	
Haloperidol,	in Österreich nicht registriert
Trifluperidol,	in Österreich nicht registriert
Calcitriol	Calcijex; Rocaltrol „Roche"
Calcium (Kalzium)	Calcium-Sandoz, Kalzan

Arzneistoff	Präparate
Calcium saccharat	Calcium „Leopold"
Calciumantagonisten (Kalziumantagonisten) s. Diltiazem, Nicardipin, Nifedipin, Nitrendilin, Verapamil	
Calciumgluconat (10 %) (Kalziumglukonat)	Calcium „Sandoz" 10 %
Captopril	Capto-ISIS; Captoflux; Captopril „BMS"; Cortensobon; Debax; Lopirin; Tensobon
Carbamazepin	Neurotop; Sirtal; Tegretol
Carbenicillin	in Osterreich nicht registriert
Carbimazol	Carbimazol „Aliud"
Carbutamid	Glucofren; Invenol; Nadisan; Vit-O-Mar Silymarin Granulat
Cefadroxil	Biodroxil; Duracef
Cefalexin	Cepexin; Cephalobene; Ospexin; Sanaxin
Cefalotin	Keflin Neutral
Cefradin	Sefril
Ceftazidim	Fortum; Kefazim
Celiprolol	Selectol
Cetirizin	Cetirizin hydrochlorid „UCB"; Zyrtec
Chenodeoxycholsäure	Chenofalk
Chinidin	Chinidin-Duriles; Galactoquin; Chinidinsulfat „Sigma"; Longacor; Optochinidin
Chloralhydrat	Chloraldurat; Medianox
Chloramphenicol	Aqua; Berlicetin; Biophenicol; Chloramsaar; Chloromycetin; Chloramphenicol „Agepha"; Chloromycetin-Succinat; Diophenbicol; Disaphenicol; Halomycetin; Kemicetin; Oleomycin; Paraxin; Posifenicol; Thilocanfol
Chlordiazepoxid	Librium; Multum; Radepur (nicht als Monopräparat im Austria Codex)
Chloroform	Extil
Chloroquin	Arthrabas; Chlorochin; Nivaquine; Resochin; Weimerquin
Chlorprocain (nicht im Handel)	im Austria Codex nicht vermerkt
Chlorpromazin	Chlorazin; Largactil; Megaphen; Propaphenin
Chlorpropamid	Diabenese; Diabetoral (in Österreich nicht registriert)
Chlorprothixen	Taractan; Truxaletten; Truxal
Chlortalidon	Hygroton
Chlortetracyclin	Aureomycin
Cholinesterasehemmer s. Neostigmin Physostigmin Pyridostigmin	
Cimetidin	Altramed; Cimephil; Cimet; Cimetag; Cimetalgin; Cimetidin „Genericon"; Cimlich; Contracid; Cimetidin „Lanacher"; Cimetidin „Stada"; Dura H2; Gastroprotect; Jenametidin; Neutromed; Neutronorm; Sigacimet; Supramet; Tagagel; Tagamet; Ulcobloc; Ulcolind; Ulcometin
Cinnarizin	Cerepar; Cinnacet; Cinnbene; Cinnageron; Pericephal; Stutgeron

Arzneistoff	Präparate
cis-Atracurium	Nimbex
Clemastin	Clemastin „Sandoz"; Tavegyl, Tavegil
Clindamycin	Dalacin; Sobelin
Clofibrat	Arterioflexin; Regelan; Regelan ICI; Skleromexe
Clomifen	Clomid; Clomiphen „Merck"; Serophene
Clomipramin	Anafranil; Hydriphen
Clonazepam	Antelepsin; Rivotril; Rivotril „Roche"
Clonidin	Catapresan; Catapressan; Catanidin; Dispaclonidin; Dixarit; Haemilton; Isogaucon; Mirfat; Paracefan
Clopenthixol	Ciatyl; Disordinol; Clopixol (in Österreich nicht registriert)
Cocain (Kokain) (nicht im Handel)	in Österreich nicht registriert
Codein (Kodein)	Bronchicum Mono Codein; Codein „Kwizda"; Codein phosphoricum „Cepharin"; Codeinum; Codicaps; Codicept; Codicompren retard; Codi OPT; Codipertussin; Codipront; Contrapect; Opipect; Paracodin; Tiamon; Tricodein; Tricodein „Solco"; Tryasol; Tussipect
Cyclophosphamid (Zyklophospamid)	Cyclostin; Endoxan
Cyclopropan (Zyklopropan) (nicht im Handel)	scheint im Austria Codex nicht auf
Cyproteronacetat	Androcur; Andro-Diane
L-Cystein (L-Zystein)	Cystein 2,4 % „Robugen"; Phakosklerom (nicht als Monopräparat im Handel)
Dantrolen	Dantamacrin; Dantramacrin; Dantrolen i.v. „P&G"; Dantrolen „Röhm Pharma"
Demeclocyclin	Ledermycin
Demeclocycline	Ledermycin
Desflurane	Suprane
Desipramin	Pertofran; Petylyl
Desmopressin	Minirin
Dexamethason	Afpred; Auxiloson; Cortisumman; Decatron; Dexamethason „Linz"; Deyabene; Dexa-Brachialin; Dexa-Clinit; Dexa-Effekton; Dexabene; Dexaflam; Dexamed; Dexamethason; Dexamethason „Hafslund Nycomed"; Dexamonozon; Dexapos; Dexa-Sine; Durodexa; Fortecorton; Isopto-Dex; Liptalon; Millicorten; Oradexon; Solutio Cordes; Spersadex; Totocordin; Tuttozern
Dextran	Hyscom; Promit
Dextran 40	Dextran 40 „Ebewe"; Rheomacrodex 10 %; Longasteril 40, Theomacrodex 10 % Elorheo (Kombinationspräparate: Dextran 40 „Pfrimmer"; Elorheo 10 %; Laevodex 40; Onkovertin N; Rheofusin 10 %)
Dextran 60	Macrodex 6 %; Onkovertin 6 %; Elodextran (Kombinationspräparate: Laevodex 60; Onkovertin 6 %)
Dextran 70	Longasteril 70; Kombinationspräparate: Dextran 70 „Ebewe"; Elovol 6 %
Dextrose (10 %)	Dextro-med 10 %
Dextrose s. Glucose	
Diazepam	Diazemuls; Faustam; Gewacalm; Gewaepalm; Lamra; Psychopax; Stesolid; Umbrium; Umbrium „Kwizda"; Valiquid; Valium; Valium „Roche"

Arzneistoff	Präparate
Diazoxid	Hyperstat; Hypertonalum; Proglicem (in Österreich nicht registriert)
Digitalis s. Digitoxin, Digoxin, Metildigoxin	
Digitoxin	Coramedan; Digicor; Digimerck; Digitaline; Digophton; Ditaven; Tardigal
Digoxin	Digacin; Digoxin „Sandoz"; Dilanacin; Lanicor; Lanoxin; Novodigal
Dihydralazin	Depressan; Dihyzin; Nepresol
Dihydroergotamin	Adhaegon; Agit Depot; Angionorm; Clavigrenin; DET MS; Detemes; Dihydergot; Dihydergot „Sandoz"; Dihytamin; Divegal; Endophleban; Ergomimet; Ergont; Ergovasan; Ergotonin; Ikaran; Tonopress; Verladyn
Diltiazem	Cardiacton; Corazem; Corazet; Dilatame; Diltiazem „Aesca"; Dilti-Essex; Diltine; Dilzem; Gewazem
Dimercaprol	B. A. L.; Sulfactin (in Österreich nicht registriert)
Dinatrium cromoglicicum	Colimune; Intal; Lomudal; Nalcrom; Opticrom
Dinatrium cromoglicinat	Allercrom; Cromal; Cromoglin; Intal; Lomusol; Opticrom; Vividrin
Diphenhydramin	Benadryl; Benocten; dibondrin; Dermodrin; Dibondrin; Dormutin; Emesan; Hevert; Histaxin; Logomed; Lupovalin; Moradorm; Nervo OPT; Pellit dermal; Pheramin; Prurex; S 8; Sedopretten; Sekundal-D
Diphenylhydantoin s. Phenytoin	
Dipyridamol	Curantil; Natyl; Persantin
Dipyrone (Metamizol)	Inalgon Neu; Novalgin
Disulfiram	Antabus
Dixyrazin	Esucos
Dobutamin	Dobutrex
L-Dopa s. Levodopa	
Dopamin	Dopamin „Giulini"; Dopamin „Hausmann; Dopamin „Leopold"; Dopamin „Nattermann"
Doxepin	Aponal; Mareen; Sinequan; Sinquan
Doxycyclin	Biocyclin; Dotur; Doxybene; Doxycyclin „Genericon"; Doxyderm; Doxydyn; Doxylan; Doxy-Tablinen; Gewacyclin; Monodox; Mundicyclin; Sigadoxin; Supracyclin; Vibramycin; Vibravenös
Droperidol	Dehydrobenzperidol; Thalamonal (Kombinationspräparat aus Droperidol und Fentanyl)
Ecothiopatiodid	Phospholine
Ecothiopatjodid	kein Monopräparat im Austria Codex (enthalten in Phospholinjodid)
Enalapril	Renitec
Enfluran	Ethrane
Ephedrin	Antiföhnon; Asthma-6-N-Flüssig; Asthma-Frenon; Befelka Asthma N; Eggophedrin; Ephepect; Equisil; Felsol; Fomagrippin; Hevertopect; Mandro-Gripp; Medigel; Noxenur; Pectoral; Perdiphen; Perspiran;

Arzneistoff	Präparate
	Pulmocrodio; Retterspitz; Risocon; RR Plus; Stipo; Tonaton; Tussipect; Vencipron
Epinephrin	Adrenalin; Eppystabil; Glycirenan; L-Adrenalin „Leopold"; Isopto-Epinal; Suprarenin
Ergometrin	Secalysat; Secometrin (in Österreich nicht registriert)
Erythromycin	Akne Cordes; Aknemycin; Emuvin; Eryakne; Erybesan; Erycinum; Ery-Maxin; Erythrocin; Erythromycin „Dyna"; Erythromycin „Genericon"; Erythromycin „Lannacher"; Ilosone; Meromycin; Monomycin
Esmolol	Brevibloc
Estradiol	Estraderm; Estring; Estrofem; Primodian; Progynon; Progynova; Systen; Vagifem; Zumenon
Ethosuximid	Pethidan; Petinimid; Petnidan; Pycnolepsinum; Simatin; Suxilept; Suxinutin
Etidocain	Duranest
Etidronsäure	Didronel
Etilefrin	Amphodyn; Circupon; Effortil
Etomidat	Etomidat-Lipuro; Hypnomidate; Radenarcon
Famotidin	Pepcidine; Ulcusan
Felodipin (noch nicht im Handel)	Munobal; Plendil
Fenfluramin	Ponderax; Ponflural
Fenoprofen	Nalfon
Fenoterol	Berotec
Fentanyl	Fentanyl-Janssen; Thalamonal (Kombinationspräparat aus Fentanyl und Droperidol)
Flucytosin	Ancotil „Roche"
Fludrocortison (Fludrokortison)	Astonin-H; Florinef; Scherofluron
Flunarizin	Amalium; Sibelium
Flunitrazepam	Rohypnol; Rohypnol „Roche"; Somnubene
Flupentixol	Fluanxol
Fluphenazin	Dapotum; Lyogen; Omca
Furosemid	Diurapid; Diuresal; Durafurid; Furanthril; Fusid; Furon; Furosemid „Genericon"; Furosemid „Lannacher"; Lasix; Oedemex; Sigasalur
Gallamin (nicht im Handel)	in Österreich nicht registriert
Gallopamil	Gallopamil „Ebewe"; Procorum
Gelatine	Gelafundin; Gelaspon; Gelastypt; Gelifundol; Haemaccel; Thomaegelin (als Kombinationspräparate Haemaccel und Gelofusin registriert)
Gentamicin	Cidomycin; Dipagent; Duragentam; Duragentamycin; Garamycin; Gentamicin „Biochemie"; Gentamicin „Grünenthal"; Gentamicin „Hafslund Nycomed"; Gentamicin „Tyrol Pharma"; Gentamytrex; Gentax; Gent-Ophtal; Refobacin; Septopal; Sulmycin
Glibenclamid	Bastiverit; Dia-Eptal; Duraglucon; Euglucon; Euglucon „Boehringer Mannheim"; Euglucon „Hoechst"; Gewaglucon; Gilemal; Glibenclamid „Genericon"; Glucobene; Glucobene; Gluconorm; Glucovital; Glycolaude; Maninil; Neogluconin; Normoglucon;

Arzneistoff	Präparate
	Semidaonil; Semi-Euglucon; Semi Euglucon „Hoechst; Semi-Euglucon „Boehringer Mannheim"
Glibornurid	Gluborid; Glutril „Roche"
Glucose (Glukose)	G 5; Glucosan; Glucose „Braun" (5 %,10 %, 20 %, 33 %); Glucose „Frika" (5 %, 10 %); Glucose „Leopold" (5 %, 10 %, 20 %, 30 %, 40 %, 60 %); Glucose „Mayrhofer" (5 %, 10 %, 20 %, 33 %); Glucoselösung „Abbott" add vantage 5 %; Gluco-Salzlösung „Laevosan-Gesellschaft"; Glucose „Laevosan-Gesellschaft" (5 %, 10 %, 20 %, 33 %, 40 %, 60 %); Glucosteril Elotrans; Glucosan (5 %, 10 %, 33 %, 40 %, 60 %); Traubenzuckerlösung „Enzypharm" (5 %, 10 %); Traubenzuckerlösung „HMW" (5 %, 10 %); Traubenzuckerlösung „Leopold" 33 $^1/_3$ %
Glutathion	Alcon BSS Plus (scheint im Austria Codex nicht auf)
Glutethimid	Doriden (in Österreich nicht registriert)
Griseofulvin	Fulcin S; Gricin; Griseomed; Grisovin; Gris-PEG; Likuden
Guanethidin	Esimil; Ismelin; Suprexon; Thilodigon
Haloperidol	Haldol; Haldol-Janssen; Sigaperidol
Halothan	Fluothane; Halothan „Hoechst"; Halothan „Trofield"
Heparin	Ariven; Calciparin; Calcium-Heparin; Calcium-Heparin „Nattermann"; Clexane; Depot-Thrombophob; Enelbin; Essaven; Fragmin; Fraxiparin; Hemeran; Hepa-Gel; Heparin „Biochemie"; Heparin Calcium „Braun"; Heparin „Immuno"; Heparin „Nordmark"; Heparin „Novo"; Heparin „Sandoz"; Hepasalbe; Hepathromb; Liquemin; Liquemin „Roche"; Logiparin; Logomed; Lovenox; Mono-Embolex NM; Sandoparin; Sportino; Thrombophob; Traumalitan; Troparin; Venalitan; Venoflexil; Venoruton; Vetren; ZUK
Hexaflurenium (nicht im Handel)	scheint im Austria Codex nicht auf
Hexobarbital	Evipan (in Österreich nicht registriert)
Humanalbumin (5 %)	Human-Albumin „Behring", „Immuno", „Kabi", „Travenol"; Humanalbumin „Biotest"
Humanalbumin s. Plasmaprotein; human	
Hydralazin	Colifoam; Docidrazin; Latimid; Pertenso; Slow-Apresolin; Treloc; Trepress; Tri-Normin (nicht als Monopräparat im Handel); (Kombinationspräparate: Polinorm,Trepress; Triloc)
Hydrocortison (Hydrokortison)	Alfason; Colifoam; Ficortril; Hydrocort; Hydrocortone; Muniterm; Pandel; Posterine; Remederm; Retef; Solu-Cortef; Velopural (Externa: Hydroderm „Aesca"; Schericur; Locoidon; Ekzemsalbe „F")
Hydroxyäthylstärke [HÄS]	HAES-steril; Hemohes; Plasmasteril Elo haes; Rheohes
Hydroxybuttersäure	Somsanit
Hydroxychloroquin	Plaquenil

Arzneistoff	Präparate
Hydroxyethylstärke	Expahes (HES 200/0,5) 10%; Häs-Steril „Fresenius" (HÄS 200/0,5) 10%; Isohes (HES 200/0,5) 6%; Plasmasteril; Varihes (HES 450/0,7) 6%; Osmohes (Kombinationspräparat: Elohäst 6%; Elohäst 10%)
Hydroxyprogesteron	Proluton
Imipramin	Pryleugan; Tofranil
Insulin	Depot-Insulin „Hoechst"; Depot-Insulyl; H-Insulin Hoechst; Humaninsulin; Huminsulin „Lilly"; Insulin Actrapid HM Insulin Insulatard human; Insulin „Novo"; Insulin „Novo Nordisk"; Insuman „Hoechst"; Komb-Insulin „Hoechst"
Iproniazid (nicht im Handel)	in Österreich nicht registriert
Isocarboxazid	Marplan (in Österreich nicht registriert)
Isofluran	Forane; Forene
Isoniazid	INH „Agepha"; INH „Lannacher"; INH „Waldheim"
Isoprenalin	Aludrin; Bellasthman; Ingelan; Isuprel; Kattwilon; Medihaler-Iso; Medihaler-iso
Josamycin	Josalid
Kalium-DL-Hydrogenaspartat	Kombinationspräparate: Elozell; Gladixol, Trommcardin; Uvavit
Kalium-Magnesium-Aspartat	Inzolen; Jonozell
Kanamycin	Kanamytrex; Kan-Ophtal (in Österreich ist kein Humanpräparat im Handel)
Katecholamine s. Adrenalin, Dopamin, Dobutamin, Isoprenalin, Noradrenalin	
Katecholamine, endogene s. Adrenalin, Dopamin, Noradrenalin	
Katecholamine, exogene s. Isoprenalin	
Ketamin	Ketalar; Ketanest; Velonarcon
Ketanserin (noch nicht im Handel)	kein Humanpräparat im Handel
Ketoconazol	Beltop; Nizoral
Ketotifen	Ketotifen „Braunapharm"; Ketotifen „Dyna"; Ketotifen „Sandoz"; Zaditen
Labetalol	Trandate
Latamoxef	Moxalactam
Levallorphan (nicht mehr im Handel)	in Österreich nicht registriert
Levodopa	Brocadopa; Ceredopa; Dopaflex; Larodopa
Levomepromazin	Minozinan; Neurocil; Nozinan; Nozinan „Specia"; Trisercin

Arzneistoff	Präparate
Lidocain	Heweneural; Lidesthesin; Lidocaton; Lidocorit; Lido-Posterine; Xylanaest; Xylesin; Xylocain; Xylocard; Xylocitin; Xyloneural
Lidoflazin	Clinium (in Österreich nicht registriert)
Lincomycin	Albiotic; Cillimycin; Lincocin (kein Humanpräparat im Handel)
Lithium carbonat	Neurolepsin; Quilonorm
Lithium carbonicum	Neurolepsin
Lithium	Hypnorex; Leukominerase; Li 450 Ziethen
Lithiumacetat (Lithiumazetat)	Quilonorm
Lorazepam	Duralozam; Ergocalm; Laubeel; Lorazepam „Genericon"; Lorazepam „Lannacher"; Merlit; Pro Dorm; Punktyl; Somagerol; Tavor; Temesta; Tolid
Mannit	Mannit „Leopold"; Mannit-Infusionslösung 10 %ig elektrolytfrei „Laevosan-Gesellschaft"; Mannit „Leopold" (10 %, 15 %, 20 %); Mannit „Mayrhofer" (10 %, 15 %, 20 %); Osmofundin 20 %
Mannitol s. Mannit	
MAO-Hemmer s. Iproniazid, Isocarboxazid, Pargylin, Phenelzin, Selegilin, Tranylcypromin	
Maprotilin	Aneural; Deprilept; Kanopan; Ludiomil; Mapro Gry; Mirpan; Psymion
Mebendazol	Pantelmin
Medroxyprogesteronacetat	Depocon; Depo-Provera; Farlutal; Prodafem; Provera
Mefenaminsäure	Parkemed
Meperidin s. Pethidin	
Mepindolol	Corindolan
Mepivacain	Meaverin; Mepicaton; Mepivastetin; Scandicain; Scandonest
Meprobamat	Cyrpon; Epikur; Meprodil; Meprobamat-Petrasch; Microbamat; Miltaun; Pertranquil; Visano
Mesuximid	Petinutin
Metamizol s. Dipyrone	
Metformin	Diabetex; Glucophage; Mediabet; Mescorit; Metformin „Arcana"; Metformin „Merck"; Orabet
Methadon	Heptadon
Methaqualon	Mozambin; Normi-Nox (in Österreich nicht registriert)
L-Methionin	Acimethin-Gry
Methionin	Acimethin
Methohexital	Brevimytal; Brietal
Methotrexat	Abitrexat; Abitrexate; Farmitrexat; Lantarel; Lumexon; Methotrexat „Ebewe"; Methotrexat „Lederle"
Methoxamin	Vasoxine
Methoxyfluran	Penthrane (kein Humanpräparat im Handel)
Methyldigoxin	Lanitop

Arzneistoff	Präparate
α-Methyldopa	Aldometil; Dopamet; Dopegyt; Hyperpax; Presinol; Sembrina
Methyldopa	Aldometil; Presinol
Methylmercaptoimidazol (Methimazole), s. Thiamazol	
Metildigoxin	Lanitop
Metoclopramid	Cerucal; Dura MCP; Gastronerton; Gastro Timelets; Gastro-Timelets; Hyrin; Gastrosil; Imperan; Meclopran; Metogastron; Nausigon; Paspertinn; Pertin
Metoprolol	Beloc; Dignometoprol; Jeprolol; Lanoc; Lopresor; Metohexal; Metolol; Metoprolol „Genericon"; Metoprolol „Stada"; Metrodura; Preeis; Seloken; Sigaprolol
Metronidazol	Acsacea; Anaerobex; Ariline; Arinil; Clont; Elyzol; Flagyl; Flagyl (Anaerob); Fossylol; Metronidazol „Dumex"; Metronidazol „Genericon"; Metronidazol „HMW"; Metronidazol „Merck"; Metronidazol „Tyrol Pharma"; Metronidazol „Waldheim"; Oecozol; Trichex; Ulcolind; Vagimid
Mexiletin	Mexitil
Mianserin	Tolvin; Tolvon
Midazolam	Dormicum; Dormicum „Roche"
Mithramycin s. Plicamycin	Mithracin; Mithramycin „Pfizer" (in Österreich nicht registriert)
Mivacurium	Mivacron
Monoaminoxidasehemmer s. Iproniazid, MAO-Hemmer, Pargylin, Phenelzin, Selegilin	
Moperon	Luvatren (in Österreich nicht registriert)
Morphin	Capros; Morapid; MSI; MSR; MST; MST Continus; Mundidol; Sevedrol; Oramorph; Vendal, Morphin „Mercu"
Morphium s. Morphin	
N-Acetylcystein (N-Azetylzystein) s. Acetylcystein	Acetyst; Bromuc; Durabronchal; Fluimucil; Frekatuss; Jenacystein; Lindocetyl; Mentopin; Muciteran; Mucocedyl; Mucomyst; Muco-Perasthman; Muco Sanginen; Mucret; Myxofat; NAC; Pulmicret; Sigamucil; Siran; Vitenur
Nadolol	Corgard; Solgol
Nalbulphin	Nubain
Nalorphin	Lethidrone (in Österreich nicht registriert)
Naloxon	Narcan; Narcanti
Naltrexon (noch nicht im Handel)	Nemexin
Natrium bikarbonat s. Natrium hydrogencarbonat	
Natrium citrat	Elotrans
Natrium hydrogencarbonat	Natriumbicarbonat „Leopold"; Bullrich Salz

Arzneistoff	Präparate
Natrium nitrit	in Österreich nicht registriert
Natrium thiosulfat	scheint im Austria Codex nicht auf
Natriumbicarbonat (Natriumbikarbonat)	Natriumbikarconat „Leopold"
Natriumnitrit (nicht im Handel)	
Natriumthiosulfat	Natriumthiosulfat 10 % „Köhler"
Neomycin	Bykomycin; Cysto-Myacyne; Myacyne; Nebacetin; Neomycin Medial; Uro-Nebacetin; Vagicillin
Neostigmin	Neoeserin; Normastigmin; Prostigmin; Prostigmin „Roche"
Netilmicin	Certomycin
Nicardipin (noch nicht im Handel)	Karden
Nicotin (Nikotin)	Nicofrenon; Nicolan; Nicorette; Nicotinell
Nifedipin	Adalat; Aprical; Buconif; Cisday; Cordicant; Corinfar; Corotrend; Dignokonstant; Duranifin; Einalat; Fedip; Gewadilat; Jedipin; Majolat; Nifebene; Nifecard; Nifeclair; Nifedipin „Genericon"; Nifedipin „Stada"; Ospocard; Nite-Wolff; Pidilat; Unidipin
Niludipin (noch nicht im Handel)	scheint im Austria Codex nicht auf
Nimodipin	Nimotop
Nitrendipin	Bayotensin; Bayotensin akut
Nitrofurantoin	Cystit; Furadantin; Gerofuran; Ituran; Nifurantin; Nitrofurantoin „Mag. Wenig"; Phenurin; Urolong; Uroselz
Nitroglycerin (Nitroglyzerin)	Aquo-Trinitrosan; Corangin; Coro-Nitro; Deponit; Gilustenon; Herwicard; Maycor; Minitran; Neos Nitro; Nitradisc; Nitrangin; Nitroderm; Nitroglyn; Nitrolingual; Nitro Mack; Nitronal; Nitronal-Gel; Nitro Pohl; Nitrorectal; Perlinganit; Trinitrosan; Turicard
Nitroglyzerin	Coro-Nitro; Deponit; Nitroderm; Nitro Dur; Nitroglycerin „Lannacher"; Nitrolingual; Nitro-Mack; Nitronal; Nitrong; Nitrozell; Perlinganit
Nitroprussid natrium	in Österreich nicht registriert
Nitroprussid-Natrium	Nipride „Roche"; Nipruss
Nizatidin	Ulxid
Noradrenalin (Norepinephrin)	Arterenol (in Österreich nicht registriert)
Nortriptylin	Nortrilen
Ondansetron	Zofran
Opiate s. Buprenorphin, Morphin, Pethidin, Piritramid, Pentazocin, Tramadol, Methadon	
Orciprenalin	Alupent
Ornipressin	POR 8 „Sandoz"; Por 8 Sandoz
Oxprenolol	Slow-Trasicor; Trasicor
Oxytetracyclin	Tetra-Tablinen
Oxytocin (Oxytozin)	Orasthin; Partocon; Pitocin; Pitocin Buccal; Synpitan; Syntocinon

Arzneistoff	Präparate
Pancuronium	Pavulon
Papaverin	Panergon (kein Monopräparat im Handel)
Paracetamol	Anti-Algos; Apacet; Benmyo; Ben-U-Ron; Captin; Contac; Dolorfug; Dorocoff; Duaneo; Duracetamol; Enelfa; Eu Med; Fensum; Finiweh; Kratofin; Larylin; Logomed; Mexalen; Momentum; Napional; Neo Citran; Octadon; Paedialgon; Panadol; Paracetamol „Genericon"; Paracetamol „HMW"; Paracetamol „Roesch"; Paracetamol „Dr. Schmidgall"; Parakapton; PCM; Peinfort; Pyromed; Treupel; Tylenol; Zolben
Pargylin (nicht im Handel)	in Österreich nicht registriert
Penicillamin (Penizillamin)	Artamin, Cuprimine; Distamine; Metalcaptase; Trolovol
Pentazocin	Fortalgesic; Fortral
Perazin	Taxilan (in Österreich nicht registriert)
Perhexilin	Pexid (in Österreich nicht registriert)
Periciazin	Aolept; Neuleptil
Perphenazin	Decentan; Trilafon
Pethidin	Alodan „Gerot"; Centralgin; Dolantin
Phenacetin (Phenazetin) (nur in Kombinationspräparaten in Österreich und in der Schweiz im Handel)	in Österreich nicht registriert; Abgabeverbot seit 1. 1. 1988
Phenazopyridin	Pyridacil; Pyridium; Urospasmon (kein Monopräparat im Handel)
Phenelzin (nicht im Handel)	in Österreich nicht registriert
Phenformin (nicht im Handel)	scheint im Austria Codex nicht auf
Phenobarbital	Lepinal; Luminal; Phenaemal; Valocordin (in Österreich nicht registriert)
Phenothiazine s. Chlorpromazin, Dixyrazin, Fluphenazin, Levomepromazin, Perazin, Periciazin, Perphenazin, Promazin, Promethazin, Sulforidazin, Thioridazin, Triflupromazin	
Phenoxybenzamin	Dibenzyline; Dibenzyran
Phentolamin	Regitin (kein Monopräparat im Handel)
Phenylbutazon	Butazolidin
Phenylephrin	Isopto-Frin; Minmis-Phenylephrin Hydrochlorid 10%; Neo-Synephrine; Prefrin; Visadron; Visatron; Visostan
Phenytoin	Antisacer; Difhydan; Epanutin; Epilan D; Phenhydran; Zentropil
Physostigmin	Anticholium (nicht im Austria Codex)
Pimozid	Antalon; Orap
Pindolol	Decreten; Durapindol; Glauco-Stulln; Pinbetol; Pindoptan; Visken
Piritramid	Dipidolor

Arzneistoff	Präparate
Plasmaprotein; human	Albumin-Lösung; Faktor VIII:C HS Human Albumin „Behring" (20 %); Humanalbumin „Biotest" (20 %); Human Albumin (5 %, 20 %) „Haemoderivate"; Human Albumin „Octapharma" (5 %, 20 %, 25 %); Octaplas; Plasma Proteinlösung (3,5 %, 5 %); Human „Haemoderivate"; Plasma Proteinloesung „Octapharma" 5 %
Polymyxin B	Polymyxin B „Pfizer" (kein Monopräparat im Handel)
Polystyrolsulfonat	
Polystyrolsulfonat (Polystyrolsulfonsäure)	Calcium-Polystyrol-Sulfonat-"Gry"; Resonium A
Practolol	Dalzic (in Österreich nicht registriert)
Prazepam	Demetrin
Prazosin	Adversuten; Duramipres; Eurex; Minipress; Orbisan; Prazac
Prednisolon	Aprednislon; Decaprednil; Decortin H; Deltacortril; Dontisolon; Duraprednisolon; Hefasolon; Hexacorton; Hostacortin-H; Inflanefran; Klismacort; Kühlprednon; Linola; Prectal; Prednabene; Predni; Predni POS; Prednihexal; Prednisolon „Agepha"; Prednisolon „Hafslund Nycomed"; Prednisolut; Solu-Decortin; Ultracortenol; Solu-Dacortin
Prednison	Decortin; Meprison; Ultracorten (kein Monopräparat im Handel)
Prilocain	Xylonest (scheint im Austria Codex nicht auf)
Primidon	Cyral; Liskantin; Mylepsinum; Mysoline; Resimatil
Procain	Hewedolor; Lophacomb-Procain; Novocain; Novanaest; Pasconeural (Geroaslan H3; Gerovital H3)
Procainamid	Novocamid; Pronestyl (in Österreich nicht registriert)
Progesteron	Progestogel; Proluton; Urogestan (kein Humanpräparat im Austria Codex)
Proloniumjodid	Endojodin
Prolonium jodid	in Österreich nicht registriert
Promazin	Prazine; Protactyl; Sinophenin (in Österreich nicht registriert)
Promethazin	Atosil; Eusedon; Phenergan; Phenergan „Specia"; Prothazin; Soporil
Propanidid (nicht im Handel)	in Österreich nicht registriert
Propofol	Diprivan; Propofol „Zeneca", Disoprivan, Klimova
Propranolol	
Propranolol	Arcablock; Bedranol; Beta-Timelets; Dociton; Efektolol; Inderal; Indoblock; Obsidan; Propanur; Prophylux; Proprahexal
Protamin	Protamin „Roche"; Protamin „Vitrum"; Protaminsulfat Novo
Prothipendyl	Dominal
Protriptylin (nicht mehr im Handel)	in Österreich nicht registriert
Pyridostigmin	Mestinon „Roche"
Pyridoxin	Benadon „Roche"; B6-Vicotrat; Bonasanit; Hexobion; Lophakomb; Pyragamma; Pyridoxin „Linz"; Vitamin B6; VIT. B6 „Agepha"; Benadon „Roche"
Pyrimethamin	Daraprim

Arzneistoff	Präparate
Quinidin s. Chinidin	
Ranitidin	Digestosan; Raniberl; Ranitidin „HMW"; Sostril; Ulsal; Zantac; Zantic
Remifentanil	Ultiva
Reserpin	Adelphan-Esidrix; Barotanal; Bendigon; Briserin; Calmoserpin; Darebon; Disalpin; Durotan; Modenol; Resaltex; Serpasil; Serpipur; Triniton (kein Monopräparat im Handel)
Rifampicin	Eremfat; Rifoldin; Rimactan
Ringer-Lactat (Ringer-Laktat)	Ringer-Lactat „Braun"; Ringer-Lactat nach Hartmann „Braun"; Ringer-Lactat nach Hartmann „Enzypharm"; Ringer-Lactat nach Hartmann „Leopold"; Ringer Lactat nach Hartmann „Mayrhofer"; Ringer-Lactat-Aspartat „Leopold"; Ringer-Lactat „Laevosan-Gesellschaft"; Ringer Lactat Lösung salvia; Ringer-Lactat-Lösung „Thomae"; Ringer-Lactat mit Magnesium „Laevosan-Gesellschaft"; Ringer Laktat Pfrimmer
Ringer-Lösung	Ringer-Lösung „Enzypharm"; Ringer Lösung „Frika"; Ringer-Lösung „Laevosan-Gesellschaft"; Ringer Lösung „Leopold"; Ringer-Lösung „Mayrhofer"
Rocuronium	Esmeron
r-tPA	Actilyse
Salbutamol	Apsomol; Astec; Broncho Inhalat; Loftan; Salbulair; Salbutamol „Dyna";Salmundin; Sultanol; Ventolin; Volmac; Zaperin
Salicylate (Salizylate) s. Acetylsalicylsäure	
Salicylat s. Acetylsalicylsäure	
Saralasin	Sarenin (scheint im Austria Codex nicht auf)
Scopolamin (Skopolamin)	Boro-Scopol; Buscopan; Scopoderm; Scopoderm TTS
Secobarbital	Dormatylan (in Österreich nicht registriert)
Selegilin	Amboneural; Deprenyl; Jumex; Jumexal; Movergan
Senna	Bekunis; Colonorm; Dragees Neunzehn Senna; Herbelax; Neda,Tara; X-Prep
Sevoflurane	Sevorane
Sorbit	Passiflorine; Sorbit „Laevosan"; Sorbit 10 % „Laevosan Gesellschaft"; Sorbit"Leopold" (10 %, 40 %); Sorbit"Mayrhofer" 10 %
Sotalol	Cor Sotalol; Darob; Gilucor; Rentibloc; Sotacor; Sotalex Osiren; Spirohexal
Spironolacton (Spironolakton, Spirolakton)	Aldactone; Aldopur; Deverol; Duraspiron; Jenaspiron; Osiren; Osyrol; Spiridon; Spiroctan; Spironolacton „Mag. Wenig"; Verospiron; Xenalon
Streptokinase	Kabikinase; Streptase
Streptomycin	Strepto-Fatol; Streptomycin „Biochemie"; Streptomycin-Sulfat „Biochemie"; Streptothenat
Succinylcholin s. Suxamethonium	

Arzneistoff	Präparate
Succinylbischolinchlorid (Sukzinyl-bischolinchlorid) s. Suxamethonium	
Succinylcholinchlorid (Sukzinyl-cholinchlorid) s. Suxamethonium	
Sulfamethoxazol	Kombinationspräparate: Bactrim „Roche"; Cotribene; Cotrimoxazol „Genericon"; Eusaprim; Oecotrim; Supracombin; Trimetho Comp.
Sulfinpyrazon	Anturan; Anturano
Sulfonylharnstoffe s. Carbutamid, Chlorpropamid, Glibenclarnid, Glibornurid, Tolbutamid	
Sulforidazin	Inofal (in Österreich nicht registriert)
Sulpirid	Arminol; Dogmatil; Meresa; Neogama
Sultiam	Ospolot (in Österreich nicht registriert)
Suxamethonium	Lysthenon; Pantolax; Succinolin; Succicuran
Terbutalin	Bricanyl; Terbutalinsulfat „HMW"
Tetracain	Minims-Amethocain; Oto-Flexiole; Pantocain
Tetracyclin (Tetrazyklin)	Achromycin; Diocyclin; Dispatetrin; Hostacyclin; Imex; Latycin; Steclin; Supramycin; Tefilin; Tetracyn; Tetralution; Tetrarco
Theophyllin	Aerobin; Aerodyne; Afonilum; Afpred; Aminophyllin; Bronchoparat; Bronchoretard; Contiphyllin; Cronasma; Ditenate; Duraphyllin; Etheophyl; Euphyllin; Euphylong; Flui-Euphyllin; Mundiphyllin; Myocardon; Oerasthman; Phyllotemp; Pulmidur; Pulmo-Timelets; Respicur; Solosin; Tagilen; Theohexal; Theolair; Theophyllard; Theoplus; Theospirex; Unifyl; Unilair; Uniphyllin
Thiamazol	Favistan; Thiamazol „Henning"
Thiapamil	im Austria Codex nicht vermerkt
Thiethylperazin	Torecan „Sandoz"
Thiopental	Thiopental „Sanabo"; Thiopental Tyrol Pharma"; Trapanal
Thioridazin	Melleretten; Melleril; Thioridazin „Sanabo"
L-Thyroxin	Euthyrox; L-Thyroxin „Henning"; Thyrex
Thiapamil (noch nicht im Handel)	
Timolol	Arutimol; Blocadren; Chibo-Timoptol; Dispatim; Duratimol; Temserin; Timomann; Timolol „Leiras"; Tim-Ophtal; Timopos; Timoptic; Timosine; Uniget
Tobramycin	Brulamycin; Tobrasix; Tobrex; Gernebcin; Obracin; Tobramaxin; Tobrasix; Tobrex
Tolbutamid	Artosin; Orabet; Rastinon; Rastinon „Hoechst"
Tramadol	Nobligan; Trama-Dorsch; Tramadura; Tramagit; Tramal; Tramundin
Tranexamsäure	Anvitoff; Cyklokapron; Ugurol
Tranylcypromin	Parnate (kein Monopräparat im Handel)
Trazodon	Thromban; Trittico
Trifluperazin	Jatroneural

Arzneistoff	Präparate
Trifluperidol	Triperidol (in Österreich nicht registriert)
Triflupromazin	Psyquil
Trimethaphan (nicht mehr im Handel)	scheint im Austria Codex nicht (mehr?) auf
Trimethoprim	Alprimol; Monoprim; Motrim; Solotrim; Trimethoprim „Agepha"; Trimethoprim „Gerot"; Triprim; Wellcoprim
Trimipramin	Herphonal; Stangyl; Surmontil
Triprolidin	Actidil; Pro-Actidil
Tubocurarin	in Österreich nicht registriert
d-Tubocurarin (nicht mehr im Handel)	
Urapidil	Alpha-Depresan; Ebrantil
Urokinase	Abbokinase; Actosolv; Besopartin; Ukidan; Urokinase „Ebewe"
Ursodeoxycholsäure	Ursofalk
Valproinsäure	Convulex; Depakine; Ergentyl; Leptanil; Leptilanil; Malproin; Orfiril
Vasopressin	Pitressin (kein Humanpräparat im Handel)
Vecuronium	Norcuron
Verapamil	Cardibeltin; Cardioprotect; Dignover; Durasoptin; Falicard; Isoptin; Isoptin RR; Jenapamil; Veradurat; Veramex; Veranorm; Verapabene; Verapamil Austropharm; Verapamil „Ebewe"; Verexamil
Vidarabin	Vidarabin „Thilo"
Viloxazin	Vivarint
Vincristin	Oncovin; Vincristin Bristol; Vincristin Lilly
Vitamin A	Arcavit A; A-VIT; Avitol; Oleovit A; Vit. A „Agepha"; Vitamin A „Sanhelios"
Vitamin D3	Laevovit D3; Oleovit D3; Vi-De3; Vigantoletten; Vit. D3 „Agepha"
Vitamin E	Avigilen Vit. E; Bakanasan Vitamin E; Bio-Garten Vitamin E; Biogelat Vitamin E; Bioreform Vitamin E; Drogapur Vitamin E; Ephynal „Roche"; Evitol; Etocovit; Gewußt wie Vitamin E; Sanhelios Vitamin E; SynPharma Vitamin E; Tetefit Vitamin E; Vitamin E „Merckle"; Vitamin E -Twardy
Vitamin K, synthetisches	Konakion; Kavitol
Vitamin K1	Konakion „Roche"
Vitamin K3	Vikaman; VIT.K3 „Agepha"

Sachverzeichnis

A

Abdominalverletzungen 563, 564
- Indikation zur sofortigen explorativen Laparotomie 563
- peritoneale Lavage 563
Abhängigkeit, psychische und physische 732
Ableitung (*siehe* EKG)
Absaugen, endotracheales, Neugeborene 496
ACE-Hemmer 78, 84
Acetylsalicylsäure (ASS), Gerinnung 200, 201
- Diagnose 201
- Therapie 201
Adams-Stokes-Anfälle 19
Addison-Krankheit 210
Addison-Krise 210
Adenosin 35, 39
ADH
- Mangel 159
- SIADH („syndrome of inappropriate ADH secretion") 685
Adipositas 218, 219
Adrenalin 29, 30, 64, 238
- Wirkung 238
Afterload, alte Patienten 526, 527
AGW (Atemgrenzwert) 99
Ajmalin 34, 35
Akromegalie 208
akzidentelle intravasale Injektion 247
Alcuronium 663
Aldosteron, Renin-Angiotensin-Aldosteron-System 69
Alkalose 49, 109
Alkoholentzugsdelir 26
Allergie / allergische Reaktionen 232, 669
- Lokalanästhetika 232
- Transfusion 291
- Unterteilung 669
Allgemeinanästhesie 13
- Vorzüge / Nachteile, Allgemein- vs. Regionalanästhesie 86
alpha
α_2-Antiplasmin-Komplex 196
α_2-Rezeptorantagonist 77

Alter / Lebensalter 238, 239, 274
- alte Patienten 521 ff.
- - allgemeine Risikofaktoren 521
- - Anästhesie, Durchführung 529 ff.
- - - Allgemeinanästhesie 529 ff.
- - - regionale Anästhesieverfahren 531 ff.
- - gastrointestinale Absorption 522, 523
- - Intubation, Besonderheiten 530
- - kardiovaskuläres System 525
- - Letatlität 522
- - Lunge 524, 529
- - Medikamentenanamnese 529
- - Nervensystem 526, 527
- - Nierenfunktion 523, 526
- - operative Mortalität 521
- - Organveränderungen 522 ff.
- - Pharmakokinetik 522
- - präoperative Begleiterkrankungen 527, 528
- - - Angina pectoris 527
- - - Arrhythmien 528
- - - chronische Lungenerkrankungen 529
- - - Herzinsuffizienz 528
- - - Hypertonie 527
- - Rezeptorfunktionen 523
Althesin 656
Alupent 27
Aminophyllin 655
Amiodaron 34, 36, 39, 57, 58
AMV (Atemminutenvolumen) 93, 94, 100
Analgesie
- Opioide 638
- patientenkontrollierte (*siehe* PCA) 401, 402
Analgetika 386 ff., 403
- antipyretisch wirkende (*siehe dort*) 392
- intraoperative Unverträglichkeiten 673
- Opioide (*siehe dort*) 388 ff.
- transdermale Applikation 403
Anämie
- Myokardischämie, akute 80
- postoperative 312
Anaphylaktoide / anaphylaktoide Rekationen (*siehe auch* Allergie) 284, 670

– Grad III-IV 284
– pathophysiologische Reaktionen 670
– Transfusion 291
– Unterteilung 670
Anästhesie
– Allgemeinanästhesie 13, 529
– alte Patienten, Durchführung 529
– Arrhythmien und Anästhesie 29 ff.
– Aufwachphase (*siehe auch dort*) 138, 707 ff.
– Berufsrisiko (*siehe dort*) 725 ff.
– Blockaden (*siehe dort*)
– Einleitung (*siehe dort*)
– emotionelle Störungen nach Anästhesie 137 ff.
– Epiduralanästhesie, massive 248
– intensivtherapiepflichtige Patienten im OP, Anästhesieverfahren 574 ff.
– Intubation (*siehe dort*)
– Leitungsanästhesien, rückenmarknahe (*siehe auch dort*) 236 ff., 581
– Lokalanästhesie 394
– maligne Hyperthermie 698, 699
– Narkoseprotokoll 65
– Narkoseführung
– – Myokardischämie / akuter Myokardinfarkt 86
– – SHT 558
– Narkoseinduktion, Polytrauma 556
– Narkosetiefe, Beurteilung 143
– Narkoseüberhang 128
– Nervenblockaden, therapeutische (*siehe dort*) 394
– Neugeborene, schwerkranke 507
– Nichterwachen nach Anästhesie (*siehe auch dort*) 128, 129
– Nierenfunktionsveränderung unter (*siehe dort*) 150 ff.
– Periduralanästhesie, kontinuierliche (*siehe dort*) 396
– Regionalanästhesie (*siehe dort*) 13, 68, 269 ff., 394 ff., 437, 531 ff., 715
– Spinalanästhesie (*siehe dort*) 248, 249, 443, 444
– Vorzüge / Nachteile, Allgemein- vs. Regionalanästhesie 86
– Zwischenfall, anästhesiebedingter 65
Anästhesiegerät (*siehe* Beatmungsgerät)
Anästhetika / Narkotika 86
– Arbeitskonzentrationen, maximale (MAC) 728
– Einfluß auf Defibrillationsschwelle 58
– Inhalationsanästhetika (*siehe auch dort*) 22, 29, 33, 107, 123, 130, 131, 448, 451, 645 ff., 704
– Interaktionen mit β-Blockern 641

– intravenöse Anästhetika 33, 108, 123, 129, 650 ff.
– Lokalanästhetika (*siehe auch dort*) 38, 225 ff., 399, 450, 506, 673
– Löslichkeit 131
– plazentarer Transport 448
– und psychomotorische Tests 728
– volatile (*siehe auch dort*) 168 ff., 715
anatomische Besonderheiten, Neugeborenes und Kleinkind 465
Anfälle, *Adams-Stokes*-Anfälle 19
Anfeuchter 376
Angina pectoris, alte Patienten 527
Angiotensin, Renin-Angiotensin-Aldosteron-System 69
Anorexia nervosa 219
Antazida, orale 179
Antiarrhythmika 32, 33, 38, 39, 50–52
– i.v.-Antiarrhythmika 38
– Klassifizierung 33
– repolarisationsverzögernde 26
Antibiotika 656
– intraoperative Unverträglichkeiten 675
anticholinerges System, zentrales (*siehe* ZAS) 136, 619, 632
Anticholinergika 630, 631, 667
– Antagonisten 667
– Therapie Übelkeit und Erbrechen 718
Antidepressiva 26, 617 ff.
– atypische 618
– Herz-Kreislauf-Effekte 620
– MAO-Hemmer (*siehe auch dort*) 617, 621
– Nebenwirkungen, anästhesiologisch relevante 618
– mit neuartigem Wirkungsmechanismus 618
– nichttrizyklische 617, 619, 620
– – Wirkungsstärke 620
– Phasenprophylaktika 617
– Präkursoren 617
– trizyklische 617–619
Antidiabetika, orale 657
Antiemetika 716
Antiepileptika 656
Antifibrinolytikatherapie 205, 580
Antihistaminika, Therapie Übelkeit und Erbrechen 718
Antikoagulanzien
– Antagonisten 580
– Heparin (*siehe dort*) 584
– orale 201
Antikonvulsiva 657
antipyretisch wirkende Analgetika 392–394
– Derivate schwacher Carbonsäuren 392
– klinische Anwendung 393
– Nebenwirkungen 392

– Niere   393
– Paracetamol   393
– Pyrazolonderivate   393
Antithrombin III (*siehe* AT-III)   195, 199, 201
Aorta
– A. abdominalis, Kompressionssyndrom, Schwangerschaft   421
– Abklemmen   75
– Aortenruptur   562
Aortenklemme   70
aortokavale Kompression   68
Apnoe, neonatale   481
Aprotinin   199
Arbeitskonzentrationen, maximale, Anästhetika (MAC)   728
ARDS („adult respiratory distress syndrome")   175, 539
Arrhythmien, kardiale   13 ff., 28, 208
– alte Patienten   528
– und Anästhesie   29
– Antiarrhythmika (*siehe dort*)
– Arrhythmiediagnostik   14
– Inzidenz in der Narkose   13
– Klassifizierung
– – nach Bedeutung   16
– – nach Entstehungsmechanismen   14
– – nach kardialer und nichtkardialer Genese   16, 17
– – nach klinisch-therapeutischen Richtlinien   17
– Knotenarrhythmien   22
– Myokardischämien / Myokardinfarkt   82 ff.
– – Monitoring   85
– und Outcome   28, 29
– Reentryarrhythmien   20
– Säuglinge   469
– bei Schrittmacherpatienten   52
– Sinusarrhythmien   18
– supraventrikuläre   29
– Tachyarrhythmien (*siehe auch dort*)   31, 32, 34, 35, 39
– Therapie, Logistik   38, 39
– Ursachen perioperativer Arrhythmien   17
– ventrikuläre (*siehe auch dort*)   23, 26, 29, 36, 39
– Vorhofarrhythmien   19
Arterien
– A. pulmonalis, Druckanstieg bei Lungenembolie   600
ärztliche Eigenmacht   6
arztspezifische Risiken   1
Aspiration   106, 175 ff., 432, 433, 531
– alte Patienten   531
– Aspirationspneumonie   175
– Aspirationstest   248

– Intubation   177, 352
– Lagerung   177
– Larynxmaske   370
– Mekoniumaspiration   475
– Prophylaxe   176
– Schwangerschaft   432, 433
– Therapie   176
Asthma bronchiale, aspirinsensitive   673
Asystolie   31, 35, 46, 51, 64
– schrittmacherbedingt   46
Atelektasen   111
Atemarbeit, Geburt   430
Atemdepression
– Barbiturate   652
– frühe   272
– Inhalationsanästhetika   646
– Neugeborene   452
– Opioide   387, 399, 708
– postoperative   107–109, 130
– – Hypoventilation durch   107
– Regionalanästhesie   532
– späte   272
Atemgrenzwert (*siehe* AGW)
Ateminsuffizienz   241, 242, 559
– Rückenmarkverletzungen   559
Atemminutenvolumen (*siehe* AMV)
Atemstillstand   60
Atemwegsobstruktion (*siehe* Obstruktion)
Atemwegssicherung, Polytrauma   554
Atemwegsspasmen, Intubation   353
Atemwegwiderstand, Erhöhung   97
Atemzeitvolumen, Verminderung   98
Atemzentrum (*siehe* AZ)
Atemzugvolumen (*siehe* AZV)
Äthylenoxid, perioperative Unverträglichkeiten   676
AT-III (Antithrombin III)   195, 199, 201
– Thrombin-Antithrombin-III-Komplex (TAT)   195
ATLS (Advanced Trauma Life Support)   545
Atonie der Blase   243
Atracurium   664
„atrial kick"   69
atrioventrikulärer Block (*siehe* AV-Block)
Atropin   16, 27, 31, 37, 39, 157, 630
audiovisuelle Beschwerden   245, 246
– Prävention   246
– Therapie   246
Aufgabenteilung und Kooperation   4
Aufklärung, Eingriff   7
Aufwachphase   138, 707 ff.
– Allgemeinmaßnahmen   708
– – bei verzögertem Erwachen nach Narkose   710
– Inhalationsanästhetiküberhang   709
– i.v.-Anästhetiküberhang   708

– Kriterien der Entlassung von der Aufwachstation 710
– Muskelrelaxanzienüberhang 709
– – klinische Kriterien der Erholung 709
– Muskelzittern 710
– Naloxon 709
– neurologische Veränderungen 138
– psychische Veränderungen 138
– Therapie 709
– Überwachungsgrößen 707
Aufwachraum / Aufwachstationen (siehe AWR)
Augenverletzungen 565, 566
Autoregulation
– alte Patienten 525
– erhöhter ICP 122
Autotransfusion 315 ff.
– einfache 317
– Indikationen 319
– intra- und postoperative 315, 316
– Komplikationen 320
– Kontraindikationen 320
– maschinelle 318
– Vergleich verschiedener Systeme 316
– Vorrichtungen 317
AV-Arrhythmien 37
AV-Block / -Blockierung 26, 27, 53, 82
– alte Patienten 528
– Grad I 26
– Grad II 27, 38
– Grad III 27, 38
– Kalziumantagonisten 640
– totaler 36
AV-Dissoziationen 16, 23, 29, 32, 53
AV-Knoten 15, 19–21
awareness", intraoperative 141, 142
– Inzidenz 141
– Konsequenzen 142
AWR (Aufwachraum), Aufwachphase 128, 134–140, 532
– alte Patienten 532
– Kriterien der Entlassung von der Aufwachstation 710
– Neugeborenes und Kleinkind 515 ff.
AZ (Atemzentrum) 94, 98
Azidose 49, 94, 95, 501
– Ketoazidose 216
– metabolische 219, 501, 682, 691
– – maligne Hyperthermie 691
– Neugeborenes 470
– respiratorische 73, 94 ff., 501
– – Blutgasanalyse 94
– – Definition 94
– – maligne Hyperthermie 691
– – Therapie 95
– nach Transfusion 299
AZV (Atemzugvolumen) 94

B
Bakteriämie 331, 540
bakterielle Superinfektionen, Schock 540
Ballonkatheter nach Fogarty 585
Ballonpumpe, intraaortale (IABP) 88
Barbiturate 29, 128, 162, 163, 652–654
– Interaktionen 654
– Nebenwirkungen 652
– Pathophysiologie 653
– Prophylaxe 653
– Stellatumblockade 653
– Symptome 653
– Therapie 653
Barotrauma 379
Barytrauma 543
Basisüberwachung 373
Baxter-Formel, Verbrennung 567
Beatmung
– Basisüberwachung 373
– exzessiver Beatmungsdruck 115, 116
– Monitoring 373
– neugeborene 498
– Überdruckbeatmung (siehe auch dort) 555
– Verbrennung, Indikation 567
Beatmungsgerät, Fehlfunktion 116
Beckenfrakturen 564
Behandlungsfehler, schuldhafte 5
Benzodiazepine 163, 627 ff.
– Antagonisten 630
– Interaktionen mit anderen Medikamenten 628
– Kleinkinder 629
– Nebenwirkungen 628
Berufsrisiko in der Anästhesie 725 ff.
– chronische Exposition mit Anästhesiegasen 727, 728
– – Anästhetika und psychomotorische Tests 728
– – Grenzwertfestlegung 728
– – immunologische Störungen 731
– – Infektionsrisiko im OP (siehe auch dort) 730
– Luftverbesserung im OP 729
– Müdigkeit 732
– psychische und physische Abhängigkeit (Sucht) 732
– Strahlenschutz 729
– Streß 731, 732
– Tod und Selbstmord 732, 733
beta
β-Blocker / β-Rezeptorenblocker 19, 31, 33, 35, 36, 38, 39, 77, 84, 86, 212, 527, 641 ff.
– alte Patienten 527
– Interaktionen
– – mit Anästhetika 641
– – mit Parasympathikomimetika 642

- Klassifizierung 641
β_1-Sympathomimetika 37
β_2-Sympathomimetika 37
Beweislast 9
Bewußtlosigkeit 60
Bewußtseinsstörungen, postoperative 132 ff.
- diagnostische Maßnahmen 134
- Differentialdiagnose 132
- Therapie 135
BGA (*siehe* Blutgasanalyse)
bifaszikulärer Block 528
Bigeminus 24, 26, 53
Bilanz, Flüssigkeits- und Elektrolytbilanzierung 161
Blasen- und Darmstörungen 243
- Blasenatonie 243
Block / Blockbilder 26, 27
- AV-Block (*siehe dort*) 26, 27, 53, 82, 528
- bifaszikulärer 528
- Blockbilder 37
- Entranceblock 49
- Exitblock (myokardiale Reizschwellenerhöhung) 49–51
- Linksschenkelblock 27, 28, 82
- *Mobitz*-I-Block 27
- *Mobitz*-II-Block 27
- Rechtsschenkelblock 27, 28
- SA-Block 29, 37
- sinusatrialer Block 19
- *Wenckebach*-Block 27
Blockade(n)
- Epiduralblockade 267
- Interkostalmuskeln 241, 395
- motorische, Schwangerschaft 439
- N. laryngeus, Blockade 267
- N. phrenicus, Blockade 266
- parazervikale (*siehe dort*) 445
- Plexusblockaden (*siehe dort*) 264 ff., 395
- pudendale 446
- Subarachnoidalblockade 242, 267
- Sympathikusblockade 237, 439
- - Schwangerschaft 439
Blut- und Blutderivate
- blutige arterielle Druckmessung 51, 57, 86
- Blutpatch 438
- Blutsparmethoden, perioperative 306 ff., 313
- Vorgehen 307
- Konservenblut 299
- Transfusion von 290 ff.
Blut- und Flüssigkeitssubstitution, Kinder 510
Blutdruck
- Abfall (*siehe* Hypotension)
- Druckmessung, nichtinvasive 324

Blutgasanalyse (BGA) 94, 100
- Alkalose 49
- Azidose, respiratorische 94
- Blut-Gas-Verteilungskoeffizient 131
- Luftembolie 610
- Lungenembolie 598
Blutgerinnung (*siehe* Gerinnung)
Blutung
- Blutungszeit (*siehe auch* Gerinnung) 191
- intra- und postoperative Blutungskomplikationen 202
- intrazerebrale 133
- okkulte 67
Blutzuckerregulation, Störungen 216
brachiale Plexusblockade 264 ff.
Bradyarrythmie 69
Bradykardien 18, 31, 32, 36, 69
- Bradykardie-Phasen 19
- opiodbedingt 388
- Reflexbradykardie 32
- Säuglinge 468
- schrittmacherbedingt 46
- Sinusbradykardie 18, 19, 29, 31, 37, 69, 528
- - alte Patienten 528
- Vorhofflimmern, bradykardes 37
bronchopulmonale
- Dysplasie, Neugeborene 503
- Infektionen nach Narkosebeatmung 377
Bronchospasmus 106, 107, 250, 251, 491, 677
- Neugeborene 491, 494
3-5-Buchstabencode, Internationaler, Schrittmacherfunktionsarten 43, 44
Bündel, *Kent*-Bündel 20, 21, 35
Bypass, kardiopulmonaler / Bypassoperation 22, 85

C

Ca^{2+}-Antagonisten (*siehe* Kalziumantagonisten)
Carbonsäuren, Derivate schwacher Carbonsäuren 392
- Nebenwirkungen 392
Cardiac Index, alte Patienten 526
Cauda-equina Syndrom 256
- Prophylaxe 256
- Symptome 256
cerebral (*siehe* zerebral)
Chinidin 34
chirurgische Stimuli 31, 32
Cholesterin, Serumcholesterin 84
Cholesterinesterasehemmstoffe 136
Cholinesterase, Kinder 505
- Pseudocholinesterase 505
Cimetidin 176, 179
Clonidin 401, 642
- Clonidinentzugssyndrom 643

– Nebenwirkungen 401
– zur Schmerztherapie 643
– als Zusatz zur Regionalanästhesie 642
CM 5, modifizierte bipolare Ableitung 14
CO_2
– Embolie 63
– endexpiratorische Messung 51
Compliance 97, 100
Conus medullaris, Verletzung 253, 254
Cor pulmonale 28, 595
– akutes, Lungenembolie 595
Couplets 26
Cremophor, perioperative Unverträglichkeiten 676
Crusheinleitung 179
CT-Untersuchung, Hirndruck 552, 558
Cumarine / Cumarinderivate 201
– Thrombose 586, 587
Cushing-Syndrom 208

D

Dantrolen, maligne Hyperthermie 690, 696
Darmdekontamination, selektive, Schock 542
Darmstörungen 243
DDAVP (1-Desamino-8-D-Arginin-Vasopressin) 198–200
D-Dimere 195
Defibrillation 43, 47, 48, 58, 63
– Defibrillationsschwelle 57, 58
Defibrillator 57
– automatische 56
– Defibrillatorcode 56
– Defibrillatorschocklöffelpositionen 48
Definition 1
Dehydration / Dehydratation 485, 513, 579, 682
– Kinder 513
– Neugeborene 485
– Thrombose 579
Dehydrobenzperidol (*siehe* DHB) 164, 625
Delir / Delirium, Alkoholentzugsdelir 26
delta
δ-Welle 21
dentale Komplikationen 359 ff.
Dentinogenesis imperfecta 363
Depression 138
– fetale anästhesiebedingte 447
– neonatale, Ursachen 473
Desfluran 171–173
Desmopressin 209
Detrusorschwäche 275, 276
Dextran 282–284, 587, 673
– intraoperative Unverträglichkeiten 673
– Thrombose 587
– – Präparate 587
Dextrose 218

DHB (Dehydrobenzperidol) in der Anästhesie 625, 626
Diabetes
– Antidiabetika, orale 657
– insipidus 159, 160, 209
– mellitus 40, 84, 208, 216, 217
– und periphere Neuropathie 250
Diagnostik erster Blick 548
– Verletzungsmuster 548
– Vitalfunktionen 548
Dialyse 156, 165
– Hämodialyse 156, 200
DIC (disseminierte intravasale Gerinnung / Koagulopathie) 195, 203–205, 539
– auslösende Faktoren 204
– Diagnose 205
– Therapie 195, 205
Diffusionshypoxie 450
Digitalis 17, 19, 23, 35, 79 ,213, 643–645
– Glykosidspiegel 644
– Interaktionen 645
– Intoxikation 17, 20, 35
– Kalziumsubstitution 645
– Kontraindikation 35
– Langzeitdigitalisierung 32
– präoperative Digitalisierung 22
– Übelkeit und Erbrechen 644
– Überdosierung, Zeichen 644
– volldigitalisierte Patienten 31
Dihydralazin 78
Diltiazem 34
Dilutionskoagulopathie 202
2,3-Diphosphoglycerat 300
Diskonnektion 115
Diurese, osmotische 160
– Opioide 637
Diuretika 32, 78, 155, 156, 160, 527, 658
– alte Patienten 527, 530
– Interaktionsmöglichkeiten 658
– Osmodiuretika 155
– Schleifendiuretika 155
Dokumentation / Erfassung 14
Dopamin 155
Dopaminantagonisten, Therapie Übelkeit und Erbrechen 717
dopaminerge Substanzen 631, 632
Dopplerultraschall, Luftembolie 608
Druckbegrenzung 379
Druckmessung, blutige 51, 57, 86
Druckschäden 324, 325
– Pulsoxymetrie 325
Drucksteigerung, Opioide 637
Ductus arteriosus, Neugeborenes 470, 499
Durchblutung
– lagerungsbedingte Durchblutungsstörung 407

– uteroplazentare 454
Durchgangssyndrom 138–140
Dyspnoe, Myokardischämie, akute 81

E
Echokardiographie
– Luftembolie 610
– Lungenembolie 599
EEG (Elektroenzephalogramm) 145
Eigenblutspende, präoperative 313–315
– Kontraindikationen und Nachteile 314, 315
Eigenmacht, ärztliche 6
Eingriffsaufklärung 7
Einleitung 179
– Crush- oder Sturzeinleitung 179
– Schwangerschaft 431
Einlungenventilation 380
EKG (Elektrokardiogramm) 13 ff., 324
– CM 5, modifizierte bipolare Ableitung 14
– *Holter*-EKG-Überwachung 14, 26
– Lungenembolie 595
– Nullinie 60
– Ösophagus-EKG 20
– QT-Syndrom, idiopathisch langes 26
– R-auf-T-Phänomen 24, 26, 36, 54
– ST-Segmentdepression, Myokardischämie (*siehe auch dort*) 81
– tranösophagale
– – Ableitung 14
– – Echokardiographie 82
– V_5 EKG, „poor mans" 14
Eklampsie / Präeklampsie 423, 424
– anästhesiologische Maßnahmen 426
– Ätiologie 424
– Entbindung 426
– Gerinnungsstörungen 425
– Hypertonie 424
– Intubation 425
– Leberschädigung 425
– Linksherzinsuffizienz 425
– Lungenödem 425
– Mikrozirkulationsstörungen 424
– Nierenfunktion 425
– Pathophysiologie 424
– Therapie 426
Elektrodenbrüche und Dislokationen 49
Elektroenzephalogramm (*siehe* EEG)
Elektrokauter, Störquelle Schrittmacher 46, 51
– postoperative Überprüfung 51
– Vorsichtsmaßnahmen beim Schrittmacherpatienten 47
Elektrolythaushalt 311, 680 ff.
– Flüssigkeits- und Elektrolytbilanzierung 161
– Störungen / Veränderungen 17, 32, 132, 665, 680 ff.

– – perioperative relevante 680 ff.
– Übelkeit und Erbrechen 712
Elektromyogramm (*siehe* EMG)
Elektroschocktherapie 31
Embolie 28, 63, 113, 133, 328, 330, 331, 407–409, 555, 593 ff., 606 ff.
– CO_2-Embolie (*siehe dort*)
– Luftembolie (*siehe dort*)
– Lungenembolie (*siehe dort*)
EMG (Elektromyogramm) 144
EMI (elektromagnetische Indiferenzen), Schrittmachertherapie 43–47, 52
emotionelle Störungen nach Anästhesie 137 ff.
– Erscheinungsformen 137
– neurologische Veränderungen in der Aufwachphase 137
– prophylaktische Maßnahmen 139, 140
– psychische Veränderungen in der Aufwachphase 138
– spät auftretende psychische Veränderungen nach Narkose 139
– therapeutische Maßnahmen 139, 140
Emphysem, subkutanes 378
endexpiratorische CO_2-Messung 51
endless-loop"-Tachykardie 54
endogene Katecholaminausschüttung 29
endokrine Nierenfunktionsveränderung unter Anästhesie 152
endokrines System 207 ff.
Endotoxinämie, Schock 540
Enfluran 29, 30, 50, 107, 171
– Leberschädigung 171
– Nierenschädigung 160
Entbindung 426, 430
– Thoraxcompliance, Entbindung 430
Entranceblock 49
Enzymveränderung, akuter Myokardinfarkt 83
EP (evozierte Potentiale) 145
Epiduralabszeß 252, 254, 397
– Prävention 253
– Therapie 252
Epiduralanästhesie
– massive 248
– Schwangerschaft 442
– – Nachteile 442
Epiduralblockade 237, 267
epidurale
– Druckmessung 125
– Opiate 272 ff.
Epiduralhämatom 251, 397
Epiglottis, Neugeborene 486, 488, 489
– und Pseudokrupp im Vergleich 488
– therapeutische Prinzipien 489
Epinephrin 30, 31

Erbrechen (*siehe* auch Übelkeit und
  Erbrechen) 242, 276, 516, 636, 711 ff.
Erfassung (*siehe* Dokumentation)
Ernährung, parenterale 219
Ernährungszustand, Störungen 218 ff.
Erregungsleitungsstörungen 15
Erythropoietin, rekombinantes humanes
  320, 321
Esmolol 34
Ethrane 131
Etomidat 163, 652
- Histaminfreisetzung 652
- Interaktionen 652
- Nebenwirkungen 652
- Übelkeit und Erbrechen 715
evozierte Potentiale (*siehe* EP) 145
Exitblock (myokardiale
  Reizschwellenerhöhung) 49-52
Extrasystolen 15 ff., 20, 31
- supraventrikuläre 8213, 24-26, 54, 57, 58,
  64, 82
- Ursprung 20
- ventrikuläre (*siehe* VES) 13, 15, 16, 20, 23,
  24, 26, 28, 30-32, 36, 37
- Vorhofextrasystolen 19, 35
Extremitätenverletzungen 564, 565
Extrinsicsystem 190-192
Extubation, Neugeborene 497, 498
- Stridor nach Extubation 497, 498
Exzitation 138

F
falsche Lösungen, intravenöse
  Regionalanästhesie 271
febrile Reaktion, Transfusion 290
Fetus 447, 448
- Depression, fetale anästhesiebedingte 447
- Hypotension, fetale Asphyxie 454
fiberoptische Intubation, Schwierigkeiten 103
Fibrinmonomere (FM) 195
Fibrinogen 194
- Fibrinogenspaltprodukte (FSP) 195
- Fibrinogensubstitution 194
Fibrinolyse 583, 584, 602
- Hyperfibrinolyse 195, 203, 204
- Indikation 603
- Kontraindikation 583
- Lungenembolie 602
Fibrinopeptid A (FPA) 195
Fibroblasie, retrolentale, Neugeborene 481,
  503, 515
Fieber, Transfusion 290
Flattern
- Kammerflattern 13, 24, 25
- Vorhofflattern (*siehe auch dort*) 15, 19, 21,
  34, 35, 37, 39

Flecainid 34, 58
Flimmern
- Kammerflimmern (*siehe auch dort*) 13,
  24-26, 54, 57, 58, 64, 82
- Vorhofflimmern (*siehe auch dort*) 15, 19,
  21, 22, 27, 34, 35, 37-39, 92
Flüssigkeits-
- und Blutsubstitution, Kinder 510
- und Elektrolythaushalt / Elektrolytbilanzie-
  rung (*siehe auch dort*) 161, 680 ff., 712
FRC (funktionelle Residualkapazität) 95, 97,
  99, 218
Fremdkörperaspiration, Neugeborene 491
Frühschwangerschaft (*siehe* auch Schwanger-
  schaft)
- Komplikationen in der Anästhesie 435
- Verabreichung von Medikamenten 435
Furosemid 128, 155, 215
Fusionsschläge, Schrittmacher 53
- Pseudofusionsschläge 53

G
Gallamin 664
Gasaustausch, Wirksamkeit im Alter 524
gastrointestinale Absorption, alte Patienten
  522
gastrointestinale Veränderungen, Schwanger-
  schaft 433
Gebiß, künstliches 365
Geburtshilfe (*siehe* auch Schwangerschaft)
  417 ff.
Gedächtnis, menschliches 142
gefäßchirurgischer Eingriff 84
Gefäßverschlüsse, thromboembolische 326
Gelatine 283, 285
- intraoperative Unverträglichkeiten 674
genetisch determinierte Veränderungen, Kin-
  der 505
Gerinnung 190 ff., 312
- Blutungszeit 191
- DIC (disseminierte intravasale Gerinnung;
  siehe DIC) 195, 203, 204
- dynamische Gerinnungsparameter 191
- Fibrinogen (*siehe auch dort*) 194, 195
- Gerinnungshemmer 657
- Gerinnungslabor 581
- globale Gerinnungsparameter 191
- Koagulopathien 197, 419
- Lysetherapie 195
- PTT 193, 202
- Quick-Test 193, 201
- Schwangerschaft, Gerinnungssystem 419
- spezifische Effekte auf 282
- Störungen 190 ff., 281, 312, 316
- - Diagnostik 191, 192
- - perioperative Gerinnungsstörungen 196

– Therapie
– – allgemeine Therapierichtlinien   196
– – Stufentherapie   196
– Thrombinzeit   194
– Verbrauchskoagulopathie (*siehe dort*)   195, 204, 292
– Verlustkoagulopathie   202, 203, 281, 296
Gesichtsschädelverletzungen   366
Gesichtsverletzungen   565
Gewebemechanismen, Schmerz   384
Gewebshypoxie, kardiopulmonale Kompensation   310
Gewebsintoxikation, Lokalanästhetika   233
GFR (glomeruläre Filtrationsrate)   150, 151, 283
Glasgow-Koma-Skala   554
glomeruläre Filtrationsrate (*siehe* GFR)   150, 151, 283
Glukokortikoide   50
Glykosidspiegel, Digitalis   644
granulozytenhaltige Blutpräparate, Lungeninfiltrate   296
GVHD (Graft-versus-host-Krankheit)   295

H
H_2-Antagonisten   655
Halluzinationen, Ketamin   650
Halothan   29, 30, 50, 51, 107, 130, 131, 140, 168
– Hepatitis, halothanbedingte   169
– Leberfunktionsstörung   168
hämatologische Krankheiten / Veränderungen
– Schwangerschaft   418
– Thrombose   578
hämatologisches und hämastasiologisches System   181 ff.
Hämatom
– epidurales   251, 397
– subdurales   251, 252
– zentralvenöser Katheter   328
Hämatombildung, Punktionsort   328
Hämatothorax, Thoraxtrauma   561
Hämodialyse   156, 200
Hämodilution
– akute normovolämische   306–310
– – Durchführung   307
– – Indikation   307
– – Komplikationen   310
– – Monitoring   309
– – Prinzip   308
– isovolämische   311
Hämofiltration   156, 165, 687
Hämoglobin
– fetales   499
– Hämoglobin S   182
– Methämoglobin (Sulfhämoglovinämie)   187 ff.

Hämoglobinopathien   181
– Synthese- oder Funktionsstörungen   181
Hämoglobinurie   156
Hämolyse   291
– nicht antikörperbedingte   293
hämolytische Transfusionsreaktion   291–293
– akute   291
– – Symptome   292
– inverse   293
– verzögerte   293
Hämophilie A   197
– Diagnose   197
– Therapie   197
hämostaseologische Labordiagnostik   203
hämostatische Labordiagnostik   203
Hannoveraner Polytrauma-Schlüssel   553
Harnflow   154
Harnröhrenstrikturen   154
Harnverhalten   275, 276
Harnwegsinfekt (*siehe* auch Nierenfunktion)   154
HÄS (Hydroxyäthylstärke)   282–286, 674
– intraoperative Unverträglichkeiten   674
– Pruritus nach Gabe von   286
Heimlich-Mannöver   492
HELLP-Syndrom   423, 424
Heparin   85, 88, 156, 201, 202, 584 ff., 674
– Antikoagulation   584
– – Kontraindikation   584
– intraoperative Unverträglichkeiten   674
– Lungenembolie   603
– niedermolekulares   202, 584, 585, 586
– Standard-Heparin   586
Hepatitis
– halothanbedingte   169, 170
– – Ursachen   170
– Hepatitis-B-Virus   730
– Hepatitis C   730
– Immunologie und Hepatitis   170
Herzerkrankungen   62
– Thrombose   578
– Verletzungen des Herzen   562
Herzinfarkt (*siehe* auch Myokardinfarkt)   17, 19, 24, 29, 36, 39, 54, 63, 68, 79 ff., 635
Herzinsuffizienz   29, 310, 528
– alte Patienten   528
Herzkatheteruntersuchung   57
Herzkrankheit, koronare (*siehe* KHK)
Herz-Kreislauf-Effekte, Kalziumantagonisten   640
Herz-Kreislauf-Stillstand   32, 57, 60 ff., 241
– intraoperativer   60 ff.
– – Häufigkeit   61
– – pharmakologisch induziert   62
– – technisch induziert   62
– – Therapie   63, 64

– – – Übersicht 64
– – Ursachen 61, 62
– plötzlicher 241
– reflektorischer 63
Herz-Kreislauf-System 13 ff.
– Abnahme der Kreislaufzeit, alte Patienten 526
Herzmassage 63, 64
Herzmuskel, ischämischer 15
Herzrhythmusstörungen (siehe auch Arrhythmien) 13, 16, 69, 82, 334, 469, 644
– alte Patienten 528
– Hyperkaliämie 688
Herzschrittmacher (siehe Schrittmacher)
Herzstillstand (siehe Herz-Kreislauf-Stillstand)
Herzzeitvolumen (siehe HZV)
HFJV (high-frequency-jet-Ventilation) 379, 380
– Ursachen 379
„high-frequency-jet-Ventilation" (siehe HFJV) 379, 380
Hirndruck
– Indikationen
– – für CCT-Untersuchung 552, 558
– – für Messung 558
– Inhalationsanästhetika 647
– klinische Anzeichen von 552
– Steigerung 551
Hirndurchblutung 122
– alte Patienten 527
– intrakranieller Druck (siehe ICP) 119 ff.
Hirnödem
– Hypernatriämie 687
– Hyponatriämie 684
Hirnschädigung, hypoxische 133
His-Purkinje-System 15
Histaminfreisetzung
– Etomidat 652
– Opioide 636
HIV 730
Hoffmann-Elimination 664
Holter-EKG-Überwachung 14, 26
– Holter-Monitoring 36
Horner-Syndrom 267
5-HT_3-Antagonisten, Therapie Übelkeit und Erbrechen 718
rHuEPO 200
Hydroxyäthylstärke (siehe HÄS) 282–286
hyperbare Oxygenation, Luftembolie 611
Hyperfibrinolyse 195, 203, 204
– Diagnose 204
– Therapie 204
Hyperglykämie 132, 216
Hyperhydratation, Polyurie 159
Hyperkaliämie 32, 50, 299, 560, 688
– Paraplegiker 560

– nach Transfusion 299
Hyperkalzämie 214, 215
Hyperkapnie 17, 49, 62, 63, 73, 86, 87, 93, 94, 96, 109, 122, 375
– durch Anästhesiegerät 113
– intraoperative 74, 93 ff.
– Prophylaxe 94
– pulmonale Funktionseinschränkung 109
– respiratorische 73
– Therapie 94
– Ursachen 93, 96
– während der Geburt 430
Hyperkarbie 30, 31
Hyperkoagulabilität, Schwangerschaft 419
Hyperkortizismus 210
Hypernatriämie 687
hyperosmolares Koma 132
Hyperoxie und Alkalose 109
Hyperparathyreoidismus 214
Hypertension 73 ff., 80, 84
– Definition 73
– Folgeerkrankungen 76
– Häufigkeit 73
– intraoperatove 73
– Klassifikation 73
– Myokardischämie, akute 80, 84
– Prävention 76
– Sonderformen 76
– in der Schwangerschaft 75
– Therapie 76
– Ursachen 73–76
Hyperthermie, maligne 74, 505, 663, 690 ff.
– abortive MH-Krisen 694
– Anästhesie 698, 699
– depolarisierende Muskelrelaxanzien 663
– Diagnose 697
– – in-vitro-Kontrakturtest 697
– Differentialdiagnose 695
– „golden standard" 697
– Kinder 505
– Klinik 692, 693
– Masseterspasmus 693, 695
– MH-Zentren in Deutschland, Österreich und der Schweiz 700
– Pathogenese 691
– Prävention 697
– Statistik 690
– Therapie 695, 696
– triggerfreie Anästhesie 698
– Triggersubstanzen 690
– Vollbild 694
Hyperthyreose 212–214
Hypertonie 40, 85
– akuter Myokardinfarkt, Monitoring 85
– alte Patienten 527, 533
– Präeklampsie 423

Hyperventilation 50, 375, 376
– operationsbedingte 109
– Schwangerschaft 428
Hypervolämie 683, 686
– Behandlung 683
– hyperosmolare 686
– Lungenödem 683
– Symptomatik 683
Hypnotika 86, 626, 627, 672
– intraoperative Unverträglichkeiten 672
Hypoglykämie 132, 217, 220
Hypokaliämie 32, 160, 688
– nach Transfusion 299
Hypokalzämie 214, 215, 298
– nach Transfusion 298
Hypokapnie 16, 86, 87, 430
– während der Geburt 430
Hypomagnesiämie 32
Hyponatriämie 684, 686
Hypophysenfunktion 207
Hypophysenhinterlappen 209
– Funktionsstörungen 209
Hypophysenvorderlappenhormone 207, 208
– erhöhte Sekretion 207
– Unterfunktion 208
Hypotension 16, 66–72, 80, 81, 408, 412, 443, 444
– arterieller Druckabfall 68
– Definition 66
– fetale Asphyxie 454
– Häufigkeit 67
– kontrollierte 75, 345 ff.
– lagerungsbedingt 408
– Monitoring 85
– Myokardischämie, akute 80, 81
– Schwangerschaft 443
– schwere 16
– Spinalanästhesie, Schwangerschaft 444
– Symptomatik 71
– Therapie 71
– Tourniquet 412
– Übelkeit und Erbrechen 716
– Ursachen 67, 75
Hypothermie 48, 74, 133, 298, 300, 666
– Neugeborenes 470
– nichtdepolarisierende Muskelrelaxanzien 666
– Polytrauma 557
– Transfusion 298
Hypothyreoidismus 213, 214
Hypotonie 62
Hypoventilation
– durch Atemdepression 107, 108
– Neugeborene 477
– – Ursachen 477
– bei Spontanatmung 374, 375

Hypovolämie 16, 67, 68, 86, 239, 526, 681–683
– alte Patienten 526, 530
– durch Blutung 68
– beim Neugeborenen 474
– postoperative 312
– Schock, hypovolämischer 682
– Schwangerschaft 421
– Therapie 682
– Ursache 681
Hypoxämie 74
– Neugeborene 499
Hypoxie 17, 31, 49, 62, 63, 86–88, 92, 93, 96, 107, 109, 122, 131, 213, 372, 450, 475
– durch Anästhesiegerät 113
– Diffusionshypoxie 450
– intraoperative 74, 92 ff.
– – Ursachen 92 ff., 107, 109, 131
– Myokardischämie, akute 80
– Neugeborenes 470, 475
– primäre 62
– pulmonale Funktionseinschränkung 109
– schwerste respiratorische Komplikation 92
– sekundäre 62
– Übelkeit und Erbrechen 716
– Ventilation 372
– während der Geburt 430
– zerebrale 63
Hystereseschaltung 54
HZV 68, 69
– Abfall 69
– alte Patienten 527

I
IABP (intraaortale Ballonpumpe) 88
ICP, erhöhter 119–128
– Autoregulation 122
– Einflüsse 122
– Folgen 121
– Ketamin 650
– klinische Zeichen 119, 126
– Nachweis (ICP-Messung) 124 ff.
– – Indikation 125
– – Symptome 126
– Pathophysiologie 119, 120
– therapeutische Maßnahmen 126 ff.
Immunologie
– Anästhesiepersonal, immunologische Störungen 731
– und Hepatitis 170
– Schock, immunologische Aspekte 542
Infarkt / Herzinfarkt
– Myokardinfarkt (*siehe dort*) 17, 19, 24, 29, 36, 39, 54, 63, 68, 79 ff., 635
– rechtsventrikulärer 47

Infektionen / Infektionsgefahr / infektiöse
  Komplikationen 301 ff., 327, 578
– bakterielle Superinfektionen, Schock 540
– nach Narkosebeatmung 377
– Thrombose 578
– Vernebler 377
Infektionsrisiko im OP 730
– Hepatitis-B-Virus 730
– Hepatitis C 731
– HIV 730
Infusionstherapie 164
– Infusionsbedarf, Verbrennung, *Baxter*-Formel 567
Inhalationsanästhetika 22, 29, 33, 107, 123, 130, 131, 448, 451, 645 ff., 704
– Atemwegsreizung 647
– Aufwachphase, Überhang 709
– Desfluran 171
– Druck, systemarterieller 646
– Enfluran (*siehe auch dort*) 29, 30, 50, 107, 160, 171
– Ethrane 131
– Halothan (*siehe auch dort*) 29, 30, 50, 51, 107, 130, 131, 140, 168
– Interaktionen 647
– Isofluran (*siehe auch dort*) 29, 30, 50, 51, 107, 131, 140, 160, 168
– Kohlenmonoxid und Inhalationsanästhetika 704
– Koronarkreislauf 646
– Lachgas (N_2O) 29, 131, 556, 607
– Löslichkeit-/Verteilungskoeffizient 131
– MAC-Wert 143, 144
– Methoxyfluran 168, 171
– Nebenwirkungen 645
– peripherer Gefäßwiderstand 646
– plazentarer Transport 448
– Pulmonalkreislauf 646
– respiratorische Wirkungen 646
– Schwangerschaft 451
– Sevofluran 171, 172
– Wirkungen 645
– – kardiovaskuläre 645
– – neuromuskulär 647
– – renale 647
– – respiratorische 647
– – zerebrale 647
Insulin 216, 657
Insulinom 217
intensivtherapiepflichtige Patienten im OP 574 ff.
– Anästhesieverfahren 574
– Beatmungstherapie 575
– zusätzliche Maßnahmen 575, 576
Interkostalmuskeln, Blockade /
  Interkostalblockade 241, 395

– Pneumothorax 395
Intoxikation / Intoxikationserscheinungen
– Digitalis 17, 20, 35
– Gewebsintoxikation 233
– Lokalanästhetika 226, 506
– – bei Kindern 506
– Prävention 231
– Therapie 230, 231
– Vitamin D 214
intraarterielle Injektion, versehentliche bei
  Kindern 517
intrakranieller Druck (*siehe* ICP) 119 ff.
intraoperative Unverträglichkeiten 669 ff.
intravasale Injektion 267
– akzidentelle 247
intravenöse Anästhetika 33, 108, 129, 650 ff.
– Überhang, Aufwachraum 708
Intrinsicsystem 190–192
Intubation 31, 103, 177, 350 ff., 432, 465, 493
– altersbedingte Besonderheiten 530
– Anästhesiezwischenfälle 356
– Aspiration 177, 352
– Atemwegsspasmen 353
– erschwerte 350
– fiberoptische 103
– Kreislaufreaktionen 353
– mechanisch-technische Komplikationen 356
– Neugeborenes und Kleinkind 465, 493
– – Komplikationen 493
– – nasotracheale 495
– beim Polytraumatisierten 554
– Reflexgeschehen 352, 353
– Schwangerschaft 432
– Schwierigkeiten 103
– traumatische Komplikationen 354
  Inzidenz 13, 141, 669
– akuter Myokardinfarkt 84
– „awareness", intraoperative 141
– in der Narkose 13
– „recall", intraoperative 141
Ipratropiumbromid 37
Ischämie / ischämische Herzerkrankung 14 ff., 22, 24, 29, 36, 69
– akute 69
– chronische 69
– Ischämiediagnostik 14
– Herzmuskel, ischämischer 15
– myokardiale (*siehe auch* Myokardinfarkt) 14–17, 22, 24, 29, 36, 79 ff.
– – akute 79 ff.
– – nach kardiopulmonalem Bypass 22
– Tourniquet, Ischämiezeit 411
– zerebrale 133
Ischialgie 260
Isofluran 29, 30, 50, 51, 107, 131, 140

– Leberschädigung 168
– Nierenschädigung 160
Isoprenalin 36, 37, 39

J
Juckreiz 276
– erste Symptome 676

K
Kalium
– Hyperkaliämie (*siehe auch dort*) 32, 50, 299, 688
– Hypokaliämie (*siehe auch dort*) 32, 160, 210, 299, 688
– Kaliumsubstitution 36
– Serumkaliumspiegel 527, 688
– – alte Patienten 527
Kältestreß, Neugeborenes und Kleinkind 500
Kältezittern 48, 88
Kalzitonin 214
Kalzium 79
– Digitalis, Kalziumsubstitution 645
– Hyperkalzämie 214, 215
– Hypokalzämie (*siehe dort*) 214, 215, 298
Kalziumantagonisten (Ca^{2+}-Antagonisten) 19, 26, 29, 36, 38, 39, 77, 84, 87, 639 ff.
– Herz-Kreislauf-Effekte 640
– Interaktionen, mögliche 640
– Klassifizierung 639
Kalziumglukonat 215
Kalziumkanalblocker 34
Kammerflattern 24, 25, 54
Kammerflimmern 13, 24–26, 54, 57, 58, 64, 82
– Schrittmacherstörung 46, 47
Kammertachykardie 13, 24, 82
Kapnographie, Luftembolie 609
kardiale Rhythmusstörungen (*siehe* auch Arrhythmien) 13, 16, 69, 82, 644
kardiodynamische Größenveränderung, Schwangerschaft 420
Kardiomegalie 208
Kardiomyopathie 17, 40, 83
kardiopulmonale Kompensation 310
– Gewebshypoxie 310
– Kontraindikationen 310
kardiopulmonaler Bypass 22, 85
kardiovaskuläre
– Komplikationen, postoperative 721
– Nebenwirkungen
– – depolarisierende Muskelrelaxanzien 662
– – Opioide 388, 389, 635
– Nierenfunktionsveränderung unter Anästhesie 153
kardiovaskuläres System, altersbedingte Veränderungen 525

Kardioversion 32, 35, 36, 39, 43, 47, 58
– externe 58
Karies 362
Karotismassage 35
Karotissinussyndrom, hypersensitives 38
Katecholamine 29, 79, 88, 557
– endogene Ausschüttung 29
Katheter
– Abriss 249
– brüchige 250
– eingeklemmter 249
– Katheterknoten 250
– Kathetersepsis 327–331
– – zentralvenöser Katheter 328
– Komplikationen 249, 250
– zentralvenöser 328
Kent-Bündel 20, 21, 35
Kernspintomographie 45
Ketamin 50, 98, 104, 107, 124, 139, 163, 568, 650 ff.
– Halluzinationen 650
– Interaktionen 651
– intrakranieller Druck, Erhöhung 650
– Laryngospasmus 651
– Nebenwirkungen 650
– Verbrennung, Medikament der ersten Wahl 568
Ketoazidose 216
KHK (koronare Herzkrankheit) 17, 26, 28, 30, 40, 66, 84, 310, 347
– alte Patienten 528
Kinder / Neugeborenes und Kleinkind / Säuglinge 465 ff.
– Absaugen, endotracheales 496
– Anästhesie des schwerkranken Neugeborenen 507
– anatomische Besonderheiten 465
– – Atemwegsobstruktion 482–484
– Apnoe, neonatale 481
– Aufwachraum 515 ff.
– Azidose 470
– Beatmung, Neugeborene 498
– Benzodiazepine und Tranquilizer 629
– Bradykardie, Säuglinge 468
– bronchopulmonale Dysplasie 503
– Bronchospasmus 491, 494
– Dehydratation 485, 513
– depolarisierende Muskelrelaxanzien 662
– Depression, neonatale 473
– Ductus arteriosus 470, 499
– Extubation, Neugeborene 497, 498
– Fibroplasie, retrolentale, Neugeborene 481, 503, 515
– Flüssigkeits- und Blutsubstitution 510
– Fremdkörperaspiration 491
– frühreife Neugeborene 471

- genetisch determinierte Veränderungen 505
- Hämoglobin, fetales 499
- Hyperthermie, maligne 505
- Hypothermie 470
- Hypoventilation 477
- Hypovolämie 474
- Hypoxämie 499
- Hypoxie 470, 475
- intraarterielle Injektion, versehentliche 517
- Intubation (siehe auch dort) 465, 493
- Kältestreß 500
- Laryngospasmus 491, 497
- Lungenfunktion 500
- Mekoniumaspiration 475
- Mißbildungen, kongenitale 513
- Monitoring 511, 512
- Operationszeitpunkt, günstigster 509
- physiologisch relevante Besonderheiten 466
- Pneumothorax 482, 494
- Porphyrie, akute intermittierende 505
- Pseudokrupp 486
- Reanimation des Neugeborenen 469, 470, 472
- „respiratory distress syndrome" (RDS) 479
- respiratorische(r) Infekt / Insuffizienz 104, 471, 502–504
- Rhythmusstörungen 469
- Schmerzen, postoperative 515
- Sectio caesarea 471
- Stalisation der vitalen Funktionen 510
- Surfactant 500
- Tracheotomie, Neugeborene 496
- Übelkeit und Erbrechen 516
- Ventilation, abnorme beim Neugeborenen 502
- Wärmeregulation / -verlust, Neugeborene 472, 475, 476
- Zahnschäden 360, 361
Klinik / Rettungsdienst, Schnittstelle 555
Knochenzement 63
- perioperative Unverträglichkeiten 676
Knoten
- AV-Knoten 15, 19–21
- His-*Purkinje*-System 15
- Knotenarrhythmien 22
- Knotenrhythmus 37
- Sick-Sinus-Syndrom 15, 18, 54
- Sinus-Knoten 15, 19
Koagulopathien 197–200, 419
- bei chronischen Nierenerkrankungen 199
- – Diagnose 200
- – Therapie 200
- Dilutionskoagulopathie 202
- disseminierte intravasale Gerinnung / Koagulopathie (siehe DIC) 195, 203–205, 539
- bei Hepatopathie 199

- – Diagnose 199
- – Therapie 199
- Hyperkoagulabilität bei Protamin 580
- kongenitale 197
- bei Lebererkrankungen 198
- Schwangerschaft, Hyperkoagulabilität 419
- Verbrauchskoagulopathie (siehe dort) 195, 204, 292
- Verlustkoagulopathie 202, 203, 281, 296
Kohlenmonoxid und Inhalationsanästhetika 704
Kokain 255
kolloidale Plasmaersatzmittel, Volumenersatz mit 281 ff.
- intraoperative Unverträglichkeiten 673
kolloidosmotischer Druck, Veränderungen 312
Koma, hyperosmolares 132
Kompartmentsyndrom 271
Komplikation
- und Komplikationsfolgen 3
- und Risiko 3
Kompressionssyndrom von V. cava inferior und Aorta abdominalis, Schwangerschaft 421
Koniotomie 103
Konservenblut 299
- intraoperative Unverträglichkeiten 674
Kontraktilitätssteigerung 79
Kontrakturtest, in-vitro, maligne Hyperthermie 697
Kontrazeptiva, orale, Thromboseprädisposition 579
Konversion 34
Kooperation 4
Kopfschmerz
- Postpunktionskopfschmerz 243, 244
- postspinaler (siehe dort) 243, 437
Koronardilatation (PTCA) 85
Koronardurchblutung 79
koronare
- Herzkrankheit (siehe KHK)
- Reserve 79
koronarer
- Perfusionsdruck 79, 88
- Widerstand 79
Körperverletzung 64
Kortikoide, intraoperative Unverträglichkeiten 675
Kortikosteroide 656
krankenhaus- / praxisspezifische Risiken 2
Kreatininclearance 151, 162, 526
- alte Patienten 526
Kreislauf (siehe Herz-Kreislauf-System) 13 ff.
Krupp, Pseudokrupp 486
Kurareantagonisten 667

L

Labordiagnostik, hämostatisch- / hämostaseologische 203
Laboruntersuchungen, Beinflussung von 286
Lachgas (N₂O) 29, 131, 556, 607, 702, 703
– Anwendung 702
– Luftembolie 607
– Übelkeit und Erbrechen 715
Lagerung, operative 67, 68
– Aspiration 177
– lagerungsbedingte Komplikationen 407 ff.
– Lagerungsschäden 407
– Nervenschädigung, lagerungsbedingt 407, 409
– Transport 68
– Umlagerung 68
Laparotomie, Indikation zur sofortigen explorativen Laparotomie 563
Laplace Gesetz 79
Laryngospasmus 105, 106, 370, 491, 497, 651, 677
– Ketamin 651
– Neugeborene 491, 497
Larynxmaske 370 ff.
Latex, perioperative Unverträglichkeiten 675
Lavage, peritoneale 563
Lebensalter (*siehe auch* Alter) 238, 239, 274, 521 ff.
– alte Patienten (*siehe dort*)
– Kinder (*siehe dort*)
lebensrettende Sofortoperationen 548
Leberfunktion 168
– Störungen 168 ff., 312
– – Anästhesieprobleme 168
– – Leberzellstörungen, nichtdepolarisierende Muskelrelaxanzien 666
– – postoperatives Leberversagen 173
– – Therapie bei toxischen Leberschäden 173
Lebertoxizität 168 ff.
– und volatile Anästhetika 168 ff.
Lebertransplantation 199
Leitungsanästhesie
– rückenmarknahe 236 ff.
– Thrombose 581
Letalität, alte Patienten 522
leukozytenbedingte Komplikationen 295
Lidocain (Xylocain) 34, 36, 39
Linksherzinsuffizienz 88
Linksherzversagen 69
Linksschenkelblock 27, 28, 82
linksventrikulärer enddiastolischer Druck (*siehe* LVEDP) 69, 79, 82, 88
Lipidlöslichkeit, Opioide 400
Lithium 621
Lokalanästhetika 38, 225 ff., 394, 399, 450, 505, 673

– allergische Reaktionen 232
– höchste Einzeldosen 231
– Intoxikation 226
– intraoperative Unverträglichkeiten 673
– peridurale Applikation 399, 400
– Plasmaspiegel 238
– plazentarer Transport 450
– Toxizität bei Kindern 506, 507
– unmittelbare Reaktionen auf 225 ff.
Lown-Klassifizierung, ventrikulärer Arrhythmien 26
Lues 302
Luftaspiration, als diagnostische + therapeutische Möglichkeit 609
Luftembolie 606 ff.
– Blutgasanalyse 610
– Diagnose 608, 613
– – Dopplerultraschall 608
– – Stethoskop 608
– Echokardiographie 610
– hyperbare Oxygenation 611
– Kapnographie 609
– klinische Relevanz 607
– Lachgas 607
– Luftaspiration (*siehe dort*) 609
– Mortalität 606
– paradoxe 609
– Pathophysiologie 606, 607
– PEEP-Beatmung 611
– Prophylaxe 610, 612
– Pulmonalarterienkatheter 609
– Rechtsherzbelastung 610
– Schweregrad einer venösen Luftembolie 607
– Therapie 610–613
– – medikamentöse 612
– zentralvenöser Katheter 609
– ZVD, Anhebung 612
Luftverbesserung im OP 729
Luftwege
– Luftwegsreflexe 530
– Obstruktion (*siehe auch* Obstruktion) 96 ff.
– – Neugeborene 482
Lungenanomalien 378
Lungenembolie / Pulmonalembolie 28, 63, 113, 133, 328, 407–409, 555, 593 ff.
– A. pulmonalis, Druckanstieg 600
– Blutgasanalyse 598
– Cor pulmonale, akutes 595
– Diagnose / diagnostische Maßnahmen 593, 596
– Differentialdiagnose 594
– Echokardiographie 599
– EKG 595
– Embolektomie, pulmonale 601
– Fibrinolyse 602

- hämodynamische Untersuchungen 600
- Heparin (*siehe dort*) 603
- klinischer Befund 593, 595
- lagerungsbedingt 407
- Lungenszintigraphie 599
- Pathophysiologie 594
- Pulmonalisangiographie 599, 600
- Rechtsherzbelastung, akute 593, 594
- Röntgenthorax 597
- Schweregradeinteilung 595
- Therapie 409, 601
- – spezifische 601
- – symptomatische 601, 603
- Überdruckbeatmung 555
- zentralvenöser Katheter 328, 333
Lungenentzündung (*siehe* Pneumonie)
Lungenfunktion
- alte Patienten 524, 529
- Erwachsene 500
- Funktionsdiagnostik, präoperative 99
- Funktionseinschränkung, obstruktive (*siehe auch* Obstruktion) 96 ff.
- Neugeborene 500
Lungeninfiltrate, granulozytenhaltige Blutpräparate 296
Lungenkontusion 562
Lungenödem 81, 112
- Hypervolämie 683, 686
- Myokardischämie, akute 81
- Schwangerschaft 427
LVEDP (linksventrikulärer enddiastolischer Druck) 69, 79, 80, 82, 88
- Myokardischämie, akute 80
Lysetherapie 195

M
MAC (minimale alveoläre Konzentration) 143, 144
- MAC-Wert 144
Magen-Darm-Trakt, opioidbedingte Störungen 388
Magenschlauch 176
Magnesium 32, 35, 36
- Hypomagnesiämie 32, 35
- Magnesiumabgabe 36
Malaria 302
maligne Hyperthermie (*siehe auch* Hyperthermie) 74, 505, 663, 690 ff.
malignes Neuroleptikasyndrom 622, 631, 692
Malnutrition 219
Mandibula, Dislokation 365, 366
Mannit 155, 156
Mannitol 127, 128
MAO-Hemmer 617, 621
- Inhibitoren 621
- Substrate 621

Maske, Larynxmaske 370 ff.
Masseterspasmus, maligne Hyperthermie 693, 695
- Maßnahmen 695
Massivtransfusion 202, 203, 298
Medikamente
- alte Patienten, Medikamentenanamnese 529
- Interaktionen 616 ff.
- – Muskelrelaxanzien 666
- Luftembolie 612
- schwangerschaftsspezifische 427, 435
- – Applikation 456
- unerwünschte Wirkungen 617 ff.
- während der Stillzeit 457–459
Mekoniumaspiration 475
Mendelson-Syndrom 176
Meningitis, aseptische 258, 259
- Prävention 259
- Therapie 258
Met- und Sulfhämoglovinämie 187–189
metabolische Azidose 219, 501, 682, 691
Metabolismusrate, alte Patienten 525
Metaraminol 29, 30
Methämoglobin (Sulfhämoglovinämie) 187 ff.
Methämoglobinämie 232, 269
methodenspezifische Risiken 1
Methoxyfluran, Leberfunktionsstörung 168, 171
Methylmercaptoimidazol 213
Metoclopramid 179
Metoprolol 34
Mexiletin 34, 36
Mikro- und Makrozirkulationsverbesserungen 541, 542
Mikroaggregate 301
Mikrozirkulationsstörungen, Präeklampsie 424
Mineralkortikoide 50
Miosis, Opioide 637
Mißbildungen, kongenitale 513
- Mortalität 513
Mithramycin 215
Mobitz-I-Block 27
Mobitz-II-Block 27
Monitoring 324 ff., 338 ff., 511
- Beatmungsmonitoring 373
- Hämodilution, akute normovolämische 309
- Holtermonitoring 36
- Kinder, minimales 511, 512
- Laborparameter 551
- Methoden 324 ff.
- Monitoringstandards 338 ff.
- Monitorversagen 117

- Myokardinfarkt, akuter 85
- Qualitätssicherung 343
- Parameter 339
- Polytraumaversorgung 550
- Schrittmachermonitoring 51
- Sicherheits- und Patientenmonitoring 339
- Umfang der Überwachung 339
- Zugangswege 551
Morbus (*siehe* auch Syndrome)
- M. *Addison* 210
Mors in tabula 64
Mortalität 521, 522, 669
- alte Patienten 521, 522
- – operative 521
- – perioperative 522
- anästhesiebedingte 522
- intraoperative Unverträglichkeiten 679
- kongenitale Mißbildungen 513
- Luftembolie 606
- Schockpatienten 541
motorische Blockade, Schwangerschaft 439
Müdigkeit 732
Multiorganversagen 205, 536, 541
- Gerinnung 205
- Schock 541
Muskelerkrankungen 666
Muskelrelaxanzien 48, 51, 124, 135, 136, 164, 453, 662 ff., 672
- Antagonisten 136
- Aufwachphase, Überhang 709
- – klinische Kriterien der Erholung 709
- depolarisierte 48, 51, 662, 663
- – maligne Hyperthermie 663
- intraoperative Unverträglichkeiten 672
- kardiovaskuläre Nebenwirkungen 662
- nichtdepolarisierte 31, 164, 663–665
- – Medikamenteninteraktionen 666
- – Wirkungsverlängerung 665
- Schwangerschaft 453
Muskelrigidität, Opioide 636
Muskelzittern 86, 710
- Aufwachpase 710
Myoglobinveränderung, akuter Myokardinfarkt 83
myokardiale Ischämie (*siehe* Ischämie) 14–17, 22, 24, 29, 36, 69, 79 ff.
myokardialer O$_2$-Verbrauch 79, 86–88
myokardiales O$_2$-Angebot 79, 87
Myokardinfarkt, akuter / Myokardversagen (*siehe* auch Infarkt) 17, 19, 24, 29, 36, 39, 54, 63, 68, 79 ff., 635
- anästhesiologisches Vorgehen 87
- Auslösmechanismen 79
- biochemische Marker 83
- Diagnostik 80–82
- EKG-Veränderungen 81

- Inzidenz 84
- Klinik 80
- Monitoring 85
- Narkoseführung 86
- Operationszeitpunkt 84
- Risikoidentifizierung und -minimierung 84
- Pathophysiologie 79
- postoperatives Management 88
- Therapie 84, 85
Myokardkontraktilität, Inhalationsanästhetika 645
Myokardperforation 49
Myokardversagen, intraoperatives 72
Myoklonien, Etomidat 652

N
N$_2$O (*siehe* Lachgas) 29, 131, 556, 607, 702, 703
Naloxon 108, 136, 638, 709
- Aufwachphase 709
Narkose (*siehe* Anästhesie)
Narkotika (*siehe* Anästhetika)
Natriumbikarbonat 49
Natriumdisulfit, perioperative Unverträglichkeiten 676
Natriumkanalblocker 33, 34
Natriumkonzentration, Störungen 684
- Hypernatriämie 687
- Hyponatriämie 684, 686
Natriumzitrat 179
Nebenniere, Funktionsstörung 209
neonatale Depression, Ursachen 473
nephrotisches Syndrom 162
Nephrotoxizität / nephrotoxische Nierenfunktionsveränderung 152, 160
- unter Anästhesie 152
- fluorbedingte 160
- medikamentös bedingte 160
Nervenblockaden, therapeutische (*siehe* auch Blockaden) 394
- Lokalanästhetika 394
- Risiken 394
- Wirkungsmechanismus 394
- Wundinfiltration 394
Nervenläsion 265
- permanente Nervenschäden 266
Nervenschädigung, lagerungsbedingt 407, 409
Nervensystem
- alte Patienten 526, 527
- autonomes, Neuroleptikaeinflüsse auf 623
Nervenverletzung 253, 254
Nervus
- N. laryngeus, Blockade 267
- N. phrenicus, Blockade 266
- N. pudendus, Blockade 446

Neugeborene 449
- Atemdepression 452
Neugeborenes und Kleinkind (*siehe* Kinder) 465 ff.
Neunerregel, Verbrennung 567
neurochirurgische Eingriffe / Operationen 13, 31
Neuroleptika 622 ff.
- Einflüsse
- - antiadrenerge 623, 624
- - anticholinerge 625
- - auf das autonome Nervensystem 623
- malignes Neuroleptikasyndrom 622, 631, 692
- Medikamente
- - die von Neuroleptika beeinflußt werden 624
- - die die Wirkung beeinflussen 624
- Nebenwirkungen 623, 625
- Wirkungen 625
neuroleptische Potenz 622
neurologische
- Komplikationen 251 ff., 265 ff.
- Veränderungen in der Aufwachphase 137
- Vorerkrankungen 260
neuromuskuläre Wirkungen
- Inhalationsanästhetika 647
- nichtdepolarisierende Muskelrelaxanzien 666
Neuropathie, periphere und Diabetes 260
Nichterwachen nach Anästhesie 128, 129
- diagnostische Maßnahmen 134
- Therapie 135
- Ursachen 128, 129
Nierenfunktion 283
- alte Patienten 523, 526, 527
- antipyretisch wirkende Analgetika 393
- Beurteilung 150
- eingeschränkte, Anästhesie bei 161
- fehlende, Anästhesie bei 161
- Störungen 150 ff.
- - intraoperative Komplikationen 165
- - kardiovaskuläre Komplikationen 721
- - Niereninsuffizienz, akute 151, 664, 665
- - Nierenversagen, perioperatives 150 ff.
- - - Oligurie (*siehe dort*) 153 ff.
- - - Polyurie (*siehe dort*) 158 ff.
- - postoperative 720, 721
- - Prophylaxe 153
- - Therapie 153
- Veränderung unter Anästhesie 151 ff.
- - endokrine Einflüsse 152
- - kardiovaskuläre Einflüsse 153
- - nephrotoxische Einflüsse 152
Nierenversagen 161, 214
- akutes 161, 540

- - Polyurie bei 161
- - Schock 540
Nifedipin 87
Nitroglycerin 77, 87
Nitropräparate 84
Nitroprussidnatrium (NNP) 124, 347, 642
Nullinie im EKG 60

O

O_2-
- Angebot, myokardiales 79, 87
- Mangelalarm 373
- Verbrauch, myokardialer 79, 86-88
Obstruktion
- obere Luftwege 96, 101, 103
- - Neugeborene 482, 483
- - - Anatomie 482
- - - Physiologie 483
- - - Stridor (*siehe auch dort*) 483, 497
- - funktionelle Obstruktion 103
- Opioide, Bronchialobstruktion 633
- untere Luftwege 105, 106
- Ureterobstruktionen 157
- Ventilationsstörung, obstruktive 99, 100
okkulte Blutung 67
okulokardialer Reflex 32
Oligurie 153 ff.
- Genese 154
- Klassifikation 154
- postrenale 154, 157
- prärenale 154, 155
- renale 154, 156
- Symptomatik 153, 154
- Ursachen 154, 157
Operationen
- gefäßchirurgischer Eingriff 84
- günstigster Operationszeitpunkt, Kinder 509
- Hypoventilation, operationsbedingte 109
- intensivtherapiepflichtige Patienten im OP 574 ff.
- neurochirurgische 13
- thorakale 13
- Thrombose 580
Opiate 31, 108, 130, 164
- Agonisten 639
- Antagonsiten 108, 136, 638, 639
- - reine 638
- Dosierung 31
- epidurale Applikation 272 ff.
- Opiatrebound 108, 130
Opioide 136, 386, 387 ff., 442, 633 ff.
- Agonisten / Antagonisten 389
- Alter 400
- Analgesie 638
- Anwendung 391

- Atemdepression 387, 399, 708
- Auswirkungen 637
- Bronchialobstruktion 633
- Diurese 637
- Drucksteigerung 637
- epidurale, Schwangerschaft 442
- Histaminfreisetzung 636
- Interaktionen, spezifische 638
- kardiovaskuläre Wirkungen / Nebenwirkungen 388, 389, 635
- Kontraindikationen, relative 636
- Lipidlöslichkeit 400
- Magen-Darm-Trakt, Störungen 388
- Miosis 637
- Nebenwirkungen 387, 633
- Präparatewahl 389
- Prophylaxe 635, 637
- respiratorische Störungen, Ursachen 635, 637
- Therapie / therapeutische Breite 634–636
- Thoraxrigidität 636
- Übelkeit und Erbrechen 388, 636, 715
- Wirkungsverstärkung / -verlängerung 633
- Wirkweise / Wirkstärke 386
- – unterschiedliche 634
- zentrale Dämpfung 637

Orciprenalin 37, 39
Organe und Organsysteme, schmerzbedingte Störungen 383
Organsysteme 11 ff.
Organveränderungen, alte Patienten 522
Osmodiuretika 155
Osmose
- hyperosmolares Koma 132
- osmotische Diurese 160
- Störungen der Osmolarität 684 ff.

Ösophagus-EKG 20
Ösophagussphinkter, Konzentration des unteren (LEC) 144
„outcome" 28, 29
„overdrive" SM-Stimulation 36
Oxygenation, hyperbare, Luftembolie 611

P

Pacemakersyndrom 55
$paCO_2$ 93
- Normwerte und Abweichungen 533

Pancuronium 31, 664
paO_2 92
- Normwerte und Abweichungen 533

Paracetamol 393
- klinische Anwendung 393
- Nebenwirkungen 393

Paraplegiker 560
Parasympathomimetika, Interaktionen mit β-Blockern 642

Parasystolie 54
Parathormon 214
parazervikale Blockade, Schwangerschaft 445
parenterale Ernährung 219
Parkinson
- Antiparkinsonmittel 630
- *Wolff-Parkinson-White*-Syndrom 20

paroxysmale supraventrikuläre Tachykardie (*siehe* PSVT)
patientenspezifische Risiken 1
PCA (patientenkontrollierte Analgesie) 401, 402
- Dosisfindung 402
- Nebenwirkungen 402

PCWP (pulmonalvaskulärer Okklusionsdruck), alte Patienten 528
PEEP / PEEP-Beatmung 112
- Luftembolie 611

Perfusionsdruck
- distaler 66
- koronarer 79, 88

Perfusionsszintigraphie, Lungenembolie 599
Peridontium, Erkrankungen 362
Periduralanästhesie, kontinuierliche 396, 397
- Risiken 397
- Schwangerschaft 443

Perikardtamponade 548, 561
- Thoraxtrauma 561

peritoneale Lavage 563
Perspiratio insensibilis 376
pH, Normwerte und Abweichungen 533
Phäochromoszytom 211
Pharmakokinetik beim alten Patienten 522
pharmakologisch induzierter Herz-Kreislauf-Stillstand 62
Phenothiazine, Therapie Übelkeit und Erbrechen 717
Phenylephrin 29, 30
Phenytoin 36
Phlegmasia coerulea dolens 582
Phosphodiesterasehemmer 88
physiologische Besonderheiten 416 ff.
Pickwick-Syndrom 218
Plasmaersatzmittel, kolloidale, Volumenersatz mit 281 ff.
Plasmaproteinbindung 523
Plasmaspiegel 238
- hoher 269

Plasmin
- α_2-Antiplasmin-Komplex 196
- Funktionen 191

plazentarer Transport von Anästhetika / Arzneimitteln 448, 450
- Lokalanästhetika 450

Pleuradrainage, Indikation 561
Plexusblockaden (*siehe* auch Blockaden)

- Plexus axillaris, kontinuierliche Blockade 395
- Plexus brachialis 264 ff.
- Plexus lumbalis, kontinuierlicher 3-in-1-Block 395
Pneumomediastinum 378
Pneumonie, Aspirationspneumonie 175
Pneumothorax 110, 115, 264, 265, 378, 395, 482, 555, 556, 561
- Interkostalblockade 395
- Neugeborene 482, 494
- Polytrauma 556
- zentralvenöser Katheter 329
- Spannungspneumothorax (siehe auch dort) 110, 111, 555, 556
- Thoraxtrauma 561
- Überdruckbeatmung 555
Pneumozephalus 259
Polytrauma (siehe auch Trauma) 543 ff.
- Anästhesieführung 556
- Atemwegssicherung 554
- Gesamtletalität 544
- Glasgow-Koma-Skala 554
- Hannoveraner Polytrauma-Schlüssel 553
- Intubation 554
- Monitoring 550
- Narkoseinduktion 556
- Schnittstelle zwischen Rettungsdienst und Klinik 555
- Schädel-Hirn-Trauma (siehe SHT) 127, 209, 557–559
- Sofortdiagnostik 547
- Stabilisierungsphase mit Erstdiagnostik 549
- Traumateam 546
- Verlaufskontrollen während der Primärversorgung 553, 554
- Verletzungsmuster 544, 552
- - Schwereeinschätzung 552
- Versorgungsphasen 545, 546
- - erste Operationsphase 545
- - Reanimationsphase 545, 546
- - Rehabilitationsphase 545
- - Stabilisierungsphase 545
- - zweite (evtl. dritte) Operationsphase 546
Polyurie 158 ff.
- Hyperhydratation 159
- Nierenversagen, akutes 161
- Ursachen 158
„pooling", venöses 236–238, 388
- Opioide 388
Porphyrie 184–187
- akute intermittierende, Kind 505
- Therapie 187
postoperative Phase, späte 705 ff., 720 ff.
- Störungen, postoperative 720
- - Gewichtung 722, 723
- - Prophylaxe 722

Postpunktionskopfschmerz 243, 244
postspinaler Kopfschmerz 243, 437
- Schwangerschaft 437
Posttransfusionspurpura 294
PPSB 195
Prednisolon 213
Preload, alte Patienten 526, 527
Proloniumjodid 213
Propafenon 34, 35
Propofol 163, 654, 655
- intraoperative Unverträglichkeiten 672
- kardiovaskuläre Nebenwirkungen 655
- Übelkeit und Erbrechen 715
- Wechselwirkungen 654
Propranolol 34, 58, 213
Protamin 202
- Hyperkoagulabilität 580
- intraoperative Unverträglichkeiten 675
Protaminchlorid 200
Proteinsynthese, Hemmung 285
prothetische Zahnersätze 364
Prothrombinfragmente 195
Prothrombinkomplexkonzentrate 201
Pruritus 285
Pseudocholinesterase 505
Pseudokrupp 486, 488, 489
- und Epiglottis im Vergleich 488
- therapeutische Prinzipien 489
PSVT (paroxysmale supraventrikuläre Tachykardie) 19, 21, 34, 35, 39
psychische
- und physische Abhängigkeit (Sucht) 732
- Veränderungen in der Aufwachphase 138
- - spät auftretende psychische Veränderungen nach Narkose 139
psychomotorische Tests und Anästhetika 728
Psychopharmaka mit antidepressiver Wirkung (siehe Antidepressiva) 617 ff.
PTCA (Koronardilatation) 85
PTT 193, 202
pudendale Blockade, Schwangerschaft 446
Pulmonalarteriendruck 86
Pulmonalarterienkatheter, Luftembolie 609
Pulmonalembolie / Lungenembolie / Luftembolie 28, 63, 113, 133, 328
- Pulmonalisangiographie 599, 600
Pulmonaliseinschwemmkatheter 334
pulmonalvaskulärer Okklusionsdruck (siehe PCWP)
„pulseless electrical activity" 60, 64
Pulslosigkeit 60
Pulsoxymetrie 325, 326
- Druckschäden 326
Pupillen
- Erweiterung 60
- reaktionslose 60

Purkinje, His-*Purkinje*-System 15
Purpura, Posttransfusionspurpura 294
Pyrazolonderivate 393
– Nebenwirkungen 393

Q
QT-Syndrom, idiopathisch langes 26
Quick-Test 193
– Werte 201

R
Ranitidin 176, 179
Rauchen 84
R-auf-T-Phänomen 24, 26, 36, 54
RDS („respiratory distress syndrome"), Kinder 479, 502
Reaktionen
– anaphylaktoide Rekationen (*siehe dort*) 284, 291
– intravenöse Regionalanästhesie 269 ff.
– auf Lokalanästhetika (*siehe dort*) 225 ff.
– sympathoadrenerge 375
Reanimation 49
– Polytrauma, Reanimationsphase 545, 546
„recall", intraoperative, Inzidenz 141, 142
rechtliche
– Einordnung 4
– Verantwortung 5
Rechtsherzbelastung, akute
– Luftembolie 612
– Lungenembolie 593, 594
Rechtsschenkelblock 27, 28
rechtsventrikulärer Infarkt 47
„reentry"
– Arrhythmien 20
– – Tachykardie 20
– Mechanismus 15
Reflex
– okulokardialer 32
– Reflexbradykardie 32
– Reflexgeschehen, Intubation 352, 353
– Reflexirritationen 31
Refluxe, vagale 237
Regionalanästhesie / regionale Verfahren 13, 68, 223 ff., 269 ff., 437
– alte Patienten 531 ff.
– – Atemdepression 532
– – Aufwachraum 532
– – Überwachungsmaßnahmen 532
– – unmittelbar postoperative Periode 532
– Clonidin als Zusatz 642
– intravenöse 269 ff.
– Schwangerschaft 437
– Übelkeit und Erbrechen 715
– Vorzüge / Nachteile, Allgemein- vs. Regionalanästhesie 86

Regurgitation 175 ff.
Rehabiliationsphase, Polytrauma 545
Reizbeantwortung, Störung 49
Reizerkennung 49
Reizschwellenerhöhung, myokardiale (Exitblock) 49–52
Relaxanzien (*siehe* Muskelrelaxanzien)
Remorphinisierung 638
renales System (*siehe* auch Nierenfunktion) 150 ff.
– Oligurie (*siehe* auch Oligurie) 154, 156
– renale Wirkungen, Inhalationsanästhetika 647
Renin-Angiotensin-Aldosteron-System 69
renovaskuläre Insuffizienz 66
Reperfusion 539
repolarisationsverzögernde Antiarrhythmika 26
Residualkapazität, funktionelle (*siehe* FRC)
Respirationstrakt 91 ff.
Respirator (*siehe* Beatmungsgerät)
respiratorische / respiratorisches System
– Azidose (*siehe* Azidose) 73, 94 ff., 501
– Hyperkapnie 73
– Insuffizienz 91 ff., 96 ff., 109, 310, 540
– – bei alten Patienten 525
– – bei Kindern 104
– – bei Neugeborenen 471, 502–504
– – Opioide 637
– – Schock 540
– Komplikationen 91 ff., 96, 109
– Schwangerschaft 428, 440
– Wirkungen
– – Barbiturate 652
– – Inhalationsanästhetika 646, 647
„respiratory distress syndrome" (RDS), Kinder 479, 502
restriktive Ventilationsstörung 99, 100
retikuloendotheliales System, Speicherung im 285
retrolentale Fibroplasie, Neugeborene 481, 503, 515
Rettungsdienst / Klinik, Schnittstelle 555
Rezeptorfunktionen, alte Patienten 523
Rhythmusstörungen, kardiale (*siehe* auch Arrhythmien) 13, 16, 69, 82, 469, 644
– depolarisierende Muskelrelaxanzien 662
– Digitalis 644
– maligne Hyperthermie 694
Rippenserienfraktur 562
Risiken / Risikofaktoren 1–3, 671, 672
– arztspezifische 1
– Komplikation und Risiko 3
– krankenhaus- /praxisspezifische 2
– methodenspezifische 1
– patientenspezifische 1

Röntgenkontrastmittel, intraoperative Unverträglichkeiten 674
Röntgenthorax, Lungenembolie 597
Rückatmung 116
rückenmarknahe Leitungsanästhesien 236 ff.
Rückenmarkstumoren 259, 260
Rückenmarkverletzungen 559, 560
- Ateminsuffizienz 559
- Initialtherapie des Wirbelverletzten 560
- spinaler Schock 559
Rückenschmerzen 247, 260

S

SA-Block 29, 37
Säuglinge (*siehe* Kinder / Neugeborenes und Kleinkind) 465 ff., 622
Säure-Basen-Haushalt (*siehe auch* Elektrolythaushalt) 311
Schädel-Hirn-Trauma (*siehe* SHT)
Schilddrüse, Funktionsstörungen 212
Schleifendiuretika 155
Schmerz / schmerzbedingte Störungen 382 ff.
- beinflussende Faktoren 385
- Gewebemechanismen 384
- Kopfschmerz (*siehe dort*) 243
- Mechanismen 384
- an Organen und Organsystemen 383
- postoperative
- - Eingriffe 385
- - Kinder 515
- Rückenschmerzen 247, 260
- Schmerztherapie 382 ff.
- - Clonidin 643
- - konventionelle systemische 386
- Übelkeit und Erbrechen, postoperativer Schmerz 715
Schock 536 ff.
- akutes Nierenversagen 540
- Ätiologie 536
- Defibrillatorschocklöffelpositionen 48
- Diagnostik 547, 548
- - Diagnostik erster Blick 548
- - Sofortdiagnostik 547
- - Stabilisierungsphase mit Erstdiagnostik 549
- Elektroschocktherapie 31
- hypovolämischer 682
- immunologische Aspekte 542
- Komplikationen 537
- Mikro- und Makrozirkulation, Verbesserung 542
- Mortalität 541
- Multiorganversagen 541
- Opioide 635
- pathophysiologische Grundzüge 537
- Prophylaxe 636

- Schockgrade 538
- Schockraum 546
- - Ausrüstung 546
- Sepsis 541
- spinaler 559
- Therapie 541, 542
- - neue Therapieansätze 541, 542
- Thromboseneigung in Schocksituation 579
- Tourniquetschock 412
- traumatisch-hämorrhagischer 537
- wichtige Regeln für schwerverletzte Patienten 547
- Zentralisation 538
Schrittmacher / Schrittmacherstimulation
- antitachykarde Stimulation 43
- Arrhythmien 51
- asynchrome Stimulation 41
- Ausfall des Schrittmacheraggregats
- - durch beschädigung der Schrittmacherelektronik 47
- - durch EMI 44
- - durch Hemmung der Muskelpotentiale 48
- AV-sequentielle (DVI) und optimierte AV-sequentielle (DDD) 42
- Einkammersystem 41
- EMI (elektromagnetische Interferenzen) 43, 46, 52
- externes Schrittmachergerät 47
- frequenzadaptierte Stimulation 43
- Funktionsarten, Internationaler 3-5-Buchstabencode 43, 44
- Fusionsschläge 53
- implantierter Herzschrittmacher 48
- Mehrkammersystem 41
- permanenter 38, 39
- - Indikation zur Implantation 38
- Pseudofusionsschläge 53
- Schrittmacherhysterese 54
- Schrittmacherpatienten 40 ff.
- Schrittmacherrasen 52, 54
- Schrittmachersyndrom 55
- Stimulation 32
- Stimulationsmodus 47
- Störungen 43–46
- - Asystolie 46, 51
- - Bradykardie 46
- - direkte Störeinflüsse 44, 45
- - durch EMI 45–47, 52
- - indirekte Störeinflüsse 44, 45
- - Kammerflimmern 46, 47
- - Störquellen in der medizinischen Praxis 45
- - Ursachen von perioperativen Störungen 43
- synchrone Stimulation 42

– temporärer / temporäre Schrittmacherstimulation   19, 37, 38
– – intraoperative   38
– Typen   41
– Versagen   50
– Vorsichtsmaßnahmen bei Anwendung eines Elektrokauters beim Schrittmacherpatienten   47
– wandernder   22, 23
– – von Sinusknoten zum AV-Knoten   22
– Zweikammersysteme   41
schuldhafte Behandlungsfehler   5
Schwangerschaft und Geburtshilfe   68, 75, 76, 417 ff.
– abortive MH-Krisen   694
– Anästhesieführung   428
– Aspiration   432, 433
– Einleitung   431
– Eklampsie   423, 424
– Epiduralanästhesie   442
– Frühschwangerschaft   435
– funktionelle Veränderungen   440
– gastrointestinale Veränderungen   433
– Gerinnungssystem   419
– hämatologische Veränderungen   418
– HELLP-Syndrom   423, 424
– Hyperkapnie   430
– Hypertension   76
– Hyperventilation   428
– Hypokapnie   430
– Hypotension   443
– Hypoxie   430
– Hypovolämie   421
– Inhalationsanästhetika   451
– Intubation   432
– kardiodynamische Größenveränderung   420
– kardiozirkuläres System   417
– Kompressionssyndrom von V. cava inferior und Aorta abdominalis   421
– Medikamente, schwangerschaftsspezifische   427
– – Applikation   456
– Muskelrelaxanzien   453
– Narkose   431
– Präeklampsie   423
– Präoxygenierung   431
– pudendale Blockade   446
– Regionalanästhesieverfahren   437
– respiratorisches System   428, 440
– Spätschwangerschaft   68
– Thrombose   577, 580, 581
– Übelkeit   441, 445
– uterine Atonie   436
schwerverletzte Patienten (siehe auch Trauma) 543 ff.
– Barytrauma   543

– Polytrauma   543
– Verlaufsformen   543
– wichtige Regeln für   547
Schwindel   267
Sectio caesarea   471
Selbstmord, Anästhesiepersonal   732, 733
Sellik-
– Druck   179
– Mannöver   555
„sensing"-Defekt   49
SEP (siehe EP)
Sepsis / Septikämien   327
– Kathetersepsis (siehe dort)   327–331
– Schock   541
Sequestration   683, 684
Serumcholesterin   84
Serumkreatinin, alte Patienten   526
Sevofluran   171, 172
SHT (Schädel-Hirn-Trauma)   127, 209, 557–559
– Initialmaßnahmen, wichtigste   558
– kontraindizierte Maßnahmen   558
– Narkoseführung   558
SIADH („syndrome of inappropriate ADH secretion")   685, 686
– Kennzeichen   686
Sichelzellanämie   181–183
„sick"-Sinus-Syndrom   15, 18, 54
„silent death"   708
Sinusarrest   29, 36
Sinusarrhythmien   18
sinusatrialer Block   19
Sinusbradykardie   18, 19, 29, 31, 37, 69, 528
– alte Patienten   528
Sinus-Knoten   15, 19
Sinusstillstand   37
Sinustachykardie   18, 20, 21, 34
SM-Stimulation, „overdrive"   36
Sotalol   34, 35
Spannungspneumothorax   110, 111, 555, 556
– Polytrauma   556
– Symptome   110
– Therapie   111
– Thoraxtrauma   561
– Überdruckbeatmung   555
spezielle Techniken   279 ff.
Spinalanästhesie
– alte Patienten   531
– Schwangerschaft   443, 444
– – Hypotension   444
– totale   248, 249
Spinalarteriensyndrom, vorderes   256, 257
spinaler Schock   559
Spirometrie   57
Stabilisation der vitalen Funktionen, Kinder   510

Stellatumblockade, Barbirurate 653
Steroidpräparate 211
Stethoskop, Luftembolie 608
Stillzeit, Medikamente während 457–459
Stimuli, chirurgische 31, 32
Strahlenschutz 729
Streß 731, 732
Stridor, Neugeborene 483, 486, 487, 497
– Differentialdiagnostik 486
– nach Extubation 497
– klinische Zeichen 487
ST-Segmentdepression, Myokardischämie 81
– deszendierende 81
– horizontale 81
„stunned myocardium" 30
Sturzeinleitung 179
Subarachnoidalblockade 267
– Übelkeit und Erbrechen 252
Subduralhämatom 251, 252
– intrakranielles 252
Succinylbischolinchlorid (SCC) 622
Succinylcholin 29, 51, 163, 565
– Augenverletzungen 565
– Hyperkaliämie 688
– intraoperative Unverträglichkeiten 672
– kontraindiziert bei Verbrennung 568
– maligne Hyperthermie 690
Succinylcholinchlorid 13, 23, 31
Succinylmonocholin 31
Sucht 732
Sulfhämoglovinämie (*siehe* Methämoglobin) 187 ff.
supraventrikuläre
– Arrhythmien 29
– – Tachykardien (*siehe* Tachykardien) 15, 19–21, 32, 34, 35
– Extrasystolen 82
Surfactant, Neugeborene 500
Sympathikolyse, Schwangerschaft 443
Sympathikusblockade 237
– alte Patienten 531
– Höhe 237
– Schwangerschaft 439
sympathoadrenerge Reaktion 375
Sympathomimetika 37, 50
– β_1 37
– β_2 37
Syndrome (nur Namen) (*siehe* auch Morbus)
– *Cushing*- 208, 209
– *Horner* 267
– *Mendelson*- 176
– *Pickwick*- 218
– *Willebrand-Jürgens*- (*siehe* auch dort) 197, 198
– *Wolff-Parkinson-White*- 20
Systemdruck 69

T
Tachykardien / Tachyarrhythmien (*siehe* auch Arrhythmien) 13, 15, 31 ff., 39, 79, 80
– Endless-loop-Tachykardie 54
– Kammertachykardie 13, 24, 82
– Myokardischämie, akute 79, 80, 85
– – Monitoring 85
– Sinustachykardie 18, 20, 21
– supraventrikuläre 15, 19–21, 32, 35
– – Episoden 21
– – Reentrytachykardie 20
– – paroxysmale supraventrikuläre (PSVT) 19, 21, 34, 35, 39
– Tachykardiephasen 19
– ventrikuläre (VT) 15, 20, 24, 32, 35, 36
– Vorhoftachykardie 19, 20, 27, 35
TAT (Thrombin-Antithrombin-III-Komplex) 195
Tawara-Schenkel, rechter 28
TEE (tranösophagale Echokardiographie) 82
Thalamonal 177
Thiopental 50
– Übelkeit und Erbrechen 715
thorakale Operationen 13
Thoraxcompliance 430
Thoraxrigidität, Opioide 636
Thoraxtrauma 555, 560–562
– Hämatothrorax 561
– Perikardtamponade 561
– Pleuradrainge, Indikation 561
– Pneumothorax 561
– Spannungspneumothorax 561
– Überdruckbeatmung 555
Thrombin
– Funktionen 190
– Thrombin-Antithrombin-III-Komplex (TAT) 195
– Thrombinzeit 194
thromboembolische
– Gefäßverschlüsse 326
– – Tourniquet 412
– Komplikationen, postoperative 721, 722
Thrombose (*siehe* auch Embolie) 576 ff.
– akute 195, 334
– Ballonkatheter nach *Fogarty* 585
– Cumarine 586, 587
– Dehydratation und Kreislaufschock 579
– Dextran 587
– Diagnose der tiefen Beinvenenthrombose 582
– Gerinnungslabor 581
– hämatologische Krankheiten 578
– Heparin (*siehe* dort) 585, 586
– Herzkrankheiten, Risikofaktor 578
– bei Infektionskrankheiten 578
– Komplikationen, thrombotische 330

– Leitungsanästhesie 581
– medikamentös bedingte Thromboseprädisposition 579
– nephrotisches Syndrom 579
– Operation 580
– Pathogenese 576
– prädisponierende Faktoren 576
– Prophylaxe 585, 586
– – perioperative 586
– Schwangerschaft 577, 580, 581
– Therapie 582
– Thrombektomie 585
– Thromboseneigung in Schocksituation 579
– Trauma 580
– *Virchow*-Trias 576, 721
Thrombozyten 194
Thrombozytenaggregation, verminderte 282
Thrombozytenaggregationshemmer 85, 88, 588
Thrombozytenkonzentrate 199, 200
Thrombozytopathie 194, 197, 199
– kongenitale 197
Thrombozytopenien 194
Thyreotoxikose 22, 34
Thyroxin 213, 214
Tod und Selbstmord, Anästhesiepersonal 732, 733
Tokolyse 427
Torsades de pointes 32, 36, 39
Totraum / Totraumventilation 98, 374
– Erhöhung 98
Tourniquet 411 ff.
– Ischämiezeit 411
– lokale Komplikationen 411
– systemische Komplikationen 412
– Tourniquetschock 412
Toxizität (*siehe* auch Intoxikation) 226, 506
Toxoplasmose 302
tracheobronchiale Schleimhautläsionen 376
Tracheotomie, Neugeborene 496
transösophageale
– Ableitung 14
– Echokardiographie (TEE) 82
Tranquilizer 626, 627, 629
– Eliminationshalbwertzeiten 629
– Kleinkinder 629
Transfusion von Blut und Blutderivaten 290 ff., 549, 550
– von bakteriell kontaminiertem Blut 302
– biochemisch-metabolische Risiken 298
– von Blutbestandteilen 549, 550
– Indikation 550
– Massivtransfusion 202, 203, 298
– Reaktionen 290–292
– – allergisch-anaphylaktische 291
– – hämolytische 291–293

– – Posttransfusionspurpura 294
– Zwischenfälle 156
Transport 68
Trauma / traumatisierte Patienten / traumatische Komplikationen
– Abdominalverletzungen 563, 564
– ARDS („adult respiratory distress syndrome") 175, 539
– ATLS (Advanced Trauma Life Support) 545
– Barytrauma 543
– Beckenfrakturen 564
– disseminierte intravasale Gerinnung / Koagulopathie (*siehe* DIC) 195, 203–205, 539
– Extremitätenverletzungen 564, 565
– Gesichtsverletzungen 565
– „golden hour of trauma" 545
– Grundregeln zur Primärversorgung 544
– Intubation 354
– Monitoring 550
– Polytrauma (*siehe auch dort*) 543 ff.
– respiratorische Insuffizienz (*siehe dort*) 540
– Schädel-Hirn-Trauma (*siehe* SHT)
– Schock (*siehe auch dort*) 536
– schwerverletzte Patienten (*siehe auch dort*) 543 ff.
– Sofortdiagnostik 547
– Stabilisierungsphase mit Erstdiagnostik 549
– Thoraxtrauma (*siehe auch dort*) 555, 560–562
– Thrombose 580
– Traumateam 546
– Überdruckbeatmung, Komplikationen 555
– Verlaufskontrollen während der Primärversorgung 553, 554
– Verletzungen des Herzen 562
– wichtige Regeln für schwerverletzte Patienten 547
Triggersubstanzen, maligne Hyperthermie 690
Trimetaphan 346, 347
TRIS 128
Troponin T 83
d-Tubocurarin 663
Tumoren des Rückenmarks 259, 260
TUR-Syndrom 686

U
Übelkeit und Erbrechen 242, 276, 441, 445, 636, 644, 711 ff.
– Digitalis 644
– Häufigkeit bei Subarachnoidalblockade 242, 276, 388
– Kinder 516
– Opioide 388, 636

– Physiologie 712, 713
– postoperative 711 ff.
– – medizinische Risiken 712, 715
– – ökonomische Nachteile 712
– – Schmerz, postoperativer 715
– Risikofaktoren 713
– – anästhesiebezogen 713, 715
– – operationsbedingt 714, 715
– – patientenbezogen 713, 714
– – postoperativ 713, 715, 716
– Schwangerschaft 441, 445
– Therapie 716, 717
– – Anticholinergika 718
– – Antiemetika 716
– – Antihistaminika 718
– – Butyrophenone 718
– – Dopaminantagonisten 717
– – 5-HT_3-Antagonisten 718
– – Phenothiazine 717
Überdruckbeatmung, Komplikationen 555
Überwachung (siehe Monitoring)
Überwachungsmaßnahmen, Regionalanästhesie bei alten Patienten 532
Umlagerung 68
Unterernährung 219
Unverträglichkeiten, intraoperative 669 ff.
– auslösende Substanzen 672
– Definitionen 669
– Diagnose 677, 678
– Inzidenz 669
– klinische Symptomatik 676
– Mortalität 679
– perioperativ verwendete Substanzen 675
– Prognose 679
– prophylaktische Maßnahmen 678
– Risikofaktoren 671
– Therapie 678
– – Soforttherapie 678
Ureter
– Obstruktionen 157
– Verletzungen 157
uterine Atonie / Kontraktilität, Schwangerschaft 436
uteroplazentare Durchblutung 454
Uterusperfuxion 68

V
V_5 EKG, „poor mans" 14
vagale Refluxe 237
Vagotonus 237
Vagusstimulation, reflektorische 31
vasoaktive Substanzen 124
Vasokonstriktoren 229–231, 233
– lokale Reaktionen 234
– systemische Reaktionen 233
– Zusatz 231

Vasopressin 159
Vasospasmen, koronare 87
Vecuronium 31, 664
Venen / Vena / Venenerkrankungen
– Thrombose (siehe dort) 577
– V. cava inferior, Kompressionssyndrom, Schwangerschaft 421
– venöser Rückfluß, Behinderungen 238
– venöses Pooling 236–238, 388
– – Opioide 388
Ventilation
– abnorme, beim Neugeborenen 502
– alte Patienten, Ventilations-Perfusions-Verhältnis 524, 529
– während der Anästhesie 372 ff.
– – Einlungenventilation 380
– – Hypoventilation (siehe dort) 374, 375, 477
– – Hypoxie 372, 373
– – Ventilationsstörung
– – – obstruktive (siehe auch Obstruktion) 99, 100, 103, 105
– – – restriktive 99, 100
Ventrikel 20
– Druckmessung 125
ventrikuläre
– Arrhythmien 15, 23, 26, 29, 32, 36, 39
– – Lown-Klassifizierung 26
– – Tachykardien (VT) 15, 20, 24, 32, 32, 34
– Extrasystolen (siehe VES) 13, 15, 16, 20, 23, 24, 26, 28, 30–32, 36, 37, 53, 82
Verapamil 22, 34, 35
Verbrauchskoagulopathie 195, 204, 292
Verbrennung 46, 566–568
– Baxter-Formel, Infusionsbedarf 567
– Beatmung, Indikation 567
– Ketamin als Medikament der ersten Wahl 568
– Komplikationen 568
– Neunerregel 567
– Primärversorgung, klinische 567
– schrittmacherverursacht 46
– Succinylcholin, kontraindiziert 568
– systemische Veränderungen 566
– Verbrennungsgrade 566
Verhalten gegenüber dem Patienten 146
Verletzungen, Intubation 354
Verletzungsmuster, Schwereeinschätzung 552
Verlustkoagulopathie 202, 203, 281, 296
Vernebler 376, 377
– Infektionsgefahr 377
Versager
– intravenöse Regionalanästhesie 271
– verschiedene Zugänge 267

Versorgungsphasen, Polytrauma 543 ff.
VES (ventrikuläre Extrasystolen) 13, 15, 16, 20, 23, 24, 26, 28, 30–32, 36, 37, 53, 82
– konsekutive 26
– monotope 26
– polytope 26
– – VES-Salven 36
– 5 VES/min 63
Virchow-Trias, Thrombose 576, 721
Virusinfektionen 301 ff.
Visite, präoperative 101, 105
Vitalkapazität 99
Vitamine
– Vitamin D 214
– – Intoxikation 214
– Vitamin K 198, 201, 580
– – Mangel 198
– – Thrombose 580
volatile Anästhetika 168 ff.
– Lebertoxizität 168 ff.
– Übelkeit und Erbrechen 715
Volumenersatz mit kolloidalen Plasmaersatzmitteln 281 ff.
– intraoperative Unverträglichkeiten 673
Vorhofarrhythmien 19
Vorhofextrasystolen 19, 35
Vorhofflattern 15, 19, 21, 34, 35, 37, 39
– bradykardes 37
Vorhofflimmern 15, 19, 21, 22, 27, 34, 35, 37–39, 82
– bradykardes 37
Vorhoftachykardie 19, 20, 27, 35

W

Wachsein, intraoperatives, Ursachen 143
wandernder Schrittmacher 22, 23
Wärmeregulation, Neugeborene 475, 476
Wärmeverlust 376
Wärmeverlust, Neugeborene 472
Wedgedruck 69, 79, 82, 83, 86
Wenckebach-Block 27
Willebrand-Faktor, pathologischer 199
Willebrand-Jürgens-Syndrom 197, 198
– Diagnose 198
– Therapie 198
Wirbelverletzte (*siehe* Rückenmarkverletzte)
Wolff-Parkinson-White-Syndrom 20

WPW-Syndrom 35
Wundblut 315, 316
– Eigenschaften 315

X

Xylocain (Lidocain) 34, 36, 39

Z

Zahn / Zähne / Zahnschäden 359 ff.
– Anatomie 360
– Entwicklung 360
– Gesichtsschädelverletzungen 366
– Karies 362
– Komplikationen im Kindesalter 360, 361
– kosmetische Restaurationen 365
– Mandibula, Dislokation 365, 366
– Peridontium, Erkrankungen 362
– Prävention perioperativer dentaler Schäden 366, 367
– prothetische Zahnersätze 364
– Verletzungsmuster 363
– Zahnregulierungen 365
zentralanticholinerges
– Syndrom 136
– System (*siehe* ZAS) 136, 619, 632, 633
– – Antidepressiva 619
– – ZAS-verursachende Medikamente 632
zentrale Dämpfung, Opioide 637
Zentralisation 538
Zentralnervensystem (*siehe* ZNS)
zentralvenöser Katheter 328
– Entzündung 329
– Hämatom 328
– Kathetersepsis 328
– Luftembolie 328
– Pneumothorax 329
zentralvenöser Katheter, Luftembolie 609
zerebrale
– Ischämie 133
– Wirkungen, Inhalationsanästhetika 647
zerebrovaskuläre Erkrankungen 66
ZNS (Zentralnervensystem) 119 ff.
– präexistente Erkrankungen 259, 260
– Symptome 269
ZVD 69, 86
– Anhebung, Luftembolie 612
Zytostatika 655

Druck: Heidelberger Reprographie Andreas Grosch GmbH, Eppelheim
Bindung: Buchbinderei Schäffer, Grünstadt